口腔正畸策略、控制与技巧

Advanced Strategy with Positive Control in Orthodontics

主　编　白　丁　赵志河

编　委（按姓氏拼音排序）

Larry.F.Andrews	Will.A.Andrews	白玉兴	邓　锋	丁　寅
房　兵	贺　红	厉　松	刘月华	沈　刚	宋锦璘	王建国
王　林	许天民	杨四维	周　洪	周彦恒

编　者（按姓氏拼音排序）

Larry.F.Andrews	Will.A.Andrews	白　丁	白玉兴	曹　礼
陈　斯	邓　锋	丁　寅	房　兵	冯　格	冯　捷	冯　静
高凌云	韩向龙	何丹青	贺　红	侯　伟	花　放	黄　兰
黄　宁	江凌勇	李　雪	厉　松	刘加强	刘思颖	刘伟涛
刘月华	吕　涛	马俊青	潘永初	沙海亮	韶青华	沈　刚
宋锦璘	王　珏	王　林	王建国	王震东	谢贤聚	许天民
杨　芸	杨　秩	杨四维	于　泉	张　晨	张　翼	张向凤
赵　君	赵　宁	赵春洋	赵志河	周　洪	周绍楠	周顺泉
周彦恒	邹　敏	邹　蕊				

制　图　任　静　王露霏　徐　黎　薛超然

本书获得"口腔正畸国家临床重点专科建设项目"支持，包括11所该项目单位：四川大学华西口腔医院、北京大学口腔医院、上海交通大学附属第九人民医院、武汉大学口腔医院、首都医科大学口腔医院、南京医科大学口腔医院、重庆医科大学口腔医院、西安交通大学口腔医院、同济大学口腔医院、中山大学光华口腔医院、天津市口腔医院

人民卫生出版社

图书在版编目(CIP)数据

口腔正畸策略、控制与技巧 / 白丁,赵志河主编. —北京:
人民卫生出版社,2015
ISBN 978-7-117-21248-9

Ⅰ.①口… Ⅱ.①白…②赵… Ⅲ.①口腔正畸学
Ⅳ.①R783.5

中国版本图书馆 CIP 数据核字(2015)第 200169 号

人卫社官网	www.pmph.com	出版物查询,在线购书
人卫医学网	www.ipmph.com	医学考试辅导,医学数据库服务,医学教育资源,大众健康资讯

口腔正畸策略、控制与技巧

主　　编:白　丁　赵志河
出版发行:人民卫生出版社(中继线 010-59780011)
地　　址:北京市朝阳区潘家园南里 19 号
邮　　编:100021
E - mail:pmph @ pmph.com
购书热线:010-59787592　010-59787584　010-65264830
印　　刷:北京盛通印刷股份有限公司
经　　销:新华书店
开　　本:889×1194　1/16　印张:42
字　　数:1331 千字
版　　次:2015 年 10 月第 1 版　2024 年 7 月第 1 版第 7 次印刷
标准书号:ISBN 978-7-117-21248-9/R·21249
定　　价:339.00 元

打击盗版举报电话:010-59787491　E-mail:WQ @ pmph.com
(凡属印装质量问题请与本社市场营销中心联系退换)

主编介绍

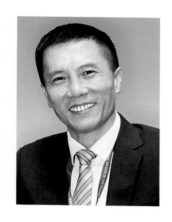

白丁 博士，教授、博士研究生导师。现任四川大学华西口腔医学院正畸学系主任。

Member of the Edward H. Angle Society of Orthodontists，Associated Editor of "Progress in Orthodontics"，中华口腔医学会正畸专业委员副主任委员、中华口腔医学会颌面外科专业委员会正颌学组委员、四川省口腔医学会正畸专委会主任委员、四川省医学会医学美学与美容专委会副主任委员，四川省医学会口腔医学专委会常委，四川省卫生厅学术技术带头人，《华西口腔医学杂志》《中华口腔正畸学杂志》《中国实用口腔科杂志》编委，多个国际杂志审稿人。

主要科研方向为口腔正畸的生物学与生物力学，曾主编、参编十余部专著、译著，发表科研论文 100 余篇，被 SCI、EI 收录 40 余篇（其中一半论文为临床研究、病例报告），承担国家自然科学基金、部省级科研课题多项，获部省级科研奖励多项，多次在国际、国内学术会议上大会发言、交流。有丰富的正畸临床经验，从事正畸临床工作近 30 年，在正畸与颜面审美、各类固定矫治术、功能矫治术、成人正畸、颞下颌关节正畸治疗、正畸 - 正颌外科联合矫治以及数字化正畸等方面有较多研究。

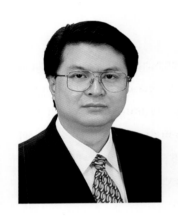

赵志河 博士，教授，博士生导师，享受国务院政府特殊津贴专家。四川大学华西口腔医学院副院长。

现任中华口腔医学会口腔正畸专业委员会前任主任委员、中华口腔医学会理事、四川省口腔医学会常委、成都市医学会口腔分会主任委员、世界正畸联盟会员、国际牙医师学院院士。担任《中华口腔医学杂志》《华西口腔医学杂志》等期刊编委，《国际口腔医学杂志》副主编，《中国口腔医学信息》主编，SCI 收录期刊 *Intertional Journal of Oral Science* 编委，*Stem Cells*、*Biomaterials*、*Journal of Dental research*、*American Journal of Orthodontics and Dentofacial Orthopedics* 等杂志审稿专家。

主持国家自然科学基金研究项目 7 项，其中 1 项为重点项目。发表论文 200 余篇，其中被 SCI、EI 收录 70 余篇。主编《口腔正畸学》（教育部、国家卫生计生委全国高等学校五年制本科口腔医学专业"十二五"规划国家级数字教材），副主编《口腔正畸学》（全国高等学校研究生规划教材、卫生部"十一五"规划教材），主编《正畸治疗方案——基础、临床及实例》等著作。2009 年主持研究的"口腔正畸牙移动生物力学机制基础及临床应用的系统化研究"获教育部进步奖一等奖。从事正畸临床工作近 30 年，擅长儿童及成人疑难病例的正畸治疗。

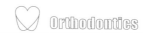

Preface to Chinese Orthodontic Text — Advanced Strategy with Positive Control in Orthodontics

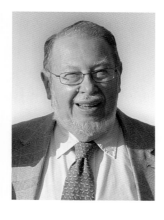

It is a considerable pleasure for me to write this introduction for an important new orthodontic text from China. This book not only covers current international progress and thinking in orthodontics but also presents unique and advanced concepts and procedures developed in China. It is therefore not just a Chinese version of a foreign orthodontic text since it gives the best of a Chinese perspective to comprehensive orthodontic therapy. An impressive team of clinicians, academicians, and scientific researchers have been assembled to write this significant and in depth book. Twenty five chapters are organized into five broadly based sections.

Section I discusses treatment goals based on thorough diagnosis and classification. The role of time as the fourth dimension of treatment planning is necessary for both extraction and non-extraction cases. Esthetics and the importance of soft tissue evaluation are covered in Section II. Section III - Clinical techniques presents the latest concepts in treatment efficiency including vertical dimension control, physiologic anchorage, micro-implants, self-ligating brackets, lingual techniques, and 3D bracket placement accuracy. Section IV delivers a comprehensive development of interdisciplinary orthodontics. Radiology, periodontics, orthognathic surgery, cranio-facial anomalies, cleft-lip and palate and impacted teeth considerations are integrated to insure quality dental treatment. Section V includes challenging topics of camouflage therapy, TMD, advantages and risks of early treatment, and prevention and control of root resorption.

The presentations are not superficial as each chapter goes into detail presenting in an organized manner both the theoretical and scientific basis of clinical procedures. The essence of modern orthodontic practice is enhanced by beautiful illustrations and superb documentation with the quality treated cases.

This is a text book of orthodontics that every practicing clinician should have. It offers the latest in orthodontic concepts and appliance therapy clearly presented and documented.

Charles J. Burstone

2014-12-31

序　二

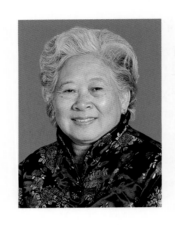

　　口腔正畸学是研究牙殆、颅面生长发育和由于各种原因引起的牙、颌、颅面发育畸形的病因、病理、诊断、预防和治疗的学科。本学科于 1917 年由加拿大医师吉士道（Harriison J. Mulett）引入我国，在华西协合大学讲授正牙学。在 20 世纪 30～40 年代从华西毕业的毛燮均、陈华、席应忠、周少吾、詹淑仪和邓述高等教授的努力下，在国内几所大专院校开展了口腔正畸学的医教研工作。直到 20 世纪 80 年代改革开放之后，我国的正畸学科才得到飞速的发展并逐渐普及到全国各地，成为口腔医学中的一门重要的分支学科。

　　口腔正畸学是一门科学、艺术和技术密切结合，且又十分复杂的新兴学科，并具有很多独特性，与其他口腔各学科不尽相同。其基础理论方面涉及颅面及口腔的生长发育学、医学遗传学、形态学、口腔生物学、生物力学、美学、心理学、材料学及技工工艺学等多种学科。其技术方面涉及现代口腔医学的一些先进诊断技术与材料，以及正畸医师自身掌握的复杂而熟练的操作技能。由于正畸患者的个体差异性大，矫治的个性化特别强、疗程长、疗效稳定性难以估计等特点，对初学者而言是不易掌握的。随着现代科学技术的飞速发展，当前口腔正畸学中的各类诊断和矫治技术及方法不断涌现、充实与更新，因此不论初学者或已有一定经验的正畸专科医师都应与时俱进，不断学习，更新知识，不断实践，不断提高，才能正确诊断并采用最适合的先进技术对各类常见病例与疑难病例做出正确的治疗并取得良好的矫治疗效。正因为有这些特点，对每一个正畸患者的治疗都是一次创造性的劳动，对正畸医师而言在工作中都应十分谨慎小心。

　　本书的主编白丁教授、赵志河教授毕业于原华西医科大学口腔医学院，在 20 世纪 90 年代初期获得口腔正畸学博士学位，留校工作后一直长期坚持在口腔正畸临床、科研与教学第一线，思维敏捷，勤于思考，善于学习，不断吸收新生事物，努力工作，成果丰硕，指导硕士、博士研究生 100 余人，在近 30 年的工作实践中积累了丰富的工作经验，同时各自有自己的重点研究方向，在口腔美学、生物学、生物力学、适合中国人牙殆特点的 HX 直丝弓技术的研制开发、正畸与颞下颌关节关系、成人正畸和正畸 - 正颌外科联合治疗的研究等等方面均有丰富的成果与独到的见解。国内的其他编委教授都是当前国内正畸学界的领军人物和栋梁，均具有近 30 年的医教研工作经验和各自的重点研究方向。广大读者，特别是正畸专业的研究生、进修生和有一定专业水平的专科医师一定会从他们写的章节中受益匪浅。

　　国际著名正畸学家 Dr. Charles J. Burstonece 能为本书作序，直丝弓矫治器发明人 Drs. Andrews 为本书撰写其最新的正畸理念，这二位对世界正畸学作出过巨大贡献的正畸学家的参与，表明我国的正畸学水平已达国际先进水平，编者也具有相当的国际影响力。

由白丁教授、赵志河教授主编并邀请国内外的 16 位知名正畸学专家教授编写的这本参考书，它反映了当前国际国内口腔正畸学的发展现状，含各种新理论、新技术、新方法，并结合各位专家多年的临床诊断治疗心得、体会，总结出的经验和成果，内容丰富，具有良好的科学性、实用性，可读性，深入浅出，图文并茂，是一本实用价值极高、值得收藏的优秀口腔正畸学的参考书籍、将会对广大正畸专业工作者有重要的指导意义和参考价值。

罗颂椒

于成都华西口腔

2015 年 1 月

序 三

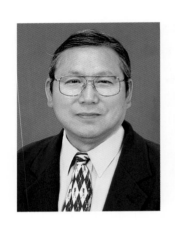

口腔正畸学是一门实践性很强的临床学科,一直以来,引领正畸学科发展的早期开拓者们(Edward H. Angle、Norman W. Kingsley、Charles H. Tweed、Paul R. Begg、Viggo Andresen 等)以及当代有影响的学者们(T. M. Graber、William R. Proffit、Charles J. Burstone、Lawrence F. Andrews、James A. McNamara、Peter C. Kesling、Ravindra Nanda 等)都是著名的临床正畸学家。如何运用不断更新的科学知识、科学理念和个人经验,更好地指导和促进正畸临床治疗,是每个正畸医师行医服务、治学做人的宗旨和目标。

口腔正畸临床治疗,不仅涉及牙颌畸形的诊断、设计、装置、技术等,还广泛涉及医、患双方对审美、心理、伦理等诸多社会学知识的认知,以及医师长期实践经验的积累。同时,正畸治疗的个体差异大、疗程长,相应技术、材料学发展十分迅速。因此,无论是初涉正畸还是具有一定经验的专业医师,不断更新所学知识,了解当代正畸理论进展、掌握流行的正畸新装置、新概念及新技术,学习师长们的经验、相互交流心得和体会是十分有益和必要的。

"西学东渐",我国口腔正畸学教育开始较早,始于 1917 年,但由于历史条件和种种因素的制约,直至 80 年代以后,随着改革开放和对外学术交流,国内口腔正畸学教育和临床治疗才进入了一个迅猛发展的新时期。可以把我国正畸学发展的进程大致划分为:萌芽探索期、引进开拓期、推广发展期三个阶段。而今,口腔正畸学作为最热门的口腔学科之一,正迈入普及推广和稳步发展的新时期。而作为我国第三代年富力强的正畸学者和临床专家们,也正秉承正畸学界"尊师重道、承先启后"的优良传统,在推广应用正畸新技术、探索新方法、拓宽新视野、规划新规范、发展新概念、开发国产新材料、宣传正畸新进展等方面,活跃在国内外舞台上。是当代我国正畸学发展的佼佼者、中坚力量和希望。

白丁和赵志河教授主编的《口腔正畸策略、控制与技巧》一书,以专家笔谈的形式,汇集了当今第三代活跃在国内的中青年学者们的宝贵经验、体会和心得。作者们均系各地正畸学科带头人,研究生导师。他们思维敏捷,勇于探索创新,并多具有 20 年以上的临床经验以及国外学习经历。书中通过大量图片、完整病例、正反经验等介绍、总结和诠释了作者自己对正畸治疗的个人体会、治疗认识、策略和观点,全书图文并茂、针对性强,学以致用。不失为值得向广大正畸专业医师、研究生、进修生、本科生推荐的又一本临床实用参考教材。

由于本书的读者对象不仅针对已有一定基础的正畸专科医师,也注意照顾了初涉正畸年轻基层医师治疗中的困惑以及对解决疑难问题的渴望和需求,择其"关要"、授以"法门"、指点"迷津",有重点地、深入浅出地介绍了临床思维方法,矫治技能和技巧。专题论述了现代分析诊断、设计、力学应用以及风险防控。相信该书的出版能为活跃在第一线的广大正畸医师提供实用、有益的参考和借鉴。愿此书的付梓出版，为我国正畸学的发展增砖添瓦，起到推动和促进作用。

　　衷心祝福我国的正畸学事业：新人辈出、繁荣昌盛！

陈扬熙

谨识于华西·天竺苑

2015 年 4 月

前　言

Dr. Lee W. Graber 曾说过一句很著名的话："口腔正畸学是科学与艺术的结合"（*Orthodontics：State of the Art, Essence of the Science*）。早在 20 世纪 80 年代末我考入华西医科大学攻读正畸学研究生时，我的导师罗颂椒教授便将这句话传授给了我。但是直到现在，我发现自己仍然还没有真正的理解它、掌握它。尽管在华西协合大学创办之初便已设立"正牙学"这门课程，但直到 20 世纪 80 年代，中国的近代口腔正畸学才开始蓬勃发展，我们有幸见证、参与了这段黄金发展时期。最初我们都是读着国外的教材、论文学习口腔正畸学，在老一辈正畸学家的指导下，我们开始学习并研究口腔正畸学的理论与实践，体会到做正畸既要有科学的态度、又要有艺术的审美。而这需要我们、需要更多的正畸医师为之奉献毕生的努力和奋斗。

要做好一名口腔正畸专业医师，不仅应具备扎实、全面的专业理论知识，还需要掌握熟练的操作技能，真正地做到理论与实践的良好结合。现代科技日新月异，新理念、新材料、新技术给正畸学科带来了强大的活力与生命力，正畸医师更需要有较强的独立思考能力和创新精神。近年来，国际、国内的专业学术交流日益频繁，越来越多的国内正畸学者在世界学术论坛不断登台亮相，展示我们自己的观点、研究、体会、特色和经验，引起了国际同行的广泛关注和认同。

与以往的正畸著作不同，本书的理念是以专家笔谈的形式对热点临床问题的国际国内最新学术观点进行循证的专题介绍，并通过编者的临床研究和病例展示，旗帜鲜明地阐述编者的学术思想与倾向。希望通过编撰本书能帮助正畸医师、研究生更好地理解口腔正畸学的矫治诊疗策略、整体临床控制和局部操作技巧，更好地理论与实践相结合。

本书的编者们都是长期从事口腔正畸临床、教学与研究一线的中青年正畸学者，他们总结自己多年积累的知识与经验，通过研究使这些宝贵的经验科学化，通过对各种疑难杂症的最佳治疗，展现在科学中对艺术的完美追求。感谢各位编者无私地呈现他们到目前为止的所有的心血与财富。

为了更好体现本书内容的特色，封面历经十数设计稿，感谢张睿、郑翼、徐黎等几位同学在此过程奉献的创意。

感谢老一辈正畸学家对我国正畸事业的贡献和对我们的培养，特别感谢华西口腔的罗颂椒教授、陈扬熙教授为本书作序。

最后还要感谢国际著名正畸学家、正畸生物力学大师 Dr. Charles J. Burstone，他在临终前为本书作了序，他不仅肯定了中国口腔正畸学的水平，赞扬了本书的创意，还为本书的英文名作了最为贴切的命名。谨以此表达我们对他的敬意和怀念。

白　丁

四川大学华西口腔医学院

2015 年 4 月

目　录

第一篇　矫治思路

第二篇　美学设计

第三篇　临床技巧

第四篇　学科交叉

第五篇　难点解疑

第一篇　矫治思路

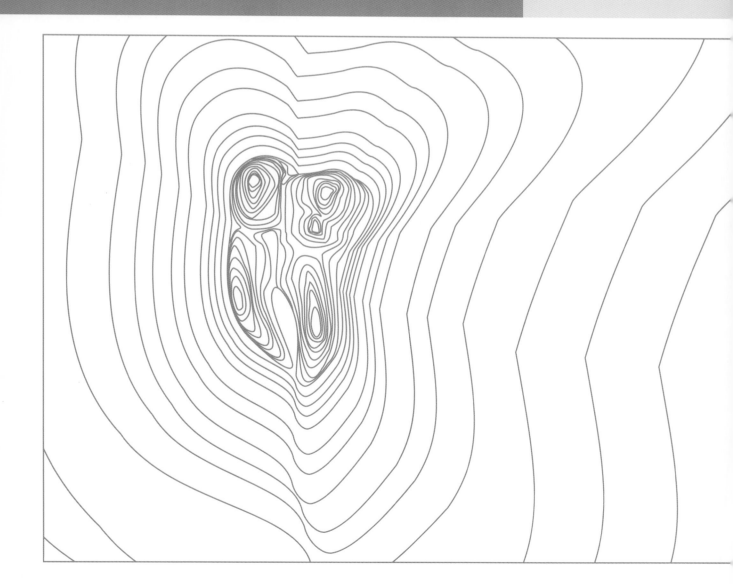

第 1 章

基于个体牙弓的正畸诊断、分类和治疗
Focusing Orthodontic Diagnosis, Classification and Treatment on the Individual Arch

Lawrence F. Andrews[2], D.D.S., Will A. Andrews[1], D.D.S. 著；韩向龙[3]，冯捷[3] 译，白丁[3] 校

[1] Assistant clinical professor, Department of Orthodontics, University of California at San Francisco; private practice, San Diego, Calif.

[2] Adjunct professor, Department of Orthodontics, West Virginia University, Morgantown, WVa.

[3] 四川大学华西口腔医学院正畸学系

第一节 概 述

正畸治疗基本目标之一是建立理想𬌗。只有当上下牙弓都在理想状态时，才能实现理想𬌗。正畸诊断、分类和治疗应关注理想牙弓的定义，从而创造有益于实现理想𬌗的条件。口颌面协调六要素描述了牙弓、颌骨、颏与咬合的理想治疗目标[1]。本章将着眼于理想牙弓，这是口颌面协调六要素的首位要素。

理想的上下牙弓有着明确的特征，即上下牙弓广泛接触并发挥最佳功能，同时保证牙周组织健康。无论是这些特征本身还是为实现这些特征而采取的治疗都与患者治疗前牙弓间的矢状向位置关系有关。遗憾的是，目前的错𬌗分类和治疗都是基于磨牙矢状向关系的安氏分类。基于牙弓间矢状向关系所制定的治疗计划通常与实际得到理想牙弓的治疗方式背道而驰。这一点可以通过一个具备正颌外科手术指征的严重矢状向骨性不调病例来阐明（图 1-1）。

对于这个患者，治疗的目标是分别建立可随着颌骨位置矫正而重合的理想牙弓形态。尽管该患者呈反𬌗，但为正颌手术做准备，上颌后牙仍需要向远中移动而下颌后牙需要向近中移动（图 1-2）。

只有当牙弓都达到理想标准且颌骨位置在三维空间都得以矫正，治疗结果才能同时达到最广泛的牙弓静态接触、最好的咬合功能、最佳的口腔健康状态以及最合适的患者外貌（图 1-3）。

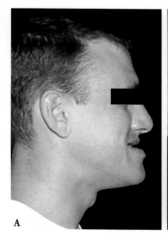 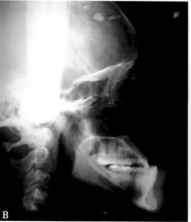 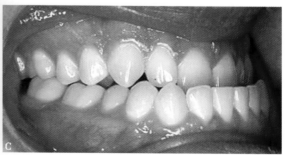

图 1-1 一例严重上下颌骨矢状向不调的成人骨性反𬌗病例

3

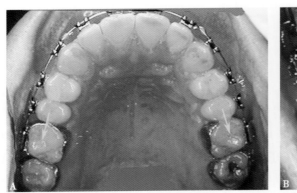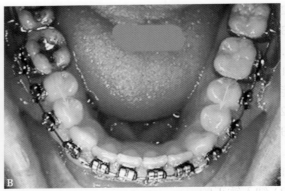

图 1-2　为建立匹配的上、下牙弓,后牙移动方向与治疗前上下磨牙的矢状向关系无关

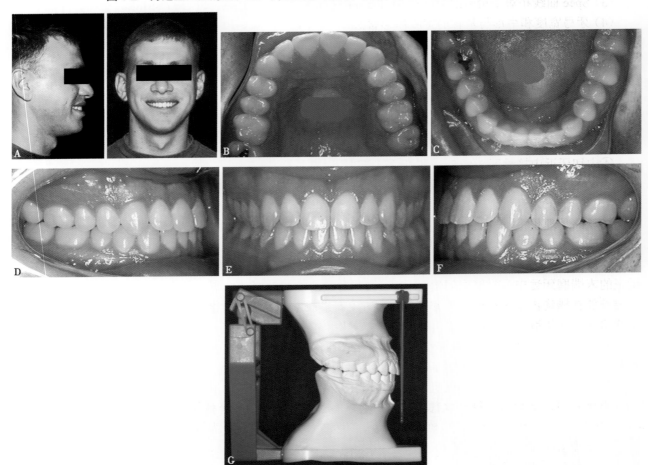

图 1-3　正颌正畸联合治疗后,该患者达到了良好面型(A)、咬合(B~G)以及牙周健康

　　本章将阐述一种针对个体牙弓的诊断、分类、治疗计划和治疗方法。我们强调定义理想牙弓的组成和特征,采取策略实现这些特征;而不强调治疗前磨牙矢状向位置关系。这种新方法较安氏分类法有更好的优势。

　　理想牙弓的组成和特征的定义:创造理想𬌗所必需条件关键的第一步为定义个体牙弓的组成要素,包括:①基础解剖(牙及其支持软硬组织);②单牙位置(冠倾斜度、冠轴倾度、牙冠旋转、冠相对突度、根唇(颊)舌向位置);③组牙位置(牙弓宽度、弓形、深度、长度)。

　　理想牙弓组成要素的相应特征是:

　　1. 理想牙弓的基础解剖特征

　　(1)牙齿形态正常;

（2）每个象限内必须有一颗中切牙、一颗侧切牙、一颗尖牙、至少一颗前磨牙、至少两颗磨牙；

（3）强健的软硬支持组织。

2．单个牙的理想位置特征

（1）每个牙冠有理想的唇（颊）舌向倾斜度、轴倾度、旋转度，𬌗面与对颌牙弓均匀接触并发挥最佳咬合功能。这些牙的位置特征是理想𬌗六关键的一部分[2]；

（2）根唇（颊）舌向位置在基骨中央，以使咀嚼力生理性地传递[1]；

（3）中切牙的近中接触区与所在颌骨中线一致。

3．组牙的理想位置特征

（1）牙紧密接触[2]；

（2）纳入矫正的末端磨牙远中有足够空间以便于清洁；

（3）Spee 曲线相对于𬌗平面深度在 0～2.5mm 之间[2]；

（4）牙弓宽度和弓形与基骨的宽度和形状协调[1]；

（5）患者上下牙弓宽度和弓形协调[1]。

因此，理想牙弓指：

①形态正常的牙且满足理想𬌗六关键的特征（适合的唇（颊）舌向倾斜度、适合的轴倾度、无旋转、牙齿紧密接触、Spee 曲线深度不超过 2.5mm）；

②牙根唇（颊）舌向位置在基骨中央（上颌切牙的牙根位于牙槽突前份 1/3）；

③上下牙弓宽度和弓形协调；

④中切牙近中接触区与所在颌骨中线一致；

⑤纳入矫正的末端磨牙远中有足够空间以便于清洁。

只有当上下牙弓具备这些特征时，才能使上下牙弓静态时广泛接触，行使最佳咬合功能，并保持牙周健康。仅满足理想𬌗六关键就可以得到理想牙弓的观念是不正确的[1]。牙根相对于软硬支持组织的位置非常重要，例如牙弓可能具备理想𬌗六关键的特征，但可能其宽度、弓形和长度与基骨、牙周组织不协调。在实现六关键的特征的同时，保证牙根唇（颊）舌向位置在基骨中央，牙弓中线与所在颌骨中线一致，纳入矫正的末端磨牙远中有足够空间便于清洁，这些都是治疗的目标。仅把具备平均弓形宽度和形状的大尺寸方丝放在槽沟内是不能使上述目标自动实现的，必须做出仔细而全面的诊断和治疗计划，同时兼备明确的治疗目标和治疗策略。

第二节　牙弓的诊断

将患者治疗前牙弓特征与理想牙弓特征相比较，即以牙弓核心不调指数（interim core discrepancy，ICD）量化牙弓的诊断特征。牙弓核心不调指数的计算、牙弓的诊断分为以下七个步骤：

1．计算治疗前牙弓宽度和弓形的初始不调（拥挤、间隙或正常）　以 mm 为单位记录。核心线（core line）是一条通过多数牙接触区并与牙弓形态一致的假想线，以它作为基线来测量牙齿大小与牙弓大小的不调程度（图 1-4）。除明显牙冠的颊舌向错位外，下牙弓核心线一般是通过后牙颊尖的连线，上牙弓核心线一般是通过后牙中央窝的连线（译者注）。

2．计算当切牙牙根唇舌向位置在基骨中间且唇舌向倾斜度适宜时对牙弓初始不调值的影响　用特制的尺子（Andrews 牙位尺）将切牙定位于理想位置（图 1-5）。当 Andrews 牙位尺标记线与𬌗平面重叠时，牙冠唇（颊）舌向倾斜度可被自动校正（理想的上颌中切牙牙冠唇舌向倾斜度为 +7°，下颌中切牙为 −1°）（图 1-6）。

在描记理想的牙齿位置前，Andrews 牙位尺须沿𬌗平面矢状向移动来定位牙根的最佳位置。上颌切牙牙根的理想位置应在牙槽突前份 1/3，下颌切牙牙根唇舌向位置应该在牙槽突中央（图 1-7）。

用临床冠中心点（FA 点）来测量切牙的冠唇舌向位置改变，即切牙再定位需要间隙量。切牙牙冠唇舌向位置改变将影响牙弓长度：FA 点矢状向每变化 1mm，牙弓长度将改变 2mm（图 1-8）。

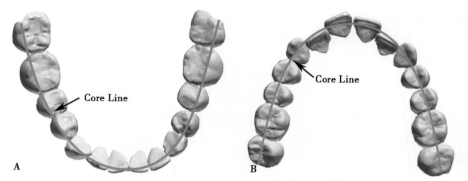

图 1-4 核心线(core line)是计测牙弓初始不调的基线

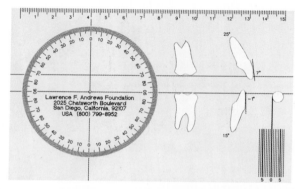

图 1-5 Andrews 牙位尺用于描记上切牙达最适的唇舌向位置

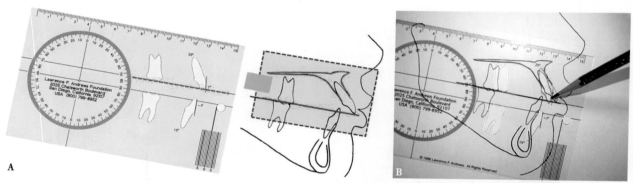

图 1-6 Andrews 牙位尺沿𬌗平面矢状向移动来定位上、下切牙牙根在牙槽骨中的最佳位置

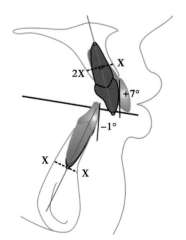

图 1-7 上、下切牙在基骨中的理想位置

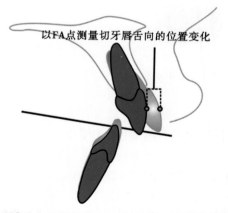

图 1-8 以临床冠中心点矢状向变化量,测量牙弓长度的变化

3. 计算整平 Spee 曲线对牙弓核心不调指数的影响　Spee 曲线的深度变化对牙弓长度的影响值见图 1-9、表 1-1。

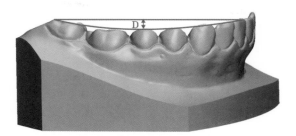

图 1-9　𬌗曲线深度计测

表 1-1　Spee 曲线深度所对应牙弓不调程度

Spee 曲线深度	牙弓不调程度
1mm	0mm
2mm	−1mm
3mm	−2mm
4mm	−3mm
5mm	−5mm
6mm	−7mm

4. 计算牙弓宽度和弓形改变对牙弓核心不调指数的影响　推荐 WALA 嵴（WALA ridge）作为确定理想牙弓宽度的标志[1]。WALA 嵴是下颌基骨的宽度，上颌牙弓宽度、上颌基骨宽度都需根据下颌 WALA 嵴宽度来决定。对于下牙弓来说，下颌牙唇（颊）面的临床冠中心点与 WALA 嵴的距离，应该与无正畸治疗史的理想𬌗中该距离一致（图 1-10）。在治疗过程中，当整个牙弓后牙段（左侧、右侧或双侧）变宽时，将获得间隙；而后牙弓宽度需缩窄时，将需要间隙。

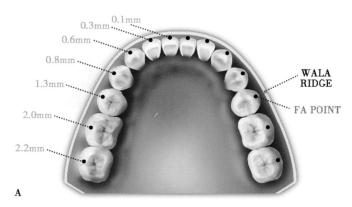
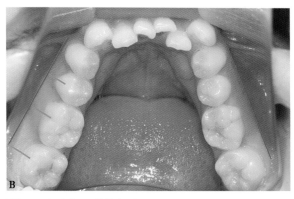

图 1-10　WALA 嵴（WALA ridge）是测量牙弓宽度与形状的标志
A. 理想咬合时，下牙列各牙齿的临床冠中心点（FA 点）至 WALA 嵴的距离　B. 测量比较该患者后牙 FA 点到 WALA 嵴的距离

5. 计算颌骨宽度改变（仅限上颌）对牙弓核心不调指数的影响　颌骨每扩宽 1mm，牙弓就增加 1mm 长度。WALA 嵴宽度决定上颌基骨宽度：当下颌第一磨牙直立于基骨中央且有理想的颊舌向倾斜度、同时其 FA 点至 WALA 嵴在理想距离时，左右第一磨牙中央窝间距离（X）与同样处在理想位置的上颌第一磨牙近中舌尖间距离（X'）应相等。可通过调节磨牙颊舌向倾斜度移动到理想位置时来确定理想上、下牙弓宽度（X 和 X'）。当 X' 小于 X 时，需扩宽上颌基骨宽度（图 1-11）。

6. 计算牙弓内的其他因素对牙弓核心不调指数的影响　比如过大牙、过小牙和是否存在替牙间隙。

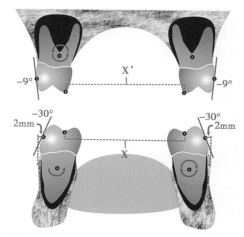

图 1-11　上、下牙弓宽度（X、X'）是将后牙颊舌向倾斜度校正为理想值时所测得的宽度。X' 小于 X 表明需扩宽上颌基骨宽度

7. 综合 1~6 步来理解牙弓核心不调指数（ICD）（表 1-2）　ICD 是综合考虑了矫正前牙弓的初始不调，更正切牙唇舌向位置以及牙弓宽度、弓形和深度的累积效应之后，存在的牙弓不调量的总和。在前面 6 步确定 ICD 过程中，唯一没有量化的牙移动类型是后牙近远中向的移动。因此，ICD 意味着将 ICD 值变为 0 时后牙近远中向移动的估算距离。

ICD 也用作牙弓分类。ICD 分 3 类：①间隙，ICD 为正值；②正常，ICD 值为 0；③拥挤，ICD 为负值。有间隙的牙弓通常需要后牙向近中移动来代偿 ICD；正常牙弓不需要后牙近远中向移动；拥挤的牙弓需要后牙向远中移动来代偿 ICD。由于颌骨后部解剖结构所限，ICD 所需的牙远中移动量在临床上难以实现时，则需拔除前磨牙。通常每个象限内很难使后牙向远中移动 2.5mm 以上。这表明 ICD 值在 -6 及以下时，即需要每个象限内后牙向远中移动 3mm 及以上时，应拔除前磨牙。在拔牙后（假定每侧有直径 6mm 的牙被拔除），每个象限内尖牙需向远中移动 3mm，而拔牙间隙远中的后牙需要向近中移动 3mm 以完全关闭拔牙间隙。

表 1-2　牙弓核心不调指数（ICD）计测

（单位：mm。获得间隙记录为"+"，需要间隙记录为"-"）

		上牙弓			下牙弓	
		理想	代偿		理想	代偿
要素 I、VI	牙弓形态初始不调量（CD）					
	切牙再定位需间隙量（A）	____×2____×2			____×2____×2	
	排平 Spee 曲线需间隙量（SI）	查表 1 获得			查表 1 获得	
	牙弓宽度和弓形改变间隙影响量（BL）	右侧			右侧	
		左侧			左侧	
	颌骨宽度变化间隙影响量（Jaw BL）					
	牙弓内其他因素间隙量（I）					
	牙弓核心不调指数（ICD）合计					

第三节　牙弓的矫正

一般而言，牙列已排齐且牙弓宽度、弓形和深度已被矫正，才能开始通过近远中向移动后牙来代偿 ICD 不调。关注牙弓的特定形态，按以下六个临床阶段有序治疗，可使治疗更高效：①排齐；②矫正牙弓宽度、弓形、深度；③矫正牙弓长度（根据 ICD 矢状向移动后牙）；④单牙和组牙位置的过矫治；⑤稳定；⑥保持。

一、排齐

排齐牙弓内的牙齿通常是正畸治疗的第一步。牙齿的旋转、轴倾度、牙冠突度（crown prominence）和边缘嵴高度在这一阶段矫正，但不包括牙唇（颊）舌向倾斜度的矫治。如有扩弓指征，上颌扩弓应在上颌牙排齐之前完成。在使用唇侧方丝弓固定矫治技术排齐牙弓时，托槽设计、托槽粘接位置、托槽预成值和弓丝类型将明显影响排齐效率。

1. 托槽设计　为了用一根平直弓丝能获得理想的牙齿位置，托槽槽沟必须预先定位到每个牙冠中间

横断面 [3]。槽沟中心（槽沟点 slot point）必须与托槽基部骀龈向中点（基点）一致，以便槽沟能更轻易定位至牙冠的中间横断面。这种"基底转矩"的设计是直丝弓矫治器的重要组成部分 [3]（图 1-12）。托槽底板须有合适的外形曲线（骀龈向与近远中向）以贴合牙面的曲度，减少或消除在牙面的翘动（图 1-13）。

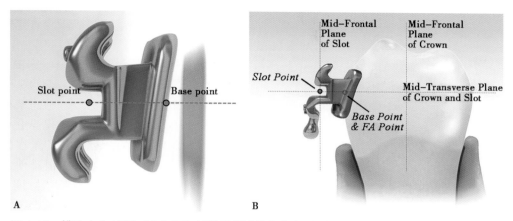

图 1-12　槽沟中心（槽沟点）必须与托槽基部骀龈向中点（基点）一致，以便槽沟能够轻易精确地定位于牙冠的中间横断面

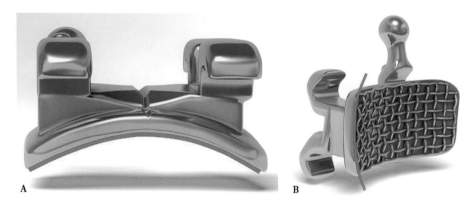

图 1-13　托槽底在近远中向、骀龈向须有弧度与牙面完全贴合，以减少或消除托槽在牙面的翘动

　　托槽体部厚度与牙冠突度成反比，目的是为了让相邻牙之间的触点接触紧密，并使所有牙冠的相对突度理想化 [3]（图 1-14）。牙冠突度最大的牙（磨牙和尖牙）托槽体部厚度最小，而牙冠突度最小的牙（切牙）要求托槽体部厚度最大（图 1-15）。

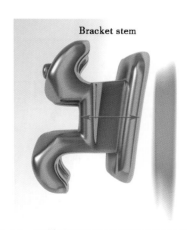

图 1-14　托槽体部厚度决定了牙冠的相对突度

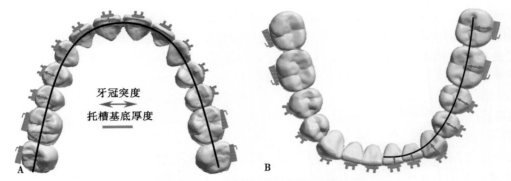

图 1-15 托槽体部厚度与牙冠突度成反比

在不必增加辅助旋转附件的前提下,托槽槽沟宽度应足以矫正并控制牙齿的旋转度和轴倾度(图 1-16)。

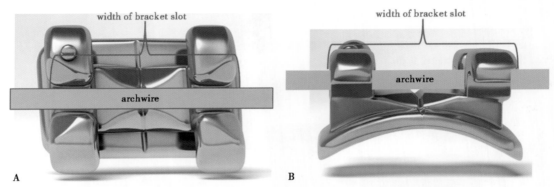

图 1-16 槽沟宽度(width of bracket slot)与弓丝尺寸(archwire)相匹配,托槽槽沟宽度应足以矫正并控制牙齿的旋转度和轴倾度,而不必增加辅助旋转的附件

具备以上设计特点的托槽若粘接位置得当,当细的直丝完全就位于槽沟时便可高效地改正旋转度、轴倾度、冠突度和边缘嵴高度。而所谓"被动自锁托槽"的一个缺点是弓丝不能完全在槽沟底就位,使得改正旋转和冠突度近乎不可能。

2. 托槽安放 设计精良的托槽只有被恰当地粘接在牙面才能发挥预想作用。规范放置的托槽其基点与临床冠中心重叠,可确保所有托槽都准确地定位于每颗牙的牙冠中间横断面。牙弓中所有牙冠中间横断面一起构成 Andrews 平面[3](图 1-17)。

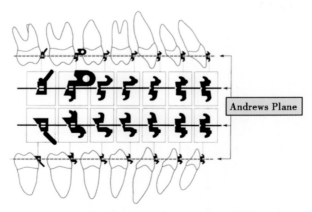

图 1-17 牙弓中所有牙的横向平分面一起构成 Andrews 平面(Andrews plane)。理想的托槽位置应准确地定位于 Andrews 平面

因为直丝弓矫治器所有预成值，包括轴倾度、旋转度、冠突度和唇（颊）舌向倾斜度，都是基于对临床冠中心点的测量[3]；若托槽位置安放不当必定会对牙齿位置产生不利影响。如托槽中心点放在临床冠中心点且托槽垂直标记线与临床冠长轴（facial axis of the clinical crown，FACC）重合，结扎翼与临床冠长轴等距平行，则当弓丝完全入槽时，可产生最适的旋转度、轴倾度、冠突度和高度（图1-18）。

3. **托槽预成值** 当托槽预成值适宜时，设计精良且粘接恰当的矫治器只会利于建立理想的牙齿位置，包括理想的轴倾度、唇（颊）舌向倾斜度、旋转、冠突度。即使不使用方丝，冠突度、旋转及轴倾度也能充分表达。最理想的预成值来自于以往发表的关于天然理想𬌗的大样本量研究[3]（图1-19）。天然理想𬌗无牙齿旋转。

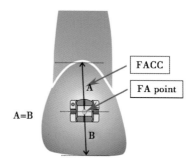

图1-18 托槽粘接时，托槽中心点放在临床冠中心点，且托槽垂直标记线与临床冠长轴等距平行

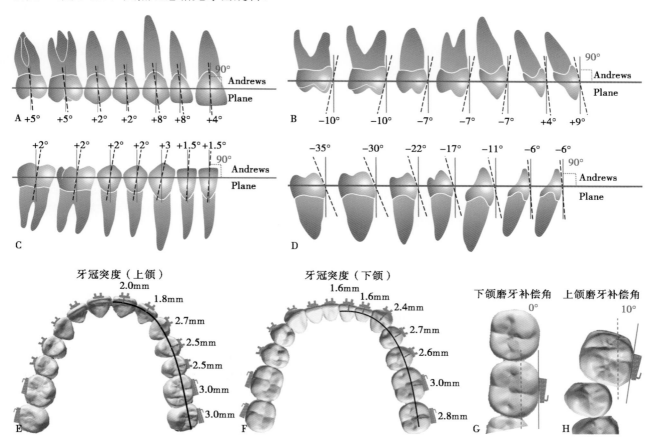

图1-19 托槽轴倾度、唇（颊）舌向倾斜度、旋转、冠突度预成值（A～F），以及下颌磨牙补偿角（maxillary molar offset）（G）上颌磨牙补偿角（mandibular molar offset）（H）

4. **弓丝类型** 直径小、弹性高的弓丝最适宜用来排齐牙齿。它能产生轻的、持久的、连续的力量，对患者来说高效且舒适。镍钛合金或类似材料是理想的弓丝材质。尽管镍钛弓丝的弓形无法与患者WALA嵴的牙弓宽度和形状完全匹配，但由于使用时间较短，不足以对牙弓的宽度或弓形产生明显影响。须再次强调的是，若要使弓丝的排齐作用最大化，就必须将其完全放置在槽沟底（图1-20）。

5. **排齐中的注意事项** 初始排齐阶段，不加判别地使用连续弓丝会导致不利的副作用。排齐严重拥挤的牙弓和严重轴倾的牙齿都应谨慎。

严重拥挤：对于严重拥挤的牙弓，排齐前应该先避开需要更多间隙的牙齿。例如牙弓宽度矫正后，尚需数月获得足够的间隙才能排齐牙弓中拥挤的切牙，而不是反复移动它们（图1-21）。如需拔除前磨牙（ICD小于或等于-6），在将弓丝放入切牙的托槽前先让尖牙向拔牙间隙移动，可避免反复移动拥挤的切牙。

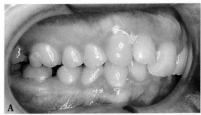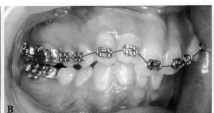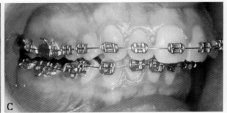

图 1-20　直径小、弹性高的弓丝是初始排齐的理想弓丝，弓丝需完全就位于槽沟底部

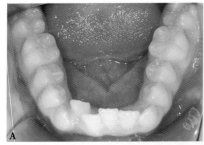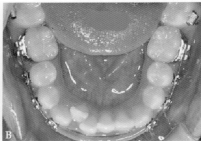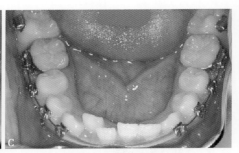

图 1-21　严重拥挤牙的排齐，在获得足够间隙前，排齐牙列时应先避开拥挤的切牙

严重倾斜：在排齐牙弓阶段应尽量避免完全结扎严重倾斜的牙齿，特别是尖牙。严重倾斜的尖牙在排齐过程中易产生压低或伸长切牙等副作用。严重倾斜的牙应先使用如片段弓技术单独矫正，直至放上连续弓丝不会产生副作用时再将其他牙纳入矫治（图 1-22）。

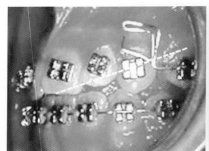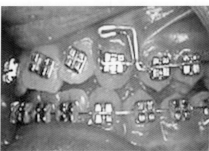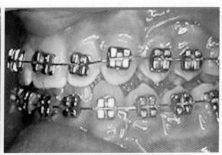

图 1-22　严重倾斜牙的排齐，特别是严重倾斜的尖牙应该单独矫正，因为在排齐过程中易产生伸长切牙的副作用

二、矫正牙弓的宽度，弓形和深度

牙弓排齐后（除了决定暂时避开的严重拥挤牙齿），牙弓矫治进入下一阶段，即矫正牙弓的宽度、弓形和深度。在这一阶段，牙弓将被整平，后牙颊舌向的位置（冠颊舌向倾斜和根的位置）将通过颊舌向倾斜移动得以矫正。弓丝材料、横截面积和弓形适宜时可大幅提升这一阶段治疗的效率。

除了唇（颊）舌向严重异位萌出的牙齿，绝大多数牙齿都在基骨上发育和萌出。若非之前正畸治疗影响，下颌牙弓宽度、弓形或深度的不调系周围环境力学作用的结果，后者导致了牙齿唇（颊）舌向倾斜或垂直向过度萌出，而牙旋转中心相对于基骨的颊舌向的位置并不受其影响。

矫正牙弓宽度和弓形不调必须在矫正牙唇（颊）舌向倾斜度的同时维持牙旋转中心的唇（颊）舌向位置在基骨中不变，仅通过唇（颊）舌向的倾斜移动直至牙冠最合适的倾斜就可以达到预期效果。

1. 下颌牙弓　对于下颌磨牙，其临床冠中心点与 WALA 嵴间刚好有 2mm 的距离[4]（图 1-23）。WALA 嵴是位于健康龈缘下方、膜龈联合上方数毫米的软组织嵴。WALA 嵴是临床上可见、可触及的解剖结构（图 1-24）。一旦牙齿唇（颊）舌向倾斜移动到理想位置（磨牙为 −30°），托槽槽沟就自动地处在靠近或刚好在 WALA 嵴正上方（图 1-25）。使弓丝的宽度和弓形与 WALA 嵴相匹配可加速后牙移动到这一位置

（图 1-26）。必须强调的是：弓丝的宽度和弓形应尽可能为每个患者个性化定制。弓丝通过唇（颊）舌向倾斜移动牙齿来引导槽沟与 WALA 嵴的宽度和形状相匹配（图 1-27）。

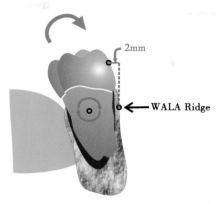

图 1-23　下颌磨牙临床冠中心点与 WALA 嵴间有 2mm 的距离

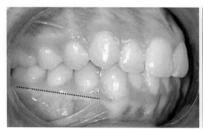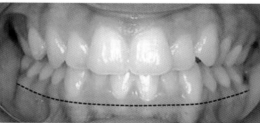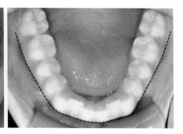

图 1-24　WALA 嵴是位于健康龈缘下方、膜龈联合上方数毫米的软组织嵴

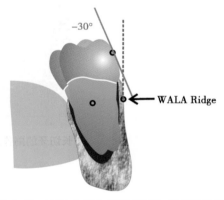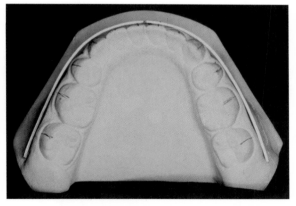

图 1-25　WALA 嵴与磨牙颊舌向倾斜度关系，牙齿唇（颊）舌向位置理想时（磨牙为 -30°），托槽槽沟靠近或刚好在 WALA 嵴正上方

图 1-26　使弓丝的宽度和弓形与 WALA 嵴相匹配可加速后牙移动到理想位置

　　WALA 嵴可作为定制弓丝宽度和弓形的稳定标志 [5-9]，是牙根在唇（颊）舌倾斜方向竖直在基骨中的解剖限度。圆丝和横截面积小的方丝可让所有后牙在颊舌向倾斜度方向产生牙冠的倾斜移动，使其牙根移动到相应理想的颊舌向位置；而不宜使用粗的方弓丝的转矩控制来改变后牙的唇（颊）舌向倾斜度，因为这将使牙根不能位于基骨的中央。

　　2. 上颌牙弓　WALA 嵴只存在于下颌，若上颌颌骨宽度足够，那么上颌牙弓的弓形可模仿下颌的弓形并稍宽一些（图 1-28）。

　　若上颌骨需扩弓，待上颌基骨扩宽后上下颌弓丝可协调匹配。上颌弓丝比下颌弓丝宽 1~2mm，因为理想𬌗的牙弓中，上颌槽沟大约在下颌槽沟的颊侧 1~2mm，这是由上颌牙齿较大、下颌牙齿较小的差异造成的（图 1-29）。

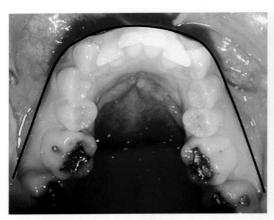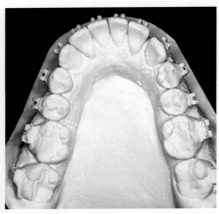

图 1-27 每个人 WALA 嵴连线形态不一样,应弯制个体化弓形;弓丝通过唇(颊)舌向倾斜移动牙齿来引导槽沟与 WALA 嵴的宽度和形状相匹配

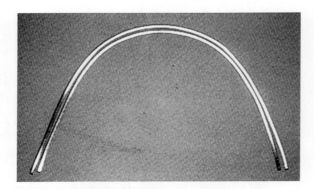

图 1-28 上颌牙弓弓形参照下牙弓弓形弯制,并稍宽一些

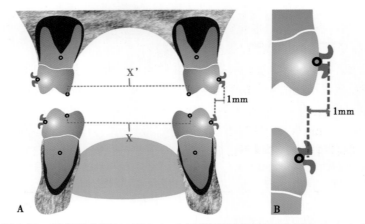

图 1-29 理想状态下 X=X'(A),上牙弓弓形较下牙弓每侧宽 1mm(B)

使用圆丝和小尺寸方丝可避免对后牙产生转矩力。弓丝的材质应便于成形,同时有足够的刚度以从颊舌向施加合适的力量,从而安全、有效地倾斜移动后牙,不锈钢丝是最好的选择(图 1-30)。上下弓丝弯制"摇椅形",可通过有足够刚度的弓丝使牙齿相对𬌗平面压入或伸长得以矫正牙弓深度(图 1-31)。

3. 矫正牙弓长度 在排齐牙齿,矫正牙弓宽度、弓形和深度后,下一阶段的目标是矫正牙弓长度。如果 ICD 不等于 0,牙弓长度可通过后牙近远中向移动来矫正,后牙近远中向移动可相应地缩短或增长牙弓长度。

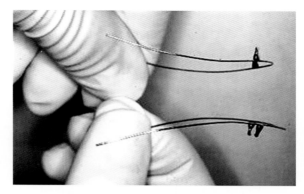

图 1-30 "摇椅形"弓丝矫正牙弓深度

后牙近中移动可代偿多余的间隙（ICD 为正值），远中移动可纠正过度的拥挤（ICD 为负值），当拥挤牙弓所需后牙远中移动量在临床上难以实现时则需拔牙矫正。移动磨牙代偿 ICD 时获得矫正前牙段唇舌向位置的间隙。远中移动磨牙及尖牙将获得间隙，使切牙到达理想位置；近中移动后牙既可代偿不利的间隙，又可促使切牙唇向倾斜移动到预期的理想位置。

三、牙弓分类

当牙弓 ICD 是正值时表明牙弓内存有间隙，说明后牙需要向近中移动，例如间隙为 +4mm（S4）表明每个象限后牙需要向近中移动 2mm。当 ICD 值为 0 时则牙弓形态为标准或正常，此时只需矫正个别牙的位置、牙弓宽度、弓形和牙弓深度，而不需近远中向移动后牙。ICD 是负值时说明牙弓存在拥挤。牙弓拥挤在 1～5mm（C1～5）通常不需拔牙矫治，后牙需远中移动以代偿牙弓拥挤（每象限远中移动 2.5mm 在临床上可行）；牙弓拥挤大于 6mm（C6）时则需要拔除前磨牙，尖牙（或如果拔除第二前磨牙则为第一前磨牙）将向远中移动足够的距离来解除拥挤，而后牙也向近中移动；拥挤量为 14mm（C14）时，这时每个象限内尖牙将后移 7mm，而不能让后牙向近中移动。

此阶段治疗的效率取决于下列因素：①正确理解 ICD；②在移动牙齿时为实现对牙齿位置的控制，应使用特制的平移托槽；③联合使用预先对称设计的标准托槽和平移托槽来矫治常规类型的牙弓；④应用合适的力学系统（性质、作用点、方向、大小和持续时间）；⑤应用不同策略实现稳定的牙相对移动或非相对移动；⑥唇舌向倾斜移动前牙到最适位置（避免使用转矩）。

1. 牙弓核心不调指数（ICD） 以理想牙弓为参考标准，大部分牙弓的 ICD 值在 −14～+14 范围内。这个范围可划为 10 个亚类，代表不同的牙弓矫治方案。①间隙 9～14mm（S9～14）；②间隙 5～8mm（S5～8）；③间隙 1～4mm（S1～4）；④正常，无不调（C）；⑤拥挤 1～5mm（C1～5）；⑥拥挤 6mm（C6）；⑦拥挤 7～8mm（C7～8）；⑧拥挤 9～10mm（C9～10）；⑨拥挤 11～13mm（C11～13）；⑩拥挤 14mm（C14）。ICD 值 10 个亚类的分布取决于患者群体的人口特征，其分布总体呈钟形曲线（图 1-31）。

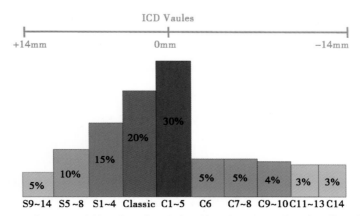

图 1-31 10 个 ICD 亚类的分布取决于患者群体的人口特征，其分布总体呈钟形曲线

10 个 ICD 亚类可归为 4 个主要的治疗类型：间隙、正常、不需拔牙的拥挤、需拔牙的拥挤。在一般人群中，有间隙的牙弓约占 30%，无拥挤和不需拔牙的牙弓大约占 50%，拥挤需拔牙的牙弓占 20%（图 1-32）。

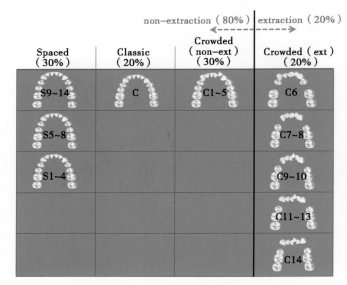

图 1-32　ICD 四类治疗类型
有间隙的（spaced）、正常的（classic）、拥挤不需拔牙的（non-extraction
crowded）和拥挤需拔牙的（extraction crowded）

大约 50% 的病例属于正常和不需拔牙的亚类，无需后牙近远中向大幅移动。矫正这些牙弓可初步排齐牙弓然后矫正其宽度、弓形和深度。几乎没必要使用转矩，因为牙齿的唇（颊）舌向倾斜度可通过唇（颊）舌向倾斜移动实现。0.022 英寸槽沟对应的典型弓丝使用序列包括 4 种弓丝：0.014 英寸镍钛丝、0.016 英寸不锈钢丝、0.018 英寸不锈钢丝和 0.018×0.025 英寸 elgiloy 合金或不锈钢丝（图 1-33）。

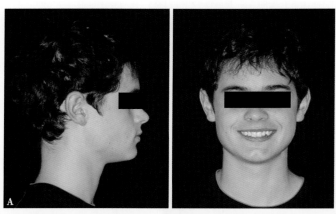

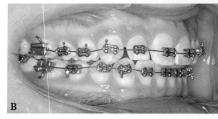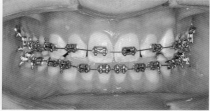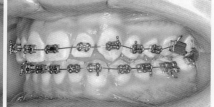

图 1-33　ICD 正常的典型病例
治疗包括排齐牙弓，矫正牙弓的宽度、弓形和深度；弓形与 WALA 嵴相匹配。A. 初始面像　B. 0.014 英寸镍钛丝排齐

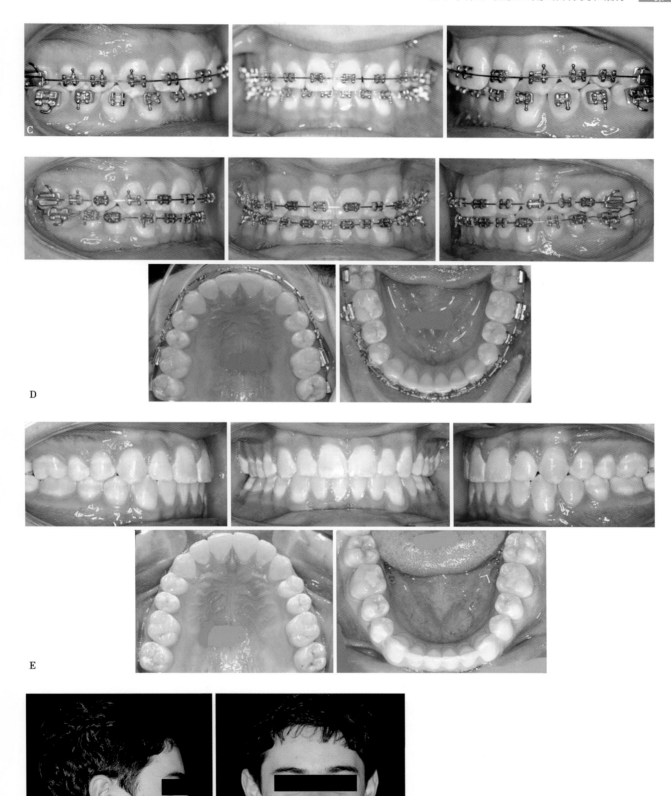

图 1-33 ICD 正常的典型病例（续）
C. 0.016 英寸不锈钢丝进一步排齐 D. 上颌
0.018 英寸 ×0.025 英寸不锈钢丝，下颌 0.018
英寸不锈钢丝 E. 治疗结束口内像 F. 治
疗结束面像

　　大概50%的牙弓归于有间隙（30%）和拥挤需拔牙（20%）亚类。这两类需要大幅移动后牙来矫正ICD。ICD值可精准确定牙弓内后牙移动的量和方向。

　　（1）间隙（约占患者总数30%）：间隙为9～14mm时，每侧后牙近中平移4.5～7mm；间隙为5～8mm时，每侧后牙近中平移2.5～4mm；间隙1～4mm时，每侧后牙近中平移0.5～2mm。

　　（2）6mm及以上的拥挤（约占患者总数20%）：若拥挤为−6mm，拔除第二前磨牙，每侧磨牙近中平移3mm，每侧尖牙及第一前磨牙远中平移3mm；拥挤为7～8mm时，拔除第一前磨牙，每侧尖牙远中平移3.5～4mm，每侧磨牙及第二前磨牙近中平移3～3.5mm；拥挤9～10mm时，则需拔除第一前磨牙，每侧尖牙远中平移4.5～5mm，每侧磨牙及第二前磨牙近中平移2～2.5mm；拥挤11～13mm时，也拔除第一前磨牙，每侧尖牙远中平移5.5～6.5mm，每侧磨牙及第二前磨牙近中平移0.5～1.5mm；拥挤达14mm时，拔除第一前磨牙，每侧尖牙远中平移7mm，磨牙不能前移。

　　2. 平移托槽　至少50%的牙弓矫正需要后牙近远中向大幅移动。明确后牙是否需要移动及移动的量之后（确定ICD值），焦点便转移到牙移动的临床策略。高效的牙移动需要合理的力学体系。特制的平移托槽有助于建立力和力矩组合，引导牙齿整体移动，减少副作用或往返移动。平移托槽既有标准托槽的所有特点，也有特殊设计的高效臂（power arm），可通过滑动机制实现牙齿平移的控制（图1-34）。

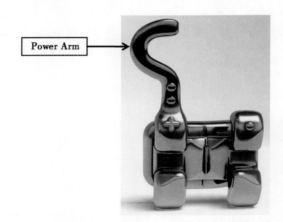

图1-34　带高效臂（Power Arm）的平移托槽

　　与矫治力直接作用于标准托槽结扎翼上相比，作用于高效臂上的力更靠近牙齿阻力中心（图1-35）。三种平移托槽可分别实现相应的预期牙移动距离。T1托槽，小于2mm平移；T2托槽，2～4mm平移；T3托槽，大于4mm平移。

　　尖牙与第一前磨牙只需向远中平移，故设计了尖牙和第一前磨牙适用的T1、T2、T3托槽，实现这些牙的远中平移（图1-36）。

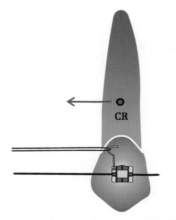

图1-35　在高效臂上施加矫治力更靠近阻力中心，有利于整体移动

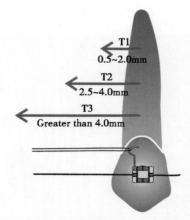

图1-36　适用于远中平移尖牙与第一前磨牙的T1、T2、T3托槽

磨牙与第二前磨牙只需向近中平移，故设计了磨牙和第二前磨牙适用的 T1、T2、T3 托槽，实现这些牙的近中平移（图 1-37）。

牙近远中向移动的距离越大，为防止复发，它的轴倾度及旋转越需被控制和过矫正。T1、T2、T3 托槽间的差别就在于轴倾度和旋转的预成值。它包括了在与牙移动相反方向上增加的抗轴倾角和抗旋转值（图 1-38）。上颌磨牙因为腭根粗大所以平移困难。上颌磨牙近中移动过程中的一个副作用是颊倾，因而依次增大上颌磨牙 T1、T2、T3 平移托槽的舌倾角度（图 1-39）。

上颌磨牙有特制的 T4 托槽，它适用于只单颌拔除上颌前磨牙的病例，导致上下牙弓间位置关系相较于正常殆六个关键中的磨牙关系为上颌磨牙向近中 7mm（图 1-40）。T4 托槽的预成值中轴倾度为 0°，远中补偿角也为 0°。T4 托槽并不利于磨牙的平移，而是在磨牙关系不满足六个关键中正常的磨牙关系时，辅助确定上颌磨牙最终的位置。

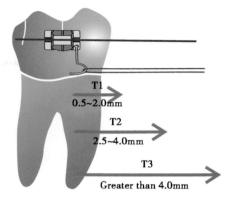

图 1-37　适用于近中平移磨牙与第二前磨牙的 T1、T2、T3 托槽

3. 托槽组合　在治疗的前两个阶段中（①排齐，②矫正牙弓的宽度、弓形和深度），不要求上下颌治疗措施完全相同。然而在前两个治疗阶段后，代偿 ICD 所需的牙移动大多是后牙近远中向平移。这些牙移动被分作 10 个治疗亚类，这种适用于大多数的患者。牙弓诊断完成且 ICD 值被确定后，根据 10 种治疗亚类可得到 10 种标准托槽与平移托槽相结合的组合应用，这为牙弓内牙齿的近远中向平移提供了生物力学的辅助设计（图 1-41）。

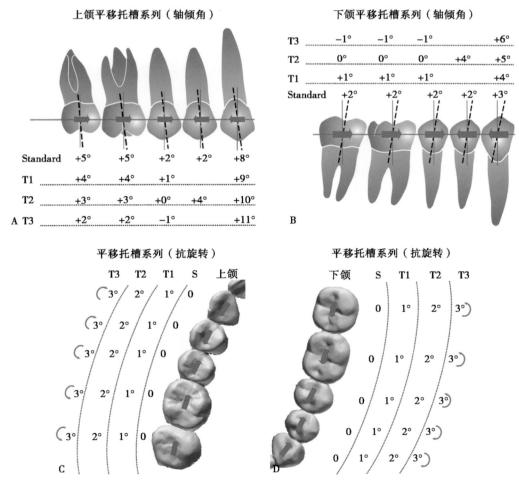

图 1-38　在 T1、T2、T3 托槽上增加了与牙移动方向相反的抗轴倾角（A. 上颌，B. 下颌）和抗旋转值（C. 上颌，D. 下颌）

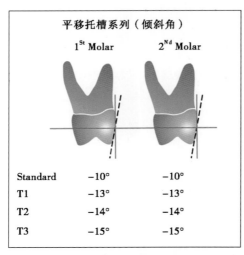

图 1-39　依次增大上颌磨牙 T1、T2、T3 平移托槽的舌倾角度

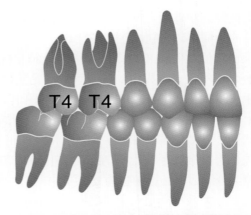

图 1-40　适用于单颌拔除上颌前磨牙病例的上颌磨牙 T4 托槽，此时上下牙弓间位置关系相较于正常拾六关键的磨牙关系为上颌磨牙向近中 7mm

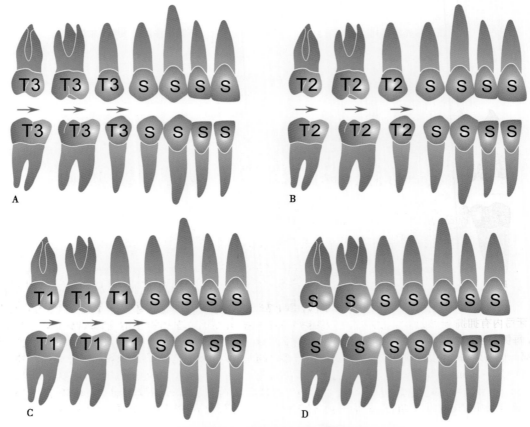

图 1-41　10 种标准托槽与平移托槽相结合的组合应用

A. 牙弓内间隙（＋）9～14mm，每侧后牙需向近中平移 4.5～7mm　B. 牙弓内间隙（＋）5～8mm，每侧后牙需向近中平移 2.5～4mm　C. 牙弓内间隙（＋）1～4mm，每侧后牙需向近中平移 0.5～2mm　D. 牙弓正常，后牙不需移动

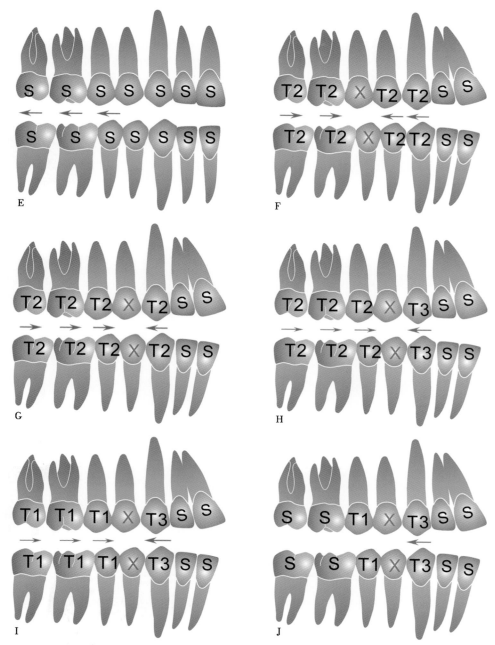

图 1-41　10 种标准托槽与平移托槽相结合的组合应用（续）

E. 牙弓内有拥挤 1～5mm，后牙需向远中平移 0.5～2.5mm　F. 牙弓内有拥挤（−）6mm，可拔除第二前磨牙，每侧磨牙近中平移 3mm，每侧尖牙及第一前磨牙远中平移 3mm　G. 牙弓内有拥挤（−）7～8mm，拔除第一前磨牙，每侧尖牙远中平移 3.5～4mm，每侧磨牙及第二前磨牙近中平移 3～3.5mm　H. 牙弓内有拥挤（−）9～10mm，拔除第一前磨牙，每侧尖牙远中平移 4.5～5mm，每侧磨牙及第二前磨牙近中平移 2～2.5mm　I. 牙弓内有拥挤（−）11～13mm，拔除第一前磨牙，每侧尖牙远中平移 5.5～6.5mm，每侧磨牙及第二前磨牙近中平移 0.5～1.5mm　J. 牙弓内有拥挤（−）14mm，拔除第一前磨牙，每侧尖牙远中平移 7mm

　　托槽的组合取决于牙弓的 ICD。不论牙冠的位置在牙弓内显得多么不对称，但牙根的位置在大多数牙弓内都对称[3]。平移托槽的设计特点就是加强牙根近远中向移动以代偿 ICD。大多数牙弓都要求牙根对称移动，因此大多数情况下，牙弓中托槽应选择对称组合。但是，对于实际上不对称的牙弓来说，托槽组合应基于象限而非整个牙弓。

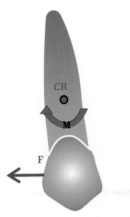

图1-42 施加于牙阻力中心以外的单一力使牙齿旋转移动

4.力学体系 为实现安全高效地牙齿平移,必须考虑矫治力的类型、施力点、方向、大小、持续时间。

(1)力的类型、施力点与方向:施加于牙阻力中心以外的单一力都只会产生使牙齿旋转的力偶(图1-42)。但这将导致冠移动方向与力方向一致,而根的移动方向相反(图1-43)。若想在治疗后期矫正牙根的位置,则需要牙根在牙槽骨同一部位移动两次,这降低了牙移动效率。

如果施力点不通过阻力中心,应用力偶将有利于牙齿的平移。标准双翼托槽可以产生力偶,但产生的反向力偶小于矫治力的力偶(图1-44)。最终得到的力系产生的牙移动方式是牙齿先有一系列微幅倾斜移动,然后牙根再竖直,此时牙根在牙槽骨同一部位反复移动,效率低(图1-45)。

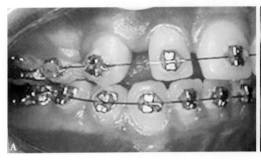
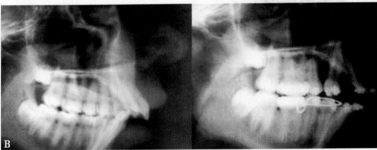

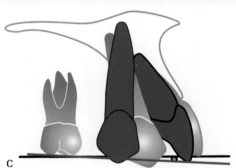

图1-43 施加于牙阻力中心以外的单一力使牙齿的冠、根发生相反方向的移动

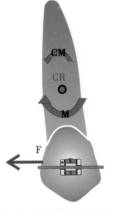

图1-44 标准双翼托槽可以产生力偶,但其产生的反向力偶小于矫治力的力偶

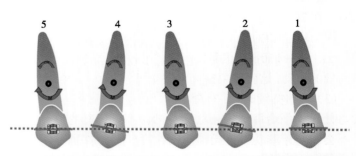

图1-45 当矫治力力偶大于反向力偶时,牙齿先有微幅倾斜移动,然后牙根再竖直,此时牙根在牙槽骨同一部位反复移动,效率低

通常标准双翼托槽表达的冠轴倾度和旋转是不足的(图1-46)。因此,使用标准托槽关闭拔牙间隙时并不能完全矫正牙根的位置(图1-47)。

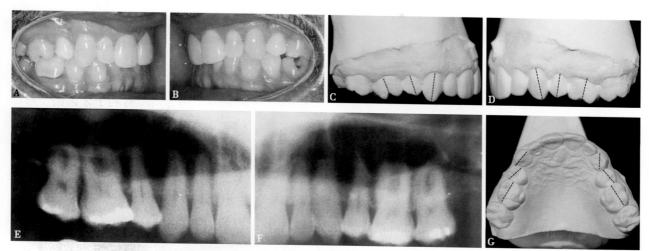

图1-46   标准双翼托槽表达的冠轴倾度和旋转不足,牙齿受矢状向力后,总会出现不同程度的倾斜与旋转

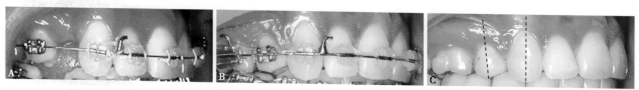

图1-47   用标准托槽关闭拔牙间隙时,后牙会近中倾斜、尖牙远中倾斜,牙根位置不能完全被矫正

高效地使牙齿整体移动(平移)的矫治力产生的力偶应与矫治器产生的力偶大小相等;施加矫治力到平移托槽的高效臂上,可以使这一要求自动实现(图1-48)。

牙的整体移动保证根在牙槽骨中移动的距离最小,可提高治疗效率并完全矫正牙根的位置(图1-49)。

(2)力的大小:只要力量是连续的,即使其力值很小,牙齿也能移动。临床所关心的问题不是需要多小的力让牙齿移动,而是多大的力既能让牙齿快速移动又不会引起牙不适或牙周损伤。最适力的大小取决于预期牙齿移动类型。当希望牙齿近远中向或唇(颊)舌向绕其旋转中心倾斜移动时,在牙冠施加与预期牙移动方向相同的单一力即可。这种矫治力的应力集中于牙槽嵴顶和牙根尖处(图1-50)。过大的力将引起疼痛,造成牙槽骨局部缺血,降低骨改建的速率,从而减缓牙齿移动的速率。在25～50g力作用下,牙齿可以安全且高效地倾斜移动。

因为所施加的力会广泛分散,所以高效地平移牙齿需要较大的力量。当100～150g的力量均匀分布到牙根整个长轴上时,牙齿将发生最高效的移动,这就需要在高效臂上施加200～400g的力(图1-51)。

(3)力的持续时间:有效的牙移动要求每天至少持续施力10小时(见10小时力学理论)。适宜的持续力使牙以平均每月1mm速率移动,不会引起疼痛或组织损伤。每天小于10小时这一阈值的间断力几乎不会引起牙移动。每天16小时持续力等同于每天6小时的有效牙移动,或者相当于24小时持续力产生牙移动距离的1/4;即若每天连续施力16个小时,需要4倍等长时间才能和连续24小时施力产生的牙移动效果相等。

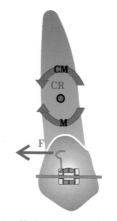

图1-48   使尖牙远中移动的矫治力施加于离牙阻力中心更近的高效臂上,矫治力产生的力偶应与矫治器产生的反向力偶大小相等

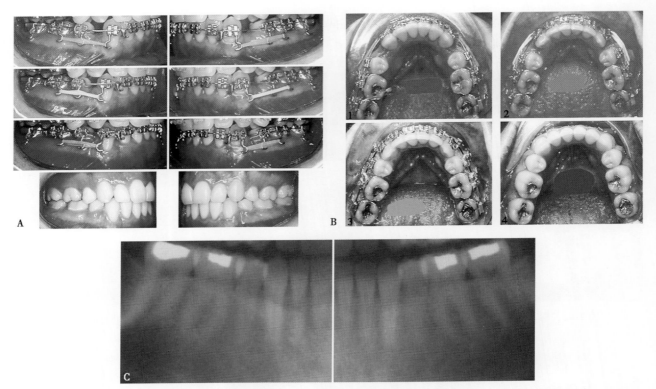

图 1-49 牙的整体平移保证根在牙槽骨中移动的距离最小,可提高治疗效率并完全矫正牙根的位置

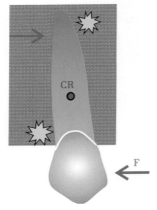

图 1-50 施加于牙冠处的矫治力,在牙周组织中产生的应力集中于牙槽嵴顶和牙根尖处

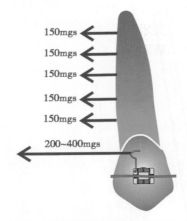

图 1-51 在高效臂上施加 200～400g 的力,将有 100～150g 的力沿根面均匀分布

5. 力对牙齿产生的交互作用和非交互作用效果 应用适宜的力学体系可使后牙发生高效的近远中向移动。力,在本质上都有大小相等、方向相反的相互作用,但临床上有时期望牙齿受力产生非交互的作用效果。明确牙弓内的 ICD 值,正畸医师可了解所期望的后牙移动类型。

所有存在间隙的牙弓(ICD 为正值)都应通过非交互作用效果,即后牙从远中到近中移动关闭间隙,而前牙没有发生远中移动。

拥挤大到需要拔除前磨牙的牙弓(ICD 为 -6 或更严重者),可能需要交互作用效果、非交互作用效果,或二者兼有的牙齿移动。ICD 为 -6mm(拔除第二前磨牙)和 -7mm(拔除第一前磨牙)的牙弓,只需要交互作用效果,前后牙齿相对移动来关闭拔牙间隙。实现牙齿相对互移可通过对等效的"牙单位"(tooth unit)施力实现。"牙单位"是一个或一组牙,其对矫治力的反应与另一"牙单位"等效。当 ICD 为 -6mm

时，应拔除第二前磨牙，每侧尖牙需要远中平移 3mm 来代偿 ICD，因为拔牙间隙（平均）每侧 6mm，剩余的间隙（每侧 3mm）必须由磨牙向近中平移来关闭；此时牙弓内一个由尖牙和第一前磨牙组成的"牙单位"，将与由第一、二磨牙组成的"牙单位"产生相对移动（图 1-52）。

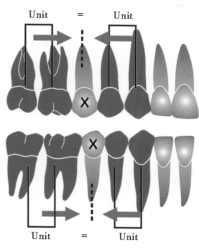

图 1-52　当第二前磨牙被拔除时，牙弓内一个由尖牙和第一前磨牙组成的"牙单位"，将同另一个由第一磨牙和第二磨牙组成的"牙单位"相对移动

当 ICD 为 −7mm 时，应拔除第一前磨牙。每侧尖牙需要远中平移 3.5mm 来代偿 ICD。因为拔牙间隙（平均）每侧 7mm，剩余的间隙（每侧 3.5mm）必须由第一磨牙和第二前磨牙向近中平移来关闭。此时牙弓内一个仅由尖牙组成的"牙单位"，将同另一个由第一磨牙和第二前磨牙组成的"牙单位"相对移动。这种情形下第二磨牙不需要参与初期的间隙关闭（图 1-53）。

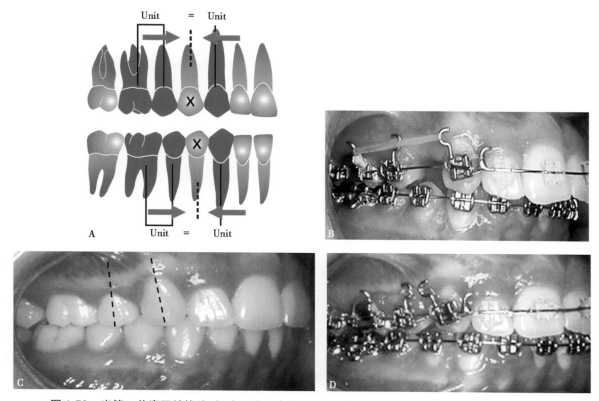

图 1-53　当第一前磨牙被拔除时，尖牙为一个"牙单位"，第二前磨牙、第一磨牙为另一个"牙单位"

ICD 值为 −8～−13mm 时，应拔除第一前磨牙，并且尖牙远中移动量应超过拔牙间隙的一半（若拔牙间隙为 7mm，每侧尖牙至少向远中移动 4mm）。在这些牙弓中，拔牙间隙的关闭不完全靠前、后牙段的交互作用效果实现。当负 ICD 绝对值增大时，拔牙间隙的关闭主要依靠尖牙远中移动，此种情形下，关闭部分间隙的尖牙移动靠非交互作用效果，而关闭余留间隙的尖牙移动靠交互作用效果。下面的公式可用于提示间隙多大时应该采用尖牙非交互作用效果（表 1-3）。

表 1-3　ICD 绝对值 −7mm = 所需的尖牙非交互作用效果平移距离

ICD	−7mm	净值	治疗策略
|−8|	−7mm	1mm	尖牙非交互远中移动 1mm，剩余 6mm 由交互移动方式来关闭
|−9|	−7mm	2mm	尖牙非交互远中移动 2mm，剩余 5mm 由交互移动方式来关闭
|−10|	−7mm	3mm	尖牙非交互远中移动 3mm，剩余 4mm 由交互移动方式来关闭
|−11|	−7mm	4mm	尖牙非交互远中移动 4mm，剩余 3mm 由交互移动方式来关闭
|−12|	−7mm	5mm	尖牙非交互远中移动 5mm，剩余 2mm 由交互移动方式来关闭
|−13|	−7mm	6mm	尖牙非交互远中移动 6mm，剩余 1mm 由交互移动方式来关闭

非交互牙移动（non-reciprocal tooth movement）：ICD 值小于或等于 −8mm 的病例都要求不同程度的牙齿非交互移动。当 ICD 为 −14mm 时，所有的拔牙间隙（每侧 7mm）需要尖牙非交互远中移动来关闭。当 ICD 为 −14mm 时，牙移动完全是非交互的，与有间隙的牙弓（ICD 为正值）情况相同。非交互牙移动可有多种方式来实现，辅助装置如头帽、唇挡、Nance 托，以及其他装置能用来成功地阻止某些牙移动而允许其他牙移动。临时种植支抗装置（temporary anchorage devices，TAD's）能高效地达到这一目标。TAD 能直接或间接地用于支抗牙（图 1-54）。

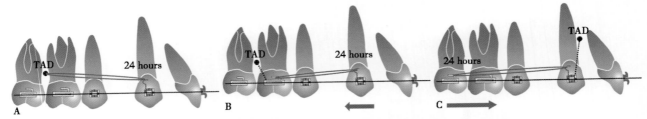

图 1-54　临时种植支抗装置（temporary anchorage devices，TAD's）
A. TAD 的直接应用：非交互后移尖牙　B. TAD 的间接应用：非交互后移尖牙　C. TAD 的间接应用：非交互前移磨牙和第二前磨牙

实现牙齿非交互移动的另一个临床策略是"10 小时力学理论"：①人类的牙齿至少需要连续受力 10 小时才会开始移动，这反映了破骨细胞被募集和活化而实现骨重建的时间；②只要力量持续存在，牙齿就会继续移动；③纵使牙齿仅"休息"了 30 分钟，这一过程就得重新来过（图 1-55）。该理论的一个实际临床应用是对需要移动的一颗牙或一组牙 24 小时戴用可摘橡皮圈，每不到 10 个小时就将橡皮圈另一端牵拉到不需要移动的牙上。这广泛用于非交互后移尖牙，患者将橡皮圈的一端挂于尖牙托槽高效臂上，而另一端分别挂于第二前磨牙、第一磨牙和第二磨牙，每次 8 小时，依次重复。

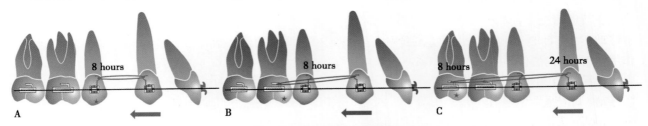

图 1-55　"10 小时力学理论"
每天 24 小时尖牙均受到向后的颌内牵引力，而该颌内牵引力作用于第二前磨牙（A）、第一磨牙（B）、第二磨牙仅分别为 8 小时（C），最终导致尖牙向远中平移，但后牙因牵引力持续时间不足 10 小时而不向前移动

10小时力学理论应用广泛，本病例中由于第一磨牙缺失，可单侧将第二及第三磨牙向近中移动（图1-56）。

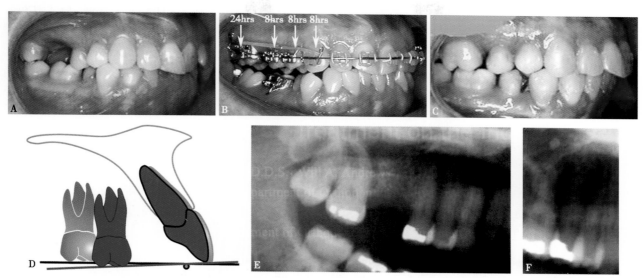

图1-56 利用"10小时力学理论"前移因第一磨牙缺失需近中移动的第二磨牙，关闭该缺牙间隙，同时又避免使前磨牙、尖牙远中移动。即每天24小时第二磨牙均受到向前的颌内牵引力，而该颌内牵引力作用于第二前磨牙、第一前磨牙、尖牙仅分别为8小时，最终导致第二磨牙向近中平移，但其前方的牙齿因牵引力持续时间不足10小时而不向后移动

6. 前牙位置 若有足够的空间，前牙可在唇舌向倾斜移动到理想位置（图1-57）。通过后牙近远中向移动可改变牙弓的长度，为前牙唇舌向倾斜移动到理想位置创造必要条件。

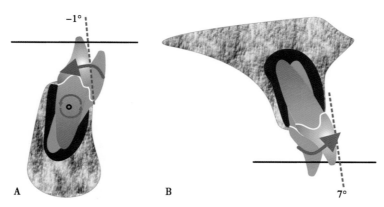

图1-57 若有足够的空间，前牙可在唇舌向倾斜移动到理想位置

如果需要缩短牙弓长度，例如在拔除前磨牙、后移尖牙的病例，切牙能同时（前牙整体内收）或分步地（两步法）移动到理想位置，尖牙和切牙同时内收更加高效。后牙平移和切牙唇舌向倾斜移动都用圆丝和小尺寸的方丝，当大小适宜的矫治力作用于高效臂上远中移动尖牙时，可通过结扎尖牙托槽与尖牙、侧切牙间弓丝上的牵引钩，同时向远中移动切牙（图1-58）。

在其他情况下，切牙可能需要唇倾。消除拥挤（当ICD值为0）所致的切牙唇倾是有益的，而后牙近中移动（当ICD是正值）导致的切牙唇倾则是不利的；拥挤的牙弓初始ICD可能为0，作为初始排齐的副作用，切牙会向唇侧适当倾斜（图1-59）。

牙弓ICD为正值时，通常需要后牙近中平移，其副作用是可引起切牙唇倾。如果我们需要这种切牙唇倾移动，则应强调使用圆丝。一旦牙弓排齐，其宽度、弓形、深度和长度得以矫正，且前牙已唇倾到理想位置后，则可选用尺寸较大的方丝，而此时并非为了施加转矩力。一旦牙齿到达理想位置并获得理想牙弓形态，放置大尺寸或全尺寸的方丝不会引起任何额外转矩表达，因为它们已经有了最适的唇（颊）舌向倾斜度；用这样的弓丝可在使用颌间弹性牵引或相类似的颌间力学体系时维持牙冠的唇（颊）舌向倾斜度。

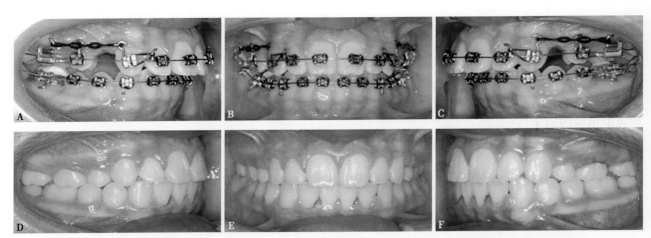

图 1-58　通过高效臂在上颌尖牙与第一磨牙间使用颌内牵引，同时尖牙托槽与其近中牵引钩结扎在一起（A～C），矫治力适宜时，上颌尖牙远中平移，同时上切牙舌向倾斜到理想位置（D～F）

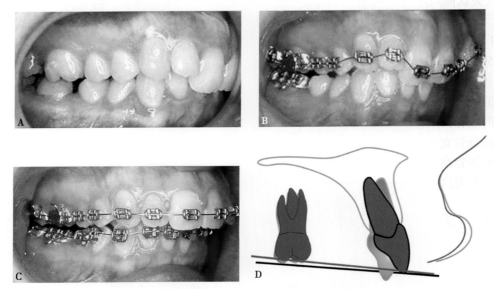

图 1-59　解除拥挤时上切牙可唇向倾斜移动

四、过矫治

牙弓矫治中的一个重要概念是为减少复发而进行过矫治。牙移动效果的不稳定性是诸多因素造成的，预测有与牙移动方向相反方向的复发是明智的，常规治疗计划应包括个别牙和组牙的过矫治。

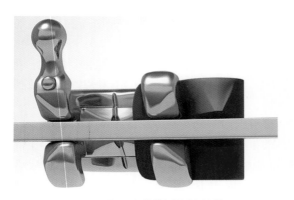

图 1-60　使用旋转垫过矫治旋转牙

1. 个别牙的过矫治　通常情况，前牙过矫治是为了纠正过度旋转，过矫正旋转可通过旋转垫来实现（图 1-60）；后牙过矫治则是为了纠正旋转和轴倾度，牙近远中移动距离越大，越需要过矫正旋转和轴倾度（还有上颌磨牙的颊舌向倾斜度），这些过矫治参数都已包括在平移托槽的预成设置。

2. 组牙的过矫治（可选）牙弓深度和牙弓间矢状向不调时应考虑组牙过矫正。牙弓在整平后可能会复发到治疗前的牙弓深度，应根据垂直向深覆𬌗和开𬌗的严重程度适当比例地过矫治。若治疗前存在牙弓间矢状向不调，也需要适当比例地过矫正。尽管牙弓间矢状向不调不属于牙弓矫治，但在牙弓矫治结束前应该纳入考虑。某些骨性牙弓矢状向不调可经正颌外科或生长发育矫形来矫正；其他牙弓间矢状向不调可通过牙性代偿，此时复发在所难免。

五、稳定

在过矫治单牙和组牙后，拆除矫治器前需要一段时间观察复发趋势、稳定牙弓，这为在治疗结束前处理可能出现的如牙弓位置不稳定等问题提供了机会。

六、保持

保持方案应该根据初始问题和所采用的治疗方案为患者个性化设计。

第四节　口颌面协调六要素

在正畸治疗前，不管磨牙矢状向关系如何，上、下牙弓都应独立地被诊断、分类和治疗。当存在严重骨性不调时（矢状向或垂直向），除非颌骨位置也得以矫正（颌骨宽度在牙弓诊断和矫治阶段已经确定），否则理想的上下牙弓仍不能达到广泛咬合接触状态。只有颌骨位置和相互关系在三维方向都达到理想状态，才能使牙弓有最佳咬合、功能、健康状态，并使患者外貌尽善尽美。

理想的牙弓，颌骨的位置、大小及相互关系都囊括于口颌面协调六要素（the six elements of oralfacial harmany）[1]之中：

①理想的牙弓；
②理想的颌骨前后向位置；
③理想的颌骨宽度；
④理想的颌骨高度；
⑤理想的颏突度；
⑥理想𬌗。

当理想的牙弓没有广泛咬合时，提示存在单处或多处骨性不调。应着重从六要素出发完善该病例的矫治。

一、折中方案（compromises）

当骨性不调由于种种原因不能被矫正时，正畸医师和患者必须决定是否采取折中方案和采取怎样的折中方案来代偿骨性不调。折中方案将产生新的ICD值和新的矫治计划。根据具体折中方案，选择性利用转矩力来控制冠唇（颊）舌向倾斜度；而此时根将偏离预期位置，其唇（颊）舌向位置将不在基骨中央或/和不能达到理想唇（颊）舌向倾斜度。

在决定采用理想方案或折中方案前，应做出最准确的诊断。寻求折中方案可基于多个原因。例如，患者因不愿拔牙而拒绝理想方案，若不拔牙则应根据另外的牙预期位置重新计算ICD值，这样的矫治无法得到理想牙弓，牙根唇（颊）舌向位置将不在基骨中央，或牙冠唇（颊）舌向倾斜度不够理想，或二者兼有。折中设计的ICD值可能不同于理想方案，因此牙移动类型和托槽安放位置也不尽相同。

在颌骨矢状向位置不调无法被矫正的情况下，可通过采取折中方案改变上下颌切牙位置代偿骨性不调。当上颌骨相对下颌骨过度靠前时，一个可行的折中方案就是放弃上颌切牙理想位置，代之以内收上切牙来矫正深覆盖，这时切牙唇舌向位置不在基骨中央。折中方案可能带来包括根吸收、颜面美学特征不佳等潜在后果，这取决于在侧面观时上颌切牙最终位置（图1-61）。

切牙唇舌向倾斜移动不足的另一个后果是无法完全矫治咬合关系[3, 10]。对上颌牙加转矩通常是必需的，以便在内收到折中位置时维持其适当的唇舌向倾斜度。转矩通常只在折中方案中使用，加转矩后牙根唇（颊）舌向位置将偏离基骨中央。

多数正畸矫治器都增大了切牙托槽唇舌向倾斜度预成值来弥补这个问题，这表明基于安氏分类和传统头影测量分析设计的矫治方案往往仅得到折中的矫治结果。应用较大唇舌向倾斜度预成值托槽时应尤为谨慎,以防过度唇倾切牙而使牙根偏离理想位置,导致颜面不美观[11]。

折中方案可针对牙弓中的局部或多处。正畸医师和患者常须在几种可行的折中方案中做选择并讨论各自后果。这些后果涉及美观、牙周健康状态、稳定性、治疗时间延长、咬合无法充分矫治等方面[12, 13]。只有折中治疗对患者无害,且治疗后的效果好于不做治疗,那么折中方案才是合理的。

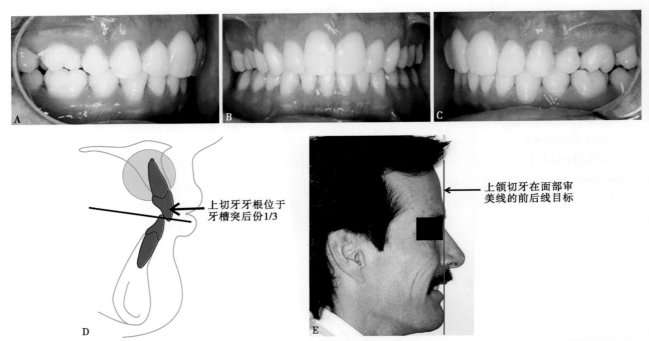

图1-61 拔除四个前磨牙的折中矫治后,上切牙过度内收,其牙根位于牙槽突后份 1/3(A~D);上颌切牙在侧貌微笑时位置靠后,未达到上颌切牙唇面在矢状向位置的美学矫治目标(E)

二、总结

前文已阐述了对牙弓系统的诊断、分类和矫治。需要再次强调的是,牙弓间位置关系(安氏分类)在理想牙弓的定义、分类和治疗中没有发挥任何作用,安氏分类产生了模糊的术语,如"Ⅱ类机制",它不当地将焦点集中于以对颌的牙弓为参照来矫正牙弓。关注诊断、分类和个体化牙弓的矫正,有助于避免许多传统正畸诊断和治疗的常见错误,诸如牙根唇(颊)舌向位置不在基骨中央和牙冠不适宜的唇(颊)舌向倾斜度。

以本章所述的理想牙弓特征为诊断标准可得到ICD,以及基于ICD分类的牙弓类型,而ICD与矫治方案直接相关。对个体牙弓进行分类是对颌骨和颏在三维空间位置进行分类(口颌面协调六要素)的重要部分,矫治获得理想牙弓是建立理想𬌗的先决条件。

参 考 文 献

1. Andrews LF,Andrews WA. The six elements of orofacial harmony. Andrews J,2000,1:13-22

2. Andrews LF. The six keys to normal(optimal)occlusion. AJO.,1972,62:296-309

3. Andrews LF. Straight-wire-the concept and appliance. San Diego: Wells Co.,1989

4. Trivino T,Siqueira DF,Andrews WA. Evaluation of the distances between the mandibular teeth and the WALA Ridge in a Brazilian sample with normal occlusion. AJODO,2010,137(3):308-309(online only)

5. Ronay V,Miner RM,Will LA,et al. Mandibular arch form: The relationship between dental and basal anatomy. Am J Othod Dentofacial Orthop,2008,134(3):430-438

6. Gupta D, Miner RM, Arai K, et al. Comparison of the mandibular dental and basal arch forms in adults and children with Class I and Class Ⅱ malocclusions. AJODO, 2010, 138（1）: 10-11（online only）

7. Ball RL, Miner RM, Will L, et al. Comparison of dental and apical base arch forms in Class Ⅱ Division 1 and Class I malocclusions. AJODO, 2010, 138（1）: 41-50

8. Conti MF, Vedovello M, Vedovello SAS, et al. Longitudinal evaluation of dental arches individualized by the WALA ridge method. Dental Press J Orthod, 2011, 16（2）: 65-74

9. Weaver K, Tremont T, Ngan P, et al. Changes in dental and basal archforms with preformed and customized archwires during orthodontic treatment. Orthodontic Waves, 2012, 71: 45-50

10. Sangcharearm Y, Ho C. Maxillary incisor angulation and its effect on molar relationships. Angle Orthod, 2007, 77（2）: 221-225

11. Cao L, Zhang K, Bai D, et al. Effect of maxillary incisor labiolingual inclination and anteroposterior position on smiling profile esthetics. Angle Orthod, 2011, 81（1）: 121-129

12. Garib DG, Yatabe MS, Ozawa TO, et al. Aveolar bone morphology under the perspective of the Computed tomography: Defining the biological limits of tooth movement. Dental Press J Orthod, 2010, 15（5）: 192-205

13. Lund H, Grondahl K, Grondahl H-G. Cone beam computed tomography evaluations of marginal alveolar bone before and after orthodontic treatment combined with premolar extractions. Eur J Oral Sci, 2012, 120: 201-211

第2章

正畸检查诊断与矫治设计中的疑难问题及解决策略
Strategies in Orthodontic Examination, Diagnosis and Treatment Planning

赵志河* 王建国# 王珏*
*四川大学华西口腔医学院 #南开大学口腔医学院

第一节 牙颌面畸形检查中应该注意的问题

正畸治疗计划的制订是一个逻辑过程，即检查→资料收集→分析→诊断→治疗计划→知情同意。全面地进行牙颌面畸形检查，即收集资料，是正确制订治疗方案的前提。

一、一般资料

口腔检查应在长、宽、高三维方向上进行，应该是系统、深入、全面地，客观地发现患者牙齿、咬合、颌骨、颜面以及全身等各方面的异常情况，为错𬌗诊断提供可靠的资料和依据。

1. 姓名、性别、年龄、生日、职业、通讯处、家长姓名和电话。

2. 主诉患者就诊的主要的治疗目的及要求。

注意事项：

- 在记录患者的主诉时，要小心患者定量且过细的主诉；
- 拒绝患者无法达到的主诉；
- 理清患者模糊的主诉；
- 注意那些轻度畸形过高希望者。

3. 现病史 发现畸形及加重的时间，是否做过治疗。畸形发生的时期、程度对诊断和治疗都有重要意义。如果患者为乳牙反𬌗替牙后复发，可能有遗传；若患者近期发现下颌偏斜，需排除髁突良性增生或肿瘤。

4. 既往史 包括是否有先天发育性损害，如因母亲感染病毒而致的胚胎病（如：麻疹弓形体病）、电离辐射、毒性作用（如药物）；创伤；物理因素，如不良喂养方式，牙齿萌替障碍，口呼吸；不良习惯，如吮吸橡皮奶嘴、吮指、吐舌、吸唇或咬唇、吸颊、咬指甲或咬铅笔；疾病：佝偻病等。

5. 家族史 包括两系三代的错𬌗畸形相似程度、是否存在遗传病等。要特别注意生长发育期前牙反𬌗患者，询问家族中有无类似畸形（图2-1），观察父母下颌形态。

注意事项：

- 在询问既往史时，要注意识别各种全身综合征在口腔的表现；
- 乳牙反𬌗，看起来像骨性的，注意是否有不良习惯；
- 多数乳磨牙早失，容易造成前牙反𬌗；
- 唇腭裂术后的瘢痕收缩，容易造成全牙弓反𬌗；
- 不良习惯，发现容易但纠正困难。

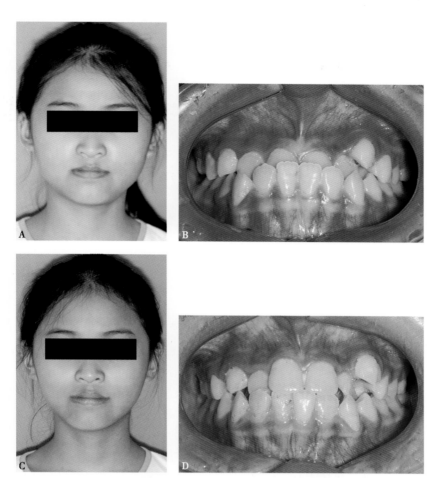

图 2-1　孪生姐妹的错𬌗畸形：姐妹的面型及错𬌗类型均较相似，体现了错𬌗畸形的遗传特性
A，B. 姐姐的面像及口内像　　C，D. 妹妹的面像及口内像

二、全身状态

（一）生长状态

判断患者的发育状况，评估青春快速生长期，对选择最佳矫治时机，确定正畸治疗计划，选择治疗方法以及预后的估价等，是非常重要的。临床上常用的评估方法如下：

1. 年龄　中国男童青春快速生长期平均年龄为 13.32 岁，范围 11～15 岁；女童青春快速生长期平均年龄为 10.98 岁，范围 9～14 岁。女童比男童早 1～2.5 岁。由于个体差异大，年龄只可作为参考。

2. 身高、体重　身高、体重的快速增长与青春快速生长期有关，两者基本上是同步的。对于初诊年龄小的患者，可通过定期连续地记录其身高、体重，并绘制曲线图，可直观了解身高、体重的变化，预测快速生长期。

3. 牙龄　拍摄 X 线牙片，了解恒牙牙根形成量、乳牙牙根吸收程度、牙齿的萌出阶段。牙龄与全身生长发育有关，可作参考。

4. 第二性征　第二性征是否已出现以及出现的时间。女性第二性征的表现有乳房发育、体毛出现及月经来潮等；男性有变声、喉结和体毛出现等。其中月经初潮及变声是评估快速生长期最为简单、准确的方法。一旦代表性成熟的第二性征出现，则表明生长高峰已过，青春快速生长期已近结束。

5. 体型　内胚叶体型（endomph）为矮胖体型，生长发育高峰期早；中胚叶体型（mesomoph）的外表粗壮，体格健康；外胚叶体型（ectomoph）为瘦高型，生长缓慢，生长发育高峰期比前两种体型迟。

6. 骨龄　临床上最常用的是以左手腕骨骨化的程度来判断生长发育。但也有学者提出颈椎的发育也可同样判断生长发育。现分述如下：

（1）手腕骨的骨化：学者们发现手腕骨的骨化状态，与青春快速生长期密切相关，可作为评估这一生长期的指标。而 Grave 的手腕片是目前较广泛应用的指标之一。国内张世采应用 Grave 手腕骨的钙化情况得出女孩 9～10 岁、男孩 12～13 岁进入快速期，女孩 11～13 岁、男孩 14～15 岁进入高峰期，女性 14岁、男性 16 岁分别进入减速期。

目前多应用 Hägg 手腕片作为判断青春期的指标。该方法简单明了，易于判断，临床上最为常用。Hägg将手腕 X 线片的中指中节指骨的骨骺钙化程度分为六个阶段，以此作为判断指标（图 2-2）。E 阶段：骨骺宽度只有指骨宽度的一半，中间部分稍厚；F 阶段：骨骺开始变宽与指骨宽相等；FG 阶段：除骺宽与指骨宽相等外，其骺的中央部分向着远中明显的形成一分界线；G 阶段：骺边开始变厚，形成帽状，盖着指骨骺端；H 阶段：骺与骨骺端开始融合；I 阶段：骺与骨骺端完全融合。F 阶段是青春期高峰期的开始，FG～G阶段正值高峰期，这两期是功能矫形开始的最适期。

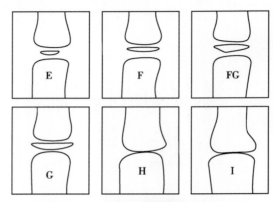

图 2-2　中指中节指骨的钙化

（2）颈椎的发育：有学者认为，通过颈椎发育估计骨龄与手腕骨同样可靠，并确定出颈椎发育的六个阶段（图 2-3），并可以通过头侧位片进行判断。研究发现颈椎发育阶段 S1～3 发生在快速期开始生长加速阶段，此时各颈椎体下表面平直，或仅第二、三颈椎体下表面凹形。S2～3 多在生长高峰期中，此时各颈椎体前部垂直高度增加，只有第二、三颈椎体下表面凹形，S4～5 处在生长减速期，此时各颈椎体为方形及其下面为深浅不一的凹形。

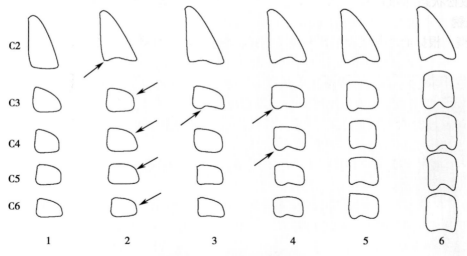

图 2-3　颈椎的发育阶段

1. 所有椎体下表面平直，椎体从后向前逐渐变细　2. 第二椎体下表面出现凹面　3. 第三椎体下表面也出现凹面　4. 所有椎体都为长方形，第三椎体下面凹面加深，第四椎体下表面凹陷　5. 椎体近于正方形，椎体间隙变小，6 个椎体下表面均呈现凹陷形　6. 所有椎体变长，即垂直向长度大于前后向宽度，6 个椎体下表面凹陷加深

注意事项：
- 女孩月经初潮出现，标志生长发育高峰期已经过了 1 年；
- 过了生长发育高峰期，并不是生长停止，而是生长减慢。

（二）心理状态

许多颜面畸形患者都有不同程度的心理障碍，有时畸形本身造成的功能损害远远小于心理上的损害，不同年龄及不同性质的畸形，患者的心理特点也不同。正畸医师应有心理学知识和敏锐的观察力，善于从患者的言行特点发现其内心活动，分析不同年龄、不同畸形患者心理社会规律及特点，以便采取不同的对策。

1. 儿童的学习能力　学习能力强的儿童对正畸方案及措施的理解力强，和医师的配合好；对学习能力差的儿童，宜选择不完全依赖于患者的矫治及支抗措施。

2. 患者的适应能力　当戴上矫治器受到其他人额外关注时，患者是否会承受不了？以此判断患者对正畸治疗是否有良好的心理适应能力。

3. 患者的合作性　对于正畸治疗成功很重要。有的患者是自己主动要求来正牙的，有的患者是家长逼迫来的，前者比后者更容易配合正畸治疗。

4. 患者的期望值　应仔细分析患者对以下两个问题的回答"你为什么要求矫治"、"你对治疗的要求是什么"。有些患者寻求治疗的目的是为了缓解社会压力，期望治疗的结果能改变其生活状况，对治疗的期望值很高。对那种存在问题不大（轻度畸形）而抱怨不休、且期望值特别高的患者，医师要引起高度注意！即使治疗结果很好这种患者也很可能会感到不满意。

注意事项：
- 特别注意对中年女性的心理状态进行评估；
- 小心在其他医师正畸出了问题来就诊者；
- 小心有感觉异常的患者；
- 小心全科室每个医师都看过的；
- 小心偏执的患者；
- 小心偏执的患者家长。

三、颜貌检查分析

颜貌检查常规拍摄正位、微笑、45°侧位、侧位 4 张照片。在进行颜貌检查时患者应处于自然头位，面部肌肉自然放松状态，眼睛平视前方。颜貌分析主要从正貌和侧貌两方面进行。

（一）正貌

1. 正面型　根据面高与面宽的比例来看，正面型可分为三种类型（图 2-4）。

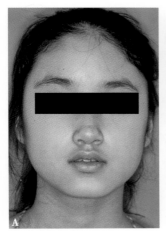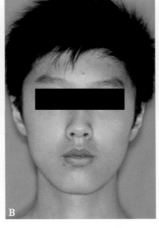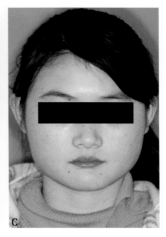

图 2-4　正面型
A. 均面型　B. 长面型　C. 短面型

（1）均面型：面部两侧最外点间距为面宽；从发际到软组织颏下点间距为面高。四川籍美貌青年面高与面宽之比近似于4∶3，上、中、下面高基本相等。

"三停五眼"（图2-5）：大三停——指面部在垂直方向上可分为高度相等的三等份，从发际到眉间，从眉间到鼻下，从鼻下到颏下。小三停——指面下三分之一又可分为高度相等的三等份，从鼻下到口裂，从口裂到颏沟，从颏沟到颏下。五眼——指面部在水平方向上可分为宽度相等的五等份，从左耳屏到左眼外眦，从左眼外眦到左眼内眦，从左眼内眦到右眼内眦，从右眼内眦到右眼外眦，从右眼外眦到右耳屏。

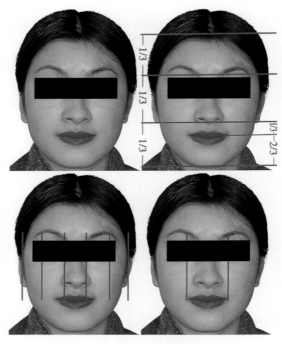

图2-5　三停五眼

（2）长面型：面高明显大于面宽。长脸患者通常面上1/3正常，面下1/3过长。颌骨垂直向发育过度，下颌角钝，下颌体陡度大，常伴有开唇露齿，微笑时牙龈外露。多见于开𬌗畸形。

（3）短面型：面高等于或小于面宽。短面型患者通常面下1/3过短。颌骨垂直向发育不足，下颌角较锐，显示出强有力的咀嚼肌群，下颌体较平，陡度小，微笑时切牙不易露出。多见于深覆𬌗畸形，特别是安氏Ⅱ类2分类患者有典型的短面型。

2．对称性　常用正中矢状面作为评价面部中线的基线（图2-6）。正常时，鼻嵴点、鼻尖点、上唇最凹点、颏部中点及牙弓中线基本上位于正中矢状面上，左右眉、眼、耳、颧突、鼻翼、鼻唇沟、口角、颊、下颌角及同名牙均应对称。若不对称，可能与单侧咀嚼、面部异常生长发育及单侧髁突增生肥大等因素有关。牙弓中线偏斜可能与牙列间隙、牙旋转、牙颊舌向错位、牙缺失或拥挤、牙齿过大及先天性左右侧牙齿大小不调有关。另外，面部对称时，四条水平平面彼此平行：①双侧瞳孔的水平面，即通过双侧瞳孔的连线（若两眼不在同一平面上，则通过瞳孔区作一条与地平面平行的水平参考线）；②上牙弓水平面，即双侧上颌尖牙顶点之连线；③下牙弓水平面，即双侧下颌尖牙顶点之连线；④颏下面，即通过软组织颏下缘的切面。下颌偏斜时，常伴有上、下牙弓及颏平面倾斜。

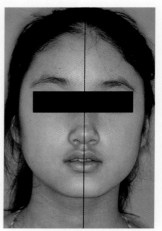

图2-6　面部对称性

3．下面面高　下面高面下1/3过长多表现在高角病例，面下1/3过短多表现在低角病例。这对治疗方案的设计，疗效和预后有较大的影响。

4．唇齿位　从上唇下缘至上中切牙切嵴的距离为上切牙暴露量（图2-7）。休息位，上切牙暴露量男性为1.83mm，女性为1.68mm。上唇下缘与下唇上缘之间的间隙,正常值男性为 2.0±1.80mm、女性为 1.9±2.21mm。上切牙暴露异常与以下因素有关:唇的长度及厚度、上颌及上牙槽骨垂直发育度、上切牙牙冠的长度等。唇肌功能不全的定义为唇在正常肌张力下不能闭拢,但不能认为嘴唇在休息状态下应该始终闭合。唇肌紧张的患者可表现为颏肌过度活跃,临床可见颏部软组织小凹。

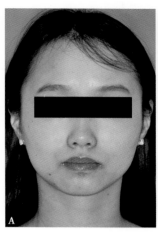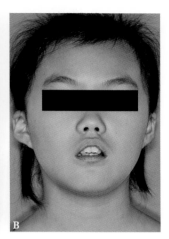

图 2-7 唇齿位
A. 正常 B. 开唇露齿

5. 颏位 颏部中点是否在正中矢状平面上,有无左右的偏斜。

6. 微笑 微笑是人类最富感情、最常见的唇功能位(图 2-8)。公认的最佳微笑唇位:微笑时,上唇缘位于上切牙的 3/4 至牙颈缘水平,下唇缘弧形在上切缘下方。露龈微笑可能由上唇过短和(或)上牙槽过长引起。

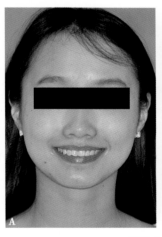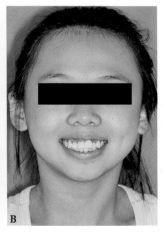

图 2-8 微笑
A. 正常微笑 B. 露龈微笑

(二)侧貌

1. 侧面型 检查分析侧貌形态,可大致了解到颅部与颌骨、上下颌骨间以及颌骨与牙弓间的前后向关系。此分析用两条参考线:①连接额点与上唇缘点的直线;②连接上唇缘点与软组织颏前点的直线。根据这两条线的倾斜关系,面部的突度可分为三种类型(图 2-9):

(1)直面型:这两条线几乎形成一条直线;

(2)凸面型:这两条线形成的角度后开张;

(3)凹面型:这两条线形成的角度前开张。

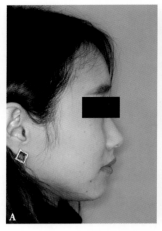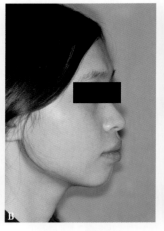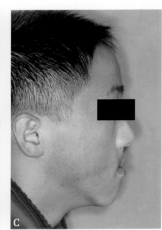

图 2-9　侧面型

A. 直面型　B. 凸面型　C. 凹面型

　　人类面型与种族有关，如白种人多为直面型，黄种人多为凸面型，黑种人多为凹面型。人类面型还与错𬌗畸形有关，如安氏Ⅱ类颌骨关系多为凸面型，安氏Ⅲ类颌骨关系多为凹面型。

　　2. 鼻唇角　正常值：成年男性为 86°±13°，女性为 90°±12°；南方儿童为 102°±11°。鼻唇角小，表明上颌前突；鼻唇角大，表明上颌后缩。改变上颌骨前后位置及上切牙倾斜度的正畸及正颌外科治疗均可明显改变此角的大小。在矫治中应注意保持此角在美容允许的正常值范围内，上颌骨后移的手术或上前牙内收太多时，鼻唇角增大，影响美观。

　　3. 唇位　鼻尖点和软组织颏前点的连线为审美线（E 线）。成人双唇均位于审美线稍后，上唇稍后于下唇，唇在审美线前方为正，后方为负（图 2-10）；中国南方儿童的正常值，男童上唇为 −2.4±2.3mm、下唇为 −3.0±3.2mm，女童上唇为 −1.2±1.8mm、下唇为 −2.3±1.9mm。双颌前突上下唇至 E 线距多大于正常值，内倾型深覆𬌗上下唇至 E 线距多小于正常值。此关系对于临床上决定是否拔牙治疗有较大的参考价值，上下唇越前突，拔牙的可能性越大。但应注意此线受上、下颌骨关系的影响，在上、下颌骨关系不正常的情况下，此线的参考价值有限。

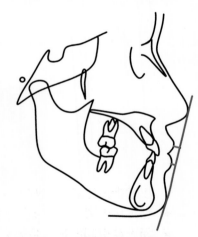

图 2-10　唇与审美线关系

唇在审美线前方为正值，在后方为负值

　　4. 颏唇沟　颏唇沟的深浅可反映上下颌骨及牙列的前后关系。颏唇沟深，表明下唇组织过多，为垂直向发育不足的Ⅱ类错𬌗的特征；颏唇沟平，表明下唇张力大，与下颌的突度及生长方向有关。当然颏唇沟的深浅与颏部的发育也密切相关。

　　5. 颏位　颏部的发育程度对整个侧貌有很明显影响。Ⅱ类颌骨关系多伴有颏部发育不足，Ⅲ类颌骨关系多伴有颏部发育过度（图 2-11）。

　　6. 下颌角　下颌角的大小对于高角病例和低角病例的判断很重要，对治疗方案的设计有重要影响（图 2-12）。医师将示指或口镜柄置于患者下颌下缘，观察下颌支后缘与下颌下缘的关系，可评估下颌角的大小，正常时约 125°。下颌角大，表明下颌呈垂直生长型，前下面高大，常见于开𬌗或下颌前突畸形；下颌角小或方，表明下颌呈水平生长型，前下面高减小多见于深覆𬌗病例。在正畸拔牙问题上，高角病例拔牙标准可以适当放宽，低角病例拔牙从严掌握；在支抗设计上，高角病例对支抗要求高，低角病例对支抗可适当放松。

　　注意事项：

　　● 注意指出患者颜面左右不对称，如有问题要告诉患者并在病历上记录；

　　● 注意指出患者下唇外翻；

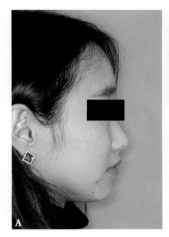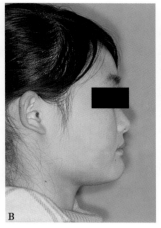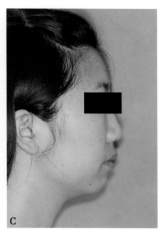

图 2-11 颏位
A. 颏部正常 B. 颏部前突 C. 颏部发育不足

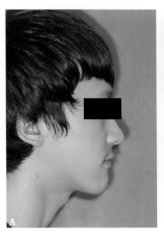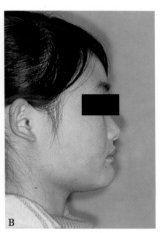

图 2-12 下颌角
A. 高角 B. 低角

- 注意指出患者微笑时嘴唇的偏斜；
- 感觉唇较突，但唇与审美线位置正常时，考虑是否为面中份发育不足引起；
- 朝天鼻引起的鼻唇角偏大，但唇又较突，需要进行拔牙矫治，但鼻唇角会变得更大。

四、模型(口内)检查

(一)口腔组织

包括口腔卫生状态以及牙龈、扁桃体、系带和软腭等软组织状况。其中要注意指出患者口腔卫生不好，说明正畸时对牙齿的影响，并安排洁牙。

1. 上唇系带 检查系带的形态及附丽的位置。若发现有粗厚的上唇系带附丽于上中切牙间，牵动上唇系带时，上切牙间乳突发白，可诊断为上中切牙间隙是由上唇系带粗大或附着过低所致。但要排除侧切牙、尖牙萌出前正常的中切牙间隙，该间隙可自行关闭。

2. 牙龈 龈炎是正畸儿童常见的牙周病，牙排列紊乱，可加重龈炎。长期服抗癫痫类药物如大伦丁，可引起牙龈增生或纤维样变，需行手术切除后才能作正畸治疗。检查旋转的下切牙有无龈裂和附丽高的舌系带。检查有无严重牙龈退缩。

3. 腭咽部 有无唇腭裂、咽炎、扁桃体炎、腺样体增生及黏膜病。

4. 口腔卫生状态（正常、一般或较差）及刷牙习惯。

（二）牙齿及牙列式

常规拍摄前面观、咬合、上颌𬌗面、下颌𬌗面、左侧颊面、右侧颊面6张照片，要注意观察牙萌替期，牙大小、形状、数目，牙位，是否有龋坏、松动，以及中线情况。注意下列异常情况：

1. **牙萌出顺序异常** 常造成错𬌗。恒牙列正常萌出的顺序：上颌一般为6、1、2、4、5、3、7或6、1、2、4、3、5、7；下颌一般为6、1、2、3、4、5、7或6、1、2、4、3、5、7。上颌尖牙和第二前磨牙常常同时萌出。

2. **牙齿的数目异常** 不仅要检查已萌出的牙齿，还应注意颌骨内正在发育或未发育的牙齿，一般应摄全颌曲面体层X线片，特别注意牙齿有无先天缺失。偶见牙齿先天缺失伴其他形式的外胚叶发育障碍，如毛发稀少、皮脂腺及汗腺分泌减少、趾甲发育不良等，此类患者可能有特异性皮炎或家族史，可能缺失1个到数个牙，甚至全部乳牙和恒牙均缺失，男性多于女性。此外，多生牙，即超过正常数目的牙，也应引起注意。

3. **牙齿的错位** 因牙胚位置异常引起错位的牙齿常有上颌尖牙、下颌第三磨牙、上颌切牙及下颌侧切牙；常见的外伤性错位牙为上颌中切牙，此类患者多有乳切牙外伤史。此外，牙齿也有易位萌出，常见3与4交换位置（图2-13）。

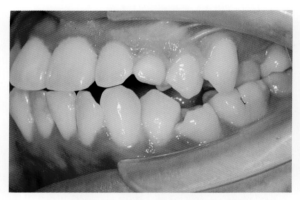

图2-13 牙齿易位萌出：23与24交换萌出位置

4. **牙齿大小、形态异常** 牙齿在发育过程中，因受遗传和环境的影响，出现过大牙、过小牙和不正常形态的牙（如楔形牙、融合牙）（图2-14）。

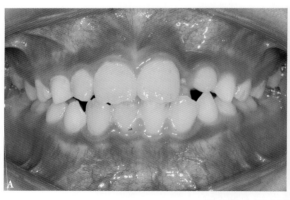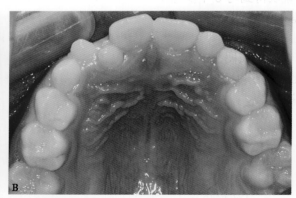

图2-14 过小牙（A）及楔形牙（B）

（三）牙弓形态

检查牙弓、牙槽弓及基骨弓形态、对称、协调及中线。中线的检查分别以上下牙弓的各自中线与面部中线比较分析上下牙弓中线偏斜的原因。

（四）咬合关系

检查前牙覆𬌗、覆盖关系，磨牙及尖牙关系（中性、远中、近中关系），咬合曲线（横𬌗曲线、纵𬌗曲线），以及其他异常情况（锁𬌗、反𬌗）等。

测量双侧下颌牙弓矢状𬌗曲线（Spee 曲线）曲度的方法为，将直尺放置在下切牙切端与最后一个下磨牙的牙尖上，测量牙弓𬌗面最低点至直尺的距离，分别测量左侧和右侧，所得数相加除以 2 为排平牙弓（leveling）或改正𬌗曲线所需要的间隙（图 2-15）。此外，也可用同法测量，所得左右侧的数据各减 2mm 后再相加则为排平牙弓或改正𬌗曲线所需的间隙。根据 Andrews 对最佳自然𬌗的研究，Spee 曲线正常值范围为 0~2.5mm。

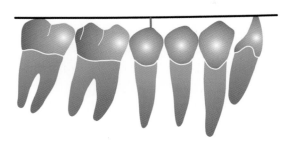

图 2-15　Spee 曲线的测量

（五）模型计测

主要有牙列拥挤度或间隙分析，Bolton 指数，牙弓、牙槽弓和基骨弓的长度和宽度，腭弓深度，Howes 分析，Pont 分析等。

Bolton 指数可用于判断上下颌牙齿间的牙量关系。错𬌗病例中常出现由于牙冠宽度的大小不调，而不能达到良好的咬合关系。Bolton 指数是指上下前牙牙冠宽度总和的比例关系与上下牙弓全部牙牙冠宽度总和的比例关系，用 Bolton 指数可以诊断患者上下牙弓中是否存在牙冠宽度不协调的问题。Bolton 分析是很重要的检查项目，要注意熟悉怎样计算相对过多的牙量。例如以成都地区正常𬌗研究所得的标准值为依据：前牙比为 79.32%±2.27%，全牙比为 91.75%±1.62%。

1. 前牙比率　前牙比率 =（6 个下前牙牙冠宽度总和 /6 个上前牙牙冠宽度总和）×100＝79.3。若患者的前牙比率小于 79.3，如下前牙宽正常，则表明 6 个上前牙宽度相对过大。通过查表可得到与 6 个下前牙实际宽度相适应的 6 个上前牙宽的理想值。然后将 6 个实际上前牙宽减去 6 个上前牙宽的理想值，其差值为上颌前牙相对过多的牙量。若前牙的比率大于 79.3，如上前牙宽度正常，则表明 6 个下前牙宽度过大，查表得到与 6 个实际上前牙宽对应的下前牙宽的理想值。然后将 6 个下前牙实际宽度减去 6 个下前牙理想值，其差为下前牙相对过多的牙量。

2. 全牙比率　全牙比率 =（12 个下颌牙总宽度 /12 个上颌牙总宽度）×100＝91.8。若患者的全牙比率小于 91.8，表明上颌牙量过大。将 12 个上颌牙实际宽度减去其理想值之差为上颌牙过多的牙量。若全牙比率大于 91.8，表明下颌牙量相对过大。将 12 个下颌牙实际宽度减去其理想值之差为下颌牙过多的牙量。

注意事项：
- 养成检查时数牙齿数目的好习惯；
- 𬌗平面的左右倾斜会影响下颌的左右偏斜；
- 𬌗平面的前后倾斜会影响下颌的前后位置；
- 牙弓的形状会影响下颌的前后位置；
- Spee 曲线的深度会影响下颌的前后位置；
- 牙齿易位诊断容易，但矫治难；
- 上颌牙弓狭窄者判断后牙是否颊侧倾斜很重要；
- 如果后牙中性，前牙覆𬌗覆盖异常，或情况相反，要检查 Bolton 指数；
- 如果上颌牙弓前突，检查前牙槽突的丰满度，确定是基骨前突还是牙弓前突；
- 如果骨性反𬌗，检查下颌前牙内倾程度，确定可否采用拔牙矫治进一步代偿内倾；
- 下颌前牙牙槽突根形较明显的要引起注意，下颌切牙能否进一步前倾或内倾。

五、X线片检查及分析

常规检查需要拍摄全颌曲面断层片和定位 X 线头影测量片。全颌曲面体层片可全面观察全口牙齿发育情况及上下颌骨情况。

定位 X 线头侧位片可显示其他方法不能得到的骨性及牙性关系，并可准确地评价矫治效果。拍摄时嘴唇处于自然放松状态，而不是紧闭状态，当要在垂直方向上改变牙齿位置时，这一点尤为重要。是通过正畸方法压低、伸长牙齿呢？还是用外科手术改变牙弓垂直位置呢？这需要仔细分析思考。拍照时牙齿应于牙尖交错位轻轻接触。如果后退接触位与牙尖交错位之间有明显差异，最好于后退接触位再照一张。根据定位 X 线头影测量片可以进行 X 线头影测量分析，如 Downs、Tweed、Steiner 等分析法（图 2-16）。

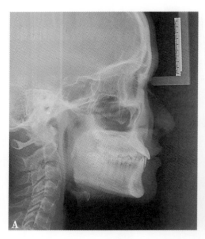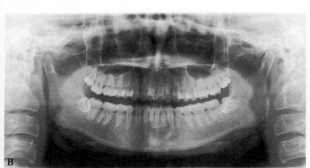

图 2-16　定位 X 线头影测量片（A）和全颌曲面体层片（B）

如果临床检查中发现不对称畸形，或横向骨性畸形（如上颌骨横向发育不良需要扩大上颌者），应照后前位（P-A）头影测量片。

其他辅助 X 线片还有成人以及颞下颌关节病患者需要拍摄的关节片（薛氏位、曲面体层片），生长发育期儿童需要拍摄的手腕骨片（左手）、咬合片、根尖牙，以及 CBCT 等。

注意事项：

- 检查时必须看曲面体层片，一看牙周，二看牙根，三看阻生牙；
- 阻生牙最好都补照 CBCT。

六、功能检查及分析

（一）下颌姿势位和最大牙尖交错位咬合检查及分析

1. 下颌姿势位的确定　下颌姿势位是指端坐或直立时，不吞咽、不说话、不咀嚼时，下颌所处的位置。确定姿势位时，患者要完全放松、端坐、目视正前方。在临床检查时，可用以下几种方法来确定下颌姿势位：

- 语音法：发"M"音可以帮助获得下颌姿势位，如"Mississippi"。
- 命令法：进行指定的功能运动（如吞咽）。
- 非命令法：分散患者注意力（如交谈），使患者逐渐放松，肌肉也随之放松，下颌就会回到姿势位。
- 联合法：命令法 + 非命令法 +"叩齿试验"。

这类确定下颌姿势位的方法最适合对儿童进行功能分析。先在吞咽和说话时对患者进行观察。对于大一些的孩子，可用"叩齿试验"（医师用拇指和示指把持颏部，使下颌做被动的、连续快速的张闭口运动，使得肌肉在确定休息位前得以放松）使其放松肌肉（图 2-17）。然后，用与非命令法相似的方法分散患者注意力。

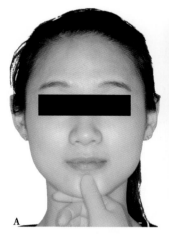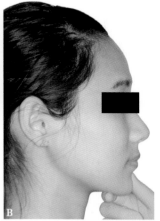

图 2-17　下颌姿势位的确定

2. 休息位与习惯性咬合间关系的评估　对于从姿势位到牙尖交错位的下颌运动可以从三维角度进行分析——矢状平面、垂直平面和冠状平面。

（1）下颌的闭合运动可以分为两期：①自主期：从姿势位到最后咬合接触位或早接触颌位的下颌运动轨迹；②咬合期：从最初的咬合接触位到牙尖交错位的下颌运动轨迹。在功能平衡病例中不存在咬合期（下颌运动时没有牙齿接触）。

（2）当从姿势位闭合时，下颌既有转动也有滑动。该分析的目的不仅是确定转动和滑动成分所占的比例，还要确定运动的量和方向。在正畸诊断时，对从下颌姿势位到牙尖交错位所进行的以下运动必须加以区别：①单纯转动（铰链运动）；②转动伴向前滑动；③转动伴向后滑动。

（3）休息位与习惯性咬合间关系的测量分析：利用将休息位时的 X 线头影测量片和正中𬌗位时 X 线头影测量片进行对比分析，可以定量记录从休息位到习惯性咬合过程中下颌的转动与滑动量。

分析方法（图 2-18）：

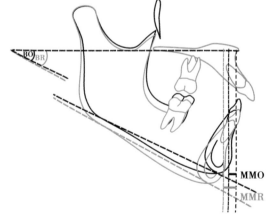

* BO：咬合状态下基骨平面角。
* BR：下颌休息位时基骨平面角。
* MMO：咬合状态下，从 Pog 和 A 点向上颌基骨平面所做的两条向下对垂线延长线间的距离。
* MMR：下颌休息位时的上述关系。
* BO 与 BR 之差代表转动；MMO 与 MMR 之差代表滑动。

图 2-18　休息位与习惯性咬合间关系的测量分析

3. 矢状平面分析　在评估矢状面上姿势位与牙尖交错位的关系时，让我们分析Ⅱ类和Ⅲ类错𬌗的异常特征（图 2-19）。

（1）Ⅱ类错𬌗：由于从姿势位与牙尖交错位时下颌运动的类型不同，Ⅱ类𬌗（见图 2-19A）又被分为三种功能型（见图 2-19B～D）：

①只有转动，没有滑动：神经肌肉和形态的关系彼此相符，没有功能障碍（功能真性Ⅱ类错𬌗）（见图 2-19B）。

②转动伴向后滑动：下颌向后滑动，被引导到一个后移的咬合位。说明该病例是一个功能性Ⅱ类错𬌗，而不是真性Ⅱ类异常关系（见图 2-19C）。

③转动伴向前滑动：下颌从相对后移的姿势位从前滑动到牙尖交错位。Ⅱ类错𬌗实际上比在习惯性咬合时看到的要明显（见图 2-19D）。

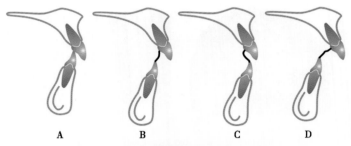

图 2-19　Ⅱ类错𬌗矢状平面功能性分析

（2）Ⅲ类错𬌗：Ⅲ类病例的功能关系决定了正畸治疗的可能性和错𬌗的预后。下颌从姿势位闭合的轨迹可分三种类型（图 2-20）：

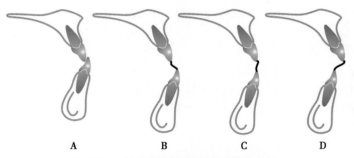

图 2-20　Ⅲ类错𬌗矢状平面功能性分析

①转动伴向后滑动：在有明显下颌前突病例中，下颌可能会向后滑动达到最大牙尖交错𬌗。这一点会掩盖真性矢状方向发育异常（图 2-20B）。

②仅有转动，没有滑动：解剖或形态关系与功能关系一致（为非功能性真性Ⅲ类错𬌗，预后不良）（图 2-20C）。

③转动伴向前滑动：在咬合期，下颌向前滑动形成前突性、强迫性咬合（为功能性，非骨性错𬌗，即所谓的假性Ⅲ类错𬌗——预后良好）（图 2-20D）。

4．垂直平面分析　该分析对于深覆𬌗病例尤为重要（图 2-21）。应该区分两种类型的深覆𬌗：真性深覆𬌗和假性深覆𬌗。

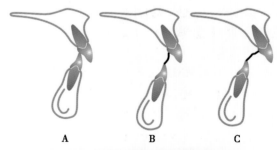

图 2-21　深覆𬌗垂直平面功能性分析

（1）生理性𬌗间隙（在尖牙区记录）在儿童约为 4mm，在成人约为 2～3mm（见图 2-21A）。

（2）假性深覆𬌗的𬌗间隙小，磨牙已完全萌出，深覆𬌗是由于切牙过度伸出造成的。用功能性矫治升高咬合会预后不良，如果𬌗间隙小，伸高磨牙反而会影响休息位，进而会产生 TMJ 问题或造成深覆𬌗复发（图 2-21B）。

（3）𬌗间隙大的真性深覆𬌗是因磨牙低造成的。运用功能性方法进行成功矫治的预后良好，由于𬌗间隙大，即使磨牙萌出后仍会保持足够𬌗间隙（图 2-21C）。

5. 水平平面分析　　在下颌从姿势位向牙尖交错位运动过程中，应注意观察下颌中线的位置。这与单侧反𬌗病例的鉴别诊断尤为相关。通过功能性分析，可以鉴别两种下颌偏斜：偏颌和偏𬌗（图2-22A、B）。图2-22A显示：在姿势位和牙尖交错位时，下颌中心与面部中线都不一致。这些发育异常，属真性神经肌肉性或解剖性不对称，被称为真性偏𬌗，治疗预后不良。图2-22B显示：只有在牙尖交错位时才能观察到下颌骨性中线偏斜；在姿势位时，下颌中线与面部中线一致性良好。此偏斜是由于牙齿引导所致（为功能性、非真性偏颌）。

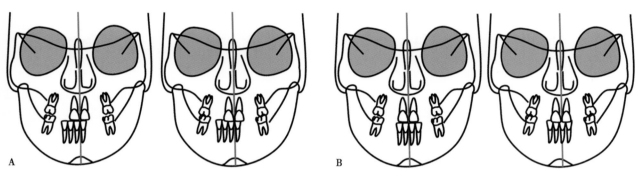

图2-22　偏颌病例水平平面分析
A. 真性偏颌　B. 功能性偏颌

（二）颞下颌关节检查：

用双手示指对称性触压双侧耳屏前、髁状突的外侧面，让患者作开闭口运动，以判断髁状突的活动度。是否有压痛、弹响及摩擦音。一旦发现异常，提示可能患有颞下颌关节病（TMD）。

1. TMJ听诊　用听诊器进行听诊检查（图2-23），可以诊断出下颌前后向和非正中运动时关节的弹响和捻发音。关节弹响分以下几种：初期、中期、末期和交互弹响。初期弹响表明髁状突相对于关节盘后移。中期弹响表明髁状突和关节盘表面凹凸不平，在运动过程中相互阻挡。末期弹响最为常见，它是在最大开口时，髁状突相对于关节盘过度前移所致。交互弹响在张闭口时均出现，是髁状突与关节盘移动不协调的表现。关节弹响在儿童很少见。

2. TMJ触诊　在做开口动作时对颞下颌关节进行触诊检查，会发现髁状突区域可能存在的压痛（图2-24）。除此之外，还可用此来检查左右两侧髁状突的同步运动情况。

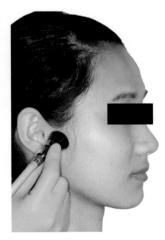

图2-23　TMJ听诊

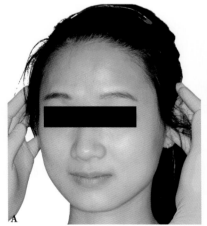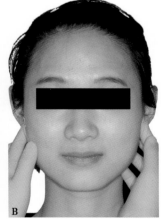

图2-24　TMJ触诊
A. 两手小指伸入外耳道内，让患者作开闭口运动，以了解髁突活动及冲击感
B. 双手示指触压双侧耳屏前，让患者作开闭口运动，以判断髁突动度

3. 下颌运动

(1) 张口运动:

①测量张口度:即测量最大张口时,上下中切牙切缘间距。成人最大开口度为 45mm 以上,儿童相应较小。临床上粗略地估计张口度,常用患者的手指为标准。能放入三横指为正常张口度,放入二横指为轻度受限,放入一横指为重度受限。若儿童张口受限或偏向一侧,提示双侧肌肉或颞颌关节可能有病变或功能不正常。

②观察张口型:若张口时下颌颏部直线下降,表示张口正常,用"↓"表示;若向一侧偏斜,可用"↘"或"↙"表示;偏摆者用"§"表示;若有细微震颤,则用"§"表示。

(2) 前伸运动:让患者尽量前伸下颌,测量上下切牙切缘间距,即为下颌最大前伸度。平均为 3～10mm。

(3) 侧向运动:以上中切牙中线为标准,在下中切牙唇面上作一标记,让患者在牙轻接触的条件下,下颌向一侧作最大运动,测量下切牙的标记线与上中线的距离,则为侧向运动的范围,平均为 2～10mm。

(4) 下颌运动描记分析:检查下颌的前伸运动、后退运动、侧方运动和张闭口运动,都是功能分析的组成部分。在进行临床检查时,可以记录这些运动的大小和方向、速度差异等。研究下颌运动的理想方法是进行下颌运动描记:

①按观测部位分:

● 切牙区描记

● 髁突运动描记

②按运动方式分:

● 边缘运动

● 咀嚼运动

● 叩齿运动

③按描记手段分

● 电学法:MKG(美国 Myotronic);SGG(德国 Simens)

● 光学法:SVT(日本东京齿科材料)

● 直接描记法:口内法(哥特弓);口外法(髁突运动描记仪)

(5) 颞下颌关节 X 线检查:有多种 X 线技术可用于检查习惯性咬合和(或)张口位时的颞下颌关节(薛氏位片、髁突经咽侧位片和关节侧位体层片等)。在分析 X 线片时应记录以下情况:髁突相对于关节窝的位置、关节间隙的宽度、关节头和(或)关节窝形状和结构的变化。

注意事项:

● 对成人常规检查关节;

● 对儿童要垫高咬合、使用颌间牵引的要先检查关节;

● Ⅲ类前牙反𬌗要检查下颌能否后退到切对切;

● Ⅱ类下颌后缩要检查有无功能性因素,下颌前伸到后牙中性后上下颌牙弓是否协调,唇部是否还前突;

● 如何判断功能性下颌后缩?

注意某些患者的下颌后缩可能为功能性。根据 Williams 的功能𬌗理念,可通过戴𬌗板 3 个月使患者咬合从正中𬌗位(CO 位)回到正中关系位(CR 位),在 CR 的基础上做出正确的诊断,制订治疗计划。

(三) 口颌面功能障碍检查及分析

1. 发音　一些错𬌗与语言障碍之间关系明显,因错𬌗而引起某些发音困难,有必要进行正畸治疗。正畸医师应能识别与错𬌗有关的语音问题,咝音("s"、"z")发音不清楚为最常见的发音障碍,可由切牙间隙过大、切牙缺失、开𬌗等引起;其他如唇 - 牙摩擦音("f"、"v")可能因下颌过度前突,舌 - 牙槽嵴停顿音("t"、"d")可能因切牙不齐等所致。应注意,单纯用正畸矫治没有语音治疗的配合来纠正儿童常见的发音问题是无效的。有唇腭裂病史的患者常存在严重的语音障碍。根据最新的观点,应在出生后 9 个月左右进行软腭修补术,以免影响患者发音;将硬腭修补的时间推迟至 9 岁左右,以免过早修补硬腭因瘢痕收缩造成上颌牙弓缩窄等一系列问题。腭部固定扩弓矫治器等正畸矫治器对发音也有影响，有语言障碍的儿童应尽量避免使用此类矫治器再增加发音困难。

2. 呼吸　鼻部疾患使鼻腔部分或全部阻塞，迫使以口呼吸代替鼻呼吸，常可引起殆、颌、面的发育畸形。口呼吸时，下颌下垂，舌也被牵引下落，上颌弓内侧失去舌体的支持，使上颌弓内外肌的正常动力平衡失调，上颌弓的宽度得不到正常发育，逐渐会导致牙弓狭窄，腭盖高拱，前牙拥挤或前突。同时，张口呼吸造成舌及下颌后退，形成下颌后缩畸形。当扁桃体肥大时，咽腔变窄，为了减轻呼吸困难，舌体前伸，带动下颌向前，造成下颌前突畸形。检查时，可以观察患者的面型及呼吸姿势。口呼吸者常呈"增殖腺面容"：开唇露齿，口周肌肉松弛，嘴唇干燥，上前牙前突，下唇于上前牙舌侧。也可将双面镜放在上唇，鼻呼吸者镜子上面有雾，口呼吸者镜子下面有雾。此外还可在鼻孔处放少许棉花，口呼吸者可见棉花不动，鼻呼吸者棉花随呼吸轻轻飘动（图2-25）。

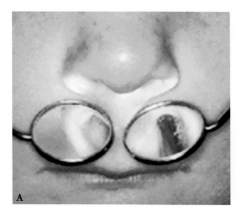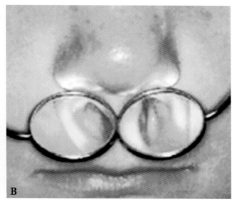

图 2-25　呼吸方式的检查：口镜试验

3. 咀嚼　患者有无不良咀嚼习惯，例如偏侧咀嚼、前伸咀嚼、紧咬牙、磨牙、咬合关系差等。咀嚼肌未能充分使用，不能有效地发挥咀嚼功能，对殆、颌、面的功能刺激不够，就会使颌面部发育不足。因此，儿童的食物，除高蛋白、高维生素外，应强调食品的物理性状富有纤维性，一定的粗糙性和耐嚼性。食用一定硬度的食品，能增强咀嚼功能，促进殆、颌、面的正常发育，从而使龋患率及牙周病率较低。高效的咀嚼功能，是预防错殆畸形最自然而最有效的方法之一。一般认为，过度精制的、柔软黏滞的食物，是引起错殆畸形的一种原因。

4. 吞咽　婴儿没有牙齿，婴儿的吮吸功能是由舌、唇和下颌的协调活动而实现的。婴儿吃奶时，尤其是用奶瓶人工喂养时，舌位于上下牙槽嵴之间与唇保持接触进行吞咽，这是婴儿时期特有的生理现象。随着上下颌骨的增大、牙齿萌出，吞咽方式亦适应随之改变，舌不再接触唇，而是位于上切牙之后。但是，如果婴儿时的吞咽方式继续保留，在吞咽动作中，舌对上下牙弓所施加的压力，使上前牙唇向倾斜，并将下前牙压低，逐渐形成上牙弓前突及开殆畸形（图2-26）。此外，下颌被降肌群向后下牵引，可发展成为下颌后缩畸形。

检查方法：令患者吞咽少量温开水，正常吞咽时，下颌上升，牙齿接触，双唇自然放松或轻轻接触，面肌无明显收缩，舌位于上切牙之后，医师双手扪双侧颞肌收缩明显；异常吞咽者，牙齿分开并不接触，舌位于上下牙列之间，颞肌不收缩。

5. 唇肌功能　正常的唇肌功能表现为自然闭合唇，即为肌肉松弛状态下，上下唇自然闭合。

（1）解剖性唇闭合不全（图2-27）：由于解剖性唇缩短，在肌肉松弛状态下，上下唇之间有一宽的裂隙。有意识闭唇只有在增加口轮匝肌和颏肌收缩时才能完成。

（2）潜在性唇闭合不全（图2-28）：上切牙唇向倾斜，其切缘挡在上下唇之间，阻碍了正常的唇闭合。为了封闭口腔，舌尖只好与下唇接触。但有意识闭唇时不必增加口周肌收缩就可做到上下唇接触。

（3）唇外翻（图2-29）：由于唇肌张力低，这些患者多表现为双颌牙性前突。

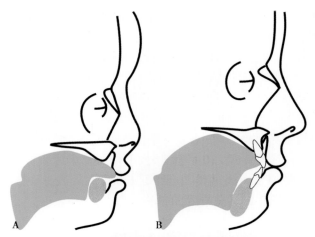

图 2-26 新生儿的幼稚型吞咽（A）与成熟型吞咽（B）

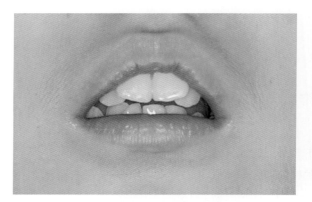

图 2-27 解剖性唇闭合不全

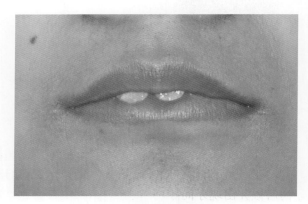

图 2-28 潜在性唇闭合不全

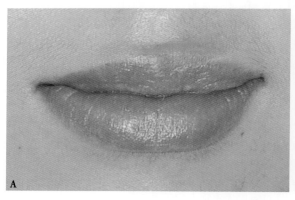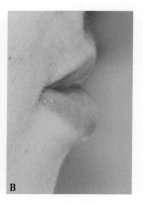

图 2-29 唇外翻
A. 正面唇相 B. 侧面唇相

6. 口腔不良习惯

（1）吮指习惯：儿童在 2～3 岁前有吮指习惯可视为正常的生理活动，这种习惯通常在 4～6 岁以后逐渐减少而自行消失，在这之后继续存在则属于不良习惯，可导致明显的错𬌗畸形。吮拇指时，将拇指置于正在萌出的上下前牙之间，则会阻止前牙的正常萌出，形成前牙圆形开𬌗，在此基础上，可继发伸舌习惯，又加重开𬌗程度，吮拇指动作时，由于颊肌收缩，口腔内压力降低，而使牙弓狭窄，上前牙前突，开唇露齿，拇指压在硬腭上，可使其造成凹陷，妨碍鼻腔向下发育。吮小指或示指时，一般形成局部小开𬌗。有长期吮指习惯的儿童，常见到手指上有胼胝及手指弯曲等现象，这是诊断吮指习惯的一个重要标志。

（2）舌习惯：儿童在替牙期常用舌尖舔松动的乳牙、乳牙残根或初萌出的恒牙，可因而形成吐舌或舔牙习惯。由吮指及口呼吸等习惯造成开𬌗之后，极易继发舌习惯。患慢性扁桃体炎、慢性咽喉炎等疾病的儿童，扁桃体等肥大时，咽腔变窄，为了使呼吸道畅通，常将舌向前伸，借以促进舌的功能活动，从而引发伸舌习惯。舌习惯性质不同，造成错𬌗畸形的机制及症状也不同。患者有伸舌习惯时，经常将舌尖伸在上下前牙之间，使恒牙不能萌至𬌗平面，形成局部梭形开𬌗（图2-30），同时舌向前伸，带动下颌向前移位，造成下颌前突畸形。替牙期时，患儿常用舌舔下前牙的舌面或松动的乳牙，促使下前牙唇向倾斜，出现牙间隙，甚至形成反𬌗，如果舌同时舔上下前牙则形成双牙弓或双颌前突。

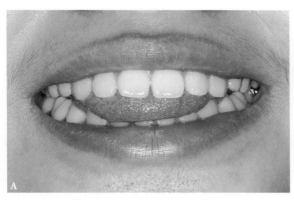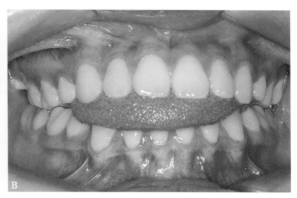

图2-30　吐舌习惯
A. 面像　B. 口内像

（3）唇习惯：唇习惯多发生在6～15岁之间，女孩较多见。多数情况是咬下唇，也有咬上唇现象。

①咬下唇习惯：下唇处于上前牙舌侧和下前牙唇侧，从而压上前牙向唇侧，压下前牙向舌侧，使上前牙向唇倾并出现牙间隙，使前牙舌倾并呈拥挤状态，同时阻碍下牙弓及下颌向前发育，在上下前牙之间形成深覆盖。颜面表现为开唇露齿、上唇短而厚、上前牙前突和下颌后缩等症状（图2-31）。

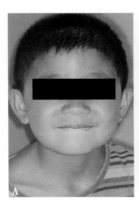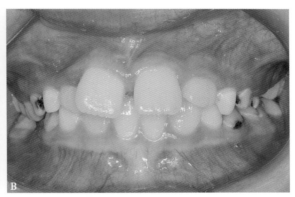

图2-31　咬下唇习惯
A. 面像　B. 口内像

②咬上唇习惯：形成的错𬌗畸形机制与咬下唇者的压力相反，容易形成前牙反𬌗、下颌前突及近中错𬌗等。

③覆盖下唇：由于口腔不良习惯或其他因素，造成前牙覆盖增大，则下唇自然处于上下前牙之间，而被上前牙所覆盖，这种不正常现象称为覆盖下唇或称为继发性下唇卷缩。下唇的压力，又可加重上前牙唇倾，并加重下颌远中错𬌗畸形的发展。

（4）咬物习惯：多见咬铅笔和啃指甲，还可见咬指、三角板、衣角、袖口、手帕、被角、枕角及吮吸橡皮奶头等。咬物固定在牙弓的某一部位，常形成局部小开𬌗畸形。

（5）吸颊：在有吸颊习惯病例中，软组织吸在牙齿咬合面之间，这样会促使侧方开𬌗和深覆𬌗的形成，严重者可造成颊侧无咬合。同时，颊肌使侧方压力增大，可造成上下牙弓缩窄，牙列拥挤，切牙前突，开唇露齿。由于长期吸颊，颊黏膜上可造成一条痕状水平肿胀。

注意事项：

- 口呼吸、伸舌吞咽，以及一切口腔不良习惯都应该早期矫治。
- 现代人由于食物变得精细，缺乏咀嚼的刺激，牙槽骨萎缩，才有如此多的错𬌗畸形，随着人类的进化，错𬌗畸形会越来越多。
- 耳鼻咽喉科对鼻阻力的确认是评估鼻呼吸能力的重要参考。
- 习惯性口呼吸患者的肌功能训练，可以用上下唇将厚的纸板松松地保持在水平位。
- 颏唇沟深可能与颏肌功能亢进有关，牙槽骨的Ⅱ类错𬌗位置是其特征性表现。

第二节　牙颌面畸形的诊断中应该注意的问题

正畸诊断过程即是对患者的一般情况、口腔功能评价、面部形态美观、模型及照相记录、X线头影测量结果等进行综合性、逻辑性分析，从而得出一个推理性的结论。正畸诊断是从这些基础资料着手，将复杂的多方面因素综合为存在问题，对每个问题提出一个解决的暂时办法。收集足够的基础资料是分析各种存在问题，乃至最后形成推理性诊断的先决条件。正畸研究中资料收集得越全面系统，治疗成功的可能性也就越大。

正畸诊断的基础资料：正畸学诊断的目的，即对基础资料整理、分类；推论的目的是用最精练、最生动的语言描述患者存在的问题。正畸学系统诊断应包括三个主要方面的内容：一般情况、功能、结构。每一类又包含五个方面的所属特征。

- 一般情况：①社会心理（自我想象，自我认识，他人反应）；②口腔病史；③一般病史；④社会行为史；⑤体格及生长成熟状态。
- 功能方面：①髁状突位置/病理性咬合/TMD症状；②习惯；③舌及唇姿式位/呼吸道；④语言；⑤进食/咀嚼效率。
- 结构方面：①牙弓排列与对称性；②颜面美观/侧貌；③牙与颌骨的横向关系（后牙反𬌗）；④牙与颌骨的矢状（A-P）关系（Angle分类）；⑤牙与颌骨的垂直关系（深覆𬌗/开𬌗）。

一般情况主要来自病史，功能性资料通过临床检查得到，结构性资料在详尽分析所有诊断资料的基础上确定。

列出问题诊断的最后一步是分别列出经仔细分析所确立的问题。注意问题的排列顺序：

（1）患者及其家长的"主诉"；

（2）存在严重的功能障碍；

（3）上下颌骨在三维方向严重不调；

（4）牙量与骨量不调；

（5）个别牙错位。

注意事项：

- 诊断要全面。
- 诊断的排列要分轻重缓急。
- 对成人患者，在诊断过程中应评估畸形的严重程度、功能障碍和社会心理因素以及它们之间的联系。看上去轻度的面部比例失调可能产生明显的心理障碍，而明显的面部的不平衡也可能对心理影响很小。
- 对生长发育儿童，有必要预测由于生长所产生的咬合、美观及功能的改变，以及这些改变可能带来的影响。医师必须从五个角度来衡量牙颌的生长发育情况——三维空间（垂直向、矢状向和水平向）及两维时间（种族演化及个体发育）。

第三节　治疗计划制定中的疑难问题及解决策略

一、矫治计划制订的步骤

矫治计划的制订可按以下步骤进行：

1．区分病理性改变及结构异常，分出哪些问题用正畸手段处理，哪些问题需要其他类型的治疗方法。必须先控制病理性问题，再处理错𬌗畸形，这并不意味着病理性情况一定更重要，而是需要及早处理。

2．按优先次序列出结构问题——把最重要的问题放在首位。在排列问题的顺序中，医师既要重视患者的自我认识，又要尽力让患者理解医师的意见。忽视患者的主诉，可能会导致矫治计划制订发生错误，甚至引起诉讼纠纷。

3．针对每一问题提出可能的处理方法，确定处理的时间，最主要的问题宜首先解决。

4．审查这些可能的处理方法之间的相互作用——注意有的方法可同时解决几个问题，但有的方法在解决一个问题的同时，可能会加重另一个问题。

5．综合可能的解决办法，制定出最后的矫治计划——以最大限度维护患者利益为前提，权衡付出、风险及获益等因素之间的关系，作出最终决定。

二、对每个问题提出具体的解决方法

在最后的综合性矫治计划确定之前，"具体问题——具体方案"进行分析有两个主要的优点。第一，减少或避免短期内否定原矫治方案的可能；第二，更重要的是使正畸医师对患者的各种问题的解决有一个整体观念及先后次序。既强调患者的主要问题，也重视患者自己的要求，治疗结果才能既使医师满意，也使患者高兴。

三、治疗计划制定中的疑难问题

1．拔牙与不拔牙？　为了达到可接受的美观标准，又具有一定的稳定性，有时不得不考虑拔牙。正畸学史上有关拔牙的问题，有过各种极端的观点。在 Angle 时代，任何情况下拔牙都为过失；以后，在 Tweed 及 Begg 影响的鼎盛时期，几乎所有的牙齿排列异常都采用拔牙法；最近一些年不拔牙矫治重新被倡导。

决定正畸拔牙时应考虑的因素：

①牙齿拥挤度：拥挤度越大，拔牙的可能性越大。

②牙弓突度：使前突的切牙向舌侧移动，恢复正常位置时需要牙弓间隙。切牙越前突，拔牙的可能性越大。

③ Spee 曲线高度：在下颌牙弓模型上测量第二前磨牙颊尖至下前牙与第二恒磨牙颊沟形成的平面之间垂直距离，为 Spee 曲线高度。每整平 1mm Spee 曲线，牙弓每侧需要 1mm 牙弓间隙。

④支抗磨牙的前移：若采用拔牙矫治，关闭间隙时支抗磨牙的前移几乎是不可避免的。在确定拔牙时应考虑磨牙前移占去的拔牙间隙。正畸医师可采用不同的措施控制磨牙前移的数量。采用强支抗时，磨牙前移占去的间隙的不超过拔牙隙的 1/4；使用中度支抗时为 1/4～1/2；弱支抗时至少为 1/2。

⑤垂直骨面型：见表 2-1。

⑥矢状骨面型：当下颌牙弓矢状关系协调、ANB 角正常时，如果需要拔牙，通常是上下牙弓同时对称性拔除（除非 Bolton 指数不调）。但若存在上下牙弓矢状关系不调，决定是否拔牙时应考虑上下牙弓之间的差异。Ⅱ类错𬌗上颌牙弓相对靠前，下颌牙弓相对靠后，ANB 角较大，为代偿这种骨骼不调，治疗结束时下切牙可以稍唇倾，此时下颌拔牙应谨慎。Ⅲ类错𬌗相反，由于上颌相对发育不足、下颌相对过大，ANB 角较小，治疗结束时允许上切牙稍稍唇倾，下切牙稍稍舌倾，以代偿Ⅲ类骨骼畸形，此时上颌拔牙要特别慎重。

51

表 2-1　垂直骨面型分类

正常型	高角型	低角型
SN-MP = 34.3°	SN-MP > 40°	SN-MP < 29°
FH-MP = 27.2°	FH-MP > 32°	FH-MP < 22°
拔牙标准	放宽拔牙标准，因为： A. 颏部多后缩，切牙直立有利于协调鼻唇颏关系，代偿骨骼垂直不调 B. 咀嚼肌力弱，颌骨骨密度低，支抗磨牙易于前移、升高，拔牙间隙关闭较容易 C. 不宜采用推磨牙向后或扩大牙弓的方法排齐牙齿	从严拔牙标准，因为： A. 颏部多前突，切牙代偿性唇倾有利于协调鼻唇颏关系，也有利于切牙功能 B. 咀嚼肌力强，颌骨骨密度高，支抗磨牙不易前移、升高，拔牙间隙关闭较不容易 C. 宜采用推磨牙向后或扩大牙弓的方法排齐牙齿

⑦面部软组织侧貌：在确定拔牙与不拔牙矫治时，不能忽视对软组织侧貌、特别是鼻 - 唇 - 颏关系的分析与评价。有两个比较常用的测量指标：①上下唇至审美平面距：审美平面为鼻尖与软组织颏前点连线构成，临床中最为常用，系 Ricketts 所倡导，以评价上下唇的突度。Ricketts 通过白种人的研究发现：乳牙期上下唇位于该平面左右（下唇在 E 线后方 2mm±3mm）；成人下唇在该线后 4mm。即随年龄增长，鼻和颏的生长，唇将逐渐相对后退。我国学者陈扬熙、于晓惠、王兴、胡林、金宜霖等，也对该线与上下唇间距变化进行了研究，发现中国人唇位较白种人偏前，据统计中国人恒牙初期上下唇在 E 线前者占 76%。而美貌成年人的双唇均位于审美平面后方，上唇相对靠后、下唇相对靠前。②鼻唇角：为鼻下缘与上唇前缘间交角，常用于评估侧面唇位及上牙的突度及变化。对鼻唇角的定点及构成，不同学者所采用的方法不同，但临床中最常采用的是从鼻底点 Sn 分别向鼻轮廓线下缘及上唇外轮廓线前缘所引切线间的夹角来定义该角。鼻唇角是临床上最易观察判断的重要指标，可用此判断上唇是否前突，并以此来决定设计（如拔牙、牵引）及评估预后和审美。例如Ⅱ类 1 分类患者。如果在治疗前，鼻唇角锐，拔牙治疗后，随前牙内收上唇后移，将使鼻唇角增大，原前突唇形可得到改善。但如果治疗前，鼻唇角大，当上前牙内收，上唇后移后将可能达畸形程度，甚至可造成上唇内陷的"正畸面容"（orthodontic look）这一点在临床中应特别注意。据国外学者对正常殆人群的研究，由判断标志不同，鼻唇角均值大小各有差异。Owen 认为正常值为 105°，Schideman 的正常均值为 110°，Arnett 认为该角在 85°～105° 范围内侧貌理想。据我国学者的研究，中国正常殆人及美貌人群的鼻唇角，较白种人小。均值约在 95°～100° 之间，男性鼻唇角略大于女性。

注意事项：

- 注意拔牙对正面型（颊部）的不良影响，特别是成人、女性、长面型、颧骨较高者，要谨慎拔牙，并向患者说明拔牙矫治可能使颧骨突出、颊部凹陷面型更为明显。
- 难于决定是否拔牙时，就采用诊断性治疗，先暂时不拔牙矫治，观察患者对诊断性矫治的最初反应。

2. 手术与不手术？　对骨结构异常及不协调引起的错殆畸形有三种治疗选择：①生长改建，即通过生长纠正错殆畸形；②正畸方法掩饰，可通过移动牙齿改变咬合关系，但不能改变骨结构；③外科手术，改变颌骨的异常位置。每种方法在一定情况下都可能为恰当的选择。

（1）生长改建：目前，有关生长改建的作用仍有争议，但大多数临床医师采用这种方法。我们在利用生长改建纠正错殆畸形的同时应注意以下几点：①对处于生长活跃期的患者，生长改建是可能的，也就是说大多数生长改建矫治需要在生长发育高峰期前的混合牙列期间进行；②生长改建可产生有意义的骨骼的改变，但这种改变是有限的，上下颌骨间的生长差异一般不超过 5～6mm；③头帽牵引与功能矫治器的作用几乎一样，所不同的是头帽牵引主要对上颌骨起作用，而功能矫治器主要对下颌骨起作用；④抑制下颌骨生长是极其困难的，下颌前突的患者需要外科手术治疗的比例相对较高；⑤由于生长改建矫治只能改变生长的表现，对基本生长型却改变极少或完全不能改变，故这种矫治器必须持续戴用，至少也要在较弱的水平下维持，直到青春期之后生长基本结束时。

（2）掩饰疗法："掩饰"一词意指改变牙齿的位置而对面型美观无不利的影响，一般仅限于轻度骨性畸形。在治疗骨性Ⅱ类错殆患者时可考虑较大限度地内收上切牙，前提是不可使鼻子显得过突、使软组织鼻唇角显得过钝，从而影响美观。掩饰疗法在Ⅲ类错𬌗的矫治中获得成功的机会较小，因为虽然可通过内收下切牙、前移上前牙的方法改变反覆盖（反𬌗），但会显得颏部更加突出。故掩饰疗法仅限于轻度Ⅲ类错𬌗。切牙在A-P（矢状）方向上的移动可纠正深覆盖，但不能改变切牙在垂直方向的过度暴露，反之，因为颌间弹力牵引可产生切牙伸长而使其过度暴露加重，故掩饰疗法不宜用于长面型患者。

（3）外科手术：外科手术常仅限于严重骨性病例，在掩饰疗法无能为力时再采用。

①边缘病例的处理：可根据表2-2初步判断如何选择掩饰治疗或者手术治疗。

表2-2　掩饰治疗适应证选择

可能成功的掩饰治疗	可能失败的掩饰治疗
平均或水平生长型	垂直生长型
轻度颌骨前后关系不调	中或重度颌骨前后关系不调
拥挤量小于4～6mm	拥挤量大于4～6mm
面部软组织代偿好（鼻、唇、颏）	面部软组织代偿差
没有横向的骨性问题	存在横向的骨性问题

②骨性Ⅲ类手术指征（图2-32）：

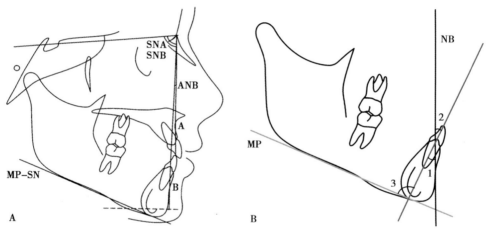

图2-32　骨性Ⅲ类手术指征
A. 示ANB<-4°　B. 示L1-MP<83°

机制：下颌发育过度或上颌发育不足。

指征：ANB<-4°，L1-MP<83°（Kerr）。

注意：在临床中要特别注意处于生长发育期的Ⅲ类患者！

③骨性Ⅱ类手术指征（图2-33）：

机制：上颌发育过度或下颌发育不足。

指征：Overjet>10mm，单纯拔除上颌两个双尖牙，内收前牙后覆盖仍较大；

Pg-Nperp>18mm，下颌切牙相对于发育不足的下颌前突；

GoPg<70mm，下颌体短；

NMe>125mm，面高长。

注意：对于下颌后缩畸形不要轻易做出拔牙矫治的决定！

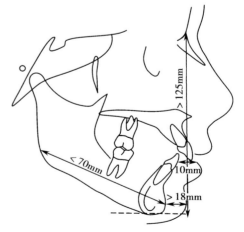

图2-33　骨性Ⅱ类手术指征

3. 支抗，需要还是不需要？　根据作用力与反作用力定律，矫治器产生矫治力时必然产生反作用力。正畸治疗中，常需要对抗矫治力引起的反作用力，即控制支抗。支抗的控制是正畸治疗成功与否的关键。支抗控制失败将导致前后牙咬合关系得不到纠正。

（1）临床上影响支抗选择的因素：

①严重拥挤拔牙间隙基本全部用来缓解拥挤，所以支抗控制尤为重要；

②前牙严重前突，拔牙间隙基本全部用来内收前牙，支抗控制也很重要；

③下颌平面角的大小大下颌平面角的病例，上下颌磨牙容易近中移动，应尽量早地使用最大支抗。

这三种情况均需要先选择并应用加强支抗的方法，再进行拔牙矫治。

（2）支抗选择的困惑——临床上常用的支抗控制方法。

- 后倾弯
- 横腭弓和舌弓
- Nance 弓（图 2-34A）
- 唇挡
- 面弓或 J 钩
- 微种植支抗（图 2-34B）
- 选择不同的拔牙部位

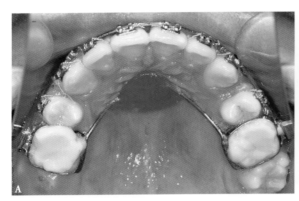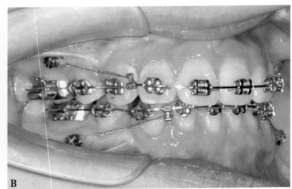

图 2-34　加强支抗的方法
A. Nance 弓　B. 微种植支抗

4. 打开咬合，压低还是升高？　覆𬌗控制的机制主要有：升高后牙，竖直后牙，压低前牙，以及前倾前牙。临床上常根据不同的情况，选择不同的方法。如果覆𬌗控制失败，深覆𬌗得不到纠正，那么前后牙咬合关系也得不到纠正。

打开咬合的困惑——临床上常用的覆𬌗控制方法（图 2-35）：

- 对于尖牙牙冠后倾者初期镍钛丝不纳入切牙或尖牙
- 尽早纳入第二磨牙
- 尽早使用颌间牵引
- 摇椅弓：伸高后牙
- 上颌前牙平面导板
- 多用唇弓：压低前牙
- J 钩
- MIA

5. 前牙转矩控制，需要与不需要？　正畸治疗中的牙齿转矩，特别是上前牙的转矩控制影响到正畸治疗效果。上前牙转矩控制失败可能导致拔牙隙不能完全关闭，或强行使上后牙前移，关闭间隙，导致磨牙呈远中关系。这在正畸初学者中较常见。前牙转矩的控制以预防为主，并根据需要，适时附加。

转矩控制的困惑——临床上常用的前牙转矩控制方法（图 2-36）：

- 方丝弓上在做第三序列弯曲，如主弓丝前牙段加 10°～20° 唇向转矩；
- 足够粗的平直弓丝放入预成角度的直丝弓托槽里；

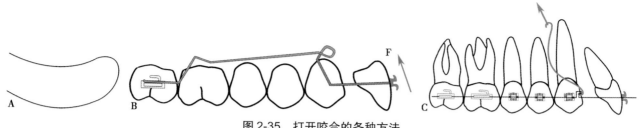

图 2-35　打开咬合的各种方法

A. 摇椅弓　B. 多用唇弓　C. J 钩

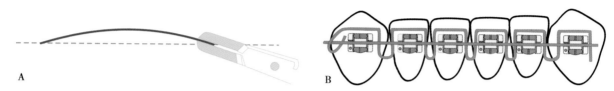

图 2-36　转矩控制的各种方法

A. 方丝摇椅弓　B. 前牙转矩辅弓

- 方丝摇椅弓，前牙段有冠唇向转矩；
- 转矩辅弓的应用，用于 Begg 矫治技术完成阶段的控根移动；
- 方丝弯制附加曲，在需要转矩的牙的两侧弯制附加曲。

6. 矫治目标，标准还是妥协？

（1）功能𬌗矫治目标：牙颌面畸形矫治的目的是恢复和重建牙齿和颌面正常关系，使患者获得良好的口腔系统功能、口腔组织的健康、可接受的颜面美观及稳定，即达到"平衡、协调、稳定、美观"这四个标准矫治目标。在形态上，正畸学者 Andrews 提出了正常𬌗的静态先决条件，称之为"正常𬌗的六个关键"，成为当代直丝弓矫治技术的经典理论基础，其主要包括从磨牙关系、冠角、冠转矩、旋转、间隙、𬌗曲线这六个方面进行判断。

而在功能方面，正畸学者 Roth 提出了功能𬌗目标：①尖窝接触位时Ⅰ类𬌗关系，髁突位于关节凹正中；②正中𬌗后牙受力均衡，𬌗力尽可能沿于长轴。

正中关系位（centric relation）是指髁突在关节窝的最上、最前位的下颌位置，髁突正对关节结节后斜面，关节盘位置适中，是下颌的肌骨骼稳定位。正中𬌗位（centric occlusion）是指上下颌牙牙尖交错达到最广泛最紧密接触时下颌对于上颌或颅骨的位置。

功能𬌗的核心思想为正中𬌗位（CO 位）与正中关系位（CR 位）相一致，即在髁突处于关节窝最前最上的位置关系下建立正中咬合，也就是要求矫治后牙齿尖窝交错的同时，髁突就位于最前上位。

功能𬌗目标（roth）：

- 正中𬌗：后牙接触前牙稍分离——后牙保护前牙
- 前伸𬌗：6 个上前牙与 8 个下前牙接触，后牙稍分离——前牙保护后牙
- 侧方𬌗：工作侧尖牙接触，余牙分离——尖牙保护𬌗

（2）妥协矫治目标——患者自身条件限制：根据对𬌗的现代认识，正常𬌗的概念不应仅局限于牙的静态接触关系，还应当包括𬌗的动态、功能以及颞下颌关节状态等；不应只着眼于牙齿的排列和关系，还应考虑牙齿、颌骨和颜面的协调。在确定矫治目标时，更应当根据患者自身条件进行个体化的设计，在患者自身条件受限时适当妥协矫治目标。用以下几种情况举例说明：

①下颌先天缺失一切牙，后牙中性关系，其矫治方案制订可分为以下两种情况：

- 唇位与 E 线关系正常：
  - 不管切牙缺失，上下颌切牙超突较大
  - 在下颌切牙区扩展一间隙，修复缺失切牙

- 唇位前突于 E 线：
  - 拔三个 4，下颌缺失一个切牙相当于拔了一个 4
  - 拔四个 4，在下颌切牙区扩展一间隙，修复缺失切牙

②上颌单侧缺失一侧切牙，其矫治方案制订可分为以下两种情况：

- 扩展侧切牙间隙，修复侧切牙
- 不修复缺失侧切牙，但左右两侧牙弓不对称

③严重骨性病例，采用单纯正畸治疗。

④严重牙周病、前牙散在间隙、双颌前突患者，采用单纯正畸治疗。

（3）妥协矫治目标——成人正畸限制：成人继续正畸矫治有其特殊性，其具有诊断明确、要求迫切、依从性好等优势。但也存在牙移动慢、移动量小，牙周问题、关节问题、心理问题，美观要求高，适应性差等特殊问题。因此对于成人矫治的目标应当做适当妥协，力求达到局限性矫治目标——"功能𬌗"，即在充分考虑主诉的前提下，以排齐牙列为基本目标，前牙关系及后牙关系维持现状或调整。

（4）妥协矫治目标——文化背景与最新时尚的影响：正畸学中的审美标准受到文化背景及最新时尚的影响。正畸治疗的选择取决于患者、患者家庭、社会环境及经济方面的因素。当正畸医师制订矫治目标时，最迫切需要的往往是艺术，而不是科学，最后的决定代表着智慧，而不一定是必须按照科学观念所遵循的真理。

四、综合各个问题的解决方法，形成一个完整地、详细的治疗计划

在选择最终治疗计划时必须考虑以下因素：

1. 相互作用　如下颌骨位置的垂直方向改变与水平方向改变之间的关系，如高角型Ⅱ类1分类错𬌗。
2. 折中方法　功能、美观、咬合、稳定，解决最主要问题。
3. 治疗的危险和利益分析　比较治疗的危险和利益。
4. 特殊考虑　包括心理因素、牙周情况、生长型。

五、诊断和治疗计划的知情同意

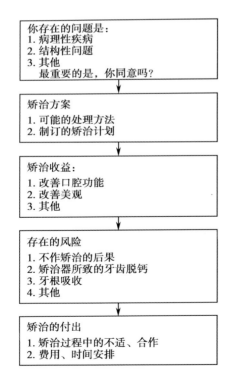

图 2-37　与患者讨论的内容及流程图

在确订最后的治疗计划之前，正畸医师应该与患者或者患者家长进行详细的讨论，让患者充分了解自己所存在的问题、矫治过程、承担的风险及可能出现的问题，所选择的矫治方案的局限性，在矫治过程中正畸医师可能采取的矫治措施，以及需要患者做哪些配合等。并征求患者及家长的意见，修正治疗计划（图 2-37）。

注意事项：

- 任何矫治计划都不应视为最终计划。
- 不明病因错𬌗、边缘性病例等可进行治疗性诊断（therapeutic diagnosis）：特别是在患者不愿意拔牙、患者不愿意手术，及患者合作程度差等情况下。
- 可能存在的损害越严重，就越有责任预先让患者知道，即使风险概率很小（例如在外科手术前，应让患者知道全身麻醉可能引起死亡，即使死亡概率极小）。
- 风险发生的概率越大就越有责任让患者知道，即使损害很小（例如，医师应指出，几乎对所有的患者，几乎所有的牙齿在移动时都可能出现不可预测的牙根吸收，即便吸收很微小）。
- 越是效果改变不大的治疗，一旦出现损伤时，造成的影响就越大（例如，选择对美观改善不大的手术时，术前必须与患者认真讨论）。

参 考 文 献

1. 陈扬熙. 口腔正畸学: 基础, 技术与临床. 北京: 人民卫生出版社, 2012

2. 赵志河, 白丁. 正畸治疗方案设计——基础、临床及实例. 北京: 人民卫生出版社, 2008

3. Andrews LF. The six keys to normal occlusion. American journal of orthodontics, 1972, 62 (3): 296-309

4. Arnett G W, Bergman R T. Facial keys to orthodontic diagnosis and treatment planning. Part I. American Journal of Orthodontics and Dentofacial Orthopedics, 1993, 103 (4): 299-312

5. Arnett G W, Jelic JS, Kim J, et al. Soft tissue cephalometric analysis: diagnosis and treatment planning of dentofacial deformity[J]. American Journal of Orthodontics and Dentofacial Orthopedics, 1999, 116 (3): 239-253

6. Baccetti T, Franchi L, McNamara J A. The cervical vertebral maturation (CVM) method for the assessment of optimal treatment timing in dentofacial orthopedics//Seminars in Orthodontics. WB Saunders, 2005, 11 (3): 119-129

7. Hägg U, Taranger J. Dental emergence stages and the pubertal growth spurt. ActaOdontologica, 1981, 39 (5): 295-306

8. Jain A, Bhaskar D J, Gupta D, et al. Mouth Breathing: A Menace to developing dentition. Journal of Contemporary Dentistry, 2014, 4 (3): 145

9. Owen III AH. Maxillary incisolabial responses in Class II, Division I treatment with Fränkel and edgewise. The Angle Orthodontist, 1986, 56 (1): 67-87

10. Proffit W R, Ackerman J L. Orthodontic diagnosis: the development of a problem list. Contemporary orthodontics, 2007, 3: 147-195

第3章

正畸中的四维思想
The 4-Dimensional Thought in Orthodontics

赵志河* 杨四维# 李雪*
*四川大学华西口腔医学院 #泸州医学院口腔医学院

第一节 以三维的角度思考正畸

一、正畸学中三维思想的体现

口腔正畸学不同于一般的口腔医疗科学,它关注颅面部的生长发育过程、颅颌面畸形产生的原因和机制以及错𬌗畸形的表现等,其理论广泛涉及颅面生长发育、形态学、生物学、生物力学、美学等诸多分支学科。而人类的进化是三维的,人的发育是三维的,错𬌗畸形的表现是三维的,错𬌗畸形产生的机制也是三维的。要想将这些学科深刻融入到口腔正畸学的理论中并为正畸治疗服务,"三维思想"必不可少。三维问题贯穿正畸治疗的各个方面。

(一)人类的进化是三维的

在人类的演化历史中,从猿到人经历了约600万年的漫长历程。在这一过程中,颅颌面的生长发育在颅脑的质和量上均呈发展趋势,而颌面在大小上处于退化的地位。随着人开始直立行走,人类在演化中发生了很多解剖和功能上的适应性变化:眼眶由两侧向中间靠拢,鼻间距减少,口鼻突度减小,颌骨形态逐渐退化、变小,头的姿势改变,颅底中部成为支撑头部的平衡点,由于围绕颅底中部结构的大脑不断增大,脑量不断增加,额叶不断向前增大,额骨向前生长,形成颅底曲,随着头颅垂直向高度增加,颅底曲由平变锐。咬合平面与髁突之间由基本平齐到高度差逐渐增加,与此同时Spee曲线也从无到有(图3-1)。有学者认为,Ⅱ类错𬌗的形成可能与颅底曲度偏大有关,而Ⅲ类错𬌗的形成与颅底曲度偏小有关。为了适应脑的增大与颅底曲的形成,鼻上颌复合体发生适应性垂直向后下旋转,颌骨垂直向生长成为人类面部发育的一个重要特征。随着头颅垂直向高度增加,出现了开𬌗倾向,这也是哺乳类中人类独有的错𬌗畸形,哺乳类中只有人和猴子的口周肌发达,由于口周肌的对抗作用,所以才没有出现广泛性开𬌗。另一方面,在人类演化的历程中,咀嚼器官的改变也非常明显。人类生存环境和饮食方式发生剧烈改变,直接影响到了咀嚼器官的负荷,咀嚼压力的减小导致了咀嚼器官的退化,其中以颌骨和牙弓的缩短、变窄最为明显,这也是错𬌗畸形产生的进化原因。

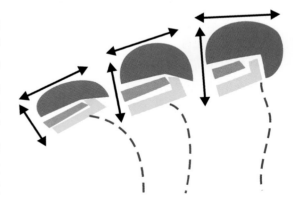

图3-1 人类行走方式及颅底曲的演化

(二)人的发育是三维的

无论在胎儿期或是出生后的任一时期,人的发育都是三维方向的。此处只阐述与正畸治疗相关的出生后颅面部的生长发育。

正常生长发育过程中,儿童的颅、颌、面及𬌗均发生明显的变化。出生时婴儿面部的生长特点为宽度最大,深度次之,高度最小,因此显得面部宽短。出生后面部的生长正好相反,高度增加最多,深度次之,宽度最小。

1.面宽度　上面宽(颧弓间距)2岁时已完成70%,男性15岁、女性13岁生长完成;下面宽(下颌角间距)在第一恒磨牙萌出时已完成85%,男性13岁、女性12岁生长完成。

2.面深度　5～14岁时面上部、面中部、面下部分别还有15%、18%、22%的生长潜力。面深度的生长对正畸临床治疗的意义较大,多数骨骼畸形,Ⅱ类、Ⅲ类错𬌗均为矢状向(即面深度)异常所致。

3.面高度　面高度的生长主要靠颌骨、牙齿和牙槽的生长,是出生后生长最多的部分,也是生长持续时间最长的,对临床诊治有较大意义。面高的生长有两个趋势:一是出生后到成年持续生长,特别是前下面高和后面高;二是后面高增长比率较前面高得多,使下颌平面角减少,下颌有逆时针旋转的趋势。在出生后面部生长发育中,其生长量越往下面部增加得越多,这是生长型的头尾生长梯度在面部生长发育中的体现。

值得一提的是,在面部生长过程中,面宽度、面深度和面高度的生长不是按顺序进行的,而是以各自不同的生长速率和生长量彼此交替、同时进行。

(三)错𬌗畸形的表现是三维的

在临床检查中我们发现,错𬌗畸形很少单一地表现在某一特定方向上。大多数情况下,垂直向、矢状向或水平向的错𬌗畸形表现会联合存在并相互代偿。

让我们从安氏分类的缺点说开去。正畸学创始人Angle在1899年提出安氏分类法,从此口腔正畸才有了共同的语言。Angle认为上颌骨固定于头颅上,位置恒定,上颌第一恒磨牙生长在上颌骨颧突根下,稳定而不易错位;遂以上颌第一恒磨牙为基准,将错𬌗畸形分为三类,即中性错𬌗、远中错𬌗和近中错𬌗。第Ⅰ类错𬌗——中性错𬌗:上下颌骨及牙弓近、远中关系正常,即当正中𬌗位时,上第一恒磨牙的近中颊尖咬合于下第一恒磨牙的近中颊沟内。若全口牙齿无一错位者,称为正常𬌗;若有错位者,则称为第Ⅰ类错𬌗。由于Angle错𬌗畸形分类法有一定的科学理论基础,简明易懂,便于临床应用,故至今仍为世界广泛应用。但此分类法有以下不足:①上颌第一恒磨牙的位置并非绝对恒定,若干研究已经证明,远中或近中错𬌗,其错位者也可能是上颌或上牙弓,而不是下颌及下牙弓。②现代人类错𬌗畸形的重要机制之一,乃是牙量、骨量不调,但Angle错𬌗分类法却将此重要机制忽略了。③此分类法所包括的错𬌗畸形机制不全,错𬌗畸形表现是三维的,因此错𬌗分类应从长、宽、高三方面来考虑,但本分类法只阐述𬌗、颌、面长度不调的近、远中错𬌗,而高度及宽度不调则没有提到。安氏分类法不能全面反映错𬌗畸形的复杂性和严重性,在接下来的几十年里,中外学者提出了不少更科学的错𬌗畸形分类方法,例如1959年提出的毛氏分类法、1969年提出的Ackerman-Proffit分类法等,均全面考虑了牙齿排列和颌骨的水平向、矢状向、垂直向关系。这些分类法在分析牙齿排列情况的同时,从三维方向分析面部、颌骨以及牙齿的关系,细致地解析错𬌗机制,有利于对牙颌畸形进行全面的分析,在指导临床正确诊断和制定矫治计划中起到了非常重要的作用。

(四)错𬌗畸形产生的机制是三维的

错𬌗畸形的临床表现具有复杂性和多样性,其形成也是垂直向、矢状向、水平向的影响因素相互作用的结果。如前所述,在人类进化过程中,随着行动的直立化,颅骨形态改变,垂直向高度增加,伴随矢状向、水平向的不调,逐渐产生错𬌗畸形。从三维的角度来综合理解错𬌗畸形产生的机制,对于理解其表现形式、制订治疗策略等方面都具有非常重要的意义。

1.垂直向的变化比矢状向的改变更为重要　垂直关系不调是指上下牙弓及颌骨垂直向发育异常。可表现为开𬌗或者深覆𬌗,是一类较难矫治的畸形。同时,垂直向因素对于Ⅱ类、Ⅲ类错𬌗畸形也很重要,这是在临床中容易被忽略的一点。𬌗平面与眶耳平面的关系、Spee曲线的曲度是颅颌面垂直向关系的体现。

高角Ⅲ类和Ⅱ类病例不仅存在前后向的问题,同时存在垂直向的问题。如图3-2所示,Ⅲ类高角患者的𬌗平面较平,上下径大;Ⅱ类高角患者的𬌗平面较陡,上下径短。那么,是什么因素导致了这一现象呢?我们通常将此归因于牙齿萌出量的差异。

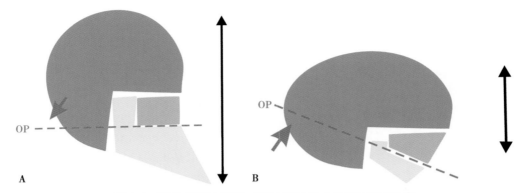

图 3-2 高角（开𬌗）病例：高角Ⅲ类和Ⅱ类病例𬌗平面改变
A. Ⅲ类高角，𬌗平面较平 B. Ⅱ类高角，𬌗平面较陡

高角Ⅲ类病例上颌后牙萌出量大，根尖距腭平面有一定的距离，随着上后牙萌出，𬌗平面不断变平，下颌不断前伸。由于咬肌及翼内肌的作用，下颌角不断吸收；同时，随下颌不断前伸，前牙代偿性内倾。

高角Ⅱ类病例的上颌后牙萌出量小，根尖平行于腭平面，甚至高于腭平面。因为上后牙萌出不足，𬌗平面变陡，下颌不断后退。

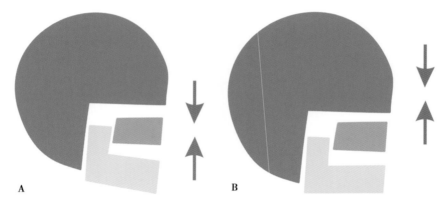

图 3-3 低角（深覆𬌗）病例：低角Ⅲ类和Ⅱ类病例𬌗平面改变
A. 安氏Ⅲ类 B. 安氏Ⅱ类

低角Ⅲ类和Ⅱ类病例常常伴有深覆𬌗，同时 Spee 曲线很陡。在矫治时不应只考虑前后向，还应该考虑垂直向的问题。实际上，常常是因为咬合高度降低或上下颌骨大小、形态发育异常或向相对的方向旋转而导致了错𬌗。

2. 错𬌗畸形的矢状骨面型和垂直骨面型的临床意义　矢状骨面型及垂直骨面型的分类具有重要的临床意义。明确矢状向及垂直向的骨型对正确诊断错𬌗畸形的类别、设计拔牙策略、确立支抗设计、把握矫治要点、确定保持时间等至关重要。如表 3-1～表 3-3 所示为矢状及垂直骨面型的分类以及相应的临床意义。

表 3-1 矢状骨面型分类及临床意义

Ⅰ型	Ⅱ型	Ⅲ型
上下颌矢状关系协调，ANB 角正常	上颌相对靠前，下颌相对靠后，ANB 角较大	下颌相对靠前，上颌相对靠后，ANB 角较小
上下牙弓同时对称性拔牙	治疗结束时下切牙可稍唇倾，下颌拔牙需谨慎	治疗结束时上切牙可稍唇倾，上颌拔牙需谨慎

表 3-2 垂直骨面型分类

正常型	高角型	低角型
SN-MP = 34.3°	SN-MP > 40°	SN-MP < 29°
FH-MP = 27.2°	FH-MP > 32°	FH-MP < 22°

表 3-3　垂直骨面型分类的临床意义

	高角型	低角型
拔牙标准	放宽拔牙标准：因为 （1）颏部多后缩，切牙直立有利于协调鼻唇颏关系； （2）咀嚼肌力弱，颌骨骨密度低，支抗磨牙易于前移、升高，拔牙间隙关闭较容易； （3）不宜采用推磨牙向后或扩大牙弓的方法排齐牙齿	从严拔牙标准：因为 （1）颏部多前突，切牙代偿性唇倾有利于协调鼻唇颏关系； （2）咀嚼肌力强，颌骨骨密度高，支抗磨牙不易前移、升高，拔牙间隙关闭较不容易； （3）宜采用推磨牙向后或扩大牙弓的方法排齐牙齿
拔牙部位	拔除靠后的牙齿	拔除靠前的牙齿
支抗设计	𬌗力向前的分力较大，支抗磨牙易于前移，特别注意加强支抗	𬌗力垂直向的分力较大，支抗磨牙不易于前移，不需加强支抗
施力大小	高角患者下颌骨骨密度低，对施加于牙上的力更敏感，牙移动快；高角患者宜用轻力	低角者密度高，牙移动慢。低角患者力可适当加大
颌间牵引力	高角患者慎用颌间牵引，即使很轻的力，磨牙易伸长，上下磨牙各伸长 1mm，下颌则后旋 2.5°	低角患者使用颌间牵引无禁忌
保持时间	颌骨生长按宽、长、高三维方向有顺序的生长，垂直向的生长要持续至生长的后期。对垂直生长型，应保持至生长发育停止	除严重的骨性畸形外，按常规保持

二、检查诊断中的三维问题

三维问题贯穿正畸的各个方面，也贯穿正畸检查和治疗的始终。系统全面的检查是诊断错𬌗畸形的基础，也是制订矫治方案的关键。牙颌面畸形的检查包括颜面部检查、口腔状况检查、口腔功能分析、模型分析、X线检查等方面。在检查中应遵循"上下左右、由外到内、由表及里、由静到动"的原则，在牙弓、颌骨以及颅面的长、宽、高三维方向上进行。

1. 检查面部比例及美观时，请患者自然站立，使头保持自然位置（生理位而不是解剖位），面部肌肉自然放松，眼望前方物体，使头保持在一定的视线水平位置，一般从正面和侧面两方面观察。同时，应摄取正、侧位照片或数码照片（表3-4）。

表 3-4　颜貌检查内容

正貌	侧貌
正面型：短面◇均面◇长面◇	侧面型：凹◇直◇凸◇
对称性：对称◇不对称◇	鼻唇角：大◇正常◇小◇
下面高：长◇正常◇短◇	唇　位：前◇正常◇后◇
唇齿位：正常◇唇闭合不全◇	颏唇沟：浅◇正常◇深◇
颏　位：偏左◇正常◇偏右◇	颏　位：前◇正常◇后◇
微　笑：正常◇露龈◇	下颌角：大◇正常◇小◇

2. 检查口腔内部情况时，应注意从前后、上下、左右多方位观察，面面俱到（表3-5）。

表 3-5　口内检查内容

前后	上下	左右
磨牙关系：Ⅰ类◇Ⅱ类◇Ⅲ类◇	牙弓关系：协调◇不协调◇	形态：尖圆◇卵圆◇方圆◇
尖牙关系：Ⅰ类◇Ⅱ类◇Ⅲ类◇	𬌗曲线：反◇平◇过大	对称：对称◇不对称◇
前牙覆盖：反𬌗◇切𬌗◇正常◇过大___mm	前牙覆𬌗：开𬌗◇切𬌗◇正常◇深覆𬌗（Ⅰ°、Ⅱ°、Ⅲ°）	中线：偏左◇居中◇偏右◇___mm

3. X线检查应该常规拍摄头侧位片及曲面体层片。检查的部位包括颌骨、牙齿、软组织，检查的方位也包括了前后、上下、左右。

61

4. 下颌运动的检查也应该是三维的。①张口运动：测量张口度，即测量最大张口时，上下中切牙切缘间距；观察张口型，若张口时下颌颏部直线下降，表示张口正常，用"↓"表示；若向一侧偏斜，可分别用"↘"或"↙"表示。②前伸运动：请患者尽量前伸下颌，测量上下切牙切缘间距，即下颌最大前伸度，平均为8～12mm。③侧向运动：以上中切牙中线为标准，在下中切牙唇面上作一标记，请患者在牙轻接触的条件下，下颌向一侧作最大运动，测量下中切牙的标记线与上中线的距离，即侧向运动的范围，平均为8～12mm。

三、治疗机制中的三维问题

如前所述，错𬌗畸形的形成机制是三维的，所以其治疗机制也应该从三维的角度来考虑。用三维的角度思考临床问题，我们会对一些病例产生与以往不一样的思考：

1. 上对下的影响

（1）上颌牙弓形状：对于前牙浅覆𬌗或切𬌗，后牙是反𬌗的病例，我们常常观察到后牙反𬌗纠正后前牙又出现反𬌗，这是因为牙弓宽度与牙弓长度有关（图3-4）。牙弓总长度是一定的，牙弓左右宽度变宽后，前后长度则缩短，前后长度变长后，左右宽度则缩窄。在这类病例中，牙弓宽度增宽解除后牙反𬌗后，由于牙弓前后长度的缩短导致了前牙的反𬌗。

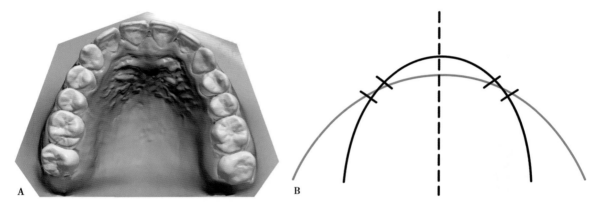

图3-4　牙弓宽度与牙弓长度有关

（2）𬌗平面倾斜度：𬌗平面的倾斜度，既涉及上下颌骨的矢状向关系，也涉及上下颌骨的垂直向关系，还涉及上下颌骨的左右向关系，在Ⅱ类和Ⅲ类错𬌗畸形的矫治中起着非常关键的作用。总体来说，𬌗平面的左右向偏斜会导致下颌的左右向的偏斜，𬌗平面的前后向偏斜也会导致下颌的前后向偏斜。

后牙𬌗平面的斜度与小而后下旋的下颌、与上磨牙垂直高度不足呈强相关。𬌗平面陡，下颌后缩，改变𬌗平面斜度可改变下颌的前后位置。因此通过升高上后牙，可使𬌗平面斜度变平，从而使下颌前伸，以矫治下颌后缩。

后牙段的拥挤影响𬌗平面，是引起骨性Ⅲ类错𬌗发生的重要因素。后牙段的拥挤导致上颌磨牙的过度萌出，使𬌗平面变平，下颌前突；同时，上下颌后牙段的拥挤会导致上颌和下颌磨牙的过度萌出，使前牙出现开𬌗。因此可以通过拔除第三磨牙，解除后牙段拥挤，压入和竖直后牙，重建𬌗平面来纠正Ⅲ类错𬌗及开𬌗，使髁突改建。

2. 前对后的影响

（1）前牙转矩控制：固定矫治器矫治中，有时候我们会观察到拔牙间隙已经关闭，前牙覆𬌗覆盖正常，但后牙仍然是Ⅱ类关系。一个可能的原因是上前牙唇向转矩不足（根舌向转矩不足），因为上前牙转矩与上下颌磨牙关系呈负相关的线性关系，研究表明，上切牙转矩改变20°，磨牙关系改变1.8mm。在正畸治疗中，如果在圆丝或较细方丝上关闭间隙，可能导致上前牙过于直立，此时如果维持后牙中性关系，可能导致上牙弓余留间隙（图3-5），如果强行关闭这一间隙，又可导致后牙呈远中关系。要解决这一问题，必须首先使上前牙恢复正常的转矩。

（2）前牙覆𬌗控制：在固定正畸治疗中，前牙覆𬌗控制失败（咬合没有打开）的后果有深覆𬌗得不到纠正、前后牙咬合关系得不到纠正等，对治疗目标的达成造成很大的困扰。覆𬜯控制的机制有升高后牙、竖直后牙、压低前牙、前倾前牙。具体方法和注意事项包括：对于尖牙牙冠后倾者初期镍钛丝不纳入切牙或尖牙；尽早纳入第二磨牙；尽早使用颌间牵引；摇椅弓 +Ⅱ类牵引；Step 曲；上颌前牙平面导板配合颌间牵引；多用唇弓；J 钩；第一磨牙垫粘接剂等。

　　3.上下对左右的影响：偏𬜯　临床上纠正中线偏斜较困难，偏𬜯的矫治也较困难，临床医师一般认为这是左右向问题，所以采取左右向的措施进行纠正。但实际上，偏𬜯不仅仅是左右向的问题，它还与单侧后牙高度不足有关，如图 3-6 所示，该患者下中线右偏约 2mm，右侧后牙轻度Ⅱ类，左侧后牙Ⅰ类，如果使患者上下牙弓中线对齐，左侧后牙咬合关系很好，但右侧后牙出现轻度开𬜯，据此推测偏𬜯可能与单侧后牙高度有关。因此，在偏𬜯的纠正中，除了进行左右向斜行牵引外，还需考虑升高偏向侧的后牙，以助偏𬜯的纠正。

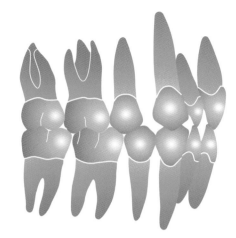

图 3-5　上前牙过于直立，导致上牙弓余留间隙

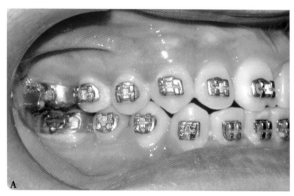
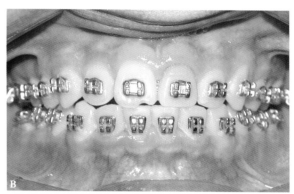
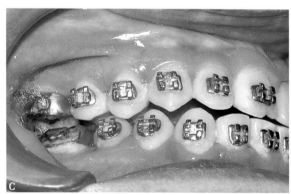
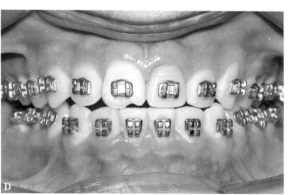

图 3-6　偏𬜯存在的左右向和垂直向问题
A，B.中线不齐，右侧后牙轻Ⅱ类　C，D.医嘱中线对齐，右侧后牙轻开𬜯

　　4.内对外的影响：口周肌及舌肌　口腔内侧有舌肌的作用，使牙弓外扩；外侧有唇颊肌的作用，使牙弓向内而限制其外扩。牙弓在两种肌的作用下，保持一定的宽度和大小。口周肌及舌肌力量的动态平衡是牙弓稳定的机制。不良习惯通常是异常肌肉力量的来源，可以通过功能矫治器进行𬜯重建，引发神经肌肉的反射，使下颌重新定位，以建立起新的协调的𬜯颌面关系，但需要注意的是，肌肉的改建及功能的改变是缓慢而困难的。

　　5.矫治机制的三维思考举例

　　（1）下颌后缩：临床上针对下颌后缩的治疗措施多是矢状向的，治疗难度大，时间长，时有复发，但如前所述，下颌后缩不仅仅是矢状向的问题。如图 3-7 所示，A 图显示下颌后缩的状况，B 图是前伸下颌后的情况，可见前伸下颌后存在的问题有：上颌牙弓宽度不足（常见）或下颌牙弓过宽；后牙高度不足（常见）或前牙过高，要解决下颌后缩的问题，必须同时解决宽度和高度问题，才能事半功倍，效果稳定。具体来说，在下颌后缩的功能性或轻度骨性Ⅱ类患者中可适当升高后牙，打开前牙咬合，以利于后缩的下颌前徙。

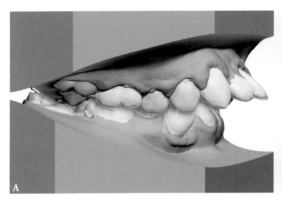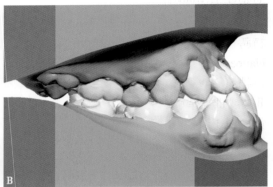

图 3-7　颌后缩不仅是矢状向的问题
A. 下颌后缩　B. 前伸下颌后

（2）下颌前突：临床上针对下颌前突的治疗措施多是矢状向的，但下颌前突不仅仅是矢状向的问题。如图 3-8 所示，A 图显示下颌前突（功能性）的状况，B 图是矫治后退下颌后的状况，可见后退下颌后存在的问题有：下颌牙弓宽度不足（常见）或上颌牙弓宽度过度，后牙高度不足（常见）或前牙高度过度，要解决下颌前突的问题，必须同时解决宽度和高度问题。在下颌前突的功能性或轻度骨性Ⅲ类患者中需要适当升高后牙，建立后牙咬合关系，以利于经矫治后退的下颌稳定。

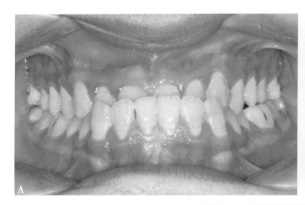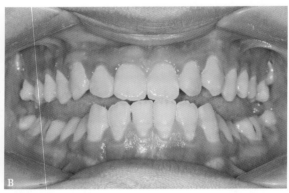

图 3-8　下颌前突不仅是矢状向的问题
A. 下颌前突（功能性）　B. 下颌后退后

6. 矫治措施的影响

（1）矫治器类型：利用功能矫治器纠正处于青春发育高峰期或高峰前期患者的骨性畸形时，应从矢状向、横向、垂直向来综合考虑其适应证：①肌激动器（activator）主要适用于Ⅱ类 1 分类或Ⅱ类 2 分类伴下颌后缩、面下 1/3 短的患者；②头帽式肌激动器适用于所有生长快速期的骨性Ⅱ类错𬌗病例，尤其是高角患者；③生物调节器（bionator）主要适用于替牙列期的安氏Ⅱ类 1 分类，上颌发育正常，下颌功能性退缩的患者；④功能调节器（FR）主要适用于替牙期和恒牙列早期患者，其中 FR-Ⅱ适合安氏Ⅱ类 2 分类的病例，FR-Ⅲ适合肌能性的安氏Ⅲ类错𬌗；⑤ Herbst 矫治器适合青春发育高峰期或高峰前期的Ⅱ类错𬌗；⑥ Twin-block 矫治器适用于Ⅱ类下颌后缩伴有或不伴有上颌前突的错𬌗畸形患者。

（2）支抗控制：固定矫治器治疗中，支抗控制非常重要。支抗控制失败会造成前后牙咬合关系得不到纠正、矫治目标难以达到的严重后果。临床上影响支抗选择的因素主要有：①严重拥挤：拔牙间隙基本全部用来缓解拥挤，所以支抗控制尤为重要；②前牙严重前突：拔牙间隙基本全部用来内收前牙，支抗控制也很重要；③下颌平面角的大小：下颌平面角大的病例，上下颌磨牙容易近中移动，应尽早使用最大支抗。

常见的支抗控制方法有：

- 更换主弓丝后不要使用太大的力，不要急于进行牵引；
- 两步法关闭间隙；
- 选择性地使用转矩；
- 横腭弓和舌弓；
- Nance 弓；
- 唇挡；
- Ⅱ类或Ⅲ类牵引；
- 面弓或 J 钩；
- 选择不同的拔牙部位；
- MIA（微种植支抗）。

第二节　"时间观念"贯穿始终

在正畸的诊断设计及治疗过程中，效果（effectiveness）和效率（efficiency）是两个需要考虑的非常重要的问题，而"治疗时机"则是这两个问题的核心。对治疗时机的准确判断和把握至关重要，有学者早已提出应将"时间"作为牙颌面畸形矫治中需要重点考虑的第四维因素，因为人类的进化、人的生理及心理发育、正畸治疗均与"时间"密切相关。实际上，"时间观念"是正畸学一些重要矫治原则的基础，它贯穿牙颌面畸形的检查诊断、方案制订、矫治操作等各个方面。

一、人类的进化与"时间"密切相关

地球的历史距今已有 46 亿年。如果把地球的整个历史浓缩成 1 年的话，那么直到 12 月 24 日哺乳类才诞生，12 月 27 日灵长类诞生，12 月 31 日的 23 时 37 分，人类诞生。约 300 万年前，类人猿出现，约 50 万年前，北京猿人出现。从古猿进化到现代人，从爬行到直立行走，人的直立对颅面生长发育的影响导致颅大颌骨小，表现在相应的头颅前后径逐渐变短，垂直径增加，颅底曲形成并由平变锐。随着垂直向高度增加，错𬌗畸形出现。早在 1953 年，毛燮均教授就在《从口腔正畸学方面理解大自然》中生动地阐释了自然在人类口腔演化中的作用。理解人类进化史有利于我们更深刻地理解个体的发育、变异以及错𬌗畸形产生的机制。

二、人的发育与"时间"密切相关

1. 生理发育　从出生到成年甚至成年以后，人体的生长发育持续进行。在各个阶段生长发育各有特点，各组织系统按生理的需要生长速率不一致。中枢神经系统在 6~7 岁时发育已接近完成，淋巴组织在儿童时期的增生明显快于成年期，生殖组织在青春期以前生长缓慢、青春后期增长快速，而颌骨与身体一般组织，如肌肉、骨骼、内脏一样，呈 S 形曲线，即出生时生长较快，儿童期生长速度变慢，到青春期快速生长。于此同时，牙𬌗的生长发育也历经乳牙𬌗、替牙𬌗、恒牙𬌗的各种变化。熟练掌握颌骨及牙𬌗的发育变化过程并因势利导才能取得良好的治疗效果，其中对于正畸治疗尤为重要的是正确判断生长发育高峰期。评估生长发育高峰期对选择最佳矫治时机、确定正畸治疗计划、选择治疗方法以及估计预后是非常重要的。在判断生长发育高峰期时，生物龄比年龄具有更大的参考价值，具体的方法包括：

（1）身高体重：颌面的生长与全身的生长高峰期基本一致。但本方法需要患者有连续的身高测量资料方可采纳，否则不便临床采用。

（2）骨龄：检查手腕骨骼的钙化程度。Hagg 以手腕片第三指中间指骨骨骺钙化程度分为六个阶段，FG 阶段为功能矫形开始的最佳时期。

颈椎的发育：用第 2～4 颈椎评估青春期下颌骨生长。将颈椎成熟度分为五期，CVMS Ⅱ是理想的功能矫形开始的时机。

（3）牙龄：根据牙齿萌出情况、X 线片上牙齿的钙化程度及牙根形成情况估计牙龄。

（4）智龄：个体智力成熟程度。

（5）第二性征：由于男性第二性特征不明显，仅用于女孩。女性月经初潮表明生长高峰已过 1 年半。

（6）血清胰岛素生长因子 -1 浓度：新近被用于判断生长发育高峰期。最高值在颈椎发育第 4 期出现，次高值男性出现在第 5 期，女性出现在第 3 期。

2．心理发育　在正畸医疗活动中，评估准备接受正畸治疗的患者的心理发育状态、正确评价和管理患者，并采取与之相应的沟通交流方式对取得良好的治疗效果至关重要。

儿童第一次接触正畸检查和治疗多集中在 3～6 岁。在这一阶段，儿童与外界的接触少、独立性差，应尽力避免给儿童造成孤独、疼痛、恐惧等不适感受。同时，这一阶段的儿童精力旺盛、富有探索精神，医师如果给予充分的鼓励和适当的引导，儿童通常可以在母亲的陪伴下表现良好。

7～11 岁年龄组的儿童可能需要可摘矫治器的治疗。患者能否配合良好在很大程度上取决于是否理解要使父母和医师满意需要做什么，能否得到同伴的支持和期望的行为能否得到医师的"阳性强化"。

12～17 岁的患者处于青少年期，这是一个身体发育极为明显的时期，也是获得独特个性的社会心理发育阶段。此时父母的权威受到抵制，因此医师对青少年的行为管理极具挑战性。在这一阶段，患者已能够理解并且有能力配合医师，应该让患者认识到正畸治疗是"自己需要的"，而不仅仅是"满足父母的愿望"。在治疗过程中医师应多给予表扬等"阳性强化"，尽量避免使用批评、惩罚等"阴性强化"。

成年正畸患者常常是主动、自发地求医，治疗愿望迫切，对颜面美观要求高，但可能不愿意说出治疗的真正动机。对于成年患者，应特别重视进行患者的心理评估，与患者深入讨论、弄清真实的治疗动机，管理患者不切实际的要求。在患者接受治疗之前讲清矫治方案、可能的疗效、治疗所需费用和可能需要的合作等。充分获得患者的理解非常重要。

三、正畸治疗与"时间"密切相关

1．判断个体所处发育时期是选择正畸治疗时机的关键　正畸治疗非常强调时间性。个体的生长发育阶段各有特点，充分利用每个阶段的特点才能够起到事半功倍的治疗效果。在青春快速生长前期和生长高峰期，患者的畸形明确、组织反应快、残余的一部分生长潜力（特别是垂直向）仍可被利用，同时患者的合作性也较好，是主动矫治的最佳时期。需要注意的是女性的生长高峰期早于男性，因此骨性畸形的治疗时间更应提前。从临床角度出发，应该认为成人基本没有生长潜力，只有极小的骨适应证，已经丧失矫形治疗的基础。另外，"时间"限度也是决定患者能否接受正畸治疗的一个重要因素。成人正畸治疗的年龄限度应根据健康因素、社会因素和矫治医生的技术而定。

2．判断个体所处发育时期是选择正畸治疗方案的关键

（1）不同的矫治器用于不同的时期：

①简单可摘矫治器矫治：简单可摘矫治器的主要作用是矫治一些简单的牙性畸形以及纠正口腔不良习惯等。

对乳前牙反𬌗反覆𬌗中度的患者，一般在 4 岁左右（3～5 岁）戴用上颌𬌗垫式双曲舌簧矫治器；

口腔不良习惯可使口颌系统在生长发育过程中受到异常的压力，破坏正常的肌力和𬌗力平衡，使牙、牙槽骨甚至颌骨发育异常，形成错𬌗畸形。口腔不良习惯持续的时间越长，错𬌗发生的可能性和严重程度越大。应尽早破除口腔不良习惯，阻断畸形的发展。例如对于有吮吸习惯的患儿，常常采用腭刺、腭网、唇挡丝、腭屏等；对于有伸舌吞咽及吐舌习惯的患儿，通常采用附舌刺或舌网的活动矫治器；纠正口呼吸习惯常用前庭盾等。

②功能（矫形）矫治器矫治：功能矫形治疗通过矫治装置改变下颌姿势位，改善口颌系统肌群的功能状况；利用自身所引起的肌力、咬合力等激活口周及面部肌肉的功能，刺激颌骨、牙周组织的生长改建；辅以口外矫形力引导颌骨生长，改变颌骨的生长率、生长量以及生长方向。一般用于生长发育期儿童及

青少年的肌性和轻度骨性错𬌗畸形，能够尽量减少边缘病例成年后手术治疗的可能性或降低严重骨性畸形的手术难度。

- 上颌发育不足的Ⅲ类错𬌗——采用前牵引等矫治器促进上颌骨发育；
- 下颌发育过度的Ⅲ类错𬌗——抑制下颌生长的矫治方法在理论上可行，但临床效果很差，已逐渐弃用，严重者等待成年后手术；
- 下颌发育不足的Ⅱ类错𬌗——采用肌激动器（activator）、生物调节器（bionator）等功能矫治器前导下颌；
- 上颌发育过度的Ⅱ类错𬌗——使用头帽型肌激动器等矫治器施加口外力抑制上颌生长；
- 上颌宽度发育不良、后牙反𬌗的患者——青春前期是最宜快速扩弓的时期。

③固定矫治器矫治：正畸固定矫治器主要由托槽、带环、矫治弓丝、颊面管及其他附件组成，主要利用牙及牙槽改建以矫治牙性畸形以及掩饰部分轻度骨性畸形，一般用于恒牙列期。

（2）不同时期采用不同的矫治方法：

①生长最快的婴儿期——预防性矫治：通过母体营养和疾病的控制、幼儿健康的预防保健、充分发挥口颌的正常功能、尽早去除可能导致牙颌畸形的因素，促进口颌系统软硬组织朝正常方向生长发育。具体方法包括使用科学的喂养方法、养成正确的睡眠位置、破除不良习惯等。

②乳牙𬌗时期——预防与阻断性矫治：阻断性矫治在预防性矫治的同时，对已经出现的早期畸形、不良习惯等应及时消除病因，进行较为简单的正畸治疗及肌功能训练，防止畸形进一步发展，减轻错𬌗畸形对口颌系统生长发育的影响。实际上，预防性矫治和阻断性矫治只有时间上的区别。

对于影响𬌗发育的因素，如乳牙早失建议使用缺隙保持器，乳牙滞留并影响恒牙正常萌出时应拔除滞留的乳牙。对于反𬌗患儿，最好应在 3.5～5.5 岁之间进行矫治，此时乳牙根已发育完全且未开始吸收，患儿配合好，矫治效果好。如果矫治过早，幼儿常不能合作；矫治过晚，乳切牙牙根已开始吸收，加力时容易脱落。

③替牙𬌗时期——矫治牙列局部不调或颌骨不调：如前牙反𬌗，一般应在恒切牙的牙根基本发育完成时进行，一般在 8～9 岁。如在牙根发育不全时过早矫治或使用的矫治力过大，常影响恒切牙牙根的发育，造成牙根吸收。

颌骨畸形的早期矫形治疗应在生长高峰前期及生长高峰期进行，年龄约在 9～12 岁前（男性约晚于女性 1～2 年）。如治疗过早，因颌骨生长未完成，矫治后需长期观察和维持，从而人为延长了治疗时间。

④恒牙𬌗时期——一般矫治：即综合性正畸，矫治各类非骨性牙颌畸形或轻度骨性畸形的正畸掩饰治疗。

⑤成人期——一般矫治、正畸 - 正颌外科联合治疗及辅助性正畸：成人期生长发育已趋停止，可进行各类非骨性牙颌畸形的矫治或轻度骨性畸形的正畸掩饰治疗。需要注意的是应充分尊重成年患者的主诉，并特别注意患者心理、牙周及关节的问题。此外，对于某些严重的骨性牙颌面畸形、无法用正畸治疗掩饰的患者，正畸 - 正颌外科联合治疗应在此期进行。辅助性正畸是指通过牙齿移动，为其他牙病的控制和恢复口腔功能的治疗提供更为有利的条件，这是一种限制性正畸治疗，着重于𬌗的改善，多在成人期使用。

3. 判断个体所处发育时期是选择正畸保持方式及时间的关键

（1）对于青春期患者：对于仍存在生长潜力的患者，与生长有关咬合改变的保持问题是正畸治疗结束后保持的难点。相对而言，青春期正畸患者局部牙周、牙龈因素导致的牙移位的复发是比较好解决的问题，但颌骨的生长差异在此期疗效的保持中由于时间更长显得更为重要。青春期存在的残余生长潜力导致颌骨的改变完全可能影响已经矫治完成的效果，临床上这种变化多体现在颌骨生长的前后方向及垂直方向上。

①Ⅱ类错𬌗矫治后的保持：青春期患者过度矫治是控制Ⅱ类畸形牙位复发的重要方法。控制颌骨生长所致复发的方法一般有两种：采用较长期的晚间口外牵引（如面弓）以抑制上颌向前生长；使用功能性矫治器（如 activator、bionator）以保持牙齿原位置及咬合关系。对于存在严重骨骼问题的患者，保持时间

应长于12~14个月，最好能持续到生长基本停滞。

②Ⅲ类错𬌗矫治后的保持：对于青春期患者，由于下颌相对于上颌仍有较大的生长潜力，随着下颌的生长，Ⅲ类畸形复发的可能性较大。保持器可选择口外力装置（如颏兜）或功能性矫治器。对于中度Ⅲ类问题，用功能性矫治器或定位器完全能保持治疗后的咬合关系，但如果正畸治疗后的复发是下颌过量生长所致，则保持所起的作用有限，应在成年后选择正畸-正颌联合治疗的方法。

③深覆𬌗矫治后的保持：一般采用可摘式平导作为保持器，可限制下切牙的伸长。垂直生长会持续到青少年后期，因此深覆𬌗矫治后的保持多需持续数年，后期可仅晚上戴入。

④前牙开𬌗矫治后的保持：不宜采用压膜式保持器，应采用 Hawley 式保持器并注意使高位唇弓位于切牙近龈方。磨牙过长常是开𬌗复发的重要原因，因此控制开𬌗患者的上磨牙过萌是保持的重要途径，可采用高位牵引，用口外力控制磨牙生长或采用后牙𬌗垫的可摘式保持器。此种后牙萌长及过度垂直生长常持续至青春后期，故在此期间应坚持戴用保持器。

总体来说，对于仍然存在生长潜力的青春期骨性错𬌗畸形患者而言，未来的生长可影响矫治效果的稳定性，因此需要根据不同的错𬌗类型选择不同的保持方法并坚持长期戴用，值得注意的是因为男性的生长高峰较晚且生长期持续较长，因此在相同的情况下男性的保持时间应比女性更长。

（2）对于成年患者：成年正畸患者治疗完成后一般不必担心颌骨的生长，只需解决局部牙周因素导致的牙移位的复发。对于牙周健康的成年患者，治疗完成后常规保持即可。对于患有牙周病的患者，正畸治疗后多需长期保持且在保持时不允许有过多的牙移动，因此保持器在吃饭时也必须戴用，饭后清洗再戴入。

4．正畸治疗步骤的时间性

（1）预备治疗阶段：预备治疗阶段在为正式开始固定矫治做好准备的同时，还应充分利用患者个体生长时机，借用自身的生长潜力、咬合力、肌力等进行颌骨、牙弓及牙错位畸形的早期调整，以期减轻后期代偿治疗的难度。这个阶段的治疗可包括早期骨性畸形的矫形治疗，去除牙的错位干扰（阻断治疗）及理想颌位（髁头位）的观察，上下牙弓形态的协调（如扩弓治疗）等。

①功能矫形治疗：对于轻、中度骨性发育畸形且仍有生长潜力的患者，应早期设计合适的口外矫形力装置、口内活动及功能矫治器来引导颌骨的协调生长、去除𬌗干扰、协调牙弓的发育、调整肌功能的平衡。矫形治疗的时机不可失而复得，应将其作为治疗时的第一考虑。对于矫形治疗时机的判断需借助骨龄、牙龄、性征等检查结果和资料，一般来说，男孩矫形治疗的理想年龄是12~14岁左右，女孩为10~12岁左右。

②咬合板的应用：对于一些有功能𬌗障碍的患者，在固定矫治前可先戴用咬合板3~6个月以引导正常的𬌗发育和建𬌗，并有利于正常颌位的确定。

③扩弓治疗：临床上一部分正畸患者表现出上牙弓狭窄、上下牙弓宽度不调，对这些患者常常需要扩大狭窄的上牙弓以适应矫治后牙弓前后及咬合关系的调整。常用的扩弓方法有慢速扩弓和快速扩弓，前者的扩弓效果以牙轴的倾斜为主，后者以腭中缝的扩大为主。在临床治疗中需要根据不同患者的牙弓狭窄表现，选择不同的治疗手段。通常腭中缝的快速扩大应在15岁以前进行。需要注意的是，即使经过充分保持，扩弓之后也难免会有一定程度的复发，所以适度过矫治是必要的。

（2）主动治疗阶段：预备治疗阶段完成以后，即开始使用固定矫治器开始牙颌面畸形的主动治疗。现代正畸治疗强调个体化的设计和施力，但在矫治的步骤上存在一些共同的操作顺序。我们一般将直丝弓矫治技术分为三个治疗阶段：a．治疗早期：排齐牙列与整平牙弓；b．工作期：在关闭拔牙隙（拔牙病例）或牙弓剩余间隙（非拔牙病例）的同时，矫治磨牙关系，建立正常前牙覆𬌗覆盖；c．治疗后期：牙齿位置与𬌗关系的完善。为了便于临床操作，我们可以按时间顺序将治疗步骤具体细分为：

①排齐整平牙列：此期矫治目标为牙列不齐的排齐，改正深覆𬌗、排齐𬌗曲线。应遵循轻力原则，应用细的、弹性好的、圆形、持续矫治力的弓丝，超弹性钛镍丝是首选，按照"弓丝由细到粗，由软到硬"的原则循序渐进地更换弓丝，保持矫治力的持续、柔和。

②打开咬合：打开咬合是第一期治疗的主要目的之一，对大多数病例来说，打开咬合从排齐牙列开

始，并且贯穿治疗的始终。若在咬合没有完全打开时即进入下一个阶段，则会增大阻力，严重影响间隙的关闭，一定要达到牙齿基本排齐及𬌗曲线基本整平后，才能转入下一阶段治疗。

③关闭拔牙间隙，同时调整咬合关系及中线：拔牙间隙的用途为解除拥挤、改正中线、调整磨牙关系，多数病例还需要内收前牙、改善前突的唇形。间隙的关闭一定要在牙列排齐整平、咬合打开以后完成。使用滑动法关闭间隙时应注意先使用 0.019 英寸 × 0.025 英寸不锈钢方丝整平 1～2 个月，待方丝能在托槽和颊面管内自由滑动时再使用牵引力关闭间隙。间隙关闭的过程中应遵循"轻力"原则，牵引力力值在 50～150g，多数情况下为 100g，间隙关闭的速度通常为 1 毫米 / 月。间隙关闭时过于追求缩短时间的不利影响有：a. 上切牙转矩丧失，过于直立，影响美观以及后牙中性关系的建立、上颌拔牙间隙的完全关闭；b. 前牙段和后牙段向拔牙隙倾斜，后牙前移，支抗丧失；c. 拔牙区前后牙段向拔牙隙旋转，牙弓缩窄；d. 上磨牙颊倾、下磨牙舌倾；e. 拔牙区龈组织堆积，牙移动速度减慢。

④精细调整：间隙关闭完成以后即进入精细调整阶段。实际上，与标准方丝弓矫治器相比，在矫治器安放准确的前提下，直丝弓矫治器预成的三个序列弯曲使临床医师在完成阶段仅仅需要少量的工作。完成阶段的目标是按正常𬌗六项标准和功能𬌗目标对牙位与𬌗关系进行精细调整。需要注意的是在拆除矫治器之前，应使用 1～2 个月的细圆丝，以利于牙齿的生理移动、定位，以使牙弓形态在唇（颊）舌、肌的作用下和咬合力作用下少量调整，达平衡位置。

（3）被动治疗阶段：精细调整结束后，即可拆除牙上的带环及托槽，"被动治疗阶段"开始。保持阶段的治疗目标是在持续相当长的一段时间内，控制牙位和咬合矫治状态，逐步地（而不是突然地）撤去正畸力装置或设计新的维持装置、调整咬合、促进组织改建、防止畸形复发。保持的方式及时间长短视不同患者的具体情况而定。

现代正畸虽然强调患者的个性化治疗，但诊断设计和治疗均存在一定的共性，矫治步骤的时间性更应严格遵守。

附：

病例一：

患者胡某，男，14 岁。

主诉：要求矫正龅牙（图 3-9～图 3-14）。

方案设计要点：诊断为安氏Ⅱ类 1 分类，骨性Ⅱ类、均角，前突性深覆𬌗。

治疗方案：①采用功能矫治器，但患者生长发育高峰期已过；②拔牙矫治，但下颌后缩不能纠正，可能形成"正畸面容"；③不拔牙矫治，去除𬌗干扰，尽量导下颌向前。患者选择方案③。

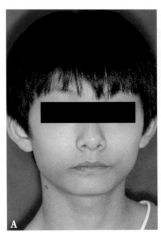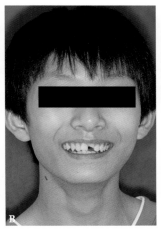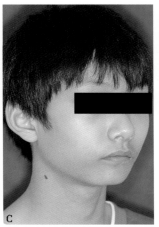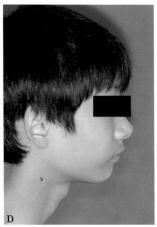

图 3-9　治疗前面像、曲面体层片、侧位片、口内像

A～D. 口外检查　正面：均面型，左右基本对称，垂直比例基本正常，唇齿关系无异常；侧面：凸面型，唇位审美线关系基本正常，鼻唇角正常，上颌基本正常、下颌后缩

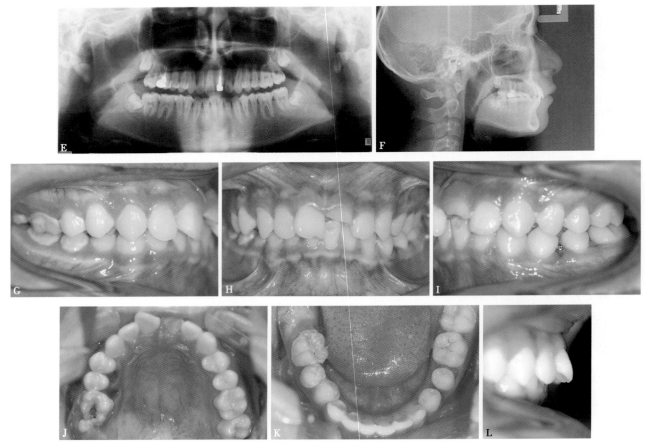

图3-9 治疗前面像、曲面体层片、侧位片、口内像（续）

E～F. X线检查：骨性Ⅱ类，均角。鼻唇角基本正常，上前牙唇倾度基本正常。已过生长发育高峰期　G～L. 口内检查：口腔卫生状态一般，软组织正常。恒牙列期；上下牙弓形态对称、协调，中线居中。远中磨牙及尖牙关系，前牙深覆𬌗、深覆盖，Spee曲线稍陡，每侧约4mm，A4/C4正锁𬌗。上下颌牙列轻度拥挤，Bolton比正常

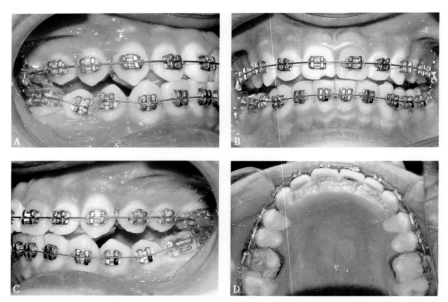

图3-10 常规排齐、整平，改正A4/C4锁𬌗，去除明显𬌗干扰。但去除𬌗干扰后，下颌几乎没有自动前徙，并形成"双重咬合"（即休息时处于前伸位，而进食时处于后退位）。于是给患者戴用斜面导板，戴用后患者下颌前伸，但双侧后牙区出现开𬌗

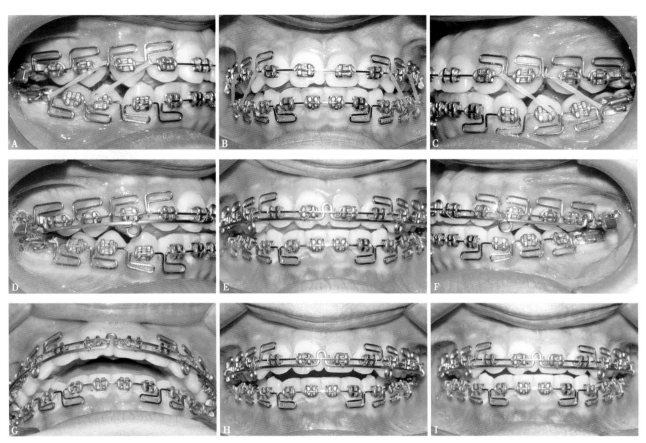

图 3-11 改变治疗机制——从垂直向角度出发解决矢状向问题（一）

A～C. 继续戴用斜导，导下颌向前的同时利用 MEAW 进行短Ⅱ类牵引 D～F. 利用 jockey arch 扩弓，治疗效果尚可，但咬合仍不稳定，即仍存在"双重咬合"，且幅度尚大 G, H. 下颌后退位 I. 下颌前伸位

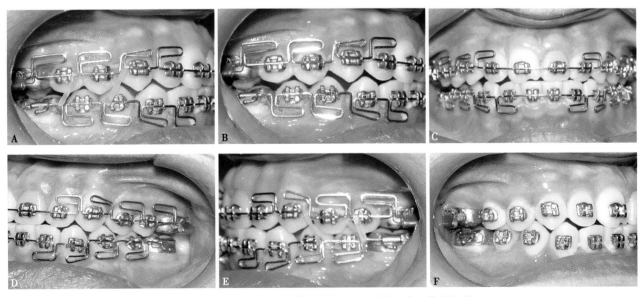

图 3-12 改变治疗机制——从垂直向角度出发解决矢状向问题（二）

A～E. 继续使用 MEAW：上颌摇椅弓 +A3A4 和 B3B4 之间 step 曲、下颌摇椅弓 +C3C4 和 D3D4 之间 step 曲，以伸长后牙，配合后牙短Ⅱ类牵引 F～H. 下颌在前伸位

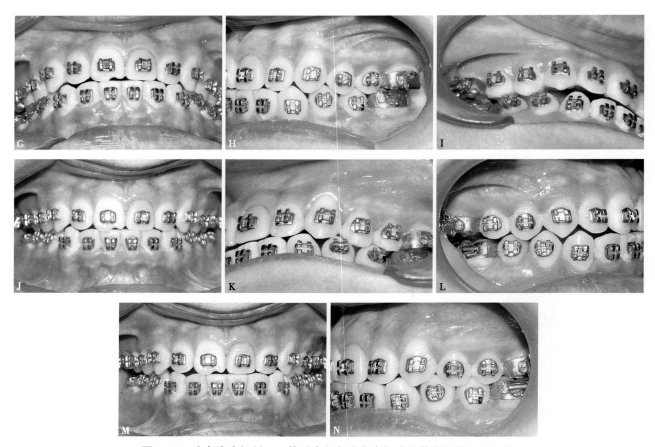

图 3-12　改变治疗机制——从垂直向角度出发解决矢状向问题（二）（续）

I～K. 下颌也可轻微后退，即牵引后"双重咬合"仍然存在，但幅度减小；患者已经习惯于前伸位，咀嚼时也在前伸位，需要用手推诱导处于后退位，但关节区疼痛　L～N. 此阶段存在的问题是：下中线右偏，右侧后牙轻度Ⅱ类关系，左侧基本Ⅰ类关系。医嘱中线对齐时可见 A、C 区轻度开𬌗

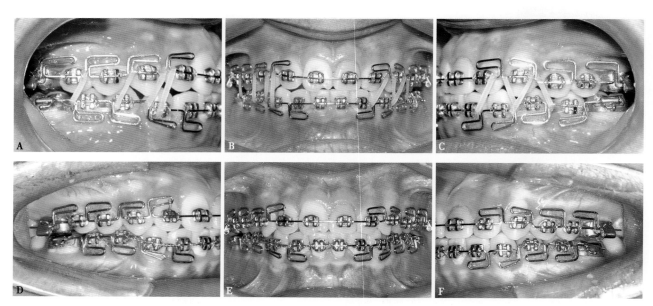

图 3-13　改变治疗机制——从垂直向角度出发解决矢状向问题（三）

A～C. 继续上颌加大 A3A2 之间的 step 曲，使 A 区的 step 曲大于 B 区；下颌加大 C4C3 之间的 step 曲，使 C 区的 step 曲大于 D 区；同时，A/C 区短Ⅱ类，B/D 区三角形牵引

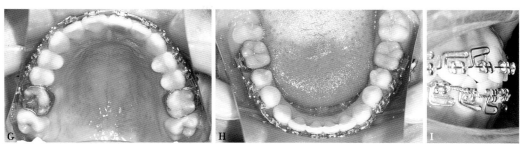

图 3-13　改变治疗机制——从垂直向角度出发解决矢状向问题(三)(续)

D～I. 使 A/C 区牙槽高度增加大于 B/D 区,配合方向性牵引,以纠正中线。精细调整阶段可见咬合关系得到明显改善

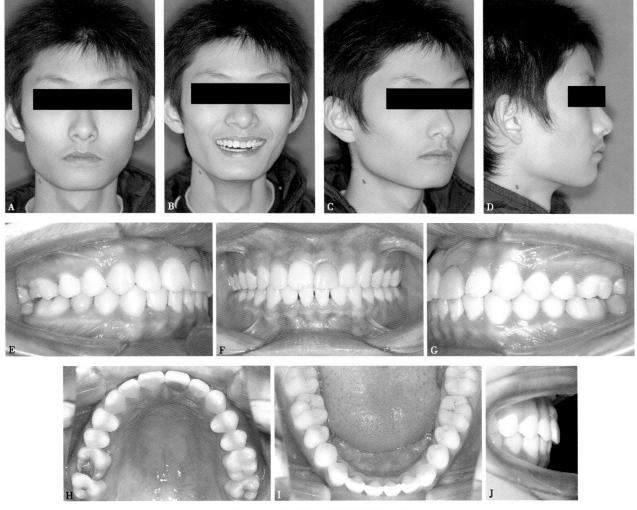

图 3-14　治疗结束后面像及口内像

Ⅱ类面型、Ⅱ类咬合关系均得到明显改善

病例二:

患者薛某,女,18 岁。

主诉:要求矫治地包天(图 3-15～图 3-18)。

方案设计要点:诊断为安氏Ⅲ类,骨性Ⅲ类、高角,前牙反𬌗。

治疗方案:①采用功能矫治器。但生长发育高峰期已过;②采用正畸 - 正颌联合治疗,改善咬合关系及面型。选择方案②进行治疗。

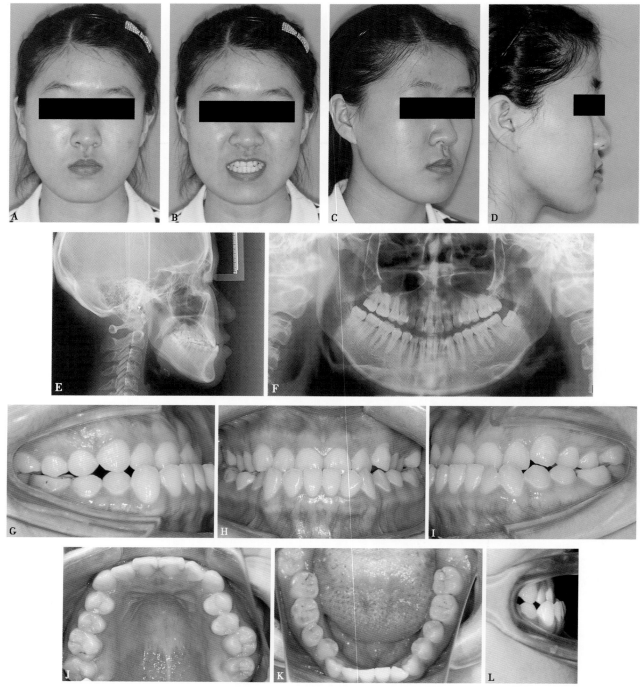

图 3-15　治疗前面像、X 线片及口内像

A～D. 口外检查：正面：均面型，左右基本对称，垂直比例基本正常，唇齿关系无异常。侧面：凹面型，鼻唇角偏大，上颌后缩、下颌前伸　E，F. 口内检查：口腔卫生状态一般，软组织正常。恒牙列期；上下牙弓形态不对称。近中磨牙及尖牙关系，A5-B5/C6-D6 反𬌗，Spee 曲线平。上下颌牙列拥挤，Bolton 比正常　G～L. X 线检查：骨性Ⅲ类，高角。已过生长发育高峰期

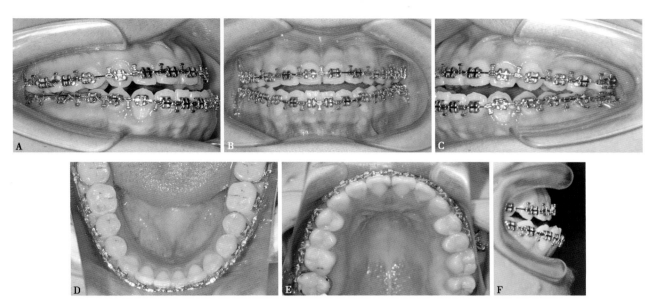

图 3-16　术前去代偿矫治

正畸治疗中口内像。术前正畸治疗：常规排齐整平、去代偿，恢复牙齿正常倾斜度、解除上下牙列拥挤，协调上下牙弓宽度。在此阶段应遵循轻力原则，使用细的、弹性好的、持续矫治力的弓丝，超弹性钛镍丝是首选，按照"弓丝由细到粗，由软到硬"的原则循序渐进地更换弓丝，保持矫治力的持续、柔和。此期治疗结束后上下颌牙列排齐整平，但同时形成了明显开𬌗

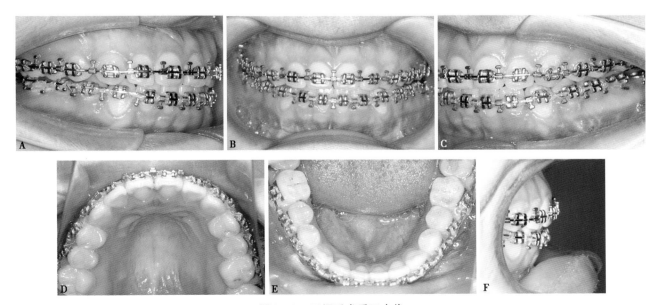

图 3-17　正颌手术后口内像

上下颌同期手术：上颌 LeFort Ⅰ 型截骨前徙，下颌 SSRO 后退下颌，同时行颏成形术。手术后患者咬合关系得到明显改善

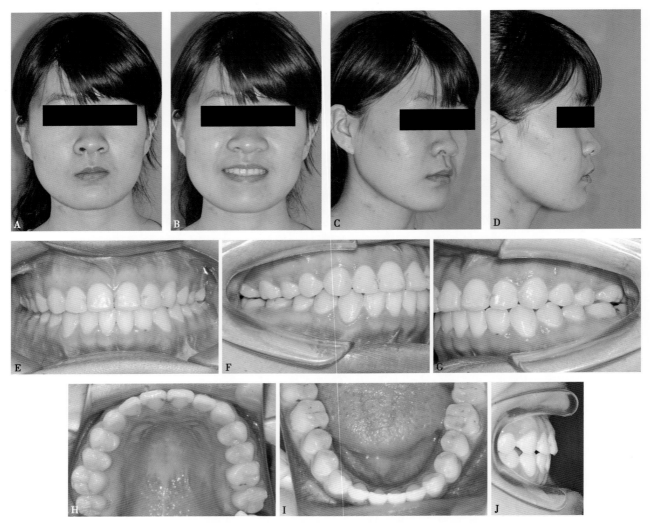

图 3-18　术后正畸治疗：精细调整咬合关系。治疗结束后，患者的面型及咬合关系得到明显改善，功能明显恢复

A～D. 治疗结束后面像　　E～J. 治疗结束后口内像

小　　结

　　"四维正畸思想"是一个比较新颖的概念，在口腔正畸的策略、控制与技巧中具有重要的意义。它将"三维角度"与"时间观念"融合在一起，从人类的进化及人的发育谈起，为我们提供了新的观察和思考角度来全面地理解错𬌗畸形的临床表现、形成及治疗机制、矫治限度等，从而指导错𬌗畸形的检查诊断、矫治计划的制订以及正畸治疗的整个过程。

参 考 文 献

1. William R Proffit. Contemporary Orthodontics. 5th ed. St. Louis：Mosby，2013

2. 陈扬熙. 口腔正畸学——基础、技术与临床. 北京：人民卫生出版社，2012

3. Björk A. Cranial Base Development. Am J Ortho，1955，41：198-225

4. Björk A. Variations in the growth pattern of the human mandible longitudinal study by the implant method. J Dent Res，1963，42：400-411

5. Björk A. Prediction of mandibular growth rotation. Am J Ortho，1969，55：585-599

6. Bishara SE，Ortho D，Jakobsen JR. Longitudinal changes these normal facial types. Am J Orthod Dentofacial Orthop，1985，88：466-502

7. 郑旭，林久祥，谢以岳. 骨型对咬合特征的影响. 口腔正畸学杂志，2002，9（1）：8-11

8. 罗颂椒. 当代实用口腔正畸技术与理论. 北京：科学技术文献出版社，2010

9. David S. Carison. Theories of Craniofacial Growth in the Postgenomic Era. Seminars in Orthodontics，2005，11：172-183

10. Mao JJ，Nah HD. Growth and development：Hereditary and mechanical modulations. Am J Orthod Dentofacial Orthop，2004，125：676-689

11. Bremen JV，Pancherz H. Association between Björk's structural signs of mandibular growth rotation and skeletofacial morphology. Angle Orthod，2005，75：506-509

12. 赵志河，白丁. 正畸治疗方案设计——基础、临床及实例. 北京：人民卫生出版社，2008

第**4**章

正畸不拔牙矫治的临床思考
Clinical Consideration of Non-extraction Treatment

周洪* 邹蕊*
*西安交通大学口腔医学院

　　拔牙矫治与不拔牙矫治是正畸治疗中一个长期以来具有争论的问题,在正畸发展的历史上也曾经走过两个极端,直到现在拔牙矫治与不拔牙矫治仍是我们临床上所面临的主要问题之一。特别是一些边缘性的患者,有些人认为不拔牙治疗可以保全完整牙列,而持相反观点者则认为拔牙治疗对一些患者而言仍是解决其牙颌畸形的必要手段。

　　历史上这两种不同观点的代表人物分别为 Angle 和 Case。Angle 强调全牙列完整的重要性,他相信功能可促进基骨生长,认为当牙齿移至新的位置时新的牙槽骨改建到位,由此得出拔牙是绝对不需要的结论。而 Case 不同意上述观点,他认为新骨生长不可能超过其遗传决定的基骨大小,因此对某些错𬌗畸形来说拔牙是必需的。他强调牙复合体(dental complex)的空间位置和其对面部美观的影响。Tweed 的观点由不拔牙到拔牙转变。Tweed 认为治疗成功的标准为:面部平衡和协调;治疗后牙列稳定;软硬组织健康和咀嚼功能良好。他于 1944 年对治疗患者的随访研究表明拔牙治疗后其牙、颌、面表现较不拔牙者为好,面部美观而复发较少。Tweed 在 1945 年的一篇文章中写到:要达到解剖和生理的目的,50% 以上的患者需要拔牙治疗。20 世纪 70～80 年代,随着人们对牙列发育的进一步认识和牙颌畸形,特别是牙列拥挤的发生与发展的认识,重视错𬌗畸形的早期矫治,不拔牙矫治在欧美又逐渐形成了主流,拔牙率由 20 年前的 60%～80% 降至现在的 30% 或更少。我国由于颅骨、颌骨、牙齿以及面部结构的特征与白种人存在一定的差异,故拔牙比率远高于白种人。那么不拔牙矫治在我国汉族中是不是也存在应用的可能? 如果要采用不拔牙矫治,适应证的把握和临床应用的注意事项,都是我们应该关注的问题。

一、不拔牙矫治的基本概念、时机与适应证

　　1. 基本概念　　这里所讲的不拔牙矫治从狭义上来讲就是通过推磨牙远中移动、牙弓扩大、下颌唇挡等手段来获得间隙以解决牙列轻中度拥挤、少量的前牙内收、磨牙关系的调整等错𬌗问题。

　　现代流行的不拔牙治疗方法与 Angle 时代的不拔牙矫治方法有所不同。首先是选择标准和治疗目的不同,Anthony A Gianelly[1] 研究指出,如果在混合牙列晚期开始治疗,治疗目的不是减少面部突度,所有错𬌗畸形的患者中至少有 85% 可以采用不拔牙治疗。所以现代的不拔牙矫治介入时机要早,在混合牙列期进行,可以利用替牙间隙;二是矫治不需要大量间隙,重度拥挤或前突严重的患者不太适合不拔牙矫治的使用,特别凸面型的患者。而 Angle 缺乏对治疗目的和患者的选择。其次,现在人们对牙列间隙的获得有了新的认识,通过系列的牙列生长发育研究发现由于上颌骨远中的上颌结节是游离的,上颌磨牙可以向远中移动而不会影响颌骨本身的结构变化,每侧磨牙的远中移动可达 4.0mm 之多,从而为上颌牙列提供了良好的间隙保障。而下颌骨的牙列拥挤多数是由于乳磨牙早失,恒磨牙的前移而造成的,磨牙的远中移动或直立可以重新获得已经丧失间隙,称之为间隙的再获得。也就是说,上下牙列间隙的获得均可以通过磨牙的远中移动而获得,而 Angle 的间隙获得主要是通过牙弓的扩大而获得。再者,由于现代正畸手段越来越多,且与日益发展的正颌外科有更加紧密的结合,对牙周组织、颞下颌关节功能的认知更加深刻,增加了不拔牙矫治技术应用的可能性。

近年来,国内外许多学者都对不拔牙治疗进行了大量的研究,从临床角度和生物学角度都证实了不拔牙矫治的可能性和可行性。从临床角度来看,当患者牙齿排列在可用的牙槽骨内而不引起面部软组织侧貌不协调以及牙齿倾斜度、牙弓宽度和𬌗的问题,不拔牙矫治应该是治疗的首要选择。从生物学角度来看,保持完整的牙列可以较好地,较容易地维持一个平衡的𬌗,使牙齿之间有良好的接触关系和自身在颌骨中的正确位置。此外,牙槽骨是人体中代谢活跃的部分,在外力的作用下可发生形态的变化,而新的形态在口腔平衡范围之内可以保持稳定。

2．矫治时机　以推磨牙远中移动为主的不拔牙矫治一般认为在混合牙列晚期进行比较合适,特别是第二恒磨牙萌出之前进行。Mclnaney 及 Adams[2] 的研究认为对大多数儿童如果早期认识到牙列拥挤的存在,早期给予干预,促使牙弓发育,便能够提供给切牙排列的足够间隙,从而可以避免后期的拔牙矫治。Gianelly 对 100 例的模型研究分析得出结论:在混合牙列期的拥挤发生率为 85%;如果剩余间隙得以保存利用则在恒牙列时其拥挤发生率只有 23%,即有 77% 的个体可能有足够的间隙来排牙;如果采用唇挡(lip bumper)远中移动恒磨牙 1.0mm/ 侧,那么拥挤的发生率仅有 16%,即 84% 的人能够有切牙排列整齐的间隙。由此可见,在混合牙列期如果很好的控制剩余间隙,控制磨牙的近中移动和牙弓的宽度,可以在一定程度上减少牙列的拥挤度。我国虽然缺乏类似的数据,但牙列发育的基本趋势应该是一致的,如果在混合牙列能够控制好磨牙的近中移动,牙列拥挤的程度就会在一定程度上减轻。

成年人同样可以进行的不拔牙矫治,主要通过磨牙远中移动、轻度的牙弓扩大和牙齿减径的方式进行。

3．适应证　正畸治疗,无论是拔牙治疗还是不拔牙治疗,都不能以牺牲面部美观,𬌗的稳定性,口腔功能和牙周健康为代价。Angle Ⅰ类或Ⅱ类的错𬌗畸形一般认为是不拔牙矫治的主要对象,对于生长发育期的骨性Ⅱ类错𬌗患者要根据患者的骨性畸形严重程度、牙列拥挤度、切牙的唇向倾斜度和磨牙关系来考虑是否采用不拔牙矫治的方法。轻度骨性Ⅱ类畸形,可采用推磨牙向远中、限制上颌发育和促使下颌生长的方法;中度骨性畸形,限制上颌发育和刺激下颌生长;重度骨性畸形,使用功能性矫治器或同时配合上颌头帽控制上颌的生长。本章所讲的不拔牙矫治主要是推磨牙远中移动,纠正牙列轻、中度拥挤,轻度的牙槽骨前突或牙列前突等错𬌗畸形。

推磨牙向远中的适应证:

1．患者的侧貌一般在可接受的范围之内。

2．牙弓拥挤度,以轻度和中度拥挤为主,一般认为单侧拥挤在 4.0mm 以内。

3．磨牙出现严重的近中或舌向倾斜。

4．第二恒磨牙未萌出为最佳时机。

5．患者处于生长发育高峰期。

6．骨面型为低角或均角型。

所以,以骨性Ⅰ类、牙性Ⅰ类或Ⅱ类、牙弓拥挤轻度或中度的患者最为理想;轻度骨性Ⅱ类或轻度上颌前突,磨牙Ⅱ类关系的患者也较为适合推磨牙向远中。对于那些可拔牙可不拔牙的边缘性患者,从保护牙齿的角度来讲,这些患者应当首先采用不拔牙矫治的方法。此外,患者的合作态度也十分重要,主动合作的患者治疗成功率明显高于不主动者。

我国汉族人的面型、牙弓形态与突度、颌骨突度、牙弓拥挤度以及审美观与白种人有着明显的差异:①中国人面型的突度本身比白种人大,当白种人切牙唇侧移动后对面型的影响并不大,而东方人切牙唇侧移动直接对唇的突度有着明显的影响。现代不拔牙矫治的核心是磨牙远中移动,但磨牙远中移动的副作用就是切牙的唇向移动,如何控制切牙的唇向移动是磨牙远中移动临床应用的关键。所以,为了不增加面部突度,对于一些Ⅱ类错𬌗,面部突度较大的患者就要慎用不拔牙矫治方法。因此,我国不拔牙矫治的比率比白种人群要低许多。②我国上颌切牙唇侧倾斜度比白种人略大一些,允许切牙的唇倾程度要小一些。而现代推磨牙远中的任何矫治器都会多多少少的使上颌切牙唇倾。

成年人不拔牙矫治推上颌磨牙远中移动,由于第二、第三恒磨牙已经萌出,磨牙的远中移动比替牙期通常困难一些,如果选择推磨牙远中移动方式,考虑拔除第三恒磨牙,以便给磨牙的远中移动提供良好的空间和减少阻力。同时,将第一、第二恒磨牙同时向远中移动时需要较大的支抗支持,在支抗设计时应给予充分的考虑，种植支抗的出现给磨牙远中移动的支抗选择提供可靠的保障。同时还需要对磨牙远中移动的方向和颊舌向倾斜度进行良好的控制。下颌磨牙的远中移动一般选择第一、二磨牙前倾的情况下进行，预后可能更有保证。

成年人矫治，间隙需求在4～5mm左右，可以选择牙齿减径（邻面去釉）的方式进行，但是，如何在减径后恢复牙齿之间的邻接点是矫治的关键，ARS（Air Rotor Stripping）、金刚砂片等减径方式对牙齿邻接点的保护和保全具有较好的效果。

成年人进行不拔牙矫治时需要综合考虑唇与牙齿的突度、牙弓拥挤程度和可获得间隙的途径以及可能的间隙量。在成年人不拔牙矫治中的间隙来源主要依靠磨牙的远中移动和牙齿减径来获得，牙弓的扩大只能提供大约2～3mm的间隙，过多的扩大牙弓会带来牙周组织的损害、矫治结果不稳定和过高的复发率。2012年 *Sheldon Peck* 的文章评论说过度的依靠牙弓扩大进行不拔牙矫治实际上是把正畸带回循证医学前时代，过量扩大牙弓的不拔牙矫治是迎合了患者的心理和商业推广，是时髦而不是科学。

二、不拔牙矫治对颅面形态的影响

1. 拔牙矫治与不拔牙矫治对软组织侧貌的影响　关于拔牙矫治与不拔牙矫治对面部侧貌影响的争论由来已久，直到现在仍然存在着一些争议。一些正畸医师认为拔牙矫治会使面中1/3过于凹陷，不丰满，影响了面部的美观。不拔牙矫治可以保持面中部的丰满度，使面部更具有吸引力。面对不同的看法，国内外许多学者对拔牙矫治与不拔牙矫治是否对面部软组织侧貌造成影响进行广泛的的研究。

评价面部及侧貌是否和谐、美观主要参考五个标准：①面上部、面中部、面下部之间的比例是否和谐、均等；②上唇部从鼻下到唇红缘应该是一个轻微向前、向内的卷曲，而非直上直下；③下唇的位置应与上唇相平衡，与上唇平齐或位于其稍后方；④有适当的颏突度；⑤侧貌线的平衡关系；侧貌线（Z线）是指软组织颏前点与上下唇中最突点的连线，当侧貌线在鼻孔前部中点与鼻底相切时，侧貌较理想。James[3] 等人（1998年）以上述这些标准为基础，选取170名正畸患者，经过认真诊断及间隙分析并拍摄正位、侧位和微笑像，其中108名进行了拔牙矫治、62名进行非拔牙矫治，并分别测量170名患者治疗前后的Z角与E值，得出不拔牙组治疗前Z角均值为73.38°，E值均值为 −2.93mm，治疗后Z角均值为79.01°，E值均值为 −4.05mm；拔牙组治疗前Z角与E值平均值为66.61°和0.74mm，治疗后分别为73.74°和 −2.58mm。由此分析得出下述结论：①正畸治疗后，拔牙与不拔牙组的面部侧貌均值都在正常范围内；②治疗后不拔牙组唇部的平均位置比拔牙组稍后缩；③拔牙组治疗前的面部失衡更明显；④拔牙组治疗后面部平衡的改善更明显；⑤拔牙组中的所有患者，其颏部的突度，或者保持平衡，或者得到了改善；⑥两组患者治疗后的微笑像都是平衡而和谐的，只有那些有垂直方向骨性问题的患者例外；⑦如果有正确的诊断和治疗计划，合理地利用拔牙间隙，那么拔牙矫治就会创造面部的平衡美，而不是破坏它。由此可见，能够影响面部的侧貌和美观者，并非拔牙或不拔牙的治疗，而是正确的诊断和治疗计划的制订，以及矫治过程中对牙齿唇舌向，特别是上下颌切牙位置的控制。

Erdinc[4]（2007年）、Boley JC[5]（1998年）等人对两组拔牙与非拔牙矫治的正畸患者进行随访研究，都发现两组的软组织侧貌测量值无显著性差异。由此得出结论：有经验的正畸医师不应该仅凭面型就得出拔牙或不拔牙矫治的结论；两种治疗方法对侧貌产生的影响无显著性差异。

Bishara[6]（1997年）等对44例拔牙、47例不拔牙的Ⅱ类第一分类，均用 Edgewise 治疗的患者的治疗前、治疗结束时、治疗后2年的X线头影测量片进行了分析研究，结果表明，拔牙组较不拔牙组面部软组织突度及上下唇突度的减少在治疗后有着显著性差异，这种结果在2年后依然保持。Yong对198例用5种不同的方法治疗的患者进行拔牙矫治与不拔牙矫治对软组织的影响的研究结果也表明，不拔牙矫治比拔牙矫治在侧貌改变方面较少，但存在个体差异。

许天民 [7] 等对临界状态的拔牙矫治和不拔牙矫治的患者侧貌进行了对比研究，发现拔牙矫治与不拔牙矫治对侧貌的影响主要在下唇，拔牙矫治对下唇突度的减小较为明显，颏部的斜度增大。两组对上唇的影响没有统计学上的差异。

由此看来，临床上采用拔牙矫治或不拔牙矫治应该与患者的错𬌗畸形诊断与治疗目标有关，也与患者本身的条件，如上下唇的突度、唇的厚度与紧张度等因素有关。同时，也与正畸医师在治疗过程中对上下颌切牙的位置控制能力有关，在治疗过程中过多上颌切牙唇舌向移动都会影响唇的突度，从而影响面部侧貌的形态。

2. 对髁状突位置及颞下颌关节影响的研究　目前，人们对颞下颌关节功能紊乱，特别是关节内结构紊乱（internal derangement）的了解很少而且存在有争论。髁状突后移位被人们普遍认为是一个危险因素，因其位置的变化导致局部的生物功能的紊乱——对维持关节血供和营养的双板区造成了压迫，从而引起颞下颌关节的功能变化。Major[8]（1997年）等研究了拔牙与不拔牙治疗对Ⅱ类患者髁状突位置的影响，22例拔牙、13例不拔牙，均用Edgewise治疗，治疗时间为21～25个月，治疗前后均拍颞下颌关节体层片。结果表明：不拔牙组治疗后关节前间隙有少量的增加（0.39～0.49mm），并有统计学意义，但认为无任何临床意义。拔牙组没有发现有明显的变化。

Gianelly[9]的纵向研究也指出拔牙组和不拔牙组的治疗中髁状突的位置大多没有改变，出现髁状突位置后移的患者少于5%，并且两组均有。McLaughlin和Bennett[10]的研究也比较TMD在拔牙矫治与不拔牙矫治在治疗后十年的患病率，结果显示两组之间并无差异。

由此看来，不拔牙矫治对颞下颌关节以及髁状突位置的影响并没有特别之处，也不会因为采用了不拔牙矫治而提高颞下颌关节疾病的患病率，故在治疗选择时可以不考虑有关问题。

3. 对下颌位置影响的研究　Yamaguchi和Nanda[11]对121例（48例不拔牙患者、73例拔牙），平均年龄12.2岁患者治疗前后的X线头影测量片进行了分析研究，发现拔牙矫治与不拔牙治疗都会出现下颌后旋转，但是不拔牙矫治出现的下颌骨后下旋转的几率要高于拔牙矫治。而这种下颌骨的顺时针旋转不利于Ⅱ类面型的改善，也不利于矫治结果的稳定。因此不论拔牙矫治或不拔牙矫治都要避免下颌骨的后旋转，均应在治疗中控制上下磨牙的垂直位置，否则磨牙的伸长将会抵消下颌生长所出现的逆时针旋转。多数学者认为拔牙治疗降低了前下面高（ANS-Me），而不拔牙治疗会增加前下面高。Schudy[12]也曾建议治疗低角面型患者应考虑不拔牙治疗、而高角面型则采用拔牙矫治的方法进行。Nanda也支持此观点，即不拔牙导致下颌后下旋转、前下面高增加，拔牙可以出现下颌前上旋转、前下面高减小。Chua AL[13]等1993年对174例（拔牙和不拔牙，Ⅰ类和Ⅱ类各半）患者进行研究，结果显示不拔牙的患者（包括Class Ⅰ和Class Ⅱ）出现前下面高的明显增加，而拔牙组则前下面高无明显变化。

以上研究提示不拔牙矫治可能会增加前面高，特别是面下1/3的高度，而这种增加是由于下颌骨后下旋转造成，而这种旋转可能与磨牙远中的移动有关。这种变化不利于Ⅱ类面型的患者，因此正畸医师在做不拔牙矫治的选择时应考虑患者的面型。同时，在进行磨牙远中移动的过程中要注意控制磨牙的垂直距离，保持面下1/3的高度。

三、不拔牙矫治的方法与原则

随着现代正畸技术理论及正颌外科技术的飞跃发展，越来越多的错𬌗患者都可以用不拔牙矫治的方法来解决问题。对于生长发育期已经结束的成人，可以结合相对应式的正颌外科手术进行治疗。对处于生长发育期轻度的骨性畸形，可采用推磨牙向远中、限制上颌发育和促进下颌生长的方法；中度及重度骨性畸形，可以使用功能性矫治器限制上颌发育和（或）刺激下颌生长。

为了纠正磨牙的Ⅱ类关系和创造间隙来排齐拥挤的牙齿或内收前突的上前牙，磨牙的远中移动是不拔牙治疗获得间隙的主要选择方式之一。磨牙远中移动的核心问题是如何将磨牙整体的移动，许多研究表明只有磨牙的冠根同时移向远中才能保持磨牙在新位置上的稳定。另一个关键点是如何增强前牙的支抗，防止支抗前牙唇向倾斜。目前所有推磨牙向远中的装置都是围绕这两个关键点进行设计的。本章中重点介绍几种推磨牙向远中（molar distalization）的常用方法。

（一）ACCO矫治装置（acrylic cervical occipital）

当单纯在牙冠上施加一向远中的力量（如螺旋推簧）时，磨牙仅仅会产生牙冠的远中倾斜移动，在治疗结束后极易发生复发。恰当使用口外力使磨牙牙根移向远中是非常必要的。ACCO是正畸医师最早使用的一种系统的不拔牙矫治技术，由Norman M. Cetlin和Ane Ten Hoeve[14]在20世纪80年代初开始使用并得到广泛推广，它主要分为四个部分：上颌活动矫治器（maxillary Cetlin plate）、口外弓、横腭杆（图 4-1）和唇挡。磨牙的整体移动是依靠口外弓和口内活动矫治器共同来完成，口内活动矫治器的作用是使磨牙的牙冠向远中移动，而口外弓的主要作用是使牙根向远中移动（图 4-2），从而使磨牙达到整体移动的效果。只要患者合作性良好，ACCO 这种矫治装置不仅可以为磨牙远移提供足够强的支抗，还能够保证磨牙有效的整体移动，产生充足的间隙。

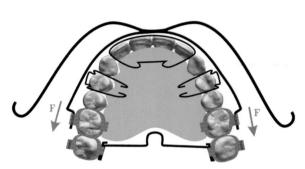

图 4-1　ACCO 中的上颌活动矫治器、口外弓和横腭杆

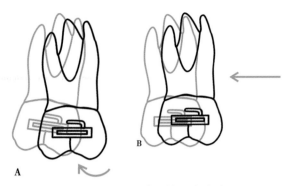

图 4-2　上颌磨牙的远中移动

A. 上颌磨牙的远中倾斜移动　B. 上颌磨牙的整体移动

注：橙色箭头表示牙齿移动方向，橙色线条牙齿为移动后

1. 上颌活动矫治器

（1）结构与功能：

①用 0.7mm 的圆不锈钢丝在第一前磨牙上作改良式箭头卡，去除第一前磨牙的邻间牙龈乳头 2.0mm 使箭头卡能伸入倒凹区，但不能破坏牙齿的解剖形态。箭头卡起固位作用。

②用 0.55mm×0.7mm 的方丝按上颌四个切牙的唇面形态弯成唇弓，距牙面 0.5mm，在侧切牙和尖牙之间弯入基板之中。

③用 0.7mm 的圆丝在第一恒磨牙处弯制眼圈簧。眼圈的直径为 5.0mm，簧臂位于第一磨牙的近中，与牙冠的接触点在冠的中部。簧臂应放在近中邻间牙龈的上方，由此来减少磨牙的倾斜程度。

④在眼圈簧的圈部和臂部铺上一层蜡以防止自凝塑胶的侵入。

⑤前牙区的唇弓用透明塑胶完全覆盖 0.55mm×0.7mm 的方丝直到侧切牙与尖牙的邻间部。腭侧的塑胶可用粉红色。

⑥完全清除眼圈簧、第二前磨牙、第一恒磨牙周围的塑胶，以利于这些牙齿的移动。

⑦当矫治器带入口内时，其固位来自于唇弓的紧密贴合和箭头卡的卡抱作用。如果需要附加的固位力，可以重衬前部的唇弓和调整箭头卡。

⑧在唇弓的塑胶上刻一个水平沟以容纳内弓来的牵引橡皮筋用于对抗磨牙眼圈簧的反作用力。

（2）矫治器的加力过程：

①放置簧臂到第一恒磨牙近中牙龈处的间隙要用强的分牙橡皮圈（图4-3）来获得，一般需 2～3 天的时间。

②每次每侧簧臂向远中调整 1.0～1.5mm（图 4-4），以产生 30g 推磨牙向远中的力。

③如果矫治器使用得当，可以在患者的腭侧黏膜上看到矫治器的印迹。

④在做任何远中加力之前，都要保证簧臂位于邻间牙龈组织之上。

⑤矫治器要求每天佩戴 24 小时，如果矫治器上带有𬌗板，吃饭时可以摘下，饭后重新戴上。佩戴时需配合口外弓的使用。

⑥上颌磨牙要推至 Superclass I 关系的过矫治状态。

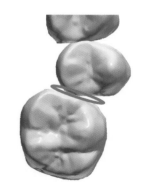

图 4-3　第一恒磨牙与第二前磨牙之间放置分牙橡皮圈

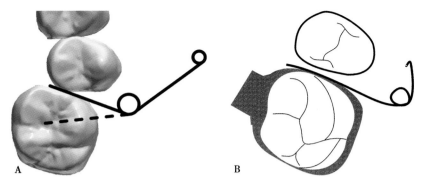

图 4-4 眼圈簧远中移动上颌第一磨牙
A. 上颌第一恒磨牙放置眼圈簧的位置 B. 上颌第一恒磨牙处眼圈簧远中加力的状况

病例一：ACCO 矫治器远移磨牙（图 4-5，图 4-6）

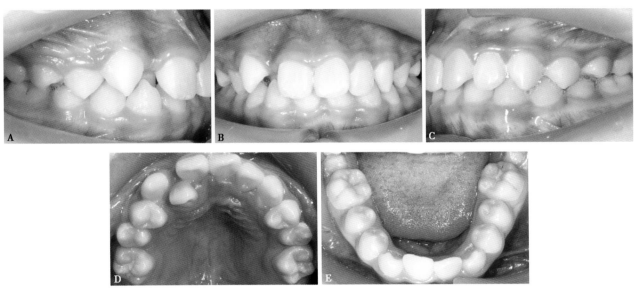

图 4-5 矫治前口内像，A2 腭侧错位

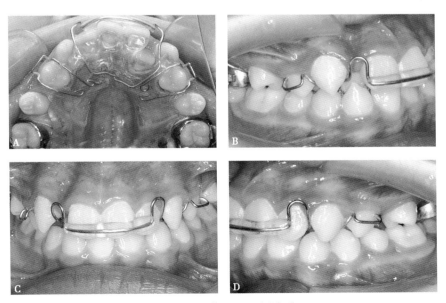

图 4-6 佩戴 ACCO 矫治后

2. 口外弓　口外弓矫治器由双弓组成（内弓和外弓）。作用在第一恒磨牙上，可使用两种牵引方式，低位牵引和高位牵引。口外弓的选择主要依赖于患者颌骨生长型来考虑。口外弓主要用于控制磨牙的牙根，每侧使用 150g 的力，每天需要戴 12～14 小时。使用低位牵引时，要将外弓弯向上有一个角度，当牵引时就会产生恰当的"力偶"使牙根移向远中，因为牵引的力线必须通过磨牙的抗力中心的根方。高位牵引时也是类似。

（1）低位牵引适用于闭合性生长型的患者（hypodivergent growth），要求：

①牵引的位置应在根尖区域，力线在磨牙的阻抗中心之上（center of resistance）；

②长而向上的外弓可使磨牙的旋转中心（center of rotation）位于牙尖处；

③与活动矫治器相配合，可以产生磨牙的整体远中移动；

④低位牵引可使磨牙轻度伸长，对闭合性的生长有一定程度上的代偿。

（2）高位牵引用于开张性生长型的患者（hyperdivergent growth），要求：

①牵引的力线也应在磨牙的阻抗中心之上；

②短而向上的外弓；

③与活动矫治器相配合，可以产生磨牙的整体远中移动；

④高位牵引可使磨牙轻度的压低，对开张性的生长有一定程度上的代偿，有利于Ⅱ类关系的纠正（图 4-7，图 4-8）。

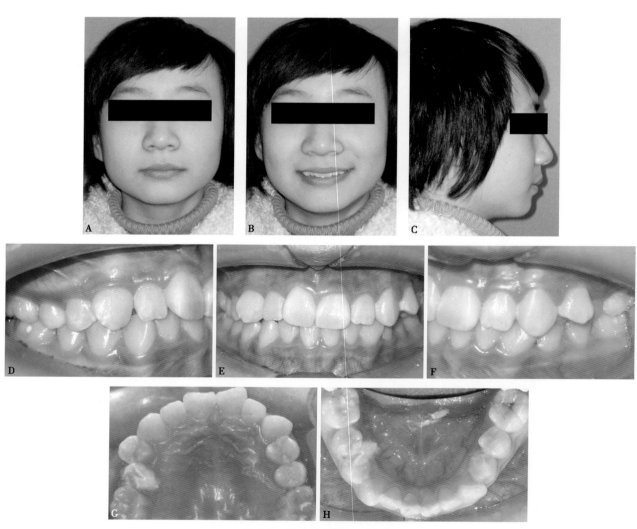

图 4-7　治疗前面像和口内像

A～C. 治疗前面像　　D～H. 治疗前口内像

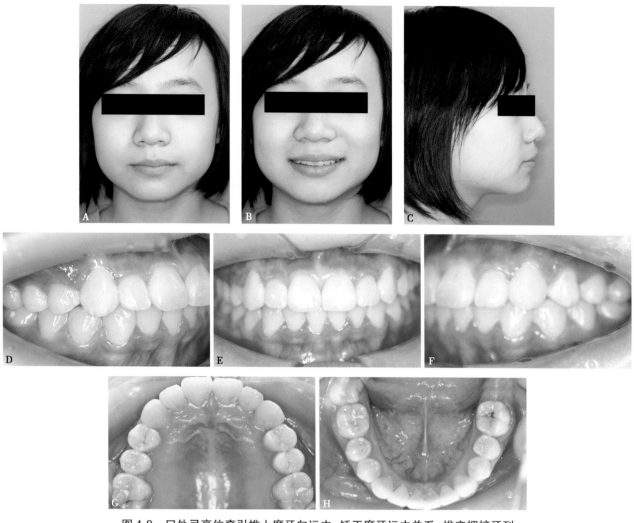

图4-8　口外弓高位牵引推上磨牙向远中，矫正磨牙远中关系、排齐拥挤牙列
A～C. 治疗后面像　D～H. 治疗后口内像

3. 横腭杆（transpalatal bar，TPB）

（1）横腭杆的组成：

①恒磨牙带环和腭侧磨牙管。

②直径0.9mm钢丝作成的腭杆，在中部有一个Coffin曲，这个曲的方向可以向前，也可以向后，但是作用却不同（图4-9，图4-10）。曲向前时，舌肌对横腭杆所产生的压缩转矩力位于磨牙对抗中心的前方，磨牙对该力的反应应该是牙根的远中倾斜，反之，曲向后时，该力将使磨牙的牙冠远中倾斜。

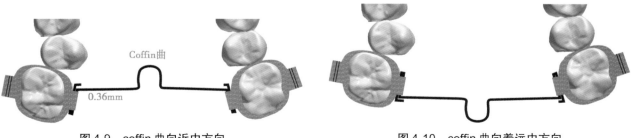

图4-9　coffin曲向近中方向　　　　　　　　　图4-10　coffin曲向着远中方向

（2）横腭杆的用途：

①纠正磨牙的旋转；

②使磨牙向远中移动以调整磨牙的前后向的关系；

③扩大牙弓或收缩牙弓；

④对磨牙产生转矩（torque）作用；

⑤增强支抗作用。

（3）横腭杆选择：

①用铜丝或口内量尺在研究模型上沿着腭的外形测量腭侧磨牙管之间的距离，与黏膜保持2.0mm的间隙。选择适当的横腭杆（图4-11）。

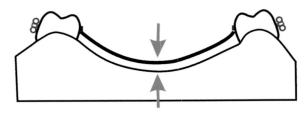

图4-11　横腭杆距腭黏膜的距离

②将腭侧牵引钩的末端弯向舌侧以利于磨牙的旋转。

③将横腭杆弯成与硬腭相似的形态。

④横腭杆的末端在取出时要避免损伤硬腭软组织。

⑤横腭杆的末端要被动的插入腭侧磨牙管内。

⑥放置横腭杆时要用恰当的器械夹住横腭杆或用牙线栓住钢丝以免意外事故的发生。

⑦将横腭杆用结扎丝或弹力圈栓在带环的磨牙管上以防脱出或吞咽发生。

⑧横腭杆放在第一和第二恒磨牙上产生旋转以利活动矫治器和口外弓的使用。

（4）横腭杆的调节和使用：

①旋转（rotation）：

A. 在纸上标记未加力的TPB水平臂的参考标志以便调整TPB时使用（图4-12）。

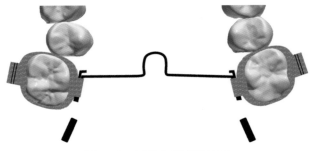

图4-12　标记水平臂的位置

B. 将插入舌侧管的TPB水平臂弯向舌侧进行纠正旋转的加力，加力后一端插入舌侧管中，使另一端恰好与对侧舌侧管在同一水平之上，并位于其远中，然后反过来再检查另一端，由此来确定合适的纠正旋转的调节（图4-13）。

C. 在一个方向上的力量应是温和的，不能同时进行纠正旋转和转矩。过度的加力将产生疼痛，但并不加速移动。

D. 大约6周时间重新调节一次，检查末端是否处于被动状态为加力的标准。

E. 扩张TPB使其近中侧宽于舌侧管1.5mm（图4-14）。

F. 在每次复诊时都要检查𬌗的情况。

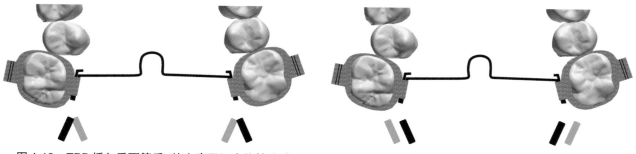

图4-13　TPB插入舌面管后,使上磨牙远中旋转移动　　　　图4-14　TPB扩大磨牙宽度的调整

②反𬌗的纠正(cross-bite correct):

A．逐渐扩大TPB直到磨牙反𬌗的纠正,前磨牙通常自行纠正。

B．在反𬌗纠正之后再进行磨牙的旋转纠正。

C．如果是单侧的反𬌗,应在正常侧进行垂直牵引。

③转距(torque):

A．磨牙通常需要舌向冠的转矩。

B．放置冠的舌向转矩可以竖直磨牙和压低腭尖。

C．调节TPB的末端,使一侧末端插入管内,而另一侧位于其舌侧管的𬌗方,当双侧都插入舌侧管后就会产生冠的舌向转矩。

(5)横腭杆常见的临床问题:最常见的临床并发症为软组织的损伤。由于不同患者的耐受程度不同,TPB不能伸入舌或硬腭的软组织之中。临床上可常常见到由TPB引起的舌面上有轻度的压痕,有时可能在舌上出现短时期的溃疡。如果TPB太接近硬腭组织,TPB有可能被组织包埋,一旦发生这种情况TPB就要被取下使组织愈合。另外,活动TPB可能发生松动、脱落和断裂的现象,有时取出时易发生腭黏膜的损伤。而焊接的TPB不易出现上述的现象,因此McNamara建议使用焊接的TPB。

4．唇挡(lip bumper)　使用唇挡可以通过牙槽骨和牙齿的颊向发育获得牙弓长度和周径;通过保持"E"间隙,保持牙弓长度;通过磨牙的颊向、远中的直立(uprighting)和旋转移动获得间隙,并使Spee曲线自行改正。

唇挡由直径1.2mm的硬不锈钢丝制成,整个钢丝用塑料套管覆盖或切牙区制作自凝塑胶垫,使唇肌与牙齿的接触分离(图4-15)。磨牙带环要求用较硬的不锈钢制成,磨牙管的内径为1.2mm,近中应有一个外展,使唇挡较易的插入磨牙管之中。在磨牙管前弯有一个U型的唇挡曲,唇挡曲的作用为:打开此曲可以调节唇弓的前后位置;打开曲使唇挡前段变平,颊段向外再插入磨牙管以调节牙弓的宽度;相对改变近远中臂的不同高度以调节垂直距离;改正磨牙的近中颊向扭转。

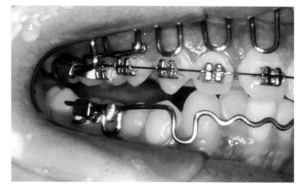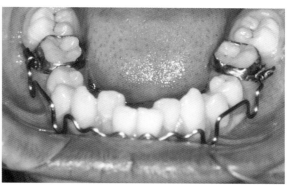

图4-15　唇挡

（1）制作（fabrication）：

①在下颌第一恒磨牙上粘上带环，如第二磨牙已萌出，带环可以放在第二恒磨牙上。

②将不锈钢丝弯制成下颌牙弓形态，在双侧磨牙管前做 U 型唇挡曲，此曲与磨牙颊面管相接触，可将唇肌的力量传递到下颌恒磨牙上（图 4-16）。

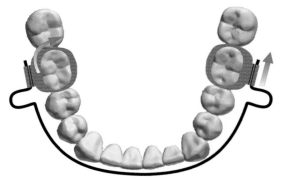

图 4-16　下颌唇挡对下颌磨牙的远中作用力和对磨牙的旋转

③在双侧的第一前磨牙区也可做一个 U 型曲，此曲的近中垂直部分位于尖牙的远中，用于调整前段的垂直高度，其余部分和唇挡的颊段位于临床牙冠的中 1/3，并向颊侧离开该牙段颊面 4～5mm。

④根据下前牙的轴倾斜度情况决定前磨牙处 U 型曲近中水平段的𬌗龈位置，当 1-MP，1-NB 角度小于均值时，将此段置于下前牙牙冠的中 1/3。当 1-MP，1-NB 角度大于均值时，则将此段置于下颌前牙龈缘与前庭沟移行皱褶之间。前段弓丝上的自凝塑胶垫𬌗龈高度 4.0mm 左右，塑胶垫在矢状方向上离开下前牙 2.0～3.0mm。

（2）唇挡前部位置的调节：

①切缘位：向前 1.5～2.0mm，唇将举起唇挡的前部，其长的作用臂对磨牙产生一个竖直的力，使磨牙竖直。

②冠中 1/3 位：向前 2.0mm，唇不再与切牙的唇面接触，切牙的唇舌平衡改变，切牙向前移动（牙槽骨也发生移动）。唇肌的力量传递至磨牙，使磨牙远中移动。

③龈缘位：向前 1.5mm，唇与切牙唇面接触，唇舌平衡没有改变，牙槽骨前后位不发生变化。

（3）唇挡颊部位置的调节：

①唇挡的位置必须消除牙与颊侧组织的接触。

②在磨牙和前磨牙区离开 5.0mm，尖牙区离开 3.0mm。

③唇挡颊部的水平高度的关键在于阻挡颊组织与牙齿的接触。

④U 型曲的垂直或水平外展弯要根据牙齿的位置和唇、颊与唇挡接触的方式来调节。

⑤当患者戴唇挡时，存在着扩张的趋势，所以在每次复诊时都要检查扩张情况，以防止不良的扩张机制存在。

（4）患者的合作：

①如果患者能较长时间的带唇挡，复诊时可在唇、颊的内侧黏膜上看到红色的印迹，塑胶出现着色。

②如果患者缺乏合作，可将唇挡结扎在带环之上。

（5）唇挡力量的调节：

①将唇挡的末端轻度弯向舌侧，可以纠正磨牙的近中舌向扭转。

②在磨牙的近中侧扩大 1.5mm。

③在无临床指征时不能随意的扩大或收缩唇挡。

（二）摆式矫治器（pendulum appliance）

摆式矫治器（pendulum appliance）是口腔正畸临床远中移动上颌磨牙的一种常用方法，在 1992 年由 Hilgers JJ[15] 报道。它是以上颌前部牙槽骨及上切牙为支抗后推磨牙，避免口外支抗给患者带来的不适和不便，大大减小了患者合作性对治疗结果的影响。Pendulum 矫治器可以开拓一定间隙以排齐上下牙列，尤其适用于上颌磨牙前移、上下切牙内倾、牙轴较直、生长型为平均生长型或水平生长型的患者。

Pendulum 矫治器的制作（图 4-17）：腭托位于前磨牙区的腭部，加力弓丝采用 0.7mm 不锈钢丝从腭托后份伸出，就位时插入第一磨牙舌侧管，口外调整好钟摆臂，使其推磨牙远移的力量约为 250g，每 4 周复诊一次。

Pendulum 矫治器远中移动磨牙时，产生较大的反向近中移动前牙的力量，从而导致较为明显的前牙唇倾。Jones 等人也研究发现前牙出现 1.8mm 唇向移动及 6° 的唇倾。Bondemark[16] 等人的研究结果分别是前牙移动 1.5～2.2mm，唇倾 4.4°。对于尖牙唇向错位、前牙拥挤的患者，在应用时应注意。可以采用轻力，在打开加力弹簧圈时，调整加力臂曲度，减小力量，以较为轻柔的力量推磨牙向远中，从而产生较小的反作用力，减少唇向移动前牙的副作用（图 4-18）。对于前牙区拥挤过于严重，牙齿错位明显，可以引起上颌磨牙伸长、下面高增大，对于高角患者应慎重。

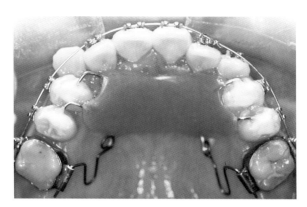

图 4-17　"摆式"矫治器（pendulum）

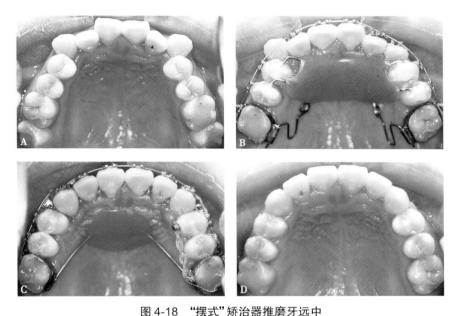

图 4-18　"摆式"矫治器推磨牙远中

A. 治疗前，前牙拥挤　B. "摆式"矫治器推磨牙远中　C. 上磨牙远中移动后，上颌换用 Nance 腭托保持其位置，固定矫治器排齐牙列　D. 治疗后，牙列整齐

（三）以骨内种植钉为支抗的远中移动磨牙装置

虽然 ACCO 能够使磨牙产生良好的远中整体移动效果，但是口内矫治装置及口外牵引均需要患者的配合才能发挥作用，如果患者配合较差，常常会导致支抗丧失、磨牙倾斜远移，甚至间隙重新关闭，导致治疗失败。治疗效果对患者本身的合作依赖性很强。随着正畸种植体支抗种类及技术的不断发展，越来越多的医师依靠骨内种植体为支抗，而不是依赖于上前牙、上颌树脂基托或 Nance 托作为支抗，设计出多种远中移动磨牙的非依赖性矫治装置。

颊侧微螺钉种植体在正畸拔牙治疗中，作为一种绝对支抗用来内收前牙取得了很好的临床效果。在不拔牙矫治中，如果后牙远中移动量不超过 3mm，也可将微螺钉种植体作为支抗使用（图 4-19），而且可以同时向远中移动多个牙齿，即一组牙，这在传统的力系统中是无法实现的。植入位置在第一磨牙与第二前磨牙之间。如果后牙远中移动量过大，后牙牙根在向远中移动的过程中可能会与种植体发生碰撞，此时可以考虑选用腭侧种植体。

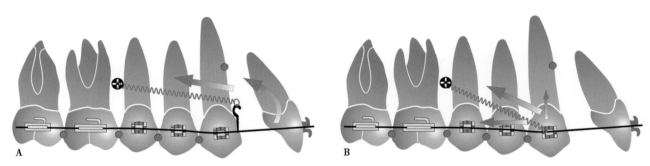

图4-19　颊侧微螺钉种植体推上牙列向远中移动
A.前牙未作"8"字结扎，上切牙受到根舌向冠唇齿向的力矩　B.前牙出现间隙后即可排齐拥挤的前牙

在非拔牙矫治，用种植体支抗远中移动整个牙列的过程中，牙齿的邻接关系成为牙齿远移的阻力，此时，前牙产生逆时针向运动，即根舌向移动，也就是说，前牙牙冠向远中移动，但牙根远中移动的更多。所以当后牙远中移动，创造出间隙后就应该立即排齐前牙并将前牙作"8"字结扎[17]（见图4-19）。

颊侧微螺钉种植体的植入位置在前庭沟区，位置越高，前牙承受的垂直向压低分力就越大（图4-20）。由于磨牙的远中移动，下颌平面角会增大，在力系统中的垂直向分力在一定程度上会抑制磨牙伸长，对抗下颌平面张开。由于远中向的力量施加于颊侧，因此，后牙会产生舌向倾斜，末端磨牙舌向旋转并舌向倾斜，这时需要在主弓丝上加冠颊向转矩（图4-21）。

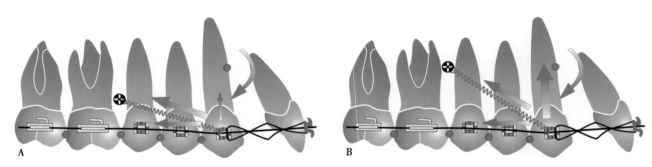

图4-20　颊侧微螺钉种植体的植入位置在前庭沟区，位置越高，前牙承受的垂直向压低分力就越大

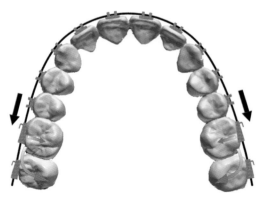

图4-21　由于远中向的力量施加于颊侧，后牙会产生舌向倾斜，末端磨牙舌向旋转并舌向倾斜

（四）ARS（Air-Rotor Stripping）

Air-Rotor Stripping是指在成年人使用高速手机或金刚砂片去除邻间釉质来获得间隙，以解除牙列拥挤或轻微的牙齿内收，该方法在1985年由JOHN J. SHERIDAN[18]介绍。到目前为止，还没有研究表明多少釉质去除就可以造成龋坏、冷热过敏或化学性的损害，SHERIDAN认为去除邻间50%的釉质不会引起患者的不适。如果每个邻面釉质去除0.5mm，6个前牙可以提供3mm左右的间隙，如果5—5每个牙齿进行邻间去釉，则每颌牙弓可以提供大约8.0mm的间隙。通过这种方式可以解除中度的拥挤，也可以内收切牙。Air-Rotor Stripping与传统的邻间片切不同，它可以精确去除邻间釉质，同时还可以较好的保持牙齿邻面的形态，从而维持牙齿之间的接触关系。Air-Rotor Stripping主要步骤如图4-22：

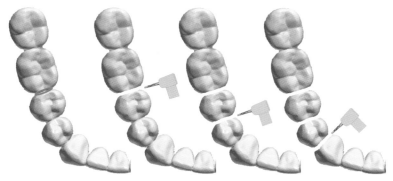

图 4-22　Air-Rotor Stripping 的主要步骤

第一步：排齐牙齿，牙齿之间的接触点正常

第二步：用分牙圈或分牙簧在第一恒磨牙与第二前磨牙进行分离

第三步：从两牙分开的间隙，用 0.5mm（699L 片切针头）的金刚砂针沿着牙齿邻间的形态进行磨除邻面釉质，磨除后要进行抛光。也可用金刚砂条沿邻间形态进行磨除。用含氟凝胶或含氟牙膏进行釉质的再矿化

第四步：磨出间隙后就移动前面的牙齿向后，逐渐将间隙移至希望的位置

邻面去釉矫治轻度牙列拥挤病例（图 4-23～4-25）。

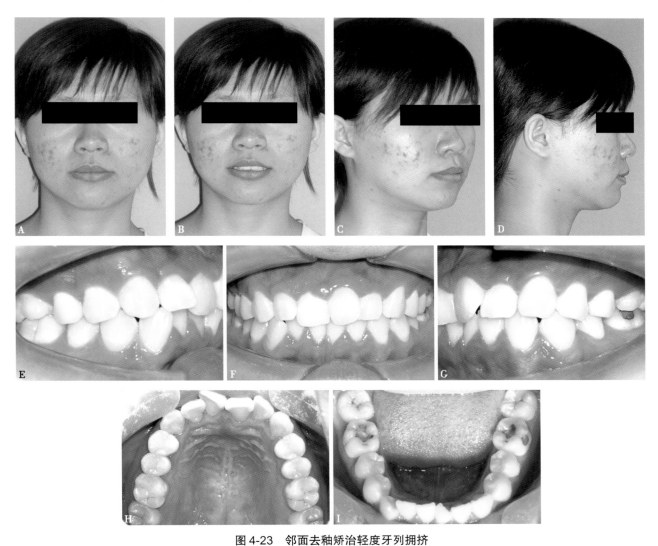

图 4-23　邻面去釉矫治轻度牙列拥挤

A～D. 矫治前面像为可接受的直面型　E～I. 矫治前口内像显示轻度牙列拥挤

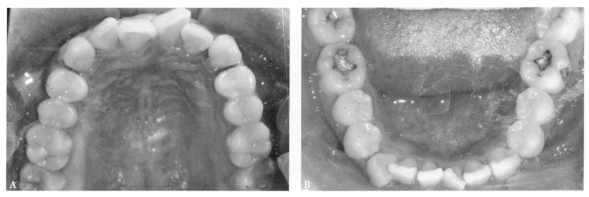

图 4-24　邻面去釉后

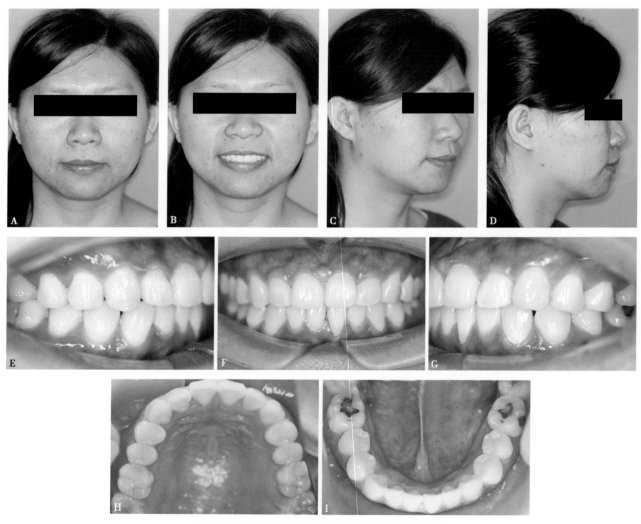

图 4-25　矫治后保持患者原来的面型，牙列排齐

四、不拔牙矫治的稳定性与复发

　　有关拔牙与不拔牙治疗后的稳定性曾有一些研究，一些研究认为拔牙的患者有更好的稳定性，如 Elms TN[19] 等比较了拔牙与不拔牙治疗拥挤的患者，拔牙组 6.3mm 拥挤被改正，保持后 1.6mm 拥挤复发，表明治愈了 75%；非拔牙组改正了 3.2mm 拥挤，而保持后 2.5mm 拥挤复发，治愈 25%。发现下切牙拥挤

拔牙治疗效果好，在他们的样本中 20 年后的观察拔牙组改正拥挤 64%，而不拔牙组为 19%。Paquelte 也有类似的结果，保持拔牙组 55% 的拥挤得到治愈，非拔牙组 34% 的拥挤得到治愈，从以上的结果表明，拔牙有利于治疗拥挤。

Rossouw[20] 等通过长期的临床研究，证实只要治疗初始时适应证选择合适，拔牙矫治与不拔牙矫治都能够取得良好的治疗效果，且长期稳定性在两组之间无差异。Mclnaney 及 Adams[2] 对用不拔牙治疗的患者保持结束后 1～7.5 年，平均 2.5 年，检查发现其效果稳定。Freitas[21] 等人对 40 例不拔牙矫治的患者进行了 5 年的随访观察，其下前牙拥挤拥挤度平均复发仅为 1.95mm（26.54%）。

判断正畸治疗是否成功应看其所达到的治疗结果是否能保持稳定。而以下因素可促进其稳定性：建立与肌肉功能协调和平衡的功能𬌗；牙齿轴倾正常并有好的尖窝关系；健康的牙周组织；下切牙正常位置和倾斜度；正常的颌间关系和有利的生长发育。造成复发的因素有：不好的治疗结果，扩大牙弓并改变牙弓形态，未能去除病因（如不良习惯），保持时间不足等。

参 考 文 献

1. Anthony A Gianelly. A Strategy for Nonextraction Class II Treatment. Semin Orthod，1998；4：26-32
2. Mclananey JB，Adams RM，Freeman M. A nonextraction approach to crowded dentitions in young children：early recognition and treatment. J Am Dent Assoc，1980，101（2）：251-257
3. James RD. A comparative study of facial profiles in extraction and nonextraction treatment. Am J Orthod Dentofacial Orthop，1998，114（3）：265-276
4. Erdinc AE，Nanda RS，Işiksal E. Relapse of anterior crowding in patients treated with extraction and nonextraction of premolars. Am J Orthod Dentofacial Orthop，2006，129（6）：775-784
5. Boley JC，Pontier JP，Smith S，et al. Facial changes in extraction and nonextraction patients. Angle Orthod，1998，68（6）：539-546
6. Bishara SE. Mandibular changes in persons with untreated and treated Class II division 1 malocclusion. Am J Orthod Dentofacial Orthop，1998，113（6）：661-673
7. Tian-Min Xu，Yan Liu，Min-Zhi Yang. Comparison of extraction versus nonextraction orthodontic treatment outcomes for borderline Chinese patients. Am J Orthod Dentofacial Orthop，2006，129：672-677
8. Major P，Kamelchuk L，Nebbe B，et al. Condyle displacement associated with premolar extraction and nonextraction orthodontic treatment of Class I malocclusion. Am J Orthod Dentofacial Orthop，1997，112（4）：435-440
9. Gianelly AA，BednarJ，Dietz VS. Japanese NiTi coils used to move molars distally. Am J Orthod Dentofac Orthop，1991，99：564-566
10. McLaughlin RP，Bennett JC. The extraction-nonextraction dilemma as it relates to TMD. Angle Orthod，1995，65（3）：175-186
11. Yamaguchi K，Nanda RS. The effects of extraction and nonextraction treatment on the mandibular position. Am J Orthod Dentofacial Orthop，1991，Nov 100（5）：443-452
12. Schudy GF. Letter to the editor. "Orthodontic treatment changes of chin position in Class II Division 1 patients". Am J Orthod Dentofacial Orthop，2007 Aug，132（2）：141-142
13. Chua AL，Lim JY，Lubit EC. The effects of extraction versus nonextraction orthodontic treatment on the growth of the lower anterior face height. Am J Orthod Dentofacial Orthop，1993 Oct，104（4）：361-368
14. Cetlin NM，Ten Hoeve A.Nonextraction treatment，J Clin Orthod，1983 Jun，17（6）：396-413
15. Hilgers JJ. The pendulum appliance for class II non-compliance therapy. J Clin Orthod，1992，26：706-714
16. Bondemark L，Karlsson I. Extraoral vs intraoral appliance for distal movement of maxillary first molars：a randomized controlled trial. Angle Orthod，2005 Sep，75（5）：699-706
17. Hyo-Sang Park，Tae-Geon Kwon，Jae-Hyun Sung. Nonextraction Treatment with Microscrew Implants.Angle orthod，2004，74：539-549
18. Ballard R，Sheridan J. Air-rotor stripping with the Essix anterior anchor. Journal of Clinical Orthodontics，30：371

19. Elms TN，Buschang PH，Alexander RG. Long-term stability of Class Ⅱ，Division 1，nonextraction cervical face-bow therapy：I. Model analysis. Am J Orthod Dentofacial Orthop，1996，109（3）：271-276

20. Rossouw PE，Preston CB，Lombard C. A longitudinal evaluation of extraction versus nonextraction treatment with special reference to the posttreatment irregularity of the lower incisors. Semin Orthod，1999，5（3）：160-170

21. Freitas KM，de Freitas MR，Henriques JF，et al. Postretention relapse of mandibular anterior crowding in patients treated without mandibular premolar extraction. Am J Orthod Dentofacial Orthop，2004，125（4）：480-487

第 5 章

Ⅱ类骨性错殆的矫形治疗
Orthopedic Treatment of Skeletal Class Ⅱ Malocclusion

沈刚* 赵宁* 冯静* 于泉* 赵君*
*上海交通大学第九人民医院

第一节　Ⅱ类骨性错殆的病理机制

一、Ⅱ类骨性错殆的临床表现

（一）牙殆特点

1907 年 Angle 在错殆畸形的分类中，将上下磨牙咬合关系为远中咬合关系称为Ⅱ类错殆，即远中错殆。此外，根据上颌切牙的唇、舌倾关系所形成的特征性咬合类型将其划分为 1 分类和 2 分类错殆。

安氏Ⅱ类 1 分类（图 5-1）错殆患者的三个主要特征可归纳为：磨牙远中殆，上切牙唇倾，前牙深覆殆、深覆盖。这类病人往往开唇露齿，对美观及功能都有一定影响。牙齿的改变在 X 线头影测量上常常表现为上中切牙唇倾度（U1-SN）和下中切牙唇倾度（L1-GoGn）均明显增大，上下中切牙角明显减小，上颌骨、上牙高度（ANS-U1/N-Me）和下颌骨、下牙高度（ME-L1/N-Me）均明显增加，前牙覆殆加深。

Ⅱ类 2 分类错殆（图 5-2）是矢状关系不调合并垂直关系的异常，在殆方面可归纳为有三大特征：磨牙远中殆、上切牙内倾、前牙呈闭锁性的深覆殆。该类错殆上下切牙，尤其是上颌切牙舌倾，致使上下中切牙角过大，这是Ⅱ类 2 分类错殆的重要体征。由于上下切牙之间缺乏有效的轴向压力，上切牙过分垂直萌出，加重了前牙的深覆殆。

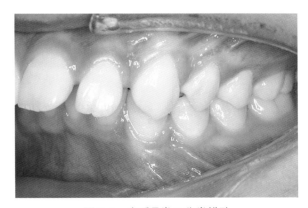

图 5-1　安氏Ⅱ类 1 分类错殆

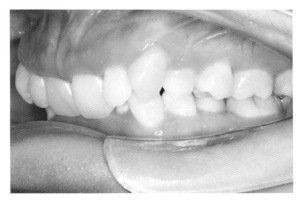

图 5-2　安氏Ⅱ类 2 分类错殆

（二）颌骨特点

SNA 角显示正常，SNB 角小，ANB 角较大。即上颌相对于颅底位置比较正常而下颌后缩，是安氏Ⅱ类 1 分类与 2 分类错殆的共同特征，这与 Pancherz 等报道的安氏Ⅱ类错殆畸形的颅面特征相一致。从而Ⅱ类骨性关系主要为上颌相对于下颌位置靠前，或者下颌相对于上颌位置后缩，或者复合表现。

研究显示,安氏Ⅱ类 1 分类的患者与正常人相比,有显著性差异的部位为下颌骨,头影测量方面呈现出上颌基骨长度增加,而下颌基骨长度减小。ANB 角和 Wits 值明显增大。说明上颌前突,下颌后缩,上下颌骨水平间距明显增大。

Ⅱ类 2 分类的患者 X 线头影测量分析显示:其下颌相对于颅面而言处于远中关系,而颅底和上颌体的长度一般来说是正常的,但下颌的长度均比正常略短一些。研究还认为:Ⅱ类 2 分类错𬌗畸形,除了上切牙舌倾外,其骨骼型类似于Ⅱ类 1 分类错𬌗,研究还发现 40% 的Ⅱ类 2 分类下颌为后缩位,下颌倾斜度明显减小,升支高度明显加大,前下面高度明显变小。因此其下颌在水平方向和垂直方向上均有发育异常。

下颌逆时针旋转生长的异常是Ⅱ类 2 分类错𬌗畸形的另一生长发育特征。Bjork 在下颌埋金属钉进行生长发育的纵向研究中发现Ⅱ类 2 分类错𬌗其下颌有向前、向上旋转生长的倾向,此逆时针方向生长发育的结果将导致前牙深覆𬌗和骨骼垂直关系的异常。

(三)面型表现

Ⅱ类骨性错𬌗的颅颌面各结构间普遍存在补偿关系,软硬组织对矢状向的骨骼不调有一定程度的代偿,然而不同的垂直向骨型也会影响其表型及程度,高角患者有更凸的软硬组织面角,面下 1/3 软组织厚度增加,腭平面和𬌗平面呈顺时针旋转趋势;低角患者颏部发育较好,对Ⅱ类骨面型有一定的掩饰效果,但是下切牙唇向倾斜代偿更加严重。临床上了解因垂直骨型不同所致的软硬组织差异的特征,明确软硬组织代偿的程度及其允许进一步代偿的潜力,有益于对此类患者的正确诊治。

从面部的垂直发育状况来看,安氏Ⅱ类 1 分类患者下颌平面角有减小趋势,但差异无统计学意义。全面突角(G-Pn-Pg')明显减小,说明面突度增大,上唇部相对鼻根部及下颌基骨呈前突表现,软组织颏部后缩的突面型侧貌。安氏Ⅱ类 1 分类患者受上前牙唇倾影响鼻唇角减小,上唇倾角减小;与正常相比,由于软组织 B 点的远中移位使下唇倾角减小,上下唇角减小,颏唇角减小。上唇厚(Ls-Si)明显减小,下唇厚(Li-L1)明显增大,说明安氏Ⅱ类 1 分类的患者上唇厚度减小但下唇厚度增加,这种唇部的代偿作用使上颌前突、下颌后缩的患者上唇部不至于太突,下唇部不至于太凹,因而上下颌软组织得到一定程度的协调。这种代偿在功能上使上下唇可接触或闭合,在形态上也使面部的畸形外观得到一定程度的改善。

另外在软组织 X 线头影测量研究方面还发现唇线过高是 Angle Ⅱ类 2 分类错𬌗普遍存在的软组织特征,不可避免地伴有露龈笑。

二、Ⅱ类骨性错𬌗的病理机制

Ⅱ类骨性错𬌗畸形由上下颌骨及牙弓矢状向关系不调引起,即上颌颌骨或牙弓过大或位置靠前,下颌颌骨或牙弓过小或位置靠后。该种颌骨及牙弓的关系不调主要受口腔不良习惯、遗传因素、全身及局部因素影响。

按照发病机制,Ⅱ类骨性错𬌗可分为牙槽性、骨源性、颌位性及混合性。

(一)牙槽性

1. 发生原因　一些口腔不良习惯如长期吮指、咬下唇等可造成上前牙唇倾,而由上前牙唇倾所引起的覆盖下唇习惯又可加重畸形的发展,使得上牙槽骨前突。

鼻咽部的疾患如慢性鼻炎、腺样体肥大等会造成上气道狭窄,患者逐渐形成口呼吸习惯。长期的口呼吸习惯会使唇肌松弛,上前牙及牙槽骨唇侧失去正常压力,导致上牙弓前突,上前牙唇倾。

另外,唇周肌肉张力松弛等局部因素也有可能造成牙槽性Ⅱ类骨性错𬌗。

2. 发病机制　牙槽性Ⅱ类骨性错𬌗畸形患者由于口腔不良习惯、全身或局部因素打破上前牙区生长发育平衡,导致上前牙唇倾。上前牙区牙槽骨随之发生改建,其改建方向与唇倾的上前牙一致,最终形成前突的上牙槽。

牙槽性Ⅱ类骨性错𬌗畸形上下颌骨的矢状向不调主要集中在前牙区,表现为前牙区深覆盖,上前牙唇倾,上牙槽前突并呈现出典型的"波浪状"凹凸,而磨牙关系主要为中性或远中关系(图 5-3)。头影测量的结果表现出特征性的牙槽骨与上前牙轴同向,即 SNA、U1-SN、U1-MxP 均增大。

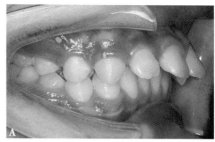
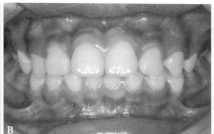
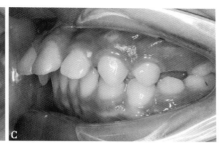
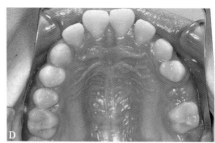
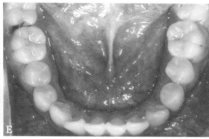
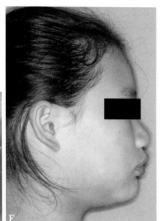

图 5-3　牙槽性Ⅱ类错𬌗畸形

（二）骨源性

1. 发生原因　骨源性的Ⅱ类骨性错𬌗畸形的主要原因是上颌发育过度，常伴有下颌骨的后下旋转。这种较为严重的颌骨畸形，主要受遗传因素影响。

2. 发病机制　骨源性Ⅱ类骨性错𬌗畸形在生长发育期即出现由遗传或全身因素所引起的上下颌骨大小、形态或位置关系异常，可表现为上颌发育过度或位置靠前所致的上颌前突，或下颌骨的形态大小明显异常，或上下颌骨都有不同程度的发育异常。上颌骨前突与下颌骨后缩会诱发上下前牙不同程度的代偿，上前牙直立或舌向倾斜，下切牙唇向倾斜，磨牙关系多呈Ⅰ类或Ⅱ类关系。对于上颌骨发育异常的骨源型Ⅱ类骨性错𬌗畸形患者，头影测量的结果为牙槽骨与上前牙轴反向，SNA 增大，U1-SN、U1-MxP 正常或减小（图 5-4）。

（三）颌位性

1. 发生原因　颌位性Ⅱ类骨性错𬌗的骨间位置失调主要是由下颌习惯性后退引起的，在口面肌功能失衡长期作用下，使得下颌骨相对上颌骨愈发后退。

2. 形成机制　颌位性Ⅱ类骨性错𬌗主要表现为下颌位置性后退，同时上颌正常或伴有牙槽性或骨源性前突。一般情况下，患者口周肌肉力量较弱，上前牙并没有很明显的代偿性改变，上颌前牙唇倾度表现为正常或稍有唇倾。后退的下颌导致前牙覆𬌗、覆盖呈现明显加大趋势，磨牙为远中关系，而下颌平面角通常为均角或低角。软组织侧貌因此表现出突面型、开唇露齿、颏唇沟加深的典型表现（图 5-5）。患者模拟下颌前伸时可明显观察到软组织侧貌的改善。

（四）混合性

1. 发生原因　混合性Ⅱ类骨性错𬌗指骨源性与颌位性的混合，发病原因同样受到遗传和环境两方面影响。上颌骨发育严重过度导致了上颌骨性前突，而下颌骨则习惯性后退。

2. 形成机制　混合性Ⅱ类骨性错𬌗的形成，首先是上颌骨在发育中表现出过度的生长，上前牙发生过度代偿而舌倾，上前牙区牙槽饱满，形成槽牙逆向。舌倾的上前牙限制了向前生长中的下颌骨，导致下颌骨位置明显后退同时向前生长量不足。上前牙区可出现显著的拥挤，磨牙常表现为远中关系。由于上前牙的重度代偿软组织侧貌并不表现出严重的前突。患者常伴有双侧颞下颌关节症状（图 5-6）。

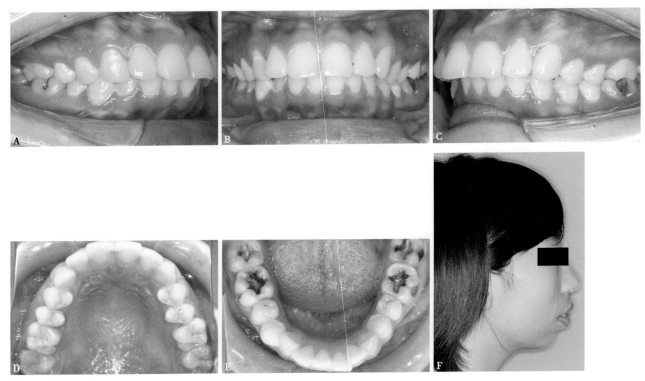

图 5-4　骨源型Ⅱ类错𬌗畸形

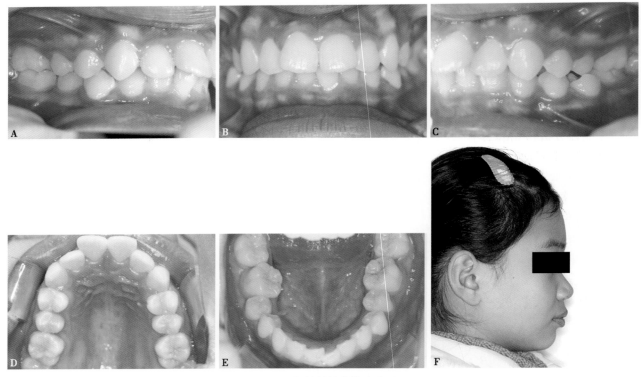

图 5-5　颌位性Ⅱ类错𬌗畸形

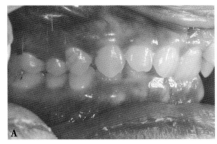
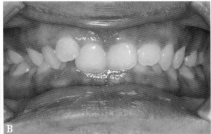
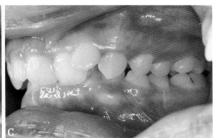
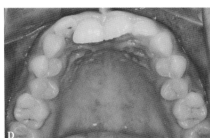
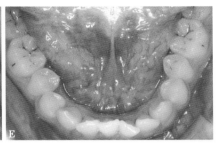

图 5-6　混合性Ⅱ类错𬌗畸形

第二节　Ⅱ类骨性错𬌗的治疗策略

一、常规治疗

（一）适应指征

Ⅱ类骨性错𬌗是指下颌骨相对于上颌骨处于后缩位或上颌骨相对于下颌骨处于前突位置，ANB 角大于 5°。临床可表现为下颌后缩，闭唇时颏肌紧张，颏唇沟变浅或消失，面下 1/3 短；上颌前突，开唇露齿，前牙深覆𬌗、深覆盖，或者两者兼而有之，是临床上比较常见的错𬌗畸形。

Ⅱ类骨性错𬌗畸形的矫治方法通常有常规治疗、矫形治疗和正颌正畸联合治疗。常规治疗是指正畸掩饰性治疗，可通过拔牙矫治移动牙齿，达到正常的磨牙关系和切牙的覆𬌗覆盖关系，即通过正畸治疗的牙齿移动，来掩饰上下颌骨间关系的不调，而取得相对满意的矫治效果；Ⅱ类骨性错𬌗畸形的掩饰性治疗是正畸治疗的难点之一，正畸掩饰治疗通过不同的拔牙模式，移动上下牙齿来掩饰上下颌骨间的Ⅱ类不调关系，改善软组织侧貌，拔牙模式应根据颌骨畸形程度和生长型、磨牙远中关系程度、牙列拥挤度等畸形特征，具体分析，严格选择。矫治过程中，应结合不同拔牙方案的矫治特点，注意支抗、前牙转矩等的控制，以获得相对理想的治疗效果。

对于生长发育期的Ⅱ类骨性错𬌗畸形患者采用矫形治疗可以取得较好的效果，而对于生长发育晚期、已发育完成的青年人和成人的Ⅱ类骨性错𬌗患者则适宜采取常规治疗。生长发育晚期、已发育完成的青年人和成人患者生长潜力较小或已无生长潜力，骨适应性较小，矫形治疗效果欠佳且后期稳定性差。对于轻度或中度Ⅱ类骨性错𬌗畸形，可通过牙齿的移动，达到正常的磨牙关系和前牙覆𬌗覆盖关系，来掩饰上下颌骨间关系的不调，改善面型。而对于处于生长发育期，垂直生长型的Ⅱ类骨性错𬌗患者，功能性的下颌前导容易导致下颌平面角增加，下颌平面顺时针旋转而加重下颌后缩，这部分患者可能适宜通过正畸的常规治疗来改善。对于严重的成人Ⅱ类骨性错𬌗畸形，颌骨位置关系明显异常者，以及中度Ⅱ类骨性错𬌗伴牙列严重拥挤（即拔牙间隙仅供排齐牙列，无法内收前牙）患者应选择通过正畸 - 正颌联合治疗来改善。

由于Ⅱ类错𬌗患者治疗过程中通常会使用Ⅱ类弹性牵引，使上颌切牙内收的同时，近中移动下颌磨牙，矫正深覆盖和磨牙关系，但垂直向的分力容易使磨牙伸长，使得下颌平面角和下面高增加。高角型的Ⅱ类患者咀嚼肌力弱，颌骨骨密度低，支抗磨牙容易前移、升高，下颌平面顺时针旋转后将加重下颌后缩面型。所以对于高角型骨性Ⅱ类患者应注意后牙垂直向的控制和上前牙的充分内收。对于上前牙较直立或内倾的骨性Ⅱ类患者，在内收前牙时应注意上前牙转矩的控制，避免上前牙牙根与唇侧骨皮质接触后发生牙根吸收和牙根暴露的风险。

（二）治疗机理

Ⅱ类骨性错𬌗畸形患者的常规治疗指通过各种正畸手段移动牙齿，使牙槽发生一定程度的改建，进而掩饰甚至在小范围内改善不协调的上下颌骨关系，最终达到较为理想的咬合及唇齿关系，使患者的面型获得一定程度改善的治疗方式。对于骨性Ⅱ类患者，最高的治疗总原则是做最大的骨骼调整及最小的牙齿代偿，但如上所述，很多情况下选择单纯正畸掩饰性治疗是一种利弊权衡下的妥协，常常是无奈之举。不过随着研究的不断深入以及正畸手段的不断丰富，已经有越来越多的学者认同牙槽骨能够在较大范围内发生改建，这是现在许多较严重的骨性Ⅱ类患者能够通过正畸掩饰性治疗获得显著改善的关键所在。轻力的使用和有控制的牙齿移动对牙槽骨的理想改建非常重要。许多研究表明上牙槽座点（A点）能够在上前牙内收后发生向内的移动，这样即使下颌没有变化，仍然能够减小原先较大的ANB角。此外，正畸治疗解除牙齿干扰和锁结关系，能够使部分患者下颌位置获得自动前移；而对后牙段牙槽高度的控制甚至降低，能够使下颌发生一定程度的逆时针旋转，这些都能够一定程度前移下牙槽座点（B点）和颏前点（Pog点），也能够最终减小ANB角。总之，严格而有计划的正畸牙移动最终能够在三个方向上改善骨性Ⅱ类上下颌骨关系：

1. 矢状向　大多数骨性Ⅱ类患者尤其是Ⅱ类1分类患者常以上前牙前突或面型较突为主诉，通过各种方式（以减数治疗为主）内收上前牙均能够改善患者的前牙关系和原先较突的面型。需要注意的是，哪怕患者上前牙在治疗前唇倾度很大，临床医师在内收时仍要时刻注意上前牙的转矩控制和施力的大小，避免过快的倾斜移动，这样容易导致牙槽骨来不及改建，最终形成过于内倾的上前牙和相对较为前突的上牙槽，这对患者的微笑及侧貌面型甚至牙周组织均是不利的。上前牙切端及根尖均向内移动能够在减小前牙覆盖的同时减小上牙槽的突度，这对上颌前突的患者非常有帮助。对于下颌骨来说，单纯正畸治疗很难大幅前移，临床上通常采用Ⅱ类牵引来前移下牙列，其中以下前牙唇倾为主，牙槽改建只占相当小的比重。一般来说，正畸掩饰治疗的骨性Ⅱ类患者最终上前牙的唇倾度略小于正常值，下前牙的唇倾度略大于正常值，但下前牙的唇倾应更谨慎，一是因为下前牙唇倾度对唇部位置影响很大，过于唇倾对侧貌不利；二是因为下前牙区牙槽骨厚度较薄，更容易出现骨开窗、骨开裂、牙龈退缩等牙周问题。

2. 水平向　许多骨性Ⅱ类患者上颌牙弓存在一定程度的狭窄，通过正畸轻力的横向开展能够使上颌后牙段的牙槽骨发生改建，纠正大部分的上牙弓狭窄。狭窄的上牙弓对下颌前伸及生长具有限制作用，患者下颌因此处于被迫的后退位，在解除这种锁结关系后，部分患者下颌能够自行向前调整，从而在一定程度上改善了Ⅱ类的骨性关系。在水平开展上牙弓时除了需要应用轻力外，控制后牙转矩同样非常重要，单纯颊向倾斜上后牙会造成舌尖下坠，除了咬合干扰外还会引起下颌顺时针旋转，这对Ⅱ类骨型的改正十分不利；且后牙牙根若不向颊侧移动，则牙槽骨改建十分有限，也容易出现颊侧牙龈的退缩。此外，上牙弓的宽度改善同时也使下牙弓能够增宽与之协调，为排齐下牙列提供一定间隙，在下颌不拔牙的病例中一定程度上防止了下前牙过度唇倾。

3. 垂直向　骨性Ⅱ类患者在东方人种中上颌发育过度者明显较高加索人种多，上颌发育过度除矢状向不调外还往往伴随着垂直向发育过度，因此骨性Ⅱ类高角患者在临床上非常常见。这类患者正畸治疗成功的关键在于后牙垂直向的控制。对于后牙段牙槽高度明显增加的患者，通过种植支抗等手段压低后牙从而降低整体后牙段牙槽高度能够使下颌发生一定程度的逆时针旋转，这对最终减小患者的矢状向Ⅱ类关系并改善面型有巨大的帮助。

4. 方案选择

（1）非拔牙矫治：

①推磨牙向远中：当牙列轻度拥挤且前突不明显、有各种原因所致的磨牙前移者、第三磨牙缺失或预后不佳时，可以考虑采用推磨牙向远中的治疗方案。推磨牙向远中需要注意控制磨牙的倾斜度，尽量使作用力经过或靠近磨牙旋转中心，以减少在磨牙远移过程中牙冠的远中倾斜。由于单纯推磨牙向远中或

多或少会出现一定程度的磨牙伸长及远中倾斜，故不适宜用在骨性Ⅱ类高角患者。常用的推磨牙向远中的方法有：口外弓、J钩等口外装置；唇挡、摆式矫治器、GMD双轨道矫治器等口内装置；以及现在广泛采用的种植体支抗技术，种植支抗可与固定矫治器联合使用，采取直接或间接支抗方式，也可与上述口内矫治器联合使用，将原先作用在前部牙齿的力转移到种植支抗上，使矫治效率和效果大幅提高（图5-7，图5-8）。

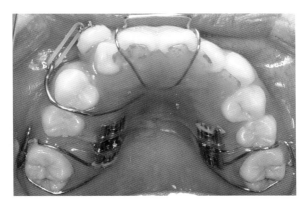

图5-7　活动式磨牙远移装置

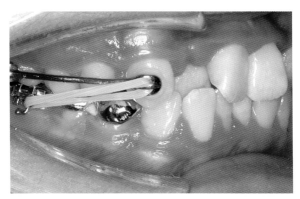

图5-8　固定式磨牙远移装置

②推全牙列向远中：对于治疗前覆盖在4～5mm以前突为主的骨性Ⅱ类患者，可以使用种植支抗进行全牙列的远移。全牙列整体远移时种植体支抗需要避开牙根，上颌可以选择颧牙槽嵴下区，下颌可以选择外斜线植入微螺钉，或者使用微钛板以避开牙根。全牙列远移对种植支抗植入要求相对较高，但一旦成功植入，远移效果好，后续操作安全简便。对于高角有开𬌗倾向的患者，如果必须要远移全牙列，则需要同时压低上颌后牙以减少后牙段牙槽高度，使下颌能够逆时针旋转。这样既纠正了开𬌗同时又改善了Ⅱ类骨性关系。对于高角深覆𬌗患者，往往其前牙区牙槽高度同样发育过度，所以在压低后牙段的同时还需要在前牙区植入种植支抗以压低前牙，通过3～4颗种植支抗对上颌全牙列进行压低以及远移，这样在改善Ⅱ类关系的同时，还能解决患者的露龈问题。

（2）拔牙矫治：

①拔上4下4：当患者呈轻度骨性Ⅱ类关系，磨牙为轻度远中关系，且主要为上下前牙拥挤伴前突时，可以选择这种拔牙模式。磨牙关系可以通过上下支抗处理的不同及Ⅱ类牵引来调整。选择上4下4时对于上颌支抗的保护尤为重要，尤其当患者为高角时，上颌支抗容易丢失，且不易进行长时间Ⅱ类牵引。必要时可使用口内辅助装置、口外力或种植支抗。

②拔上4下5：当患者骨性Ⅱ类关系较明显，磨牙关系尖对尖偏完全远中甚至为完全远中，下前牙拥挤度或唇倾度不大时，可以选择这种拔牙模式。拔下5有利于下磨牙的近中移动来调整磨牙关系，上颌一般均为强支抗，使上前牙充分内收。有时强支抗尚不足以调整磨牙关系为安氏Ⅰ类，甚至需要整体远移上颌全牙列。下颌拔5时下磨牙在近中移动时容易近中倾斜，需要注意控制。

③拔上5下5：当患者为安氏Ⅱ类2分类，面型较好，存在中度拥挤，且又偏高角，排齐后可能破坏面型时，可以考虑拔除四个5。中等偏弱支抗，在排齐前牙维持面型的基础上让磨牙近中移动，治疗时需要注意垂直向控制。

④拔除上颌前磨牙（4或5）：当患者磨牙关系尖对尖偏完全远中甚至为完全远中，上颌拥挤度大或上前牙明显唇倾，下颌相对较正常时，在某些时候可以选择单纯拔除上颌一对前磨牙。这种模式疗程较短，但有时下颌需邻面去釉，治疗后磨牙关系为完全远中，尖牙关系为中性。

⑤拔除上颌4及一颗下切牙：这种方案一般较少选择，临床上选择这种拔牙方式往往是成年患者，主要表现为下前牙的拥挤，甚至有一颗牙牙周情况不理想，上颌拥挤前突明显，覆𬌗、覆盖较大。治疗前需评估Bolton指数，必要时上前牙做少许邻面去釉。且治疗前需明确告知患者下中线不复存在的问题。治疗后磨牙为完全远中或偏尖对尖关系，尖牙尽量调整为中性关系。

二、特殊矫形

通过矫形方法对颌面部生长型进行干预，从而纠正严重骨性错𬌗是口腔正畸治疗学中的重要部分。矫形治疗，泛指用较大的力量施加在牙弓、牙槽、颌骨骨缝及整个上下颌骨，达到骨缝内或颞下颌关节的组织改建，牙槽及颌骨形态的重塑及颌骨位置、结构、方向改变的目的。功能性矫治，是矫形治疗的一个方面，通过利用生长发育期青少年口腔颌面部肌肉的力量，干预上颌骨缝及下颌的发育，以达到改善颌骨矢状向位置关系的目的。功能性矫治器与传统固定矫治器的不同之处，在于其并不直接在牙齿上施加作用力的作用，而是通过肌肉将力传导至骨的生长发育中心，从而达到治疗骨性Ⅱ类畸形的目的。

（一）适应指征

1. 颌骨矢状向位置关系　Ⅱ类骨性错𬌗畸形形成机制受上下颌骨矢状向位置及相互关系的影响，可分为以下几种类型：下颌位置后退或后下旋转引起的下颌后缩、上颌发育过度以及两者同时存在。Ⅱ类骨性错𬌗的治疗需根据上下颌骨的矢状向不调的原因和性质，达到改善颌骨关系的治疗效果。

对于单纯下颌位置后退或后退为主导伴上颌骨性前突的Ⅱ类错𬌗，最主要的矫治目标是刺激下颌骨的生长。肌激动器（Activator）将口周肌肉功能性运动所产生的力量传递至颌骨，使其受干预而前伸，刺激髁突软骨生长及关节窝重建，从而达到促进下颌骨生长的目的。但在临床应用时，发现肌激动器会造成𬌗平面及下颌平面的顺时针旋转，故常联合头帽（headgear）一起使用。双颌垫矫治器（Twin-Block appliance，TBA）由上下两个颌垫组成，咬合时通过锁结的斜面引导下颌处于前伸位置，通过口周肌力作用，牵拉髁突向前离开关节窝，促进髁突及关节软骨的改建，达到"咬合跳跃"（bite jumping）的作用。同时，由于反作用力的影响，Twin-Block 矫治器抑制了上颌骨的进一步发育，推上后牙向远中移动。Herbst矫治器也能达到类似的作用。功能性矫治器改善因下颌后缩而导致的Ⅱ类骨性错𬌗畸形是否有效近年来颇受争议，主要集中在功能矫治器是否起到对骨骼的矫形作用，还是仅仅提前了骨骼原本的生长量[1-4]，但是仍然有很多学者提出，功能矫治器对下颌骨的生长存在促进作用，能够获得良好的临床效果[3,4]。

对于上颌骨源性前突伴下颌后下旋转（下颌后缩）所致的Ⅱ类骨性错𬌗，下颌平面角处于可控范围内，用常规的 Activator 或咬合前导装置往往治疗效果不佳。对于这一类错𬌗病例，主要治疗目标应放在如何限制上颌发育上，下颌位置不宜做过多改变。口外唇弓能有效抑制上颌生长，并且通过改变牵引力的方向，抑制上后牙的萌出，控制骨面型垂直向的发展。近年来，沈刚[5]等发明的半固定式 TBA（SGTB），由于在垂直向上的有效控制，也可用于这类错𬌗患者的治疗。SGTB（sagittal-guidance Twin-block appliance）是由粘固的上颌装置和活动的下颌装置组成，粘固式上颌装置由覆盖双侧后牙的𬌗垫和贴合腭部的扩弓器组成；活动式下颌装置通过第一前磨牙与第一磨牙上的箭头卡以及前牙区的球卡获得固位力。上颌𬌗垫颊侧相应于 4|4 部位包埋托槽，结合前牙固定矫治器用作为强支抗在早期排齐内收上前牙。SGTB 结合固定矫治器的双期治疗，通过前导下颌骨并限制上颌骨发育，同时伴随上下牙槽骨的改建，使具有生长潜力的Ⅱ类患者达到良好的牙-颌-面和谐的治疗结果。

总之，单纯上颌前突或单纯下颌后缩或下颌后退所占比例很小，通常两者同时存在，其中一种颌骨不调占主导地位。故在治疗之前需先明确造成Ⅱ类骨性错𬌗畸形的颌骨不调机制，以获得良好的疗效。

2. 生长发育潜力因素　矫形治疗主要用于生长发育期青少年的轻度骨性不调。在治疗时机的选择上也需慎重。Activator 的治疗时机主要是生长发育高峰前期或高峰期[5]；Twin-Block 适宜在生长发育高峰期使用，并持续整个高峰期[6]，SGTB 可适用于生长发育高峰后期；Herbst 矫治器除适用于生长发育期青少年外，对已过生长发育期的病例，能在缩短疗程的同时促进下颌骨的生长[7]。

3. 垂直骨面型的影响　在进行咬合前导时，应充分考虑功能性矫治器对垂直骨面型造成的影响。Activator 会使𬌗平面及下颌平面发生顺时针旋转，故对于低角Ⅱ类患者，能起到改善面型的作用，而对于开张型的病例，Activator 会导致高角加重，对面型的改变将起到相反的效果；Twin-Block 矫治器由于其颌垫的作用，同样会增加下颌平面角，故同样适合低角Ⅱ类错𬌗病例。对于伴有垂直向发育过度的骨性Ⅱ错𬌗，可选择头帽-肌激动器，使矫治力方向向后、向上，限制上颌骨垂直向生长的同时，促进下颌骨矢状向生长。

　　4. 其他　Herbst 矫治器适用于伴随口呼吸障碍而不能使用咬合前导装置的病例。除 Herbst 矫治器外，传统的功能性矫治器均为活动式矫治器，适用于配合程度高、口腔卫生良好的病例。对于依从性差、口腔卫生差的患者，选择粘固式 SGTB 或 Herbst 矫治器，24 小时发挥作用，效果更好。

　　（二）治疗机理

　　1. Activator　Activator 的作用机制目前仍存在许多争议。争议的焦点是在它主要抑制上颌生长还是刺激下颌骨生长[8-10]。但是有一点是明确的，肌激动器本身不施力，它是通过改变咀嚼肌的位置，使下颌下肌群被牵拉向前，并且将上颌与下颌连为一体，通过力的传导抑制上颌的生长，同时下颌骨被导向前，髁突发生改建，刺激下颌骨的生长发育（图 5-9）。

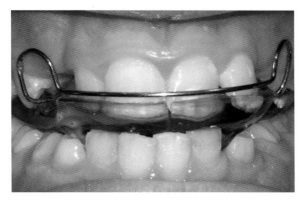

图 5-9　肌激动器

　　2. Twin-Block 矫治器　Twin-Block 矫治器在患者咬合时通过锁结的斜面引导下颌处于前伸位置，有效地利用了包括咀嚼力在内的所有功能性矫治力量，尤其是 SGTB，由于上颌部分固定，力量通过牙列引起牙槽骨的改变，有效地传递到颌骨从而限制上颌生长，甚至后移上颌骨，SGTB 同时减少了颞下颌关节区负荷，使髁突与关节盘在矫形力的作用下产生适应性改建，形成协调的颞下颌关节位置关系。通过Twin-Block 重建唇颊舌肌之间的肌动力平衡关系，使得牙、颌、面之间协调，达到矫治错𬌗畸形的目标。SGTB 设计简单，上下颌分开，体积小，不限制唇舌和下颌骨的正常运动，戴用时患者正常口腔功能较少受到影响，大大提高了患者的依从性，克服了其他活动式功能矫治器的缺点，作用时间连续，治疗快速有效，近年来得到广泛应用[11-13]。

　　3. Herbst 矫治器　Herbst 矫治器是完全粘固式的矫治器，通过连接上下颌的杆与管之间的作用，限制下颌位置，导下颌向前，同时由于上颌 - 矫治器 - 下颌连为一体，传导力至上颌，从而限制上颌生长。下颌位置的变化使咀嚼肌群平衡被打破，髁突与关节盘发生适应性改建，促进下颌生长。但是，学者们发现，Herbst 矫治器相比于其他功能性矫治装置，下前牙代偿性唇倾的现象更为明显。而近年来，沈刚等倡导的改良式 Herbst，克服了这方面的缺点。

　　4. 头帽 - 肌激动器　由于 Activator 使下颌骨顺时针旋转的副作用，目前临床上常将头帽与 Activator 联合使用，在促进下颌生长的同时，抑制上颌的生长。此外，改变头帽矫形力的方向，还能进行垂直向控制，限制上颌垂直向发育过度。

　　（三）方案选择

　　临床上治疗Ⅱ类骨性错𬌗的特殊矫治器种类繁多，功能各异，如何结合患者实际情况进行恰当的选择是我们正畸医师要考量的重点。

　　在进行方案的选择时，正畸医师主要应考虑以下几点：①患者的生长发育潜能到底还有多少；②若患者是位移性下颌后退，则应明确下颌后退程度及上颌前突程度；③若患者是发育不足导致的下颌后退，则应估量下颌的生长方向是否处于下颌旋转的正常范围内。

　　1910 年，挪威 Andresen 设计了肌激动器，主要用于替牙期或恒牙早期的低角或者均角安氏Ⅱ类 1 分类错𬌗的矫治。在患者咬合时，原来的肌平衡被打破，从而使咀嚼肌发挥矫治作用。其对上颌作用较小，但可促进下颌明显向前生长,同时可使下颌顺时针旋转。促进下后牙的萌出以矫治前牙深覆𬌗,并在一定程度上唇倾下切牙而达到一部分掩饰治疗的效果。

针对肌激动器对上颌向前发育抑制不明显的情况,Teuscher 将口外唇弓与肌激动器联合应用,从而适用于合并上颌前突、下颌后缩的Ⅱ类骨性错𬌗畸形患者以及高角病例。它对上颌、上切牙有较强的抑制作用,同时通过抑制上后牙的萌出控制上颌旋转,改善软组织侧貌,另一方面也限制了下颌的垂直发育倾向。

1982 年,苏格兰 Clark 最先提出双𬌗垫式矫治器(Twin-Block appliance,TBA)。主要适用于生长发育高峰期或稍后的早期Ⅱ类骨性错𬌗畸形,这种矫治器适宜在青春生长迸发期开始即使用,并持续整个迸发期[15]。结构上包括上下颌两个分开的部分,咬合时通过锁结的斜面引导下颌处于前伸位置,有效地利用了包括咀嚼力在内的所有功能性矫治力量。力量通过牙列引起牙槽骨的改变,传递到颌骨刺激下颌的生长和限制上颌生长,同时减少了颞下颌关节区负荷,使髁突与关节盘在矫形力的作用下产生适应性改建,形成协调的颞下颌关节位置关系。对于伴有上颌牙弓狭窄的病例,还可在上颌部分加用上颌扩弓器以达到同期扩展上颌牙弓的目的[16]。有实验证明对下颌骨在矢状向和垂直向生长量上 TBA 有确切的促进作用,同时能在一定程度上改善下颌骨的生长方向,增加垂直面高有利于深覆𬌗的治疗,但不利于垂直生长型患者。另外,对于生长发育期 Spee 曲线深的骨性Ⅱ类患者,TBA 能引导下颌表达出正常的生长。

TBA 通过重建唇颊舌肌之间的肌动力平衡关系,使得牙、颌、面之间协调,达到矫治错𬌗畸形的目标。其设计简单,上下颌分开,体积小,不限制唇舌和下颌骨的正常运动,戴用时患者正常口腔功能较少受到影响,大大提高了患者的依从性,克服了其他功能矫治器的缺点,可全天使用,对改善骨性Ⅱ类下颌后缩的硬组织侧貌有肯定的疗效,从而成为应用最广泛的功能矫治器之一。近年来,沈刚等发明的半固定式 TBA(SGTB),不仅能通过刺激髁突软骨生长重建关节窝引导下颌前移,同时还抑制上颌骨向前生长甚至后移上颌创造间隙,在临床上得到了广泛引用[17]。另外,SGTB 配合螺旋扩弓及𬌗垫在水平向及垂直向上都能达到有效的控制。

Emil Herbst 于 1934 年首创了 Herbst 矫治器,1979 年经由 Pancherz 的推广而广泛使用于临床。主要用于治疗青春高速发育期的安氏Ⅱ类错𬌗、骨性Ⅱ类伴高角病例,替牙晚期和恒牙𬌗初期均可使用。矫治器由机械部分和支抗部分组成,可将下颌维持在前伸位置进行各种功能运动,因此特别适用于下颌后缩的患者。实验证实它可刺激髁突生长同时抑制上颌发育,在改善骨性问题的同时还可改变牙列位置以将矫治作用最大化。同样,对于上颌狭窄病例可在上颌加用扩弓装置。但它不利于口腔卫生的维护且机械部分较易折断[18-19]。

三、手术介入

(一)适应指征

在过去,正畸医师只对一些严重骨性错𬌗畸形且无矫形治疗潜力的成人患者考虑手术介入的治疗方案,这类患者常表现为上、下颌骨位置或形态在三维方向的严重不调。换句话说,过去正畸医师的观念是只有当患者骨性错𬌗严重程度超出正畸代偿治疗极限时,才不得不求助于外科手段。然而,随着社会进步,患者对美观要求逐渐提高,同时也得益于正颌外科技术的发展与成熟,正畸 - 正颌联合治疗方案已经不仅仅局限于我们正畸医师"束手无策"的病例。正颌手术的社会接受程度越来越高,很多患者会为了追求更加完美的脸型,而选择对面型有更彻底改善的正畸 - 正颌联合治疗方案。此外,气道狭窄也是目前大家广泛关注的问题之一,而通过手术方式前徙下颌在改善面型的同时也能改善气道情况。这里需要特别指出的是,笔者认为正颌手术还是有别于目前广泛流行的"整容手术",正颌外科必须是和正畸治疗完美配合,相辅相成,从而达到理想的治疗结果,也就是功能、美观与稳定的统一。即便是目前流行的"surgery first"理念,在外科医师将颌骨移动到位之后,也需要正畸医师对咬合做最终调整。因此,笔者呼吁,我们作为现代正畸医师,有责任也有义务向广大患者群体宣教正畸 - 正颌治疗联合的重要性,即凡是涉及改变咬合关系的正颌手术都需要正畸治疗的配合。

当我们面对Ⅱ类骨性错𬌗时,手术介入的目的并不局限于纠正上、下颌骨的矢状向不调,而应从三维方向考虑手术介入的适应证。因为颞下颌关节铰链运动的独特特性,上颌骨垂直向发生改变时会让下颌发生旋转，从而产生矢状向的影响。同时对一些主诉露龈或露齿过多的患者，通过手术方法上抬上颌骨也能在正面观改善患者容貌。有一点可以得到认同的是，在众多骨性Ⅱ类患者群体中，伴随垂直向发育过度的比例并不占少数。此外，在治疗骨性Ⅱ类病例时，我们往往容易忽视的问题就是牙弓宽度的匹配，当外科医师将患者上、下颌骨矢状向畸形纠正时，往往伴随出现上颌牙弓宽度不足的情况，对于这类患者，依靠正畸牙移动匹配牙弓宽度抑或外科介入调整牙弓宽度也是我们要考虑的问题。最后，正畸医师应该特别警惕的是进展性的骨性Ⅱ类患者，尤其是伴有开𬌗症状。对于这类患者，要首先考虑并排除颞下颌关节疾病造成的Ⅱ类错𬌗。

（二）治疗机理

1. 协调颌骨位置　治疗机理为改变颌骨位置，主要包括上颌上抬后退、下颌旋转及前徙。改变颌骨位置也是当前最常见的正颌外科机制。目前对颌骨移动范围的极限也没有最终定论，但有一点可以肯定，颌骨移动幅度越大，影响术后稳定性的因素作用越大从而影响术后稳定性。

改变颌骨长度：对于一些严重下颌体部、下颌骨升支部长度不足的病例，单纯通过下颌骨前徙不能获得完美的效果或足够稳定的治疗结果，抑或对于一些尚未成年、但强烈希望改善颌骨发育不足的患者，可以通过牵张成骨术增加下颌骨的长度。对于一部分下颌骨严重发育不足的极端病例，甚至需要一期牵张成骨增加颌骨长度，二期正颌手术改变颌骨位置共同达到理想效果。

2. 修整颌骨轮廓　针对骨性Ⅱ类的颌骨轮廓修整主要指颏成型术（genioplasty），这种手术相对简单且手术风险小，不对咬合关系产生影响，因此不依赖复杂的正颌 - 正畸配合，但却能通过改变颏部形态而在一定程度上掩盖下颌骨位置或长度的不足，从而达到改善面型的目的，因此被认为是一种高"性价比"的外科介入方式（图5-10）。

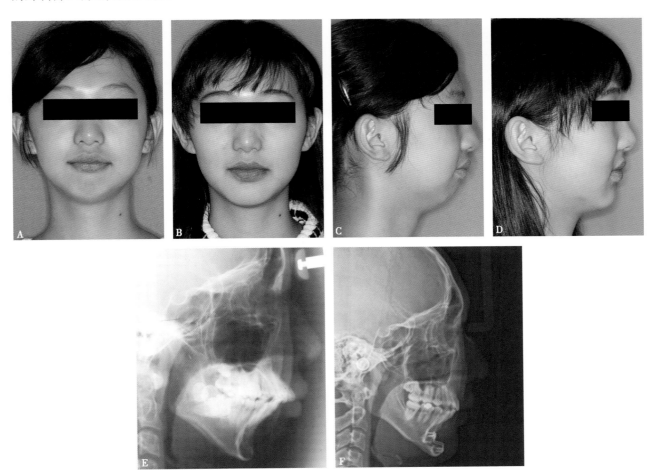

图5-10　颏成型术
A、B. 术前、后正面像对比　　C、D. 术前、后侧貌像对比　　E、F. 术前、后头颅侧位片对比

3. 恢复关节结构 正如前文所提及，正畸医师应该警惕进展性的骨性Ⅱ类尤其伴有开𬌗症状的患者，除询问病史了解错𬌗畸形的发展，还需要通过临床检查及影像学检查进一步明确颞下颌关节状况。恢复关节结构也包括关节盘位置的恢复及髁突形态的恢复。关节盘前移会迫使髁突后退，从而导致一定程度下颌后退，通过手术方法重新稳定关节盘位置后，颌骨的矢状向不调往往能自行解除。而对于髁突结构异常的患者（髁突外伤、髁突自溶性吸收等），可以通过恢复髁突形态来改善下颌后缩，但髁突手术相对更加复杂，需要借助人工关节或自体骨移植来重建髁突，因此也可考虑在髁突病变停止后通过下颌前徙改善骨性Ⅱ类。

（三）方案选择

1. 上颌手术方案

（1）LeFort Ⅰ型（LeFort Ⅰ Osteotomy）截骨术：适用于上颌骨骨性前突需要上颌整体后退；上颌骨垂直向发育过度，露齿/龈过多需要上颌骨整体上抬；合并以上两种情况。在LeFort Ⅰ型截骨术基础上，根据治疗需要可以选择分块截骨（segmental osteotomy），分块截骨线常位于尖牙与前磨牙之间。当上颌牙弓宽度不足时，也能通过正中分块截骨达到一定程度的手术扩弓。

（2）外科辅助扩弓术（surgical assisted rapid maxillary expansion，SARME）：适用于严重上颌牙弓宽度不足的病例，为单纯解决上、下颌宽度不调（图5-11）。

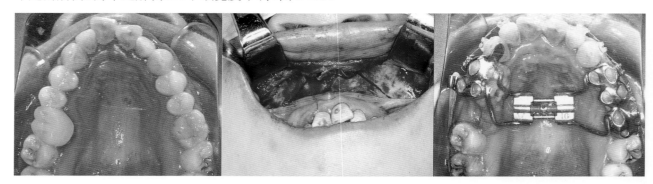

图 5-11 外科辅助扩弓术

2. 下颌手术方案

（1）双侧下颌支矢状劈开术（bilateral sagittal split ramous osteotomy，BSSRO）：适用于改善下颌后缩，可以将下颌体部进行前徙、旋转、扭转等三维向移动。下颌前移的幅度是影响术后稳定性的因素之一，除此之外，固定材料、术后牵引方式等都对术后稳定性有一定影响。

（2）颏成型术（genioplasty）：为单纯的下颌颏部的轮廓改善。其术式相对简单，不涉及咬合关系的变化，因此相比BSSRO术更容易被接受。颏部截骨之后可以对骨块进行前移、水平向平移、上抬或者下降，从而能在改善颏部侧貌的同时，一定程度上代偿纠正正面下1/3面高不调及不对称畸形。此外，颏成型术常配合BSSRO术进一步提高颏部轮廓的美观。

（3）牵张成骨术（distraction osteogenesis，DO）：适用于下颌骨长度严重不足、预计下颌前徙量超出BSSRO范围，或在颌骨生长发育停止之前需要改善下颌发育不足的病例。DO虽然可以弥补常规正颌手术的不足，但牵张器的植入和取出都需要通过手术介入的方式，且多数情况下仍需要在成年后通过正颌-正畸联合治疗进一步完善功能与美观，因此只有当下颌升支或体部长度严重不足的骨性Ⅱ类时，才考虑此方案。

第三节 Ⅱ类骨性错𬌗矫形治疗的临床程序

一、Ⅱ类骨性错𬌗矫形装置

Ⅱ类骨性错𬌗是口腔正畸临床上较常见的错𬌗畸形之一，在国人中典型表现为上颌前突以及下颌后退或后缩伴前牙深覆𬌗和深覆盖[1, 2]。

对于处于生长发育期的患者，合理地运用功能性矫治器前导下颌，刺激髁突软骨生长及关节窝重建[3, 4]，使得下颌向前生长，同时反作用力抑制上颌生长[1]，经过咬合重建使下颌形成新的稳定的神经 - 肌肉协调位，从而达到矫治前牙覆殆覆盖、调整磨牙关系和改善下颌后缩、增进面部软组织侧貌和谐与平衡的疗效[1]。

通过功能矫治器双期矫治以改善青春期骨性Ⅱ类患者错殆畸形的有效性在近年颇受争议，焦点主要集中在功能矫治器是否起到对骨骼的矫形作用，还是仅仅提前了骨骼原本的生长量[5-8]。但基于功能性矫治的不同矫治机理，仍有很多学者认为功能矫治器能获得良好的临床效果[7, 8]。本节将对常用的半固定型 Twin-Block 及 Herbst 的临床应用程序进行介绍。

（一）半固定型 Twin-Block（SGTB）

1. 装置组成及结构特征　由沈刚等发明的半固定型 Twin-Block（SGTB）其装置组成及结构特征如下：

上颌部分：殆垫自上颌第一前磨牙（或第一乳磨牙）殆面起向后铺制，并在第一前磨牙近中与下颌殆垫呈 75°向下、向远中的交错关系，殆垫包绕大部分后牙牙冠，离开龈缘 1～2mm，利于牙龈健康。殆垫殆面制作数个直径 1mm 的穿通孔隙，利于粘接剂排溢，在化学固位的同时增加机械固位。上颌第一前磨牙（或第一乳磨牙）相对牙冠唇面中心位置在殆垫中包埋托槽，配合上颌前牙区固定托槽粘接，可在功能性矫治的同时排齐上前牙。如有需要，上颌第一磨牙相对牙冠唇面中心位置，可在殆垫中包埋口外弓颊管，以便在 TBA 导下颌向前的同时配合口外弓抑制上颌过度生长。部分上颌牙弓狭窄病例上颌腭部中线处置螺旋扩弓器，扩大上颌宽度，利于下颌前移。

下颌部分：下颌第一磨牙及第一前磨牙置箭头卡，下颌殆垫自下颌第二前磨牙（或第二乳磨牙）牙尖向前铺制至另一侧第二前磨牙（或第二乳磨牙）牙尖，在第二前磨牙（或第二乳磨牙）与上颌殆垫呈 75°斜面交错关系，在下切牙区放置球状邻间钩，防止下切牙伸长及增加固位，舌侧塑料基托包括整个下颌牙槽，以减少下颌切牙舌倾（图 5-12）。

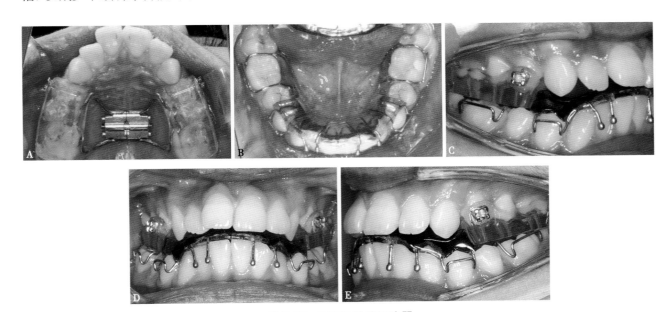

图 5-12　SGTB 功能矫治器
A. 上颌部分　B. 下颌部分　C. 右侧面观　D. 正面观　E. 左侧面观

2. 适用指征及作用原理　SGTB 不仅适用于生长发育期的儿童（通常在生长发育高峰期前或高峰期开始治疗），也适用于生长发育后期的青少年。对功能性下颌后退患者，通过咬合重建改善矢状向、垂直向及水平向不调关系。对于下颌平面角为均\低角的患者尤为适用，而对于中角患者，由于 SGTB 对上颌后段的压低作用，也可选择使用。治疗前，可通过下颌前伸模拟治疗效果，依据面型的改变决定是否采取矫形治疗。

Twin-Block 本身并不产生机械力，而是通过咬合重建适度地前导下颌，改变原有的殆位，引发神经 - 肌反射，将肌收缩力通过殆垫传递到口颌系统的软、硬组织，刺激髁突软骨生长及关节窝重建促进下颌向前生长，同时抑制上颌生长，甚至后移上颌。创造条件使得下颌稳定在新的前导位置上，同时垂直向打开咬合，并可在扩弓器的配合应用下纠正后牙宽度不调。

（二）改良型 Herbst（SG Herbst）

经典 Herbst 矫治器相当于安放在上下颌骨间的人工关节。它由上颌双侧第一磨牙带环、下颌双侧第一前磨牙带环、双侧金属套管、两只轴座和两只螺丝组成。每侧套管包括一个管套和一个插杆，管套的轴座通常焊在上颌第一磨牙带环的远中，插杆的轴座通常焊在下颌第一前磨牙带环的近中。管套的长度由下颌前移长度来决定，一般下颌前伸至切对切的位置。插杆长于管套，以免套叠后在大张口时滑脱，但插杆不能长出管套太多，以免刺伤黏膜。改良型 Herbst 则将带环改为铸造式牙冠连冠，覆盖上下颌第一磨牙及第一、第二前磨牙，形成夹板结构，避免了单个带环容易折断及压低牙齿的缺点；并且结合上颌螺旋扩弓器（RME），可以在前导下颌骨的同时，扩宽上颌牙弓，同时解决Ⅱ类患者上颌宽度不调的问题（图 5-13）。

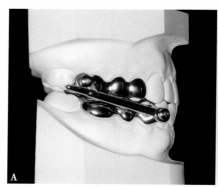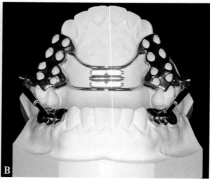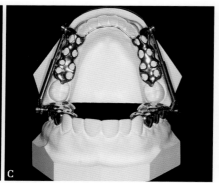

图 5-13　SG Herbst 模型就位图

沈刚等在经典 Herbst 矫治器基础上进行了材料与结构改良（SG Herbst），是一种固定的功能性矫治器，用于治疗Ⅱ类错殆。它是每天 24 小时戴用的下颌骨前移装置，因而，可在不同的口腔功能状况下，始终保持下颌骨处于前伸位，刺激下颌骨的生长，同时抑制上颌骨生长，从而达到矫治Ⅱ类错殆的目的。Pancherz 等研究显示，Herbst 矫治器治疗后，下颌骨生长增长，上颌骨的生长受到抑制。SNB 角增大，ANB 角减小，前下面高增大。这是由于下颌功能前伸后，刺激了髁突增生及后牙萌出，同时对上颌也有一定的抑制作用。戴用 Herbst 矫治器后，由于下颌体增长，上颌磨牙远中移动，下颌磨牙近中移动，磨牙关系由Ⅱ类改变为Ⅰ类关系。另外，下颌体增长，下前牙唇倾使深覆盖和深覆殆得到改正。

改良型 Herbst 矫治器针对Ⅱ类错殆的适应证较为广泛，青春发育高峰期或高峰前期的青少年患者，甚至高峰期后的成人患者都可以适用，只是成人患者Ⅱ类咬合的纠正以牙槽改建为主。对于上颌牙弓狭窄伴下颌后退，水平生长型或平均生长型的Ⅱ类错殆患者尤为适合。

二、Ⅱ类骨性错殆矫形治疗的临床程序

（一）下颌定位与咬合重建

1. 咬合重建　根据设计方案，从矢状、垂直和横向三维设计定位下颌的新位置，并用蜡堤在口内记录这一位置的过程，称为咬合重建。

咬合重建的一般原则：

矢状方向：下颌前伸移动的目的是建立中性的磨牙关系。一般使下颌前伸至前牙切对切的位置，但前伸幅度不应超过 7～8mm，或不超过第一磨牙的近远中径的 3/4。若前牙深覆盖严重，则考虑分 2～3 次前移下颌。有研究表明下颌的生理运动范围不超过下颌最大前伸量的 70%，因此功能矫治器的最大加力

量也不应超过下颌最大前伸量的70%。

　　垂直方向：垂直向与矢状向改变同样重要。垂直向的打开程度应超过息止颌间隙，这样能激活肌肉产生张力，保证患者在睡眠时仍处于加力状态。同样适量的垂直向间隙是保证矫治器𬌗垫厚度的必要条件。但下颌前移和垂直打开的总量应在8～10mm，如下颌前移较多，则减少垂直向的打开；反之，则适当增加垂直打开。

　　水平方向：若颌骨对称且牙列上下中线一致，保持下颌双侧对称前伸。如果存在功能性因素（如𬌗干扰），可通过咬合重建使上下中线一致。如果存在牙错位等牙性因素或颌骨不对称的骨性因素，不考虑通过功能矫治器改善中线（图5-14）。

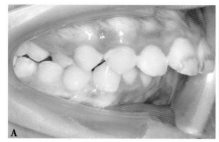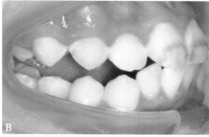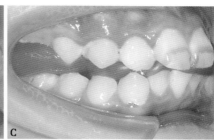

图5-14　咬合重建

　　2. 咬合重建的临床步骤　临床上一般使用蜡堤来记录下颌前伸咬合记录。

　　咬合重建前应与患者充分沟通，让其端坐放松，引导患者下颌前伸至所需位置。可用拇指和示指按住患者颏部反复练习数次，然后让患者自行重复练习，使其熟悉并记住此重建的咬合位。

　　将咬合蜡软化后弯制成马蹄形，与下牙弓形态一致，并保持一定宽度，可在患者模型上比对。蜡堤的远中不可延伸到磨牙后区，否则会使该区域的垂直打开过大。蜡堤的厚度则应超过目标咬合高度2～3mm为宜。

　　确认患者可以咬到目标咬合位置后，将烤软的蜡堤放入患者的下牙弓，引导患者下颌至目标位置。在患者咬合过程中，注意控制上下中线。可将切牙唇侧的软蜡去除，便于观察建立正确的中线和切牙关系。

　　将稍硬的的蜡堤从患者口中取出，用剪刀修整边缘，去除多余的蜡堤，放置于模型上检查蜡堤是否与所有牙尖吻合，核对下颌前伸量，切牙和磨牙区垂直打开量，以及上下牙列的中线。待蜡堤冷却后，放入患者口内再次检查。若与计划不符，则需重新取蜡堤，重复上述步骤直至建立正确的咬合。

　　蜡堤确定后，置于模型上并上𬌗架，以确保蜡堤能够正确显示下颌的理想位置。

　　3. 不同类型错𬌗的下颌定位

　　（1）Ⅱ类1分类错𬌗（颌位型）的下颌定位：在确定下颌矢状位置时，可要求患者前移下颌到目标位置，进行侧貌模拟，评估下颌后缩面型改善后的"即刻矫治效果"，这样同时也可激发患者的治疗欲望，提高患者的配合程度。对于深覆盖超过10mm的患者，可分2～3个阶段前移下颌，通过在上颌𬌗垫的前斜面上添加自凝塑料，渐进式下颌前导定位。某些患者上颌切牙严重唇倾并伴有间隙的患者，下颌定位不必至切牙切对切关系，应用SGTB可在下颌前导的同时排齐并内收前牙，建立正常前牙覆盖（图5-15）。

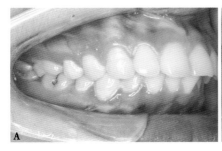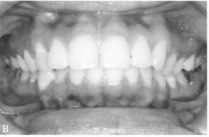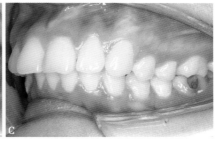

图5-15　安氏Ⅱ类1分类的下颌定位

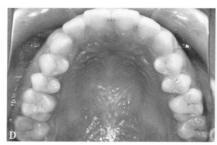
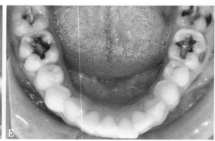
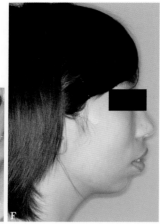

图 5-15　安氏Ⅱ类 1 分类的下颌定位（续）

（2）Ⅱ类 2 分类错𬌗（混合型）的下颌定位：Ⅱ类 2 分类错𬌗通常为骨性和功能性的混合型下颌后缩，一般此类患者需在下颌前导前短期应用活动或固定矫治器排齐内倾的切牙。如果使用 SGTB，排齐切牙和下颌前导可同步进行。在下颌矢状向定位时，可嘱患者下颌前伸，使切牙呈轻度反覆盖。在戴用功能矫治器的初期即排齐前牙，而不会造成"病理性咬合重建"（图 5-16）。

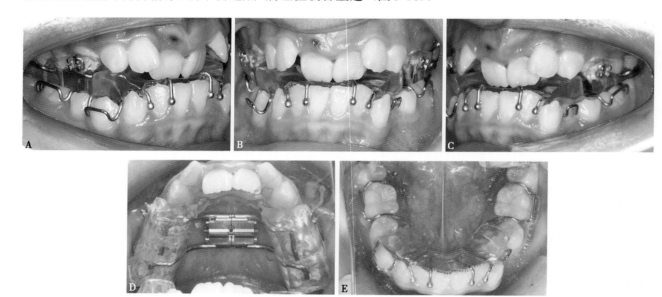

图 5-16　安氏Ⅱ类 2 分类的 SGTB 矫治

（二）上颌水平向扩展及其调控

1. 上颌水平扩展的意义　安氏Ⅱ类错𬌗是临床常见的错𬌗类型，病因在于颌骨和牙弓三维方向的不调所致。由于安氏Ⅱ类 1 分类错𬌗患者在正中咬合时磨牙呈远中关系，在一定程度上掩盖了牙弓水平向的宽度不调，致使以往临床常常忽视对其宽度规律的研究。近年以来的研究逐渐致力于对安氏Ⅱ类错𬌗牙弓宽度进行研究，探讨安氏Ⅱ类错𬌗与安氏Ⅰ类在颌骨和牙弓宽度方面的差异，大部分研究提示安氏Ⅱ类错𬌗的牙弓狭窄主要发生在上颌，而下颌发育基本正常；但也有一些学者认为安氏Ⅱ类错𬌗上下牙弓均狭窄，尤其是下颌前磨牙间宽度、下颌磨牙间宽度也明显窄于安氏Ⅰ类错𬌗患者，而且安氏Ⅱ类错𬌗患者上颌牙弓后段宽度明显窄于安氏Ⅰ类错𬌗者，而前、中部无明显差异。安氏Ⅱ类上颌发育过度、下颌发育不足的高角患者，其上颌后部颌骨宽度及牙弓宽度亦小于安氏Ⅰ类错𬌗均角患者。因此有必要在纠正Ⅱ类错𬌗矢状向骨性不调的同时纠正牙弓宽度不调，协调上下牙弓宽度的意义在于：①Ⅱ类错𬌗本身即存在上颌横向发育不足；②Ⅱ类错𬌗常伴有上颌牙列拥挤，在解除拥挤的过程中需要扩展间隙；③功能性前导下颌以后上下牙弓宽度需要进一步的协调和匹配；④扩展上颌牙弓宽度亦有利于适应未来颌骨生长发育的趋势和需要[1-4]。

　　上下颌牙弓协调并位于合适的基骨弓位置是获得稳定和美观的正畸治疗效果的一个重要方面，上下颌牙弓不协调容易影响功能和美观。目前关于牙弓与基骨的的协调性方面报道较少。骨性安氏Ⅱ类错𬌗患者磨牙呈远中关系，同名下颌后牙与更远中牙位的上颌后牙建立咬合，若按照现有牙弓宽度将磨牙关系调整到Ⅰ类关系，则会造成上、下后牙段牙弓宽度不协调，从而不能与对颌牙建立良好的尖窝关系，导致后牙覆盖减小、对刃甚至反𬌗。因此在临床实践中，对骨性Ⅱ类患者调整磨牙关系时必须注意上、下颌后段牙弓宽度协调的问题。在影像学、临床检查和模型分析的基础上对上颌后段牙弓进行适度的水平向扩展是比较可行的一个办法，可以保证正畸疗效的稳定性。而是因为上颌牙弓宽度不足进而导致下颌矢状向位置异常，还是由下颌矢状向位置进而异常导致上颌牙弓宽度代偿性减小的争议目前仍有待进一步研究（图5-17）。

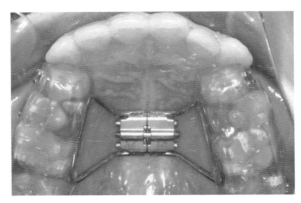

图5-17　功能性前导下颌同时进行上颌腭扩展

　　Christopher.Lux 通过对安氏Ⅱ类1分类和安氏Ⅰ类错𬌗畸形患者基骨形态的比较发现，安氏Ⅱ类1分类错𬌗畸形患者的上颌基骨宽度减小[5]，Deepak 等研究发现成人与青少年安氏Ⅱ类1分类错𬌗畸形患者牙弓形态及基骨弓形态与正常𬌗相比无明显变化，Ⅱ类骨性错𬌗畸形患者上、下颌牙弓和基骨弓宽度测量值与正常值比较有减小趋势[6]。结果提示牙弓前段对应的基骨弓宽度发育不足。临床上，由于前段牙弓基骨宽度发育不足，所以对前牙控根移动时需要注意前牙牙根与基骨的位置关系，从而避免出现骨皮质支抗影响正畸治疗。牙弓后段基骨弓宽度的减小趋势提示Ⅱ类骨性错𬌗畸形患者后段基骨弓也可能小于正常。有关尖牙区牙弓宽度的特征提示安氏Ⅱ类1分类错𬌗畸形患者上颌尖牙区牙弓宽度小于正常，存在尖牙区牙弓宽度不足，尖牙代偿性唇倾，正畸治疗中不应该轻易扩大尖牙区牙弓宽度，以免超过基骨的范围，增加正畸治疗后的不稳定因素。

　　亦有研究结果提示上颌的狭窄区域主要集中在上颌牙弓的中后段，可能由于Ⅱ类骨性错𬌗患者上下颌骨的基骨部分在矢状方向上的关系不调所导致，第一磨牙呈远中关系，上颌后牙咬合于下颌同名牙的近中，上下颌牙列为了建立咬合关系上颌后牙腭侧倾斜与下颌后牙达到稳定咬合，导致上颌牙弓中后段宽度减小。因此对于Ⅱ类骨性错𬌗畸形患者，在正畸矫治的过程中应适当扩大上颌中后段牙弓宽度，同时兼顾磨牙关系向中性调整时牙弓中后段的覆盖问题，保证牙根在基骨中处于一个相对稳定的位置，能更好地承受和传递咬合力。

　　早期矫治可以通过戴用功能性矫治器达到引导或控制颌骨生长发育方向的目的，使颌骨和牙弓趋于正常状态，这种方法适用于生长发育高峰期或之前的患者。功能性的下颌前导还可以解除上颌牙弓对下颌牙弓的锁结关系，释放其生长潜力，使下颌能够自由向前生长。正畸临床常用的功能性前导下颌的矫治器主要有 Twin-Block 矫治器和 Herbst 矫治器等类型，功能性矫治器通过在下颌施加向前的矫形力使下颌骨功能性前伸，同时刺激髁突改建，矫治器产生的反作用力作用于上颌，起到抑制上颌生长的作用，从而使Ⅱ类骨面型得以纠正，在使用下颌前导矫治器时经常在上颌设计腭扩展装置，在前导下颌的过程中同时进行腭扩展，使上下牙弓宽度得以协调。对于错过生长发育高峰期的轻度Ⅱ类骨性错𬌗成年患者通过单纯正畸治疗也能获得掩饰性的改善，缩短上颌牙弓长度的同时应保持下颌牙弓长度不要发生较大变化。对于严重骨性畸形的安氏Ⅱ类错𬌗患者，单纯掩饰性治疗无法获得理想效果，需要正畸 - 正颌联合治疗，正畸去除牙齿矢状向代偿，行上颌前段截骨后退术或下颌升支矢状劈骨前徙术，使上下牙列建立一个适合患者基骨和牙列内外肌肉力量平衡的位置。

2. 上颌腭扩展加载计划　生长发育状态：同单纯扩弓一样，在 TBA 情况下，上颌腭中缝扩展的加力频率及强度相对固定，其扩弓疗效主要依赖于患者生长发育状态、扩弓装置的结构及扩弓后保持的时间等因素。从生长发育看，腭中缝开展即上颌扩弓适合于儿童青少年。矫治可从替牙早期开始进行，一般在 15～17 岁仍可打开腭中缝。对大多数患者来说，在 18 岁以前扩展腭中缝都是有效的，但个体反应程度不一，且随着年龄的增长，腭中缝骨融合更加致密，扩开腭中缝变得更困难。患者年龄越小，新骨沉积越明显，效果越稳定。但年龄太小不要施予过大的矫形力，否则并发鼻变形，影响美观。年龄大的患者颌骨变化小，牙齿变化大，虽然没有显著的腭中缝开展效应，但后牙的颊向移动可能在某种程度上刺激该区域牙槽骨的生长。成年人牙弓宽度扩展通常为有限的牙性扩展，牙弓宽度矫形扩展需结合外科手术完成，即颊侧骨皮质松解术或密质骨切开牵张成骨术。

扩弓装置类型：临床上，上颌扩弓矫治器有多种类型，常用的有带环式扩弓器（图 5-18）、铸造联冠式扩弓器（图 5-19）、𬌗垫式扩弓器（图 5-20）或是结合下颌前导矫治器在上颌设计的扩弓装置。牙弓扩展过程中由于后牙一定程度地向颊侧倾斜，可引起咬合升高，尤其对Ⅱ类高角患者，可能引起前牙开𬌗及不利的下颌向后下旋转。铸造联冠式扩弓器和𬌗垫式扩弓器均可有效地限制后牙伸长。上颌扩弓除了水平向的牙弓宽度扩展，还包括矢状向的牙弓长度扩展。上颌扩弓器可配合使用口外弓头帽，一定程度压低上颌后牙，在骨性Ⅱ类高角病例中发挥垂直向控制的作用；并且抑制上颌过度向前生长，在某种程度上远中移动上颌后牙，达到中性磨牙关系，起到矢状向调控的作用。此外，应用于生长发育期骨性Ⅱ类下颌后缩患者的下颌前导矫治器，其产生的反作用力作用于上颌，起到抑制上颌生长的作用，更甚者如 Herbst 矫治器能有效地推上颌后牙向远中，从而在矢状向上扩展了上颌牙弓长度（图 5-21）。

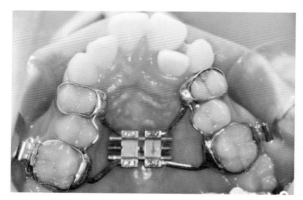

图 5-18　带环式扩弓器

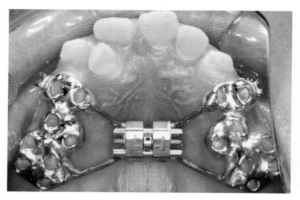

图 5-19　铸造联冠式扩弓器

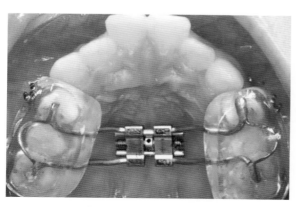

图 5-20　𬌗垫式扩弓器

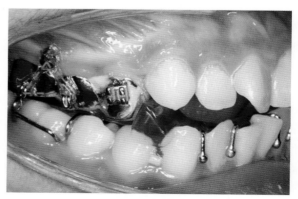

图 5-21　Herbst 矫治器

扩弓的速度:快速扩弓每天调节螺旋开大器早晚各 1 次,开展量为 0.5mm/d;慢速扩弓通常隔天调节螺旋开大器 1 次,开展量为 0.25mm/2d。有学者比较了快速扩弓和慢速扩弓 10mm 在开始矫治 10 周之后牙齿和骨的变化,发现二者都表现为骨和牙齿的改变各半,即牙和骨的改变各 5mm。由此可见快速扩弓和慢速扩弓能够达到相同的效果,但是慢速扩弓更接近于生理反应,创伤更小,较快速扩弓更稳定。

保持和复发:由于扩弓器去除后一定会发生不同程度的复发,所以通常要做到过矫治,过矫治的标准是上颌磨牙的腭尖对应下颌磨牙的颊尖,且停止加力后应保持 3～6 个月,让新骨在打开的腭中缝处沉积。

(三)矫形矫治双期融合

传统的 Twin-Block 功能矫治器上下颌均为活动矫治器,因此Ⅱ期的固定矫治是由Ⅰ期功能矫形治疗结束后开始的。但由于多数患者前牙区存在牙列不齐,在固定矫治开始后需经历较长时间的排齐整平阶段,同时还可能导致 Twin-Block 治疗过程中扩弓所产生间隙的丧失,或者Ⅱ类功能矫形中下颌前导及上颌抑制效果的反复。

双期融合的意义:双期融合是指在功能矫治器Ⅰ期治疗与固定矫治器的Ⅱ期治疗的有机结合。具体是指应用上颌固定式(SGTB)与下颌活动式 Twin-Block 功能矫治器治疗早期即在上颌前牙区粘接常规的固定矫治装置(托槽),并排齐上颌前牙。该功能矫治器与固定矫治的有机结合不仅可增加患者的配合程度,从治疗时间上看,功能矫治与固定矫治的双期融合可以节约半年或半年以上的传统功能矫治器治疗后固定矫治的排齐整平阶段。并且在很大程度上解决了传统 Twin-Block 矫治器与固定矫治器结合过程中的扩弓及功能矫治效果的消耗,最大程度的利用扩弓及磨牙远移所产生的间隙。同时上颌后牙区的粘固式功能矫治器与前牙区的固定矫治器连接后使上颌牙列连接成为一个整体,从而可以实现传统矫治器对上颌及前颌骨的生长抑制作用。

上前牙片段矫治的时机 在应用上颌固定式与下颌活动式 Twin-Block 功能矫治器初期由于上颌的快速扩弓,上颌中切牙间会出现扩弓导致的间隙,正畸医师应充分利用该间隙解决部分的前牙区拥挤及上前牙前突,因此在该阶段前牙区的双期融合即非常重要。

在上颌固定式 Twin-Block 功能矫治器戴用 1～2 个月后,由于上下颌平面导板间的相互作用,下颌前导的同时上颌及上颌后牙出现后移,患者上颌尖牙及上颌第一前磨牙之间会出现 2～3mm 间隙,因此在该阶段尽快应用固定矫治器将是非常重要的,可以最大程度地利用该间隙排齐上前牙。

在传统的 Twin-Block 功能矫治器治疗过程中,其矫治机理中包括对上颌骨生长发育的抑制,在治疗过程中上颌的唇弓可以作用于上颌前牙区,实现对上颌及前颌骨的生长抑制,有利于Ⅱ类错𬌗的矫治。在上颌固定式 Twin-Block 功能矫治器设计中,我们在上颌矫治器的上颌第一前磨牙的位置上,粘接上颌前磨牙直丝弓托槽,由于该托槽是粘接在上颌粘固式矫治上,因此该托槽可以作为前牙固定矫治过程中的绝对支抗。我们可以利用它们对上颌前牙进行排齐,最大可能地利用扩弓及上颌后牙移动所产生的间隙。在上颌牙齿排齐后,上颌前牙区可更换较粗的弓丝,这样整个上颌牙列即连接成为一个整体,上下颌平面导板对上颌后牙区产生的远中方向的分力即可以通过上颌前牙区的弓丝及托槽传递至上颌前牙,从而达到抑制上颌前牙区生长发育的目的(图 5-22)。

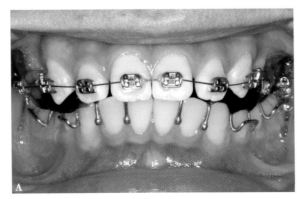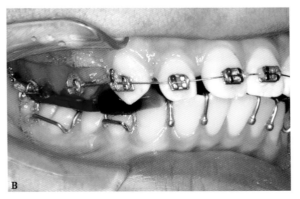

图 5-22　功能性前导下颌同时进行上前牙片段矫治

上前牙片段矫治的时机主要根据患者不同的错殆类型及 Twin-Block 的主要治疗目标而定。大体可分为以下几类：

（1）安氏Ⅱ类 1 分类错殆：

①骨性上颌前突，上颌前牙无拥挤：应用功能矫治器的主要目的是抑制上颌的生长促进下颌的生长，并且上颌前牙区牙齿排列整齐，因此可与上颌粘固式 Twin-Block 同期结合固定矫治器，尽快更换前牙区钢丝至大尺寸不锈钢方丝，以实现对上颌骨及上颌前牙区的生长抑制。

②上颌骨位置正常，上颌牙列轻度拥挤：在该类患者中，矫治器中一般常规设计 RME，因此前牙区固定矫治器的粘接时机最好在 RME 扩弓后上颌前牙区出现间隙并开始进入间隙的保持阶段时。这样避免患者口腔内过多的操作并减少患者的不适感。同时能够最大程度的利用扩弓间隙及上颌后牙远移间隙。

③上颌骨位置正常，上颌牙列严重拥挤：该类患者由于牙列的拥挤度过大，单纯的扩弓及磨牙远移可能无法达到排齐牙列的目的，因此该类患者在功能矫治后大多仍需拔牙矫治。该类患者的前牙区固定矫治则主要以利用扩弓间隙及磨牙远移间隙为主。不必强行将所有牙齿纳入矫治体系，在严重错位的侧切牙及尖牙上可以不粘结托槽。

（2）安氏Ⅱ类 2 分类：

①骨性上颌骨或上牙槽前突，上颌前牙内倾：

对于安氏Ⅱ类 2 分类患者，应用上颌前牙区固定矫治器唇倾上颌前牙对下颌骨的前导及上颌拥挤度的判断都非常重要。因此该类患者可在粘接上颌功能矫治器的同时，粘接上颌前牙区托槽，应用较为柔软的弓丝唇倾上颌前牙，尽快排齐上颌前牙，并更换较粗的不锈钢弓丝，这样可以为下颌的前导提供间隙，并能够起到抑制上颌骨及上牙槽区域的生长发育作用。

②上颌骨位置正常，上颌前牙内倾：在该类患者中，由于上前牙的唇倾可提供一定间隙，因此该类患者多不存在较明显的间隙不足，因此前牙区固定矫治的目的主要是唇倾上前牙为下颌前导提供间隙，并排齐上颌前牙，缩短疗程。该类患者前牙区固定矫治的时间一般选择上颌扩弓后即将进入扩弓保持阶段。

（四）种植支抗的介入及作用

1．种植支抗介入时机及植入部位　微螺钉型种植体植入手术简单，创伤较小，易于被患者接受，理论上可应用于任何需要支抗控制的治疗过程，尤其适用于应用传统手段难以达到支抗控制效果的病例，以及那些不愿戴用口外弓、横腭杆等附件的患者。对于种植支抗具体的介入时机，我们需要依据患者的治疗计划及植入部位的具体情况来确定，一般我们不建议乳牙或早期恒牙列植入种植支抗，适用于更多成熟骨组织形成的恒牙列。当然，有几种特殊情况需要考虑：

①需要上颌尖牙大量远中移动、且维持住前牙的原有唇倾度的情况：可早期植入种植支抗，应用 MBT 系统的 lace-back，从而维持支抗的稳定。这种情况下，多见于Ⅱ类 2 分类的患者，或尖牙唇侧高位、拔除上 4 的病例。

②早期需要解除后牙锁殆或压低后牙的患者，可尽快在腭部植入种植支抗。

③为改善前牙露龈笑，我们可在适当时机在上切牙间植入种植钉，用于压低上前牙。

总之，我们在考虑种植支抗介入的时机时，主要根据的还是种植支抗的具体临床应用，以及结合患者本身骨质情况综合评估。

随着种植支抗的应用越来越普遍，其植入部位的选择也越来越多。我们将其分为常规部位和特殊部位进行分析。

（1）常规部位：

①上颌后牙区：即上颌第二前磨牙和第一磨牙之间，或上颌第一磨牙和第二磨牙之间。临床主要用于整体内收上颌牙弓，调整中线，牵个别牙向远中及压低后牙。

②前牙区：即切牙牙根之间。此时，我们介入时机为主弓丝阶段，临床主要用于深覆殆病例前牙内收时避免前牙的伸长，改善露龈笑及治疗深覆殆。

（2）特殊部位：

①颧牙槽嵴：解剖部位为上颌骨颧突向下延伸至牙槽骨的骨嵴，临床上成年人多为上颌第一磨牙与

第二磨牙的上方,青少年多为上颌第二前磨牙与第一磨牙牙根间区上方。临床应用于整体内收上颌牙弓,纠正中线,推磨牙向远中及治疗磨牙锁𬌗(图5-23)。

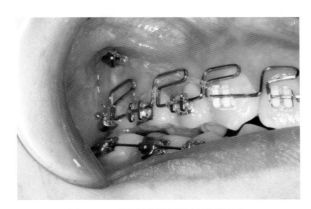

图5-23 颧牙槽嵴部位的微种植钉

②外斜线:解剖部位为下颌升支的前缘向下延伸与下颌体颏结节后上相连形成的骨嵴,临床标志点为下颌第二磨牙的近中颊根。临床应用于整体内收下颌牙弓,推磨牙向远中及压低磨牙。

③腭部:离开腭中缝2～3mm,一般临床多结合TPA用于压低磨牙,解除开𬌗。当然,随着舌侧矫治技术的应用越来越广泛,腭部种植支抗也成为传统后牙支抗用于腭部的改良。因此,腭部支抗同样可用于整体内收前牙、牵引个别牙远中移动及调整中线。

2.种植支抗的作用机制 近年来临床上较多采用自攻型微螺钉种植体(miniscrew implants anchorage,MIA),术区消毒局麻后可直接用植入手柄旋入,因其具有自攻螺纹,无须切开植入部位的黏骨膜,也无须用裂钻穿透骨皮质,与非自攻型微螺钉种植体相比,手术程序简化,损伤和感染的可能性减小,术后种植体的稳定性增强。

MIA的固位稳定性大部分依靠螺纹与骨的机械嵌合,以及一定程度的骨结合。Park、Roberts、Deguchi等学者的研究均发现MIA的螺纹与骨之间的骨结合仅需5%～10%就足以满足临床加强支抗的要求。决定机械嵌合力大小的关键主要在于种植体在骨内的部分与骨皮质接触面积的大小,所以MIA的直径对其稳定性的影响较大。

目前主张MIA植入后可以即刻施加矫治力,力量以50～250g为宜,施力方式可以通过链状圈、结扎丝或者镍钛拉簧,可以直接施加矫治力或各种牵引力,也可以通过其头部的特殊装置利用弓丝将种植体和支抗牙连接起来,间接加强支抗。或者将种植在腭部的MIA和连接支抗磨牙的横腭杆(TPA)结合起来,以进一步间接加强TPA的支抗或推磨牙向远中。

应用MIA作为支抗可以有效地控制牙齿近远中向及垂直向的移动而避免消耗额外的支抗,也不必完全依赖于患者的配合,在治疗Ⅱ类骨性错𬌗病例中发挥了举足轻重的作用。

(1)矢状向控制Ⅱ类骨性错𬌗:一般表现为上颌前突或下颌后缩或两者兼有。上颌前突可以表现为基骨、牙槽骨或牙齿的异常。

①前部牙内收:上颌前牙唇倾、拥挤严重的病例,通常需要拔除上颌第一前磨牙,在颊侧上颌第二前磨牙和第一磨牙之间(图5-24)或腭侧(图5-25)利用MIA提供强支抗,使拔牙隙尽可能地为前牙利用。在内收前牙的过程中,力量过大一方面容易导致种植体脱落,另一方面也会导致前牙的舌倾,适当的前牙冠唇向转矩有利于解决这一问题。上颌牙槽前突明显、上前牙存在散在间隙,但是磨牙关系为中性的骨性Ⅱ类青少年患者,颧牙槽嵴区的MIA不仅为内收上颌前牙、关闭散隙提供强支抗,并且还起一定程度上起到抑制上颌生长的作用(图5-26)。

②后部牙远中移动:Ⅱ类错𬌗上颌牙列轻中度拥挤、下颌牙列轻度拥挤或基本正常,前牙覆盖4～5mm,介于拔牙和不拔牙矫治的边缘病例,通过推磨牙向远中的方法,既可以避免拔牙的痛苦,也可以达到满意的临床效果。一是将MIA植入颊侧上颌第二前磨牙和第一磨牙之间,镍钛推簧推磨牙远中而MIA作绝

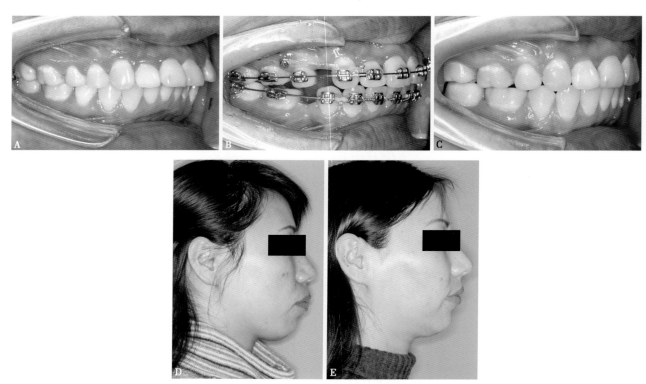

图 5-24　颊侧上颌第二前磨牙和第一磨牙之间植入 MIA 提供强支抗，使拔牙隙为前牙内收所用

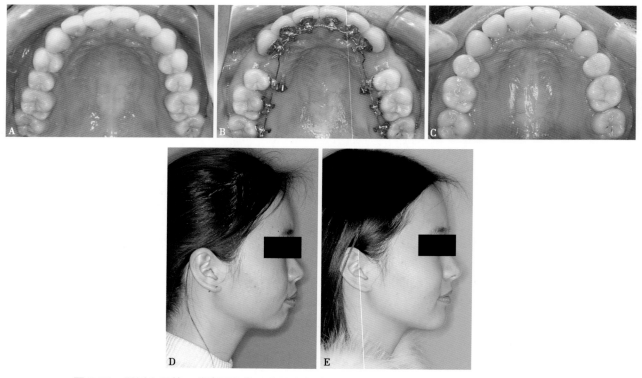

图 5-25　腭侧上颌第二前磨牙和第一磨牙之间植入 MIA 提供强支抗，使拔牙隙为前牙内收所用

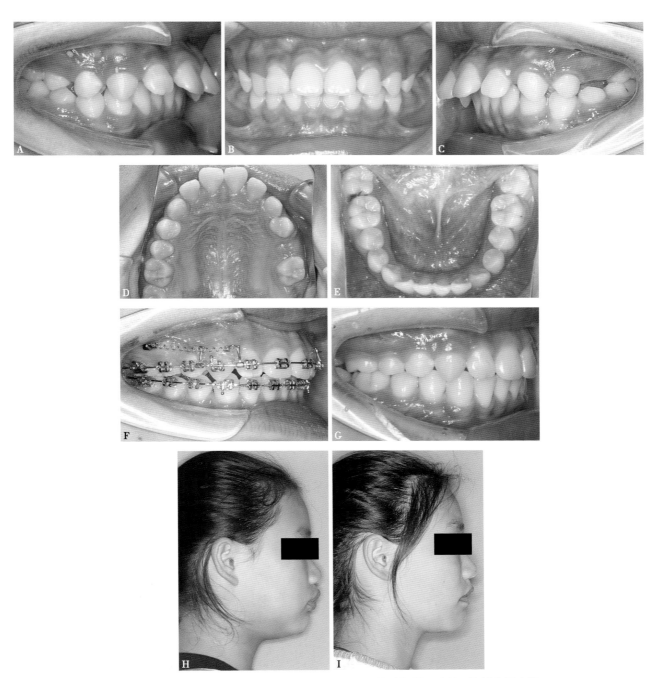

图 5-26　颧牙槽嵴区 MIA 为内收上颌前牙、关闭散隙提供强支抗，抑制上颌生长

对支抗抵抗唇向的不利移动，协助推上颌磨牙向远中；二是将 MIA 植入上颌颧牙槽嵴区，利用骨内支抗将前突的上颌牙槽进行整体内收，此时上颌前部牙受到的内收力传导至后部牙，以致后部牙远中移动，纠正磨牙关系（图 5-27）；三是将 MIA 植入腭部正中（图 5-28），设计 TPA，借助 MIA 用链状圈牵引两侧磨牙向远中移动，同时内收前部牙。

　　（2）垂直向控制高角Ⅱ类错𬌗：除颌骨矢状关系不调外，常伴有颌骨垂直向关系不调，具有一定的矫治难度。在矫治过程中，须控制垂直向的生长，采用 MIA 控制后部牙及牙槽高度，从而控制下颌平面、𬌗平面和腭平面，使其不至于相对颅底而张开，使颜面更加协调、美观，改善凸面型。

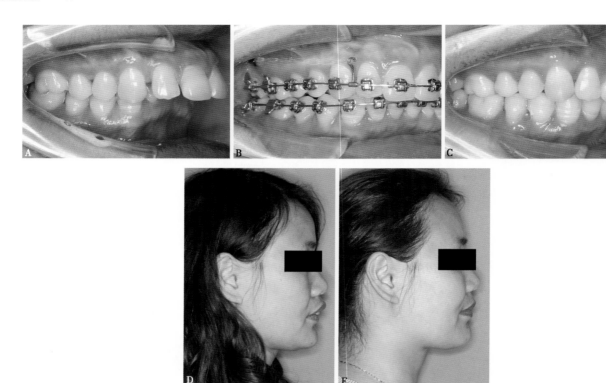

图 5-27　上颌颧牙槽嵴区 MIA，提供骨内支抗，整体内收前突的上颌牙槽，纠正磨牙关系

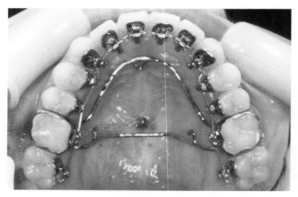

图 5-28　腭部 MIA 结合 TPA 推两侧磨牙向远中移动，
同时内收前部牙

　　①上颌牙压低：一是颊腭侧同时植入 MIA，在需要压低的后牙段𬌗面，用不锈钢丝及树脂将其连成整体，借助后牙区颊腭侧 MIA，用链状圈或牵引圈越𬌗压低上后牙（图 5-29）；二是颊侧后牙区 MIA 配合 TPA 整体压低上后牙（图 5-30）。以上两种方法均可有效避免出现上颌后牙颊倾或腭倾的副作用，达到整体压低后牙的效果，以致下颌发生逆时针旋转，使下颌后缩的高角凸面型得到改善。若上颌前牙牙槽高度也过大，则会阻碍下颌的逆旋，那么在压低上后牙的同时，需要借助上颌唇侧中切牙及侧切牙之间的 MIA 来压低前牙，使整个𬌗平面逆旋，从而更有效地控制面下 1/3 的垂直高度。

　　②下颌后牙压低：垂直生长型的Ⅱ类骨性错𬌗，若为下后牙牙槽高度过大、长面型的开𬌗患者，则需通过颊侧外斜线或下颌第二前磨牙和第一磨牙之间植入的 MIA 压低下后牙，根据楔形效应的原理，前牙开𬌗关闭的同时下颌平面角也发生了明显的逆时针旋转，长面型从而亦得到改善（图 5-31）。

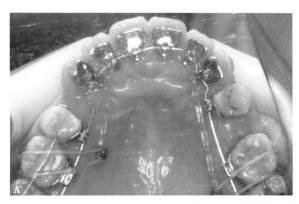
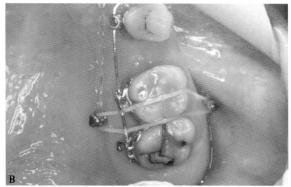

图 5-29　颊腭侧 MIA 同时压低上颌后牙段

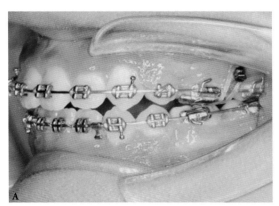
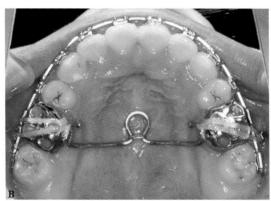

图 5-30　颊侧后牙区 MIA 配合 TPA 整体压低上后牙

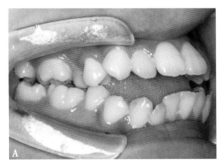
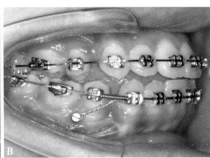
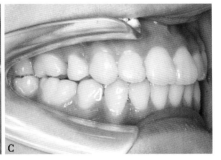

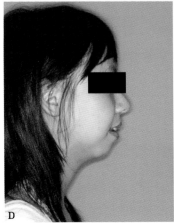
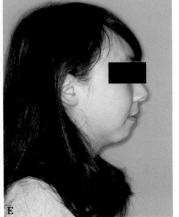

图 5-31　下颌第二前磨牙和第一磨牙间 MIA 压低下后牙，前牙开𬌗关闭的同时下颌平面角也发生了明显的逆旋，面型从而得到改善

（五）矫形治疗中的拔牙问题

经过一期矫形治疗，Ⅱ类骨性错𬌗已经在矢状向恢复为Ⅰ类骨骼关系，宽度不调也通过同期上颌扩弓基本得到纠正，即此时的Ⅱ类骨性错𬌗已经转化为常规Ⅰ类错𬌗进行下一步正畸治疗。与一期矫治关注上下颌之间的骨性不调不同，二期矫治的核心问题是牙量骨量不调及前突问题，牙量骨量不调的临床表现主要有牙列拥挤（牙量大于骨量）、牙列稀疏（牙量小于骨量），前突又可细分为牙性前突（牙突）、牙槽前突（槽突）及双颌前突（颌突）。针对这两个核心问题，设计二期治疗矫治方案时需要考虑是否进行减数拔牙。通常情况下，解除拥挤、改善牙弓突度及调整磨牙关系是拔牙矫治的三大目标，但是在二期治疗时，很少再需要考虑磨牙关系，因为除却发生磨牙近移，多数情况下磨牙已经恢复Ⅰ类关系，因此相对而言，拔牙模式会更简洁一些。

简而言之，复杂的Ⅱ类错𬌗通过一期矫形治疗后，简化为Ⅰ类错𬌗，但仍然需要考虑减数与否及减数策略。

下文将对Ⅱ期治疗时拔牙矫治的决定因素及常用的拔牙模式作以简单介绍。

1. 拔牙矫治的决定因素

（1）面部软组织侧貌：尽可能地获得颜面美观的改善是正畸医师孜孜不倦的追求之一，在绝大部分患者看来也是正畸治疗的最大收获，因此在确定拔牙与不拔牙矫治时，不能忽视对软组织侧貌、特别是鼻-唇-颏关系的分析与评价。譬如对双颌前突的患者来说，拔牙可以改善唇部突度，协调唇部与鼻、颏部关系以及舒解唇肌紧张度。

目前软组织评价与测量有很多方法，比如 Holdaway 软组织头影测量分析法、Burstone 测量分析法、Ricketts E 线分析法、Merrifield Z 角分析法、Arnett STCA 等，临床最方便使用的有以下两个测量指标：上下唇至审美平面距及鼻唇角。上下唇至审美平面距，由审美平面为鼻尖与软组织颏前点连线构成；鼻唇角是鼻小柱点、鼻下点与上唇凸点所形成的角。

（2）牙弓拥挤度：牙冠总宽度与现有牙弓弧度的差值即为牙弓的拥挤度。每 1mm 的拥挤需要 1mm 的牙弓间隙解除。拥挤度越大，拔牙的可能性越大。

（3）牙弓突度：使前突的切牙向舌侧移动，恢复正常位置时需要牙弓间隙。下切牙切缘每向舌侧移动 1mm，需要有 2mm 的牙弓间隙。切牙越前突，拔牙的可能性越大。

（4）Spee 曲线高度：在下颌牙弓模型上测量第二前磨牙颊尖至下前牙与第二恒磨牙颊沟形成的平面之间的垂直距离，为 Spee 曲线高度。早期的Ⅱ类错𬌗导致了该类患者往往存在有过大的 Spee 曲度。如牙弓中没有额外的间隙可利用，在矫治 Spee 曲度变平的过程中将会使下切牙过于唇向倾斜，每整平 1mm Spee 曲线，需要 1mm 的牙弓间隙。

（5）垂直骨面型：面部垂直方向的发育有三种情况，通常以下颌平面的陡度来区分。包括正常垂直骨面型，称之均角病例；垂直发育过度型，称之高角病例；垂直发育不足型，称之低角病例。角度越高，拔牙可能性越大。

（6）磨牙的移位和上下中线考虑：乳磨牙早失常常会造成相应部位第一磨牙萌出位置前移，而前乳牙的早失则会造成上下中线的不一致。在确定拔牙时应考虑到磨牙前移占去的拔牙间隙或者中线歪斜带来的影响。最终若采用拔牙矫治，前移侧和对侧要设计不同的磨牙支抗来获得第一磨牙位置的再对称。

（7）上下颌牙量的协调：Bolton 分析是进行上下颌牙量协调分析的常用方法，包括全牙比和前牙比两项内容。通过 Bolton 指数的测量可以确定上下颌牙量的不调部位，在后续治疗设计时可以通过相应牙齿的邻面去釉或拔除不同牙齿来协调上下颌牙量。

（8）生长发育：在确定拔牙与否时必须考虑的另外一个因素是生长发育。生长发育评估要确定患者当前所处的发育阶段，选择适宜的治疗手段。譬如牙弓后段可用间隙估计的增量为每年 3mm（每侧 1.5mm），直至约女孩 14 岁、男孩 16 岁。用 14 或 16 减去患者的年龄，结果乘以 3 可得到患者增量的个体估计值。

2. 常用的拔牙模式

（1）拔除 4 个第一前磨牙：临床最常用拔牙方式，可以为下颌前移后的双颌前突或双牙槽前突患者提供最大限度的可利用间隙，利于最大程度内收。

（2）拔除上颌第一前磨牙：适用下颌前移后下颌牙列整齐，下前牙位置基本正常，而上颌还存在较大程度前突患者。

（3）其他：拔除下切牙适合下颌前移后上下前牙Bolton指数不调，如下切牙过大或上颌侧切牙过小等。

（六）Ⅱ类骨性错𬌗矫形治疗效果评价

功能性矫治器通过咬合前导改变下颌骨的位置，使肌肉和周围软组织被牵张而产生的压力传导至牙与骨组织，在新的颌面部肌肉作用环境下，下颌持续处于前伸状态，与此同时髁突表面软骨增生并形成新骨，颞下颌关节窝也发生适应性改变，从而促进下颌骨生长。其已经成为临床上常用的Ⅱ类骨性错𬌗的治疗方法，但其能否有效地促进髁状突和下颌骨的骨性改建，一直是研究的热点。有研究发现，使用功能性矫治器治疗后，部分患者会出现复发，导致治疗失败。导致治疗复发的影响因素主要有骨性结构特征的差异，牙槽结构的差异，不良的唇舌习惯、拔牙矫治、治疗后的咬合关系以及患者的依从性等。那么对于功能矫治后的效果的评定成为评判矫形治疗成败的关键。

临床上常用X线头影测量技术作为评定矫治结果的方法，它能清楚揭示牙颌、颅面形态结构发生的改变，了解治疗的疗效和矫治后的稳定及复发情况。多年以来，大量的头影测量分析法被提出并应用于正畸临床疗效的评价，其中对于功能性矫形的疗效判定，Pancherz分析法无疑是一种比较科学和精确的方法（图5-32）。

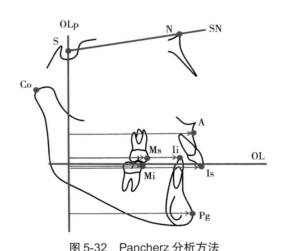

图5-32 Pancherz分析方法

此方法拍摄治疗前后患者的正中咬合头颅侧位定位片，以蝶鞍点（S）为中心重叠前颅底（SN）平面，以治疗前的上𬌗（OL）平面及其过S点的垂线建立坐标系，进行治疗前后颌骨及牙矢状向线距的测量，从而定量分析上下颌骨性及牙性变化。

Pancherz测量分析标志点及基准平面

（1）标志点：

①S：蝶鞍点，蝶鞍中心点。

②N：鼻根点，鼻额缝最前点。

③Pg：颏前点，颏部之最凸点。

④Co：髁顶点，髁突的最上点。

⑤Is：上中切牙切缘点。

⑥Ii：下中切牙切缘点。

⑦Ms：上磨牙点，与OLp平行的上颌第一磨牙近中邻面切线交点。

⑧Mi：下磨牙点，与OLp平行的下颌第一磨牙近中邻面切线交点。

（2）基准平面：

①SN平面：前颅底平面，S与N点的连线。

② OL 平面：连接上切牙切缘点与上颌第一磨牙远中颊尖点所组成的平面。

③ OLp 平面：过 S 点垂直于 OL 的平面。

根据 Pancherz 分析方法（图 5-32），在治疗前（T1）时 X 线片上定出 OL 平面，及 OLp 平面。在治疗后（T2）的 X 线片上描记 SN 平面后，前后两张 X 线片以 S 点为中心重叠 SN 平面，把 T1 的 OLp 平面转移至 T2 的 X 线片上，分别测量颌骨和牙槽变化。

（3）颌骨测量值：

① A/OLp：A 点到 OLp 的垂直距离，代表上颌骨相对于 OLp 的位置。

② Pg/OLp：Pg 点到 OLp 的垂直距离，代表下颌骨相对于 OLp 的位置。

③ Co/OLp：Co 点到 OLp 的垂直距离，代表髁突相对于 OLp 的位置。

④ Pg/OLp＋Co/OLp：下颌骨长度。

（4）牙槽测量值：

① Is/OLp：Is 点到 OLp 的垂直距离，表示上中切牙相对于 OLp 的位置。

② Ii/OLp：Ii 点到 OLp 的垂直距离，表示下中切牙相对于 OLp 的位置。

③ Ms/OLp：Ms 点到 OLp 的垂直距离，表示上颌第一恒磨牙相对于 OLp 的位置。

④ Mi/OLp：Mi 点到 OLp 的垂直距离，表示下颌第一恒磨牙相对于 OLp 的位置。

（5）Pancherz 分析法测量项目计算分析：

① Is/OLp-Ii /OLp：前牙覆盖。

② Ms/OLp-Mi/OLp：磨牙近远中向关系。

③ Is/OLp-A/OLp：上中切牙相对于上颌骨的位置。

④ Ii/OLp-Pg/OLp：下中切牙相对于下颌骨的位置。

⑤ Ms/OLp-A/OLp：上颌第一恒磨牙相对于上颌骨的位置。

⑥ Mi/OLp-Pg/OLp：下颌第一恒磨牙相对于下颌骨的位置。

⑦覆盖减小量＝骨性变化量＋牙性变化量

　　　　＝（治疗前后下颌骨相对于 OLp 的位置变化量－上颌骨相对于 OLp 的位置变化量）

　　　　＋（治疗前后下中切牙相对于下颌骨的位置变化量－上中切牙相对于上颌骨的位置变化量）

⑧磨牙关系变化量＝骨性变化量＋牙性变化量

　　　　＝（治疗前后下颌骨相对于 OLp 的位置变化量－上颌骨相对于 OLp 的位置变化量）

　　　　＋（治疗前后下颌第一恒磨牙相对于下颌骨的位置变化量－上颌第一恒磨牙相对于上颌骨的位置变化量）

⑨骨性变化比例＝骨性变化量/（骨性变化量＋牙性变化量）×100%

⑩牙性变化比例＝牙性变化量/（骨性变化量＋牙性变化量）×100%

由此可见，通过 Pancherz 分析法测量，可以明确、直观地显示治疗过程中上下颌骨矢状向的变化量、上下中切牙唇舌向移动的变化量及牙性和骨性变化分别所占的百分比。从而定量分析功能矫形的效果，评定其治疗的稳定性。

病例一（图 5-33～图 5-38，表 5-1）

13 岁男孩，两年前自觉上前牙突出、牙齿不整齐求治。否认鼻炎史、扁桃体炎史，否认家族遗传史。

口外检查：正面基本对称，凸面型，鼻唇角锐，颏唇沟深，下颌平面小，上唇位于审美线前，双侧髁突运动一致，未扪及明显关节弹响压痛；口内检查：上颌侧切牙过小牙，上颌 4.5mm 间隙，下颌 1mm 间隙，前牙深覆𬌗（7mm）、深覆盖（12mm），磨牙远中尖对尖关系，右侧前磨牙正锁𬌗。主要诊断：骨性Ⅱ类低角，安氏Ⅱ类 1 分类错𬌗，上前牙唇倾，右侧前磨牙正锁𬌗。

治疗方案：①唇肌训练，术前牙周洁治；②矫形治疗，功能性矫治器 Twin-Block 导下颌向前向下顺时针旋转、抑制上颌向前生长发育；③固定矫治器排齐整平上下牙列，配合在颧牙槽嵴区植入微种植钉最大程度内收上前牙;④上颌过小侧切牙牙矫治结束后视情况需行树脂美容修复或者烤瓷修复;⑤矫治结束上下颌使用改良式 Hawlay 保持器。

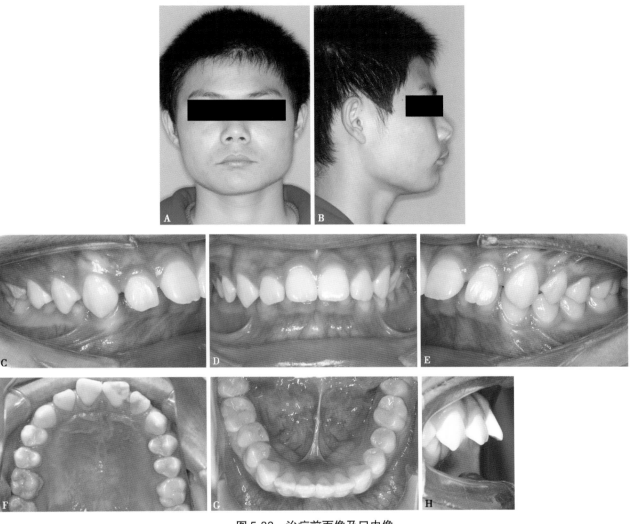

图 5-33 治疗前面像及口内像

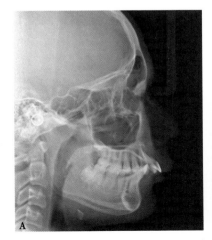
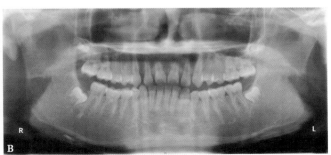

图 5-34 初始 X 线头影定位侧位片及曲面体层片

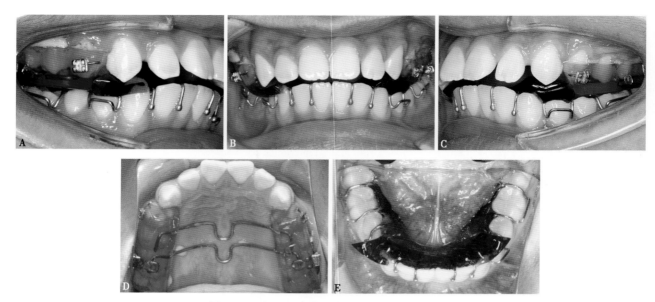

图 5-35　上下颌功能矫治器（Twin-Block）就位

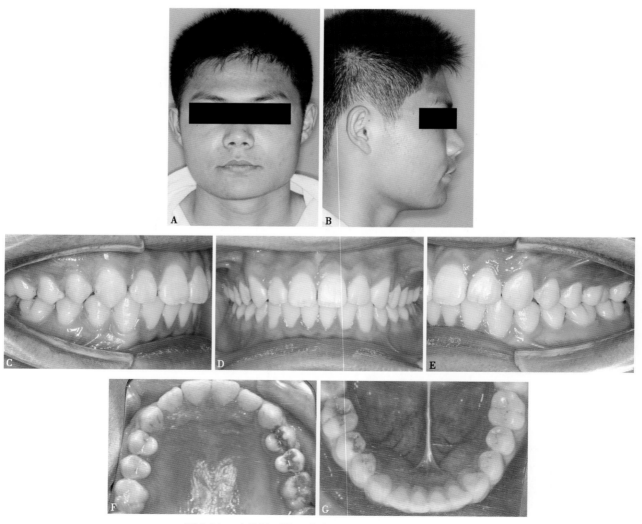

图 5-36　功能矫形及固定治疗结束时面像及口内像

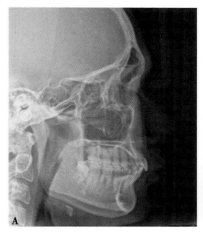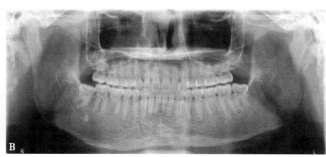

图 5-37 功能矫形及固定治疗结束时 X 线头影定位侧位片及曲面体层片

表 5-1 Pancherz 分析法结果

测量项目	治疗前	治疗后	改变
A/OLp（mm）	78.07	80.05	1.98
Pg/OLp（mm）	67.71	75.73	8.02
Co/OLp（mm）	18.37	17.05	−1.32
Pg/OLp+Co/OLp（mm）	86.08	92.78	6.7
Is/OLp（mm）	86.76	83.49	−3.27
Ii/OLp（mm）	74.74	79.61	4.87
Ms/OLp（mm）	50.51	52.8	2.29
Mi/OLp（mm）	46.7	54.56	7.86
Is/OLp-Ii/OLp（mm）	12.02	3.88	−8.14
Ms/OLp-Mi/OLp（mm）	3.81	−1.76	−5.57
Is/OLp-A/OLp（mm）	8.69	3.44	−5.25
Ii/OLp-Pg/OLp（mm）	7.03	3.88	−3.15
Ms/OLp-A/OLp（mm）	−27.56	−27.25	0.31
Mi/OLp-Pg/OLp（mm）	−21.01	−21.17	−0.16

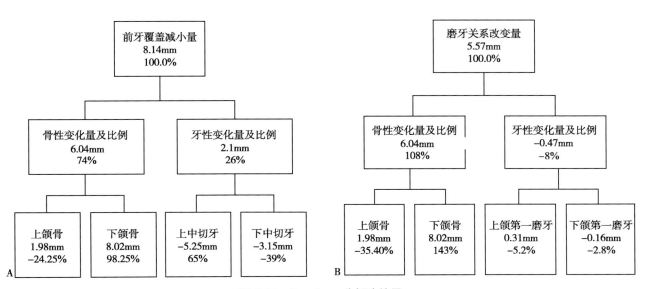

图 5-38 Pancherz 分析法结果

病例二（图5-39～图5-44）

12岁女孩，上前牙突出、牙齿不整齐求治。

口外检查：正面基本对称，凸面型，平均生长型，双侧髁突运动一致，未扪及明显关节弹响压痛；口内检查：牙列拥挤，磨牙远中关系，右侧第二前磨牙反𬌗。主要诊断：骨性Ⅱ类，安氏Ⅱ类1分类错𬌗，上前牙唇倾。

治疗方案：①术前牙周洁治；②矫形治疗，功能性矫治器Twin-Block导下颌向前、抑制上颌向前生长发育；③固定矫治器排齐整平上下牙列，调整咬合关系；④矫治结束上下颌使用改良式Hawlay保持器。

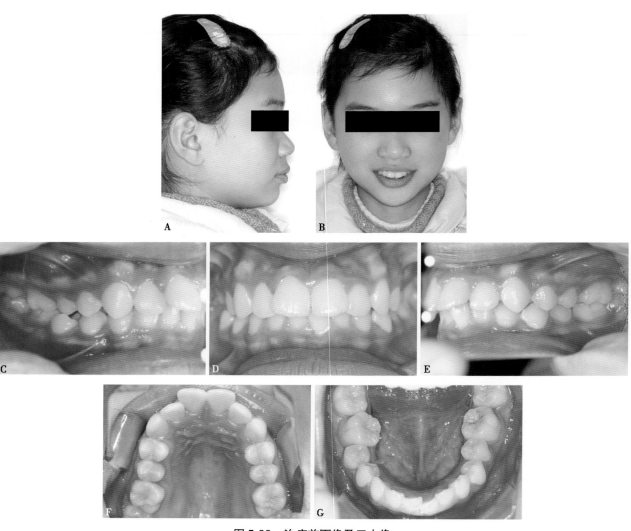

图5-39　治疗前面像及口内像

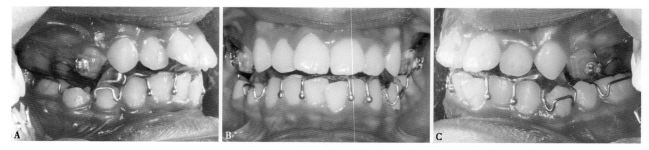

图5-40　使用Twin-Block功能性矫形治疗

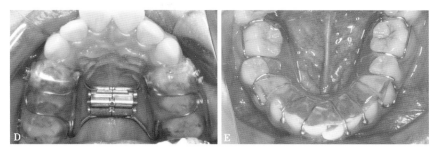

图 5-40　使用 Twin-Block 功能性矫形治疗（续）

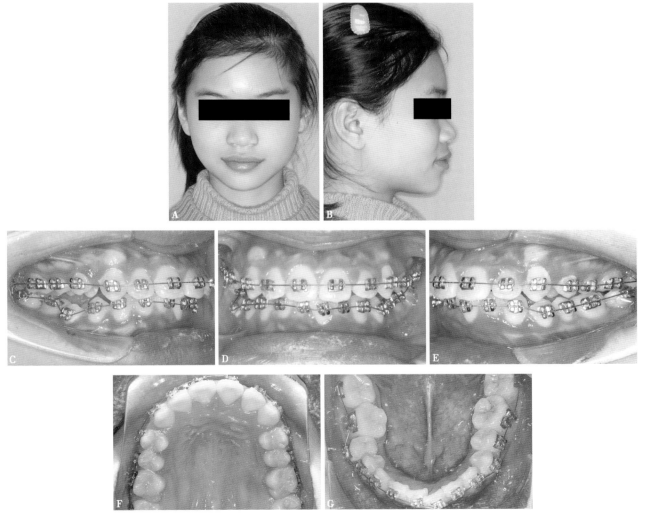

图 5-41　功能矫形治疗共 1 年时间，接着固定正畸治疗

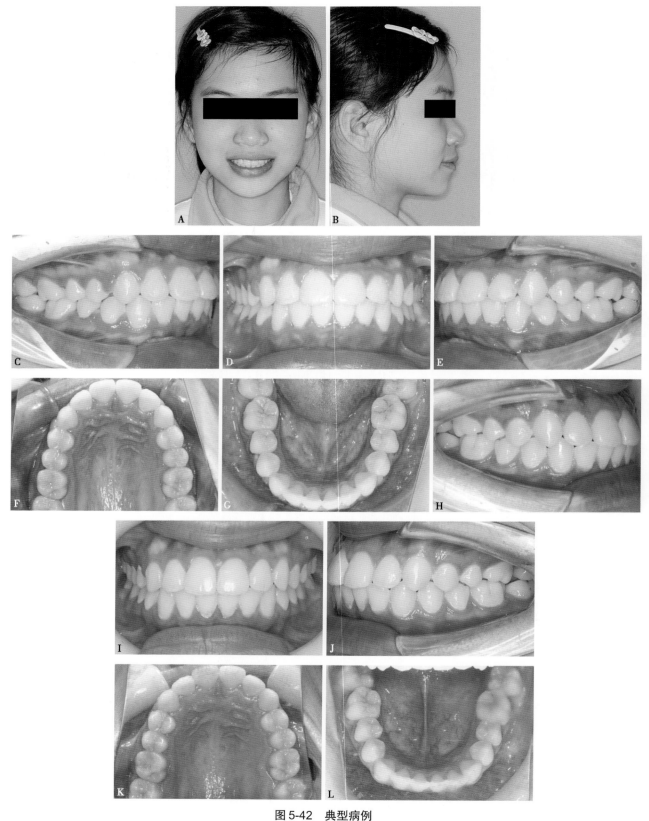

图 5-42　典型病例

A～G. 双期治疗结束后面像及口内像，中性咬合，覆𬌗覆盖良好　H～L. 保持后 1 年

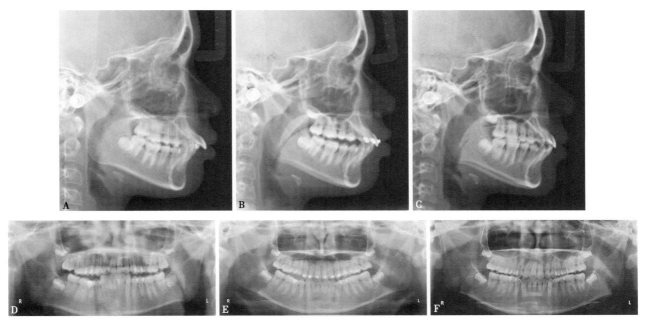

图5-43　头颅侧位片：A. 治疗前　B. 功能矫形后　C. 双期治疗结束后
　　　　　曲面体层片：D. 治疗前　E. 功能矫形后　F. 双期治疗结束后

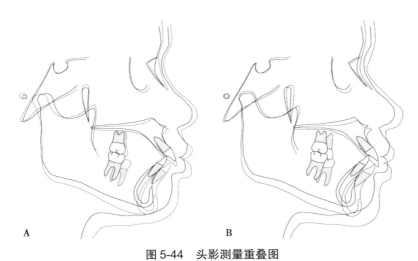

图5-44　头影测量重叠图
A. 治疗前（蓝色）与功能矫形后（棕色）　B. 治疗前（蓝色）与双期治疗结束后（红色）

参 考 文 献

1. Gianelly AA. One-phase versus two-phase treatment. Am J Orthod Dentofacial Orthop，1995，108（5）：556-559

2. Chen JY，Will LA，Niederman R. Analysis of efficacy of functional appliances on mandibular growth. Am J Orthod Dentofacial Orthop，2002，122（5）：470-476

3. Franchi L，Baccetti T，McNamara JA Jr. Treatment and post treatment effects of acrylic splint Herbst appliance therapy. Am J Orthod Dentofacial Orthop，1999，115（4）：429-438

4. Lai M，McNamara JA Jr. An evaluation of two-phase treatment with the Herbst appliance and preadjusted edgewise therapy. Semin Orthod，1998，4（1）：46-58

5. Haase EM，Zmuda JL，Scannapieco FA. Identification and molecular analysis of rough-colony-specific outer membrane proteins of Actinobacillus actinomycetemcomitans. Infect Immun，1999，67（6）：2901-2908

6.　Baccetti T，Franchi L，Toth LR，et al. Treatment timing for Twin-block therapy. Am J Orthod Dentofacial Orthop，2000，118（2）：159-170

7.　Pancherz H. Treatment of class Ⅱ malocclusions by bite jumping with the Herbst appliance：A cephalometric investigation. AM J Orthod，1979，76：423-441

8.　Türkkahraman H，Sayin MO. Effects of activator and activator-headgear treatment：Comparison with untreated Class Ⅱ subjects. Eur J Orthod，2006，28（1）：27-34

9.　Marsan G. Effects of activator and high-pull headgear combination therapy：Skeletal，dentoalveolar，and soft tissue profile changes. Eur J Orthod，2007，29（2）：140-148

10.　Ruf S，Bendeus M，Pancherz H，et al. Dentoskeletal effects and "effective" temporomandibular joint，maxilla and chin changes in good and bad responders to van Beek activator treatment. Angle Orthod，2007，77（1）：64-72

11.　Caldwell S，Cook P. Predicting the outcome of twin block functional appliance treatment：a prospective study. Eur J Orthod，1999，21（5）：533-539

12.　Aggarwal P，Kharbanda OP，Mathur R. Muscle response to the twin-block appliance：an electromyographic study of the masseter and anterior temporal muscles. Am J Orthod Dentofacia Orthop，1999，116（4）：405-414

13.　龚方方，冯静，胡铮，等. 半固定式 Twin-block 矫治器对颞下颌关节改建的影响. 上海口腔医学，2011，4：83-86

14.　Fushima K，Kitamura Y，Mita H，et al. Significance of the cant of the posterior occlusal plane in Class Ⅱ division 1 malocclusion. Eur J Orthod，1996，18（1）：27-40

15.　Enlow Dh. A procedure for the analysis ofintrinsic facial form and growth. Am J Orthod，1969，56（1）：6-23

16.　Staley RN，Stuntz WR and Peterson LC. A comparison of arch widths in adults with normal occlusion and adults with class Ⅱ，Division 1 malocclusion. Am J Orthod Dentofacial Orthop，1985，88（2）：163-169

17.　Tancan U，Usumez S，Memili B，et al. Dental and alveolar arch widths in normal occlusion and Class Ⅲ Malocclusion. Angle Orthod，2004，75（5）：809-813

18.　Lux CJ，Raeth O，Burden D，et al. Sagittal and vertical growth of the jaws in Class Ⅱ，Division 1 and Class Ⅱ，Division 2 malocclusions during prepubertal and pubertal development. J Orofac Orthop，2004，65（4）：290-311

19.　Gupta D，Miner RM，Arai K，et al. Comparison of the mandibular dental and basal arch forms in adults and children with Class I and Class Ⅱ malocclusions. Am J Orthod Dentofacial Orthop，2010，138（1）：10.e1-8

第二篇　美学设计

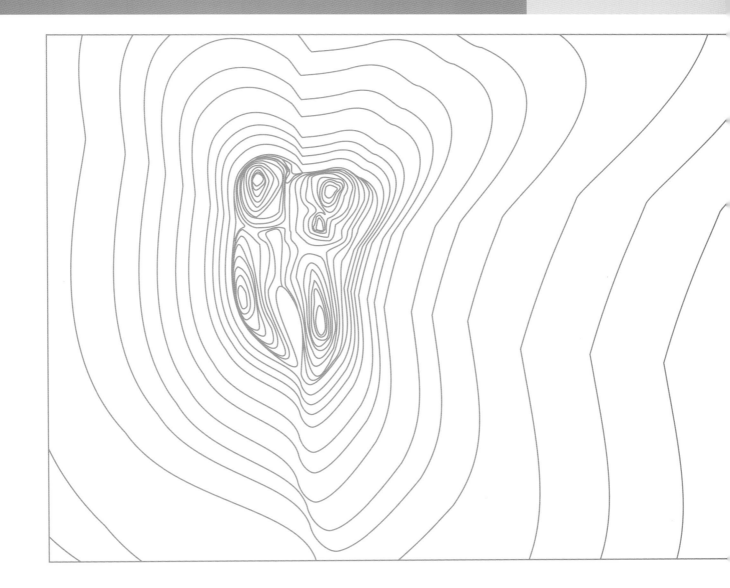

第 6 章

正面审美：饱满微笑
Smile Fullness in Frontal Smile Esthetics

白丁* 黄兰#

*四川大学华西口腔医学院 #重庆医科大学口腔医学院

微笑是人类共同的语言，是人与人之间的感情传递方式之一。作为最重要的面部表情，微笑是表达友好、赞同和欣赏的基本方式，是自然流露出来的感情，也是一种礼节。随着社会对美的要求不断提高，越来越多的患者不仅关注颜面部静态的美，同时对动态美的要求也越来越高。面部 44 条肌肉的运动可以构建人类数千种表情，而美丽的牙齿则是构成最迷人微笑的核心焦点。唇齿颊的美，其特征主要表现在人类特有的表情——微笑上，微笑作为容貌美的动态、静态结合的表现，给人以愉悦的美感。因此，集动、静为一体的面部表情——微笑，成为人们目光所聚的焦点。所以有必要把微笑和美学放在一起研究，以提高医师正畸矫治效果，最终提高人的面部活力和美感。

亚里士多德曾经说过："美是和谐"。那什么是牙齿的"美"和牙科美学呢？牙科美学，既是很多美学需求强烈渴望的患者的治疗预期，更是牙医们永无止境的终极追求。有的牙医提出"美即是感觉（esthetics＝sensation）"的理念，然而大量的研究也发现，美也是具有一定规律性、大众性、时代性的。因此，探讨和研究微笑美学的规律及其在正畸治疗中作用具有非常重要的意义。

第一节　正面微笑的审美 ||||||

微笑是立体的、动态的，在微笑美学的研究中，常常以正面微笑和侧貌微笑作为主要角度进行研究，本章着重讲述正面微笑与正畸治疗，关于侧貌微笑与正畸治疗的关系请详见下一章。

一、微笑美学的定义及分类

早在 20 世纪 70 年代，Hulsey、Janzen 等[1-2]就对微笑美学进行了研究。Hulsey[1]1970 年首次在正畸领域中提出关于微笑的研究，他提出了研究微笑的几个基本要素：

（1）微笑曲线比率＝上颌切牙切缘弧度 / 下唇上缘弧度。

（2）微笑对称率＝（右口角至上唇中距离 + 右口角至下唇中距离）/（左口角至上唇中距离 + 左口角至下唇中距离）。

（3）颊间隙比率＝上颌尖牙唇面最远中点间距离 / 口角间距离。

（4）上唇高度：上唇与上颌中切牙龈缘的关系。

（5）上唇曲度：在水平向，微笑时口角的高度高于、低于或位于上唇横向中线。

随着社会的发展，对微笑的研究也越来越多，有学者提出对微笑进行分类。这些微笑分类依据不同，各有侧重点。常见的分类方式如下：

1. 1974 年 Rubin[3] 根据微笑时上下唇的运动不同分为 3 类：

（1）蒙娜丽莎式微笑（Mona Lisa smile，commissure smile）：微笑时，口角在颧大肌牵拉下向外向上翘，上唇上抬，也称为口角式微笑。此类型在人群中约占 67%（图 6-1A），也被公认为是美观的微笑。

（2）尖牙式微笑（cuspid smile）：微笑时，上唇均匀上提，口角不上翘，暴露牙及牙龈。此类型在人群中约占 31%（图 6-1B）。

（3）复合式微笑（complex smile）：微笑时，上唇均匀上提，口角不上翘，同时下唇下垂。只有约 2% 的人为此种微笑形式（图 6-1C）。

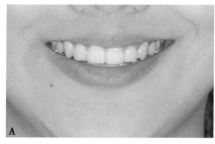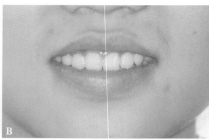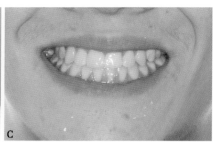

图 6-1　微笑的上下唇位分类
A. 蒙娜丽莎式微笑　B. 尖牙式微笑　C. 复合式微笑

复合式微笑较蒙娜丽莎式微笑显露更多牙龈及牙齿。

2. 微笑线是指在正面观姿势微笑中，上切牙及尖牙切缘弧度与下唇上缘弧度的关系。1982 年 Ricketts[4] 根据微笑弧或微笑线（smile arc or line）的形态将微笑分为 3 类：

（1）协调微笑（consonant）：上切牙及尖牙切缘弧度与下唇上缘弧度平行，是理想微笑线（图 6-2A）。

（2）水平微笑（flat）：上切牙及尖牙切缘弧度较下唇上缘弧度更平（图 6-2B）。

（3）反向微笑（reverse）：上切牙及尖牙切缘弧度与下唇上缘弧度相反（图 6-2C）。协调微笑较水平、反向微笑更美观。

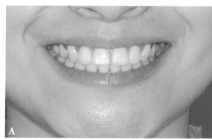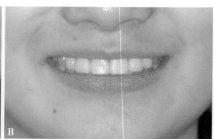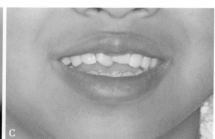

图 6-2　以微笑线的形态分类
A. 协调微笑　B. 水平微笑　C. 反向微笑

3. 1984 年 Tjan 和 Miller[5] 根据微笑时牙齿及牙龈的显露情况，将微笑分为 3 类：

（1）高位微笑（high smile）：微笑时显露上颌切牙牙冠全部及部分牙龈，也称为露龈微笑（gingival smile or gummy smile）（图 6-3A）。

（2）中位微笑（average smile）：微笑时显露 75%～100% 上颌切牙牙冠（图 6-3B）。

（3）低位微笑（low smile）：微笑时显露少于 75% 上颌切牙牙冠（图 6-3C）。

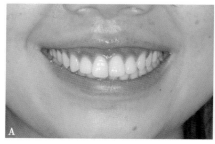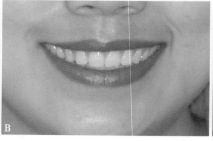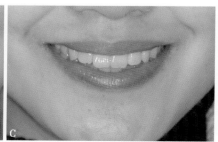

图 6-3　以上前牙牙冠及牙龈显露量分类
A. 高位微笑　B. 中位微笑　C. 低位微笑

通常认为，微笑时显露全部上切牙牙冠、牙龈显露量在 2mm 范围内是最美观的；上前牙显露少于 75% 牙冠时，美观度降低；而露龈微笑的美观度最差。

4. 1988 年 Rigsbee[6] 根据微笑的产生不同，将微笑分为 2 类：

（1）姿势性微笑（posed smile）：又称社交性微笑（social smile）。由上唇提肌适度收缩而产生上下唇间间隙，是人们在社交场合或是照相时有意识的静态面部表情，与情绪无关[7] 这种微笑可经过训练使其更完美更和谐[7] 很多职业性微笑也属于此种类型。由于其可维持性好、可重复性高，大多微笑美学研究都采用姿势性微笑（图 6-4A）。

（2）情绪性微笑（duchenne smile or spontaneous enjoyment smile）：这种微笑由上下唇肌肉最大限度的收缩形成，嘴唇拉开到最大限度，前牙及牙龈显露量最大（图 6-4B）。它是内在情绪的自然流露，是无意识的、动态的微笑。此种微笑与情绪有关，不可维持，可重复性低[9]。

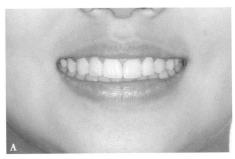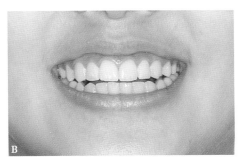

图 6-4　姿势性微笑和情绪性微笑（同一人不同状态对比）
A. 姿势性微笑　B. 情绪性微笑

5. 1999 年 Edward Philips[10] 综合微笑的 3 种风格（style）、微笑的 4 个阶段（stage）和微笑时显露的口内牙和牙周组织情况（type），设立了微笑分类系统，以标准化的术语客观地描述各式各样的微笑。具体如下：

微笑的 3 种风格分为：口角式微笑、尖牙式微笑、复合式微笑。

微笑的 4 个阶段分为：第一阶段，嘴唇闭合；第二阶段，嘴唇处于休息位；第三阶段，自然的微笑；第四阶段，扩展的微笑、大笑。

根据牙和牙周的 5 种显露情况分为：①只显露上牙；②显露上牙和超过 3mm 的牙龈；③只显露下牙；④上下牙均显露；⑤上下牙均不显露。

Edward Philips 认为，描述微笑时应将上述 3 种分法全部概括到，譬如说他认为人们最常见的微笑类型是"口角式微笑，第三阶段，只显露上牙"。

6. 2005 年 Theodore Moore[11] 等根据微笑时，微笑饱满度（smile fullness），即颊间隙（buccal corridors）占微笑时口角宽度的比例，将微笑分为 5 类：

（1）狭窄微笑（narrow smile）：颊间隙占微笑时口角宽度 28%（图 6-5A）。

（2）中度 - 狭窄微笑（medium-narrow smile）：颊间隙占微笑时口角宽度 22%（图 6-5B）。

（3）中度微笑（medium smile）：颊间隙占微笑时口角宽度 15%（图 6-5C）。

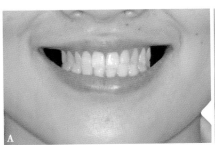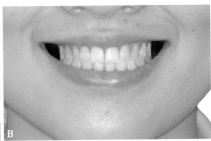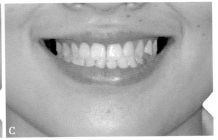

图 6-5　微笑饱满度
A. 狭窄微笑　B. 中度 - 狭窄微笑　C. 中度微笑

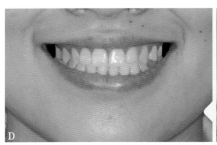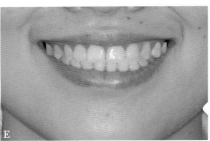

图6-5 微笑饱满度（续）

D. 中度 - 宽度微笑 E. 宽度微笑

（4）中度 - 宽度微笑（medium-broad smile）：颊间隙占微笑时口角宽度10%（图6-5D）。

（5）宽度微笑（broad smile）：颊间隙占微笑时口角宽度2%（图6-5E）。

Theodore Moore 认为，微笑时，较小的颊间隙较较宽的颊间隙更美观一些。

二、微笑审美可以定义吗？

美学是研究美、审美关系和审美经验的一门科学，即美学是研究美的本质和规律，评价审美对象美与不美。作为一个审美主体，必须具备文化、艺术、伦理、心态诸方面良好的素质，才能对审美对象（客体）作出公正、客观的评价，即美或不美。这种评价的客观指标有赖于审美主体根据审美标准（经验积累）诸如各方面是否均衡、协调、统一而决定。

微笑由面部的一群表情肌（上唇提肌、提口角肌、颧大肌，颊肌升支等）控制，它的产生分为两个阶段[12]：开始时，嘴角向侧方伸展，稍向上翘起，鼻唇沟显现，上下唇或许仍保持接触；微笑继续进行，则上下唇分开，口角明显上翘，鼻唇沟加深，牙齿外露。第二阶段是个比较稳定的状态，1988年Rigsbee[6]将其称为姿势性微笑（posed smile），或社交性微笑（social smile）。由于其可维持性好、可重复性高，大多微笑美学研究都采用姿势性微笑。

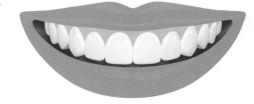

图6-6 "理想微笑"

笔者通过总结国内外大量[6-8, 12, 14]关于微笑美学的研究，并结合笔者课题组的研究，发现在对正面微笑相的研究中，理想的微笑应具有以下特点（图6-6）：

1. 口角式微笑 口角在颧大肌牵拉下向外向上翘，上唇上抬。

2. 上唇曲线 微笑时上唇下缘为中份略向下凸、两侧略向上抬的弧线（图6-7A）。

3. 上唇线垂直向位置 上唇下缘位于上切牙龈缘处，充分显露前牙牙冠高度，刚显露牙龈、或显露牙龈不超过2mm（图6-7B）。

4. 微笑弧度 下唇上缘弧度与上牙弓弧度相一致（图6-7C）。这要求𬌗平面在矢状向有适当的倾斜度。

5. 颊间隙 有适当的颊间隙。对正畸医师而言，稍小的颊间隙较美观（图6-7D）。

6. 后牙直立度 尖牙、前磨牙、磨牙宜直立，但也应有适当的唇（颊）舌向倾斜度（图6-7E）。目前的观点认为，后牙的唇（颊）舌向倾斜度较颊间隙大小对微笑美观的影响更大。

7. 微笑宽度与面部宽度相协调 尖牙间宽度与微笑时口角宽度的比例呈黄金分割比；微笑时口角间宽度与眼外眦间宽度的比例具有黄金分割比特征；尖牙间宽度约为口角平面宽度的1/3（见图6-13）。较大的口角间宽度似乎更美观。

8. 正面观 𬌗平面、切缘平面、上唇平面平行协调一致（图6-7F）。

9. 微笑对称性 中线的位置居中、不偏斜，口角暴露至第二前磨牙或第一磨牙，暴露牙量左右一致，上下唇缘在微笑展开时垂直向暴露量一致（图6-7G）。

10. 前牙轴倾度 前牙形态、颜色正常，排列整齐，中切牙、侧切牙有一定的近中向轴倾度，侧切牙较中切牙的轴倾度略大，且左右对称（图6-7H）。

11. 上前牙横径比例　符合黄金分割率（图 6-7I）：正面观，中切牙与侧切牙显露宽度之比、侧切牙与尖牙显露宽度之比、尖牙与第一前磨牙显露宽度之比，均为 1∶0.618 的黄金分割比例。

12. 上前牙牙龈位置　尖牙龈缘高度最高，中切牙次之，侧切牙最低，左右对称；牙龈健康，颜色与形态良好（图 6-7J）。

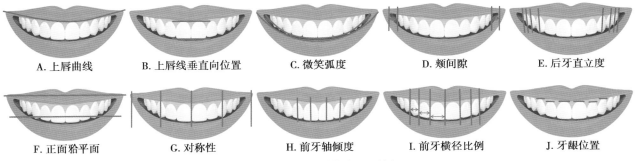

| A. 上唇曲线 | B. 上唇线垂直向位置 | C. 微笑弧度 | D. 颊间隙 | E. 后牙直立度 |
| F. 正面殆平面 | G. 对称性 | H. 前牙轴倾度 | I. 前牙横径比例 | J. 牙龈位置 |

图 6-7　"理想微笑"的正面特征

第二节　影响正面微笑审美的因素分析

正畸治疗能对患者的颜貌美观带来很明显的改观，而微笑美观度的提高更是正畸医生、患者的共同期望，对微笑的临床评价应从正面、45°侧面以及 90°侧面等多方位观察（图 6-8）[33]，目前的三维数字面部摄影对微笑的评估更方便。对微笑的研究包含四维的角度：水平向、垂直向、矢状向和时间轴。从正面微笑审美来说，水平向和垂直向的因素更容易引起关注。矢状向的影响因素将在下一章中详解，本节不作赘述。

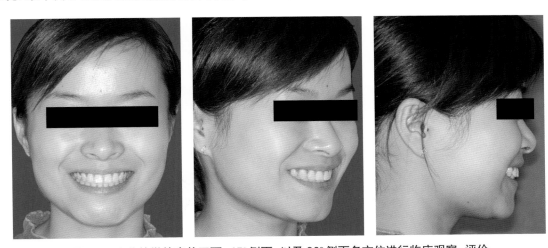

图 6-8　完美的微笑应从正面、45°侧面、以及 90°侧面多方位进行临床观察、评价

一、影响正面微笑审美的水平向因素

获得理想的迷人微笑是一个复杂的过程，同时涉及牙齿与口内、口外软硬组织。虽然影响因素非常多、研究不容易深入，但是水平微笑美学的几个方面——微笑弧、颊间隙等依旧引起临床医师的兴趣[13]。自然头位（natural head position　NHP）[12] 是评估面部、上下颌、牙齿最理想的生理和解剖定位，同时也是研究微笑的理想定位。在自然头位下，Sarver DM 等研究发现水平向唇齿间的关系对容貌美观有影响[9]。

（一）颊间隙

颊间隙（buccal corridor）[11] 是微笑审美的评估指标之一。1958 年，修复学医生 Frush 和 Fisher[15] 最早提出颊间隙概念，即微笑时，双侧上颌后牙颊面与颊部内侧间间隙，也称负性间隙（negative space）、黑色间隙（dark space）（图 6-9）。他们认为颊间隙的大小和形态与上颌牙弓的宽度、面部肌肉的张力和口唇、下颌的运动度有关。一些学者认为颊间隙对微笑美学影响不大[16]。另一些学者则认为在口角处有最小的黑色间隙很重要[6]。更多的正畸医生如 Dunn[17]、Moore[11] 等发现一般人群认为微笑时口角处"黑色间隙"较大可使微笑显得不够饱满，倾向于显露更多后牙及颊间隙小时的微笑更美观。笔者认为，适当的颊侧负性间隙可使微笑更协调（见图 6-7D）。

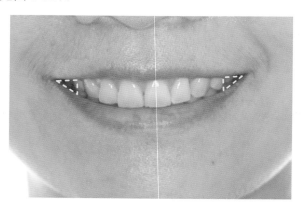

图 6-9　正面微笑相时的颊间隙（虚线区域）

当然，正畸医师在制订治疗方案时，不仅需要关注患者的面下 1/3，还应当有整体观。比如，对短面型患者来说，稍大的颊间隙也较容易被接受；而同样的颊间隙比例，对长面型患者来说，则显得较不美观和不协调[18]。

（二）上颌尖牙、前磨牙唇、颊舌向倾斜度

尽管有许多正畸学者认为，较小的颊间隙更有利于美观，而现在更多的研究表明，颊间隙的大小对正面微笑美观影响不大，而微笑时显露的尖牙、前磨牙、甚至磨牙的直立度对美观的影响更明显，对上颌基骨正常者来说，上尖牙宜有轻微的舌向倾斜，前磨牙最好为 0° 转矩（见图 6-7E，图 6-10）。如上颌基骨较宽者，上尖牙、前磨牙可有轻度的舌向倾斜转矩，而对于上颌基骨宽度不足者，则这些牙齿宜直立。但无论上颌基骨情况如何，上尖牙、前磨牙和磨牙的过度舌倾必然会影响正面微笑的美观（见图 6-28C）。

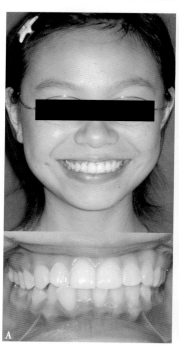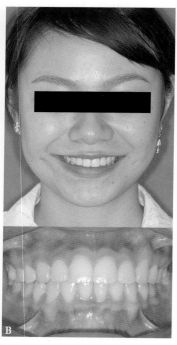

图 6-10　该患者口裂较大，微笑时颊隙较大（A），拔除 4 个第二前磨牙解除前突后，控制好上尖牙、前磨牙、磨牙的唇、颊舌向倾斜度使其直立，尽管颊间隙较大，但微笑仍然美观（B）

（三）上前牙及牙龈左右对称性

微笑审美依靠颜面部各结构间的协调、均衡和统一，任何要素出现问题都会影响美感。迷人的微笑通常牙、牙龈、唇左右对称、比例匀称（见图6-7G），同时中切牙、侧切牙有轻微的近中向轴倾度（见图6-7H）。双侧上前牙牙齿牙龈的不对称、上牙列中线的偏斜、牙列中线处牙间间隙都会影响微笑美观[19]。

（四）微笑中的上前牙横径黄金分割比

黄金分割比（golden or divine proportion）是指被分割的较短部分与较长部分之比等于较长部分与全长之比，用数字表示是0.618。

1973年，修复医师首先提出黄金分割比在牙列修复美学中的重要性，随着修复美学的发展更加强了其在前牙美容中的地位。修复医师认为从尖牙到另一侧尖牙所有牙横径之和与微笑时两口角间距离之比为黄金分割比时，微笑最迷人（图6-7I）。正面观时迷人微笑的上前牙横径比例也符合黄金分割比，即上中切牙与上侧切牙、上侧切牙与上尖牙、上尖牙与上第一前磨牙的比例皆接近1：0.618。正畸-修复联合治疗中需采用黄金分割比指导正畸治疗过程中的间隙分配，有利于缺失的切牙、畸形侧切牙的美学修复。

二、影响正面微笑审美的垂直向因素

迷人的微笑不仅仅取决于牙的大小、形状、颜色和位置，同样取决于垂直向唇齿关系如牙龈的显露量及嘴唇的形态和上切牙的切缘与下唇的关系。所有这些因素应该形成协调、对称的实体。

（一）牙龈的暴露量（图6-7B）

通常，正畸医师和外科医师认为露龈微笑是不美观的[9, 20]。Tjan等[5]发现男性显著特征为低位微笑，女性显著特征为高位微笑。女性高位微笑者为男性的2倍。Orlagh等[21]研究发现微笑时全部上颌前牙显露，无牙龈暴露时最迷人。笔者的研究发现牙龈显露超过2mm时才被认为不美观[22]。然而，在大众眼里露龈微笑并不一定不美观。很多演员、模特、选美参赛者，特别是女性，微笑时暴露牙龈，仍然被认为有着迷人的微笑。Silvia[23]发现上颌牙龈暴露对女性微笑美影响不大，同样，下颌牙龈暴露对男性而言更易被接受。上前牙微笑时暴露过少会显得苍老，适度露龈微笑较上颌前牙显露不足更美观、更年轻（图6-11）。女性患者对美观要求更高，微笑时下颌牙龈的显露超过1mm会影响美观。

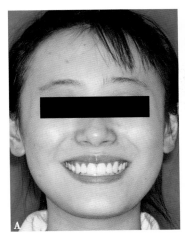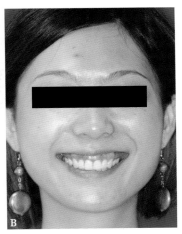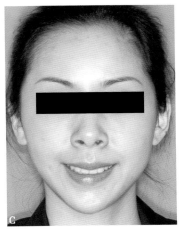

图6-11　微笑与牙龈暴露量的关系
A. 良好的微笑应暴露全部上牙，显露上牙龈不超过2mm被认为仍是美观的、年轻的　B. 牙龈显露超过2mm被称为露龈笑，不美观　C. 微笑时牙龈显露不足也是不美观的、显衰老的

（二）微笑线（smile arc）

微笑线是指上前牙切缘相连所形成的弧线。理想的上颌前牙切缘连线是建立在与下唇上缘弧线相协调的基础上。Frush、Fisher[15]、Hulsey[1]指出上切牙及尖牙切缘弧度与下唇上缘弧度平行时是协调的，为

理想微笑线（ideal smile arcs）（见图6-7C）。理想微笑线较水平和反向微笑线更美观，若上切牙切缘连线平直或略向上凸，则都与下唇上缘的弧线不一致，看起来就不协调[13]。微笑线过平会形成义齿样外观，缺乏真实美感，正畸患者治疗后出现率比非正畸者高[24]。随着年龄的增加，微笑线有逐渐变平的趋势[14]。

微笑线受上颌𬌗平面、牙弓弓形及生长型的影响[12]。自然头位时，增加上颌𬌗平面到FH平面的斜度会增加上颌前牙暴露量，改善微笑线的协调性[25]。患者弓形，尤其是前牙部分的形态会影响微笑线的曲度。弓形越宽，前牙部分弧度越小。低角或是水平生长型患者理论上缺乏上颌前部顺时针旋转的趋势，更倾向于出现水平微笑线[26]。

（三）上唇曲度

上唇曲度即微笑时上唇下缘的弧线曲度（见图6-7A）。一般认为上唇下缘的弧线略向下凸或平直，比略向上凸更美观。有学者做过研究[8]，发现在非正畸人群中，约12%为略向下凸的上唇下缘弧线，约45%为平直的曲线，43%为略向上凸的弧线。

（四）正面𬌗平面（frontal occlusal plane）（见图6-7F）

正面𬌗平面是指从上颌左侧尖牙牙尖到上颌右侧尖牙牙尖的连线所在的平面。由于左右上前牙的萌出量差异或左右上、下颌骨的垂直向发育不对称所造成的正面𬌗平面的偏斜会影响微笑的美观[14]（图6-12）。

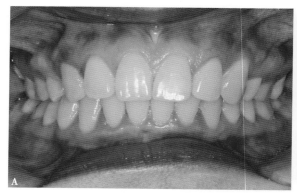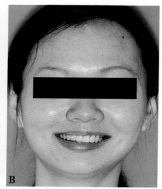

图6-12　正面𬌗平面

从口内像上下牙列咬合良好、上下𬌗平面平行；但从整个面部而言，该患者因面部左右侧三维向的发育不对称，正面𬌗平面偏斜，从而影响面部微笑美观

三、影响微笑审美的时间因素

有研究发现[9]，年轻人较年龄大者更倾向于出现高位微笑。随着年龄增长，面部肌肉紧张性降低，唇动度减少，微笑时切牙、牙龈显露减少，高位微笑也会随之减少。因此，Silvia等[23]认为露龈微笑可以看作年轻的特征；上颌切牙随着年龄增长，唇部覆盖增加，可改善露龈微笑者微笑的美观程度；但是对于中位、低位微笑者年龄增加会引起切牙暴露量减少、显得苍老，降低微笑美观程度。年龄对于下颌牙龈暴露的影响刚好相反，下颌牙及牙龈显露会随着年龄增长而增加。因此，青少年时期的轻度露龈笑可望随着年龄增长而自然消失，所以对某些深覆𬌗的矫治不能过度压低上前牙，否则可能会随着年龄增长，微笑时上前牙露出不足，影响微笑美观。而对于上前牙牙槽嵴发育正常或轻度不足的开𬌗患者，则应谨慎采用前牙垂直牵引、伸长上切牙的方式矫正开𬌗，以防成为露龈笑。

微笑艺术无处不在，影响微笑美学的因素也很多。尽管美不是绝对的，是主观的，但我们仍可以通过研究发现其中的规律，并将其应用到正畸治疗中，以获得更加美观的治疗效果。笔者通过大量的临床实践及对美学的研究发现，"饱满微笑"可从另一角度体现正畸美学对正面微笑的需求，并总结出饱满微笑所具备的美学规律。它不属于以上任何一种关于微笑的分类方法，是多种影响微笑美观因素的综合，对正畸医师在临床中选择矫治策略、制订治疗方法具有一定的实战指导意义。

第三节　饱满微笑与正畸治疗 ||||||

口腔正畸美学是由于现代健康概念的更新和口腔正畸医学模式的转变，促进了口腔正畸医学与美学的结合而形成。美学对正畸提出了更多的要求和审美的标准，正畸美学目标已不再仅仅是牙齿排列整齐，而是通过改变牙齿三维方向的位置、改变牙列长度和宽度以获得容貌美、微笑美。

影响微笑审美的因素很多，例如微笑线就被认为是影响微笑审美最重要的因素。正畸医师可通过调整细节使微笑更美观，比如粘接前牙托槽时，可从上中切牙开始依序轻微向殆方调整，从而让侧切牙及其后的牙齿的切缘与中切牙形成逐渐上升的曲线，甚至可适当调整侧切牙远中切角，使上前牙切缘形成与下唇上缘弧度一致的切牙曲线。这些属于技巧性问题，比较容易实现。但仍有很多因素是正畸医师无法调控的，比如牙齿形态、唇缘弧线、唇部外观等。如何策略性地针对获得饱满微笑而制订治疗方案、指导矫治实施，将是本节讲述重点。

那么，什么是饱满微笑呢？饱满微笑是指：微笑时牙齿应充满整个口腔，牙弓宽度应与微笑时口角宽度、面部宽度相协调；微笑时显露的上颌尖牙、前磨牙、磨牙应有适当的唇、颊舌向倾斜度，且直立于基骨内；微笑时应充分暴露上前牙牙冠及1~2mm牙龈，同时应有适当的唇舌向倾斜度。本节从微笑的饱满度入手，以微笑美学规律为指导，分析、制订我们临床治疗的方案和实施的策略。

一、唇齿面部横向比例与微笑的美学特征

成功的正畸治疗有很多衡量指标，但最受大众和患者关注的仍然是美观评价，然而这种评价多为主观评价。大量的临床和实验性研究试图通过正畸治疗来获得美观的、令人愉悦的微笑。然而，正畸涉及形式美的多方面规律，不仅仅是把牙排列整齐，还要在设计和矫治过程中把各项美学因素结合起来参考，才能在更高层次上解决好正畸的美学问题。研究发现，颊间隙、牙弓宽度、前牙突度以及露龈程度是影响正畸治疗结果美观度的最常见因素，也就是说，正畸医师对这几方面的调控可直接影响患者的微笑美观。如何把对这些影响因素的调控转化为对临床的指导，也是亟待解决的课题。

中国人属于蒙古人种，具有面部既高且宽、脸部显得很大且非常扁平、唇部突出、口裂较小、颏部不突出的特征。那么，如何在正畸治疗中进行恰当的控制，以获得能为大众所接受的美观的"饱满微笑"呢？为此，白丁所带领的课题组进行了系列的研究[26]。

研究发现，唇、齿及颜面部横向比例与微笑美之间有相关性。和谐微笑的特点之一是：尖牙间宽度与口角宽度比例、口角宽度与眼外眦间宽度比例具有黄金分割比特征；尖牙间宽度约为口角平面面部宽度的1/3（图6-13）。在可接受的美学范围内，该比例有10%的变异范围。黄金分割比作为口颌系统审美标

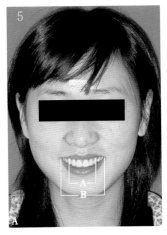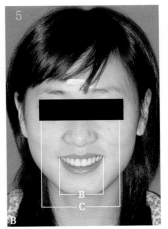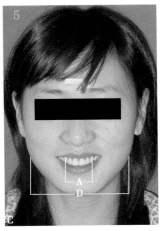

图6-13　唇齿面部横向比例的微笑美学特征
A. 尖牙间宽度与口角宽度比例为0.638（±10%）　B. 口角宽度与眼外眦间宽度比例为0.618（±10%）　C. 尖牙间宽度与口角水平线面部宽度比例为0.3（±10%）

准尺度之一，可以作为临床工作的一项参考值。

在正畸临床工作中，常常会遇到一些临界病例。在正畸方案制订时，是拔牙矫治还是非拔牙扩弓治疗？怎样能获得又快又好的治疗效果和美学效果？这些问题一直困扰着医生。很多医师都靠经验来进行判断做出决定，或是先行不拔牙矫治，在治疗途中再根据面型和患者的感受决定拔牙与否。这样虽然也能达到较好的治疗效果，但毕竟延长了治疗时间，甚至可能造成牙齿的往复运动，增加了牙根吸收等副效应的风险，对患者、对医师来说都无益。很多医师往往忽略了"微笑"在方案制订中所处的地位，认为只要改善牙齿的整齐度、咬合关系及侧貌，就是好的疗效。下面的两个临界病例就是以微笑时口面部横向比例为考量选择了最适当的正畸治疗。

病例一：上牙列严重拥挤的非拔牙矫治

12 岁女性，牙齿不整齐求治（图 6-14～图 6-20）。

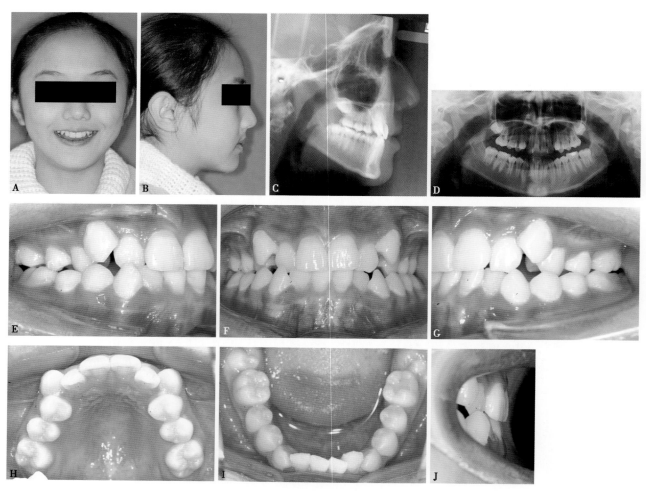

图 6-14　治疗前口外及口内检查

A，B. 治疗前面像，正面微笑时，口角宽度较大，但牙弓宽度不饱满；侧貌较好　C，D. 治疗前头侧位片、曲面体层片
E～J. 治疗前口内像：上牙列中度拥挤，且牙弓狭窄，后牙对刃𬌗；下前牙舌倾

方案设计要点：对中度拥挤病例，治疗原则为减数或增隙。对这个患者来说，正面微笑时口角宽度与面宽协调，但牙弓宽度不足；侧貌直立。口内可见上牙弓狭窄。从微笑美学的角度考虑，治疗伊始不宜采用减数治疗，否则无法保证牙弓宽度，从而无法获得饱满的微笑；此外，患者侧貌直立，以维持为主，不需要靠减数获得额外的间隙内收上前牙。因此，治疗时应首先考虑扩弓以恢复上牙弓的正常宽度，并可为解除拥挤提供间隙。扩弓方式很多，这里不一而论，该病例采用的是自锁托槽配合热激活镍钛丝以达到扩弓的目的。

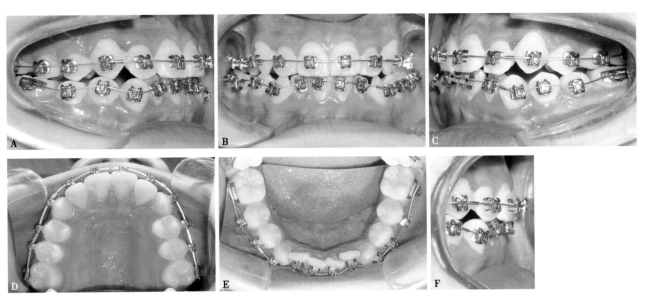

图6-15　治疗4个月时口内像

开始时仅上颌牙列粘接自锁托槽，待上颌牙列基本排齐、上颌牙列宽度基本恢复、后牙反𬌗基本解除后，再粘接下颌托槽

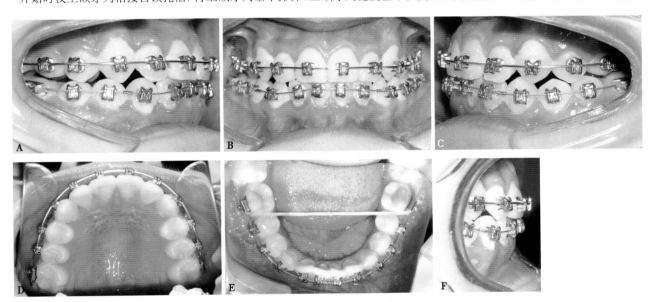

图6-16　治疗8个月时口内像

治疗后8个月，上下牙列拥挤已基本解除，但后牙段反𬌗仍未完全解除。解除后牙反𬌗可以通过扩大上牙弓和（或）缩窄下牙弓获得。此时，该患者上后牙已直立，若再扩大上牙弓，则后牙颊倾、影响微笑美观；而下牙弓已较治疗前扩宽，希望通过牵引方式缩窄下牙弓（E），但效果不明显。此时采用舌肌的肌功能训练，即舌体上抬、弹舌的舌肌功能训练

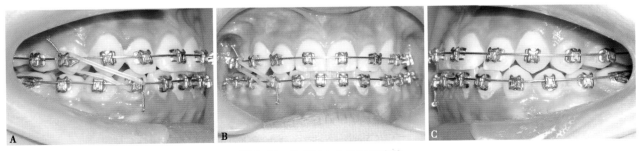

图6-17　治疗14个月时口内像

经6个月舌肌功能训练，下牙弓宽度恢复到治疗前宽度，上牙牙弓宽度、形态协调；单侧短Ⅲ类牵引调整右侧的Ⅲ类关系及下中线的轻微左偏

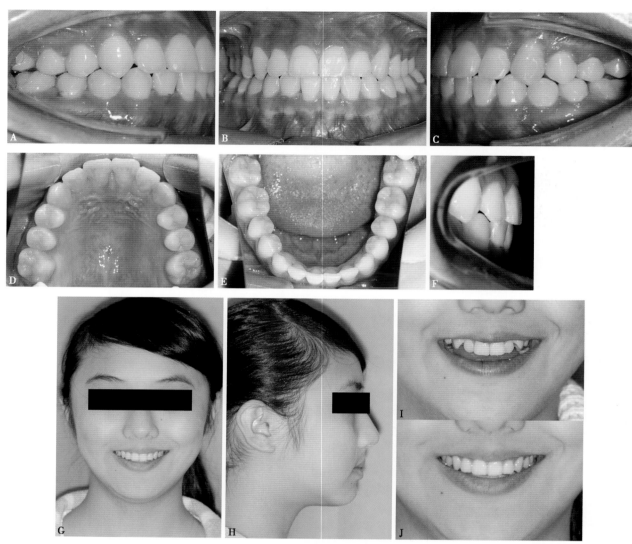

图 6-18 治疗后口外及口内检查

A~F. 治疗后口内像。牙齿排列整齐，拥挤解除，上牙弓宽度得到很好的矫治，上下牙弓宽度协调，咬合关系及覆𬌗覆盖正常，上前牙无明显唇倾，尖牙、前磨牙有良好唇、颊舌向倾斜度 G~H. 治疗后正面微笑像及侧貌良好，正面微笑像显示牙弓宽度与口角宽度协调，侧貌得以维持。治疗前正面微笑像（I）不饱满，治疗后（J）获得饱满微笑

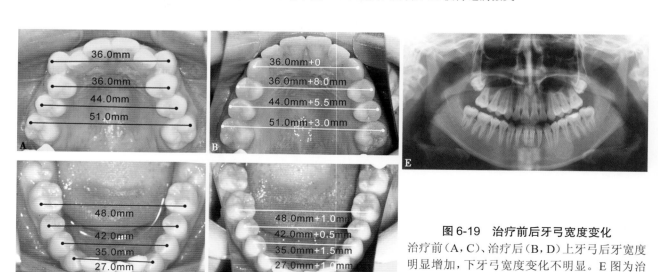

图 6-19 治疗前后牙弓宽度变化

治疗前（A，C）、治疗后（B，D）上牙弓后牙宽度明显增加，下牙弓宽度变化不明显。E 图为治疗后全面体层片

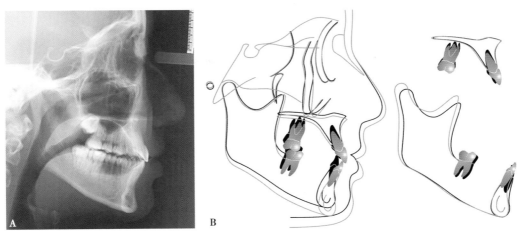

图 6-20　治疗后头颅侧位片及治疗前后轮廓图对比
上下前牙仅较治疗前轻度唇倾，侧貌维持

临床提示：

1. 如果患者正面微笑时口角宽度较大，口角水平线面宽度也较大，在侧貌可以接受的情况下，可能更多会考虑不拔牙扩大上牙弓的治疗，让患者在较短的时间内获得较好的美观效果。

2. 上牙弓扩大的限度，以上尖牙、前磨牙、磨牙直立于上颌基骨为标准。

3. 对于尖牙宽度与面宽度协调但口角宽度欠佳的拔牙临界患者，应谨慎拔牙，配合微笑训练，通过训练练习嘴角的横向打开程度。

4. 当上下牙弓不协调时，不能一味考虑改变上牙弓宽度来达到协调的目的，当上后牙直立度正常、上牙弓宽度符合微笑比例时，应采用调整下牙弓宽度为主、维持上牙弓宽度和形态为辅的治疗策略。

病例二：拔牙矫治缩窄牙弓宽度过大

15 岁女性，牙齿不整齐求治（图 6-21～图 6-26）。

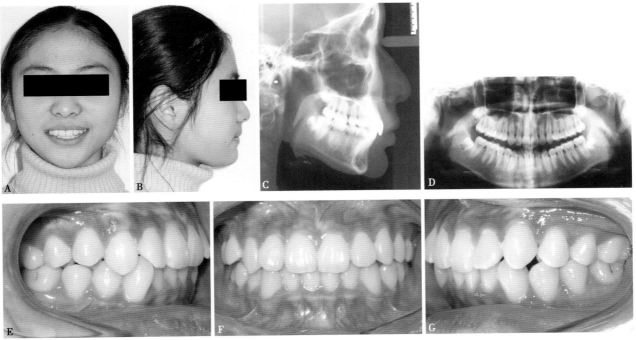

图 6-21　A，B. 治疗前面像，正面微笑时，口角宽度与面宽协调，但牙弓宽度过大，几乎没有颊间隙；侧貌直立　**C，D.** 治疗前头颅侧位片和曲面体层片

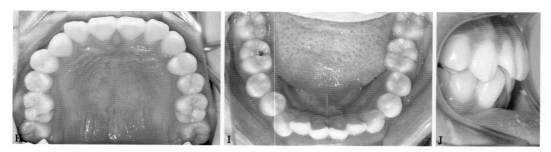

图 6-21 E～J. 治疗前口内像，上下牙列轻度拥挤，牙弓呈方圆形，与其相对较尖长的脸型不相匹配；覆𬌗覆盖及磨牙关系没有明显异常（续）

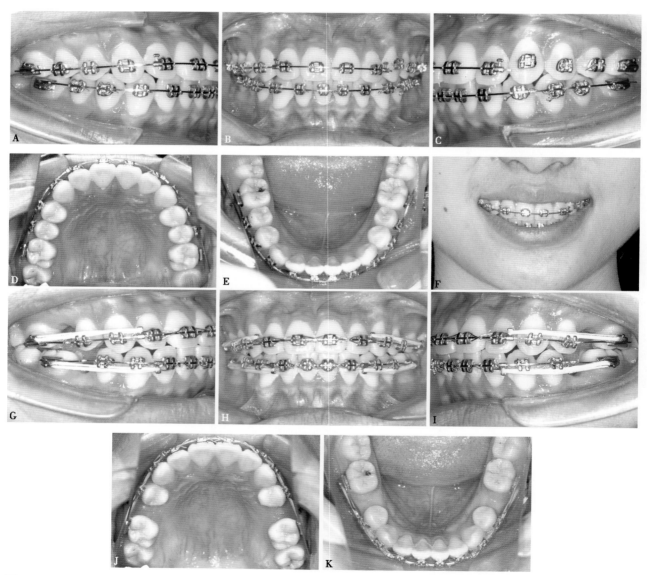

图 6-22 A～F. 治疗 6 个月后面像和口内像，口内像可见轻度拥挤已基本解除；正面微笑像过于饱满，几乎没有颊间隙，尖牙间宽度与口角宽度、面宽度均不协调 G～K. 拔除四个第二前磨牙后继续矫治，期望达到缩窄牙弓的目的

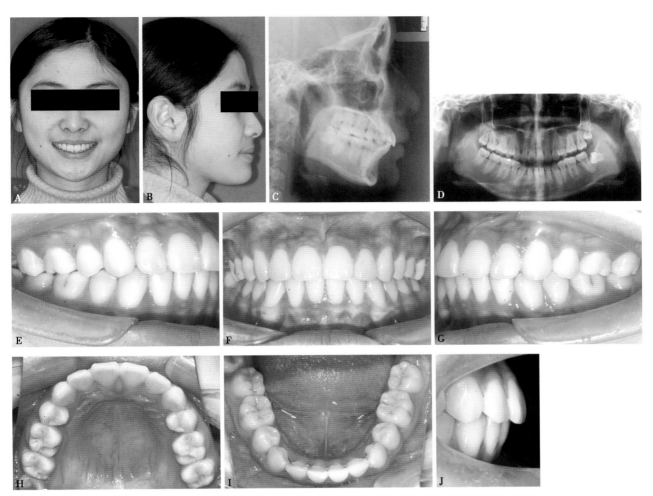

图6-23　A，B. 治疗后面像，正面微笑像自然、协调，横向宽度指数比例协调，有适当的颊间隙；侧貌维持直立　C，D. 治疗后头颅侧位片和曲面体层片　E，J. 治疗后口内像，覆𬌗覆盖正常，磨牙维持中性咬合关系；上下前牙唇倾度正常，磨牙和前磨牙恢复正常的直立度，并建立良好的尖窝咬合关系；治疗后牙弓由方圆形缩窄为卵圆形，上下牙弓形态对称、协调；上前牙维持了拔牙前的正常唇倾度，上、下颌颊倾的后牙得以恢复至略舌倾的正常倾斜度

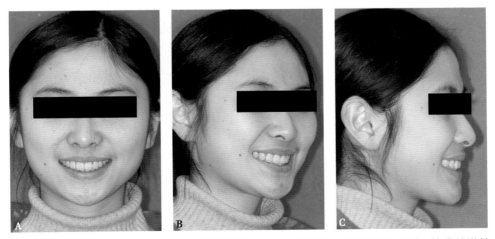

图6-24　A～C. 治疗后正面、45°、侧面微笑像。通过正畸治疗，患者获得了平衡、饱满的微笑

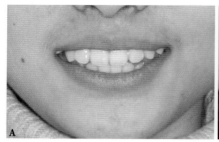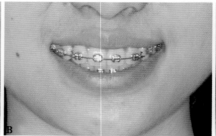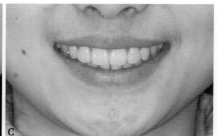

图 6-25　治疗前（A）、中（B）、后（C）正面微笑像对比

方案设计要点：①由于该患者侧貌直立，牙列内仅有轻度拥挤，因此治疗初期并未考虑拔牙矫治，而是希望通过前牙轻度的唇倾开展间隙，解除拥挤。②治疗 6 个月后，尽管牙列拥挤已解除，侧貌也得以维持，但并不代表矫治成功。过宽的牙弓使患者的微笑不协调，已经超出了最适比例的范围。此时应考虑缩窄牙弓以获得协调的牙弓形态及微笑相，因此修订治疗计划，嘱患者拔除 4 个第二前磨牙后继续正畸矫治。

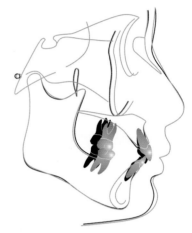

图 6-26　治疗前后头颅侧位片轮廓图对比

临床提示：在制订治疗方案时，应该把尖牙间宽度、口角宽度和口角平面的面宽度三者联系起来，作为重要的考虑因素。除了咬合因素和侧貌，医师还可以通过观察患者的面部特征，来决定他的最佳治疗方案或进行微笑指导，以达到最佳的微笑美学效果。不是所有"饱满"的微笑都美观，当微笑过于饱满、横向宽度指数比例不协调时，应考虑拔牙矫治。若侧貌尚可，可考虑拔除第二前磨牙，以达到尽量少内收前牙、缩窄牙弓的治疗效果；若侧貌较突，则考虑拔除第一前磨牙，缩窄牙弓的同时改善侧貌。

二、尖牙、前磨牙、磨牙颊（舌）向倾斜度对微笑影响的研究

牙齿正常的唇（颊）舌向倾斜度，是静态良好咬合的关键之一。如果后牙的颊舌向倾斜度异常，将会影响咬合接触以及下颌的侧方功能运动（图 6-27）。牙根在骨松质中的位置，不仅影响牙周健康，同样会影响牙齿移动速度，前磨牙、磨牙有适当的舌向倾斜才能直立于基骨内。同时，正常的尖牙、前磨牙、磨牙颊舌向倾斜度，也是维持笑容饱满度、微笑审美的重要因素。Andrews 在其口颌面部协调六要素中，将最适的牙及牙弓形态列为第一要素（参阅第一章）。

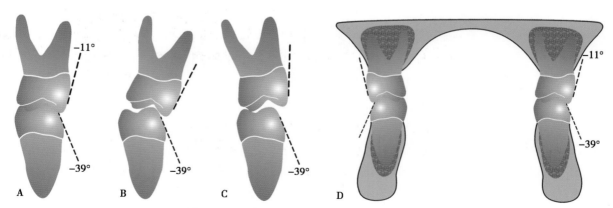

图 6-27　正常及异常的上颌后牙颊舌向倾斜度

A. 正常的上颌后牙颊舌向倾斜度　B. 过度舌倾的上颌后牙　C. 过度颊倾的上颌后牙　D. 后牙直立于基骨内，此时后牙牙冠表现为舌向倾斜的颊舌向倾斜度

　　在治疗过程中，我们不仅仅需要注重矢状向咬合关系的控制，在横向关系上，牙弓宽度与后牙颊舌向倾斜度的控制也同样重要[27]。后牙过度颊倾或舌倾会引起牙弓过宽或过窄，从而对微笑审美产生影响。对微笑审美而言，尖牙、前磨牙的直立度较黑色的颊间隙更重要（图6-28）。笔者研究发现[28]，上颌尖牙、前磨牙唇（颊）舌倾斜度对正面微笑有一定程度的影响，正畸医师认为尖牙0°至−7°、前磨牙−3°至−10°，是和谐微笑的合理范围；而普通人却有更大的认可范围，尖牙3°至−10°、前磨牙5°至−11°。也就是说，正面观时，上颌尖牙、前磨牙过度直立或过度舌倾，都将对微笑产生负面影响；但这个可接受的范围较大，并不是超越某一个具体数值即变得不美观（图6-29，表6-1）。

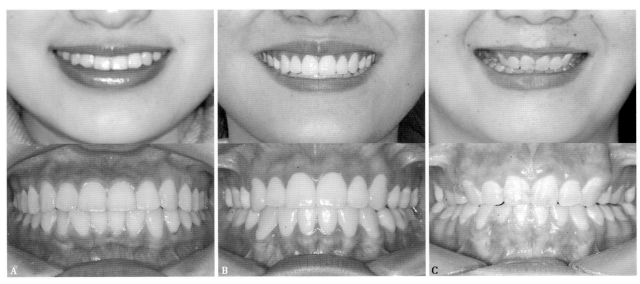

图6-28　后牙颊舌向倾斜度对微笑美观的影响
A. 过度颊倾的前磨牙引起牙弓过宽，微笑过于饱满，几乎无颊间隙　B. 正常颊（舌）向倾斜度的尖牙、前磨牙所形成的牙弓宽度正常，微笑饱满协调　C. 过度舌倾的前磨牙、尖牙引起牙弓过窄，微笑欠饱满，并引起过大的颊间隙

表6-1　上颌尖牙、第一前磨牙、第二前磨牙牙冠转矩变化值（°）

	A	B	C	D	E	F	G	H	I	J	K	L	M	N	O
上3	−5	−1	−3	−4	−6	−7	−9	−10	−12	−13	−16	0	2	3	6
上4	−7	1	−7	−3	−11	−7	−15	−11	−19	−15	−19	3	5	1	5
上5	−7	1	−7	−3	−11	−7	−15	−11	−19	−15	−19	3	5	1	5

注：A～O代表图6-29各分图

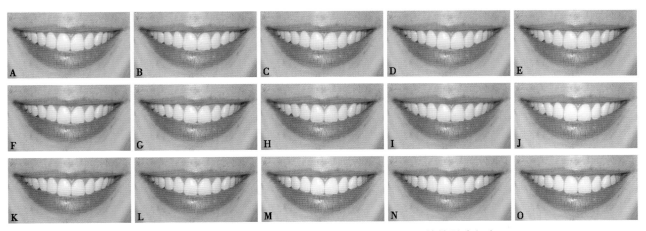

图6-29　上颌尖牙、前磨牙唇（颊）舌向倾斜度正面微笑的影响程度
A. 原始模特，其左右尖牙、第一前磨牙、第二前磨牙牙冠平均转矩测量值见表6-1　B～O. 分别改变这三个牙的牙冠转矩（左右对称），具体改变后牙冠转矩值见表6-1

附：

病例三：牙弓缩窄伴严重牙列拥挤的非拔牙治疗

33岁女性,微笑时不美观、嘴唇及上牙较突求治(图6-30~图6-35)。

方案设计要点： ①对这类侧貌略突、主诉也要求改善侧貌的患者,不能一概采取拔牙的模式。首先应考虑恢复尖牙、后牙的正常倾斜度,同时由于牙齿唇(颊)向移动可获得少量间隙,可以后移前突的前牙,以期改善侧貌。该患者采用自锁托槽,利用其轻力、低摩擦力的特点,唇(颊)向开展整个牙列。②成年患者要慎做长期的颌间牵引。为避免长期Ⅱ类牵引可能造成的一系列副效应(如对关节造成负担从而引发关节疾病、磨牙伸长使𬌗平面顺时针旋转从而加重骨性Ⅱ类关系等),可考虑适当内收上牙列以达到减小前牙覆盖、代偿骨性Ⅱ类关系、改善前突面型的"折中"治疗策略。由于该患者治疗前即存在后牙过度舌倾和宽度不足,若拔牙矫治会加重该状况。最终采用微种植体整体内收上颌牙列,虽然内收程度不如拔牙矫治,但其获得的综合矫治效果则远超过拔牙矫治。

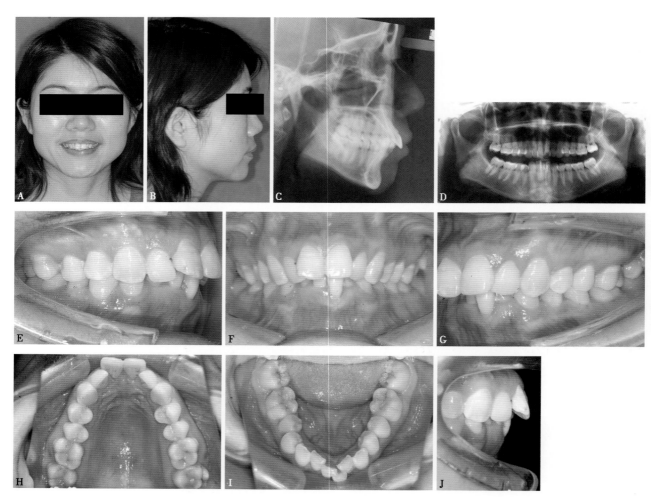

图6-30 A,B.治疗前面像,正面观可见尽管患者微笑时可暴露至第二前磨牙,但所有后牙均有较明显的舌倾,颊间隙较大;侧貌略突 C,D.治疗前头颅侧位片和曲面体层片 E~J.治疗前口内像,上下牙弓均呈尖圆形,尖牙、前磨牙、磨牙均表现出明显的舌倾,磨牙关系为Ⅱ类,前牙覆𬌗覆盖较大

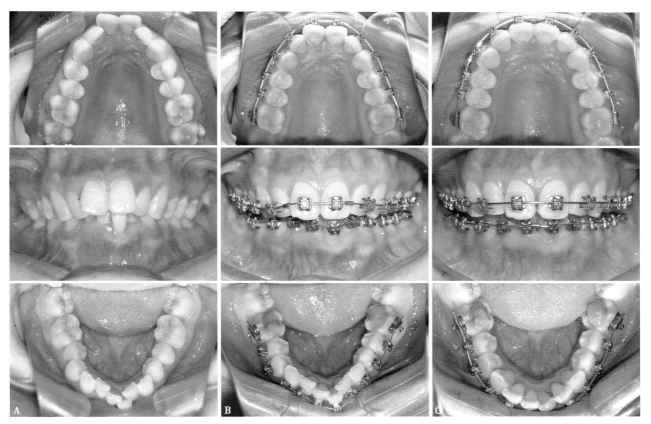

图 6-31　随着治疗的进行，舌倾的尖牙、前磨牙和磨牙基本恢复正常颊（舌）向倾斜度，牙弓宽度也得到改善，牙弓形态由尖圆形变为卵圆形
A. 治疗前口内像　B. 治疗 3 个月时的口内像　C. 治疗 5 个月时的口内像

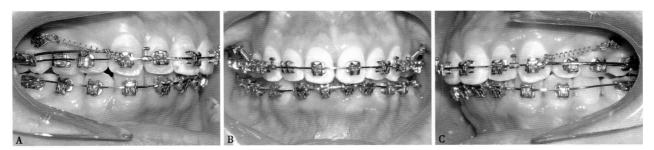

图 6-32　治疗 15 个月时，患者正面微笑像已有较明显改善，后牙直立度已基本恢复，但磨牙仍为Ⅱ类关系，前牙覆盖较大，上前牙唇倾。利用微种植体支抗内收上牙列，解除深覆盖，改善前突面型

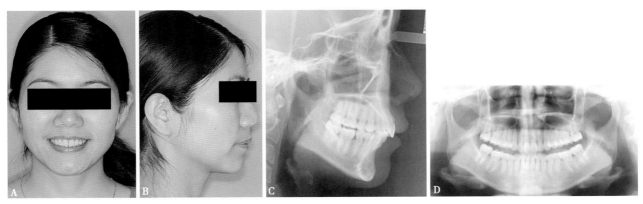

图 6-33　A，B. 治疗后面像，正面微笑像饱满、协调，颊间隙适度；侧貌突度得到改善　C，D. 治疗后头颅侧位片和曲面体层片

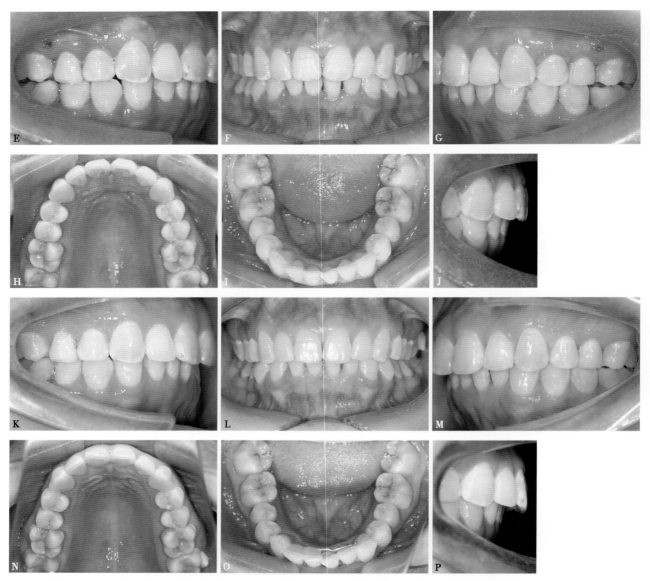

图 6-33　E~J. 治疗后口内像，上下牙列均恢复正常的尖牙、后牙直立度　　K~P. 保持后 3 年口内像（续）

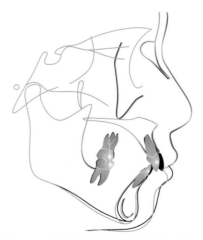

图 6-34　治疗前后头颅侧位片的重叠图

临床提示：

1. 后牙过度舌倾时，常常伴有Ⅱ类咬合关系/骨性关系。当水平向同时伴有矢状向问题时，应首先解决水平向问题，即先恢复后牙段牙齿的宽度和倾斜度。

2. 当后牙宽度和倾斜度基本恢复后，发育期儿童的继发性Ⅱ类错𬌗可能得到自行缓解。若仍存在Ⅱ类关系，对仍有生长发育潜力的青少年可酌情配合使用功能矫治器或短期Ⅱ类牵引，以改善矢状向不调；但对成年患者，则需慎用Ⅱ类颌间牵引，可考虑微种植体代偿治疗或正畸-正颌联合矫治。

3. 对口角宽度与面宽度比例协调但尖牙宽度欠佳的患者，应首先恢复尖牙宽度及直立度后再酌情考虑是否需要拔牙治疗。若过早拔牙，尖牙宽度及直立度则很难再恢复，将极大影响矫治效果。

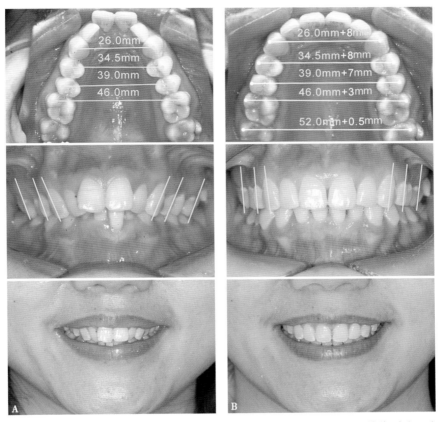

图 6-35　治疗前（A）与治疗后（B）上牙弓宽度、口内咬合像及正面微笑像对比。上牙弓宽度得到明显改善，且上颌过度舌向倾斜的尖牙、前磨牙及磨牙均获得较好的直立度，治疗后的正面微笑像饱满协调

综上所述：控制上颌后牙颊舌向倾斜度，对于Ⅱ类患者的治疗具有重要意义。对于治疗前原本就比较舌倾的尖牙与后牙，是否拔牙需要谨慎对待，应该先解除牙弓宽度及颊舌向倾斜度的问题，若在矫治初期就采用拔牙矫治，那么后牙的颊舌向倾斜度将更难以控制，最终将无法达到矫治效果，甚至可能使微笑更不美观。

尽管 Frohlich 研究认为Ⅱ类错𬌗与Ⅰ类错𬌗的上颌牙弓宽度没有差别[29]，但仍有学者研究发现，Ⅱ类错𬌗的上颌后牙牙弓宽度要明显窄于Ⅰ类患者，而基骨宽度没有明显差异[30, 31]。然而，所有关于Ⅱ类错𬌗横向不调的研究，都只关注了牙弓宽度、牙槽骨宽度，而忽略了后牙的颊舌向倾斜度的研究。针对这一问题，笔者所在课题组做了关于Ⅱ类后牙颊舌向倾斜度的研究[32]，采用自制的角度测量尺，对后牙的颊舌向倾斜度进行测量。通过与安氏Ⅰ类患者比较发现，安氏Ⅱ类患者牙弓宽度无明显差异，基骨弓宽度也没有明显差异，但上颌后牙较舌倾，差异有统计学意义。

该研究结果引起了笔者的思考：为什么Ⅱ类错𬌗畸形患者更容易出现后牙的过度舌倾？为此我们模

拟了从Ⅰ类到Ⅱ类错𬌗的形成，发现Ⅱ类患者后牙的过度舌倾可能是一种继发性的代偿表现（图 6-36）。如果反过来看，原发性的后牙过度舌倾可能会限制下颌的向前向下的发育以及下颌的前伸运动，从而导致继发性的Ⅱ类错𬌗。换句话说，Ⅱ类错𬌗与后牙过度舌倾的发生发展，存在着一种相辅相成的关系。这提示我们，仅仅矫正两者中的任何一种，都不能获得良好而稳定的治疗效果，只有将两方面同时纳入矫治计划中，才可能获得长久稳定的咬合及美观。

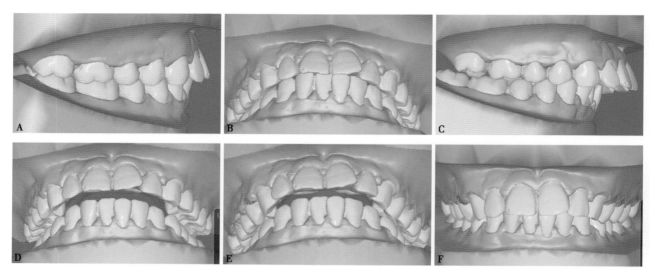

图 6-36　后牙颊舌向倾斜度与矢状向关系的模拟示意图

A，B. Ⅰ类咬合时后牙颊舌向倾斜度　C，D. 如果将下颌后移或上颌前伸后，上后牙弓宽度相对增大，后牙覆盖增大，后牙段无法获得有效的咬合接触　E，F. 上后牙舌倾才能保持后牙的咬合接触。当然，也可能是由于上后牙舌倾，限制了下颌的前伸，从而形成继发性Ⅱ类远中咬合

病例四：通过调整上牙弓弓形改善Ⅱ类错𬌗的正畸治疗

14 岁女性，牙齿前突求治（图 6-37～图 6-42，表 6-2）。

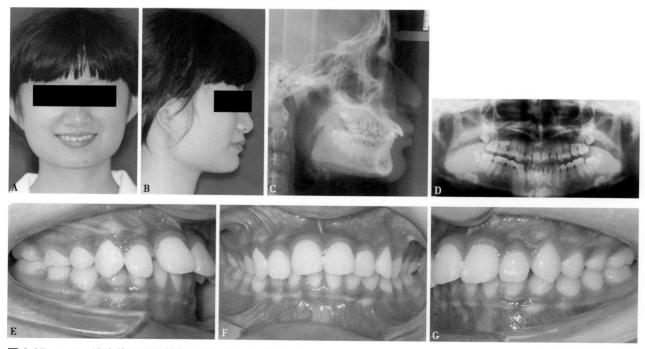

图 6-37　A，B. 治疗前正面微笑像和侧面像，正面微笑时可见口角处略塌陷，黑色颊间隙较大，微笑不饱满；侧面观基本为直面型　C，D. 治疗前头颅侧位片和曲面体层片

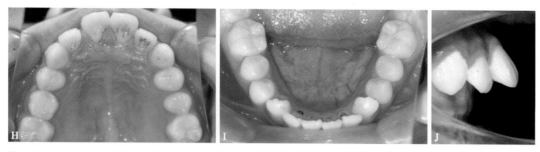

图 6-37　E～J. 治疗前口内像。可见上颌尖牙、前磨牙、磨牙舌倾度均较大，双侧磨牙均为Ⅱ类关系，上前牙唇倾、深覆盖（续）

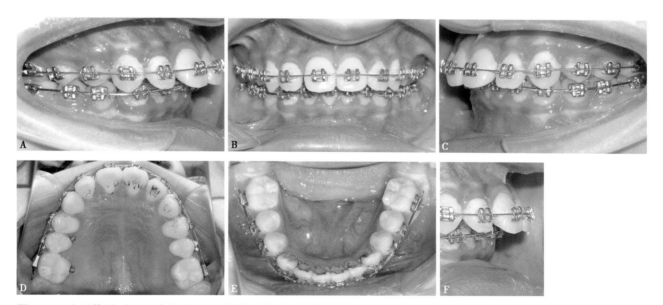

图 6-38　上颌换用到 NiTi 方丝后，后牙段的过度舌倾已基本解除，可见Ⅱ类关系随着前磨牙及磨牙直立度的恢复，出现轻度改善

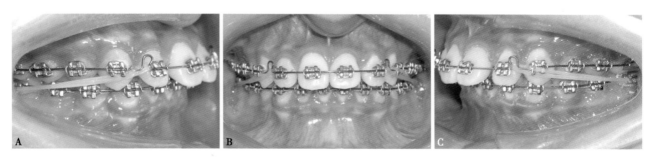

图 6-39　采用Ⅱ类颌间牵引改善Ⅱ类关系

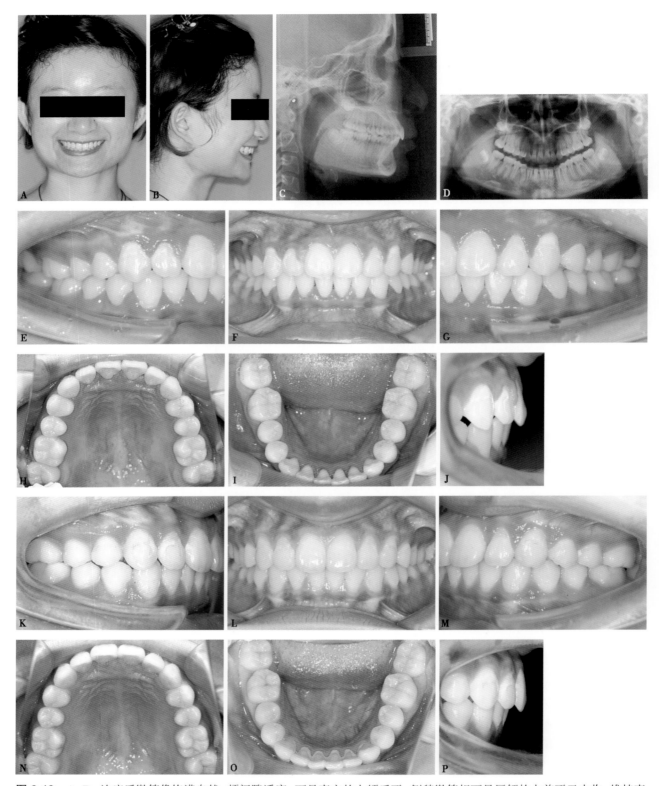

图 6-40　A，B. 治疗后微笑像饱满自然，颊间隙适度，可见直立的上颌后牙；侧貌微笑相可见唇倾的上前牙已内收，维持直面型　C，D. 治疗后头颅侧位片和曲面体层片　E～J. 治疗后口内像，后牙直立度正常，前牙覆𬌗覆盖正常，磨牙为 I 类咬合关系，上下牙弓形态协调一致　K～P. 保持后 3 年口内像

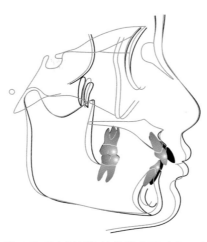

图6-41　治疗前后头颅侧位片的轮廓图对比。治疗后整个下颌位置后移，提示该患者有可能是因上牙弓宽度缩窄导致的𬌗干扰使下颌颌位被动前伸，在上下后牙均直立后，下颌后移回到其稳定颌位

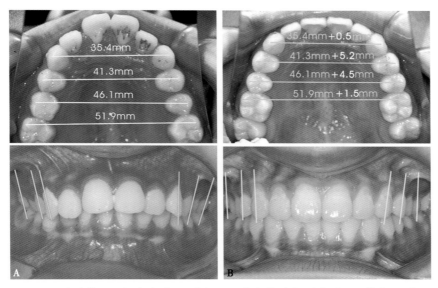

图6-42　治疗前（A）与治疗后（B）上颌牙弓宽度的对比、上颌磨牙、前磨牙、尖牙颊舌向倾斜度对比

表6-2　治疗前后尖牙、前磨牙、磨牙颊舌向倾斜度变化

	上颌3	上颌4	上颌5	上颌6	下颌3	下颌4	下颌5	下颌6
治疗前（°）	0.6	−12.4	−15.1	−14.7	−18.9	−19.7	−22.5	−35.6
治疗后（°）	0	−1.2	−4.6	−7.3	−3.6	−8.6	−17.8	−32.3

　　方案设计要点：①对这类后牙有明显舌倾且伴有Ⅱ类关系的患者，应首先恢复后牙的颊舌向倾斜度，同时解除舌倾的上后牙对下颌的锁结关系，即先去除水平向干扰，再解决矢状向不调。因此，该患者应首选不拔牙矫治。②过度舌倾的后牙常常伴有Ⅱ类关系。当后牙直立度恢复后，可伴有或不伴有Ⅱ类关系的改善。当出现Ⅱ类关系的自行调整时，可考虑该患者Ⅱ类关系的发生有继发性因素，因此短期的Ⅱ类颌间牵引（生长发育停滞初期）或者功能矫治器（生长发育高峰期）均可用于改善Ⅱ类关系。但应注意Ⅱ类颌间牵引不可长期使用，慎用过大的牵引力，同时密切关注关节状态。

临床提示：

从图6-42、表6-2可见，上下颌牙弓后牙段宽度的绝对值增加，并且尖牙和后牙的颊舌向倾斜度也增加、直立，这提示我们，只有当牙根直立于基骨中时，才能建立稳定健康的咬合关系；当后牙过度舌倾继发引起Ⅱ类错𬌗时，随着后牙颊舌向倾斜度的恢复，Ⅱ类关系才可得到较好的改善。

更多的Ⅱ类病例是需要拔牙矫治的，拔牙提供的间隙可用于：①矫治前突的上前牙；②解除前牙拥挤；③调整Ⅱ类磨牙关系。无论是在安氏Ⅱ类1分类还是双颌前突的患者，在拔除4个第一前磨牙的矫治过程中，上下颌尖牙都会发生舌向的倾斜。而磨牙与第二前磨牙虽然颊舌向倾斜度变化不明显，但是由于近中移动至基骨更窄的牙槽骨内，其所对应的牙弓将会变窄。因此，对于Ⅱ类拔牙矫治，上颌尖牙、下颌磨牙颊舌向倾斜度的控制是治疗的难点和重点之一。那么，对于治疗前已有后牙和（或）尖牙舌倾的患者，如果需要拔牙矫治，则应考虑不同拔牙模式是否会对后牙的颊舌向倾斜度产生不同的影响？应如何选择拔牙时机？

病例五：单侧后牙正锁𬌗伴双颌前突的正畸治疗

13岁女孩，嘴唇前突求治（图6-43～图6-47）。

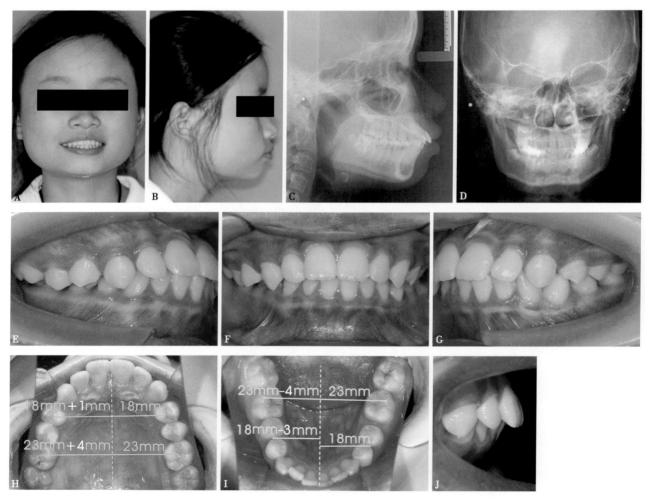

图6-43　A，B. 治疗前面像，双颌前突，水平生长型；微笑时左右侧颊间隙不对称，左侧可见较大颊间隙，右侧颊间隙几乎不可见　C，D. 治疗前头颅侧位片和正位片，正位片示左右侧在水平向、垂直向基本对称　E～J. 治疗前口内像，上下牙弓均为尖圆形，双侧上颌尖牙、左侧后牙舌倾；磨牙轻Ⅱ类关系；右侧所有后牙正锁𬌗，右侧上颌前磨牙、磨牙直立，无明显颊侧倾斜，右侧下颌磨牙舌倾；从牙弓宽度来看，上颌中段牙弓宽度基本对称，而右侧上颌后段牙弓宽度较左侧宽，右侧下颌牙弓中段、后段宽度均较左侧窄（H，I）

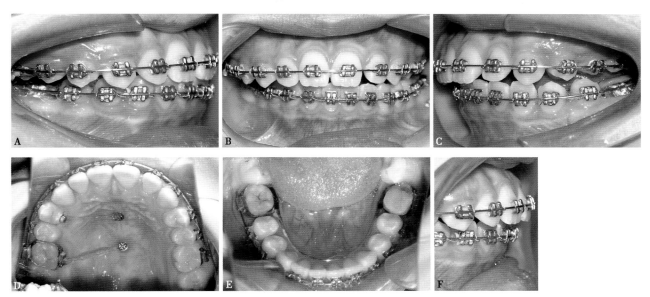

图 6-44　上颌腭中缝植入二颗支抗种植钉，移右侧前磨牙、磨牙向舌侧，缩窄过宽的右侧上颌牙弓；舌弓扩大下颌牙弓宽度。上颌使用正畸支抗种植钉的目的是避免对健侧牙弓宽度产生影响。未使用右侧上下颌后牙的交互牵引来改正正锁𬌗，其目的是为了防止该侧后牙伸长、𬌗平面倾斜。而下颌采用舌弓进行扩弓，但扩弓时产生的双向作用力均可使双侧下后牙颊向移动；由于下颌双侧后牙弓的缩窄程度并不一致，因此扩弓力可能对健侧下后牙造成过度颊向移动，从而产生不必要的副作用，该副作用在后期治疗过程中要严密观察，防止颌位改变

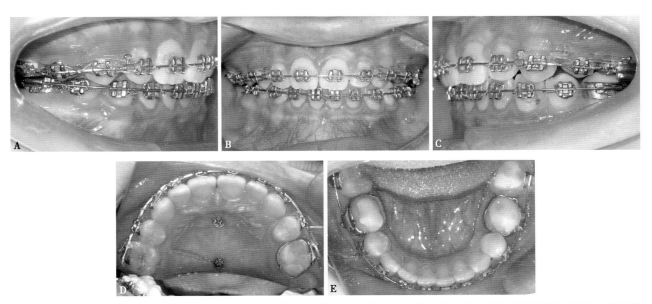

图 6-45　颌位、正锁𬌗矫正效果稳定半年后，再行拔除上颌第一前磨牙、下颌第二前磨牙以矫正双颌前突，将舌倾的下颌第二磨牙纳入牙弓。上颌种植钉保留以防止右侧上颌磨牙的颊向倾斜

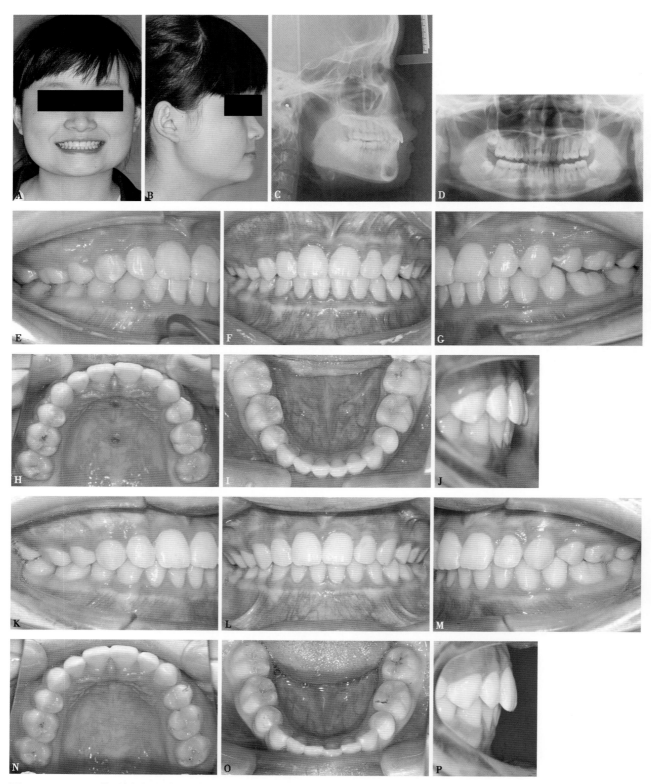

图6-46　A～D. 拔牙矫治后，突面型变化直面型，正面微笑像牙列左右对称、双侧尖牙、前磨牙牙冠转矩对称，殆平面无倾斜，未见右侧后牙伸长　E～J. 咬合关系良好，上、下颌牙弓左右对称，保持了上颌尖牙、前磨牙、磨牙牙冠转矩与治疗前相近，原舌倾的右下磨牙也恢复其直立位置；下颌运动及下颌颌位检查未见异常　K～P. 保持后1年，效果稳定

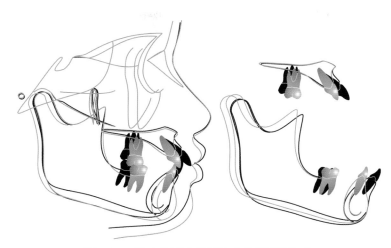

图6-47   治疗前后头颅侧位片的轮廓图对比

方案设计要点：①主要问题列表：主诉为牙列前突；口内检查发现右侧后牙正锁𬌗，上下颌牙弓宽度不对称：左侧（非正锁𬌗侧）上颌尖牙、前磨牙轻度舌倾，右侧（正锁𬌗侧）上颌后牙基本直立，上颌尖牙、下颌后牙均中度舌倾；水平生长型；正位片显示左右𬌗平面无明显垂直向不对称。②治疗策略及难点：a）首先应改正牙弓宽度左右不对称（水平向），再矫治双颌前突（矢状向）；b）在缩窄过宽的右侧上牙弓、扩宽缩窄的右侧下牙弓时，应尽量避免对健侧（左侧）牙弓宽度的影响；c）改正锁𬌗时应防止右侧上下颌牙齿的伸长，从而避免𬌗平面的垂直向倾斜；d）根据问题列表可知，右侧上牙弓宽度需缩窄、且健侧上颌尖牙及前磨牙已轻度舌倾，拔牙矫治时尤其需要特别控制后牙的唇舌向倾斜度以防止上颌尖牙、前磨牙的过度舌倾；e）由于下颌后牙及尖牙在治疗前已存在不同程度的舌倾，若下颌拔除第一前磨牙进行矫治，则下颌磨牙、第二前磨牙均移至更窄的下颌中段牙弓中，将造成上下颌牙弓宽度更加不匹配；同时潜在的Ⅱ类颌间牵引的可能性增大，而Ⅱ类牵引会加重下颌后牙的舌向倾斜。因此对下颌后牙舌倾且无需最大支抗的病例，下颌宜拔除第二前磨牙进行矫治，并避免Ⅱ类颌间牵引，这将有利于下颌后牙及尖牙的唇舌向倾斜度的控制。

临床提示：

①尖牙、前磨牙需直立于基骨，才有利于牙移动时的牙周改建、保证牙齿的顺利移动，并保持其矫治后的牙周健康以及微笑美观。水平生长型的双颌前突或Ⅱ类错𬌗畸形，一般其上颌基骨宽度较大，拔牙矫治时，如若控制不当，常出现上颌尖牙与前磨牙舌倾、牙冠转矩丧失的不良副作用，不仅影响微笑美观，也会导致前磨牙、磨牙的舌尖咬合不良。

②改正后牙锁𬌗、反𬌗等水平向错𬌗时，如采用的矫治方法不当，常引起牙列垂直向错位，致𬌗平面左右倾斜。分析错𬌗的机制，采取最恰当的生物力学方法，是治疗成功的关键。

③颌位稳定是矫正后牙位保持稳定、颞下颌关节及咀嚼肌健康的前提。该患者为一侧后牙完全性正锁𬌗，矫治过程中常引致下颌颌位的改变，第二期拔牙矫治前一定要有足够的观察时间，一是观察颌位是否稳定，二是明确矢状向骨、牙错位的严重程度，以便采取最适当的拔牙选择及支抗控制。

本章总结：饱满的微笑

微笑是人类共同的语言，影响微笑美的因素很多，正畸医师应认识微笑美学的规律，并将其应用到临床中，指导临床方案的制订及矫治的实施。课题组进行了对正面微笑美学的一些研究，是对微笑美学和正畸治疗关系的一点补充：

1. 牙弓的宽度与微笑时口角的宽度、口角水平线的面部宽度相匹配（图6-13）；

2. 尖牙、前磨牙的颊（舌）向倾斜度应适度，应直立于基骨内。尤其对于过度舌倾的后牙，不论拔牙矫治与否，都应在矫治初期首先恢复其正常的倾斜度（图6-27，图6-29）。

然而，正因为口腔医学审美具有特殊性，"个性化"程度较突出，正如黑格尔所说："美学不可能是一门精密的科学"。因此，我们有必要根据国人的审美认知和容貌美学特征及规律，发展具有中国特色的美学牙医学（aesthetic dentistry），进一步把美学研究范围从牙扩大到口颌系统（stomatognathic system）及整个颜面部，并将其与心理 - 社会功能相联系，形成口腔医学美学（stomatologic esthetics），以更好地为国人创造美的微笑。

参 考 文 献

1. Hulsey CM. An esthetic evaluation of lip-teeth relationships present in the smile. Am J Orthod，1970，57（2）：132-144

2. Janzen EK. A balanced smile--a most important treatment objective. Am J Orthod，1977，72（4）：359-372

3. Rubin LR. The anatomy of a smile: its importance in the treatment of facial paralysis. Plast Reconstr Surg，1974，53（4）：384-387

4. Ricketts RM. Divine proportion in facial esthetics. Clin Plastc Surg，1982，9（4）：401-422

5. Tjan AH，Miller GD. The JG. Some esthetic factors in a smile. J Prosthet Dent，1984，51（1）：24-28

6. Rigsbee OH，Sperry TP，BeGole EA. The influence of facial animation on smilecharacteristics. Int J Adult Orthod Orthognath Surg，1988，3（4）：233-239

7. Ackerman MB，Ackerman JL. Smile analysis and design in the digital era. J Clin Orthod，2002，36（4）：221-236

8. Dong JK，Jin TH，Cho HW，et al. The esthetics of the smile: a review of some recent studies. Int J Prosthodont，1999，12（1）：9-19

9. Sarver DM，Ackerman MB. Dynamic smile visualization and quantification: part 2. Smile analysis and treatment strategies. Am J Orthod Dentofacial Orthop，2003，124（2）：116-127

10. Philips E. The classification of smile patterns. J Can Dent Assoc，1999，65（5）：252-254

11. Moore T，Southard KA，Casko JS，et al. Buccal corridors and smile esthetics. Am J Orthod Dentofacial Orthop，2005，127（2）：208-213

12. Ackerman JL，Proffit WR，Sarver DM. Pitch，roll and yaw: describing the spatial orientation of dentofacial traits. Am J Orthod Dentofacial Orthop，2007，131（3）：305-310

13. Parekha SM，Fieldsb HW，Beckc M. Attractiveness of variations in the smile arc and buccal corridor space as judged by orthodontists and laymen. Angle Orthod，2006，76（4）：557-563

14. Sabri R. The eight components of a balanced smile. J Clinic Ortho，2005，39（3）：155-167

15. Frush JP，Fisher RD. The dynesthetic interpretation of the dentogenic concept. J Prosthet Dent，1958，8：558-581

16. Ritter DE，Gandini LG，Pinto Ados S，et al. Esthetic influence of negative space in the buccal corridor during smiling. Angle Orthod，2006，76（2）：198-203

17. Dunn WJ，Murchison DF，Broome JC. Esthetics: patients' perceptions of dental attractiveness. J Prosthodont，1996，5（3）：166-171

18. Zange SE，Ramos AL，Cuoghi OA. Perceptions of laypersons and orthodontists regarding the buccal corridor in long- and short-face individuals. Angle Orthod，2011，81（1）：86-90

19. Kokich V，Kokich G，Kiyakc A. Perceptions of dental professionals and laypersons to altered dental esthetics: asymmetric and symmetric situations. Am J Orthod Dentofacial Orthop，2006，130（2）：141-151

20. Sarver DM，Ackerman MB. Dynamic smile visualization and quantification: Part 1. Evolution of the concept and dynamic records for smile capture. Am J Orthod Dentofacial Orthop，2003，124（1）：4-12

21. Hunt O，Johnston C，Hepper P，et al. The influence of maxillary gingival exposure on dental attractiveness ratings. Eur J Orthod，2002，24（2）：199-204

22. Guo J，Gong H，Tian W，et al. Alteration of gingival exposure（GE）and its esthetic effect. J Craniofac Surg，2011，22（3）：909-913

23. Gerona S，Ataliab W. Influence of sex on the perception of oral and smile esthetics with different gingival display and incisal plane in clination. Angle Orthod，2005，75（5）：778-784

24. Ackerman JL，Ackerman MB，Brensinger CM，et al. A morphometric analysis of the posed smile. Clin Orthod Res，1998，1（1）：2-11

25. Sarver DM. The importance of incisor positioning in the esthetic smile：The smile arc. Am J Orthod Dentofacial Orthop，2001，120（2）：98-111

26. Ke Zhang，Lan Huang，Lin Yang，et al. Effect of transverse balanced relationship between dental arch，mouth and face on smile esthetics. Angle Orthod，2015，85

27. Andrews LF. The six elements of orofacial harmony. J Orthod Orofac Harmony，2000，1（1）：13-22

28. Xu H，Han XL，Wang YM. The effect of buccolingual inclinations of maxillary canines and premolars on perceived smile attractiveness. Am J Orthod Dentofacial Orthop，2015，147，182-189

29. Frohlich FJ. A longitudinal study of untreated Class Ⅱ type malocclusion. Trans Eur Orthod Soc，1961，37，137-159

30. Sayin MO，Turkkahraman H. Comparison of dental arch and alveolar widths of patients with Class Ⅱ，division 1 malocclusion and subjects with Class I ideal occlusion. Angle Orthod，2004，74（3）：356-360

31. Staley RN，Stuntz WR，Peterson LC. A comparison of arch widths in adults with normal occlusion and adults with Class Ⅱ，Division 1 malocclusion. Am J Orthod，1985，88（2）：163-169

32. Shu R，Han X，Wang Y，et al. Comparison of arch width，alveolar width and buccolingual inclination of teeth between Class Ⅱ division 1 malocclusion and Class I occlusion. Angle Orthod，2013，83（2）：246-252

33. Yang X，Yi Y，Yang S，et al. Role of Sagittal and Oblique Smiling Profiles in Evaluating Facial Esthetics. J Craniofac Surg，2015，27

第 7 章

上切牙前后向位置、唇舌向倾斜度的审美及转矩控制

The Esthetics on Anterior-posterior Position and Inclination of Upper Incisors with Optimal Torque Control

白丁*，吕涛#

*四川大学华西口腔医学院　#山东大学口腔医学院

第一节　上切牙前后向位置、唇舌向倾斜度的审美

　　错𬌗畸形的病因，除牙齿本身的发育、萌出等因素的影响以外，不少情况都不是牙齿的问题，而是各种原因导致的上、下颌骨发育不良，从而引起继发性的咬合紊乱。人类进化、颌骨体积减小，导致牙齿萌出空间不足，从而出现各种各样的牙齿错位；而牙齿错位导致的咬合异常，又可能影响了口颌肌群的正常功能发育，使上、下颌骨发育更不相匹配。这些因素互为因果，其结果便是出现了各种各样的、在三维空间均有不同程度异常表现的错𬌗畸形。正畸是一种使牙齿移动的艺术，通过牙齿移动到一个可代偿颌骨发育异常的、使口周软组织获得硬组织支撑的、相对稳定的位置，来掩饰骨组织结构不调造成的颜貌不美观、上下牙列咬合不协调，达到迎合时代的、公众认可的审美要求。

　　Dr. Edward H. Angle 是最早开始研究正常咬合者的牙齿排列、将"𬌗"的概念引入到口腔医学中的开拓者，他指出正畸治疗的目标就是要达到正常咬合状态，后人因此而尊崇他为"现代正畸学之父"(father of modern orthodontics)。他基于正常𬌗牙齿排列及上下颌第一磨牙咬合关系的安氏分类法(Angle Classfication)至今仍是全世界正畸医师通用的准则。Dr. Angle 不仅研究理想𬌗，同时以希腊 Apollo 神像的侧貌为模特研究了理想的面部形态，他认为只要将患者的牙齿排列到理想状态，患者的颜貌特别是面下 1/3 的美观就能达到理想的美观程度[1]。这也许是众多正畸学者都将侧貌美、牙齿的矢状向移动作为关注焦点的原因。

一、关注切牙位置、倾斜度及软组织侧貌的头影测量方法

　　自 1931 年 Broadbent 和 Hofrath 介绍了 X 线头颅侧位定位片以来，头影测量分析在口腔正畸和正颌外科获得了广泛的应用，有众多的 X 线头影测量分析法问世，用于分析错𬌗畸形的机制、明确诊断以及辅助制订治疗计划。由于头颅侧位片是二维的，因而传统的头影测量、近代的软组织分析都是对侧貌轮廓进行静态的分析测量，正畸医师也习惯了以患者侧貌的形态来决定治疗方案、评估矫正疗效。

（一）Tweed 分析法

　　容貌是软组织决定的，而软组织的变化又受到硬组织变化的影响。Tweed 强调下中切牙的正常倾斜度（直立于基骨）对颜面美学有十分重要的意义。由此他设计了下中切牙长轴延长线、眶耳平面(FH)及下颌平面(MP)相交的三角形即 Tweed 三角（图 7-1），用于确立治疗方案、评估治疗效果。Tweed 对白种儿童进行统计研究后认为：当 FMA 为 25°，IMPA 为 90°、FMIA 为 65° 时，可达到颜面形态均衡协调、牙弓稳定、口腔组织健康、咀嚼功能良好。1966 年 Tweed 又对不同 FMA 角度的病例要达到的 FMIA 目标值进

行了修订。中国儿童恒牙列初期 FMA 为 29°，FMIA 为 55°，IMPA 为 97°。

Tweed 认为 FMIA 65°是建立良好颜貌的条件，并将此作为矫治所追求的目标，而要达到此目标，主要依靠下中切牙位置和倾斜度的调整来实现。不同面型的理想 FMIA 值也不同：高角病例 FMA＞30°时，FMIA 理想值为 72°～65°；平均生长型者 FMA 20°～30°，FMIA 为 65°；水平生长型者 FMA＜20°，FMIA 为 66°～80°。有研究认为 Tweed 分析法有其局限性，即未考虑上下颌骨的协调关系，在某些情况下，下切牙唇舌向倾斜度的校正会加重畸形程度，如当下颌后缩时，过分强调下切牙的直立，会使上切牙过度后移，造成上下颌均后缩的"碟形面容"[2]。因此，对下颌后缩及Ⅱ类 2 分类病例或处于生长发育期患者应用 Tweed 分析时应谨慎。

Begg 技术认为理想下切牙切缘应在 AP 线上（图 7-2），以此作为矫治时决定是否需要拔牙的参考依据。中国人下切牙切缘可在 AP 线前 2mm。

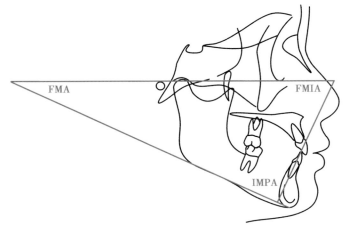 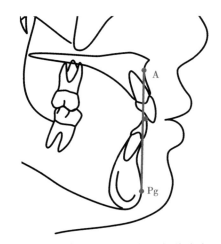

图 7-1　Tweed 三角　　　　　　　　　图 7-2　Begg 技术认为理想下切牙切缘应在 AP 线上

亚历山大提出：在建立良好侧面形态的同时，尽可能使下切牙维持在矫治前的位置。例如，双颌前突的患者，下切牙前倾或前突，IMPA 角偏大（大于 105°），需要将下切牙垂直并内收到基骨的位置。同时他也发现，在很多病例中，IMPA 角在 95°～105°的范围内也能与 IMPA 为 90°者一样保持稳定。

（二）Steiner 臂章分析与综合评估表

Steiner 分析法 [3-5]（图 7-3）有 14 项测量项目，被公认为是第一个成熟的现代分析法，因为它不仅注重各测量项目的数值差异，更强调这些项目之间的关系，以及它们作为一个整体所展示的个体的生长型。在前人研究的基础上，Steiner 除了引用并设计出一些有意义的角度和线距计测值进行观察外，还将头影测量与牙䶵模型结合起来进行研究，据此分析错䶵的机制、制订矫治计划以及确定必须的矫治措施。因此，这种方法较其他分析方法更能为临床医师所接受。

对上下切牙位置的分析是头影测量分析的一个重要组成部分，特别是随着正畸和正颌外科水平的不断提高，上下切牙与颌骨间的关系以及上下切牙间的关系越来越受到重视。Steiner 分析法可了解患者的颅面骨骼性不调的机制，可了解上下前牙的突度及倾斜度。他特别强调 ANB 角以及上切牙与 NA 线、下切牙与 NB 线之间的关系，认为䶵颌面关系的协调与这些测量值间的相互补偿关系有着极为密切的关系。在错䶵畸形的矫正过程中，一些骨骼异常的改变是较为困难的，而主要是牙齿位置和牙轴倾斜度的改变。因而 Steiner 分析法在对 14 项测量结果作常规的分析后，还使用"臂章"分析，主要依靠下切牙位置和倾斜度的变化来决定矫治所需间隙，并结合拥挤量、Spee 曲度、扩弓、支抗选择、磨牙及中线调整等决定矫治方案。

Steiner 臂章分析在预测治疗目标的解析步骤中，特别强调 Pog-NB（mm）的距离（D 值），他认为该距离是确定预测 L1-NB 距（E 值）的前提；他沿用 Holdaway 的结论，认为 Pog-NB 距与 L1-NB 距之比为 1∶1。而中国人的颏部都不够突出，Pog-NB 距与 L1-NB 距比值应为 1∶3～1∶6，具体数值需要根据患者面型、医

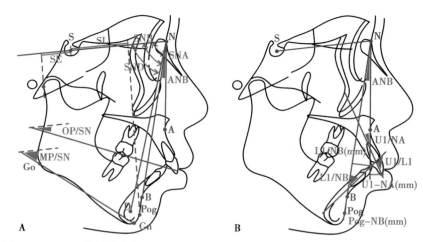

图7-3 Steiner分析法共有14项测量项目：ANB(°)，SNA(°)，SNB(°)，SND(°)，U1/L1(°)，OP/SN(°)，GoGn/SN(°)，SL(mm)，SE(mm)，U1/NA(°)，U1-NA(mm)，L1/NB(°)，L1-NB(mm)，Pog-NB(mm)

师经验进行个体化分析和估计。Steiner臂章分析法与间隙综合评估表，即结合模型分析、通过全面评估预期的下切牙移动方向与移动量、是否拔牙、是否颌间牵引，以及支抗设计等，确定治疗计划和目标。此方法根据ANB角大小的不同即矢状骨面型不调程度，以下切牙相对于NB线良好的矢状向位置和倾斜角度为目标，折中制订、预测治疗后下切牙相对于NB线、上切牙相对于NA线的位置和倾斜程度。尽管已有半个多世纪的历史，但该方法较全面、直观、实用，仍然是正畸临床制订Ⅰ类与Ⅱ类错殆矫治方案的最常用依据。以下以本章病例六（详细见图7-42～图7-47）为例，介绍该方法在正畸临床中的应用（见图7-3B，图7-4，表7-1）。

该病例为一成人严重骨性Ⅱ类错殆，ANB角为7°（正常值为3°）。经Steiner臂章分析及综合评估表分析（见图7-4，表7-1），制订方案为：为内收前突的上前牙、解除过大的覆殆覆盖，需后移唇倾的下切牙，尽管Pog-NB距为0mm，考虑到代偿程度，设定E值为6mm。因此，预测治疗目标中L1-NB距（H值）=（C+E）/2=（8+6）/2=7mm。治疗前L1-NB距为12mm，则双侧需（12-7）×2=10mm间隙后移唇倾的下切牙。双侧磨牙为远中尖对尖关系，在不

表7-1 Steiner综合评估表

（mm）	+（°）	-（°）
1. 下中切牙校正值		0
2. 牙弓不调量		0
3. L1复位及移动		-10
4. SPEE曲线整平		0
5. L6复位及移动		0
6. 扩大牙弓		0
7. 替牙间隙		0
8. 颌间牵引		-8
9. 拔牙	+15	
总计	+15	-18
净余		-3

注："-"值为改正错殆畸形所需间隙量，"+"值为牙弓获得的间隙量

推上颌磨牙向远中的情况下，若要建立中性关系，下颌磨牙需向近中移动单侧4mm、双侧8mm间隙。此时，整个下牙弓共需间隙18mm，而拔二个前磨牙仅能提供15mm间隙，尚差3mm间隙。

因此，在非手术的代偿性矫治时，有两个解决办法，一是推上磨牙向远中，这样下磨牙就不必近中移动4mm来建立中性关系，下切牙便可后移5mm达到预测目标；二是接受下前牙单侧后移较预测治疗目标后移5mm更少一些的治疗结果。实际治疗过程是拔除上颌第一前磨牙下颌第二前磨牙后，上颌采用种植钉强支抗防止上磨牙近中移动、所有拔牙间隙均用于后移前突的上前牙，下颌使用颌内牵引和Ⅱ类牵引使下磨牙、下切牙平均向拔牙隙移动，治疗后磨牙达中性关系。实际治疗结果为，L1-NB距为8mm，单侧后移了4mm；U1-NA距为1mm，单侧后移了6mm，基本达到预测的治疗目标。

大多数Ⅰ类与Ⅱ类错殆均伴牙列拥挤、前牙唇倾，下前牙后移复位量是制订治疗目标、确定后牙支抗程度的基础。Steiner臂章分析及综合评估表分析是正畸临床决定Ⅰ类与Ⅱ类错殆是否拔牙、下前牙后移程度、后牙支抗设计的最常用依据。其具体计算方法可参阅罗颂椒[6]、陈扬熙[7]的专著。

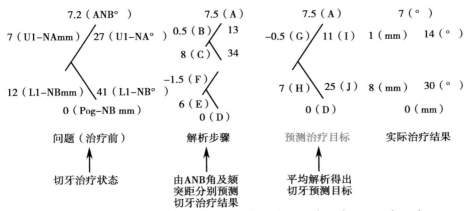

图 7-4　Steiner 臂章分析。解析步骤中 ANB 角预测值（A 值）为结合病例情况的估计值，与患者年龄、是否具有生长潜力、错𬌗畸形类型、治疗方案及正畸医师水平相关；本例病例为成年人，估计其改变量很小，查表选择最接近的可接受折中值 ANB 角 7.5°作为治疗的理想值，在此基础上计算出各项预测值

　　有研究发现 ANB 角可能受到其他因素的影响，许多学者也指出在一些病例中 ANB 角不能准确描述上颌与下颌基骨的关系，这是由于如 SN 平面的旋转和长度变化、腭平面旋转等因素的影响。赵美英等[8]对安氏Ⅱ类 1 分类错𬌗畸形的研究显示上颌长度增加、位置前移，测得的 SNA 角都比正常值减少，同时测得前颅底角大于正常值。按此测量结果进行诊断设计，会使 ANB 角不能正确地反映矢状位上下颌基骨的关系，从而使诊断设计及治疗出现偏差。所以在对牙颌畸形进行诊断及制订治疗计划时，Steiner 分析法要与其他分析法如 Wits 值结合使用[9, 10]。有回顾性研究[11, 12]表明 Steiner 分析法的预测值不够准确，与治疗后效果理想的病例的实际值有所出入；而且在做头影测量分析时，是否准确投照射线和确定参考点也将影响分析结果。所以，Steiner 臂章分析与综合评估表可用于辅助解析病例，对制订临床治疗方案提供参考信息；在实践中一定要结合具体病例，在预测值基础上根据经验做个体治疗目标的修正。

（三）McNamara 分析法

　　McNamara 分析法以线距测量为主（以眶耳平面为参照），全面地描述了牙与牙、牙与颌骨、颌骨与颌骨、颌骨与颅底的相互关系。McNamara 分析法（图 7-5A）提供了直观明了的分析手段，因为在 X 线头颅侧位片上，鼻根点定位容易、准确，通过上下颌与鼻根点垂线位置关系可直观地了解颌骨与颅骨的位置关系[13]，比 SNA 和 SNB 形象直观，并且受前颅底平面倾斜度的影响较小。正常的位置关系为 A 点在鼻根点垂线的前后 1～2mm，B 点在鼻根点垂线后 5～7mm。但在Ⅱ类 2 分类病例中，由于上切牙牙根过于唇侧而使上牙槽座点前移，故将此时突度减去 1～2mm 能比较准确的反映上颌与颅底的关系[14]。常用的 ANB 角分析方法有弊端，即可能由于下颌的位置变化而掩盖了实际下颌的生长发育状况，而 McNamara 分析法分别分析颌骨生长变化的量与位置的变化量，从而弄清了错𬌗畸形的真实原因，使得治疗更能够做到有的放矢。

　　现在临床常用的评价上切牙位置的指标有 U1/SN（°）、U1/NA（°）、U1-NA（mm）（见图 7-4B）。U1/SN（°）描述了上切牙与前颅底平面的关系，不受上下颌骨位置的影响，但是上颌骨的倾斜会使其产生偏差；U1/NA（°）描述了上切牙的轴倾度，U1-NA（mm）描述了上切牙距面部的水平距离，上颌骨的前突或后缩均会影响其可靠性与准确性。McNamara 分析法使用上切牙突距（上切牙最突点与 A 点的水平距离）来描述上切牙与上颌骨的关系，它是两点在 FH 平面上的投影间的距离，不受上下颌骨位置的影响，即使上下颌骨严重不调，该指标敏感度也很高。

　　McNamara 分析法对下牙与下颌骨的关系分析采用 Ricketts 分析法的下切牙唇面至 AP 线的距离。首先对下颌在手术或功能性矫治器治疗后的位置进行预测，画出下颌治疗后相对上颌的预期位置，在此位置上测量下切牙的突距。对于上颌前突则可确定治疗后 A 点的位置，重构 AP 线，再测量下切牙突距。下

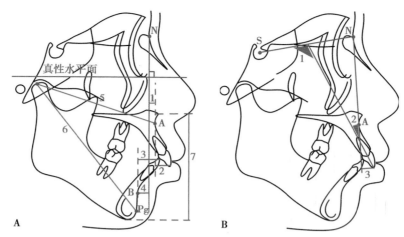

图 7-5 A. McNamara 分析法：1. 上颌骨突度；2. 上切牙突度；3. 下切牙突度；4. 下颌骨突度；5. 上颌骨长度；6. 下颌骨长度；7. 下前面高 B. 常用评价上切牙位置的指标：1. U1-SN（°）；2. U1-NA（°）；3. U1-NA（mm）

切牙的垂直位置由下面高确定。下切牙的位置首先根据下切牙与功能𬌗平面的位置关系确定，如果下颌存在较深的 Spee 曲线，应根据下前面高决定下切牙是否压入、磨牙是否伸高。

（四）自然头位（NHP）下的 X 线头影测量分析

自然头位（natural head position，NHP），是人在完全放松状态下所表现出的自我平衡、自然、真实、端正的头部姿势位置。自然头位是人体自然放松状态下头部的姿势位，学者们发现其具有相当高的可重复性[15]。有学者提出用自然头位[16]来拍摄头颅侧位片（图 7-6），用真性水平面（true horizontal plane，THP）或真性垂直线（true vertical line，TVL）作参考平面，用以评价颅颌面的位置关系。自然头位下，真性水平面 THP 是铅垂线的垂直线，理论上它是一个恒定不变的平面，不受颅颌面部生长发育的影响，在 X 线头颅侧位片上则可反映摄片时头面部各结构与水平面的关系。

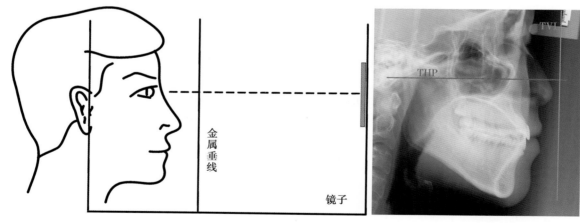

图 7-6 自然头位获取方法

所有传统的头影测量方法均在颅面结构内部选择测量基准面，而这些基准面本身就存在着较大的变异，这使得对测量结果进行正确的临床解释有时十分困难，甚至会导致错误的结论。SN、FH 平面倾斜度的个体变异较大，误差最高可达 25°～36°；而使用自然头位下的真性水平面（THP）作参考平面时，THP 的误差仅 ±2°。Arnett[17] 发现Ⅰ类面型的患者，由于 FH 平面的变异，其摄片结果可表现为Ⅰ类、Ⅱ类或Ⅲ类。不少学者研究发现 SN 平面和 FH 平面的变异程度较大，用其作参考平面来评价颅颌面矢状位置关系的可靠性越来越受到质疑，使用自然头位下拍摄的 X 线头颅侧位片结合 THP 平面作为参考基准，更有临床指导意义[18]。

自然头位（NHP）下的 X 线头影测量分析，与传统的 X 线头影测量分析方法相比有两点不同。第一，拍摄条件不同：多采用镜面位获得自然头位：要求患者眼睛注视 2 米外镜中眼睛的影像，拍摄时可采取坐位或立位；为了防止头颅的旋转移位，并保证射线投射中心的一致，将去除耳塞的耳杆支架轻轻夹在受试者的耳屏位置，这样可保证拍摄质量，使颅颈部各部分的放大率基本保持一致。第二，在自然头位和标准头颅定位的头位下摄片，并不影响测量值的正确性，即在自然头位片上也可以进行传统意义上的头颅定位测量分析，只是增加了真性水平面（THP）及真性垂直线（TVL）作参考平面来评价颅面形态。

（五）软组织侧貌分析法

正畸治疗的目标中软组织侧貌的改善是至关重要的一个方面，而要达到这一治疗目标，就必须对患者面部结构尤其是侧貌美观进行详细客观的分析，良好的咬合不等于良好的面型，缺少对面部软组织美学的重视甚至会在矫治结束后导致面型的恶化，所以患者面部软组织的详细分析非常重要。

软组织分析方法有多种，较为流行的有 Holdaway 分析法、McNamara 分析法、Andrews 口颌面六要素以及 Arnett 软组织侧貌参考线。Arnett 提出的 STCA（the soft tissue cephalo-metric analysis）软组织侧貌分析法[19]（图 7-7），要求所有的软组织测量都要在自然头位的前提下进行，同时要确保髁状突位于正中关系（centric relation，CR）位以及唇部放松。

为了评估面中分前后向位置，Arnett 于面中部选择了几个标记点：眶缘标记点、颧骨标记点、鼻翼点、瞳孔下标记点、咽喉部标志点。这些标记点一般不会在侧位片上清楚显示，所以要在这些定位的点上放置固定小金属珠，以便在拍摄 X 线侧位片时能显现。

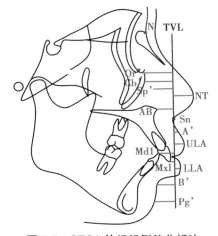

STCA 法结合自然头位下拍摄的头颅侧位 X 线片及面部照片，对患者垂直向与水平向面部结构的 5 个方面进行诊断：牙颌硬组织因素、软组织结构、面部高度、投影至真性垂线 TVL 的距离和面部的协调性，使错𬌗畸形的矫正与面部软组织的平衡相协调统一。

虽然咬合良好并不意味着面型良好，但是牙、颌骨在一定范围内协调才能保证鼻唇颏软组织的平衡和协调，硬组织结构的变化将对患者侧貌产生很大的影响。当然，软组织厚度也会影响面部侧貌形态。所以，软组织厚度和牙、颌骨因素共同影响面下部的美观与协调。

图 7-7　STCA 软组织侧貌分析法

面部高度测量包括上下唇长度、唇间隙、面下 1/3 高度、全面高、上颌高度、下颌高度等等，通过评估上下颌高度、上前牙暴露量以及覆𬌗，有助于诊断垂直方向是否不调以及不调的具体位置。

投影至真性垂线的距离主要是针对前后向软组织测量，代表了牙、颌骨位置以及覆盖在硬组织标记点上的软组织厚度。比如面中分发育不足的患者，可表现为鼻子相对突出、眶缘较平、上切牙对上唇支持不足、上唇较直而厚、下切牙舌倾等。临床上对患者面部的临床检查是非常有必要的。

协调性表示面部结构的平衡和协调，代表两个标记点在真性水平面上的水平距离。其主要检查四个方面的平衡：下颌骨、颌间、眼眶至颌骨以及面部整体。

STCA 法所使用的软组织标记点容易标记，可以在头颅侧位片上轻易测量出来，尤其是面中部分的金属标记点，让面中部重要软组织能够清晰展现与测量，用来指导矫治计划的制订。但该方法不是独立的，并不能仅仅依靠这些结果就下定论，而是要与临床面部检查和其他一些头影测量分析结合起来。

审美平面（E 线，软组织颏前点和鼻尖点的连线）是我们在正畸临床上最常用来评价鼻唇颏关系的参考线，该线简洁易懂、一致性强。但在特定情况下也存在一定局限性，例如上下唇距 E 线距离可能属于正常范围，但是患者可能是直面型、骨性Ⅱ类凸面型甚至骨性Ⅲ类凹面型。我们研究了[20]在自然头位下良好咬合人群的几种面部侧貌软组织审美参考线，发现 H 线、Z 线与 TVL 的交角变异较大，而 E 线与 TVL 交角变异相对较小，该角在 11.20°～17.94° 范围内时（平均值约 14.56°），是良好骨性关系的一个很好的评判指标。当该角超过此范围，则提示有骨性Ⅱ类趋势；角度偏小则提示有骨性Ⅲ类倾向（图 7-8）。

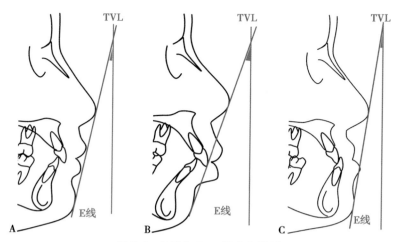

图 7-8　E 线与 TVL 的夹角关系
A. 良好的直面型者,该角在 11.20°～17.94° 范围内　B. Ⅱ类骨面型者该角偏大
C. Ⅲ类骨面型者该角偏小

　　Arnett[19] 认为,从鼻底点(Sn 点)所引出的平行于 TVL 的垂线,是评价唇位、颏部形态及切牙位置的一条重要参考线,这些测量值具有较小的标准差。我们课题组研究[20] 发现在自然头位下,要求被摄者处于上下唇放松、轻轻闭合、牙齿轻接触的面部完全放松状态下,拍摄头颅侧位 X 线片与面部照片。测量了上下唇、颏唇沟、软组织颏前点距离该线的水平距离(图 7-9,表 7-2)。这可为正畸医师、正颌外科医师判断患者的唇位及颏位提供直观明了的参考。

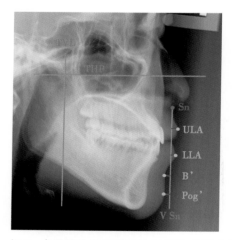

图 7-9　经 Sn 点垂线为参考平面的上下唇、颏软组织分析

表 7-2　良好咬合人群经 Sn 点垂线为参考平面的上下唇、颏软组织分析

测量项目	均值(mm)	标准差
上唇凸点(ULA)- 鼻下点垂线	4.61	1.37
下唇凸点(LIA)- 鼻下点垂线	2.63	1.89
颏唇沟(B')- 鼻下点垂线	-5.19	2.37
软组织颏前点(Pog')- 鼻下点垂线	-3.52	1.77

注:负值表示该点位于经 Sn 点垂线后方,正值表示位于前方

　　人与人交流时,五官中,眼睛、唇齿动度是最生动的、能引起对方关注的,是吸引对方的身体语言。因此,尽管以上这些静态的侧貌轮廓的分析方法对于指导我们建立良好侧貌、协调鼻唇颏关系非常重要,

但这些方法本身的局限性(静态分析),导致正畸治疗时目标不直接、不明确。在人与人交往时并没有人根据你的侧貌是否直立来评判你是否美观,所以,越来越多的正畸医师从仅仅关注患者的侧貌,转移到观测患者动态微笑时上切牙显露的位置、倾斜度方面。微笑作为动态的审美,给正畸医师提出了更高的诊治目标要求。

二、良好的上切牙前后向位置是正畸治疗的主要目标之一

百人千面,错𬌗畸形也是千变万化,正畸医师如何确立每个患者个性化的美学治疗目标?传统的诊断技术使用 X 线头影测量内部标志点、面、角来达到诊断和确定治疗计划的目的,但内部标志点的位置与口颌面美观却没有必然关系。

此外,在教科书中我们学到的都是以下切牙直立于下颌基骨作为基准参照,而在临床实际中,这个方法不直观;并且,在治疗下颌发育不足的病例中,前突、唇倾的上切牙为了与直立的、处于后位的下切牙建立咬合,往往需长距离的整体后移。其缺点有:首先上切牙后移过程中的转矩控制很难,常常出现上切牙的舌倾,这不仅难以建立良好的切牙覆𬌗覆盖,舌倾的上切牙也影响微笑美观;其次,长距离的上切牙整体后移,由于其转矩力很难做到精确控制,常常发生过大矫治力引起的上切牙牙根吸收;第三,长距离的上切牙整体后移以适应处于后位的下切牙,不可避免出现上下颌均后缩的"碟形面容"。

笔者在多年的临床工作中发现,以上切牙前后向位置、唇舌向倾斜度为参照,来确定治疗目标、控制牙齿移动的距离与方式(倾斜移动、控制性倾斜移动、整体移动),不仅有利于颜面整体美观的建立,对微笑美观、切牙覆𬌗覆盖以及后牙牙尖交错咬合关系的建立也是直观、简便、科学的方法。

2000 年 Andrews[21] 提出口颌面协调六个要素,使用 X 线头影测量外部标志点、面、角来达到诊断和确定治疗计划的目的。他认为,使用面部外标记点作为标志点来诊断以达到口颌面部独一无二的协调关系,可以获得美学上的最佳治疗结果。在其要素 II 中,Andrews 指出颌骨前后向位置关系的治疗目标是软组织侧貌美最重要的诊断与评价因素:在上下牙弓满足要素 I 的前提下(保证上下切牙直立于牙槽骨中),上颌中切牙临床冠中心点(FA)点落在目标前界线(goal anterior limit line,GALL)上(图 7-10)。

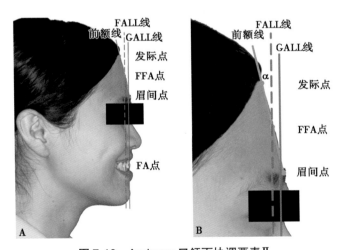

图 7-10　Andrews 口颌面协调要素 II
A. 矢状向上中切牙理想的前后向位置为:上中切牙的临床冠中心点在 GALL 线上　B. GALL 线的位置与前额线倾斜度的关系

Andrews 面部侧位微笑照片的获取:这不是自然头位状态下拍摄的照片,而是医师让患者在其最自然、美观的状态下拍摄的侧位微笑照片,带有医师的主观性。

相关标志点线(图 7-10A):

前额线:发际点(trichion)与眉间点(glabella)的连线。

前额中心点(forehead's facial-axis point,FFA):前额线的中点。

上中切牙临床牙冠中心点（maxillary incisor's facial-axis point，FA）。

FALL 线：通过前额线中点的垂线，是前额的前界限。

GALL 线：目标前界线（goal anterior limit line，GALL），是上颌理想的参照前界，即正畸治疗时上中切牙的最适位置（图 7-10B）。当前额线与 FALL 线夹角 <7° 时，FALL 线即 GALL 线。当前额线与 FALL 线夹角 >7° 时，GALL 线位于 FALL 线的前方，每增大 1°，此线便向前移 0.6mm，但最前不超过眉间点。矢状向上中切牙理想的前后向位置为：上中切牙的临床冠中点（FA 点）在 GALL 线上。

以上中切牙在侧面微笑位时的矢状向位置来设计治疗方案、评估疗效是一种科学、直观的方法。该方法克服了传统以静态的侧貌为审美标准、以下切牙直立于基骨为参照制订治疗策略方法的不足。以动态的侧貌微笑时上中切牙前后位置为审美标准，更能为每个患者制订个性化的美学治疗目标，达到更高、更好的整体颜面美观、口颌系统功能与形态相协调、牙齿排列与咬合功能相统一的正畸治疗目标。

附：

病例一：严重骨性Ⅲ类错𬌗畸形的双颌手术治疗

20 岁男性，因地包天求治（图 7-11～图 7-16）。

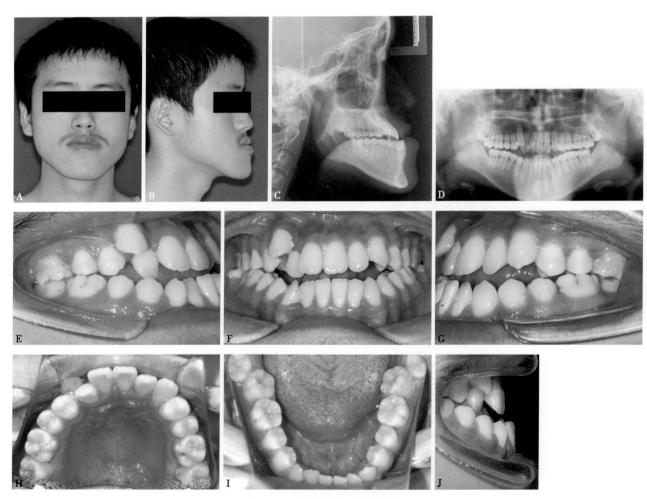

图 7-11　患者治疗前临床资料

A～D. 治疗前面像及头颅侧位片与曲面体层片，骨性前牙反𬌗　E～J. 口内照片示磨牙完全近中关系，下前牙舌倾，上牙列拥挤，上中线右偏，前牙轻度开𬌗。拟正畸正颌联合治疗

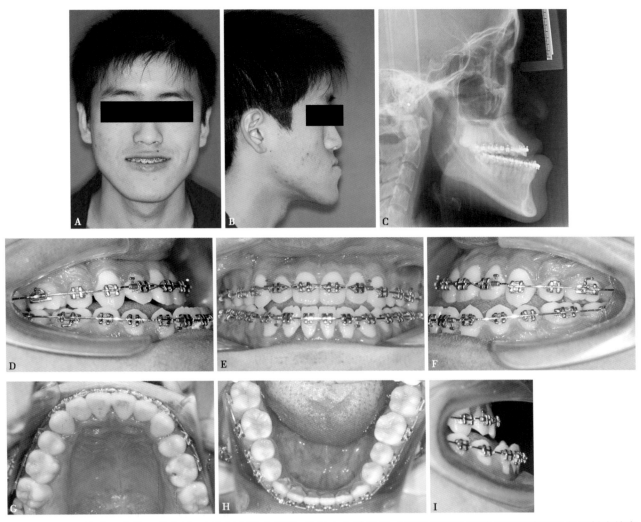

图 7-12　上颌拔除 2 个第一前磨牙、内收唇倾的上切牙、改正上中线偏斜，以及下切牙唇倾恢复其正常唇舌向倾斜度的去代偿治疗后面像和口内像和头颅侧位片

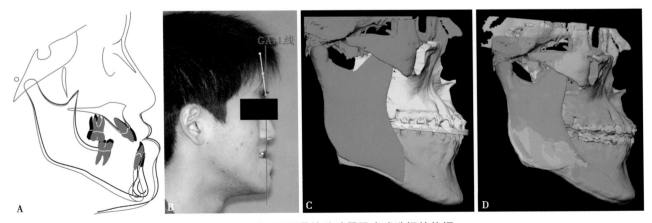

图 7-13　上、下颌骨块移动量及术式选择的依据

A. 去代偿治疗后头颅侧位片重叠图，上切牙舌向倾斜移动，上磨牙也有近中移动，下颌有顺时针旋转　B. 去代偿治疗后侧貌微笑像 Andrews 要素 II 分析以设计手术治疗方案：去代偿治疗后上切牙位于上颌的前界 GALL 线后 6mm，需手术前移上颌骨向前 6mm、下颌骨后徙以达到整体的颜貌美观　C. 在 CBCT 三维重建的基础上，定量模拟设计上颌骨前移量、下颌骨后移量，并分别制作数字化手术定位龉导板，3D 打印后的龉导板作为上颌 LeFort II、下颌 SSRO 手术骨块移动量的定位参照　D. 手术后 CBCT 三维重建，上下颌骨的手术实际移动量与术前模拟移动量一致

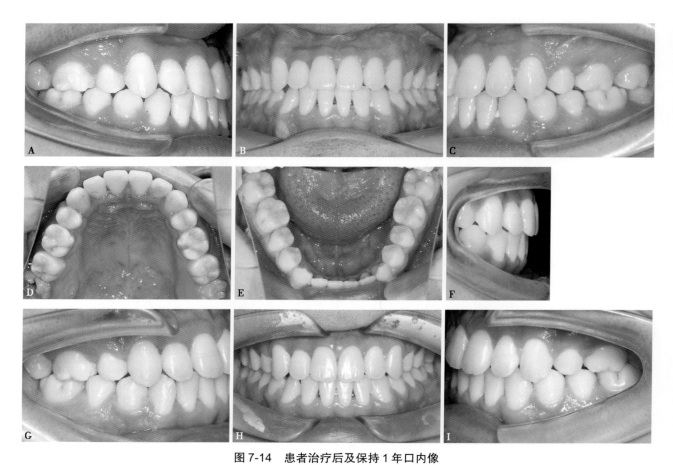

图 7-14　患者治疗后及保持 1 年口内像

A～F. 治疗后口内像，后牙完全远中关系，前牙覆𬌗覆盖良好，上下中线与面中线对齐　G～J. 保持后 1 年，咬合关系稳定

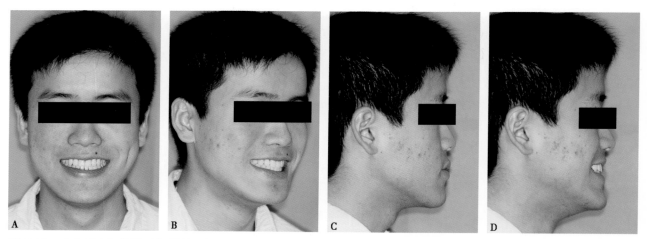

图 7-15　建立了良好的面形与微笑，达到了颜面整体美观协调；上颌 LeFort Ⅱ术式，对于面中份的饱满度，特别是眼眶下份饱满度的获得，起到了重要作用

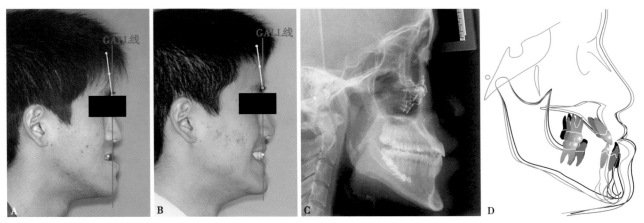

图 7-16 　去代偿前（A）治疗后（B）侧貌微笑像分析，及治疗前中后头颅侧位片重叠图分析（C, D）。上颌骨前移 6mm 后上切牙位于 GALL 线上，下颌骨体整体后徙 9mm

临床提示：该病例首先行上下牙列的去代偿治疗，以上切牙前后向位置相对于前额位置关系为治疗目标，设计上、下颌骨手术移动量，并通过 CBCT 三维重建设计了数字化手术导板，治疗效果科学、精准、完美。

三、良好的上中切牙前后向位置、唇舌向倾斜度是正畸治疗的整体颜面美学目标与治疗方案制订、疗效评估的主要参照

正畸是一门"折中"的艺术。正畸医师最重要的任务便是使这门艺术更符合大众的审美趋向、符合时代的节拍。正畸医师从以往仅关注静态的侧貌审美，上升到动态的微笑审美，便是一种艺术的升华。真正做到了增进颜面形态与功能的统一，提升了正畸科学与艺术的统一。

1977 年 Janzen 即提出，控制好上中切牙的前后向位置与倾斜度，可增进微笑美观[22]。Sarver 强调上中切牙的唇舌向倾斜度是侧貌微笑审美的主要因素[23]。若上切牙舌倾，其微笑不美观、面容显"老"[24, 25]。2011 年，Ghaleb 研究一名侧貌头影测量在正常值范围的年轻女性，不改变她上切牙前后向位置、仅改变唇舌向倾斜度，以评价微笑美观度，发现上切牙轻微唇倾的微笑评分最高[26]。2005 年，Schlosser 研究一名侧貌微笑符合 Andrews 口颌面协调要素Ⅱ的年轻女性，不改变上中切牙唇舌向倾斜度、仅前及后向移动上中切牙位置，评价微笑美观的影响因素，发现上切牙后移最影响美观，而上切牙轻微前移的评分最高[27]。

为了明确上中切牙唇舌向倾斜度、前后向位置对侧貌微笑影响的程度，帮助临床医师在检查、诊断、治疗方案及目标的制订中，尽可能改善、提升个体的美观及其颜面的协调性，最大限度改善患者侧貌微笑美观，笔者设计了一项临床研究[28]：选取一名符合 Andrews 口颌面协调要素Ⅱ的中国汉族年轻女性为研究对象，在其侧面微笑像上，模拟上颌前突与上颌后缩，分别前移、后移上中切牙的矢状向位置，并分别不同程度唇倾、舌倾上中切牙，以模拟各类错𬌗畸形的临床表现（图 7-17）。请正畸专科医师，以及普通中国人、白种人、美籍黑人、南亚人，分别对这些改变后的模拟图片评分。结果发现，不论正畸医师还是普通人群，不论何种人种，审美趋向竟然非常一致。主要结果如下：

（1）上中切牙牙冠唇舌向倾斜度保持直立是良好侧面微笑的最重要因素。当直立的上中切牙临床牙冠中心点通过 GALL 线，或者轻微在 GALL 线前方 1～2mm，其审美评分是最高的。在上中切牙前移、后移的其他图片中，上中切牙保持直立的图片评分也较高。

（2）不论上中切牙前后向位置是否位于 GALL 线上、前移还是后移，只要上中切牙轻微舌倾，其图片的评分都降低，称为较美观。

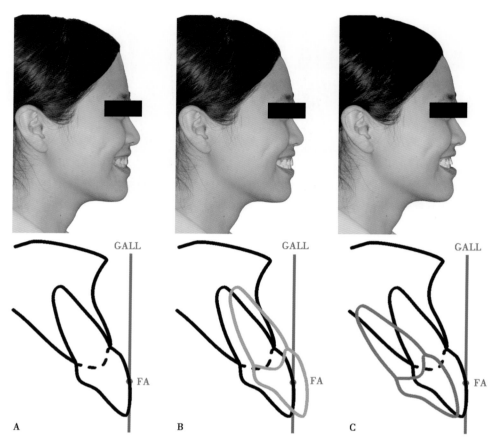

图 7-17　模拟改变上中切牙前后向位置、唇舌向倾斜度审美研究的部分示意图

A. 未经处理、GALL 线通过上中切牙 FA 点面像及牙位示意图　B. 上中切牙整体前移后的面像及牙位示意图　C. 上中切牙后移 2mm 后，并绕 FA 点正转矩方向旋转 10° 后的面像及牙位示意图（共 32 种模拟变化，详细请参阅参考文献[28]）

（3）上切牙位置在 GALL 线后的美观评价都很低。

（4）上中切牙唇倾是侧貌微笑审美中很大的一个影响因素。不论在上中切牙临床牙冠中心点通过 GALL 线的情况下、还是在 GALL 线前或后，上中切牙唇倾都被认为很不美观，其中以上中切牙在 GALL 线后 4mm 且唇倾 15° 的图片最不美观。

这个发现也印证了笔者长期的临床观察与经验，即上中切牙前后向位置、以及唇舌向倾斜度，对侧貌微笑的审美都有相当重要的影响（图 7-18）。尽量将上中切牙的矢状向位置保持在 GALL 线上，是患者治疗后获得良好面形与微笑的前提，而保持上中切牙良好的唇舌向倾斜度是获得最佳动态微笑的必要条件。因此，良好的上切牙前后向位置、以及唇舌向倾斜度，是良好颜貌与优雅微笑的重要前提之一。

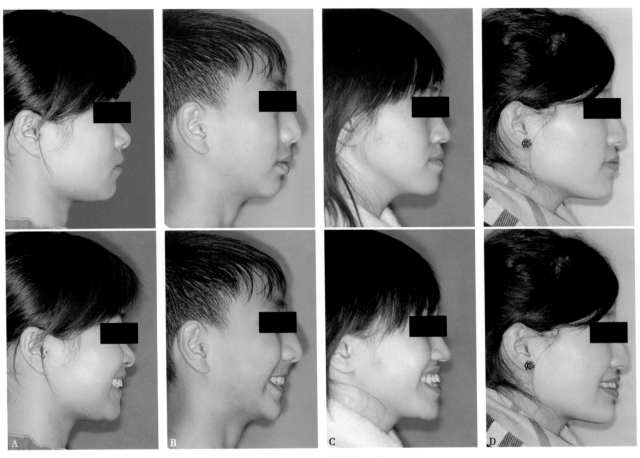

图 7-18 各类微笑评价

A. 上中切牙在 GALL 线上，且有正常的唇舌向倾度，其外形及微笑良好　B. 上切牙尽管在 GALL 线稍前方，但上中切牙直立，微笑仍然美观　C. 上中切牙在 GALL 线后，且明显唇倾，非常不美观　D. 尽管侧貌良好、中上切牙也在 GALL 线上，但上中切牙唇倾，微笑不美观

病例二：上切牙轻微唇倾的非拔牙控根治疗

13 岁女孩，上牙前突求治（图 7-19～图 7-24）。

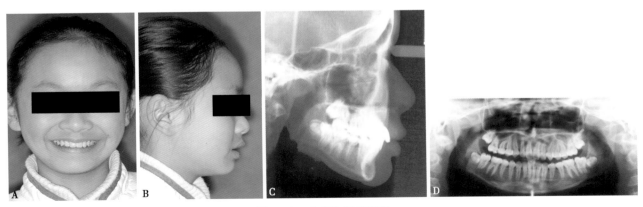

图 7-19 患者治疗前资料

A～D. 治疗前面像及头颅侧位片、曲面体层片：面形良好，仅上切牙轻微唇倾

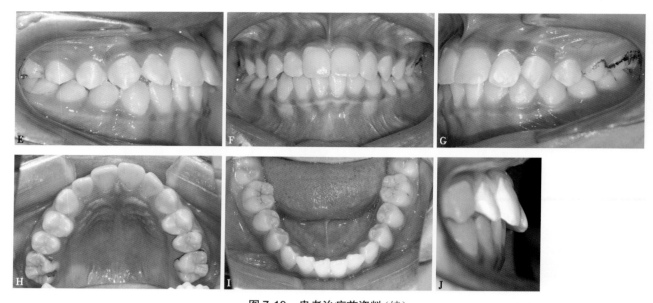

图7-19　患者治疗前资料（续）
E～J. 口内像：磨牙中性，覆𬌗覆盖正常，下切牙轻度拥挤，上切牙轻度唇倾

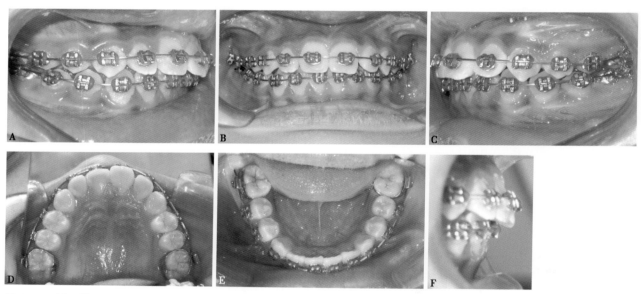

图7-20　拟不拔牙矫治，但需改正上切牙的唇倾。上切牙用018系统托槽，即槽沟尺寸为0.018英寸×0.025英寸，其余牙位用022系统。上切牙托槽𬌗龈向颠倒反贴，0.017英寸×0.025英寸NiTi丝

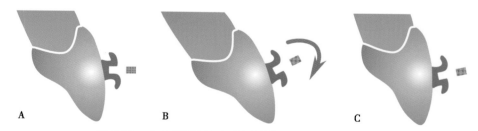

图7-21　上中切牙HX直丝弓托槽反贴转矩变化示意图
A. 上中切牙HX直丝弓托槽转矩值为＋15°　B. 将其𬌗龈向颠倒反贴后转矩变为−15°，0.017英寸×0.025英寸不锈钢方丝在018槽沟内，能使转矩设置充分表达，产生冠舌向根唇向的负转矩移动　C. 从而达到使上切牙直立的效果

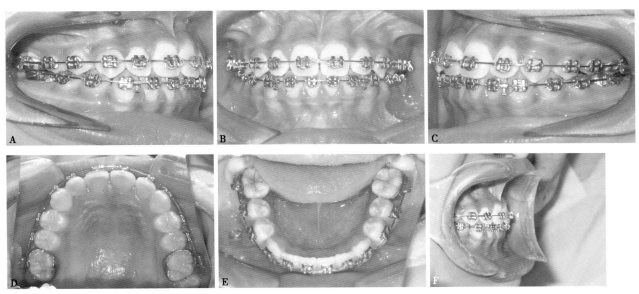

图 7-22 上颌继续使用 0.017 英寸 × 0.025 英寸 SS 完成上中切牙负转矩的充分表达

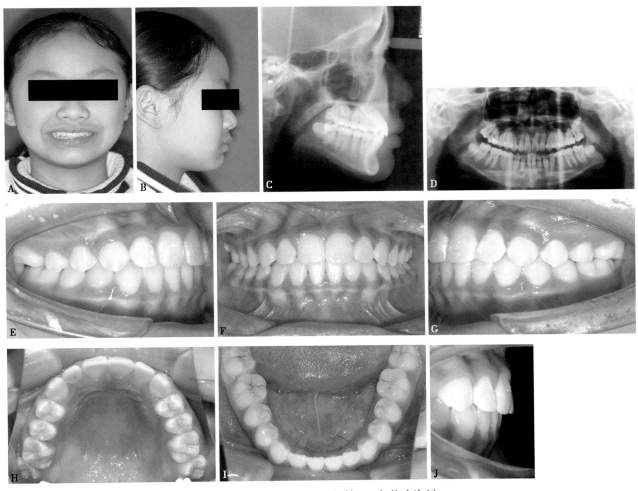

图 7-23 患者治疗后及保持 3.5 年临床资料
A～J. 治疗后，下前牙的拥挤得以排齐，直立了上切牙，微笑得以改善

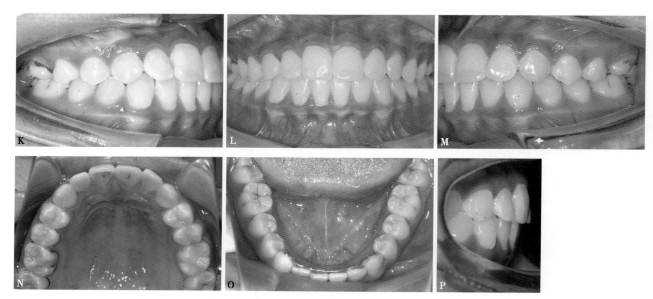

图 7-23 患者治疗后及保持 3.5 年临床资料（续）
K～P. 保持后 3.5 年，上切牙的转矩变化没有复发

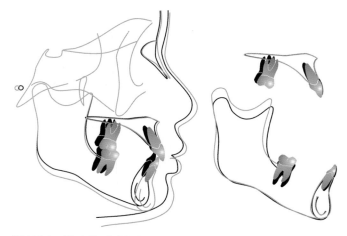

图 7-24 治疗前后头颅侧位片重叠图，治疗后上切牙发生了轻
微的顺时针旋转，即冠舌向根唇向的控根移动

临床提示：上切牙唇舌向倾斜度是影响侧貌微笑美观的主要因素之一，对这类轻度唇向倾斜的上切牙但又不适合拔牙矫治的患者，需对上切牙施加负转矩控制、恢复良好的唇舌向倾斜度以增进美观。

病例三：牙列拥挤病例保持上切牙唇舌向倾斜度的不拔牙矫治

13 岁男性，牙列不齐求治（图 7-25～图 7-29）。

临床提示：对部分轻、中度牙列拥挤以及Ⅱ类患者，拔牙矫治可能导致前牙过度内收而破坏颜貌美观，在行不拔牙矫治时要特别注意控制上切牙的转矩保持其直立，即上切牙可以轻微整体前移，但一定不能唇向倾斜。

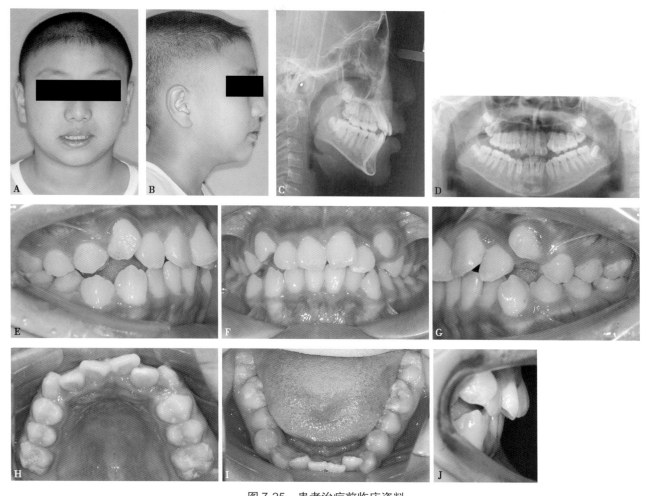

图7-25 患者治疗前临床资料

A～D. 治疗前面像及头颅侧位片、曲面体层片,面形良好 E～J. 口内像,磨牙中性,覆拾覆盖正常,牙列中度拥挤

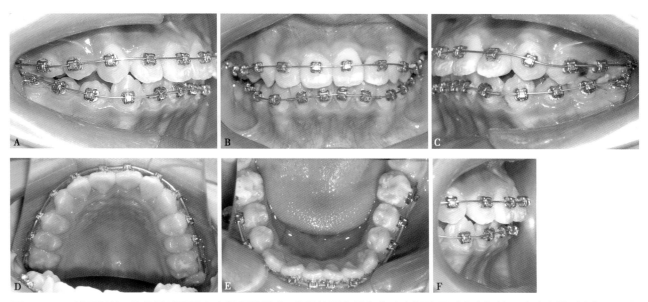

图7-26 不拔牙矫治,希望通过牙弓宽度的轻微扩大、前牙的轻度唇向移动来解除牙列中度拥挤。治疗中需对上切牙牙冠的唇舌向倾斜度行良好控制,避免上切牙唇倾

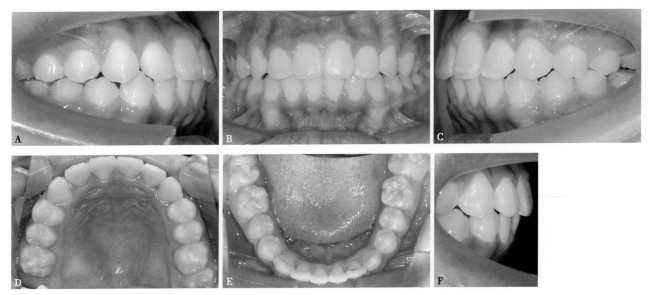

图 7-27 治疗后口内像,后牙中性咬合,前牙覆𬌗覆盖良好,上切牙唇舌向倾度良好

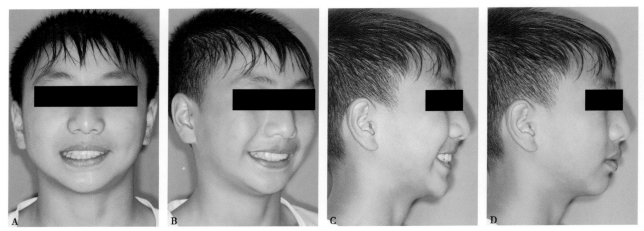

图 7-28 治疗后面像,尽管侧貌像显示上唇略显前突、颏部略显后缩,但仍是直面型;而微笑位,特别是侧面微笑位上切牙直立,微笑饱满度、上前牙唇舌向倾斜度良好

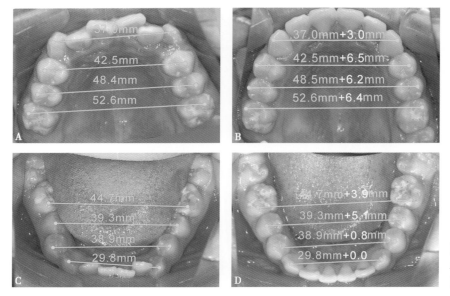

图 7-29 患者治疗前后临床资料对比
A~D. 矫治后牙弓宽度增加,这是解除牙列拥挤的主要原因

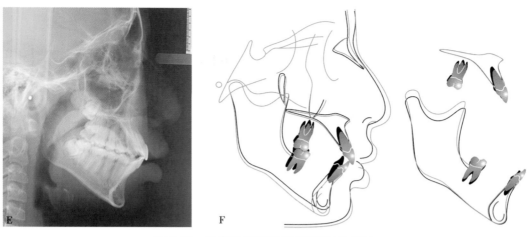

图 7-29　患者治疗前后临床资料对比（续）

　　E，F．矫治后头颅侧位片及治疗前后重叠图，尽管下切牙有唇倾，但治疗中对上切牙转矩控制良好，保持了上切牙牙冠的唇舌向倾斜度，从而没有破坏微笑的美观

病例四：种植钉移下牙列整体向远中矫治骨性Ⅲ类错𬌗畸形

21 岁女性，"地包天"求治（图 7-30～图 7-35）[29]。

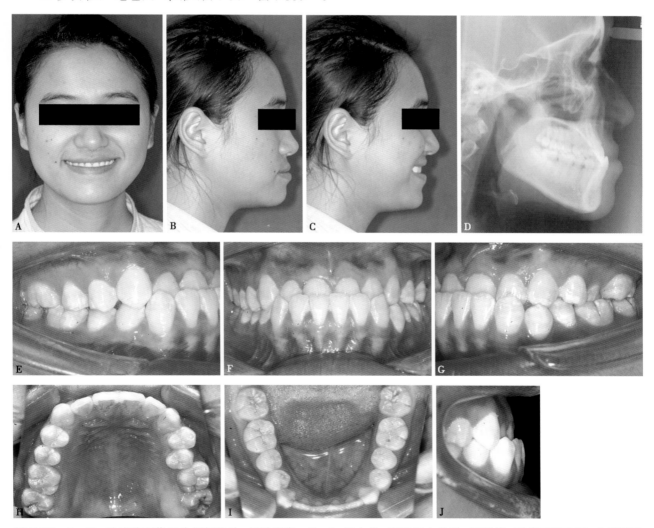

图 7-30　A～D．治疗前面像及头颅侧位片，反𬌗面容　**E～J．**口内像，磨牙近中关系，反覆盖，下前牙略舌倾，上前牙舌倾，轻度牙列拥挤。上切牙位于 GALL 线后（如图 7-35A）

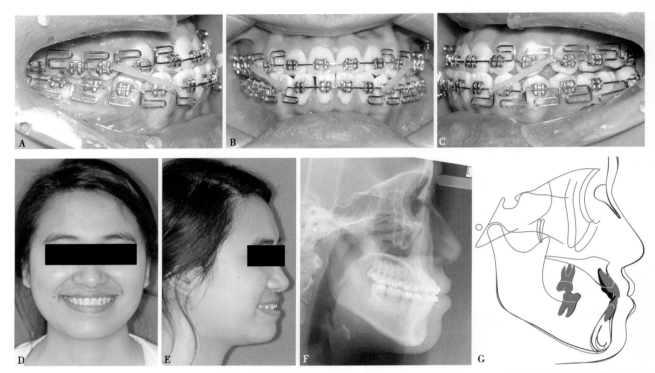

图 7-31　拔除下颌第三磨牙，行 MEAW 技术解除前牙反𬌗，改正后牙近中咬合关系（A～C）。但这个治疗却导致了上切牙的唇倾（D，E），破坏了患者的微笑　F，G. 头颅侧位片及头影测量重叠图示上中切牙明显唇倾，尽管上切牙位于 GALL 线上（如图 35-B），其微笑像很不美观；下颌发生了轻微的顺时针旋转

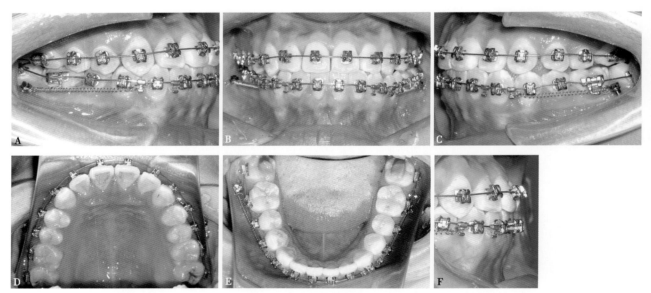

图 7-32　更改治疗方案，在左右下颌骨外斜线上植入种植钉，采用镍钛螺旋弹簧拉下牙列整体向后。当出现覆盖后对上切牙行负转矩控制

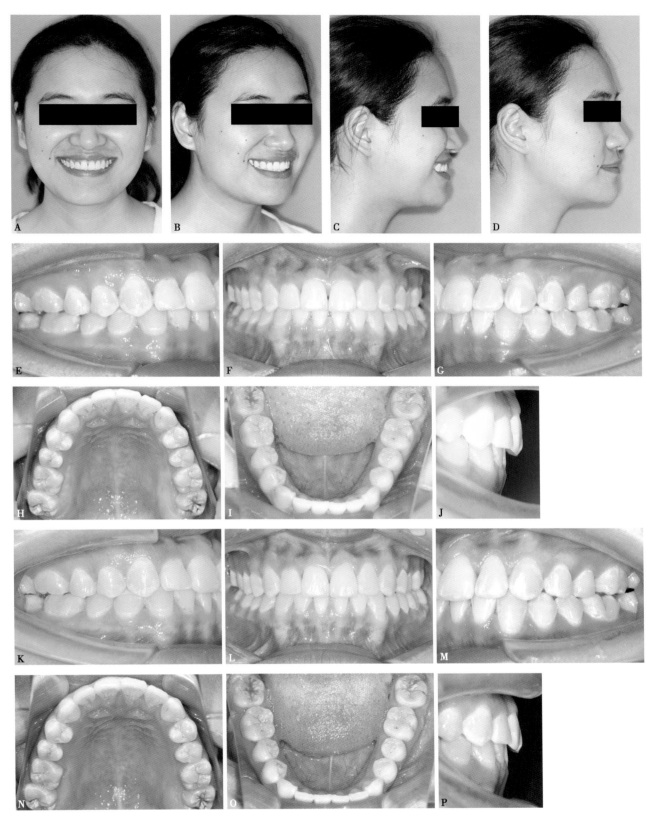

图7-33 A~D. 反𬌗面形治疗后成为直立面形,微笑美观,上切牙直立 E~J. 后牙达中性咬合,前牙覆𬌗覆盖正常 K~P. 治疗结束一年后,咬合关系、牙齿排列保持稳定

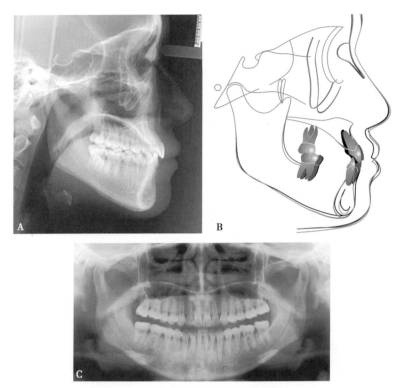

图 7-34　治疗后头颅侧位片、曲面体层片，及头影重叠图。下牙列整体后移，上切牙整体前移

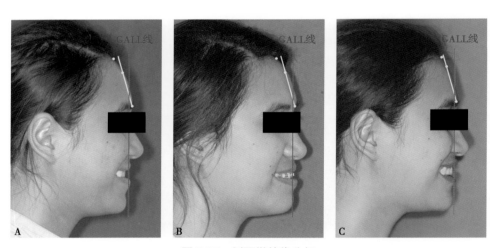

图 7-35　侧面微笑像分析

治疗前（A）上中切牙位于 GALL 线后方，提示上颌不足；MEAW 技术治疗后（B），尽管上切牙位于 GALL 上，但过于唇倾，影响微笑美观；种植钉拉下牙列向远中治疗后（C），上中切牙位于 GALL 线稍后方，但直立、美观，也保证了整体的颜貌美观

临床提示：上切牙位置偏后时，仍然是直立或轻度舌倾的上切牙较唇倾更容易被接受；对上颌后缩的Ⅲ类患者，用上切牙唇倾以代偿上颌骨发育不足的治疗方案应该非常慎重，因为少量的上颌切牙冠唇向倾斜都会明显影响侧貌微笑审美。

病例五：拔除 4 个第二前磨牙矫治双颌前突
23 岁女性，上牙前突、唇突求治（图 7-36～图 7-40）[30]。

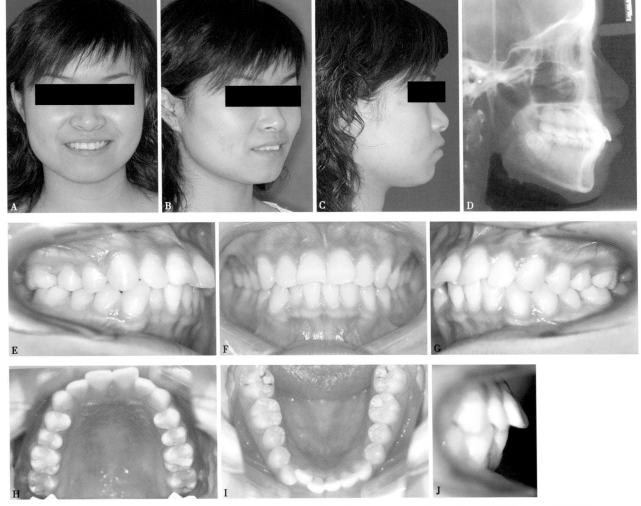

图 7-36　治疗前面像、口内像及头颅侧位片。磨牙中性关系，中度双颌前突，轻度牙列拥挤，上前牙唇倾

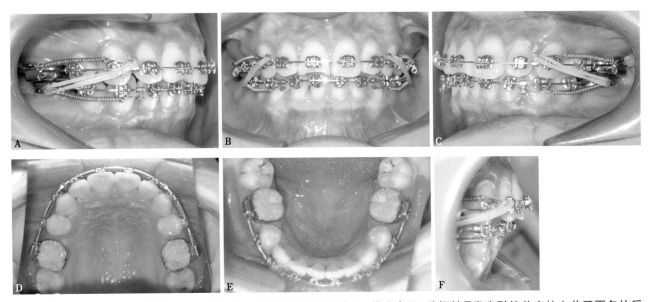

图 7-37　拔除 4 个第二前磨牙，上、下颌颌内牵引内收唇倾的前牙、前移磨牙，选择性Ⅱ类牵引使前突的上前牙更多的后移、下磨牙更多的前移以建立中性磨牙关系

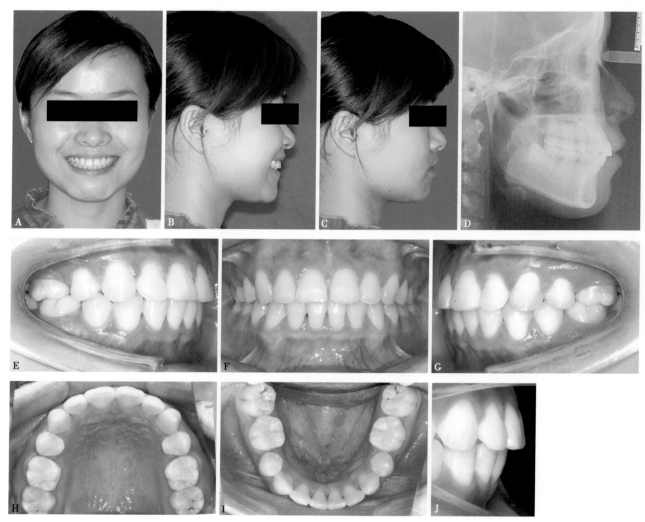

图 7-38　治疗结束，正面微笑像饱满侧貌直立，侧貌微笑像上下唇后移、面型直立，上切牙直立、在合适的前后向位置上，既不过度后移也不再前突；咬合关系良好

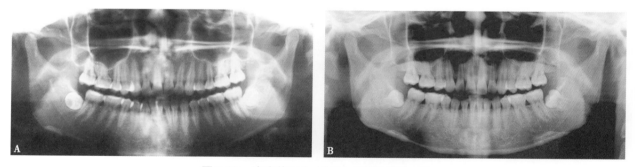

图 7-39　治疗前（A）、后（B）曲面体层片对比

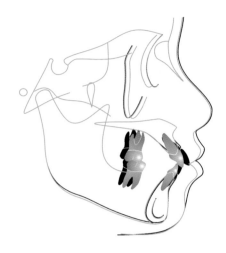

图 7-40　治疗前后头影测量重叠图，上牙切牙牙冠远中移动量与上磨牙近中移动量之比接近 1:1，而下磨牙近中移动量略大于牙切牙远中移动量，这是因为改正轻度下前牙区拥挤所致

　　临床提示：选择恰当的拔牙部位对治疗中牙移动的控制、疗效、疗程都有明显的影响。为了获得最佳的（上切牙前后位置和唇舌向倾斜度）治疗结果，选择最适当的拔牙部位是正畸医师的难题之一：①对一些轻中度的双颌前突病例，常需拔除 4 个前磨牙内收前突的前牙以改正双颌或双牙弓前突。若拔除 4 个第一前磨牙，常可能导致前牙的过度内收、甚或上切牙转矩丧失、舌倾；此时需加强前牙支抗：在上前牙加正转矩、或单独移第二前磨牙再移磨牙向前，这样做的缺点是前牙的正转矩不易准确控制、疗程延长。②在我们的前期研究中发现[30]，拔除 4 个第二前磨牙，前牙后移、磨牙前移的比例接近 1:1，这个牙移动规律对于治疗轻中度的双颌前突以及牙列拥挤，有助于让医师掌握拔牙后前后牙的移动量、定量预测治疗效果、简化治疗方法、缩短疗程。

第二节　方弓丝转矩力的生物力学特性

一、拔牙间隙关闭过程中上切牙转矩控制

　　良好的的上切牙唇舌向倾斜度（又称转矩），不仅对微笑美观有显著影响，还有利于前牙覆𬌗覆盖关系的建立、𬌗力的传导、牙周健康以及后牙尖窝咬合关系的建立[31]。若上前牙唇向倾斜不足，使磨牙关系偏远中；如果磨牙关系维持在中性，则上牙列会出现间隙[32]（图 7-41）。有研究认为，牙齿转矩角偏离均值超过 2° 以上，就会影响理想咬合关系的建立。而上前牙唇舌向倾斜度每改变 5°，上牙弓长度改变 1mm[33]。当前牙牙冠唇舌向倾斜度不正常时，常导致上、下切牙接触不良，从而继续萌出，前牙区牙槽过长，形成深覆𬌗[34]。上、下颌后牙颊舌向转矩不协调时，咬合接触不良，形成锁𬌗或反𬌗。

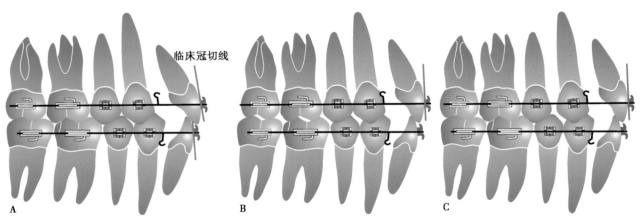

图 7-41　良好的前牙冠转矩，有利于后牙尖窝咬合关系的建立（A）；上切牙过于舌倾，则易导致后牙远中关系（B），或上颌的拔牙间隙不能完全关闭（C）

　　为矫治上切牙前突的Ⅰ类、Ⅱ类病例，常需拔除前磨牙。在内收前突的上切牙过程中，由于托槽位于上切牙阻力中心的𬌗方，如果对上切牙转矩控制不当，常见上颌切牙切缘部分内收，牙根更加前突，出现冠舌向根唇向旋转移动的情况；并且，后牙始终为远中咬合关系。如果长期使用Ⅱ类牵引，更易出现上切牙冠转矩丧失、牙冠舌倾的不良效果。

　　直丝弓矫治器对上切牙托槽转矩设置均较正常𬌗测量值大。例如，HX 矫治器将上中切牙的转矩设置为 15°，较正常𬌗者的 9° 增大了 6°，其目的就是为了保持上切牙后移时为整体移动。而在较严重的Ⅱ类病例、或需上切牙后移较多来改善前突面型病例，就显得这些正转矩的预设值增加得不足。此时，在关闭拔牙间隙时应在上尖牙近中段弓丝对上切牙额外弯制 15° 左右的正转矩。

病例六：严重露龈微笑及骨性Ⅱ类错𬌗畸形的非手术矫治

23 岁女性，因上牙前突、露龈笑求治（图 7-42～图 7-47）[35]。

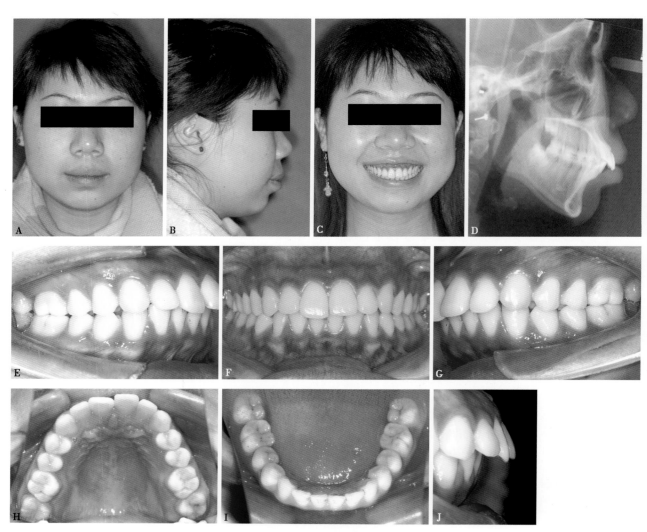

图 7-42　患者治疗前临床资料

A～D. 治疗前面像及头颅侧位片、曲面体层片，骨性Ⅱ类病例，露龈微笑　E～J. 口内像，磨牙远中关系，上前牙唇倾。治疗目标：希望前突的上前牙在后移过程中，产生冠根同向、牙冠移动距离大于牙根的控制性倾斜移动，并且有压入移动，以改善露龈微笑；下磨牙较多的近中移动以达中性咬合

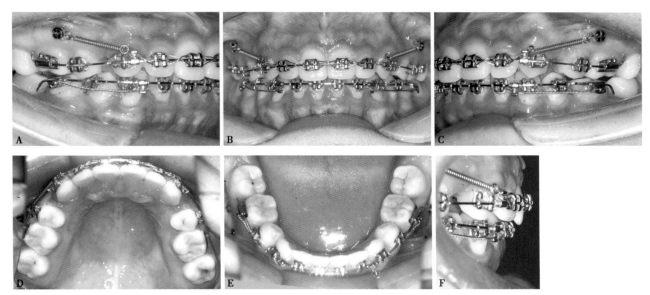

图7-43 拔除上颌第一前磨牙、下颌第二前磨牙。在上颌第二前磨牙与第一磨牙间植入正畸支抗钉。HX 直丝弓矫治器。上下颌均使用 0.018 英寸 ×0.025 英寸不锈钢"摇椅"主弓丝，上颌在种植钉与尖牙近中牵引钩间使用镍钛螺旋弹簧、下颌颌内牵引、选择性使用Ⅱ类牵引。具体受力分析见下图7-44

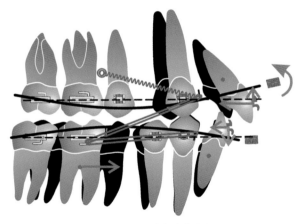

图7-44　受力分析图

下颌"摇椅"形弓丝在下切牙段需消除弓丝变形产生的正转矩，从而产生单纯的下前牙压低力。上颌"摇椅"形弓丝在切牙段变形产生的正转矩不必消除，这个正转矩力矩与拉上前牙向后的牵引产生上切牙舌倾的负转矩力矩相抵消，从而使上切牙整体后移；同时上颌的"摇椅"形弓丝对上切牙有压低力，且大于Ⅱ类牵引的上切牙伸长力，从而可产生上切牙的压入。Ⅱ类牵引与下颌的颌内牵引力使下磨牙有较多的近中移动力量

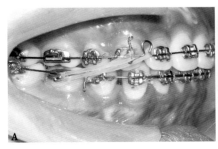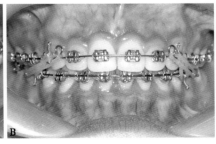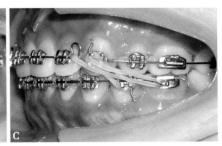

图7-45　后期对咬合关系的精细调整

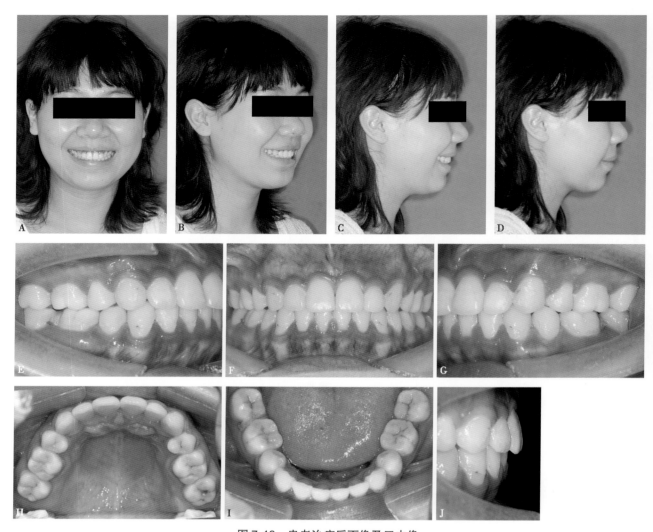

图7-46 患者治疗后面像及口内像

A～D. 治疗后露龈微笑、Ⅱ类前突面型明显改善,上切牙的前后向位置、唇舌向倾斜度符合审美要求,微笑饱满 E～J. 前牙覆𬌗覆盖、后牙尖窝咬合关系良好

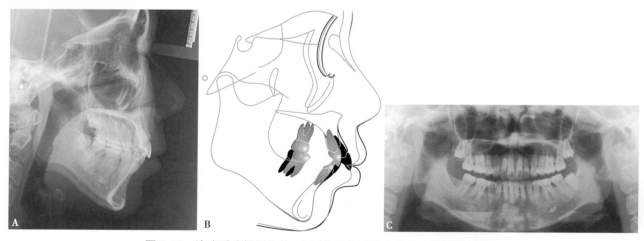

图7-47 治疗后头颅侧位片、曲面体层片及治疗前后头影测量重叠图

的确如矫治设计所愿,上切牙在后移的过程中有压低,且为冠根同向、牙冠移动距离大于牙根的控制性倾斜移动,既达到前突的切牙后移、又保持良好的切牙唇舌向倾斜度的目标。下切牙有压低与远中向移动,下磨牙较多的近中移动与上磨牙建立了中性咬合

直丝弓矫治器[36]是根据正常𬌗牙齿相对于𬌗平面的转矩角的数值，设计直丝弓矫治器的内置转矩，也就是说，使矫治后牙齿相对于𬌗平面的角度正常是直丝弓矫治器设计的本意。

用直丝弓矫治器矫治结束时理想的状况应该是中切牙与功能性𬌗平面的角度等于直丝弓矫治器的内置转矩角度。但转矩控制仍然是直丝弓矫治器的弱项，在托槽预置的3个序列弯曲中表达最不完全。因为转矩仅依赖弓丝与托槽的接触面产生扭转力，这个作用面相对于牙的体积太小，很难充分起作用；同时，绝大多数正畸治疗没有使用全尺寸弓丝，在矫治器和弓丝中间存在余隙，转矩力也可使托槽产生弹性和塑性变形，从而影响直丝弓矫治器的内置转矩的表达。因此在长期的实践中，笔者逐渐认识到，对大多病例而言，这些预成角度对转矩控制是不够的。而且要求所有错𬌗畸形患者通过矫治都达到理想正常的标准是很难的。特别是骨性错𬌗畸形，简单套用这些数据是不合适的，因为即使切牙与功能性𬌗平面的角度等于直丝弓矫治器的内置转矩角度，此时前牙的位置和唇舌向倾斜度也并非就是适合患者的颜面美观的。因此，临床上使用直丝弓托槽时，应根据需要适当调整上、下切牙的转矩方向及大小，或者在托槽设计中考虑转矩的补偿。

所以，在临床矫治过程中，应重视上、下颌牙冠转矩的协调性，尽可能使牙根"直立"于基骨中，利于患者发挥良好的咬合功能，同时也利于牙槽骨的健康。

二、正畸方弓丝转矩表达的生物力学特性

转矩移动，特别是上切牙的唇舌向倾斜度的转矩控制，是正畸医师关注的焦点与难点，它是矫治成败的关键因素之一，也是固定矫治器中最难控制的一种牙移动方式。

方丝弓矫治器系列中，对牙的唇（颊）向倾斜度的控制是通过方弓丝的第三序列弯曲来实现的（图7-48）。而直丝弓矫治器系列，是使托槽底部𬌗龈向基底厚度不同，而设置直丝弓矫治器的第三序列弯曲（图7-49）。例如正常上颌中切牙牙冠稍向唇侧倾斜9°。标准方丝弓矫治技术中需在唇弓上弯制+9°的第三序列弯曲，当弓丝固定入槽内时，上中切牙才能维持其正常的冠唇向根舌向倾斜度。直丝托槽在中切牙托槽基底的龈方增加厚度、𬌗方减小厚度，形成了+15°的角度（增加的+6°角度是为了过矫正）[37]。当直弓丝纳入槽沟后，中切牙"自动"产生合适的冠唇向倾斜角度。

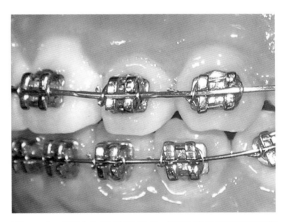

图7-48 通过方弓丝的扭曲，即弓丝的第三序列弯曲，当弓丝结扎入槽后，产生牙冠舌向根唇向的转矩力

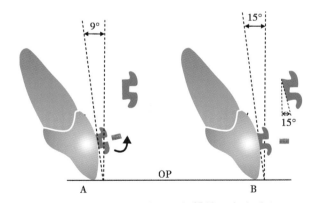

图7-49 方丝弓和直丝弓托槽转矩表达对比
A.方丝弓托槽基底龈𬌗向厚度相同，弓丝扭转才可使中切牙牙冠正常地唇向倾斜 B.上颌中切牙直丝弓托槽增加龈向基底厚度、减小𬌗向基底厚度形成正转矩，以消除方丝弓矫治器中弓丝的第三序列弯曲

直丝弓托槽转矩的表达，是通过逐渐更换至粗方弓丝使方弓丝完全充满槽沟来实现的。但临床上不可能将全尺寸的方弓丝放入槽沟，仍需在弓丝上弯制第三序列弯曲来实现个别牙的转矩控制。弓丝需扭转多少角度才能产生最适的转矩力，这一直是困扰临床医师的一个难题。如果扭转角度过大，弓丝不能完全结扎入槽；如果弓丝扭曲变形较小，牙齿的唇（颊）舌向倾斜度不正不容易改正。这有两方面的原因：

一是有转矩余隙（图 7-50），这使方弓丝在槽沟中的扭曲变形产生的转矩力得以消耗减小，矫治力不足以达到牙齿的转矩移动；第二，即使在弓丝上弯制扭曲，扭转的角度应是多少呢？不少临床医师对方弓丝弯曲变形抗扭刚度认识不足。

转矩余隙：方丝纳入托槽槽沟后，因弓丝尺寸小于托槽槽沟的尺寸，两者之间所产生的间隙。

转矩余隙角：由于弓丝截面高度与托槽槽沟高度之间尺寸的差距，弓丝要扭转一定的度数后，才能与托槽接触产生有效的转矩力[38,39]，这个角度称为余隙角或偏差角（Play，Deviation Angle）（图 7-50）。弓丝扭转的角度减去这个余隙角后剩下来的角度才是有效的转矩角。影响余隙角的主要因素是弓丝尺寸和弓丝边缘斜面（图 7-50）。没有余隙角全尺寸的方弓丝在槽沟内是不能完成牙齿的转矩移动的，因为此时方弓丝没有弹性变形的空间。而较细的方弓丝，余隙角较大，弓丝需扭曲较大的角度才能克服转矩余隙角从而产生转矩力。通过计算，在 022 托槽系统中，方弓丝宽度与托槽窄面尺寸每 0.001 英寸的差异，有 4° 的余隙角。例如，0.018 英寸 × 0.025 英寸的不锈钢方弓丝在 0.022 英寸 × 0.028 英寸托槽槽沟内，余隙角为 $(0.022 - 0.018) \times 4 / 0.001 = 16°$。

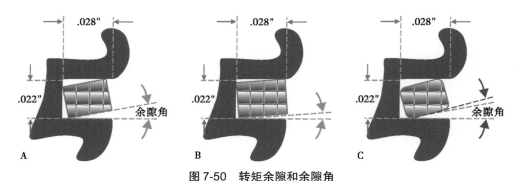

图 7-50　转矩余隙和余隙角

细的方弓丝产生的余隙角（A）大于粗方弓丝（B）。镍钛方弓丝因其边缘圆钝（C），余隙角较相同尺寸不锈钢方弓丝大

弓丝的抗扭刚度（torsional stiffness）：又称转矩扭转率，即单位转角度数所受力矩的大小，反映了单位扭转角度所产生的回复力矩的大小。是反映弓丝第三序列弯曲方向上力学性能的指标。低抗扭刚度的弓丝力量衰减慢，而且较容易和精确地传递转矩力；而高抗扭刚度的弓丝在牙齿倾斜度发生改变的时候，力值衰减快。控根移动牙齿时，理想的的方弓丝性能为：能弯曲变形、抗扭刚度低、转矩力衰减慢、弯曲变形后有较大的工作范围。

笔者在"正畸方弓丝转矩特性"系列研究[40-43]中发现（图 7-51）：

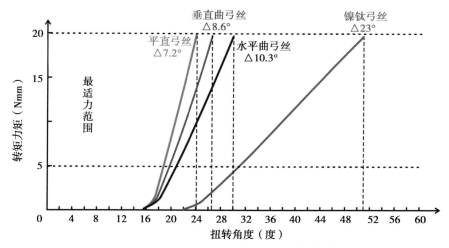

图 7-51　四种弓丝不同扭转角度下对应的转矩力矩

（1）0.018 英寸 ×0.025 英寸的不锈钢方弓丝在 0.022 英寸 ×0.028 英寸托槽槽沟内的余隙角接近 16°，而相同尺寸镍钛方弓丝的余隙角较大，为 21°。不锈钢与镍钛弓丝尺寸与托槽槽沟尺寸每 0.001 英寸的差值将有 3.77° 和 5.43° 的转矩余隙角。这种差异可能与钛镍方丝的边缘斜面较不锈钢方丝者更圆钝有关（图 7-50C）。

（2）0.018 英寸 ×0.025 英寸的不锈钢与镍钛方弓丝在 0.022 英寸 ×0.028 英寸托槽槽沟内的抗扭刚度分别为 1.325 与 4.909N·mm/°。

（3）平直不锈钢方弓丝、垂直曲不锈钢方弓丝、水平曲不锈钢方弓丝、镍钛方弓丝在产生临床最适转矩力的扭转角度分别达 7.2°、8.6°、10.3° 和 23°。对于控根移动来说，选用低抗扭刚度的弓丝产生轻的转矩力是最佳选择，即在最适转矩力范围内的扭转角度越大越好。镍钛方弓丝的生物力学特性是最好的选择，但在临床上不能扭曲，所以镍钛方弓丝对于控根移动效果不佳。平直不锈钢方弓丝的抗扭刚度最大、在达最适转矩力的扭转角度最小，扭曲变形时不易掌控其产生的转矩力，力量要么过大，易引起牙根吸收，要么过小，不足以产生控根移动的力量。对不锈钢材质的方弓丝来说，加转矩时弯制水平曲是最佳选择（图 7-52）。

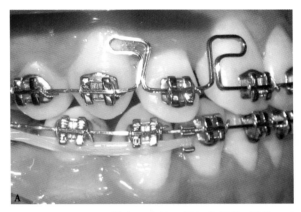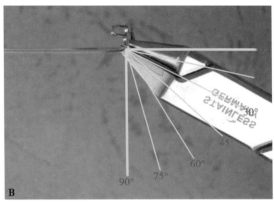

图 7-52 带水平曲的不锈钢方弓丝，置第三序列弯曲对侧切牙行冠舌向根唇向的控根移动

β 钛合金丝（Titanium molybdenum alloy），又称 TMA 丝，常用的商品尺寸为 0.017 英寸 ×0.025 英寸和 0.019 英寸 ×0.025 英寸二种规格，其抗扭刚度介于不锈钢丝与镍钛丝之间，且能弯曲变形，是行控根移动的理想材质（见图 7-48）。

附：
病例七：严重舌侧错位侧切牙的控根移动
16 岁女性，牙列不齐求治（图 7-53～图 7-57）。

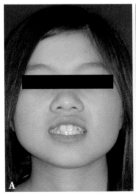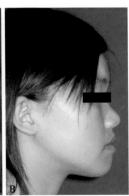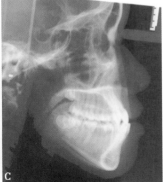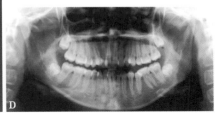

图 7-53 患者治疗前临床资料
A～D. 治疗前面像与头颅侧位片、曲面体层片，轻度骨性Ⅲ类骨形

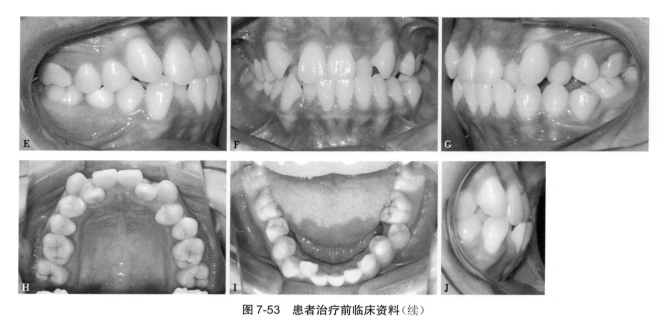

图 7-53 患者治疗前临床资料（续）

E～J. 治疗前口内像，前牙反𬌗，牙列重度拥挤，上颌侧切牙严重舌侧错位。后牙中性关系

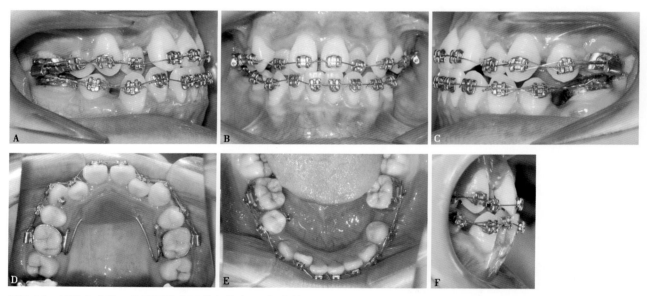

图 7-54 拔除 3 个第一前磨牙及左下第二前磨牙后，先拉上尖牙向远中，在上侧切牙有足够唇向移动间隙后，用 0.014 英寸镍钛丝排齐上牙列

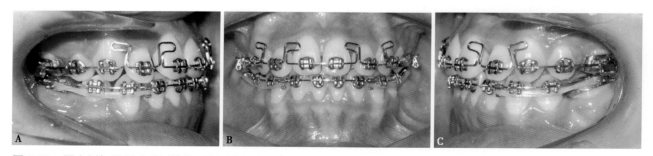

图 7-55 因上侧切牙严重舌侧错位，圆丝排齐时，其牙冠唇向移动就位，而牙根尚处舌侧，用 0.018 英寸 × 0.025 英寸的不锈钢丝在上侧切牙近远中分别弯制水平曲，并做冠舌向根唇向的扭曲，行冠舌向根唇向的控根移动

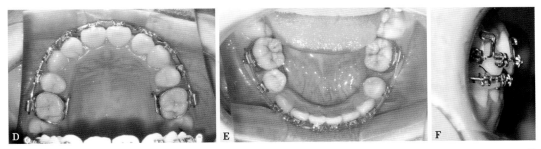

图 7-55　因上侧切牙严重舌侧错位，圆丝排齐时，其牙冠唇向移动就位，而牙根尚处舌侧，用 0.018 英寸 × 0.025 英寸的不锈钢丝在上侧切牙近远中分别弯制水平曲，并做冠舌向根唇向的扭曲，行冠舌向根唇向的控根移动（续）

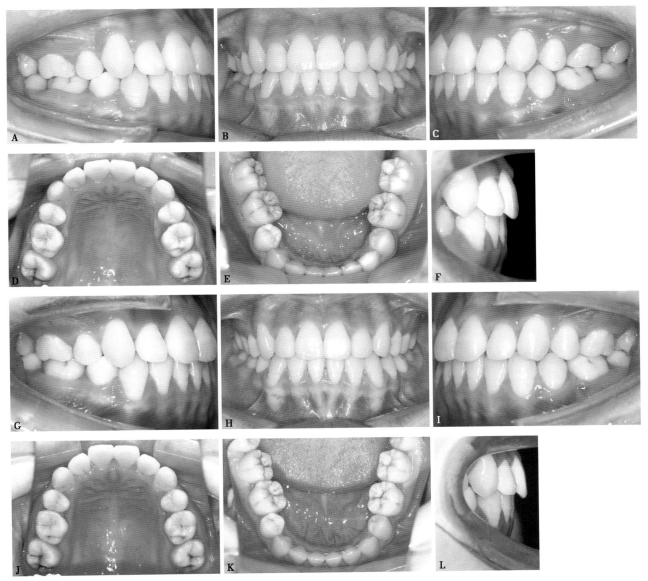

图 7-56　患者治疗后及保持 3 年口内像

A～F. 治疗后口内像，前牙覆𬌗覆盖、后牙尖窝关系良好，上侧切牙牙冠唇舌向倾斜度良好　G～L. 保持后 3 年口内像，矫治效果稳定，特别是原来舌侧错位的侧切牙依然保持其良好的位置。舌侧错位的侧切牙排齐后，若牙根未行唇向控根移动，极易舌侧移位复发

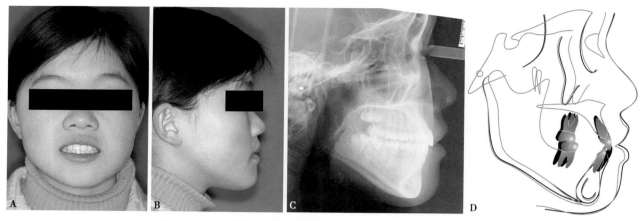

图 7-57　治疗后面像及头颅侧位片、治疗前后头影测量重叠图

尽管拔除 2 个上颌第一前磨牙,但并未让上前牙舌向移动,保持其前后向位置与唇舌向倾斜度。下颌拔除 2 个前磨牙,使下前牙舌向移动解除前牙反𬌗,改善面形

病例八:上颌发育不足、上切牙舌倾伴上牙列严重拥挤病例的上切牙整体前移

12 岁男性,地包天求治(图 7-58～图 7-62)。

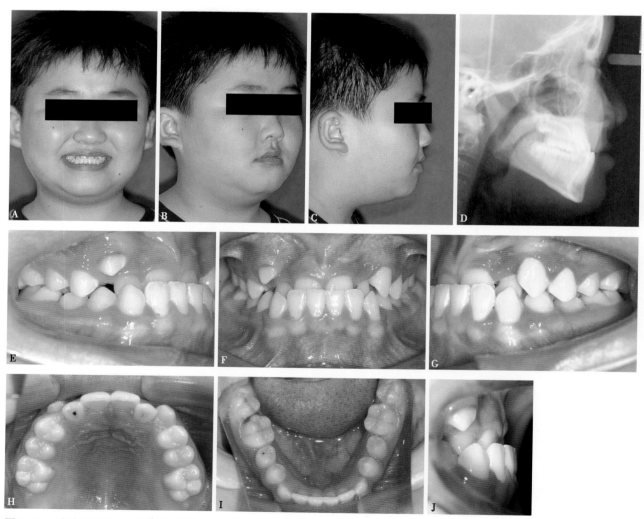

图 7-58　治疗前面像、头颅侧位片及口内像。上颌骨特别是前颌骨的发育不足,上切牙舌倾,上尖牙没有萌出空间,下牙列排列整齐,下切牙轻度舌倾。侧貌面像上下牙没有咬合在一起,显示侧貌相为直面型,但头颅侧位片显示上唇位于下唇后份

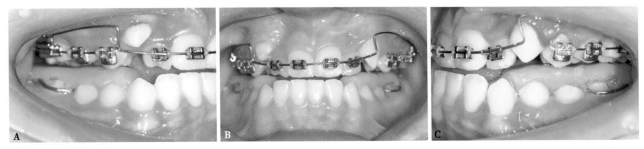

图 7-59　下颌使用殆垫解除前牙反殆锁结。上磨牙颊面管采用带弓管的双管颊面管，用 0.018 英寸×0.025 英寸的不锈钢丝将前磨牙、第一磨牙连成一个整体；0.017 英寸×0.025 英寸的 TMA 丝弯制"桥形弓"置于第一磨牙颊面管的辅弓管内，并在该弓丝的颊面管近中弯制 30° 后倾弯以唇倾上切牙，同时在切牙弯制 30° 使切牙冠舌倾的负转矩。TMA 丝弯制的"桥形弓"最终的力学机制是使上切牙在唇倾的同时受到冠舌向根唇向的反向力矩，从而达到上切牙整体前移的治疗设计

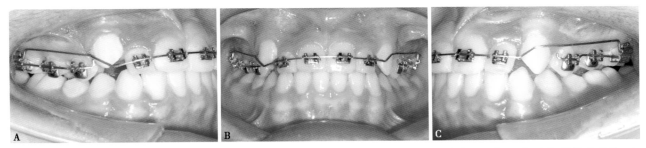

图 7-60　每次加力时，调整"桥形弓"近中段弯曲的角度，以获得上切牙唇向倾的矫治力。8 个月后，上切牙整体前移，上尖牙获得萌出空间，去除下颌殆垫后，上下牙列能咬合一起。此时再粘接下牙列矫治器，调整咬合关系

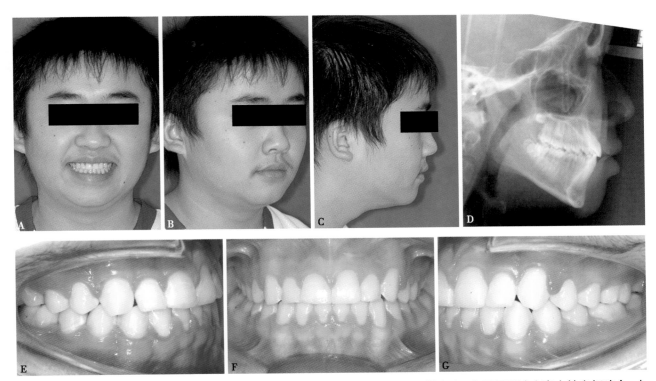

图 7-61　矫治后面像、口内像及头颅侧位片。侧貌达直面型，微笑时上切牙显露直立；上下牙列达尖窝中性良好咬合，上切牙有良好的牙冠唇舌向倾斜度

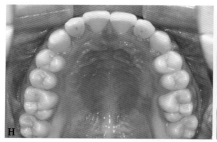
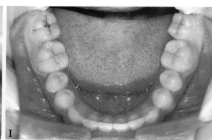
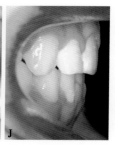

图 7-61　矫治后面像、口内像及头颅侧位片。侧貌达直面型，微笑时上切牙显露直立；上下牙列达尖窝中性良好咬合，上切牙有良好的牙冠唇舌向倾斜度（续）

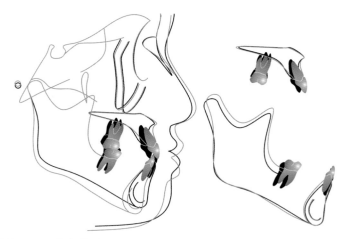

图 7-62　治疗前后头颅侧位重叠图显示，上切牙在前移时，达到了冠、根同向移动，即牙冠前移量略大于牙根移动量的控制性倾斜移动，这是获得治疗后良好咬合与微笑美观的重要前提。下颌骨有顺时针旋转，在不损坏面形的条件下，这有利于前牙反𬌗的解除

控制、恢复切牙的唇舌向倾斜度，对建立前牙的正常覆𬌗覆盖关系和后牙良好的尖窝嵌合关系、以及矫治后的保持都有重要意义。选用何种材质弓丝、使弓丝在托槽槽沟内扭转多少角度以产生最适力，了解弓丝形变的生物力学特性，是正确控制切牙转矩的关键。

三、正畸治疗过程中影响转矩的因素

除弓丝的抗扭刚度、余隙角、弓丝上附加曲等对转矩控制有重要影响之外，以下因素也使托槽、弓丝对牙齿的唇（颊）舌向倾斜度的表达产生变异。

1. 牙冠唇面形态差异对牙齿转矩的影响　如果想不对弓丝进行弯曲就能达到理想的治疗效果，那么托槽的粘接位置必须正确，同时牙冠的表面曲度和冠根角等形态也应该是标准的。不同个体牙体形态的差异是否真的很小呢？Mavroskoufis 等[44] 研究发现：即使是同一患者左右中切牙的形态也可能是不同的。van Loenen 等[45] 对 81 颗上颌中切牙和 79 颗上颌尖牙的牙冠唇颊面曲度进行了测量后得出：不同个体牙齿唇颊面形态存在差异。因此，即使是将相同的托槽粘接于相同类型牙齿上的相同位置，也会产生不同的唇（颊）舌向倾斜度。

2. 冠根角差异对牙齿转矩的影响　即使牙冠形态一样，托槽的转矩角度与粘接位置一样，也会因为冠根角不同而产生不同的牙根位置[46]。正畸治疗中如果牙根因转矩不当接触到骨皮质，可以导致牙根吸收，影响牙齿的移动，支抗消耗增大；因此对于冠根角较大的牙齿，治疗过程中需要更加小心。以前通过观察 X 线头颅侧位片发现：上颌中切牙的冠根角大小与错𬌗畸形类型有一定的关系[46]。van Loenen 等[45] 的研究得出：上颌尖牙冠根角的范围是 167°～195°，平均为 183°；中切牙冠根角的范围是 171°～195°，平

均为184°，该变化范围均较以往研究所得到的结果高。冠根角是影响治疗结束后牙根位置的重要因素，所以，临床医师在临床操作过程中应当重视个体化弓丝的弯制，从而减少由冠根角引起的转矩表达不适。

3．不同垂直骨面型对牙齿转矩的影响　不同垂直骨面型，𬌗平面相对于颅底结构的倾斜度不同，高角病例𬌗平面比较陡，低角病例𬌗平面比较平坦。Ross等[48]的研究表明，正常𬌗人高角面型上颌切牙代偿性竖直，转矩减小，低角面型代偿前倾，转矩增大。高角面型下颌切牙代偿直立，转矩减小，低角面型代偿前倾，转矩增大。Janson等[49]的研究表明，垂直生长型的患者的上颌后牙比水平生长型的患者显著颊倾，转矩增大。虽然两组下颌后牙的颊舌向倾斜度无显著差异，但水平生长型组比垂直生长型组有舌倾的趋势。在Masumoto等[50]的研究中，低角组的下颌后牙比水平和高角组舌倾，转距减小，且有统计学差异。他们认为，这是可能由于高角组患者的脸型特征较为狭窄，所以尽管舌的大小是相似的，但是这种狭窄的牙弓会使舌对于下颌后牙产生更大的力量，使之颊倾，这与上颌情况相似。

Handelman等[51]的研究表明，一定程度的颊倾后牙能够得到间隙。颊倾磨牙可以引起颊侧牙槽骨的改建，磨牙间宽度的增加、牙弓周长增加有统计学意义，并且这种颊倾在保持器的中止后是稳定的。但是，上颌扩弓的一个常见的副作用是后牙过度颊倾。对于水平生长型患者来说，因为上后牙比较舌倾，所以扩弓量可增大而不易引起过度的后牙颊倾，也有助于扩弓的稳定性[52]。上颌扩弓量越大，能够提供的间隙也就越多。反之，对于垂直骨面型的患者来说，扩弓的治疗就要密切注意[53]。此类患者拔牙会产生比较好的效果。而非手术的扩弓会加剧上颌的颊向转矩，破坏上颌扩弓的稳定性。

4．不同矢状骨面型对牙齿转矩的影响　上、下切牙的唇舌向倾斜度对矢状骨面型存在补偿关系，这已经为很多研究所证实[54]。矫治前的代偿是牙齿萌出建𬌗过程中的自动调整，而矫治后的代偿有人为干预，比自然代偿更复杂。Ⅱ类骨面型患者，ANB角较大，为代偿这种骨骼不调，上中切牙需要稍直立、减小转矩，下中切牙需要稍唇倾、增大转矩。Ⅲ类骨面型患者，为代偿骨骼不调，上中切牙需要稍唇倾、增大转矩，下中切牙需稍舌倾、减小转矩，但代偿必须在一定限度内，下切牙过度舌倾是不利于长期稳定和健康的。

直丝弓矫治器托槽的轴倾角设计是否会引起前牙的唇倾，从而进一步影响矫治过程中转矩的控制，有研究[55]认为：在临床牙齿排齐过程中，是否出现前牙唇倾，与直丝弓矫治器托槽轴倾角的设计没有直接关系，反而牙齿本身临床冠轴倾角的大小是引起前牙唇倾的决定性因素。

5．托槽的转矩角对牙齿转矩表达的影响　为了达到理想的牙根转矩，不同的矫治系统都建立了他们认为最好的托槽转矩角，如Andrews（标准型）、Roth、OPA-K、Alexander、MBT、Ricketts以及华西口腔医院设置的HX直丝弓矫治等七种矫治系统设计的上颌中切牙托槽的转矩值分别为7°、12°、12°、14°、17°、22°和15°。Ricketts矫治技术则强调过枉矫治，并将转矩控制贯穿于整个治疗过程当中。

我们（华西口腔医院）设置的HX矫治系统[37]的初衷是：经典直丝弓矫治器对前牙的转矩控制能力较差，在内收上前牙时，常常导致上切牙过分直立、舌倾，因此，我们设置的矫治系统尽管加大了上切牙冠唇向的转矩，但在很多Ⅰ、Ⅱ类拔牙病例中，这种增加还是不足以控制上前牙的良好的唇舌向倾斜度，在治疗过程中还需在上切牙额外增加20°左右的正转矩。但在不拔牙病例，上中切牙15°的正转矩设置能满足大多数病例的控制需求。

6．托槽底板与牙面的适合性对牙齿转矩表达的影响　托槽与牙面贴合性差可以改变托槽预成的序列值，降低直丝弓技术的优势，从而影响牙齿的最终转矩。我们[56]研究了四川地区青少年牙冠唇颊面中心区轮廓后发现：牙冠颊面中心区垂直方向从切牙至前磨牙逐渐变凸，水平方向突度尖牙唇面近中大于远中；经测量，同名牙临床牙冠中心4mm×3mm区域形态较为稳定，适合托槽定位。该研究为提高托槽定位的贴合性和全程式直丝托槽底板设计的精确度提供了测量依据。

7．不同自锁托槽对牙齿转矩表达的影响　弓丝变形越小时转矩即开始表达越好，而在转矩最适力工作范围内弓丝弯曲变形的幅度越大时，转矩表达的安全性、可操控性越好。自锁托槽减少了矫治系统的内部摩擦力，使矫治力更加柔和、持久。有研究认为主动自锁托槽较被动自锁托槽的转矩控制好[57]。Badawi[58]比较了这两种自锁托槽的转矩表达效能：在使用0.019英寸×0.025英寸的不锈钢丝时，①主动自锁托槽在弓丝变形7.5°时开始表达转矩，而被动自锁托槽是15°；②在转矩最适力工作范围内，使用主动自锁托槽时，弓丝的变形范围是 15°～31°，而被动自锁托槽是 22.5°～34.5°。即，在转矩最适力工作范围内，使用主动自锁托槽时弓丝有 16° 的弯曲变形范围，而被动自锁托槽只有 12°（图 7-63）。究其原因，主动自锁托槽通过高弹性的弹簧夹强制一定尺寸的弓丝入槽后，弹簧夹发生形变或位移，对弓丝施以压力，槽沟一边的唇舌向深度减小，槽沟内的余隙亦相应减少，转矩效能增加。但也有研究认为 [59]，普通金属托槽、主动自锁和被动自锁托槽之间转矩效能相差不大，主要还是和弓丝尺寸及边缘状态、与托槽之间的余隙有关。

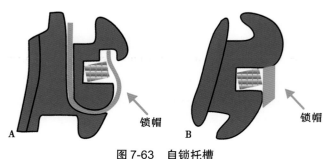

图 7-63　自锁托槽
A. 主动自锁托槽　B. 被动自锁托槽

小　结

　　从牙槽骨的解剖结构、口颌肌群的张力范围来看，牙齿在矢状向的移动是最容易实现的，这也许是为什么最初的正畸学家们都将正畸治疗的目标确定在矢状向侧貌，特别是面下 1/3 的鼻、唇、颏相互协调方面的原因之一。下颌骨、特别是下颌牙槽骨，因其解剖结构的局限性，下颌的牙齿不可能有较大范围的移动，或者移动很困难，或者强制性移动后不能保持其在移动后位置的稳定与牙周健康，从而"下切牙直立于基骨"的理论得到了大多数正畸学者的认可，从而以下颌牙弓拥挤度、下前牙位置作为制订正畸治疗方案与疗效评估的主要参考依据。

　　随着对牙移动改建生物学行为、特别是颜貌美学认识的不断深入，上切牙的矢状向位置其实才是公众最为关心的焦点。上切牙的位置是唇支撑的基础，是鼻、唇、颏关系的中心，更是影响动态微笑美观的解剖学前提。对正畸医师而言，尽管下牙弓拥挤度、下切牙位置是正畸牙齿移动方向、移动量非常重要的参考依据，但是，在矢状向，上切牙良好的前后向位置、唇舌向倾斜度才是正畸牙移动代偿骨骼异常、符合美学的最终目标。

　　使牙齿移动的传力元件（如托槽）目前只能位于牙齿阻力中心的𬌗方，即牙冠上，那么，想任意移动牙齿的位置便不是一件容易的事情。上切牙移动最多的方向便是前后向，获得其移动后良好的唇舌向倾斜度，不仅是达成上切牙位置美学目标的一个非常重要的因素，也是固定矫治器最困难的一种控制牙移动的方式。

　　直丝弓矫治器对牙齿的唇（颊）舌向倾斜度有预设置（称为转矩角设置）。但要依赖这个设置来实现所有病例上切牙唇舌向倾斜度的最佳控制，是完全不够的。明了产生矫治力元件——方弓丝在扭矩方向的材料力学特性、掌握上切牙托槽上的矫治力系统分析、了解牙和颌骨本身的解剖结构以及相互间的代偿机制，才是实现良好上切牙唇舌向倾斜度、矢状向位置这个矫治目标最有力的武器。

参 考 文 献

1.　William R Proffit. Contemporary Orthodontics. St. Louis: Mosby Elsevier: 2007

2.　TWEED CH. Indications for the extraction of teeth in orthodontic procedure. Am J Orthod Oral Surg, 1944-1945, 42: 22-45

3.　Steiner CC. The use of cephalometrics as an aid to planning and assessing orthodontic treatment. Am J Orthod，1960；46：721-735

4.　Steiner CC. Cephalometrics in clinical practice. Angle Orthod, 1959, 29: 8-29

5. Steiner CC. Cephalometrics for you and me. Am J Orthod, 1953, 39: 729-755

6. 罗颂椒. 当代使用口腔正畸技术与理论. 北京: 北京医科大学中国协和医科大学联合出版社, 2012

7. 陈扬熙. 口腔正畸学——基础、技术与临床. 北京: 人民卫生出版社, 2013

8. 赵美英, 罗颂椒, 王锡寿, 等. 50 例安氏 Ⅱ 类 1 分类错𬌗 X 线头影测量分析. 华西口腔医学杂志, 1985, 3(3): 175-180

9. Bishara SE, Fahl JA, Peterson LC. Longitudinal changes in the ANB angle and Wits appraisal: clinical implications. Am J Orthod, 1983, 84(2): 133-139

10. acobson A. The "Wits" appraisal of jaw disharmony. Am J Orthod, 1975, 67(2): 125-138

11. Abdullah RT, Kuijpers MA, Berge SJ, et al. Steiner cephalometric analysis: predicted and actual treatment outcome compared. Orthod Craniofac Res, 2006, 9(2): 77-83

12. Navarro AC, Carreiro LS, Rossato C, et al. Assessing the predictability of ANB, 1-NB, P-NB and 1-NA measurements on Steiner cephalometric analysis. Dental Press J Orthod, 2013, 18(2): 125-132

13. McNamara JA Jr. A method of cephalometric evaluation. Am J Orthod, 1984, 86(6): 449-469

14. Pietrobattista A, Cordaro L, De Cecco G. The McNamara cephalometric analysis. Evaluation of orthopedic changes in Class Ⅱ malocclusion. Dent Cadmos, 1987, 55(5): 69-72

15. Peng L, Cooke MS. Fifteen-year reproducibility of natural head posture: A longitudinal study. Am J Orthod Dentofacial Orthop, 1999, 116(1): 82-85

16. Lundström A, Lundström F, Lebret LM, et al. Natural head position and natural head orientation: basic considerations in cephalometric analysis and research. EurJ Orthod, 1995, 17(2): 111-120

17. Arnett GW, Bergman RT. Facial keys to orthodontic diagnosis and treatment planning. Part I. Am J Orthod Dentofacial Orthop, 1993, 103(4): 299-312

18. Lundström A, Lundström F. The Frankfort horizontal as a basis for cephalometric analysis. Am J Orthod Dentofacial Orthop 1995; 107(5): 537-540

19. Arnett GW, Jelic JS, Kim J, et al. Soft tissue cephalometric analysis: diagnosis and treatment planning of dentofacial deformity. Am J Orthod Dentofacial Orthop, 1999, 116(3): 239-253

20. 任静, 白丁. 正常𬌗自然头位下面部侧貌软组织审美参考线的研究. 成都: 四川大学华西口腔医学院, 2013

21. Andrews LF. The six elements of orofacial harmony. Andrews J Orthod Orofac Harmony, 2000, 1(1): 13-22

22. Janzen EK. A balanced smile: a most important treatment objective. American Journal of Orthodontics, 1977, 72(4): 359-372

23. Sarver D, Ackerman MB. Dynamic smile visualization and quantification. American Journal of Orthodontics and Dentofacial Orthopedics, 2003, 124: 4-12, 116-127

24. Mackley RJ. An evaluation of smiles before and after orthodontic treatment. Angle Orthod, 1993, 63(3): 183-189

25. De Brondeau F, Boileau MJ, Duhart AM. Impact esthétique extractions. Revue d'Orthopédie Dento Faciale, 2001, 35: 251-273

26. Ghaleb N, Bouserhal J, Bassil-Nassif N. Aesthetic evaluation of profile incisor inclination. European Journal of Orthodontics, 2011, 33: 228-235

27. Schlosser JB, Preston CB, Lampasso J. The effects of computer-aided anteroposterior maxillary incisor movement on ratings of facial attractiveness. Am J Ortho Dentofacial Orthop, 2005, 127: 17-24

28. Cao L, Zhang K, Bai D, et al. Effect of maxillary incisor labiolingual inclination and anteroposterior position on smiling profile esthetics. Angle Orthod, 2011, 81(1): 121-129

29. Yan Jing, Xianglong Han, Yongwen Guo, et al. Nonsurgical Correction of Adult Class Ⅲ Malocclusion by Miniscrew Assisted Mandibular Dentition Distalization: a Case Report. Am J Orthod Dentofacial Orthop, 2013, 143(6): 877-887

30. Kun Chen, Xianglong Han, Lan Huang, et al. Tooth movement after orthodontic treatment with 4 second premolar extractions. Am J Orthod Dentofac, 2010, 138(6): 770-777

31. Gioka C, Eliades T. Materials-induced variation in the torque expression of preadjusted appliances. Am J Orthod Dentofacial Orthop, 2004, 125(3): 323-328

32. Harzer W. Torque capacity of metal and polycarbonate brackets with and without a metal slot. Eur J Orthod, 2004, 26: 435-441

33. O'Higgins EA, Kirschen RH, Lee RT. The influence of maxillary incisor inclination on arch length. Brit J Orthod, 1999, 26: 97-102

34. Nemeth RB, Isaacson RJ. Vertical anterior relapse. Am J Orthod, 1974, 65(6): 565-585

35. Rui Shu, Lan Huang, Ding Bai. Adult Class Ⅱ Division 1 patient with severe gummy smile treated with temporary anchorage devices. Am J Orthod Dentofacial Orthop, 2011, 140: 97-105

36. Andrews LF. The six keys to normal occlusion. Am J Orthod, 1972, 62(3): 296-309

37. 白丁, 罗颂椒, 陈扬熙, 等. HX直丝弓矫治技术特点及临床应用. 华西口腔医学杂志, 2010, 28(3): 229-233

38. Rauch ED. Torque and its application to orthodontics. Am J Orthod, 1959, 48: 817

39. Davis HD. Torquing in class: an interesting twist for orthodontics. Brit J Orthod, 1989, 14: 199

40. 张剑, 白丁, 辜岷, 等. 垂直曲、水平曲对弓丝转矩性能影响的比较研究. 四川大学学报(医学版), 2004, 35(3): 361-363

41. 白丁, 辜岷, 张剑. 固定矫治器中切牙转矩的控制. 中华口腔医学杂志, 2004, 39(2): 104-107

42. 辜岷, 白丁, 梁芮, 等. 正畸方丝转矩余隙角的研究. 临床口腔医学杂志, 2004, 20(3): 171-173

43. 刘筱琳, 韩向龙, 白丁, 等. 弯曲构形对不锈钢圆丝矫治器刚度的影响研究. 华西口腔医学杂志, 2008, 26(6): 664-666

44. Mavroskoufis F, Ritchie GM. Variation in size and form between left and right maxillary central incisor teeth. J Prosthet Dent, 1980, 43(3): 254-257

45. van Loenen M, Degrieck J, De Pauw G, et al. Anterior tooth morphology and its effect on torque. Eur J Orthod, 2005, 27(3): 258-262

46. Germane N, Bentley BE Jr, Isaacson RJ. Three biologic variables modifying faciolingual tooth angulation by straight-wire appliances. Am J Orthod Dentofacial Orthop, 1989, 96(4): 312-319

47. Williams A, Woodhouse C. The crown to root angle of maxillary central incisors in different incisal classes. Br J Orthod, 1983, 10(3): 159-161

48. Ross VA, Isaacson RJ, Germane N, et al. Influence of vertical growth pattern on faciolingual inclinations and treatmentmechanics. Am J Orthod Dentofacial Orthop 1990; 98(5): 422-429

49. Janson G, Bombonatti R, Cruz KS, et al. Buccolingual inclinations of posterior teeth in subjects with different facial patterns. Am J Orthod Dentofacial Orthop, 2004, 125(3): 316-322

50. Masumoto T, Hayashi I, Kawamura A, et al. Relationships among facial type, buccolingual molar inclination, and cortical bone thickness of the mandible. Eur J Orthod, 2001, 23(1): 15-23

51. Handelman CS, Wang L, Begole EA, et al. Nonsurgical rapid maxillary expansion in adults: report on 47 cases using the Haasexpander. Angle Orthod, 2000, 70(2): 129-144

52. Haas AJ. Long-term posttreatment evaluation of rapid palatal expansion. Angle Orthod, 1980, 50(3): 189-217

53. Lai J, Ghosh J, Nanda RS. Effect of orthodontic therapy on the facial profile in long and short vertical facial patterns. Am J Orthod Dentofacial Orthop, 2000, 118(5): 505-513

54. Kim YE, Nanda RS, Sinha PK. Transition of molar relationships in different skeletal growth patterns. Am J Orthod Dentofacial Orthop, 2002, 121(3): 280-290

55. 林新平, 倪振宇, 胡荣党, 等. 直丝弓矫治器托槽轴倾角设计与前牙唇倾作用的初步研究, 1999, (1): 111-114

56. 白丁, 肖立伟, 陈扬熙. 正常𬌗青年牙冠唇颊面中心区轮廓研究. 生物医学工程学杂志, 2002, 19(2): 287-290

57. 邓莉华, 熊国平, 刘艳, 等. 自锁托槽及弓丝材质对转矩效能的影响. 中华口腔医学研究杂志(电子版), 2009, 3(1): 66-70

58. Badawi HM, Toogood RW, Carey JP, et al. Torque expression of self-ligating brackets. Am J Orthod Dentofacial Orthop 2008, 133(5): 721-728

59. Brauchli LM, Steineck M, Wichelhaus A. Active and passive self-ligation: a myth? Part 1: torque control. Angle Orthod, 2012, 82(4): 663-669

第8章

面部软组织评价在牙颌畸形矫治中的作用
The Effect of Facial Evaluation in Orthodontic Treatment

周洪*　邹敏*
*西安交通大学口腔医学院

　　面部软组织形态是人体器官中形态最为复杂的部分之一,其受到影响的因素很多,如:牙齿、颌骨、神经肌肉的形态、大小和位置的异常,这些组织或器官的变化最终都将反映在面部软组织之上。同时,正畸治疗中引起的牙齿移动、颌骨位置或形态的改变也最终表现在面部的软组织之上。因此,对面部软组织形态的客观评价对牙颌畸形的诊断、治疗计划制订以及治疗愈后的评估有着非常重要的作用。

　　人群中极难有两张面孔完全一样,即便是单卵双胞胎的面部结构也会有细微的差别。而人对面部形态的差异有着非常敏锐的分辨力,我们一生中见过无数张面孔,只要你仔细看过的人都会给你留下印象,都会加以区别。那么人脑是靠什么识别千变万化的面孔?重合?分类?对比?还是测量?目前还不得而知。当我们面对一个牙颌畸形患者时,我们第一眼看到的就是患者的面孔并在我们的脑海中留下印记。我们对这种印记的客观描述就是我们对面部形态客观评价的开始,一切试图改变患者面部形态的努力都取决于这个描述。因此,面部形态的客观评价直接影响着牙颌畸形的治疗效果与愈后评估。

　　如果在临床上仅仅关注𬌗关系,而"忽视"患者的面部形态,或对治疗前面部形态没有客观评价,对牙齿移动、颌骨位置变化会给患者面部形态带来什么样的变化没有做客观的预测,其结果可能会导致在𬌗关系良好的情况下,对面部美观不满意,从而引起对整个治疗不满意。因为"美观"现在已经成为许多牙颌畸形患者寻求治疗的主要原因之一。作为正畸医生在关注𬌗关系、牙齿、颌骨的基础上,更应该关注患者的面部形态,对患者面部美观给予客观的评价,还要了解如何达到面部美观的途径与方法,例如:正颌外科或整形外科手术的基本原理和作用,以及正畸治疗与正颌外科之间的配合与顺序。

一、面部侧貌的评价

　　对于面部侧貌的客观评价有许多不同的方法,如:面部的比例、线段和角度,从照片测量到 X 线头影测量、从二维图像到三维图像。学者们采用不同的方法和手段试图对面部侧貌给予一个客观、标准和准确的评价。

　　侧貌的美感可以影响到一个人的整体面部美感,许多对面部美观的描述都是从侧貌开始。同时,正畸治疗引起的前牙唇舌向移动最直接的影响就是上下唇的突度变化,这种变化对侧貌形态的美观有着非常重要的影响。因此,侧貌评价是人们评价面部形态的最基本手段之一。

　　1. 侧貌的分类(profile)　一般情况下,通过软组织额点、鼻下点、颏前点的前后向相对位置将面部侧貌分为三类:直面型、凹面型和凸面型(图 8-1)。直面型表示颅骨与上下颌骨之间、上下颌骨本身之间的位置关系正常;凹面型表示上颌骨相对于颅骨位置较后或发育不足,或下颌骨相对颅骨发育过度或位置靠前。凸面型表示上颌骨相对于颅骨位置较前或发育过度,或下颌骨相对颅骨发育不足或位置靠后。所以,一般称直面型为 I 类面型,凸面型为 II 类面型,凹面型为 III 类面型。

　　2. 评价面部侧貌的线段　评价侧貌美观的线段方法很多,几乎每一种 X 线头影测量的方法都有一种对面部侧貌的评价线段。虽然评价线段很多,但基本原则都是评价上下唇的唇红缘距评价线段的距离,不同方法测定的正常值都不一样。

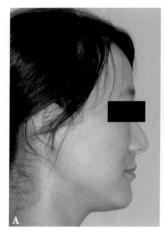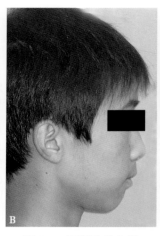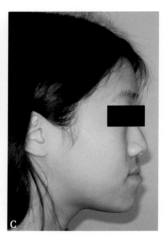

图 8-1　面侧貌的分类

A. 直面型　B. 凸面型　C. 凹面型

Richetts[1] 建立了审美平面（E 线），过鼻尖和颏部的切线构成了审美平面（图 8-2A）。正常成年白人：下唇位于平面之后 2±2mm，上唇略位于下唇之后。儿童：下唇位于此平面上，或略位于平面之后，这可能与颏和鼻的发育较为迟缓一些有关。由于中国人颏与鼻部的发育较白种人小，因而下唇位于审美平面前 1~3mm。临床上使用审美平面进行评价侧貌时应当考虑种族之间的差异，同时也要考虑个体之间的差异。

Steiner 使用 S 线评价唇的位置（图 8-2B）：S 线为过鼻外形的中点做颏部的切线，上下唇略位于此线之后。

Merrifield 使用 Z 线（图 8-2C），做过唇最突点的颏部切线，称该线为 Z 线。下唇应位于此线上或略后一点。成年白人，此线与水平面的夹角（即 Z 角）为 80°±5°，11~15 岁 Z 角为 78°±5°。

Holdaway[2] 使用侧貌线是过颏部和上唇的延长线与鼻尖后 10mm 处相交，称之为 H 线（图 8-2D）。此线与 NB 相交为 8°。Bishara 等人认为 Holdaway 软组织角随着年龄 5~45 岁逐渐减小。

Burstone[3] 采用软组织 G 点与软组织 Sn 点连线和软组织 Sn 点与软组织 Pog 点的连线相交所形成的夹角来评价面部的突度，称为面凸角（图 8-3A）。在年轻白人样本中，面角为 −11.3°。上唇处在 Sn-Pog 线的前方 3.5±1.4mm，下唇位于该线的前方 2.2±1.6mm。Burstone 还提出鼻唇角来评价上唇的突度以及与鼻的关系（图 8-3B），正常情况下男性 114°，女性 118°。但是鼻唇角也不能完全反映唇的位置，也可能因鼻的形态而引起鼻唇角大小的变化。颏颈角在一定范围内也可以影响面部侧貌的美观，正常情况下为，男性 114°，女性 106°。

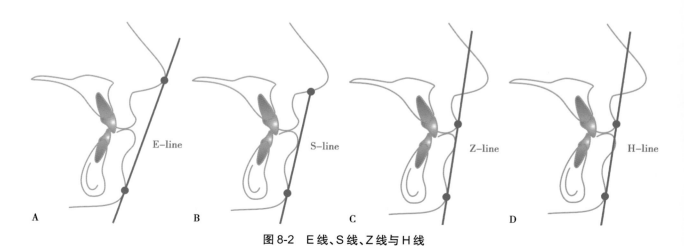

图 8-2　E 线、S 线、Z 线与 H 线

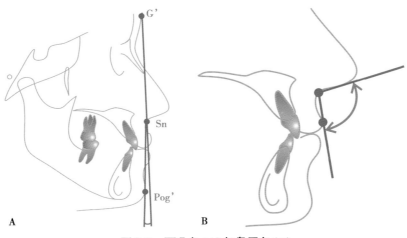

图 8-3　面凸角（A）与鼻唇角（B）

　　鼻唇角的改变可以直接影响侧貌美观，在正畸治疗中通过上颌前牙的内收可以使较突的上唇得以改善，同时增加鼻唇角（图 8-4）。

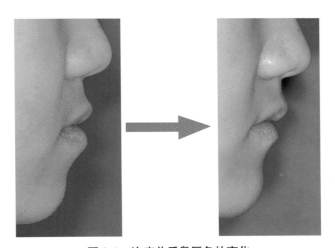

图 8-4　治疗前后鼻唇角的变化

　　颏唇角（图 8-5），又称颏唇沟，由下唇和颏部相交处构成，一般 120°±10°。骨性 II 类患者颏唇角角度较小，骨性 III 类患者颏唇角较大。因此，颏唇角对侧貌的美观也有一定的影响。

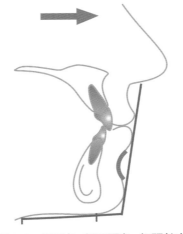

图 8-5　颏唇角、颏唇颈角、颏颈长度

颏唇颈角（图 8-5），由下唇 - 软组织颏前点的连线与颏下部过软组织颏下点的切线相交的后角，正常情况 110°左右。下颌前突或上颌后缩的患者颏唇颈角变小，下颌后缩或上颌前突的患者颏唇颈角变大[4]。从软组织颏下点至颏颈角处的距离称之为颏颈长度，正常 42±6mm。Ⅲ类患者此距离变长，Ⅱ类患者此距离变短。

综合以上所述的各种线段和角度对侧貌的评价多数与上下唇矢状向的位置关系有关，也就是与唇的突度有关。在一般的正畸治疗中正畸医生所能改变的也多是唇的突度，牙齿唇舌向的移位可以带来唇的突度变化。而通过正畸 - 正颌外科联合治疗的患者，对侧貌的影响不仅仅是唇的变化，鼻部和颏部都会受到不同程度的影响，而这种影响的程度与鼻和颏的自身形态有关。

3. 侧貌的比例关系　侧貌与正面类似，从比例上来看也分为三个等份，从软组织 G 点到鼻下点 Sn，再到软组织颏下点 Me，分为面上 1/3、面中 1/3 和面下 1/3，而在面下 1/3 中，上唇又占了面下 1/3 的 1/3、下唇和颏部占面下的 2/3（图 8-6）。

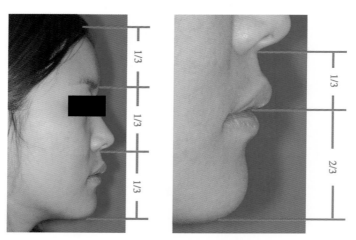

图 8-6　上下唇的垂直关系

4. 颧 - 鼻 - 唇曲线的评价　Johan P[5] 在侧貌分析中颧部 - 鼻部 - 唇所形成的曲线也是非常有用的方法。曲线从耳前颧骨上开始，沿上颌骨向下过鼻翼外侧在口裂的外侧结束。正常情况下这条线应该是平滑连续的曲线，如果发生中断则表示骨性异常的存在（图 8-7）。

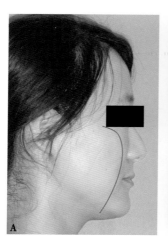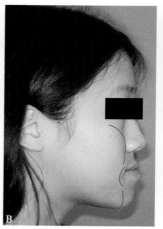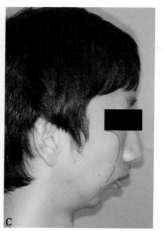

图 8-7　颧鼻唇曲线的评价
A. 正常曲线　B. Ⅲ类面型曲线　C. Ⅱ类面型曲线

二、正面的评价

面部的宽度与高度之间的比例关系对面部的平衡与美观有着重要的影响，比例关系重要于面部宽度与高度的绝对值。正面形态也与身体形态（高挑的、矮小的，较胖与较瘦）有关，评价时应考虑体态。一般认为面高度（发际点 Tr- 颏下点 Me）与面宽度（左右两侧的颧弓凸点 Za-Za）的比例为：女性 1.3∶1，男性 1.35∶1（图 8-8）。双侧下颌角点（Go）的宽度大约比颧弓部宽度减少 30%。颏部的宽度与形态应当与面部形态相协调，女性颏部一般尖小并圆滑，男性颏部一般方大且有轮廓。短宽面型的患者一般表现为上颌发育不足、鼻底较宽、咬肌发达、颏部较宽、下颌角点宽度较大；长面型则相反，上颌发育过度、鼻底较窄、下颌矢状向发育不足、下颌角点宽度较窄。

1. 横向的比例　面部横向比例一般分为五个等份，外 1/5 指外耳耳轮最外点至眼睛外眦点，内 1/5 是指眼睛内眦点之间的距离，中间的两个 1/5 就是外眦至内眦之间的距离，也就是说用眼睛的宽度（外眦至内眦的距离）来等分面部。眼外眦点正常情况下与下颌角点在一条垂线上，短宽面型的下颌角点位于外眦垂线的外侧，而长面型则位于内侧（图 8-8，图 8-9）。而眼睛虹膜内侧缘之间的距离与口裂的宽度相等。瞳孔间距离或眼睛内眦间距离的异常在许多颅面综合中见到，这种变化通常需要通过颅面手术来纠正，而正畸则需要进行手术前、手术后的牙齿准备工作。

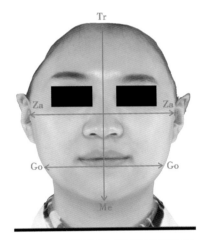

图 8-8　面部的宽度与高度的比例

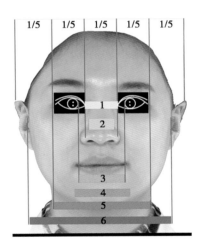

图 8-9　面部冠状向的分割

2. 垂直向的比例　传统的面部垂直距离比例的划分将面部分为三个部分，即从发际点（Tr）至软组织额点（G）为面上 1/3，从软组织额点至鼻下点（Sn）为面中 1/3，从鼻下点至软组织颏下点（Me）为面下 1/3（图 8-10）。从美观的角度来讲这三部分的距离基本相等。面上 1/3 的形态异常在一定程度内可以用发型加以遮盖；正畸或正畸 - 正颌可以对面部中 1/3 和面下 1/3 加以影响。上颌发育不足可以使颧骨 - 鼻 - 上唇 - 下唇的曲线变得中断，图 8-11 显示治疗前的曲线和治疗后的曲线变化。

面下 1/3 是正畸治疗影响变化最大的区域，特别是上下唇的变化。虽然称之为面下 1/3，实际上面下 1/3 比面中 1/3 通常要略大一点，面下 1/3 一般在 55～65mm 左右。上唇占了面下 1/3 的 1/3，下唇与颏部占了 2/3。正常情况下上唇 20～22mm 左右，男性比女性大约长 2.0mm。如果上唇较短时，唇间沟就会变大，上颌切牙暴露就会增加。因此，评价上颌切牙暴露时一定要评价上唇的长度，要区分上颌切牙暴露过多是上颌垂直发育过度引起的还是上唇长度不足造成的。唇间沟过大（>3.0mm）、上颌切牙暴露过多（>4.0mm）和露龈笑是典型的上颌垂直发育过度的临床症状。另外，在微笑时上唇的过度活跃也会造成"露龈笑"。下唇高度通常 40～44mm，男性大约比女性长 4.0mm。在深覆𬌗的患者，下唇的高度常常会被下唇卷曲而掩饰，在这种情况下评价切牙暴露时，需要让下颌轻轻打开至上下唇恰好分开的位置。面下高也同样受到下颌高度的影响，颏部高度对面部高度的影响也是存在的，特别是对面下 1/3 高度的影响。

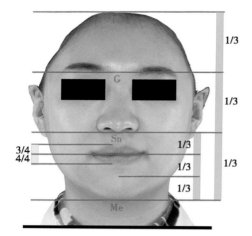

图 8-10 面部的垂直比例

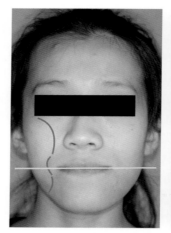
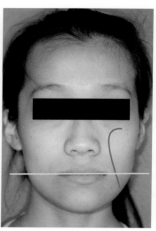

图 8-11 颧骨 - 鼻底 - 上唇 - 下唇曲线

三、生长发育对软组织形态的影响

在正常的颅面生长发育过程中由于骨组织生长发育和软组织自身生长发育的存在,软组织形态也会随着年龄的增长而发生一系列的变化。一些研究表明下列特征是生长发育过程中面部软组织的变化:

1. 面部软组织的变化 如鼻部、颏部的突度,女性比男性要发生得早,Subtelny JD[6]认为女性在 15 岁左右就基本达到其成年的状态,而男性的软组织变化则要持续到 18 岁左右才能达到成人状态,有些人还会持续更长的时间。软组织颏部和骨组织颏部随着年龄增长而逐渐突出,软组织颏部的突出主要是由于下颌骨的生长而发展的。在男性 Ba-N- 软组织 Pog 角从 7～18 岁平均增加 4°,女性则仅仅增加 1°(图 8-12)。同时,随着年龄增长颏部软组织厚度,男性平均增加,女性基本减少。在混合牙列期间,牙齿一般显得较为突出。但是,随着鼻部的生长和下颌颏部突度的变化,牙齿突度在面部就会变得不十分明显了。因此,在这个期间进行错𬌗畸形矫治时,上下颌切牙的内收要尽量避免过度,内收程度要考虑生长发育、家族遗传、病因、颌骨与切牙关系等方面的因素。

2. 软组织面突角 在正常情况下,鼻部本身的发育对面部突度的变化有着影响,6 岁之前鼻部发育较慢,多数儿童侧貌都有些平直,6 岁左右鼻部开始生长,软组织突角(N-Sn-Pog),是指软组织 N、Sn 和 Pog 点所形成的夹角,由于鼻的发育对该角影响较小,此角从 6～18 岁之间变化较小(图 8-13)。成年后 N 点覆盖的软组织厚度不变或轻度减低,而 A 点处的软组织厚度增加约 5.0mm,颏部软组织厚度也有增加,但程度上要比 A 点处小一些。因此,软组织侧貌在发育过程中并不具备变直的倾向。而当鼻部包括在描

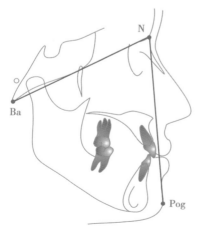

图 8-12 Ba-N-Pog

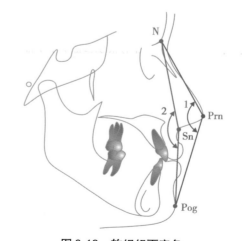

图 8-13 软组织面突角
1. 软组织 N-Sn-Pog 角 2. 软组织 N-Prn-Pog 角

述面部突度之内时,面突角(N-Prn-Pog),即 N 点与鼻尖点与软组织颏前点所成的角(图 8-13)。由于鼻的发育,鼻向前生长的比例一般远大于面部的其他结构,因此,该面角从 3~18 岁可能表现为持续减低。

3. 上下唇的长度 上下唇的长度在生长发育过程中都是增加的,但是,在中切牙完全萌出后,唇保持着与切牙切缘相当稳定的垂直关系,特别是上唇与上颌切牙之间的关系。根据 Burstone 的研究,正常人的上颌切牙在唇下暴露 2.3mm,标准差 1.9mm。随着年龄的增长,男女都会表现出上唇长度增加的现象,上颌切牙在上唇下暴露平均减少 1.0mm 左右。但是,这个暴露量的变化也存在着极大的个体差异。所以,在生长期的患者,考虑压缩上颌切牙的时候,一定要考虑唇的长度变化。切牙唇下暴露过多,或者过少都会影响美观,在治疗过程中要特别注意。同时也要认识到,在颅面生长发育过程中唇与切牙垂直关系的改善通常不会自行发生。在成年,上下唇的厚度会降低,随着鼻的长、高度的增加,颏部软组织厚度的增加,其结果表现为随着年龄的增加,唇显得逐渐后缩。

4. 长面型与短面型 就上下唇长度的生长而言,鼻子高、前面高低(短面型)的患者比前面高大(长面型)的患者相对要少[7]。长面综合征患者的上下唇长度也会相对长一些,这可能与达到唇闭合的一种补偿机制有关。同样,短面型的唇较短,也是为了达到唇的闭合而产生。然而,短面型的唇的厚度与突出都要比长面型的患者小,也可能与补偿机制相关。颏部软组织的厚度一般都表现为长面型大于短面型,这也可能是对长面型患者下颌体长度发育不足而形成的一种补偿。

一般认为,长面型患者的生长发育高峰要比短面型患者来得要早一些,所以,对长面型或高角型的患者进行早期的干预可能更有利一些。一些生长发育的研究数据表示的是一个生长发育趋势,显示的是面部软组织在整个生长发育过程中的静态变化。

在不同的时期,面貌特征会有所不同,儿童、青少年、成人、老年人都有着不同面部特征,因此,在不同的生长阶段,审美标准可能也不尽相同。同时,审美观在个体之间存在着一定的差异,不同的文化背景、不同的种族、不同的年龄、不同的教育程度、不同的地域以及不同的时代都对审美观有着不同程度的影响。因此,所有的面部生长发育研究的结果,对面部美观的评价结果在临床上都只是起到一个参考作用,而不能完全主导临床的评价,具体的状况还需要根据患者的情况而定[8]。正畸医师不可将自己的审美观强加于患者身上。

四、正畸治疗对面部软组织形态影响

1. 切牙的内收对唇形态的影响 切牙内收对唇的影响有着太多的报道,但是由于不同的研究所采用的参考线不同,结果也不尽相同。因此,利用文献报道的数据来直接评价患者的唇与切牙在治疗后的位置还是比较困难的。许多研究者发现切牙的内收与上下唇的内收有着高度的相关性(表 8-1)。

表 8-1 切牙与唇内收之间的关系

作者	样本	上唇与上中切牙	下唇与下切牙	下唇与上切牙
Ganner	16 个美籍非裔儿童	1:3.6	1:1	
Hershey	生长发育后期白人女性	1:2		1:1.75
Waldman	41 个安氏Ⅱ类患者	1:3.8		
Caplan	28 个成年美籍非裔女性	1:1.2	1:1.75	
Luecke	42 个安氏Ⅱ类患者	1:1.35		
Yogosawa	20 个成年日本女性	1:2.5		1:1.4
周洪等[9]	16 个成年女性	1:2.3	1:1.7	

唇形态的变化与切牙的内收有着密切的关系(图 8-14),同时也与唇的厚度、唇肌的紧张度、唇的长度以及唇的附着部位有关。因此,正畸治疗中唇形态的变化在个体之间存在着较大的差异。Caplan 与 Shivapuja 在非裔女性拔除 4 个第一前磨牙样本的研究中就发现唇的变化在个体之间有着较大的差异。而且上唇比下唇的变化要大。在他们的样本中内收前牙后鼻唇角增加,而对唇颏角没有明显影响,上下唇

的长度、厚度也没有变化。但是，在我们的研究样本中唇颏角还是随着上下颌切牙的内收而增大，这可能是由于下唇随着上下切牙内收后发生内收的原因，图 8-15 中可以看到唇颏角发生的变化。

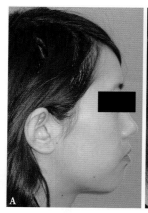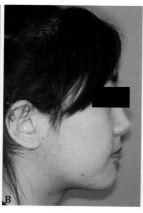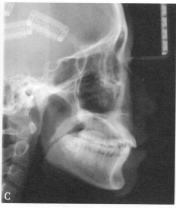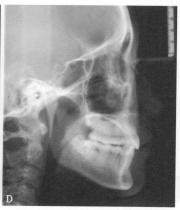

图 8-14　上颌切牙内收后唇的形态变化
治疗前唇突度（A，C），随拔牙矫治切牙内收后唇齿突度减小（B，D）

鼻唇角还受到面高变化的影响，特别是下面高的变化。在 Hunter 的研究中显示下面高（前鼻棘到颏下点的距离）与鼻唇角之间存在着相关性，其系数为 0.77。如果下颌骨出现开张性旋转，鼻唇角就会增大（图 8-15）。但是，Waldman 的报道认为鼻唇角随着上颌切牙内收会出现变化，而这种变化又是不可预测的。

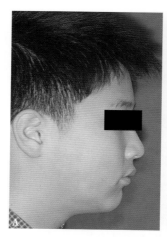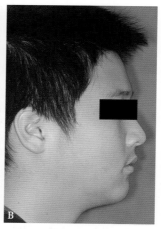

图 8-15　面高增加与鼻唇角增加成正比
A. 矫治前　B. 矫治后

前牙的内收与上下唇形态变化之间目前的研究还不能得出一个较为稳定的关系，也就是说还不能形成一个稳定的相关系数。这也说明口周组织的变化是一个较为复杂的情况。对于影响唇形态变化的因素，许多学者进行了研究。Oliver 认为，唇的厚度、姿势位、唇的丰满度可能是影响唇组织对切牙内收反应的主要因素。Holdaway 的研究认为唇的厚度是不均匀的，如在唇红缘处与 A 点处唇的厚度就不同。如果不同部位的厚度差距大于 1.0mm 时，在唇内收的量上就会有所不同，在治疗预测时就需要有所了解。如果，当 A 点附近的软组织非常厚时，唇可能并不立即跟随切牙移动而发生变化。反之，当 A 点附近的软组织非常薄时，唇就会立即随切牙移动。在成年人，即便存在唇的厚度不均，唇也常常不会立刻随着牙齿而移动，因为唇习惯于它们长期以来的位置关系。

从统计学的角度，Kokodynski 的研究发现当唇较薄、紧张度较高时，上颌切牙和唇后退之间都存在着较为稳定的相关性。当唇的厚度增加，唇的紧张度就会下降，切牙与唇之间的相关性就变得毫无意义，这时上唇在上颌切牙后退时的变化就变得难以预测，这种变化性别之间没有差异。

鼻下点是上唇与鼻下缘相结合的部位,同时也是上唇的附着点,该点的位置对上唇的形态、鼻形态都起着重要的作用。鼻下点的位置受上颌骨的位置、前鼻嵴的发育程度、唇厚度以及鼻底形态等因素的影响。在单纯正畸治疗的过程中,正畸对鼻下点位置的影响极小,一般来讲不应发生变化。所以,诊断中要认真评价鼻下点的位置关系。唇的评价应该在松弛性唇位下进行,在治疗中要慎重考虑这个问题。Robinson 在研究青年无牙殆的样本中发现存在着独立于牙齿和牙槽骨的松弛性唇位。由此,唇的位置必须从唇的松弛性状态来评价。所以在正畸治疗中,鼻唇角的大小对治疗计划的制订有着重要的意义,它将会直接影响到治疗的效果。较大的鼻唇角在治疗中如果继续变大就会影响治疗后的面部效果。过大的鼻唇角对面部美观有着较大的影响。

2. 不拔牙矫治　对唇形态的影响 Young 和 Smith[10] 等用同样的样本选择标准,采用 X 线头影测量评价方法对 198 个未拔除任何恒牙和 160 个拔除四个第一前磨牙的患者侧貌进行对比研究。从平均值的角度来看,他们发现不拔牙矫治组由正畸牙移动所引起的面部变化较少,拔牙组变化较大[11]。两组之间的鼻唇角变化的平均差别为 6°,上唇突度减少相差 1~2mm,下唇突度减少相差 2~3mm。从唇形态的变化来看两组之间存在着差异,拔牙组唇的改变大于不拔牙组。但是,从侧貌个体差异变化的范围来看,拔牙与不拔牙组之间没有显著性的差异存在,也就是说个体差异在两组之间没有差别。这就提示,个体的生长发育和不可预测的唇组织在牙齿移动所带来的变化中起着重要的作用。

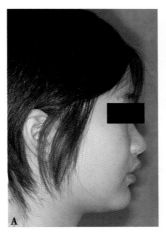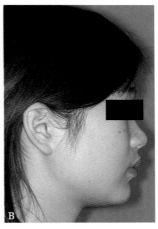

图 8-16　不拔牙矫治前后的唇部软组织变化
A. 矫治前　B. 矫治后

为了减少生长发育因素的影响,Talass 采用了未治疗的患者为对照样本,观察Ⅱ类 1 分类女性患者唇组织对正畸治疗的反应。他们发现,下唇对正畸牙移动的反应比上唇要更有可预测性。Rains 和 Nanda 则报道上唇的反应与上下切牙的位置移动有关,下唇的变化比上唇存在着更大的可变性,这个结果与 Talass 等的结果完全相反。由此也可以看到切牙移动与唇的变化之间的关系还是比较复杂的,判断唇的变化还需要考虑诸多的影响因素。

3. 上颌发育限制与功能性矫治器对面部形态的作用　头帽对上颌发育的控制一方面抑制了上颌骨的生长,一方面促进下颌生长,颌骨之间的差别减少,面型得到改善(图 8-17)[12]。Tulloch 等在他们早期治疗的研究中就发现,头帽对Ⅱ类 1 分类的患者上颌向前发育具有较大的限制倾向,而功能性矫治器则具有增加下颌长度和改善颏部位置作用。这两种方法都对面部形态有所改善。上颌的控制可以改善鼻唇角,唇的突度减少,唇的长度有所增加,下颌的生长使下唇前移,颏部突度增加。功能性矫治器主要是下颌骨的生长,面下高增加,下唇部与颏部前移,侧貌改善。Johnston 认为功能性矫治器对Ⅱ类错殆的主要作用是防止上颌牙槽骨发生对Ⅱ类错殆的代偿,他从与未治疗的对照组对比研究中发现,从远期效果来看,功能性矫治器对Ⅱ类错殆的作用是控制上颌骨牙槽部分的生长,表现为上颌牙槽发生相对的后缩,下颌骨的正常生长型得到了发挥,从而纠正磨牙和切牙的关系(图 8-18)。

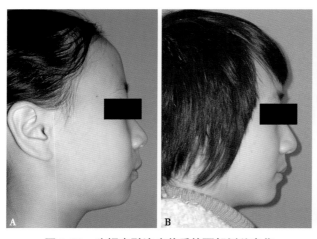
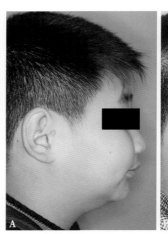
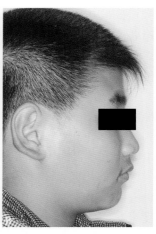

图 8-17　头帽牵引治疗前后的面部侧貌变化
A．治疗前　B．治疗后

图 8-18　Activtor 加头帽治疗前后的改变
A．矫治前　B．矫治后

　　但是，无论是头帽还是功能性矫治器在治疗中都存在着较大个体差异，这种差异直接影响着面部最终的改变。除此之外，个体之间生长差异和医生技术之间的差距也是影响治疗效果的因素。Tulloch 甚至认为这两个因素的差异要比治疗中个体之间的差异还要大得多。所以，治疗前还不能够完全对患者说明治疗后将会发生什么样的变化。

　　4. 上颌骨前牵引　现有的多数研究表明上颌骨牵引能够引起面部软组织侧貌的显著改变，面中 1/3 及上唇区域凸起，下颌骨下后旋转，使软组织面角减小，改变上唇的丰满度和位置状态（图 8-19）。但是，个体差异在对治疗的反应和后续生长发育变化中还依然存在。

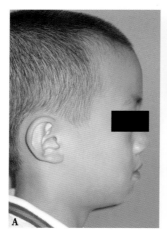
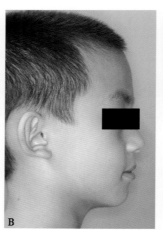
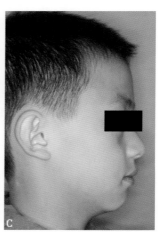

图 8-19　上颌前牵引治疗前、中、后侧貌变化

　　Ngan[13] 等研究了 20 个上颌前牵引加扩弓治疗骨性Ⅲ类错𬌗病人的软组织侧貌变化，发现上颌软组织前移是相应上颌骨前移的 50%～79%。在下颌，软组织的向下向后旋转是相应骨组织的变化的 71%～81%。

　　5. 正颌手术　正颌手术对面部软组织的改变远远大于单纯正畸治疗所产生的面部变化。对于以面部美观为主要诉求的患者建议进行正畸 - 正颌联合治疗或正畸 - 美容手术的联合治疗，以达到牙齿排列正常，面部形态美观的目的。审美观的差别可能成为医患沟通之间的障碍，医师不能把自己的审美观强加于患者，治疗前如何清晰地了解患者的需求？如何把治疗可能达到的效果描述给患者？是正畸 - 正颌治疗的关键步骤。计算机图像技术在现代正畸治疗中扮演着重要角色，通过模拟牙齿移动、手术的骨块移动以及模拟的软组织变化在医患之间搭建了一个交流平台，也在不同专业人士之间建立了直观沟通途径（图 8-20）。各方可以看到通过治疗面部形态可能出现的改变，患者也可以从心理上对面容的变化做好准备，较好地度过手术后的心理低潮期。

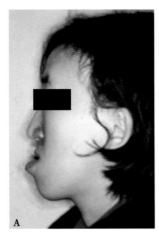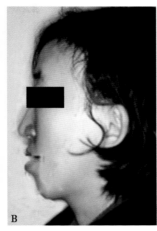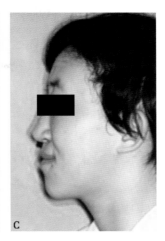

图 8-20　正颌手术唇态变化

A. 治疗前　B. 计算机模拟　C. 实际手术治疗后

（1）上颌骨前移（图 8-21）：随着上颌骨前移，鼻尖轻度上抬，鼻尖前移大约是骨的 1/3，鼻底的移动比例为 4:7。上唇的移动是上颌切牙前移的 60%，上唇变短 1~2mm。鼻尖原来就朝上的患者在进行上颌骨前移时要慎重，过度的鼻尖向上会影响美观。

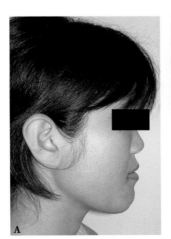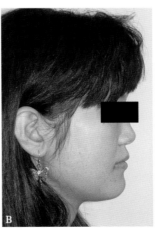

图 8-21　单纯上颌骨前移后的侧貌变化

（2）上颌牙槽骨后退（图 8-22）：鼻唇角增加，上唇轻度增长，后移的量是切牙后退的 60%。如果不涉及前鼻棘，鼻的形态将不会受到影响，如果前鼻棘去除，鼻尖就会轻度的后退，或出现向后、向下的移动。

（3）上颌骨向上移动：上唇变短 1~2mm，下唇随下颌骨按 1:1 的比例发生旋转。如果上颌骨在向上移动的同时前移，鼻翼的宽度就会明显的增加。患者露龈笑（gummy smile）的问题可以成功地得到解决。

（4）下颌前伸：软组织颏部前移的比率为 1:1，下唇前移是下颌切牙前移的 60%~70%。颏颈角变锐，全面高增加，颏沟变深。

（5）下颌骨后移（图 8-23）：颏部按 1:1 的比率随着骨移动。下唇的后移是下颌切牙的 60%~80%，颏颈角变钝。

（6）颏成形：形态的变化根据颏成形时骨块移动的方向而变化。如果颏前移，软组织颏的移动约为骨的 60%~70%；如果颏提升，软组织跟随 100%；如果颏后移，软组织跟随 50%。如果侧向移动，软组织跟随 60%。

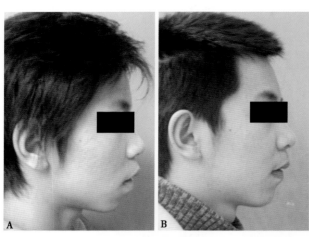

图 8-22　单纯上颌牙槽骨后退的唇形态变化

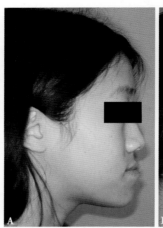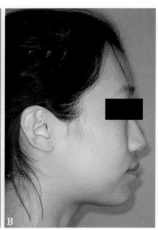

图 8-23　单纯下颌后退的面型变化

A. 下颌后退前　B. 下颌后退后

五、笑的状态评价

笑的美观对每个人来说都很重要,直接影响着人的社会活动。正畸患者笑的状态改变是正畸医师需要十分关注的方面。但是,笑的评价常常在正畸患者的治疗计划中被忽略,改善笑状态的目标不清楚,给治疗后笑的状态可能带来不利影响。因此对正畸患者笑的评价非常重要,在治疗中如何控制影响笑美观的因素也就要特别注意。因为,正畸牙的移动能够改变一个人笑的特点,所以,对笑的评价不仅在初期检查中重要,而且在治疗中也很重要。

1. 什么样的笑更为迷人? Dong 对 240 个正常𬌗、无缺失、无正畸史、修复史的韩国大学生进行了研究。① high smile:暴露了全部牙冠和附着龈;② average smile:暴露上颌切牙的 75%~100% 以及龈乳头;③ low smile:暴露不超过前牙的 75%。研究发现 average smile 是较为普遍存在的,约占样本的 56%。在一般认为"美"的行列中,average smile,high smile 占的比例要比 low smile 高一些。Tjan 在南加州对 454 个样本进行类似研究时发现,69% 的样本都是 average smile。

唇间沟是指唇在松弛状态下上下唇之间的间隙。Burstone 发现在可接受面型的白种青少年中平均唇间沟,在正中𬌗位为 1.8mm,息止𬌗位为 3.7mm,标准差分别为 1.2mm 和 1.6mm,平均上颌切牙显露 2.3mm,标准差为 1.9mm。

Peck 研究了 88 个正畸患者,包括保持的患者,发现在笑的时候唇的位置女性比男性高出大约 1.5mm。露龈笑与非露龈笑相比较,露龈笑的患者上唇实际上要长。露龈笑的患者提升肌肉的能力平均要大于正常 1.0mm,约对照组的 20%,这也可能是露龈笑的解剖因素。

Vig 和 Broundo 发现随着年龄的增加上颌中切牙的暴露逐渐减少,反而下颌前牙随年龄增加而暴露增加。从 20 岁到 60 岁平均上颌切牙暴露减少 3.4mm,同时下颌平均增加 2.4mm。

唇的位置同时也可以通过笑线来评价,笑线也是正畸医师在治疗过程中可以控制的线(图 8-24)。在制订正畸的治疗目标时就应该考虑笑线的位置和形态,并要使上颌切牙的排列能够在最佳的垂直位置上,松弛位和笑位。根据 Dong 的研究表明,在目前一些时尚杂志上"gummy smile"渐渐成为一种具有吸引力的标准。"low smile"大多数人认为是不可取的,因为它似乎给人一个苍老、不友好的印象。当面高不足、前牙反𬌗和低笑线相结合一起时,尤其给人老的感觉,通过正畸 - 修复的联合治疗才可以调整所产生的面部形态。恢复面高、纠正反𬌗、增加前牙的暴露程度将会在很大程度上改善笑的美观。切牙在笑时的暴露增多、切牙对唇的支持和平衡的改善将会给人一个年轻的印象。

2. 上颌切牙切缘与下唇红弧形的平行相互之间的关系分为三类:①平行型:是指上颌切牙的切缘与下唇内缘弧线相互平行;②直线型:上颌切牙的切缘是一条直线;③反向型:上颌切牙的切缘与下唇缘线

相反。平行型的笑占了大多数的 60%，平行型和直线型的笑多数在高度美观的行列中。Tjan 的研究发现 85% 的样本表现出平行型。

正畸治疗中要特别注意在放置弓丝时要避免破坏正常的上颌牙弓补偿曲线，这个曲线对切牙切缘与下唇之间的平行有着重要的作用。

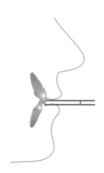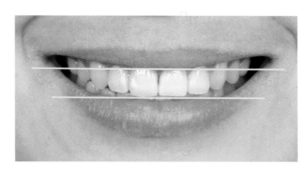

图 8-24　笑线

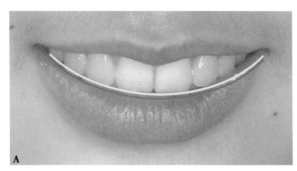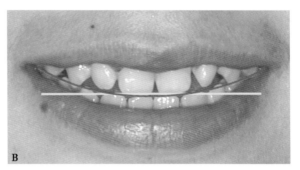

图 8-25　上颌切牙切缘与下唇红弧形的关系
A. 平行型关系　B. 直线型

3. 笑时应暴露的牙齿数　大多数人（57%）笑时暴露出第二前磨牙，平均美貌人群暴露出的牙齿最多到第一前磨牙。但是，Tjan 在研究发现，他的样本中大多数暴露 6 个前牙和第一前磨牙，41% 会暴露第二前磨牙。

由于牙弓变窄、牙列的丰满度降低，在颊侧形成黑色的空隙，而前磨牙的拔除常常被认为破坏了笑的美观程度，这种说法在拔牙与不拔牙的争论中被广泛使用。1995 年 Johnson 和 Smith 进行了研究来证实这种说法的可靠性。他们收集了 60 个年龄在 14～28 岁的正畸治疗患者，笑的美观评价用黑白照片进行，评价由非专业人员组成。结果显示，拔牙和非拔牙的患者在美观评分上没有出现不同。第一磨牙的宽度可能会降低，因为近中的移动使第一磨牙进入了牙弓较窄的区域，但是第二磨牙将会占据第一磨牙原有的位置，在第一磨牙原有的位置仍然被保持了牙弓宽度。他们发现在尖牙间宽度或可见的牙列宽度与口裂的宽度之间比率没有显著的差异，而不是前磨牙的拔除会在牙列和软组织之间形成较大的不协调。他们认为，没有迹象表明前磨牙的拔除毁损笑的美观。

Perkins[14] 研究了 40 名拔除 2 个或 4 个前磨牙的正畸治疗的成年人，发现唇红高度降低，上下唇厚度降低，40 个样本中 31 个平均减少 0.9mm。这种唇厚度的减少是因为上下唇随着下切牙内收而变化，但是与上切牙的内收并无明显的关系。在考虑拔牙治疗时，应该考虑唇的厚度评价。

另外一个影响笑容美观的重要因素是对称性，根据 Lombardi 的研究，在笑的美观中，中线是最重要的焦点因素。患者倾向于观察中线与上唇的关系，而不是其他面部结构。对称涉及上颌一侧牙齿的位置与对侧牙齿位置的协调，对侧牙齿必须具有相同的形状、倾斜度、转距（torque）、龈的高度。所有间隙的关闭也是保持牙列连续性的重要因素。

参 考 文 献

1. Ricketts RM. Esthetics，environment，and the law of lip relation. Am J Orthod，1968，54：272-289

2. Holdaway RA. A soft tissue cephalometric analysis and its use in orthodontic treatment planning，part 1. Am J Orthod Dentofac Orthop，1983，84：1-28

3. BurstonecJ. The integumental profile. Am J Orthod，1958，44：1-25

4. Nanda RS，Ghosh J. Facial soft tissue harmony and growth in orthodontic treatment. Semin Orthod，1995，1：67-81

5. Johan P. Reyneke and Carlo Ferretti，Clinical Assessment of the Face，Semin Orthod，2012，18：172-186

6. Subtelny JD. A longitudinal study of soft tissue facial structures and their profile characteristics defined in relation to underlying skeletal structures. Am J Orthod，1959，45：481-507

7. Blanchette ME，Nanda RS，Currier GE，et al. A longitudinal cephalometric study of the soft tissue profile of shortand long-face syndromes ficom 7 to 17 years. Am J Orthod Dentofac Orthop，1996，109：116-131

8. William Arnett，Michael J Gunson. Facial planning for orthodontists and oral surgeons. Am J Orthod Dentofacial Orthop，2004，126：290-295

9. 周洪，叶湘玉，邹敏. 成年女性双颌前突拔牙矫治前后的硬软组织的变化. 口腔正畸学，1997（2）：64-67

10. Young TM，Smith RJ. Effects of orthodontics on facial profile：A comparison of changes during nonextraction and four premolar extraction treatment. Am j Orthod Dentofac Orthop，1993，103：452-458

11. Drobocky OB，Smith RJ. Changes in tacial profile during orthodontic treatment with extraction oftbur first premolars. Am J Orthod Dentofac Orthop，1989，95：220-230

12. 周洪，叶湘玉，邹敏. 颈支抗治疗类一分类错𬌗的一线头影测量研究. 中国美容医学，2003（3）：296-298

13. Ngan PW，Hagg U，Yiu C，et al. Treatment response and long-term dentofacial adaptations to maxillary expansion and protraction. Semin Orthod，1997，3：255-264

14. Pratik K. Sharma and Pranay Sharma，Dental Smile Esthetics：The Assessment and Creation of the Ideal Smile. Semin Orthod，2012，18：193-201

第三篇　临床技巧

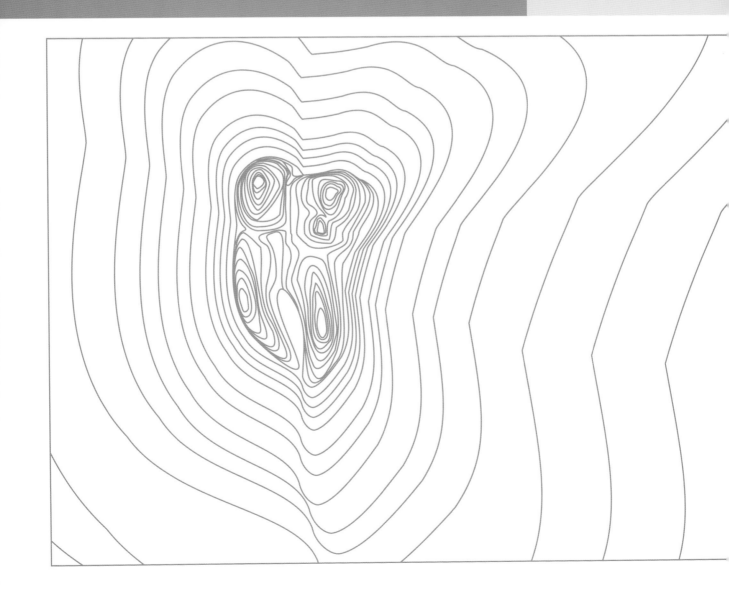

第 9 章

生理性支抗控制理念
Physiologic Anchorage Control Philosophy

许天民[*] 陈斯[*]
[*]北京大学口腔医学院

正畸支抗是正畸医师移动错位牙齿的"基石",所有的矫治力设计都要权衡这块"基石"是否稳固到足以移动需要矫正的牙齿到达其最佳的目标位置。为了控制这块"基石"的稳固,正畸先驱们发明了静止支抗[1]、预备支抗、口外弓、骨皮质支抗、横腭杆、Nance 弓、舌弓、分差力理论、种植钉支抗等等,可以说大多数正畸矫治装置或技术的发明与革新都与支抗控制有关。由此可见,支抗控制对于口腔正畸学至关重要。然而,正畸医师真的了解支抗吗? 从现代循证医学的角度,支抗概念有多少是有证可循的?

一、现有的支抗控制概念

(一)支抗概念

口腔正畸学中,支抗被定义为抵抗正畸作用力的反作用力的部位,这个部位可以是牙齿、颅面部结构或其他辅助装置。因此,支抗控制被普遍认为是支抗部位受到正畸力的反作用力时所需要采取的措施。目前正畸临床上常用的支抗辅助装置有:

1. 横腭杆(TPA)、Nance 弓、舌弓 它们的作用是分散作用于磨牙上的反作用力,减少支抗磨牙前移引起的支抗丢失。因为这些装置是被动的,所以一般认为它们的支抗作用处于中等水平。

2. 口外弓支抗 能够给支抗磨牙一个主动向后的推力,对抗支抗磨牙受到的矫治力的反作用力。因为口外弓的力量可以远大于口内矫正器的力量,故而被认为是强支抗装置。

3. 种植钉支抗 一种新型的支抗装置,使用植入骨内的种植钉代替磨牙提供牵引力,因此避免了磨牙受到牵引前牙的反作用力,或者说让丢失支抗的反作用力改道,使磨牙不再受到这一反作用力,因此被认为是强支抗装置。由于种植钉不向口外弓那样需要患者配合,故而被认为是口外弓支抗在当代正畸临床应用的最佳代用品。

(二)支抗的量级

国内外教科书均按照支抗磨牙前移量占拔牙间隙的比例将支抗分为 3 种:最大支抗、中度支抗和弱支抗,其中最大支抗被定义为支抗磨牙前移量占拔牙间隙的 1/3[2](或 1/4[3])以内。虽然定义很明确,但使用起来并不容易。正畸医师区分强弱支抗的需求通常在正畸治疗之前,属于治疗计划的一部分,但该定义似乎更适合于治疗完成后的疗效评价。于是正畸医师将此定义理解为,如果某病例的治疗计划不希望磨牙前移量超过拔牙间隙的 1/3(或 1/4),该病例则需要最大支抗控制。至于治疗后是不是达到了正畸医师的期望值,却鲜有正畸医师去测量。因为治疗后正畸医师有了更简单、更直观的评价方法——患者唇部的侧貌突度变化。若唇部的侧貌突度减小了,则可以认为该患者的治疗达到了最大支抗的控制要求。但如果统一治疗前后的标准,正畸医师期望获得最大支抗控制的病例在治疗后磨牙前移量有多少可以控制在 1/3(或 1/4)之内? 笔者[4]曾对 63 例需要最大支抗的错𬌗病例做过一个前瞻性随机临床实验,63 例患者均使用口外弓支抗,以 MBT 直丝弓矫治器进行治疗;评价方法为在矫治前后的头颅侧位片上,以上腭骨结构进行最佳匹配方法重叠,由 2 人定点取均值进行测量,所有测量在美国太平洋大学牙科学院正畸科的计算机头影测量系统上完成。结果发现:上颌磨牙的平均前移量为 4.27±2.1mm,超过了拔除 1 个前磨牙平均宽度的 1/2！这显然没有达到正畸医师所期望的最大支抗的控制效果。那么能否据此推测这些患者的面型会令正畸医师大失所望呢？事实证明答案是否定的。以图 9-1 的病例为例，该患者的磨牙前移量几乎达到了 1 颗磨牙的宽度，但由于患者的生长明显，其软组织面型仍然有显著改观。由此可见，正畸医师习以为常的治疗前推断强弱支抗的方法与其治疗后用面型改善来判断是否达到了强支抗的控制效果不是同一个概念，应该说治疗后面型改善的因素要远远多于正畸医师所关注的支抗控制效果，前者涵盖的范畴远大于后者。因此，临床医师用面型改善效果来评价支抗控制的效果是不可取的，培养成这种习惯性思维的危害是：只要患者的面型改善了，正畸医师就会认为自己的支抗控制方法成功了，而其真正的原因却可能是如图 9-1 显示的，患者颌骨的生长掩盖了实际发生的支抗丢失量。如果正畸医师不了解这一点，就会被自己看见的表象所蒙蔽，会认为真的将磨牙前移量控制在了 1/3 甚至 1/4 拔牙间隙之内。如果真的想知道磨牙支抗到底丧失了多少，就应该测量磨牙实际的移动，而不是通过评价患者治疗前后的面型改变来间接推测支抗控制效果。为什么正畸医生会忽略这么明显的概念置换？除了治疗前后评价支抗的目的发生了改变之外，还有两个重要原因：一是大多数临床医师只关注如何用头影测量做诊断设计，相当多正畸医师甚至不去拍摄治疗后的头颅侧位片；二是即使拍摄了治疗后的头颅侧位片，相当多的正畸医师也不知道该如何测量支抗磨牙究竟发生了什么样的位移。

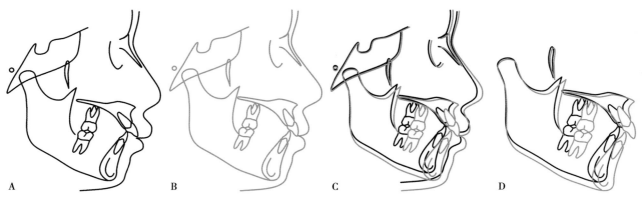

图 9-1　一例生长期患者治疗前后的磨牙移动情况

A. 患者治疗前头颅侧位片描记图　B. 患者治疗后头颅侧位片描记图，显示上唇突度减小、Ⅱ类面型减轻　C. 患者生长期治疗前后在前颅底平面重叠的描记图，显示有明显的上下颌骨生长　D. 用上颌结构最佳匹配法进行重叠，显示该患者的磨牙支抗有明显丧失

（三）如何测量磨牙支抗的丢失

在现阶段，最具有生物学研究依据的定量测量患者治疗前后磨牙实际前移量的方法仍然是头影测量法，然而，最容易具有欺骗性的也是头影测量法。这里说的“欺骗性”未必是指研究者故意造假，很多情况下，研究者本身也是受害者。以下是头影测量常常误导正畸医师的几个问题：

1. 放大率　由于大多数头颅侧位片是由放射科技师拍摄，他们最关注的问题是拍摄的清晰度，而未必了解放大率对正畸医师的重要性。很多拍摄头颅侧位片的机器其影像采集板与拍摄对象之间的距离是可调的，如果拍摄技师经常调节此距离，那么患者治疗前后头颅侧位片放大率不一致的概率就会非常大。另外一种常见的情况是：拍摄治疗前后的头颅侧位片用的不是同一台头颅侧位片机器，而这两台机器的放大率并不一致。对于有标尺的头颅侧位片，最简单的检查方法是将治疗前后的头颅侧位片沿标尺重叠，如果在同一刻度处长短不齐，说明这两张片子的放大率是不一样的；对于这样的片子，如果不先进行比例校准就直接测量，其结果往往会迷惑正畸医师自己。放大率的问题在现代数字影像 X 线机时代尤为突出。有时放射科为了节约成本，把数字影像缩小后打印出来给正畸医师，而治疗前后缩小的比例却未必是一致的；无论是拍摄中的成像比例还是打印时的比例调整，均会使正畸医师得出错误的磨牙支抗丢失量的信息。

2. 头影测量标志点的真实性与可靠性　头颅侧位片是三维头颅在二维平面的投影，并非所有的结构都清晰可辨，对于不甚清晰的标志点，测量者需要运用自己的解剖知识进行判断，因此，不同测量者对同一标志点的定点位置可能不同。图 9-2 是笔者课题组 5 名研究生对 24 张随机抽取的头颅侧位片前鼻棘（ANS）点定点后获得 120 个定点的分布范围，可见其在水平方向的误差范围几乎是其垂直方向误差范围的 2 倍。由此可见，当用 ANS 衡量磨牙在前后方向的位移时，其可靠性较差；但如果用作垂直方向的其他测量，可靠性则有明显提高。因此，简单地采用在治疗前后的腭平面上测量磨牙位移的方法是不可靠的，尤其是当测量者就是研究者本人时，对测量结果的期待或多或少会影响其定点的客观性。

3. 缺乏对用头影测量评价治疗前后变化方法的知识　国内大多数头影测量书都强调对颅颌面异常的诊断，或者如何根据诊断做进一步的设计；但很少有教材介绍如何进行治疗前后的疗效评价。于是大多数正畸医师在判断治疗前后的变化时，沿用诊断时测量出的常用头影测量项目的值，然后直接与治疗后的对应值相减得出变化值的方法评价治疗前后的变化，却往往忽略了参照平面在治疗前后也在发生变化这一因素。比如用磨牙颊尖点和蝶鞍（S）点在腭平面（PP 平面）上的投影距离来评价磨牙颊尖点治疗前后的变化，却忽略了 PP 平面在治疗前后已经改变了倾斜度的问题，此时即使 S 点和磨牙颊尖点的位置不变，其在新的 PP 平面上的投影距离也会改变。头影测量领域的权威专家 Johnston 教授[5] 指出：在三维测量技术真正被正畸界接受和掌握之前，唯有采用基于 Bjork 金属标记钉研究的头影测量结构重叠方法，才能最大限度地避免由于参照平面改变可能带给正畸医师的困惑。

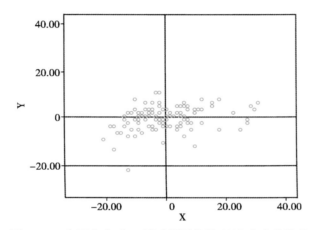

图 9-2　5 名研究生对 24 张头颅侧位片 ANS 定点的误差范围散点图，X 轴和 Y 轴的单位均为象素值

（四）支抗是否越强越好

为了避免支抗的丢失，正畸医师发明了种植钉支抗技术。在用支抗磨牙拉前突的切牙时，切牙牙根在接触腭侧骨皮质后移动的阻力会非常大，于是支抗磨牙会前移而最终关闭间隙；但当改用种植钉支抗拉前牙时，由于种植钉是绝对支抗，在矫治力作用下几乎不动[6]，因此当切牙牙根与腭侧骨皮质接触后，种植钉仍然不会作任何让步，那么进一步对抗的结果会怎么样？理想的结果是腭侧骨皮质的牙根一侧发生骨吸收，而唇侧骨板发生骨沉积，牙齿带着牙槽骨一起向腭侧移动。问题是骨吸收与骨沉积的量相等吗？速度一致吗？为了回答这个问题，笔者[7]10 年前作过一个上颌切牙内收对其前后方牙槽骨改建的探索性研究。该研究选择 55 例平均年龄为 13.3 岁的青少年错𬌗患者为研究对象，采用拔除上下颌第一前磨牙进行矫治的方法，平均保持时间为 3 年。测量上切牙阻力中心前方及后方牙槽骨在治疗前、治疗后及保持后的骨量变化，以及牙槽突总厚度在上述 3 个时间点的变化，结果发现：上切牙阻力中心在治疗后向腭侧平均移动了 1.8mm（P＜0.001）；与阻力中心水平的唇侧牙槽骨厚度增加了 0.2mm（P＜0.01），腭侧牙槽骨厚度减小了 0.8mm（P＜0.001）；随访期上切牙阻力中心向唇向复发了 0.8mm（P＜0.01），与阻力中心水平的唇侧牙槽骨厚度相应减小了 0.2mm（P＜0.05），但腭侧牙槽骨厚度却并没有明显的增加；与上切牙阻力中心水平的牙槽突总厚度基本保持在治疗后的水平。由此可见，在牙齿移动的过程中，牙槽骨的生物学改建是以骨吸收为主，骨增生十分有限，即使是保持 3 年以后，骨增生的量也未达到其吸收的量。虽然这只是个初浅的临床研究，尚有待基础研究去证实，但它却部分解释了正畸临床上在对骨性错𬌗患

者进行牙代偿性矫治时，会出现的牙槽骨吸收、裂隙、穿孔，牙龈萎缩或部分根尖移出牙槽骨的现象[8-13]。图 9-3 为 1 例成人患者在用牙代偿性治疗方法减少重度深覆盖深覆𬌗时出现切牙根尖从舌侧移出牙槽骨的 X 线影像；图 9-4 为 1 例采用种植钉支抗大量内收上下颌前牙的患者，治疗后牙根移出至牙槽突之外的锥形束 CT 影像。目前尚不清楚正畸过程中出现骨开窗或骨开裂的危害，对 CT 影像上牙根突出于骨皮质之外多少会出现有临床意义的骨开窗或骨开裂也不得而知，更不清楚由正畸牙移动造成的骨开窗或骨开裂能不能自行修复。虽然这些问题尚无明确的答案，但是从牙周健康的角度考虑，任何医师都没有理由相信牙根在牙槽骨之外会比在它本来应该位于的牙槽突之内更加健康。由此可见，正畸支抗并非越强越好。70 多年以前，正畸学先驱 Tweed 医师考虑到牙弓唇颊侧的边界，提出了拔牙矫治的概念；今天，当种植钉支抗风靡全球之际，当正畸医师有能力将前牙无限内收之时，难道不该问一句："牙弓的舌侧有没有边界？"

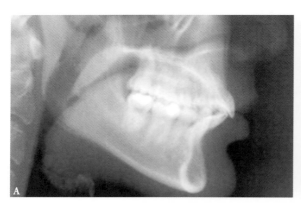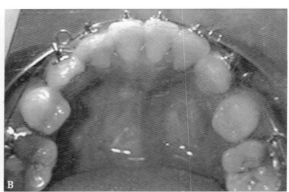

图 9-3　治疗后下颌切牙根尖突出于牙槽突舌侧骨皮质之外

A. 治疗后头颅侧位片　B. 治疗后口内像

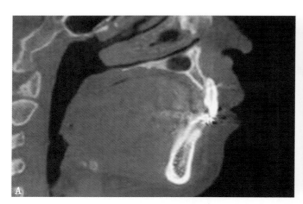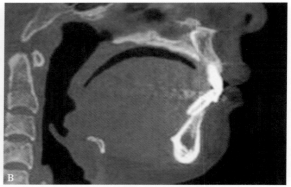

图 9-4　治疗后牙根移出至牙槽突之外的锥形束 CT 影像

A. 上颌侧切牙根尖从牙槽突唇侧突出于骨皮质之外，而牙根舌侧颈 1/2 处的骨皮质影像消失　B. 下颌中切牙牙根从牙槽突舌侧突出于骨皮质之外

正畸治疗的目标是功能、美观、稳定和健康，过分强调美观而忽略其他 3 个要素不符合医学的基本原则，而正畸支抗控制在协调这四者之间的关系中扮演着重要的角色。

二、什么是生理性支抗丢失

笔者前瞻性随机临床实验的结果显示矫正方法（一步法对比两步法）对支抗的影响尚不及患者自身年龄及性别的影响大[4]，此文引发了机械力与生理因素谁对支抗丢失的影响更大的争议[14]，解决这一争议的关键在于正畸医师对下面这一问题的认识——磨牙在没有受到任何牵引前牙的反作用力的时候是不动的吗？

正畸医师对磨牙生理性移动的最初认识源于对替牙期磨牙关系变化的观察，因为正畸医师观察到了替牙间隙对磨牙从远中关系到中性关系自然调整的影响，在20世纪40-50年代，正畸医师把这种调整叫做生理性的牙齿迁移（physiologic tooth migration）[15]。但替牙期之后，一旦上下磨牙已经建立某种类型的咬合关系，则很难再直观地看到磨牙位置的改变，因为口内观察磨牙是否有位置改变的参照物——对颌牙，也在变化之中。90年代，Solow[16]通过Bjork金属种植钉样本的重叠测量，发现上磨牙在恒牙期后仍然表现为向下向前的位置变化，他将其称之为磨牙持续的生长（continued eruption）。而其他颅面生长发育中心的研究也显示磨牙在生长发育过程中会发生近中移动[17-20]，Enlow和Hans合著的颅面生长发育一书将这种牙齿的移动称为牙齿漂移[21]。著名正畸临床研究专家Johnston教授[22]2014年最新的纵向颅面生长发育研究显示，上磨牙近中生长的移动量与下颌骨向前发育超过上颌骨的生长量相同，也就是说上磨牙随着下颌骨的发育而不断向前移动，以维系上下磨牙的咬合关系在建𬌗后不发生变化。由此可见，上磨牙即使没有受到正畸牵引力，也表现为一种逐渐地近中移动。如果采取拔牙矫治，Alexander等人[23]的研究发现，拔除下颌第一前磨牙后，下磨牙向近中移动的速度约为1.2mm/年。缺失牙后邻牙相向移动是常见的临床现象，在修复学曾被广泛研究[24-38]，这种牙齿自然漂移的原因目前主要被认为与越隔纤维的牵拉力和咬合力有关，与上述生长导致的磨牙前移同属于生理性因素。上述的磨牙近中移动并非由矫正器引起，但我们在测量磨牙支抗丢失量的时候又无法排除这一由于生长导致的支抗丢失。因此，从支抗磨牙前移的原因分析，正畸治疗后测量出的总支抗丢失量实际由两个部分构成：一部分是由矫治力的反作用力造成的，即大家熟知的机械力支抗丢失；另一部分是由磨牙向前的生长或漂移导致的，笔者将其定义为生理性支抗丢失。机械力支抗丢失由于是沿着矫正弓丝方向移动，被正畸医师认为是一种接近整体移动的磨牙前移，那么生理性支抗丢失又是一种什么形式的牙齿移动方式呢？

20世纪60年代，Bjork首创金属标记钉的方法，对生长发育的样本进行了纵向跟踪研究，这是人类历史上第一次能够在颌骨的稳定部位上重叠以观察颌骨表面的吸收或增生、颌骨的旋转、牙齿位置的变化等。由于这样的样本极难收集，全世界目前只有两个在人类颌骨上打了金属种植钉并进行长期纵向观察的样本，另外一个在美国太平洋大学正畸科Baumrind教授的实验室。为了对没有金属标记钉的正畸患者也能进行类似的重叠，Bjork发明了结构重叠方法。追溯Bjork当年的金属标记钉研究样本，我们不难发现在他追踪的19例生长发育样本中，上磨牙在6年的观察期间内，发生了平均5.5°的近中倾斜[39]。美国金属标记钉的样本也显示了类似的磨牙前倾生长型[40]。那么对上颌磨牙支抗控制要求最高的Ⅱ类错𬌗而言，磨牙又是如何生长的呢？加拿大Burlinton生长发育中心的研究数据显示，9岁至16岁，上磨牙相对于上腭平面平均前倾了8.1°±6.1°！而在正畸治疗最常实施的年龄12～14岁期间，上磨牙平均前倾了2.8°±4.3°[41]。由此可见，生理性支抗丢失主要表现为磨牙的近中倾斜移动，而不是磨牙整体前移。

三、区分生理性支抗丢失与机械力支抗丢失的意义

如果正畸医师只有机械力支抗丢失的概念，意味着只有当磨牙用来承受矫治力反作用力时，我们才会采取支抗手段，如用口外弓去给磨牙一个相反方向的力防止磨牙前移或用种植钉支抗去避免磨牙受到该反作用力；但如果正畸医师知道磨牙即使没有受到矫正器的牵引力也会在生理性力的作用下逐渐前倾丢失支抗，那么，对于需要很好的支抗控制的病例，正畸医师则有可能采取某种措施，使磨牙自始至终受到一个抵抗其前倾移动的力或力矩。

从施加支抗力的方向分析，机械力支抗丢失由于受粗方丝的引导作用，倾向于接近整体的磨牙前移（图9-5A），因此使用口外弓支抗时，我们会尽量让口外弓的力作用线穿过磨牙的阻力中心；但当我们了解到生理性支抗丢失的规律是磨牙逐渐前倾时，正畸医师在用到机械力支抗之前，可以通过给磨牙一个后倾力矩的简单方法来防止生理性支抗的丢失（图9-5B）。

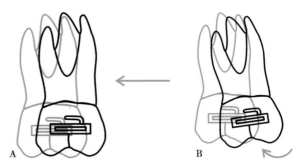

图9-5 矫正器引起的支抗丢失与生理性支抗丢失牙齿移动的方式不同，相应的保护措施也应该不同

四、保存生理性支抗的意义

早在托槽问世之前，正畸医师就开始使用磨牙整体移动对抗前牙倾斜移动的方法获得支抗，并将其命名为静止支抗[1]，Tweed技术将这一支抗原理发挥到了极致，即将第二前磨牙、第一磨牙、第二磨牙都先做成后倾状态，被称为预备支抗，然后再用这些后倾了的后牙作为支抗拉前牙向后关闭拔牙间隙。Tweed技术的支抗效果是有目共睹的，但如果我们假设有相当一部分患者上颌磨牙在治疗前初始位置就是后倾状态的，是否就可以为我们省略预备支抗的步骤而达到支抗预备的效果呢？对于这一问题，大家首先关心的必定是这一假设是否存在。

于是我们对本实验室10年前收集的一个大样本资料进行了调查[42]，该样本由1403例矫治完成的病例构成，所有的头颅侧位片已经由3位高年级博士研究生进行过定点测量，我们取3人定点的均值来计算上磨牙相对于上腭平面的后下夹角（UM/PP），并按照不同的类别进行统计分析，结果如下：按照年龄分类，12岁以下组（340人）UM/PP为77.0°；12～16岁组（788人）UM/PP为79.1°；16岁以上组（275人）UM/PP为84.3°。三组的差别有统计学意义，符合前面引用的各生长发育中心的研究结果，即磨牙初始位置相对后倾，随着生长发育而逐渐前倾。按照安氏分类，Ⅰ类错𬌗（635人）UM/PP为80.9°；Ⅱ类错𬌗（547人）UM/PP为77.5°；Ⅲ类错𬌗（221人）UM/PP为81.2°。三组的差别有统计学意义，Ⅱ类错𬌗磨牙初始位置比其他分类都更加后倾，即下颌越后缩，磨牙越后倾，随着下颌向前生长，上磨牙逐渐前倾移动，维持上下磨牙的咬合关系。按照下颌平面角分类，高角病例（644人）UM/PP为78.8°；均角病例（703人）UM/PP为80.2°；低角病例（56人）UM/PP为81.6°；三组的差别有统计学意义，即高角病例磨牙初始位置更加后倾。正常颅面生长发育大多数表现为下颌逆时针的向前向上旋转，完全符合随着下颌生长，上磨牙逐渐前倾代偿的自然生长趋势。由此可见，在错𬌗人群中，青少年患者、Ⅱ类错𬌗、高角病例的磨牙初始位置就比较后倾。对于磨牙初始位置后倾的患者，我们可以认为磨牙已经具备了天然的支抗储备，因而可以省略支抗预备的治疗步骤，只要矫治技术得当，就可以在不需要口外弓或种植钉支抗的情况下，获得类似于经典Tweed技术的强支抗控制效果。

五、生理性支抗控制矫治器的特点

基于青少年患者支抗磨牙具有不断前倾生长的趋势，以及Ⅱ类、高角病例上颌磨牙初始位置大都处于代偿性后倾的特点，生理性支抗控制技术对于需要控制支抗的磨牙自始至终均施以后倾力矩。为了达到这个目的，生理性支抗技术采用了两个后倾颊管的特殊设计：其中一个后倾颊管为细的镍钛圆丝设计，后倾角度比较大；另一个后倾颊管为方丝设计，后倾角度较小。两个颊管在近中交叉，故被称为交叉颊面管（X buccal tube，XBT），见图9-6。

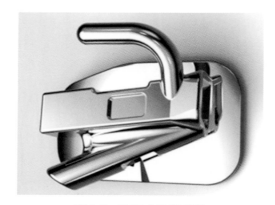

图9-6　XBT交叉颊面管

生理性支抗控制技术倡导利用口腔内所有可以利用的生理性力量矫治牙齿，因此该矫治器设计的另一个宗旨是尽量降低弓丝力在托槽槽沟内的机械内耗，即低摩擦设计。亚历山大技术为了利用牙齿自

由漂移来减轻前牙拥挤，提出先粘上半口矫治器而不粘下半口矫治器的方法，虽然可以利用越隔纤维的牵拉力减轻前牙区的拥挤，但临床上可以发现后牙也会自动向前漂移，导致支抗丢失。因此生理性支抗技术在矫治初期就给磨牙一个后倾力矩，防止磨牙前漂，同时由于使用了低摩擦的 MLF（multi-level low friction）托槽，尽量减小前牙后漂的摩擦阻力，使越隔纤维的微弱牵拉力尽可能地表达出来，使大多数拔牙矫治的病例在解除阶段不再需要拉尖牙向后，从而减轻了磨牙的支抗负担。MLF 托槽的低摩擦原理见附图 9-7。

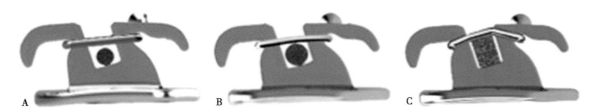

图 9-7　MLF 托槽的低摩擦原理，由于摩擦力水平随弓丝尺寸和结扎丝尺寸的不同搭配而不同，所以可以根据临床需要，由正畸医师自己决定增减摩擦力，又被称为自主低摩擦托槽
A．细圆丝时低摩擦　B．随着弓丝或结扎丝（圈）变粗，矫正器对牙位的控制能力随着摩擦力的增加而逐渐加大
C．方丝时实现对牙位的全方位控制

　　生理性支抗矫正器的托槽及颊管预置角度不再简单基于正常𬌗数据，而是同时兼顾了颅面生长发育特点、骨性畸形中的牙代偿特点、牙槽骨的生理性限度、牙弓𬌗曲线特点、牙齿矫正的生物力学特点等的综合因素考虑，比如：

　　支抗磨牙双后倾角度颊管设计：基于颅面生长发育特点和骨性畸形中的牙代偿特点（见前述）。尤其在第一期用镍钛圆丝排齐牙齿阶段，由于使用直丝弓技术后，正畸医师不再像方丝弓时代那样根据需要在不锈钢丝上加 V 型弯曲，结果主导力矩（力系统中弓丝与槽沟成角最大的部位产生的力矩）方向由轴倾度最大的错𬌗牙控制，正畸医师实际失去了对弓丝力系统的控制，而 −25° 后倾管大于大多数倾斜牙的轴倾角，为正畸医师夺回了主导力矩的控制权（图 9-8）。主导力矩的原理及确定方法请参阅 Burstone 的经典研究[43]。

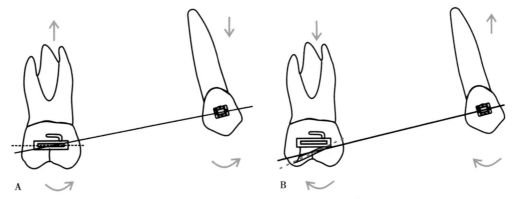

图 9-8　轴倾度最大的错𬌗牙主导力系统
A．由于尖牙严重错位，导致磨牙受到前倾力矩而丢失支抗　B．磨牙增加 −25° 颊管后，人为地将磨牙变为轴倾度最大的牙齿，主导了整个力系统的力矩。当磨牙后倾成为系统主导力矩后，整个牙列的支抗会得到明显增强

　　切牙槽沟的𬌗龈向尺寸从 0.022 英寸减小为 0.020 英寸，以加大转矩控制能力：基于骨性畸形的牙代偿矫治及牙槽骨生理性限度的考虑。对于骨性Ⅱ类错𬌗，代偿性矫治的特点是使上切牙趋于直立，如果切牙转矩控制严重不足，则会导致图 9-4 所示的上切牙根尖从唇侧移出骨皮质之外的情况。

　　后牙轴倾角均变为负值，从第一前磨牙到第二磨牙逐渐加大（图 9-9）：体现牙弓自然 Spee 曲线的趋势，增强后牙支抗能力。在生理性支抗技术中我们将直丝弓矫正器改为了 Spee 弓矫正器。

7	6	5	4	3	2	1
−9°	−7°	−3°	−1°	8°	6°	4°

图 9-9　生理性支抗矫正器的托槽角度体现自然 Spee 曲线的趋势

病例一：双颌前突

13 岁女孩，牙不齐，嘴突求治（图 9-10～图 9-13）。

面部检查：突面型；颏部居中。

口内检查：恒牙列；左侧磨牙中性关系，右侧中性偏远中，前牙覆𬌗覆盖正常；上牙列拥挤 7mm，下牙列拥挤 4mm；上中线右偏约 1mm。

诊断：安氏Ⅰ类、毛氏Ⅱ⁵+Ⅰ¹、骨性Ⅱ类高角。

治疗方案：减数 14、24、34、44，生理性支抗矫治技术；磨牙支抗内收上下前牙关闭间隙，减小突度，改善侧貌。

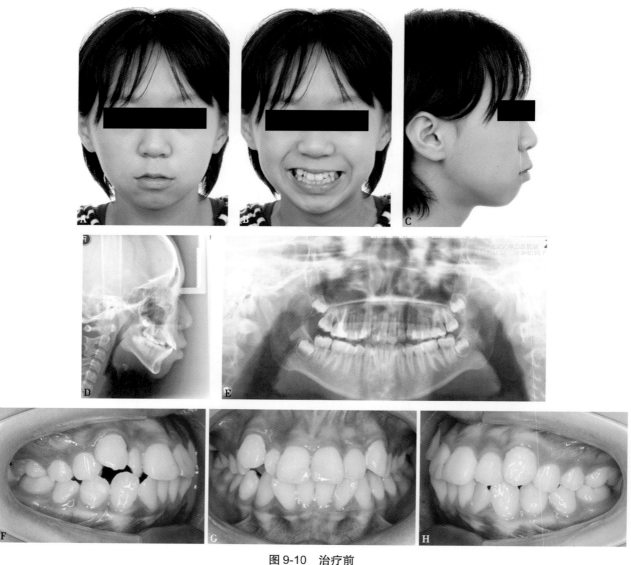

图 9-10　治疗前
A～E. 治疗前患者面像、头颅侧位片与曲面体层片

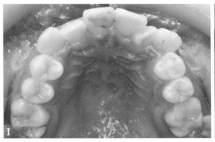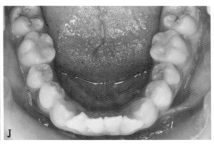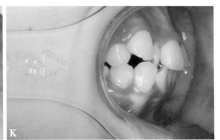

图 9-10　治疗前（续）

F～K. 治疗前患者口内像

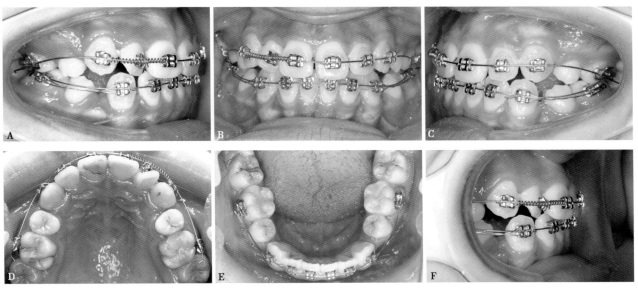

图 9-11　使用（0.016～0.018）英寸 × 0.025 英寸 NiTi 丝排齐整平，XBT 颊管对磨牙施以 24 小时后倾力矩，增强支抗；0.018 英寸 × 0.025 英寸 ss 方丝滑动法关闭间隙

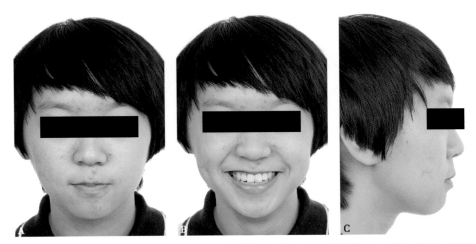

图 9-12　矫治结果：上下牙列整齐，前牙覆𬌗覆盖正常，磨牙中性关系，上下中线正，双侧后牙尖窝关系良好，侧貌明显改善。头影测量重叠图显示上磨牙维持了其治疗前代偿性的后倾角度；下磨牙较治疗前后倾，达到强支抗要求

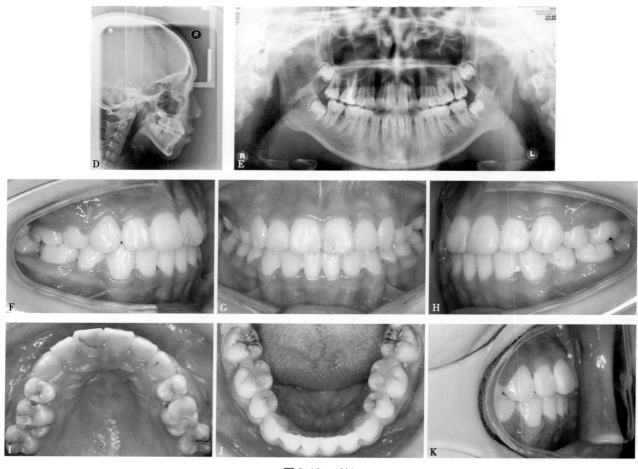

图 9-12 （续）

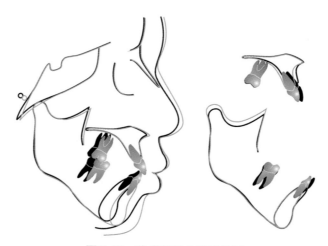

图 9-13　治疗前后头影重叠图
黑色表示治疗前，黄色表示治疗后

病例二：Ⅱ类骨性错𬌗

14 岁女孩，牙不齐，嘴突求治（图 9-14～图 9-17）。

面部检查：突面型；颏部右偏 1mm。

口内检查：恒牙列，磨牙关系右侧远中尖对尖，左侧近中尖对尖，前牙覆𬌗 40%，覆盖 8mm；上牙列拥挤 2mm，下牙列拥挤 8mm；上中线正，下中线右偏约 5mm。

诊断：安氏：Ⅱ¹毛氏：Ⅱ²＋Ⅰ¹＋Ⅳ¹；骨性Ⅱ类高角。

矫治方案：减数 14、24、34、44，生理性支抗矫治技术；调整中线及后牙咬合关系；磨牙支抗关闭间隙，减小突度，改善侧貌。

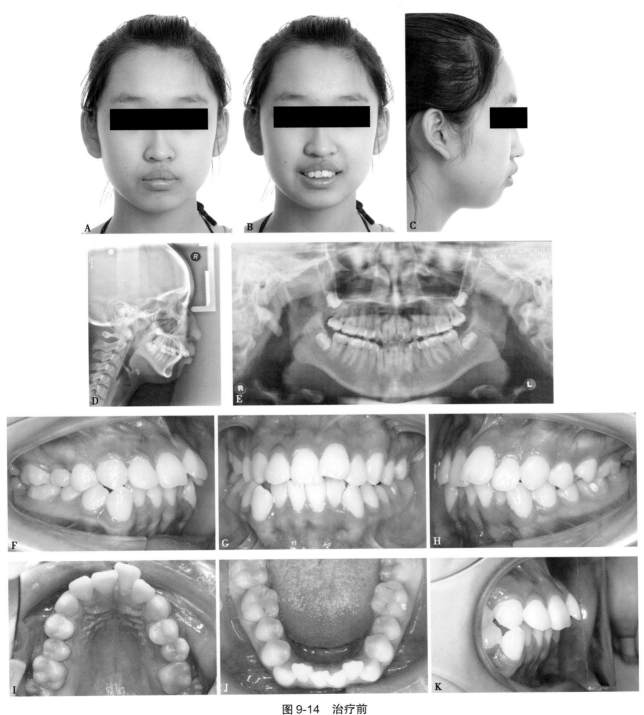

图 9-14　治疗前

A～E. 治疗前患者面像、头颅侧位片与曲面体层片　F～K. 治疗前患者口内像

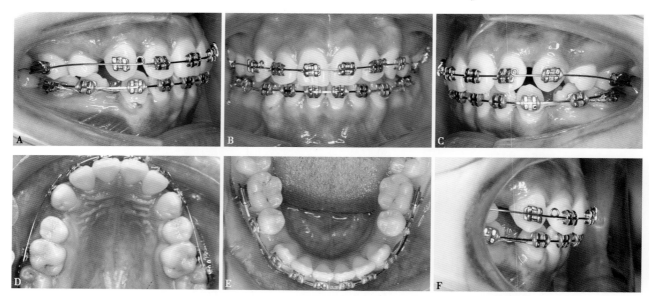

图 9-15　使用（0.014～0.018）英寸 ×0.025 英寸 NiTi 丝排齐整平，XBT 颊管维持磨牙后倾，保存支抗储备；0.018 英寸 ×0.025 英寸 ss 方丝滑动法关闭间隙，颌间牵引调整后牙咬合关系

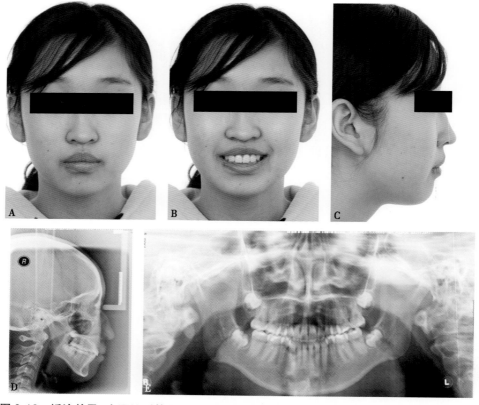

图 9-16　矫治效果：上下牙列整齐，前牙覆𬴂覆盖正常，磨牙中性关系，上下中线正，双侧后牙尖窝关系良好，侧貌明显改善。头影测量重叠显示上磨牙维持了其治疗前代偿性的后倾角度；下磨牙直立；上下磨牙近中移动量在拔牙间隙 1/3 以内，达到强支抗水平

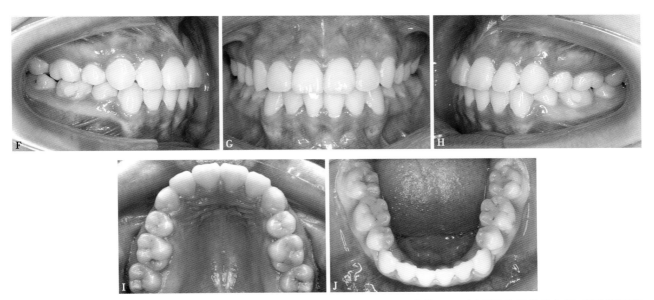

图9-16　矫治效果：上下牙列整齐，前牙覆𬌗覆盖正常，磨牙中性关系，上下中线正，双侧后牙尖窝关系良好，侧貌明显改善。头影测量重叠显示上磨牙维持了其治疗前代偿性的后倾角度；下磨牙直立；上下磨牙近中移动量在拔牙间隙 1/3 以内，达到强支抗水平（续）

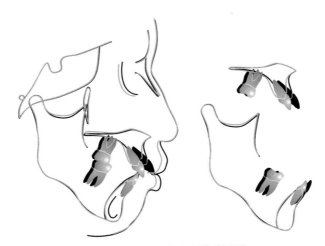

图9-17　治疗前后头影重叠图
黑色表示治疗前，黄色表示治疗后

病例三：Ⅲ类骨性错𬌗

32岁女性，前牙无法咬合、牙不齐求治（图9-18～图9-21）。

面部检查：凹面型，长面型，颏部左偏3mm。

口内检查：恒牙列，46缺失；双侧磨牙近中关系，前牙开𬌗4mm，反覆盖3mm；上牙列拥挤5mm，下牙列拥挤3mm；上中线左偏约1mm。

诊断：安氏Ⅲ类；毛氏：Ⅱ^1＋Ⅰ^1＋Ⅳ^2；骨性Ⅲ类高角。

矫治方案：减数15、25、34，生理性支抗矫治技术，正畸掩饰性矫治；内收下牙列关闭拔牙间隙，6缺失侧预留间隙日后修复；调整上下前牙及磨牙咬合关系，取得正常覆𬌗覆盖关系，改善侧貌。

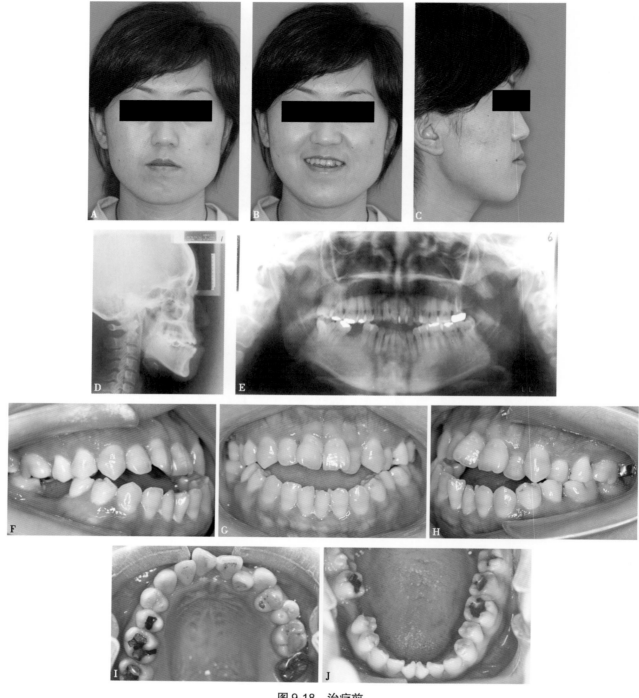

图9-18　治疗前
A～E. 治疗前患者面像、头颅侧位片与曲面体层片，F～J. 治疗前患者口内像

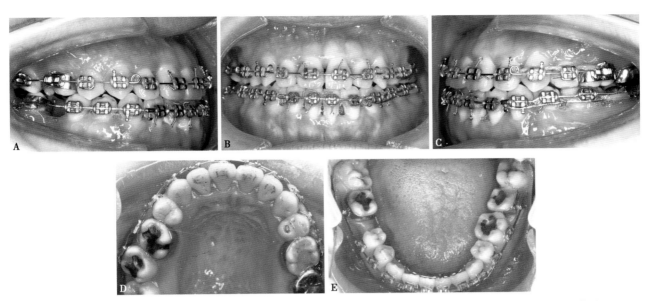

图 9-19　使用（0.014～0.019）英寸×0.025 英寸 NiTi 丝排齐整平，XBT 颊管直立前倾的上下磨牙；上颌 0.018 英寸×0.025 英寸不锈钢丝，下颌 0.45mm 及 0.019 英寸×0.025 英寸不锈钢丝关闭间隙，同时配合Ⅲ类牵引及前牙区垂直牵引

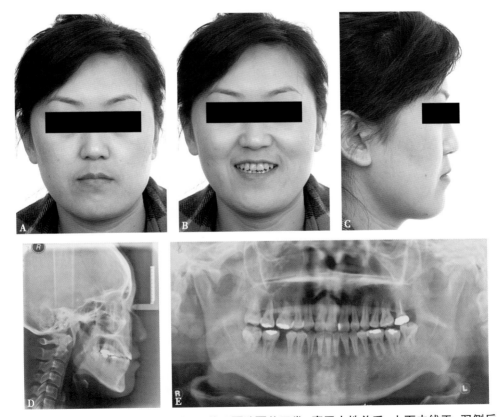

图 9-20　矫治效果：上下牙列整齐，前牙覆𬌗覆盖正常，磨牙中性关系，上下中线正，双侧后牙尖窝关系良好，侧貌明显改善。头影测量重叠图显示上磨牙较治疗前稍后倾，去除了Ⅲ类磨牙的前倾代偿，从而为Ⅲ类牵引提供了以磨牙整体移动对抗下切牙舌向倾斜移动的支抗；下磨牙后倾为下切牙内收提供了更多间隙及强有力的磨牙后倾支抗

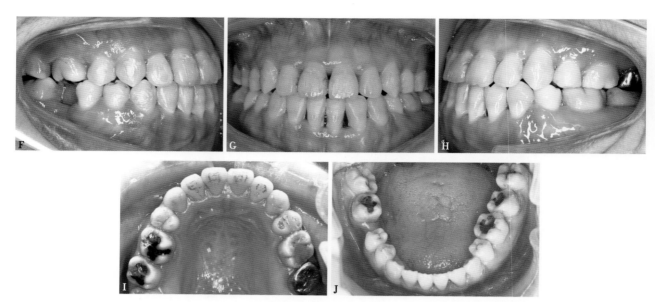

图 9-20　矫治效果：上下牙列整齐，前牙覆𬌗覆盖正常，磨牙中性关系，上下中线正，双侧后牙尖窝关系良好，侧貌明显改善。头影测量重叠图显示上磨牙较治疗前稍后倾，去除了Ⅲ类磨牙的前倾代偿，从而为Ⅲ类牵引提供了以磨牙整体移动对抗下切牙舌向倾斜移动的支抗；下磨牙后倾为下切牙内收提供了更多间隙及强有力的磨牙后倾支抗（续）

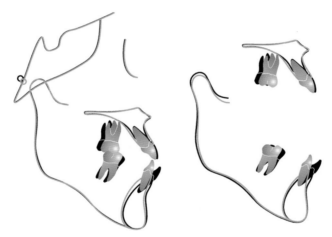

图 9-21　治疗前后头影重叠图
黑色表示治疗前，黄色表示治疗后

参 考 文 献

1. James David McCoy. Applied Orthodontia. Philadelphia: NABU PR, 1927：189

2. Thomas M Graber. Orthodontics-current principles and technique, 1995：605

3. Gurkeerat Singh, Textbook of Orthodontics. India: Jaypee Brothers, 2004：264

4. Tian-Min Xu, Xiaoyun Zhang, Hee Soo Oh, et al. A randomized clinical trial（RCT）comparing control of maxillary anchorage using two retraction techniques. AJODO, 2010, 138（5）：544

5. Johnston, 许天民, 滕起民. Johnston 头影测量图解手册. 北京：北京大学医学出版社, 2011

6. G Chen, S Chen, XY Zhang, et al. Stable region for dental cast superimposition in adults, studied with the aid of stable miniscrews. Orthod Cranifac Res, 2011, 14：70-79

7. 许天民, 刘妍, 江久汇, 等. 正畸内收上切牙对上颌牙槽骨改建的临床研究. 实用口腔医学杂志, 2004, 20（4）：431-433

8. Hoeve AT, Mulie RM. The effect of antero-postero incisor repositioning on the palatal cortex as studied with laminagraphy. JCO, 1976（11）：804-822

9.　Mulie RM，Hoeve AT. The limitations of tooth movement within the symphysis studied with laminagraphy and standardized occlusion films. JCO，1976（12）：882-899

10.　Sperry TP，Speidel TM，Isaacson RJ，et al. The role of dental compensations in the orthodontic treatment of mandibular prognathism. Angle Orthod，1977，47（4）：293-299

11.　Remmelink HJ，Van Der Molen AL. Effects of anteroposterior incisor repositioning on the root and cortical plate：A follow-up study. JCO，1984（1）：42-49

12.　Wehrbein H，Fuhrmann RAW，Diedrich PR. Periodontal conditions after facial root tipping and palatal root torque of incisors. Am J Orthod Dentofac Orthop，1994，106（5）：455-462

13.　Wehrbein H，Bauer W，Diedrich P. Mandibular incisors，alveolar bone，and symphysis after orthodontic treatment a retrospective study. Am J Orthod　Dentofac Orthop，1996，110（3）：239-246

14.　Alexander Spassov，Dragan Pavlovic. The appleof Sir Isaac Newton. Am J Orthod Dentofacial Orthop，2011，139：714

15.　Baume LJ. Physiological tooth migration and its significance for the development of occlusion，parts Ⅰ，Ⅱ，Ⅲ，and Ⅳ. J Dent Res，1950，29：123-132，331-337，338-348，440-447

16.　Iseri H，Solow B. Continued eruption of maxillary incisors and first molars in girls from 9 to 25 years，studied by the implant method. Eur J Orthod，1996，18：245-256

17.　Bishara SE，Hoppens J，Jacobson JR，et al. Changes in the molar relationship between the deciduous and permanent dentition：a longitudinal study. Am J Orthod Dentofacial Orthop，1988，93：19-28

18.　Donaghey JB. A cephalometric evaluation of tooth movement and growth of the jaws in untreated individuals，ages 11-15. Saint Louis University，986

19.　McWhorter K. A longitudinal study of horizontal and vertical tooth movements during adolescence（ages 10 to 15）. Baylor University，1992

20.　Bayirli B，Johnston LE. Mandibular response. Ann Arbor：The University of Michigan Press Inc.，1996

21.　Enlow DH，Hans MG. Essentials of Facial Growth Needham Press Inc. Ann Arbor，1996

22.　Alexandros K Tsourakis，Lysle E Johnston. Class Ⅱ malocclusion：The aftermath of a "perfect storm". Seminar in Orthodontics，2014，20：59-73

23.　Papandreas SG，Buschang PH，Alexander RG，et al. Physiologic drift of the mandibular dentition following first premolar extractions. Angle Orthod，1993，63（2）：127-134

24.　刘秀丽，陈曦，林洪，等. 牙齿移动机制的实验研究. 西安交通大学学报（医学版），2004，24（5）：510-513

25.　Beek HV，Fidler VJ. An experimental study of the effect of functional occlusion on mesial tooth migration in macaque monkeys. Arch oral Biol，1977，22：269-271

26.　Picton DCA，Moss JP. The effect of reducing cusp height on the rate of approximal drift of cheek teeth in adult monkeys（Macaca irus）. Arch oral Biol，1978，23：219-223

27.　徐军，许龙梅，江泳，等. 关于牙齿近中移动的实验研究. 中华口腔医学杂志，2000，35（2）：115-117

28.　Kanoza RJJ，Kelleher L，Sodek J，et al. A biochemical analysis of the effect of hypofunction on collagen metabolism in the rat molar periodontal ligament. Arch oral Biol，1980，25：663-668

29.　Picton DCA，Moss JP. Short-term changes in the mesiodistal position of teeth following removal of approximal contacts in the monkey（Macaca fascicularis）. Arch Oral Biol，1982，27：273-278

30.　Picton DCA，Moss JP. The part played by the trans-septal fibre system in experimental approximal drift of the cheek teeth of monkeys（Macaca irus）. Arch oral Biol，1973，18：669-680

31.　Picton DCA，Moss JP. The effect on approximal drift of altering the horizontal component of biting force in adult monkeys. Arch Oral Biol，1980，25：45-48

32.　Thomas ES，Karin AS，Elizabeth AT. Periodontal force：a potential cause of relapse. Am J Otrhod Dentofac Orthop，1992，101：221-227

33.　Kusters ST，Kuijpers-Jagtman AM，Maltha JC. An experimental study in dogs of transseptal fiber arrangement between teeth which have emerged in rotated or non-rotated positions. J Dent Res，1991，70（3）：192-197

34. Murphey WH. Oxytetracycline microfluorescent comparison of orthodontic retraction into recent and healed extraction sites. Am J Orthod，1970，58：215-239

35. Bellows CG，Melcher AH，Aubin JE. Contraction and organization of collagen gels by cells cultured from periodontal ligament，gingiva and bone suggest functional differences between cell types. J Cell Sci，1981，50：299-314

36. Garant PR，Cho MI. Cytoplasmic polarisation of periodontal ligament fibroblast. J Periodont Res，1979，4：95-106

37. Kasugai S，Suzuki S，Shibata S. Measurements of the isometric contractile force generated by dog periodontal ligament fibroblasts in vitro. Arch oral Biol，1990，35（8）：597-601

38. Bin L，James H，Wang C. Fibroblasts and myofibroblasts in wound healing Force generation and measurement. J Tissue Viability，2011，20：108-120

39. Bjork. Facial development and tooth eruption：An implant study at the age of puberty. AJODO：1972，62（4）：339-383

40. Baumrind S，Ben-Bassat Y，Bravo LA，et al. Partitioning the components of maxillary tooth displacement by the comparison of data from three cephalometric superimpositions. Angle Orthod，1996，66（2）：111-124

41. Martinelli FL，de Oliveira Ruellas AC，de Lima EM，et al. Natural changes of the maxillary first molars in adolescents with skeletal Class Ⅱ malocclusion. AJODO，2010，137（6）：775-781

42. Hong Su，Bing Han，Sa Li，et al. Compensation trends of the angulation of first molars：retrospective study of 1403 malocclusion cases. International Journal of Oral Science，2014：1-7

43. Burstone CJ. Force systems from an ideal arch. Am J Orthod，1974，65：270-289

第 10 章

正畸治疗中的垂直向控制
Vertical Control in Orthodontic Treatment

周彦恒* 何丹青* 刘伟涛# 周绍楠#

*北京大学口腔医院　#赛德阳光医疗集团

错𬌗畸形通常表现为前后向、左右向和垂直向三维方向的异常，因此在正畸治疗过程中，就自然要考虑牙齿在三维方向上的移动和控制，其中尤以牙齿的垂直向控制最为困难和最具挑战性。因为在正畸治疗过程中，由于𬌗力的作用及正畸力方向的问题，通常都会对面部的垂直向产生影响，例如Ⅱ类或者Ⅲ类颌间牵引就有可能伸长磨牙，从而使前面部垂直向高度增加；而使用口外弓时，如果是低位牵引，则会伸长磨牙，使下颌骨后下旋转，从而增加前面高。正因为如此，正畸过程中会因为牙齿垂直向的变化而改变患者的面型。对于正畸治疗中的垂直向控制，也就显得更为重要和必需了。

为了掌握正畸过程中垂直向控制的诀窍，有两个概念非常重要，那就是高角和低角病例。因为，对于这两种病例，在临床进行垂直向控制时，通常都是相反的。对于低角病例，患者的面部高度不足，我们希望增加患者的面下 1/3 高度，而对于高角患者，则正好相反，需要减小面下 1/3 高度。正畸临床真正的难点就在于对高角患者的垂直向控制[1]。

一、高角及其垂直向控制的概念

早在 20 世纪 60 年代，正畸领域的学者们就已经开始了对高角与低角骨面型的探索和研究，在探索的过程中高角骨面型的主要颅面形态特征首先被较为清晰地归纳出来：即下颌升支偏短，下颌平面陡，后面高较小，前面高较大，尤其前下面高较大，颏部后缩。而低角骨面性患者表现则正好相反，主要颅面特征为：下颌平面平缓，后面高大，前面高小。Schudy 认为下颌平面和稳定的 SN 平面形成的 SN-MP 角是诊断垂直向改变的最好指标，并于 1965 年首次明确提出应根据 SN-MP 角的大小进行垂直向面型分类，在他的研究中，SN-MP 角大于 40° 者被定义为高角病例。目前在临床上应用较为广泛的是 Schudy 的诊断标准，即 SN-MP 角≥40°[2]。

高角病例垂直向控制的概念是基于高角骨面型的形成机制提出的。研究指出高角骨面型的形成主要是由于相对较小的髁突垂直生长量，和相对较大的上颌骨垂直生长量及上下颌后牙牙槽突垂直生长量，所共同导致的下颌骨后下旋转所致。对这类患者，通常患者原来的 SN/MP 角越大，下颌平面随生长发育会变得越陡。换言之我们很难改变患者髁突生长不足的问题，因此控制患者的磨牙高度就成了控制其下颌平面最切实可行的手段。而通过压低磨牙来控制高角患者的下颌平面，乃至实现其下颌平面的前上旋转正是垂直向控制的概念及意义所在。

二、正畸治疗对高角病例的影响

大量临床研究表明，正畸治疗往往导致患者后牙高度增加，进而改变下颌骨的生长方向而对高角患者的面型造成不利影响。

学者们首先一致发现口外弓治疗会导致上颌磨牙伸长，下面高增加以及颏部后移。分析原因发现造成颏部后移的并不是下颌骨的生长量减少了而是其生长方向改变了，即其发生了后下旋转。Ricketts 认为口外弓颈牵引治疗造成上颌磨牙伸长是导致下颌发生后旋生长的直接原因；Ⅱ类牵引则是因为伸长了下颌磨牙而同样会导致下颌的后旋生长，因此这些治疗均对下颌后缩者十分不利。

在进一步明确正畸治疗通过影响磨牙高度而改变下颌骨生长方向的具体机制方面，Schudy 的研究再次作出了杰出贡献。通过对 50 名未拔牙患者的研究，Schudy 发现，经过正畸治疗的患者垂直向上各部分的生长量及其在垂直向生长总量中所占的比例均发生了改变，其中与未经治疗组最主要的不同是治疗组下颌后牙牙槽突高度的增加明显超过了未经治疗组。他认为在 8～14 岁期间，上颌后牙牙槽突的生长本应该是大于下颌的，是正畸治疗导致正常生长在此发生了逆转，使得治疗组下颌磨牙的升高量明显超过了上颌磨牙，Ricketts 和 Schudy 均认为这主要是 II 类颌间牵引所致。由于治疗组上下颌磨牙垂直高度总和的增加量明显大于未经治疗组，而两组患者的髁突生长量却基本相同，导致治疗组的下颌发生后旋生长，垂直向上的改变不可避免地同时引发矢状向的变化，颏部后下移位。当患者为高角病例时，正畸治疗对磨牙高度这一垂直向的影响将导致其本来就存在的生长失衡进一步加重，下颌平面将继续相对于颅底打开，颏部更加后缩，前下面高也进一步增大，最终导致正侧貌均恶化；而如果患者为 II 类高角骨面型，预后将更差，垂直向的改变将加重矢状向的不调，不仅 ANB 角不能减小，II 类磨牙关系都将难以矫正。Schudy 进一步指出，对于均衡生长型的患者，正畸治疗所导致的下颌后旋我们还可以期待治疗结束后的生长能使之逐渐恢复，但他强调所指生长仅限于髁突的生长，而不是其他部位的生长，即如果治疗结束后髁突的生长能够超过磨牙区的垂直生长，后旋的下颌平面才可能逐渐恢复；但对于开张生长型的患者即高角患者，由于其本来就存在髁突生长与磨牙区垂直生长的失衡，一般其原来的 SN/MP 角越大，下颌平面随生长发育会变得越陡，因此治疗所引发的下颌后旋将很难恢复，而如果在治疗结束前患者的主动生长停止了，那么下颌平面就更将永远保持在这一更大的倾斜度上。也就是说，正畸治疗所造成的高角患者的下颌后旋加重将是不可逆的。

正畸治疗因导致磨牙升高而造成高角患者面型恶化是正畸领域的学者们一直不愿面对的，曾经有一种观点认为拔除前磨牙矫治能够降低面部垂直高度，因为在关闭拔牙间隙时，磨牙近中移动会导致下颌平面发生前上旋转，面下部垂直高度随之降低，即所谓消除了"楔形效应"。然而，大量的临床研究却发现，拔除前磨牙矫治并不会降低面下部垂直高度，甚至会使之略有增加。许多学者认为主要是颌间牵引所致。此外 Sassouni 的研究还曾指出，在高角患者开张的腭平面和下颌平面间，后部咀嚼肌将产生一个向近中倾斜的矜力而导致拔牙后磨牙较易发生近中移动，磨牙发生近中移动后又将脱离咀嚼肌垂直向的控制，在矫治力的作用下很容易发生伸长。Creekmore 则发现由于高角患者 PNS 到下颌下缘的垂直距离相对减小，其磨牙往往萌出不足，很轻的力也会诱发其萌长，而拔牙后磨牙很容易会在矫治力的作用下移向颌间垂直距离更大的近中，并在移动过程中发生明显萌长 [4]。因此目前学者们普遍认为，磨牙的升高量将最终抵消甚至超过其近中移动时在垂直向上降低的量，下颌平面角因此无法减小甚至发生增加。

在"楔形效应"学说之后，有学者又进一步提出拔除第二前磨牙会比拔除第一前磨牙更有利于高角病例，认为拔除第二前磨牙更有利于降低后牙区的垂直高度，进而引发下颌平面前上旋转，减小前下面高。但随后大量的临床研究再次证实，拔除第二前磨牙与拔除第一前磨牙对患者合颌面垂直向上的影响并没有显著性差异，即两种拔牙模式均不能减小下颌平面角及前下面高，这是因为拔除第二前磨牙者只是磨牙的近中移动显著增加了，但在其近中移动的过程中垂直高度的增加并不比拔除第一前磨牙者少 [3]。

因此，正畸治疗能否改善高角患者的面型，主要取决于治疗过程中是否能够有效控制其上下颌后牙的高度，而后牙高度的变化将主要取决于矫治力的种类及其作用于牙齿的力学机制而并非拔牙与否或者拔哪颗牙。

三、临床上各种垂直向控制手段

近半个世纪以来，正畸领域已经先后出现了十几种垂直向控制技术，根据其对后牙高度的控制能力，以及相应的下颌平面反应，可大体分为两大类，即被动控制技术和主动控制技术。

（一）被动控制技术

主要是阻止后牙伸长，或是抑制后部牙槽突的垂直发育，借此间接刺激髁突的生长，而实现后牙的相对压低，进而达到控制高角患者下颌平面的目的。主要包括以下几种手段：

1．垂直牵引头帽颏兜　牵引力经殆接触传至上下颌后牙，进而抑制后部牙槽突的垂直发育，同时控制颏部的位置，对患者的合作性要求极高。

为了更有利于垂直向的牵引力传递至上下颌后牙，垂直头帽颏兜可与上颌或下颌殆垫式活动矫治器联合应用，但这将对患者的合作性提出更高的要求。

2．后牙殆垫　由 Woodside 首先提出，他通过研究发现，当殆垫的厚度超出息止殆间隙时，咀嚼肌被拉伸，肌力可通过殆垫传至上下颌后牙而阻止其伸长。后牙殆垫被认为是一种能够自动在双颌同时进行垂直向控制的矫治器，如果能够保证每天戴 16 个小时以上，会是一种比较有效的控制手段。尽管有效，但殆垫带给患者的不适感也是非常明显的，主要源于影响发音、味觉及面部美观，加之其可摘式的设计，因而其十分依赖患者的依从性。

3．高位牵引头帽　包括磨牙高位牵引和尖牙高位牵引（J 钩高位牵引）两种牵引方式。其中前者是通过直接抑制上颌磨牙的萌长来防止下颌平面打开；后者则是作为 Tweed-Merrifield 方向性力系统的一个重要组成部分 [5]，通过间接控制磨牙高度来实现对下颌平面的控制。尖牙高位牵引一直被认为是一种较为有效的垂直向控制手段；但磨牙高位牵引的有效性却被一再提出质疑。Baumrind 等研究曾发现，进行磨牙高位牵引的患者下颌平面仍然发生了后旋。而 Burke 等在一项关于磨牙高位牵引和低位牵引对高角病例垂直向影响的比较研究中也发现，两组患者的下颌平面都发生了后旋，且后旋量没有差异；上颌磨牙也都发生了伸长，只是高位牵引组的伸长量小一些。尽管有研究指出，增加牵引力值和牵引时间将有助于获得上颌磨牙的压入，但无疑又会对患者的依从性提出更高的要求。总之，磨牙高位牵引作为一种垂直向控制手段目前尚缺乏足够的临床证据证实它的有效性。

4．功能矫治器　大多数功能矫治器在矫正矢状向不调的同时会鼓励后牙的自由萌长，因此被认为不适用于高角病例。但近些年来开始有学者提出功能矫治器的改良应用，以求在矫正矢状向不调的同时也能实现恰当的垂直向控制。改良主要是通过两种途径：一是保证所有的后牙都能与殆垫或殆支托接触，从而阻止其萌长；二是增加上颌高位牵引。

5．TPA　通过舌体在吞咽和咀嚼过程中对横腭杆施加的压力来阻止上颌磨牙的伸长。然而一些临床研究却发现 TPA 并不能阻止磨牙伸长，其主要作用只是对抗磨牙的近中扭转。需要指出的是，在这些研究中，横腭杆都仅仅离开腭黏膜 1～2mm 的距离。而 Chiba 通过研究发现，当横腭杆离开腭黏膜的距离分别为 2mm、4mm、6mm 时，舌肌对之的压力会随着此距离的增大而增加；且当 U 形曲的位置逐渐向远中移动时，舌肌的压力也表现出增加的趋势，尽管这一研究并未涉及磨牙高度改变等临床指标，但也提示我们，当评价 TPA 在垂直向控制方面的效果时，因其设计的不同可能会得出不同的结论。

6．多曲方丝弓技术　Kim 认为附有后倾弯的靴形曲可以直立并压低近中倾斜的后牙，进而获得良好的后部垂直向控制，但前牙区必须同时进行垂直牵引，以防直立后牙的过程中前牙被压低，开殆加重，因此同样需要患者具有良好的依从性。Chang 针对此技术进行了临床研究，结果发现治疗的主要改变是磨牙的直立及前牙的伸长，却并未证实磨牙有压入。事实上在多曲唇弓直立磨牙的过程中，即使证实有所谓的磨牙压低也应该是指远中尖，而近中尖在直立的过程中往往会发生伸长，因此直立磨牙的压低是很难评价的。

7．Tweed-Merrifield 技术　根据 Tweed-Merrifield 技术的矫治理念，稳定唇弓和磨牙备抗可以防止正畸治疗中磨牙的伸长。因此磨牙备抗一度被认为是阻止其伸长的有效手段。然而，Dougherty 在一项临床研究中对 54 例拔牙患者进行了下磨牙备抗，结果其下磨牙平均伸长达 3.4mm；而 42 例不拔牙患者经过磨牙备抗后下磨牙也平均伸长了 2.6mm，均明显大于未经治疗者在相似时间段中的下磨牙平均萌长量即 1.5mm。Vaden 在应用该技术对成人和青少年患者进行分组研究时也证实两组患者的下磨牙均发生了明显伸长。

8．适宜的矫治力　在固定矫治中有很多矫治力会引起后牙的伸长，除了进行额外的垂直向控制，运用适宜的矫治力，尽量避免会升高后牙的施力方式，也是被动控制技术的内容之一。这主要包括：下颌第二磨牙尽早安放带环，以增加支抗牙数目；关间隙时的颌内牵引力不宜过大；高角深覆殆患者打开咬合的过程中，避免应用摇椅弓，可选择 Ricketts 多用途弓或 Burstone 片段弓技术，以求在压低切牙打开咬合的同时尽可能减少后牙升高量；避免长期应用Ⅱ类和Ⅲ类颌间牵引等。Ricketts曾报道，在进行Ⅱ类颌间牵引时，磨牙平均近中移动约2mm，就会平均升高约3.3mm，这对于高角病例的垂直向控制无疑是十分不利的。

（二）主动控制技术

主要是通过实现后牙的绝对压低而获得下颌平面的前上旋转。目前主要应用于高角开𬌗的矫治。主要包括以下几种手段：

1. 附磁体或弹簧的𬌗垫　加力装置的引入使得𬌗垫由被动控制技术转化为主动控制技术，利用磁体的相斥力或弹簧的弹力压低后牙，进而使下颌平面发生前上旋转。Dellinger提出的AVC系统是这类矫治器的典型代表，该系统为固定式双颌后牙𬌗垫，磁体分别埋于上下颌的𬌗垫中，利用磁体间的相斥力及常规𬌗垫效应共同实现后牙的压低。该手段存在的问题主要是三维控制较难，磁体相斥可致下颌发生侧移甚至导致反𬌗。

2. RMI（rapid molar intrusion）系统　由Carano于2005年提出，是一种固定式弹力装置，可同时对上下颌磨牙施加压低力，力值在稳定后为250g/牙。他通过对19例开𬌗患者的成功矫治指出，RMI系统可以实现磨牙的绝对压低，SN-GoGn角平均减小2.35º，并指出RMI更适合垂直向发育过度的儿童患者，且上磨牙会比下磨牙发生更明显的压低。

3. 种植体支抗垂直向控制　近些年来，种植体支抗在正畸领域的应用越来越广泛，而其在高角病例垂直向控制方面的应用最早可以追溯到1997年，当时日本学者Kanomi在应用微螺钉成功压低下前牙后首次提出可以尝试应用种植体支抗压低磨牙，由此为高角病例的垂直向控制提出了一个崭新的思路。至今，经过十余年的探索，大量的临床研究已经证实，种植体支抗可以实现对磨牙的绝对压低，进而引发下颌平面的前上旋转，关闭前牙开𬌗，使得颏部前上再定位，显著改善侧貌，十分适用于Ⅰ类、Ⅱ类高角开𬌗的矫治。

在过去近半个世纪的时间里，高角病例的垂直向控制经历了一个由单颌控制到双颌控制的发展历程，其中单颌控制手段以磨牙高位牵引头帽为代表，而双颌控制手段则包括垂直牵引头帽颏兜、后牙𬌗垫等。近些年随着种植体支抗在高角开𬌗领域的成功应用，这一情况发生了逆转。大量应用种植体支抗压低单颌磨牙矫治高角开𬌗的临床研究证实，由于种植体支抗实现了对单颌磨牙的绝对压低而成功引发了下颌平面的前上旋转，不仅前牙开𬌗得以矫正，更令患者的软组织侧貌得到显著改善。

尽管应用种植体支抗压低单颌磨牙已经成功实现了下颌平面的前上旋转，但由于希望获得更大的下颌平面前旋量，双颌控制被再度提出。然而，当上下颌磨牙高度之和被视为一个整体值时，如果单颌控制和双颌控制所造成的这个整体值的减小量没有明显区别，它们对下颌平面的控制效果也不会有明显区别；只有当这两种控制方式造成这个整体值的减小量呈现明显差别时，或者说当这一整体值有更大的减小余地时，双颌控制才会呈现出明显优势。这也可以简单地认为，中重度高角开𬌗更适合进行双颌控制；而对于正常覆𬌗或深覆𬌗者，甚至包括轻度开𬌗者，要实现下颌平面的前上旋转，都并非一定要进行双颌控制，只要上下颌磨牙高度的总和在控制中发生具有临床意义的绝对减小，就一定可以获得下颌平面的前上旋转。

尽管种植体能够为压低磨牙提供强有力而可靠的垂直向支抗，在理论上可以实现足够的磨牙压低量，但事实上根据我们的临床实践，下颌平面的前旋潜力往往会受到前牙覆𬌗情况及前牙唇齿关系的制约，当上下颌磨牙的总压低量超过了下颌平面前旋潜力所需要的压低量，继续压低磨牙将不会再引发下颌平面的前上旋转，而只会导致磨牙开𬌗。

那么当应用种植体支抗进行单颌控制时，到底是控制上颌磨牙好还是控制下颌磨牙好呢？关于高角骨面型形成机制的一些经典研究曾为我们指出，上颌体和上颌磨牙牙槽突垂直生长过度是形成高角骨面型的最主要原因，而通过采用种植体支抗压低上颌磨牙引发下颌平面发生自动前上旋转，其机制类似于LeFort Ⅰ型手术，因此被认为更合理；当种植体位于上颌后牙区颊侧，即由颊侧施力压低上颌磨牙时将更有利，因为上颌磨牙会在被压低的过程中不可避免地发生轻度颊向直立，进而导致上颌牙弓宽度有所增加，这对于大多数高角患者显然是十分有利的。除了认同上述观点，我们在临床实践中还体会到，由于同时应用种植体作为矢状向支抗,治疗中基本上可以避免Ⅱ类颌间牵引的使用,而Ⅱ类颌间牵引一直被认为是导致拔牙病例下颌磨牙发生明显升高的最主要原因。此外,应用种植体支抗压低上颌磨牙的临床可行性也更大些:首先是种植体在上颌颊侧的植入成功率最高;其次是上颌磨牙很少需要近中移动,可以在治疗之初即植入种植体后即开始压低。

四、高角患者种植体支抗临床垂直向控制要点

(一)前牙开𬌗患者的垂直向控制

1. 种植体支抗植入部位　Crismani 等[6] 提出,植入种植体的"安全位置"应该有足够骨量且不损伤牙根。一般而言,进行后部垂直向控制时推荐植入部位为第一、第二磨牙间的颊侧,便于手术及加力等操作,且第一、第二磨牙的根间距较大,种植体支抗较为容易植入而不伤及邻牙牙根。微螺钉种植体支抗植于上颌第一恒磨牙与第二恒磨牙的颊侧如图 10-1 所示。

单纯颊侧种植体支抗压低,则会出现压低磨牙颊向倾斜。为了防止这种现象出现,我们在上颌腭侧安置横腭杆,横腭杆离开腭黏膜 3mm,如图 10-2,而下颌放置舌弓,如图 10-3。目前我们常在上颌腭侧植入另一个微螺钉支抗,在颊腭侧同时压低。

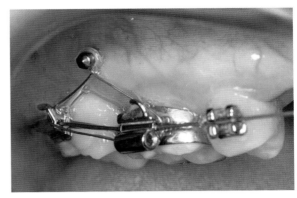

图 10-1　微螺钉种植体植于上颌第一、第二恒磨牙颊侧

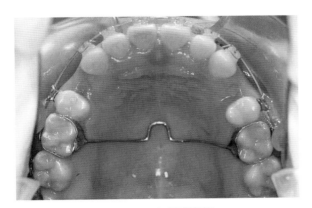

图 10-2　上颌横腭杆

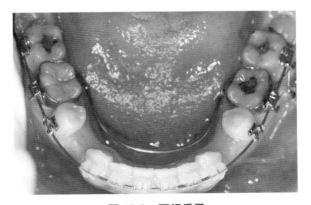

图 10-3　下颌舌弓
第一、第二恒磨牙顺利压低而不会出现颊向倾斜

2. 种植体支抗加力　对于开𬌗患者,我们从一开始就采用轻力压低,每个象限初始力值 70～100g。压低持续进行,开𬌗就会自然消除(图 10-4)。

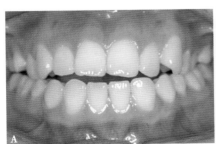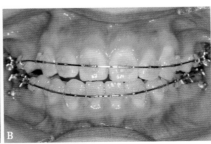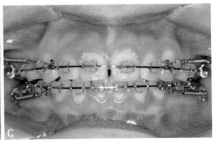

图 10-4　种植体支抗加力
A. 治疗前,前牙开𬌗　B. 压低后牙,开𬌗减小　C. 压低持续,前牙开𬌗彻底消除

附：

病例一

17 岁男性，开殆求治（图 10-5～图 10-11）。

问题列表：

1. 凸面型，上下颌前突，颏后缩，下面高增加。

2. 前牙Ⅱ度开殆，Ⅱ度深覆盖；露龈微笑。

3. 11、21 外伤。

4. 双侧磨牙关系中性。

诊断：安氏Ⅰ类错殆，骨性Ⅱ类高角错殆。

矫治设计：拔牙矫治，减数 14、24、34、44，上颌种植体强支抗、垂直向控制。

矫治疗程：30 个月。

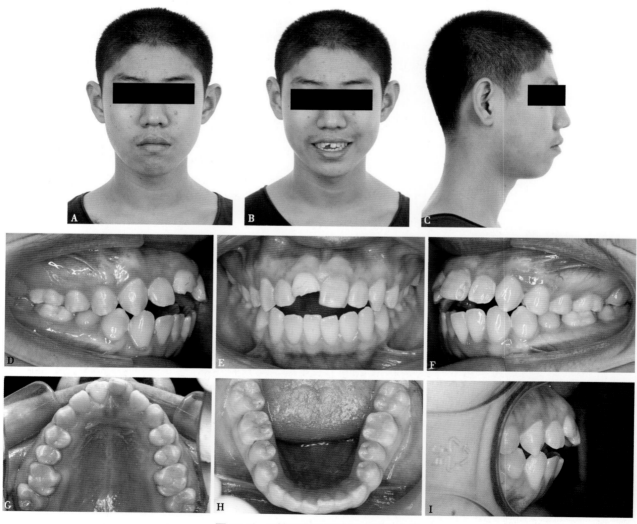

图 10-5　开殆患者治疗前面像及咬合像

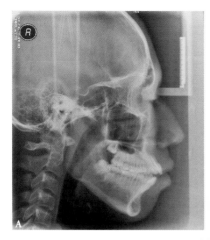
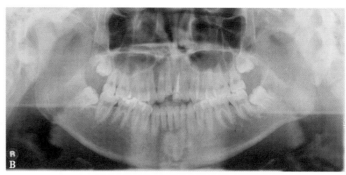

图 10-6 开𬌗患者治疗前 X 线片

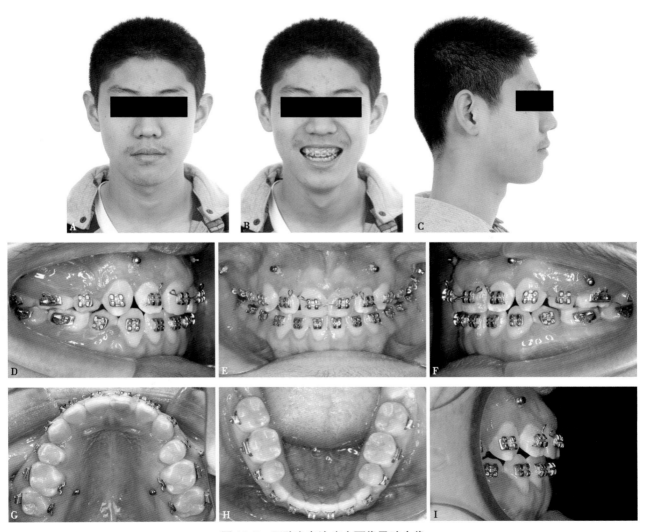

图 10-7 开𬌗患者治疗中面像及咬合像

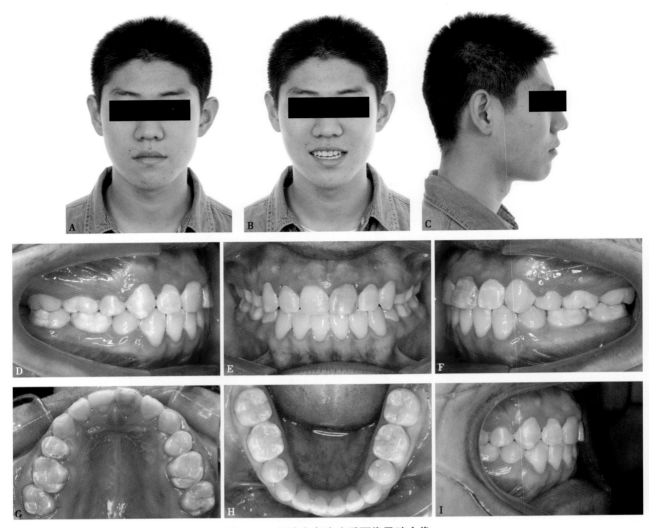

图 10-8　开𬌗患者治疗后面像及咬合像

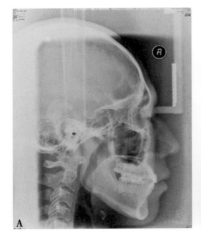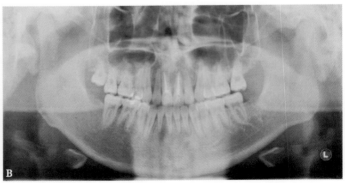

图 10-9　开𬌗患者治疗后 X 线片

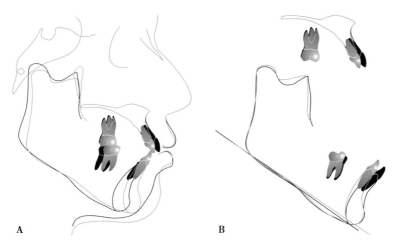

图 10-10　开𬌗患者治疗前后头影测量重叠图（黑线：治疗前；黄线：治疗后）

A. SN 重叠　B. 上颌及下颌重叠

表 10-1　治疗前后头影测量结果对比

测量项目	正常值		测量值	
	均值	标准差	治疗前	治疗后
SNA（°）	82.80	4.00	86.1	86.5
SNB（°）	80.10	3.90	80.7	83.4
ANB（°）	2.70	2.00	5.4	3.1
FH-NP（°）	85.40	3.70	85.7	89.1
NA-PA（°）	6.00	4.40	10.7	4
U1-NA（mm）	3.50	6.50	9.2	5.1
U1-NA（°）	22.80	5.70	29.6	22.7
L1-NB（mm）	6.70	2.10	11.3	7.8
L1-NB（°）	30.50	5.80	37.6	27.3
U1-L1（°）	124.20	8.20	107.4	126.9
U1-SN（°）	105.70	6.30	115.7	109.2
MP-SN（°）	32.50	5.20	38.7	35.8
MP-FH（°）	31.10	5.60	34.2	31.3
L1-MP（°）	93.90	6.20	98.2	88.1
Y（°）	66.30	7.10	66.2	63.4
Pg-NB（mm）	1.00	1.50	1.1	2.6

（二）前牙正常覆𬌗或深覆𬌗的垂直向控制

1．种植体支抗植入部位　如同开𬌗患者，微螺钉种植体支抗也是植于上颌第一恒磨牙与第二恒磨牙的颊侧（见图 10-1）。上颌腭侧同样安置横腭杆，横腭杆离开腭黏膜 3mm（见图 10-2），而在下颌放置舌弓（见图 10-3）。当然为了方便，上颌腭侧也植入另一个微螺钉支抗压低，避免磨牙颊向倾斜。

2．种植体加力　对于前牙覆𬌗正常或者深覆𬌗患者，我们可以在牙列排齐后再开始压低。采用轻力压低，每个象限初始力值 70～100g。压低持续进行，磨牙垂直向得以良好的控制。

附：

病例二

22岁女性,嘴突求治(图10-11~图10-16)。

问题列表:

1.凸面型;下面高增加。

2.开唇露齿。

3.前牙浅覆𬌗浅覆盖。

4.双侧磨牙关系近中尖对尖。

诊断:安氏Ⅲ类错𬌗,骨性Ⅰ类高角错𬌗。

矫治设计:拔牙矫治,减数14、24、34、44,上颌种植体强支抗、垂直向控制;下颌种植体强支抗。

矫治疗程:35个月。

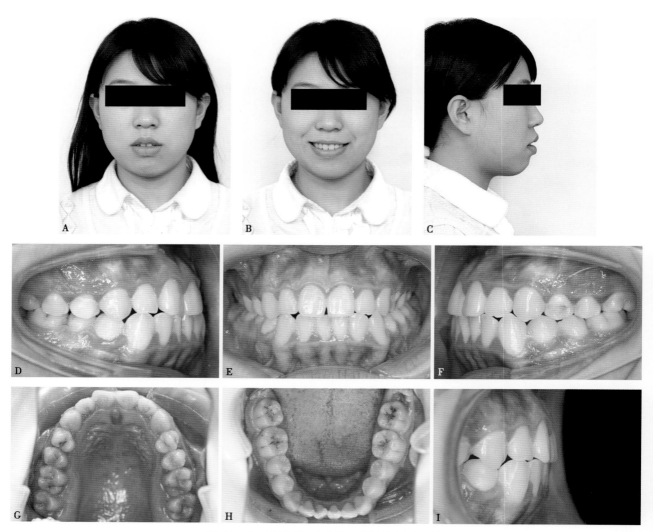

图10-11　正常覆𬌗患者治疗前面像及咬合像

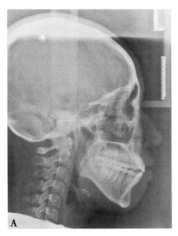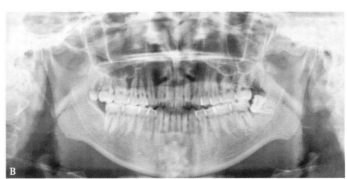

图 10-12   正常覆𬌗患者治疗前 X 线片

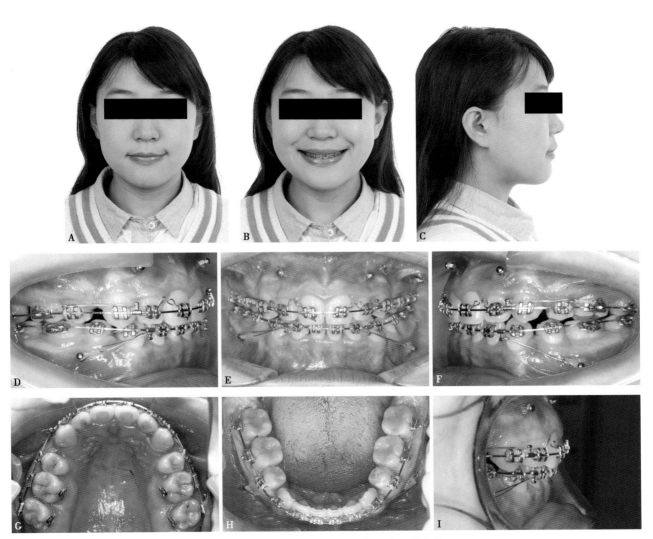

图 10-13   正常覆𬌗患者治疗中面像及咬合像

垂直向控制效果好已暂停

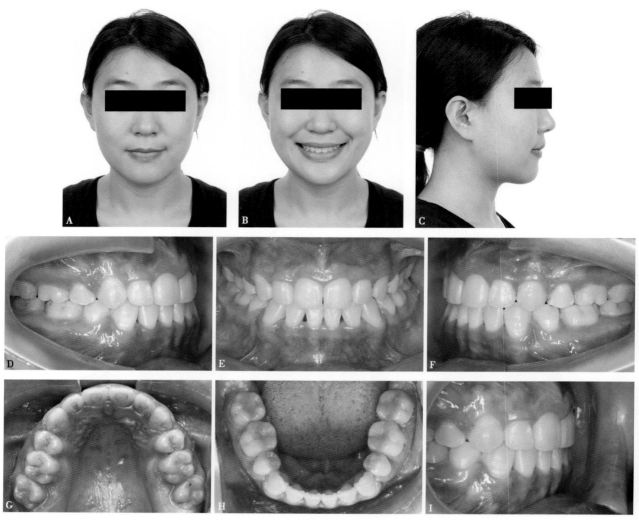

图 10-14 正常覆骀患者治疗后面像及咬合像

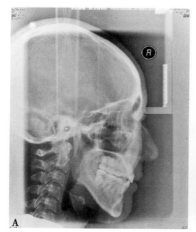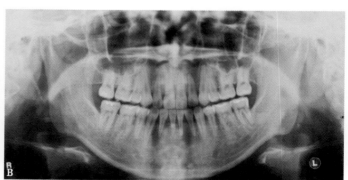

图 10-15 正常覆骀患者治疗后 X 线片

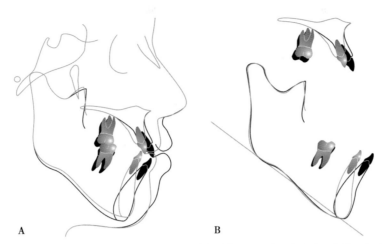

图 10-16　正常覆𬌗患者治疗前后头影测量重叠图（黑线：治疗前；黄线：治疗后）

A. SN 重叠　B. 上颌及下颌重叠

表 10-2　治疗前后头影测量结果对比

测量项目	正常值		测量值	
	均值	标准差	治疗前	治疗后
SNA（°）	82.80	4.00	83.7	83.5
SNB（°）	80.10	3.90	80.4	80.3
ANB（°）	2.70	2.00	3.3	3.2
FH-NP（°）	85.40	3.70	85.3	86.3
NA-PA（°）	6.00	4.40	7.2	5.3
U1-NA（mm）	3.50	6.50	6.6	0.7
U1-NA（°）	22.80	5.70	26	18.1
L1-NB（mm）	6.70	2.10	10.2	3.4
L1-NB（°）	30.50	5.80	31.7	21.6
U1-L1（°）	124.20	8.20	119	137
U1-/SN（°）	105.70	6.30	109.7	101.6
MP-SN（°）	32.50	5.20	43.7	41
MP-FH（°）	31.10	5.60	38.5	35.6
L1-MP（°）	93.90	6.20	87.5	81.5
Y（°）	66.30	7.10	68.9	67.1
Pg-NB（mm）	1.00	1.50	−0.6	1.1

（三）对于露牙龈微笑患者的垂直向控制

1. 种植体支抗植入部位　如同开𬌗患者，微螺钉种植体支抗也是植于上颌第一恒磨牙与第二恒磨牙的颊侧（见图 10-1）。上颌腭侧同样安置横腭杆，横腭杆离开腭黏膜 3mm（见图 10-2），而在下颌放置舌弓（见图 10-3）。当然为了方便，上颌腭侧植入另一个微螺钉支抗压低，避免磨牙颊向倾斜。同时我们在前牙侧切牙和尖牙间植入微螺钉种植体，对前牙开始压低，以矫正深覆𬌗。上颌前牙微螺钉支抗植入部位如图 10-17。

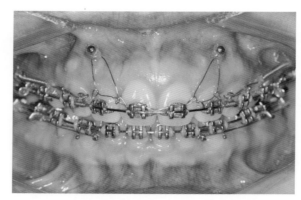

图 10-17 上颌侧切牙和尖牙之间植入微螺钉种植体支抗

2. 种植体加力 对于露牙龈微笑患者，我们可以在治疗开始时就开始压低，同时压低前牙和后牙。后牙每个象限初始力值 70～100g，前牙力值仅 20～30g。随着前后牙压低的进行，磨牙和前牙垂直向得以良好的控制（图 10-18）。

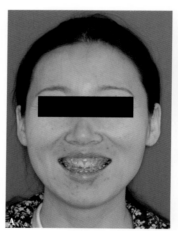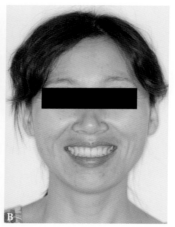

图 10-18 露牙龈微笑在前牙压低前后的变化
A. 压低前　B. 压低后

病例三：

20 岁女性，上前牙前突求治（图 10-19～图 10-24）。

问题列表：

1. 凸面型，上下颌前突，颏后缩，下面高增加。

2. 前牙深覆盖；露龈微笑。

3. 右侧磨牙关系中性，左侧磨牙关系近中尖对尖。

4. 48 近中阻生，47 远中根牙根吸收。

诊断：安氏Ⅲ类错𬌗，骨性Ⅱ类高角错𬌗。

矫治设计：减数，拔除 14、24、34、44、47，上颌种植体强支抗、垂直向控制，前牙种植体压低改善露龈微笑，直立 48 代替 47。

矫治疗程：36 个月。

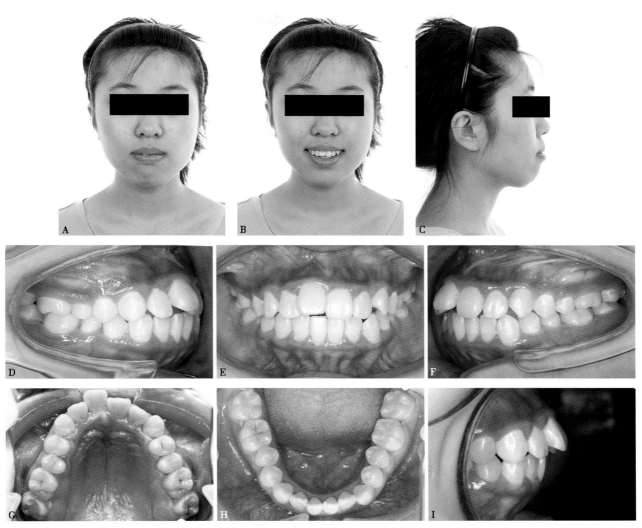

图 10-19　露龈笑患者治疗前面像与咬合像

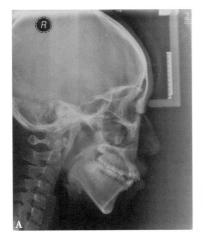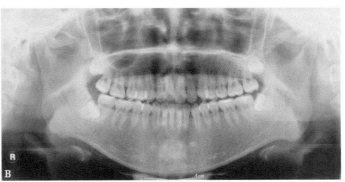

图 10-20　露龈笑患者治疗前 X 线片

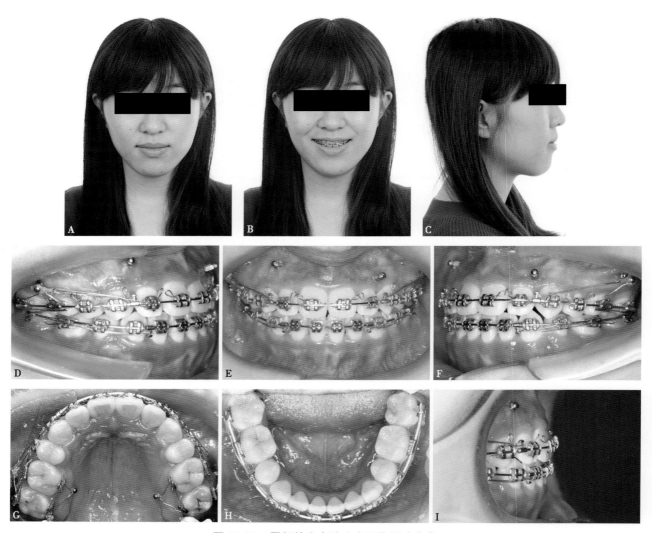

图 10-21　露龈笑患者治疗中面像及咬合像

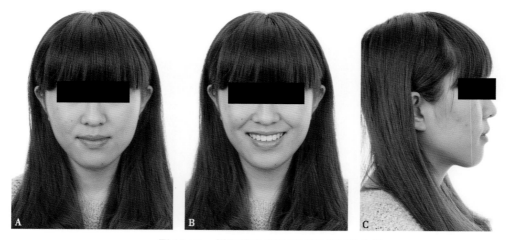

图 10-22　露龈笑患者治疗后面像及咬合像

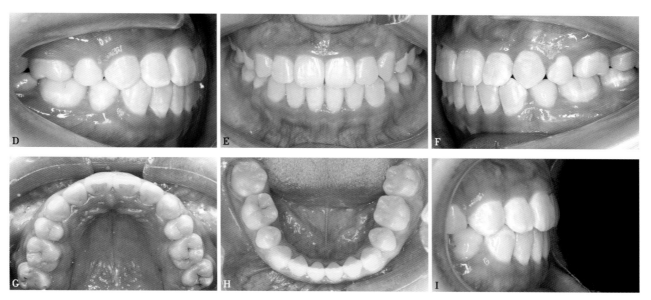

图 10-22　露龈笑患者治疗后面像及咬合像（续）

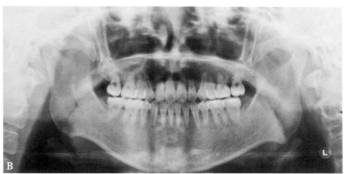

图 10-23　露龈笑患者治疗后 X 线片

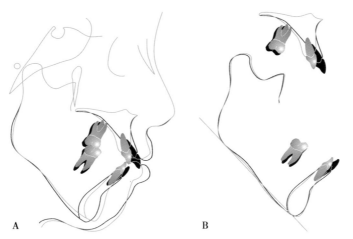

图 10-24　露龈笑患者治疗前后头影测量重叠图（黑线：治疗前；黄线：治疗后）
A. SN 重叠　B. 上颌及下颌重叠

表 10-3　治疗前后头影测量结果对比

测量项目	正常值		测量值	
	均值	标准差	治疗前	治疗后
SNA（°）	82.80	4.00	84.3	82.1
SNB（°）	80.10	3.90	78.8	78.5
ANB（°）	2.70	2.00	5.5	3.6
FH-NP（°）	85.40	3.70	82.8	83.9
NA-PA（°）	6.00	4.40	11.5	8.4
U1-NA（mm）	3.50	6.50	10.3	3.1
U1-NA（°）	22.80	5.70	34.1	22.9
L1-NB（mm）	6.70	2.10	12.3	6.5
L1-NB（°）	30.50	5.80	34.6	22.6
U1-L1（°）	124.20	8.20	105.8	130.8
U1-SN（°）	105.70	6.30	118.4	105.0
MP-SN（°）	32.50	5.20	44.2	42.5
MP-FH（°）	31.10	5.60	40	36.5
L1-MP（°）	93.90	6.20	91.6	81.7
Y	66.30	7.10	72.4	70.6
Pg-NB（mm）	1.00	1.50	−0.6	−0.9

参 考 文 献

1. 欧阳莉，傅民魁，周彦恒. 正畸治疗中高角病例的垂直向控制. 口腔正畸学，2008，15（4）：186-188

2. Schudy，FF. The Rotation of the Mandible Resulting from Growth：Its Implications in Orthodontic Treatment. Angle Orthod，1965，35：36-50

3. 欧阳莉，周彦恒. 使用种植体支抗对高角病例进行垂直向控制. 中华口腔正畸学杂志，2013，20：2-7

4. Creekmore，TD. Vertical dimension is a compounding problem. Am J Orthod Dentofacial Orthop，2000，117（2）：12A-13A

5. Merrifield LL，JJ Cross. Directional forces. Am J Orthod，1970，57（5）：435-464

6. Crismani AG，et al. Miniscrews in orthodontic treatment：review and analysis of published clinical trials. Am J Orthod Dentofacial Orthop，2010，137（1）：108-113

第11章

微种植体支抗技术在正畸治疗中的灵活应用
The Flexible Usage of the Micro-Implant Anchorage in Orthodontics

王林[*]，赵春洋[*]，马俊青[*]

[*] 南京医科大学口腔医学院

  稳定而简易的支抗是正畸治疗成功的关键之一。然而，传统的支抗均有其弊端，进入新世纪日益开展的微种植支抗无疑克服了传统支抗的弊端。1945 年 Gainsforth 及 Higley 使用较小尺寸的铸造钴铬钼合金螺纹种植体植于犬下颌升支用于内收前牙，虽在 16～31 天内所有种植体松动脱落，但这是种植支抗应用的首次报道，无疑也是小型正畸专用种植支抗的首次报道。1969 年 Linkow 报道用下颌叶状种植体支抗Ⅱ类牵引内收上前牙之后，有关种植支抗的研究陆续出现。1983 年 Gray 等以兔股骨为试验部位，使用两种小型种植支抗（直径为 1.6mm，骨内段长 4mm，一种为铸造钴铬钼合金柱状种植体，一种为此合金外覆生物玻璃），植入后愈合 4 周加力，对比两种种植体的稳定性及种植体 - 骨界面愈合情况，结果表明两种种植体都稳定，钴铬钼合金棒周完全为纤维鞘包裹，生物玻璃覆层种植体在骨皮质区为直接骨性结合，骨松质的结合与钴铬钼合金棒相似，本文是早期为数不多的有关小型种植支抗的文章，也是少见的早期加力的组织学研究报道。

  微种植体，或称微型种植体，是 20 世纪 90 年代出现的专为正畸设计的小螺钉状的支抗形式，主要材质为钛合金。1997 年 Kanomi 最早报道使用微种植体压低或水平向移动牙齿，其所使用的种植体直径 1.2mm，骨内段长 6mm，可植于牙槽各部位及腭部等，应用灵活，从植入方式看属于两段式种植体，作者认为骨内段需等待骨愈合后再加上部结构以施力。其后，Costa、Park 等先后推出不同形态和尺寸的微型种植体。随着国内外各厂家分别推出了一系列商业化的微种植体，主要为一体式种植体，直径在 1.0～2.3mm 之间，长度在 4～12mm 之间，微种植体的使用在临床上迅速得以推广。微种植体克服了常规种植支抗的局限性，它体积较小，可植于牙槽任意区域，能更精确地控制牙齿位移量和方向；手术简便易行，可仅由正畸医师完成，无需转科；可在植入后即刻或 2 周加载，使其应用更灵活方便；体积小，对邻牙及牙槽的发育影响较少。

第一节　微种植支抗的分类

  临床上常用的微种植体主要是一体式的小螺钉状钛合金种植体，但不同厂家根据不同植入部位生产了不同形态和尺寸的微种植体。目前，根据微种植体植入方式的不同，可分为助攻型和自攻型两种。

  助攻型是先用导钻在颌骨的植入部位钻出一个略小于微种植体直径的导孔，再将微种植体旋入导孔中（图 11-1）。也可以先用球钻钻开骨皮质，再用裂钻钻骨松质，然后旋入微种植体。因为预先制备了导孔，所以旋入微种植体过程要轻松一些，可以避免旋入阻力过大所致的骨裂或种植体折断，可用于骨质较致密的区域，如下颌磨牙区。但器械反复进入颌骨，可能导致导孔过大，而且即使采用低速机头和局部降温的措施，仍不可避免局部的产热所致的组织损伤，因此助攻方式不利于微种植体的初期稳定性。

  自攻型微种植体的应用日益广泛，无需制备导孔，直接用手柄将微种植体旋入颌骨中（图 11-2）。在骨质较致密的区域，自攻型微种植体也可以先制备导孔，采用助攻型方式植入。相对于仅能进行助攻式植入的微种植体而言,自攻型者种植体尖部和螺纹更锋利,种植体体部也多为锥形而不是柱状,以利于旋入。自攻型微种植体在植入时产生了较大的侧方挤压,产热少,因此相对于助攻型而言稳定性更好。自攻型微种植体不需要低速机头,对设备要求较低,但由于尖部较锋利,植入过程中即使损伤牙根也有可能医师不知情,故风险较大。

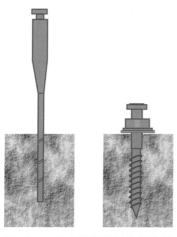

图 11-1 助攻型微种植体示意图

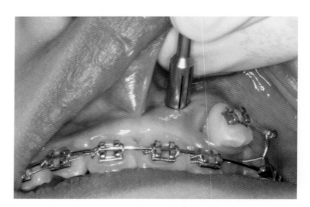

图 11-2 自攻型微种植体的直接植入

第二节 微种植支抗植入的部位

理论上讲,在不损伤重要解剖结构的前提下,微种植体可以植于上、下颌骨的任意部位。常采用的有以下几个植入部位:

(1)上、下颌唇、颊侧牙槽嵴牙根之间:主要用于水平支抗的控制(图11-3)。附着龈区域是较佳的植入部位,因为此部位黏膜较致密,相对而言微种植体周围的龈炎发生较少,而且操作简便,在附着龈植入时可不切开牙龈或在牙龈上打孔而直接将微种植体旋入。根据临床需要,如需对目标牙施加一定的压入力时,也可以在偏根尖的游离龈部位植入,为了防止微种植体旋入时对疏松的游离龈的损伤,常需要切开牙龈后植入。上颌第二前磨牙与第一磨牙间是较为理想的、也是最常用的植入部位,该部位空间大最适宜植入种植支抗,植入点偏近中,因为第二前磨牙为扁根;第一、二磨牙间由于颊侧牙根的距离近,常常并不适合植入微种植体。

(2)上、下颌唇、颊侧根尖部位:常用于牙齿的压低。如微种植体植于第一磨牙的根分叉下方可压低磨牙以纠正其伸长(图11-4),植于前鼻嵴下方可用于压低上前牙,以改善露龈笑,植于颏突上方可用于压低下前牙以解除深覆𬌗。这些部位软组织较松弛,一般需要切开后植入微种植体。

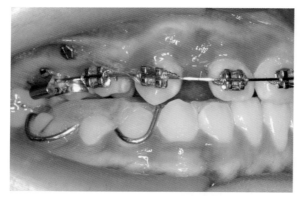

图 11-3 上颌右侧颊侧微种植体

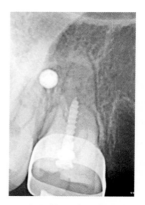

图 11-4 上颌第一磨牙颊侧根分叉处植入微种植体

（3）腭侧：可用于压低后牙、增强后牙水平向支抗等方面。腭侧植入的优点是骨量较充足，也较致密，可提供较好的支抗；不利因素是视野欠佳，植入时长而直的手柄易受口角及下颌牙齿的影响，微种植体只能斜向后方斜行植入，易损伤牙根等。因此有些厂家提供了弯角的植入手柄（图11-5），方便了临床微种植体植入。另外腭侧黏膜较厚，部分厂家有专用于腭侧的微种植体，其与黏膜接触的光滑颈部较长，减少了对黏膜的激惹。

（4）上颌结节：用于远移磨牙，此处骨量较少，操作视野欠佳，一般需用慢速弯机植入，弯角手柄植入最佳（见图11-5），优点是无重要的解剖结构。

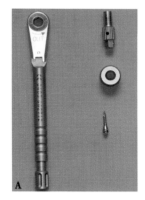 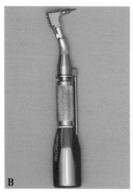 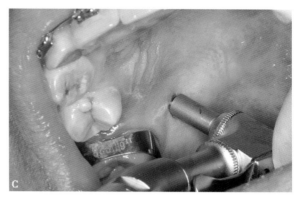

图11-5 上颌结节、腭侧等部位种植支抗专用手柄

A. 扭力扳手，可以调整力的大小，适合舌侧植入　B. 反角扳手，适合舌侧植入、𬌗方植入牙槽嵴　C. 反角扳手于右侧上颌腭侧植入微种植体

（5）下颌磨牙后区和下颌升支：可用于磨牙远移、近中倾斜阻生的磨牙直立等。此区颌骨上的黏膜垫较厚，需切开黏膜，渗血多，影响植入的视野，必要时可请颌面外科医师辅助手术。微种植体常被黏膜覆盖，因此可用结扎丝穿过黏膜做成牵引钩，以方便对目标牙施力。此区骨质较致密，可考虑辅助助攻式植入，常规先用减速手柄将骨皮质穿透，再采用自攻型微种植体直接植入。

第三节　微种植支抗的操作

决定使用微种植体首先要与患者及家长解释清楚，为什么要使用微种植体，植入过程中及植入后有何不适和风险，让患者或家长签署知情同意书。

微种植体植入术前，应先确定植入微种植体的具体部位。确定具体植入部位时，要综合考虑临床支抗的需要和局部解剖结构。首先，根据临床需要和X线片确定植入的大致部位，如需内收上前牙并且对前牙施加一定的压低力，可考虑植于上颌第二前磨牙和第一磨牙之间，因为需要施加一定的垂直向力，可以考虑植入部位偏向根尖方向，由于牙根间牙槽间隔为楔形，𬌗方薄弱，垂直牵引时在反作用力的作用下，微种植体𬌗方倾斜。确定了大致部位后，应进一步确定具体部位（定位），有学者提出带着定位器拍摄牙根尖片，根据定位器影像来定具体部位，避开重要的解剖结构如牙根、上颌窦、切牙孔、腭大孔、下牙槽神经管等，某些厂家有成品的定位器，临床医师也可以使用正畸钢丝弯制成自制的定位器固定在矫治器上。但在临床实际操作中此方法并不常用，还是医师的经验实用、准确。

感染是微种植体临床使用过程中常出现的并发症，是影响微种植体稳定的关键因素之一。植入术前，应用碘伏和酒精清洁术区，种植体和器械应严格消毒，植入过程中应注意无菌操作。植入的部位、微种植体头裸露于黏膜上的长度也会影响局部卫生，造成感染，甚至局部脓肿。微种植体植入后可以即刻加载或延期加载，但植入2周后再加载有利于软组织的愈合，减少感染概率。植入后，因为链圈或镍钛拉簧等的存在，种植体周围清洁更难，易引起黏膜炎症，因此可考虑使用冲牙器清洁局部以及漱口水预防炎症，但在刷牙或使用冲牙器时尽量避免对微种植体的撞击，否则易使其松动。

选择适宜的局麻药和局麻方式。多数情况下，采用利多卡因或碧兰麻的局部浸润就可以达到临床所需的麻醉效果，但有些情况下需要用阻滞麻醉的方式。另外，如前所述，根据黏膜的厚度和疏松情况确定是否需要在植入前将黏膜切开或打孔。

植入过程中，应调整牙椅椅位和患者头位，将植入部位尽量放平，尽可能直视植入术区，以防斜行植入损伤牙根等。将微种植体旋入牙槽骨时，应注意植入的方向，可用反光板直视更清楚。根据笔者的临床经验，在颊侧牙槽骨植入时，在与牙槽骨骨面呈 60°～70° 的情况下植入，最可靠，临床使用更便捷。有学者推荐在此处植入微种植体与牙槽骨骨面呈 30°～40°，这样一方面可以增加种植体与致密骨皮质的接触面积以增加初期稳定性，另一方面损伤牙根的几率也减少。笔者临床使用中发现微种植体与牙槽骨骨面呈 30°～40° 植入时微种植体会在骨膜下滑行，不但不能顺利植入，反而损伤导致感染，这样植入的微种植体压迫或进入颊侧黏膜，无法挂弹力牵引，临床无法使用，且影响卫生。正确的植入方式是植入初始，微种植钉应与骨面垂直，先穿透骨皮质，然后退出改变方向至所需角度再植入。上颌第二前磨牙与第一磨牙间由于颊侧骨表面不平，需用左手（非左撇子）稳住，以防微种植钉沿着骨面坡度滑动，在骨皮质下滑动，造成损伤、微种植体的植入不准确甚至失败。植于腭侧时，由于骨质较多且骨密度较大，可考虑垂直于骨面植入。旋入过程中如遇阻力加大，应确认种植体是否触及牙根，必要时拍摄 X 线片观测。植入时旋转速度要慢，以防产热，造成微种植钉的脱落。植入时因骨质致密，阻力较大时，要边旋转进入，边回旋一下，一般顺时针旋转 2 圈，逆时针回旋半圈，以释放微种植钉的扭应力，防止断裂。植入后应再次拍摄 X 线片，观察微种植体的位置，如发现有损伤牙根等情况，应旋出种植体并随诊观察。

操作医师具备良好的解剖知识，是微种植体准确植入的重要前提，完善的消毒、规范的操作是减少并发症，提高微种植体植入成功率的保证。为提高微种植体植入的准确性和成功率，在植入前可先拍 CBCT，分析所想植入部位的牙槽间隔的大小，确定植入点及方向。曲面体层片不适合植入前的检查，最好的 X 线检查是 CBCT，准确性高，还可模拟手术路径，其次牙片。上颌第一、二磨牙颊侧，下颌后牙区外斜线，上颌腭侧牙根间植入，在植入前拍 CBCT 是最为理想的。

植入后可以即刻或延期使用结扎丝、链圈或镍钛拉簧等进行加力，实现目标牙的移动。施加在微种植体上的力一般不宜超过 200g，施力大小应根据临床需要和局部骨密度而定，否则易引起松动脱落。每次复诊加力时也应尽量减少对其的撞击和扭动。微种植体植入处有炎症的要冲洗、上药。

治疗结束取出微种植体时，一般不使用局麻直接将其旋出，取出前后均应在植入区域局部消毒。微种植体头部完全被包埋的局麻下切开，取出微种植体后，缝合。

第四节　微种植体支抗的临床应用

微种植体支抗的诞生，为正畸临床提供了绝对的骨支抗，目前临床一般用于内收前牙、压低前牙、压低后牙、竖直后牙等。随着临床的广泛使用，人们对微种植体支抗的认识不断深入，扩大了微种植体支抗的应用范围，提高了疗效。微种植体理论上可植于牙槽及颌骨的任意部位，可提供不同方向的支抗力，因此可满足多种临床需要。以下介绍几种微种植体支抗的临床应用。

一、微种植体支抗内收前牙

这是临床上微种植体最常见的应用方式，多用于需要强支抗内收前牙，但不配合或无法使用传统的支抗（如口外弓、Nance 托等）的患者（图 11-6）。常种植于第二前磨牙和第一磨牙、第一磨牙和第二磨牙之间，应根据 X 线片观察牙根间距离和邻近解剖结构确定具体部位，如因牙齿倾斜导致根间距较窄不利于植入，可先通过矫治排齐牙根后再植入。采用微种植体一方面可获得绝对支抗以尽可能内收前牙，另一方面可整体内收 6 个前牙而不用担心支抗问题，节省了治疗时间。

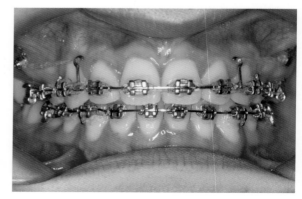

图 11-6　微种植体牵引内收上颌前牙

二、微种植体支抗压低前牙

伴有露龈笑的深覆𬌗常常需要压低上前牙，而采用 J 钩压低前牙有时会因患者的不配合而无效，多用途弓等改善露龈笑的效果欠佳，因此微种植体在压低上前牙方面具有一定优势。常选用的植入部位包括前鼻嵴下方（左右上中切牙根尖之间）、侧切牙和尖牙根尖之间等。植于前鼻嵴下方时，有唇系带存在，会埋于黏膜下，通过结扎丝穿过黏膜施力，或粘接支架，支架还可避免弹力牵引压迫唇侧黏膜（图 11-7）。左、右侧切牙和尖牙根尖之间各植入一枚微种植体也可压低上前牙。微种植体压低上前牙会造成上切牙的唇倾，牙根吸收风险大，需定期拍牙片观察。中切牙间植入微种植钉压低前牙，会出现中切牙压低明显、侧切牙次之、尖牙效果较差的"梭形"压低，即上前牙切端成以中切牙为中心的弧形。而侧切牙与尖牙间微种植钉由于两侧加力很难做到一致，会出现前牙𬌗平面不平。

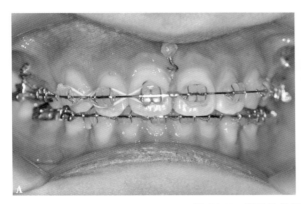 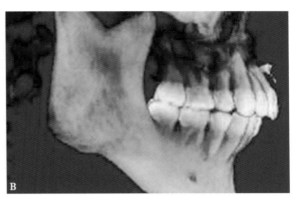

图 11-7　微种植体附牵引支架压低上前牙
A. 微种植体附支架压低上颌前牙，同时避免弹力链圈压迫黏膜　B. CBCT 三维重建侧面观示支架附件唇向平行于骨膜面

对于 Spee 曲线过陡、下颌前牙槽过高的深覆𬌗患者，如使用平导或多用途弓都可能导致后牙的伸长和下颌的逆时针旋转，可以考虑在颏突上方（左、右下中切牙根尖之间）植入一枚微种植体，或在左、右侧切牙和尖牙之间植入两枚微种植体，用于压低下前牙。

三、微种植体支抗压低后牙

（一）上颌双侧后牙压低

后牙区牙及牙槽过高引起的开𬌗畸形、双侧磨牙长期缺失导致的对𬌗牙伸长等情况，常需要对双侧后牙进行压低处理。在这一方面，因为微种植体支抗的可靠性，采用微种植体能有效压低后牙，有其显著的优势。颊侧可以植于第二前磨牙和第一磨牙牙根间、第一磨牙颊侧近远中根、或第一磨牙和第二磨牙牙根根尖之间；腭侧可以植于第一磨牙和第二磨牙牙根根尖之间（图 11-8）。常需要颊、腭侧同时植入微种植体，使用 1.0mm 或 1.2mm 不锈钢作腭弓，将 4 个磨牙焊接连成整体，平衡地压低后牙，以免压低过程中后牙颊舌向倾斜，这种情况在颊侧无微种植体时更为严重，还可避免左右压低不平衡，出现医源性𬌗平面不平；横腭杆的使用，舌肌力量作用于钢丝上有利于后牙的压低。颊侧植入时因为位置较高，应避免进入上颌窦内，腭侧植入时应注意血管神经的走向。

（二）上颌单侧后牙压低

对于有些上颌𬌗平面偏斜、单侧后牙锁𬌗、个别后牙因对𬌗牙缺失而伸长等患者，可以考虑单侧后牙区植入微种植体（图 11-9）。

（三）下颌双侧后牙

前牙开𬌗畸形、下颌缺乏纵𬌗曲线、Spee 曲线过于平坦、双侧后牙正锁𬌗等情况，需压低下颌双侧后牙时，可植于下颌后牙颊侧根尖之间。需配合 1.0mm 或 1.2mm 不锈钢丝作舌弓，平衡两侧的力量，防止后牙颊倾或有扩大后牙、直立后牙的效果（图11-10）。植入时应注意避开下颌神经管。此区骨质较致密，可考虑辅助攻式植入。

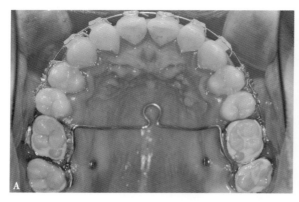
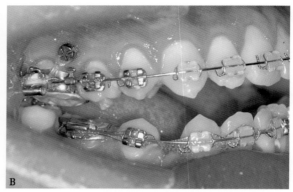

图11-8 前牙开骀，后牙区颊、腭侧微种植体支抗整体压低上颌后牙
A. 后牙段横腭杆颊腭向稳定上颌磨牙　B. 颊、腭侧微种植体同时弹力牵引压低上颌磨牙

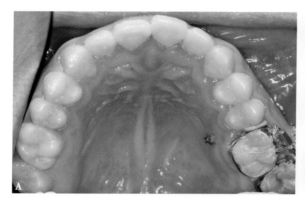
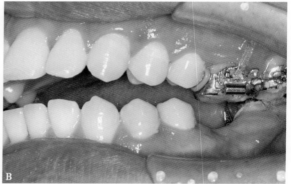

图11-9 左侧后牙正锁骀、伸长，颊、腭侧微种植体压低上后牙
A. 颊、腭侧种植支抗压低26；25、26置分牙圈减少阻力　B. 26、27片段弓连接为整体，压低26的同时压低27

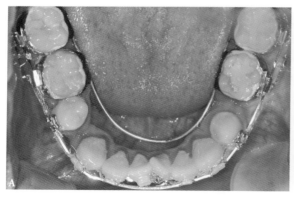
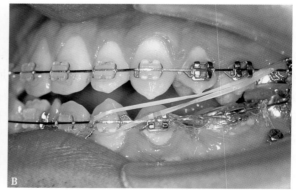

图11-10 前牙开骀，下颌微种植体支抗压低下颌后牙
A. 36、37、46、47整体舌弓避免后牙压低时颊向倾斜　B. 下颌颊侧种植支抗压低后牙

四、微种植体支抗推磨牙向远中

推磨牙向远中（molar distalization）是正畸临床获得间隙的有效方法，以口外弓为代表的传统推磨牙向远中方法，适用于：轻度牙列拥挤，磨牙呈远中尖对尖关系推上颌磨牙向远中可以纠正磨牙关系、获得

的间隙供近中的牙齿排齐和纠正前牙深覆盖。传统的口外支抗推磨牙向远中，为患者依赖型，不仅给患者带来不适，也存在安全隐患，且支抗效率不高，推磨牙向后效果不够理想。微种植体支抗的诞生对推磨牙向远中产生明显影响。在正畸临床有时需面对这样一些问题：直立磨牙；在正畸矫治过程中由于牙齿拥挤严重或牙齿严重前突，一个前磨牙的拔牙间隙不能排齐牙齿、解决前突、调整磨牙关系；在前期的排齐整平过程中，后牙失抗丧失，必须辅助以推磨牙向后；临床也可用于Ⅲ类患者的掩饰性治疗，需要将下颌第二磨牙拔除，推下颌第一磨牙向远中替代第二磨牙，同时提供间隙给近中的牙齿排齐和内收下前牙纠正前牙反𬌗；第二磨牙严重龋坏需要拔除，推第一磨牙向远中，第三磨牙替代第二磨牙，同时提供间隙给近中的牙齿排齐和内收前牙，调整咬合关系。面对上述问题传统的推磨牙向远中方法显得"力不从心"，微种植体支抗为绝对骨支抗，非患者依赖，支抗强大，使得这些问题得以解决。

通常在上颌第二前磨牙与第一磨牙间植入微种植体支抗，推上颌磨牙向远中（图 11-11）；在下颌磨牙区的外斜线部位植入微种植体支抗，推下颌磨牙向远中（图 11-12）。注意在下颌磨牙区的外斜线部位植入微种植体时，应与磨牙牙体长轴角度较小，避免接触牙根，影响磨牙的远中移动；上颌在第二前磨牙与第一磨牙间植入的微种植体，随着磨牙的远移，会成为前磨牙远移的阻力，必须适时取出重新找位置植入。

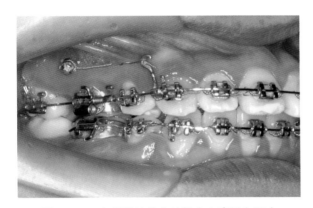 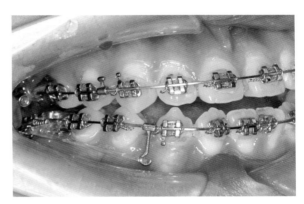

图 11-11　上颌种植体支抗推右上磨牙向远中　　图 11-12　下颌种植体支抗推右磨牙向远中

五、微种植体支抗辅助阻生牙、埋伏牙的牵引治疗

牙齿的阻生、埋伏在临床上较为常见，除第三磨牙外，常发生在上颌尖牙、中切牙、第二磨牙，临床也有多个前牙埋伏阻生的，甚至全口多数牙齿埋伏阻生的病例。牙齿的埋伏阻生不仅丧失其自身的功能，也常导致邻牙移位、牙根吸收、牙列紊乱、咬合关系不良等错𬌗畸形，影响𬌗的建立，进而影响患者的美观及咀嚼功能。目前提倡早诊断、早治疗，采用辅助外科开窗 - 正畸牵引治疗是临床常用的方法，以保存牙列的完整性，恢复其功能。但埋伏阻生牙的牵引治疗绝大多数是在替牙期和恒牙列早期，乳恒牙的替换，缺乏有效的支抗；由于有些牙齿的埋伏阻生水平向，位置很深，严重偏离应有的位置，并与邻牙重叠，直接开窗，用牙齿作为支抗牵引，一方面支抗不够，另一方面从生物力学出发，在牙齿移动方向上无法寻找支抗、实现牵引治疗。微种植体支抗的出现，为阻生牙、埋伏牙的牵引提供了支抗保障，临床根据需要在合适的位置植入种植支抗，配合支架增强支抗，保护已萌出牙齿，改变埋伏阻生牙齿的位置和方向，解除邻牙的重叠，顺利完成埋伏牙的牵引治疗。本章介绍部分常见的、疑难牙的埋伏阻生的牵引治疗。

（一）微种植体配合支架增强支抗、保护支抗牙

上颌中切牙埋伏阻生的发生率仅次于第三磨牙和上颌尖牙，国外文献报道为 0.06%～0.20%，国内学者报道为 1.5%～4.22%。上颌中切牙埋伏阻生常常伴有冠根弯曲，形成冠向上的倒置埋伏，给临床治疗带来难度。上中切牙对患者的美观、发音和功能等都非常重要，所以应该尽量保留。外科辅助开窗 - 正畸牵引治疗一般在替牙期，此时乳牙相继脱落、恒牙处于萌出中，均不能作为有效的支抗，且中切牙埋伏

阻生的牵引治疗主要需要的是前牙的垂直支抗,此时的口内牙支抗不够,使用不当会导致恒切牙的牙根吸收。有时多个前牙的埋伏阻生,相互交织,支抗更显不足。在前牙区植入微种植体,配合钢丝弯制的支架,增强前牙区的垂直向支抗(图11-13,图11-14),既有利于牵引埋伏阻生的上颌中切牙,又能有效防止有限支抗的丧失和因支抗不足导致的已萌恒切牙的牙根吸收。

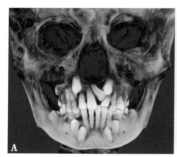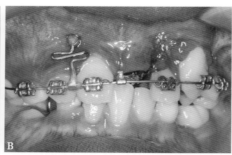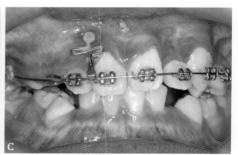

图11-13 上颌中切牙的埋伏阻生,配合微种植体和支架增强垂直向支抗
A. 21埋伏阻生的CBCT三维重建 B,C. 微种植体附支架增加前牙区支抗牵引21的埋伏阻生

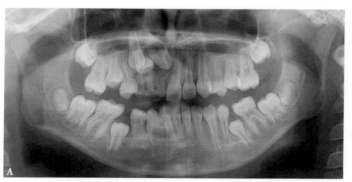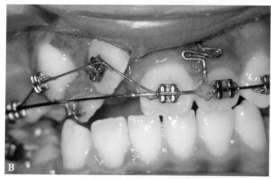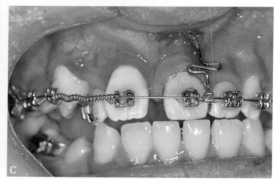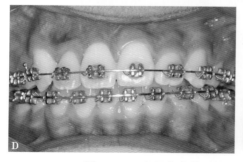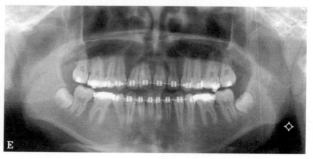

图11-14 上颌多个前牙的埋伏阻生,配合微种植体和支架增强垂直向支抗
A. 曲面体层片示11、12、13骨内埋伏阻生 B,C. 微种植体附支架增加前牙区支抗,有利于牵引埋伏阻生的11,12,13 D,E. 矫治完成口内正面像及曲面体层片

　　第二磨牙的阻生在临床常常被忽视,第二磨牙的阻生影响患者的咬合功能及口颌系统的健康。但第二磨牙处于牙弓的远中部位,为游离端,垂直向上缺乏支抗,倘若用对殆牙作支抗,受对殆牙齿条件的限制,且会造成对殆牙的伸长,带来临床副效应。临床上在第二磨牙附近植入微种植体,配合支架增强支抗,或直接用微种植体上的钢丝支架牵引埋伏阻生的第二磨牙(图 11-15)。

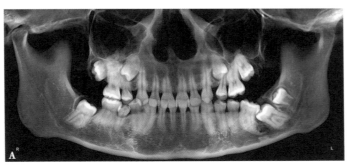

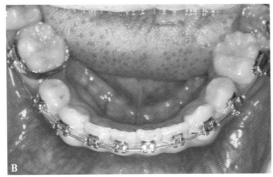
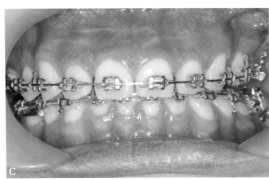

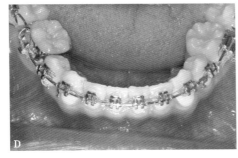
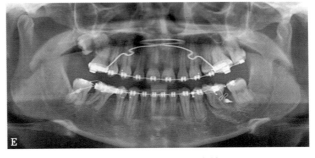

图 11-15　第二磨牙的埋伏阻生,配合微种植体和支架增强垂直向支抗

A. 成年患者曲面体层片示 36 远中倾斜,37 近中倾斜阻生,47 垂直低位阻生　B,C. 37,47 外科开窗后粘接附件,微种植体增加后牙区支抗并伸长后牙　D,E. 37,47 牵引基本到位后下颌像及曲面体层片

(二)微种植体牵引腭侧埋伏阻生的尖牙

　　上颌尖牙埋伏阻生是临床上常见的畸形,其发病率为 0.92%~2.2%。由于尖牙对牙齿、面部美观以及殆功能影响很大,应尽可能地保存发育正常的埋伏尖牙,手术开窗联合正畸导萌是治疗上颌埋伏阻生尖牙最主要的方法。国内上颌尖牙埋伏阻生的唇侧、腭侧比例约 2∶1,尖牙埋伏的位置常近中倾斜,甚至呈水平向,其牙冠与侧切牙牙根重叠较多者,直接用牙支抗牵引,受邻牙的干扰,无法移动牙齿,反而支抗丧失,矫治时易损伤邻近牙齿。采用微种植体支抗分步牵引,先行牵引解除与邻牙的重叠,再牵引其进入牙列(图 11-16)。尖牙埋伏阻生治疗程序较复杂,其中非常关键的是根据阻生的位置及与邻牙的关系,选择矫治力方向的设计。

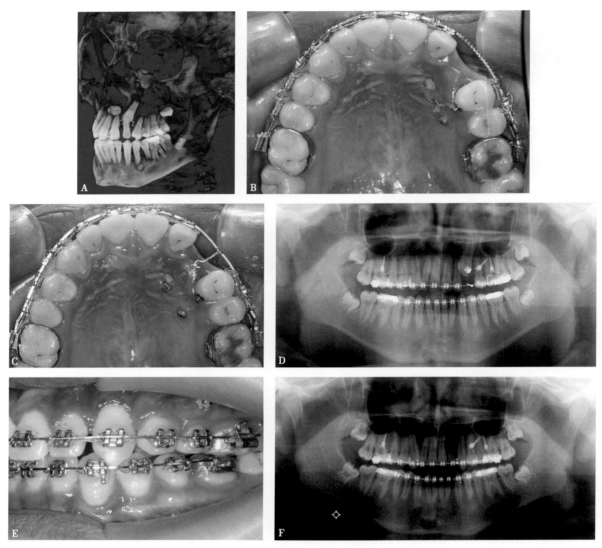

图 11-16 微种植体分步牵引埋伏阻生的上颌尖牙

A. CBCT 三维重建示 23 近中异位埋伏于 22 腭侧 B. 先行牵引 23 向远中移动、解除与 22 的重叠 C, D. 曲面体层片示 22, 23 异位重叠解除, 弹性牵引 23 向唇侧进入牙弓内 E, F. 23 牵引到位后左侧咬合像及曲面体层片

六、微种植体支抗辅助易位牙的牵引治疗

牙齿易位是临床的疑难杂症, 主要发生在尖牙, 常与近中的侧切牙、甚至中切牙易位, 也有与远中的第一前磨牙易位。以其与近中的牙齿易位危害最大, 不仅影响牙齿的排列、咬合, 常常导致近中邻牙的牙根吸收。根据其易位重叠的程度分为完全易位与不完全易位。在全景视图中以埋伏尖牙牙尖与相邻侧切牙重叠程度, 将埋伏牙近中异位分为四类: I 类: 埋伏尖牙牙尖位于相邻侧切牙的远中; II 类: 埋伏尖牙牙尖位于 I 类近中至相邻侧切牙长轴的远中; III 类: 埋伏尖牙牙尖位于 II 类的近中至相邻侧切牙近中边缘的远中; IV 类: 埋伏尖牙牙尖位于 III 类近中。在有限的唇 (颊) 舌向宽度的牙槽突上排列二排牙齿, 尖牙唇侧牙槽附着骨板薄弱, 易位的牙齿间缺乏骨间隔、甚至牙与牙直接接触, 形成牙齿移动的阻力。因此, 易位牙的矫治, 选择牙齿复位, 既存在牙齿远中方向上支抗不足, 更重要的是根据力学原理, 解除易位牙齿间的直接阻力必须有向唇侧的牵引力, 同时杜绝𬌗向力。因为𬌗力会伸长尖牙加大与近中侧切牙的阻力, 这种对易位尖牙施加的三维方向上的力可以通过微种植体支抗配合不锈钢丝弯制的附件来实现, 一旦易位牙解除了易位重叠, 剩下的尖牙复位就显得很简单了 (图 11-17)。

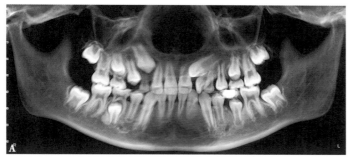

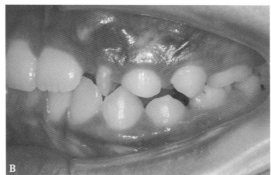

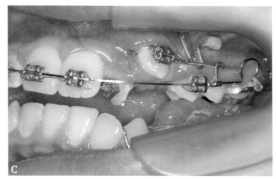

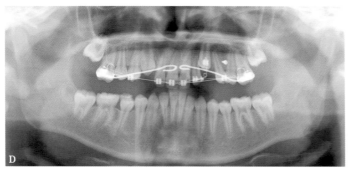

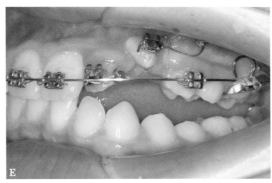

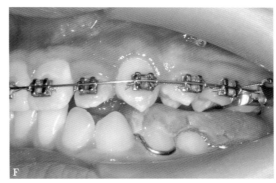

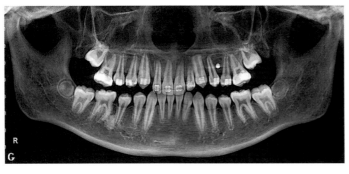

图 11-17　A～D. 上颌尖牙易位，微种植体先行唇向、远中牵引解除易位及重叠关系　A，B. 曲面体层片示 23 近中异位于 22 唇侧及左侧咬合像　C. 微种植体附支架牵引 23 唇向远中移动，22 近中移动解除异位　D. 曲面体层片示 22，23 易位解除　E. 22，23 异位解除后微种植体支抗 向复位尖牙　F. 23 牵引进入牙弓， 向移动到位　G. 曲面体层片示 22，23 易位解除后牵引到位

七、微种植体支抗对锁𬌗的矫治

锁𬌗畸形对咀嚼功能、颌面发育及口颌系统的健康影响较大,临床上可表现为单个牙锁𬌗、多个牙锁𬌗,单侧锁𬌗、双侧锁𬌗。根据机制的不同分为正锁𬌗和反锁𬌗。锁𬌗患者一般都有颞下颌关节病,单侧锁𬌗伴有下颌歪斜、发育不对称、颜面不对称。锁𬌗的矫治要根据锁𬌗牙齿错位的机制,调整牙齿的位置,纠正锁𬌗畸形。传统的矫治方法用牵引圈交互牵引,依赖患者配合,效果不够理想,牙齿会更加伸长,给后期的治疗增加了难度,多个后牙锁𬌗时将很难矫治。微种植体是矫治锁𬌗绝对可靠、有效的方法,根据锁𬌗牙齿错位的机制,在颊舌侧植入微种植体,用链状橡皮圈牵引牙齿颊舌向移动的同时,垂直向压低磨牙,效率高、疗效好(图11-18,图11-19)。

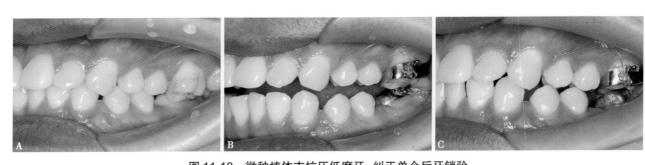

图 11-18　微种植体支抗压低磨牙、纠正单个后牙锁𬌗
A. 左侧后牙正锁𬌗咬合像　B. 26,37 正锁𬌗,微种植体支抗压低 26 及颊向竖直 37　C. 26,37 正锁𬌗解除

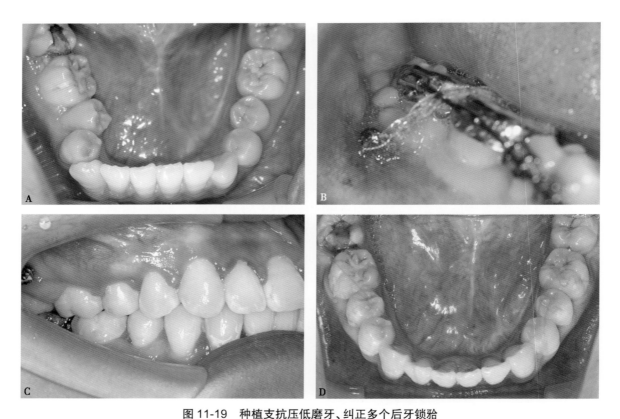

图 11-19　种植支抗压低磨牙、纠正多个后牙锁𬌗
A. 右下后牙舌倾,右后牙正锁𬌗　B. 微种植支抗颊向牵引竖直 45、46、47　C. 矫治完成后右侧咬合像　D. 矫治完成后下颌𬌗像

八、微种植体调整𬌗平面不平所致下颌偏斜

下颌偏斜是正畸治疗的难点，临床上有些下颌偏斜是由于𬌗平面的不平所致，即左右𬌗平面一边高一边低，且随着生长发育造成下颌骨的左右发育不对称，形成骨性下颌偏斜，伴发有上下牙弓的不对称、颞下颌关节病，在临床检查时就能明确诊断。有些𬌗平面不平是由于临床矫治过程处理不当所造成，如一侧尖牙近中唇向低位，在排齐整平阶段，弓丝入槽没有配合相应防范措施，反作用的作用力导致邻牙压低，𬌗平面不平。对这类患者的治疗除常规的正畸治疗外，配合微种植体支抗调整左右𬌗平面的平整度，下颌的偏斜不但能得到有效的改善，也能建立良好的咬合关系（图 11-20～图 11-22）。

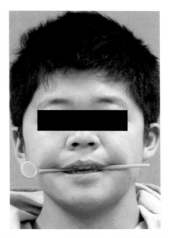

图 11-20　临床检查左右𬌗平面不平的面像，𬌗左高右低

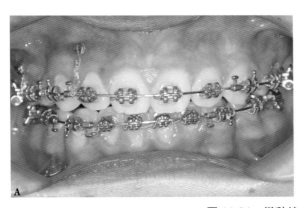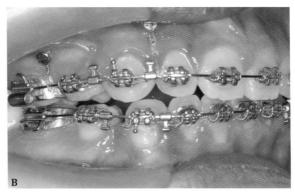

图 11-21　微种植体调整𬌗平面不平

A. 微种植体支抗压低右侧牙弓的正面咬合像　B. 微种植体支抗压低右侧牙弓的右侧咬合像

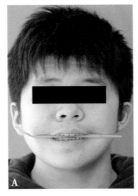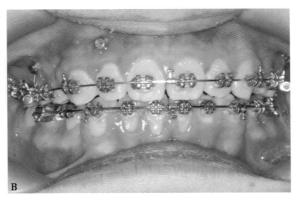

图 11-22　𬌗平面不平所致下颌偏斜治疗后

A. 微种植体支抗调整𬌗平面的面像　B. 微种植体支抗调整𬌗平面后正面咬合像

九、微种植体支抗用于集合间隙修复

在成人的辅助性矫治（adjunctive treatment）中，最多见的是为修复而进行的正畸牙移动，为修复治疗提供便利。开拓失牙间隙，关闭散在间隙，集中间隙修复，竖直磨牙，压低伸长的对𬌗牙。尤其是种植牙技术的开展，需要竖直缺牙间隙近远中牙齿、关闭少量的牙间隙，为种植修复提供便利。由于牙齿缺失时

间长,牙齿的移动,出现散在间隙,牙齿倾斜等变化,给修复治疗增加了难度,有些无法修复治疗。但正畸治疗中由于牙齿的缺失,托槽间距增大,弓丝无法完全表达,即便间隙调整完成,若牙根不平行,仍无法种植修复。在缺失牙的间隙植入微种植体,配上临时冠,在临时冠上粘接托槽,让弓丝能够充分表达,以满足临床每个牙齿移动到位,牙根平行,便利于修复治疗(图11-23)。

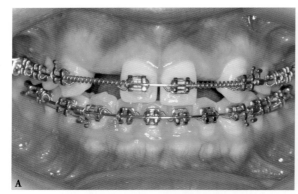
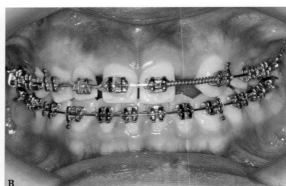
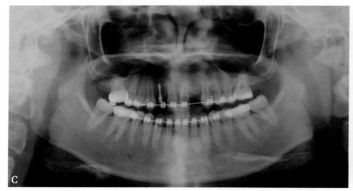
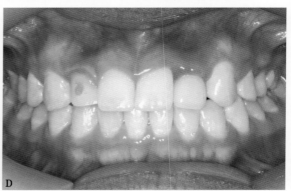

图 11-23　微种植体用于集合间隙修复

A. 侧切牙缺失集合间隙,合理分配间隙　　B. 微种植体临时修复体增加支抗,有利于弓丝表达　　C. 微种植体曲面体层片
D. 矫治完成后的12临时修复体及22永久种植修复

十、微种植体支抗用于竖直后牙

这里介绍的竖直后牙有别于上述修复前正畸治疗竖直牙齿,主要介绍的是磨牙尤其是第二、三磨牙的竖直,第三磨牙的竖直替代第二磨牙,避免修复治疗。临床上有些青少年第一磨牙由于龋坏早失,可以采用第二磨牙替代第一磨牙,与对𬌗建立咬合关系,远中的第三磨牙替代第二磨牙,但第三磨牙往往位置不正,尤其是下颌第三磨牙,有时甚至水平阻生,因此竖直难度增加,传统支抗很难达到要求,且容易造成支抗牙的移位、开𬌗等负面效应。微种植体作为骨支抗,是绝对支抗,用于竖直后牙是最好的支抗,使用时必须注意从力学原理出发,设计微种植体的位置,并且随着牙齿的直立改变微种植体位置(图11-24)。

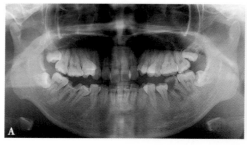
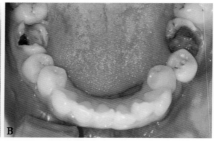

图 11-24　微种植体用于下颌第三磨牙的竖直
A,B. 全景示下颌双侧第一磨牙残冠,第三磨牙水平阻生

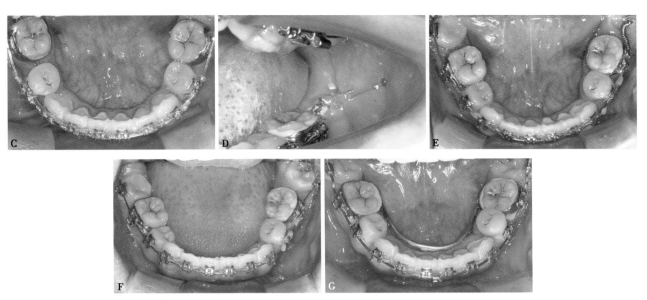

图 11-24　微种植体用于下颌第三磨牙的竖直（续）

C. 下牙弓排齐整平，左下第二磨牙前移，第三磨牙远中边缘嵴部分萌出　D，E. 下颌升支植入微种植体，结扎丝牵拉钩牵引第三磨牙竖直，大部分牵引萌出后粘接 Begg 托槽附螺旋推簧辅助竖直　F. 左下第三磨牙完全牵引竖直，偏颊侧位　G. 双侧第二磨牙附舌弓增加支抗内收并升高第三磨牙

十一、微种植体支抗配合骨皮质切开术快速移动牙齿

　　骨皮质切开术（periodontally accelerated osteogenic orthodontics，PAOO）作为一种正畸治疗中的外科辅助手段，主要通过切开需移动的牙齿周围的骨皮质，使之产生区域性代谢加速现象（rapid accelerated phenomenon，RAP）来加速牙齿移动，还可减少移动过程中的加力后疼痛、牙髓反应、牙根吸收等不良反应。对颊舌侧骨板较薄可能存在牙根暴露风险者在手术过程中可以植入适量骨粉增加骨板厚度。骨皮质切开术配合正畸内收前牙，一般术后两周即开始加力，力值约 200～250g，仅靠磨牙为支抗无法承受如此大的支抗力量，需要在后牙区植入微种植体，配合镍钛螺旋拉簧及问号钩，采用滑动法内收前牙（图 11-25）。平均每 2 周加力一次，术后 2 个月内牙齿移动速率约为正常值的两倍，术后第 4 个月末降至正常水平。相

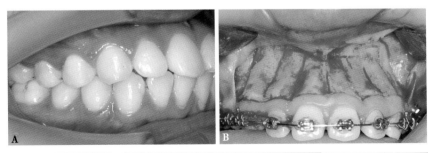

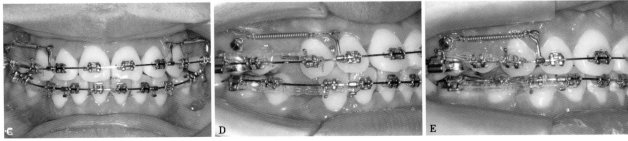

图 11-25　微种植体配合骨皮质切开快速移动牙齿

A. 矫治前右侧咬合像　B. 骨皮质切开术　C，D. 上颌微种植体配合镍钛螺旋拉簧内收前牙　E. 骨皮质切开术后四个月拔牙间隙关闭

比于传统正畸治疗,配合微种植体骨皮质切开术快速移动牙齿还具有以下优点:①骨支抗代替传统支抗避免磨牙支抗丧失,将拔牙间隙充分利用于内收前突的前牙;②成组移动前牙,不必采取两步法内收前牙,提高疗效,缩短疗程;③施力点更接近前牙区的阻抗中心,使得前牙能够近似整体移动,并将前突的牙槽突内收,对改善外观、改善露龈笑有利。

参 考 文 献

1. William R. Proffit, Henry W. Fields. 当代口腔正畸学. 傅民魁,译. 北京:人民军医出版社,2012

2. 傅民魁. 口腔正畸学. 北京:人民卫生出版社,2010

3. HYO-SANG PARK. 微种植体支抗在修复前微小牙齿移动中的应用. 王震东,译. 南京:东南大学出版社,2012

4. 顾月光,王珊,谷研,等. 锥形束 CT 在上颌埋伏中切牙诊断中的应用. 中国实用口腔医学,2012,28(6):717-720

5. 于剑南,王林,赵春洋,等. CBCT 在埋伏阻生上颌尖牙诊断及治疗中的应用. 口腔生物医学,2013,4(3):154-157

6. Motamedi MHK, Tabatabaie FA, Navi F, et al. Assessment of radiographic factors affecting surgical exposure and orthodontic alignment of impacted canines of the palate: A 15-year retrospective study. Oral Surg Oral Med Oral Pathol Oral Radiol Endod, 2009, 107(6): 772-775

7. Becker A, Chaushu G, Chaushu S. Analysis of failure in the treatment of impacted maxillary canines. Am J Orthod Dentofacial Orthop, 2010, 137(6): 743-745

8. Shadw Mohammed Badr El-Din Aboul-Ela, Amr Ragab El-Beialy, Karim Mohamed Fawzy El-Sayed, et al. Miniscrew implant-supported maxillary canine retraction with and without corticotomy-facilitated orthodontics. Am J Orthod Dentofacial Orthop, 2011, 139(2): 252-259

第12章

自锁托槽矫治器临床应用技巧
The Clinical Application of Self-Ligating Brackets

厉松 *
* 首都医科大学口腔医学院

当代固定矫治器需要将弓丝与托槽结扎在一起,以实现力量的传递。结扎方式应该既能够帮助我们达到矫治目标,又便于操作。

最早的结扎是通过用于外科缝合技术的丝线来完成的。第一次尝试科学地移动牙齿是在 1728 年,法国人 Pierre Fauchard 使用一种具有牙弓形态并在特定部位预制有孔眼的带状金属弓来矫正牙齿,错位的牙齿借助丝线经这些网眼与金属弓捆绑来实现预期移动。

现代固定矫治技术发展源于 20 世纪初。正畸学之父 Edward Angle 发明了三种固定矫治器:E 形弓、钉管弓和带状弓。1928 年 Angle 医生推出了被他自己称为"最新、最好矫治器"的方丝弓矫治器。固定矫治器的弓丝通过弹性形变来使牙齿移动,弓丝需要与牙齿上的托槽连接以实现力量的传递。Angle 时代的正畸医师最初使用黄铜丝进行结扎,后来使用 0.010 英寸不锈钢丝将弓丝结扎入托槽翼。不锈钢丝结扎牢固,通过结扎弓丝时可松可紧的方式容易调整加力大小,且价格低廉。在一段时期内被广泛使用,但是不锈钢结扎丝的放置或去除需花费时间较长。此外结扎丝的末端可能刺伤患者黏膜,造成损伤。

20 世纪 70 年代弹性乳胶橡皮圈因其使用简单、患者感觉舒适,而被广泛接受。有研究显示,去除或放置两根弓丝时,使用弹性结扎圈比使用不锈钢丝结扎少用时 11 分钟。弹性结扎虽然使用简便,但临床应用上仍有一些明显的缺陷。弹性结扎在口腔内的力学性能会随着时间发生明显的衰减,力值的衰减会降低结扎的稳定性。在体外环境实验中,结扎圈的力值在最初的 24 小时衰减了约一半,一些弓丝难以完全入槽,进而难以完全发挥弓丝的作用。

此外,弹性结扎与钢丝结扎相比,托槽与弓丝间的摩擦力较大。较大的摩擦力不利于实现牙齿移动。弹性结扎还不利于口腔卫生维护,有研究显示结扎圈比结扎丝更容易引起菌斑附着,造成牙龈增生,增加牙齿脱矿的风险。因为弹性结扎这些临床应用上的缺陷,其并没有完全取代不锈钢结扎丝。

Harradine 医师认为理想的结扎方式应满足以下几点要求:①安全牢固;②确保弓丝完全入槽;③弓丝与托槽间低摩擦力;④结扎简单快速;⑤需要时,弓丝与托槽间可产生高摩擦力;⑥方便进行链圈结扎;⑦有助于口腔卫生维护;⑧患者舒适。

因此如何改进结扎方式、提高牙在弓丝上的滑动效率一直是正畸学界探讨的问题。

第一节　自锁托槽的出现与发展

自锁托槽是指不需要借助于结扎丝或圈,利用托槽自身的结构就能将弓丝与槽沟连接的托槽。其设计的初衷是为了摆脱使用结扎丝的不便,是基于方槽沟托槽设计的。从 20 世纪 30 年代起,正畸医师即开始尝试设计各种不同形式的自锁托槽:

1. Russell Lock 矫治器　1935 年,纽约正畸医师 Jacob Stolzenberg 发明了世界上第一种自锁托槽矫治器——Russell Lock 矫治器。该矫治器将附件焊接在带环上,通过螺母的松紧,完成弓丝的自结扎。Jacob Stolzenberg 认为使用这种托槽的患者感觉更舒适,复诊次数减少同时总疗程缩短。

2. Edge lock 托槽　1972 年，美国医师 Wildman 设计出第一个滑道式自锁托槽，名为 Edge lock 托槽。此种托槽通过外部"圆屋顶"似结构的上下滑动，关闭槽沟，固定弓丝。Edge lock 托槽对牙齿旋转控制较差，托槽自身比较笨重，不能挂链圈或者结扎丝，开关亦不方便，因而未被广泛使用。

3. Mobil-lock 自锁托槽　1980 年，德国医师推出了旋转式 Mobil-lock 自锁托槽。该托槽通过旋转盖可以进行紧密或松散结扎，有利于托槽数据进行良好的表达。但是此种托槽为单翼托槽，槽沟较窄，很难进行前牙转矩的控制。此外前磨牙区域的托槽，很难利用直螺丝刀进行旋转。鉴于以上两个原因，这种托槽也没有被广泛推广。

4. SPEED 自锁托槽　1980 年，著名的 SPEED 托槽生产问世。该矫治器是内置转矩、轴倾度、内收 - 外展曲的弹簧夹式自锁托槽。借助自身的高弹性弹簧夹锁定弓丝，通过弹簧夹与弓丝的相互作用产生轻柔、持续的矫治力量，同时可对牙齿进行精确的三维控制。早期的托槽存在不足，例如锁帽夹子容易脱落或变形，托槽没有结扎翼，这些不足可能是阻碍早期 SPEED 托槽广泛应用的主要原因。这些问题通过设计改良得到了解决。SPEED 托槽的推出产生了巨大的商业成功，激发了正畸医师对自锁托槽的浓厚兴趣。

5. Activa 自锁托槽　1986 年，Activa 自锁托槽问世。该托槽通过可旋转的锁帽结构进行弓丝的固位。加宽了槽沟的宽度和深度，增加了弓丝的有效工作长度。但是它也存在许多不足之处，如托槽没有结扎翼，很难用链圈进行结扎；外形较长，托槽粘接时定位困难，同时镊子不方便夹取。因而它尽管有较强的优越性，但未能被广泛推广。

6. Time 自锁托槽　1994 年，Adenta Time 自锁托槽被推出。后期随着技术的不断改进，又推出了 Time2、Time3 自锁托槽。Time3 托槽近远中方向变窄，托槽中部带有智能盖插孔，通过插孔即可实现对滑盖的开闭。

7. Damon 自锁托槽　20 世纪 90 年代中期，美国医师 Damon 设计出滑道式被动型直丝弓自锁托槽——Damon SL 托槽。该矫治器通过坚硬金属外壁的滑动提拉实现对弓丝的自结扎。自结扎后槽沟四壁形成光滑的金属通道使得摩擦力更小。同时这款托槽有结扎翼可方便使用链圈。但是这款托槽的锁帽易损坏，锁帽常因不小心操作而自动打开。

后期又改进并相继推出了 Damon2、Damon3、Damon3MX 等一系列自锁托槽。Damon2 是不锈钢托槽，专用钳子开关滑片，都是由上向下打开，初学者很难一下掌握开盖技术。Damon3 是一款半美学托槽，金属槽沟和自锁结构以外的托槽部分用树脂制成。但早期的 Damon3 托槽存在一些不足之处，如：粘接脱落率高、金属和复合树脂分离、树脂结扎翼断裂。通过生产技术的改进，这些问题得到了有效的解决。Damon3 自锁托槽还有可供插入牵引钩的槽沟，有利于弹力链的使用。Damon3MX 自锁托槽为全金属制作，较厚，口腔较鼓。

最近几年 Damon Q 自锁托槽生产问世。Damon Q 为全金属制作。为了有助于精确的托槽定位，托槽外形为斜方形设计，托槽上有定位标记，在粘接后可以取下。此外其在托槽的侧方有竖直的槽沟，可方便制作牵引钩。托槽较窄，槽间距宽，体积更小。易于被患者接受。

为了满足患者对美观的追求，Damon 系列又推出了陶瓷自锁托槽。Damon Clear 是透明的自锁托槽，托槽体与滑盖均由多晶氧化铝制成。

8. In-Ovation 自锁托槽　In-Ovation 托槽是由 GAC 公司基于 Roth 数据于 2000 年设计生产的。此种托槽是滑盖式开关，开关点在托槽顶部靠近龈向位置。下颌后牙区由于不易辨认开关点，因此打开较为困难。随后该公司推出了 In-Ovation R 托槽，该设计减小了托槽间的宽度，有益于托槽间空间的增大。2005 年 GAC 公司推出了 In-Ovation L——舌侧自锁托槽。2006 年设计出了 In-Ovation C 陶瓷自锁托槽，以满足患者对美学的要求。

9. Quick 自锁托槽　Quick 自锁托槽是德国 Forestdent 设计生产。是体积最小的一体式自锁托槽，美学性能好；底板三维专利设计，机械固位力高；设计有 0.016 英寸 × 0.016 英寸的辅弓管，方便安放辅弓。

10. SmartClip™ 自锁托槽　SmartClip™ 托槽的自锁装置是由两个镍钛弹力夹组成，弹簧夹采用镍钛合金制作，具有弹力记忆性能不易损坏。当弓丝对其施加一个力量后，弹力夹通过材料的弹性形变而自动打开和关闭。弓丝产生的力量需要使夹子分离才能放入或取出弓丝。这个装置需要考虑如何在放置弓丝时易通过夹子，同时防止对弓丝失去固定作用。托槽在排齐整平阶段为被动加力型，摩擦力小，加快牙齿移动速度，精细调整阶段能够使用传统结扎方式增加转矩控制。SmartClip™ 托槽矫治器系统按照 MBT 多用性矫治器的原理设计。

11. Empower 自锁托槽　Empower 自锁托槽由美国 AO 公司设计生产。通过不同的槽沟设计提供主动自锁和被动自锁两种托槽，并可以随意搭配组合，例如全主动自锁组合、全被动自锁组合、前牙 2-2 主动 + 后牙 345 被动组合、前牙 3-3 主动 + 后牙 45 被动组合、高低转矩的数据选择与搭配以及前牙 0.018 英寸 / 后牙 0.022 英寸槽沟组合。

自 20 世纪末期开始，不断有新型产品推出，自锁托槽的发展得到了很大的提高。同时自锁托槽矫治技术也得到了持续、快速的改进。自锁托槽不再仅仅是一种结扎方式的改变，更是一种治疗理念的改变——对轻力矫治的追求。许多体外实验已经证明自锁托槽与弓丝间摩擦力较传统结扎方式低，低摩擦力意味着牙齿移动需要克服的阻力小，轻力矫治成为可能。弓丝的性能也会影响到矫治力。高弹性矫治弓丝与自锁托槽配合使用，有助于进一步实现轻力矫治。

自锁托槽主要分为两类：被动自锁托槽和主动自锁托槽。

被动自锁系统的特点是弓丝纳入槽沟后，该类托槽不对弓丝产生结扎力，主要通过高弹性的弓丝形变产生对牙齿的矫正力。在弓丝的滑动过程中保持很小的摩擦力。Activa、Twinlock、Damon 均属于此类自锁托槽矫治器。

主动自锁系统的特点是在使用一定尺寸的弓丝后，弓丝与槽沟唇方的弹性或非弹性滑盖接触，弹簧夹会对弓丝产生正压力。此时槽沟与弓丝的摩擦力较大。SPEED、In-Ovation、Quick 均属于此类自锁托槽矫治器。该自锁系统在使用时可分为被动状态和主动状态。当弹簧夹将较细的弓丝纳入槽沟，二者不发生接触或相互作用，不对弓丝施以结扎力，此时称为被动状态。当一定尺寸的弓丝入槽后，不能完全与槽沟壁贴合，弹簧夹强制使弓丝入槽，二者产生接触，高弹性的弹簧夹则发生形变或产生移位，利用回弹力与弓丝相互作用，对其施以压力，此时则成为主动状态。

自锁托槽的主要优点已达成共识，这些优点有：去除或放置弓丝速度快；结扎牢固；与弹性结扎相比，有利于口腔卫生维护；延长复诊间隔。其核心优点是弓丝与自锁托槽之间的摩擦力较传统托槽大大降低。

第二节　自锁托槽与弓丝间的摩擦力

正畸治疗过程中，当弓丝沿托槽或托槽沿弓丝滑动时都会产生静摩擦力或动摩擦力。摩擦力只是滑动阻力的一部分。滑动阻力分为三个部分：①经典摩擦力：弓丝与托槽表面接触产生的静摩擦力和动摩擦力；②约束力：当牙齿倾斜或弓丝弯曲，弓丝与托槽槽沟之间的倾斜超过一定的角度，弓丝与槽沟壁的两侧同时接触而产生约束力；③刻痕阻力：托槽弓丝之间的成角增大，弓丝发生永久变形，弓丝与槽沟之间的阻力成为刻痕阻力。

在正畸治疗开始的初期，由于存在牙列拥挤、牙齿错位，弓丝会发生较大的形变，此时主要的滑动阻力是约束力和刻痕阻力，随着牙齿的逐渐排齐，经典的摩擦力成为主要的滑动阻力。传统结扎方式中，虽然不锈钢丝产生的摩擦力较弹性结扎产生的摩擦力低，但是与牙齿移动的最佳力值比较，仍较高，且其产生的摩擦力变动性更大。

自锁托槽从根本上改变了传统的结扎方式，弓丝没有了结扎丝的束缚，弓丝与槽沟的接触面积和正压力均大幅度减小，因此摩擦力大大降低。

摩擦力减小的另一个原因是由于大多数的自锁托槽均采用单翼设计，托槽宽度较小，相对托槽间距较大，相邻托槽间弓丝弹性增大，载荷变形率减小，这些因素也有利于滑动阻力的降低。1998 年 Thomas 等研究对比了四种不同托槽和增加弓丝尺寸产生的摩擦抵抗力。其数据显示和传统结扎方式相比，自锁托槽的摩擦力明显降低。在口腔内弓丝会随着角度和方位的变化对滑动产生额外的阻力。有实验研究了在两种自锁托槽 In-Ovation 和 Damon 2，两种传统托槽 Minitwin 和 Transcend 6000，当弓丝与槽沟形成一定角度时所产生的摩擦力，结果显示两种自锁托槽产生的摩擦力均较低。表 12-1 显示了不同托槽在不同角度与弓丝间的滑动阻力。

表 12-1　不同托槽在不同角度与 0.018 英寸 × 0.25 英寸不锈钢方丝间的滑动阻力

角度（°）	Damon SL（cN）	传统托槽（cN）
0	0	34
1.5	0	55
6.0	80	140

来源：Thomas S, et al. Eup J Orthod 1998；20：589-596

对于不同类型的自锁托槽，在无明显倾斜和转矩的条件下，使用细丝排齐时，被动型自锁托槽的摩擦力要小于主动型自锁托槽的摩擦力。

第三节　使用自锁托槽对严重拥挤病例进行不拔牙矫治

自锁托槽出现以来，大量的临床实践显示其在不拔牙矫治中优势明显。传统的正畸学理论认为拔牙是治疗中度以上牙列拥挤的主要手段，而现代正畸学更注重将患者面部美观作为矫治设计的首要考虑，即便对于有较严重拥挤的病例也是如此。如果单纯为了解除拥挤而进行拔牙减数治疗，矫治后的牙弓可能变得更为狭窄，影响微笑时的唇齿关系，牙列与唇颊间出现不美观的空隙，上下唇的丰满度也会受到影响，这种影响还会随着年龄的增长而加重。

图 12-1～图 12-4 和图 12-5～图 12-8 展示的两个病例治疗前均为严重拥挤，只是两人的侧貌不同，一个是直面型一个是突面型，在使用自锁托槽进行不拔牙矫治时得到了完全不同的结果，图 12-1 的病例获得了较为理想的治疗结果，而图 12-5 的病例不得不在治疗中拔除了 4 颗第一前磨牙以改善侧貌。

图 12-1～图 12-4 为一例严重拥挤合并前磨牙阻生的病例。

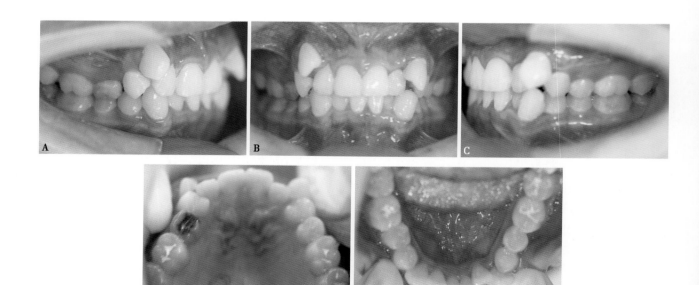

图 12-1　病例 W 治疗前口内像、面像及 X 线片

口内像显示严重拥挤，右上第二前磨牙阻生，Ⅱ类磨牙关系；面像显示侧貌为直面型；头颅侧位片显示 U1-NA 角 18.5°，IMPA 87°，FMA 28°

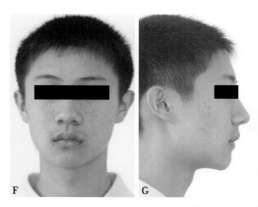
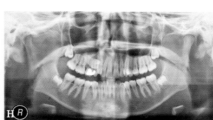
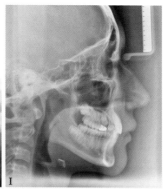

图 12-1　病例 W 治疗前口内像、面像及 X 线片（续）

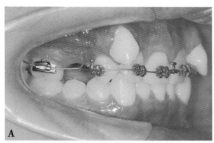
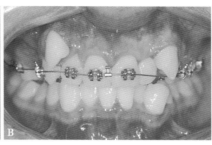
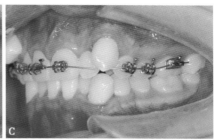

图 12-2　上颌矫治器戴入，拔除右上滞留乳磨牙，开窗牵引第二前磨牙

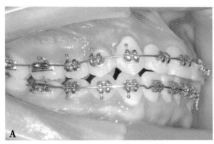
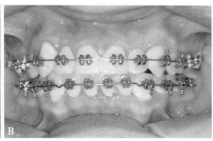
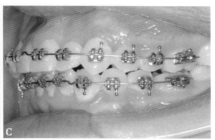

图 12-3　拥挤已经解除，前牙略唇倾

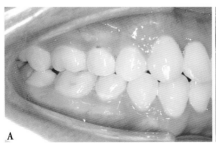
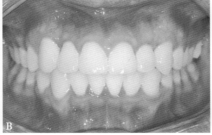
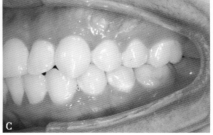

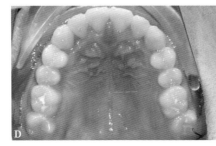
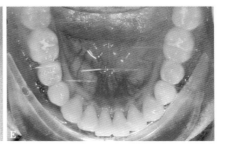

图 12-4　矫治结束，疗程 18 个月

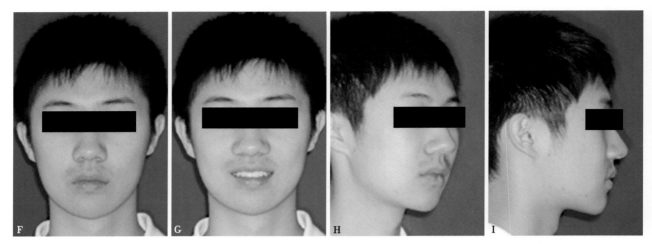

图 12-4 矫治结束,疗程 18 个月(续)

图 12-5～图 12-8 为一例与上一例拥挤程度类似的拥挤病例,拔牙矫治。

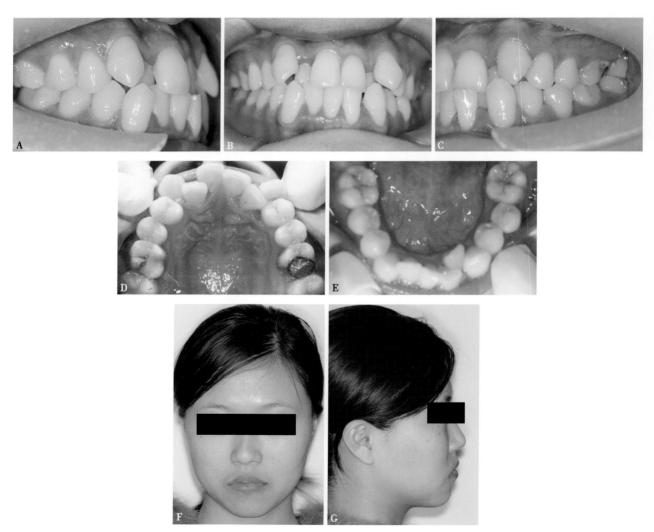

图 12-5 病例 M 治疗前资料,口内像显示拥挤度与病例 W 类似,磨牙 I 类关系,侧貌稍突

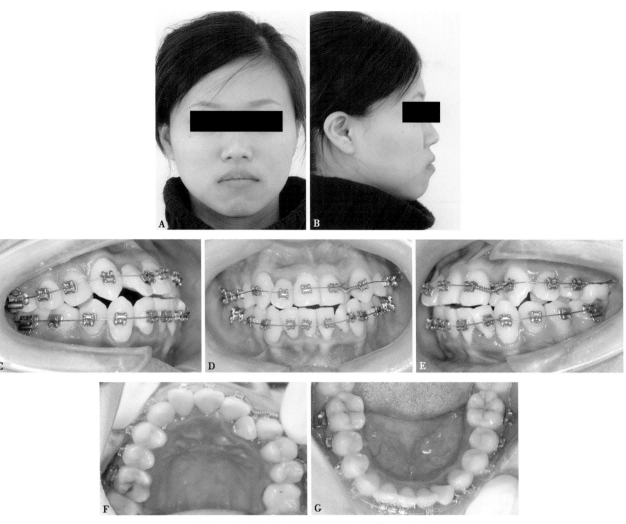

图12-6　患者要求不拔牙矫治，治疗半年后，前牙唇倾，侧貌更突

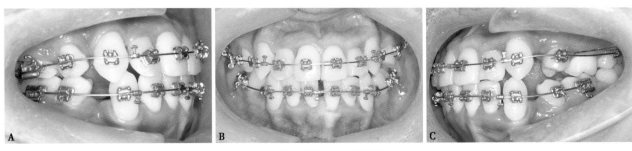

图12-7　拔除4颗第一前磨牙继续治疗

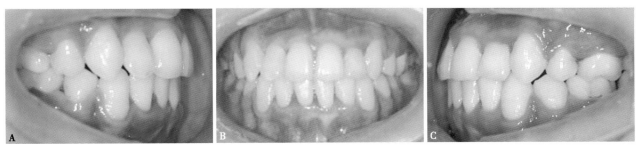

图12-8　治疗结束时口内像与面像，上下唇后移，面形直立

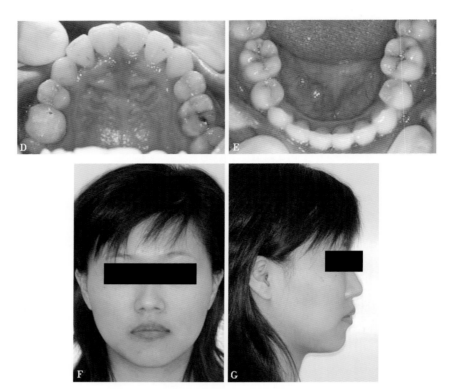

图 12-8　治疗结束时口内像与面像，上下唇后移，面形直立（续）

以上两个病例的结果显示，即便是重度拥挤的牙列，使用自锁托槽也可以在不拔牙的情况下较容易的排齐牙列，提示我们在考虑矫治方案时，应将患者的面部美观放在首位，拔牙不是解除严重拥挤的必须条件。

国外的研究显示，在非拔牙病例中，与传统托槽相比，自锁托槽产生的下切牙唇倾度（L1-MP）变化较小，平均为 1.5°，差异有统计学意义。切牙唇倾度的降低，有利于改善唇凸度，建立良好的侧貌。但是中国学者以汉族人为研究对象时，发现自锁托槽进行不拔牙矫治时均发生切牙唇倾度增大。可能的原因是蒙古人种唇肌力量不足所致，这提醒医师在治疗时应注重唇肌训练，这和日本学者近藤悦子"Muscle Wins"的观念相似。

在使用自锁托槽对严重拥挤病例进行不拔牙矫治时，选择病例应符合以下条件：①直面型，上下唇最突点应位于审美平面之后；②上下中切牙较为直立，尤其对于一些Ⅲ类错𬌗病例，虽然下切牙直立甚至舌倾，但是一般上切牙会有代偿性唇倾，如果同时伴有上牙列中度以上的拥挤，应慎用不拔牙矫治；③有牙弓狭窄；④口唇闭合功能较好。此外还需教会患者做唇肌功能训练。

关于自锁托槽不拔牙矫治的术后稳定性也是正畸医师关注的一个问题，Nicholas Pandis 等人研究了自锁托槽与传统托槽在不拔牙治疗中下颌牙弓宽度的变化，结果显示在治疗结束后，自锁组尖牙间宽度增加量小于传统组。维持尖牙间牙弓宽度将增加治疗效果的长期稳定性。一些病例报告显示自锁托槽的侧方扩弓伴随着颊侧牙槽骨的新生，长期效果较稳定。图 12-9 的病例经自锁托槽不拔牙矫治后，上下颌第一前磨牙间的牙弓宽度分别增加了 10mm 和 7mm，观察 5 年后效果稳定。

图 12-9～图 12-13 为安氏Ⅱ类 2 分类、重度牙列拥挤的非拔牙矫治。

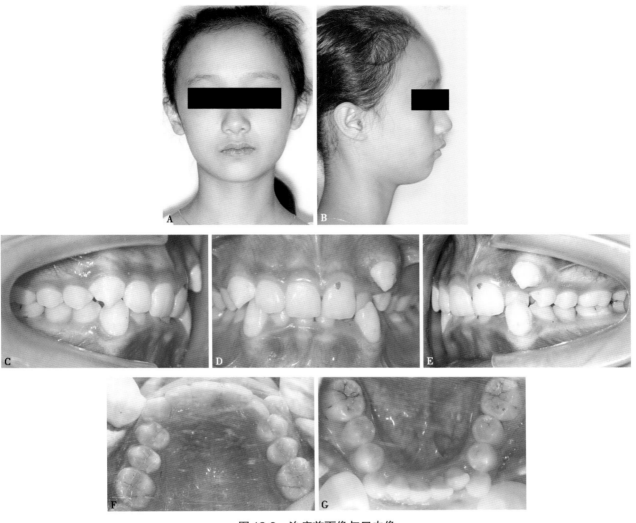

图 12-9　治疗前面像与口内像

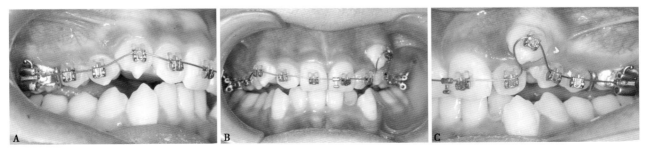

图 12-10　矫治器戴入

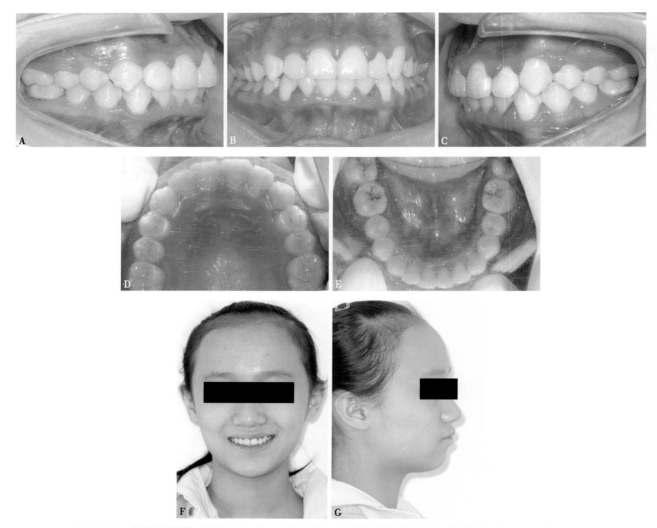

图 12-11　拆除矫治器，疗程 16 个月。上下颌第一前磨牙间的牙弓宽度分别增加了 10mm 和 7mm

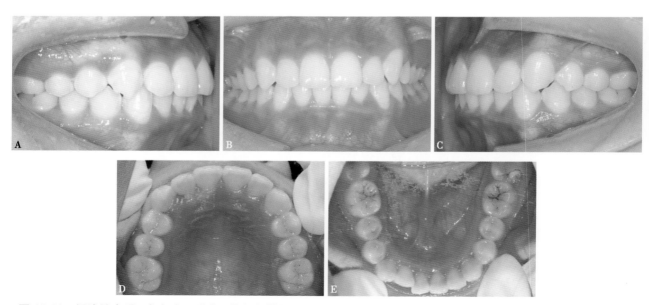

图 12-12　矫治结束后 3 年复查。除由于期间保持器丢失造成下前牙区轻度复发，其余咬合关系及牙弓宽度均保持稳定

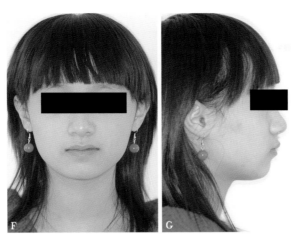

图 12-12 矫治结束后 3 年复查。除由于期间保持器丢失造成下前牙区轻度复发，其余咬合关系及牙弓宽度均保持稳定（续）

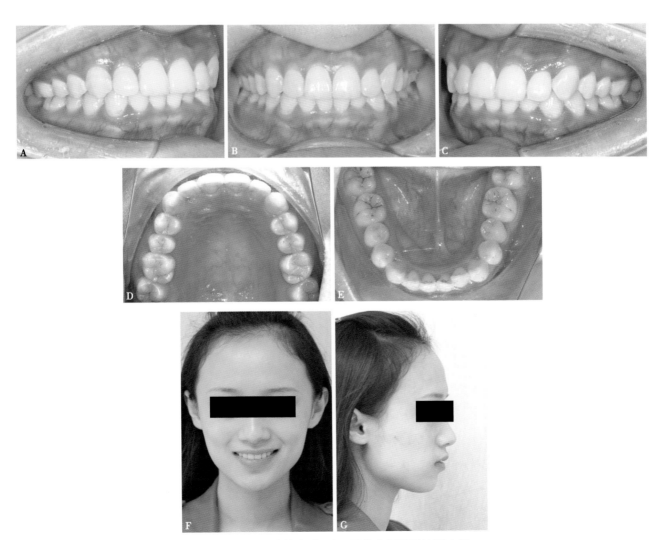

图 12-13 矫治结束后 5 年，已停止佩戴保持器 1 年

第四节　自锁托槽在不拔牙矫治中解除牙列拥挤的机制

　　造成牙列拥挤的原因是由于应有牙弓长度大于现有牙弓长度,因此解除牙列拥挤的方法无非是增加现有牙弓长度或是减小应有牙弓长度。

　　减小应有牙弓长度的手段是拔牙或者邻面去釉。最常见的拔牙矫治模式是拔除 4 颗第一前磨牙,可以在上下牙弓内各获得约 15mm 左右的间隙。传统的正畸教科书中对于中度以上的牙列拥挤的治疗建议采用拔牙矫治。拔牙矫治可以快速解除牙列拥挤,但缺点是减少了自然牙齿的数量,造成牙弓的缩小,对于直面型的患者还可能造成对侧貌的不利影响。邻面去釉由于会对釉质产生一定程度的破坏,临床使用需谨慎。

　　增加现有牙弓长度的方法有横向扩宽牙弓、唇展前牙、远中移动后牙等。无论采用何种矫治技术,在不拔牙、不邻面去釉的情况下要解除牙列拥挤,必然会造成牙弓宽度或(和)长度的增加,自锁托槽解除牙列拥挤的机制也是如此。

　　很多研究表明在使用自锁托槽进行不拔牙矫治时会扩宽牙弓,扩宽的区域主要为前磨牙之间的牙弓宽度,尖牙间宽度和磨牙间宽度变化较小。这种扩宽是由前磨牙颊向倾斜移动造成,没有骨性扩宽效应,我们对比研究了 46 例自锁托槽不拔牙矫治前后的模型,结果显示牙弓宽度的增加主要发生在前磨牙区,宽度增加量从颊尖至龈缘递减。我们在对不同扩弓方式治疗前后的患者 CBCT 图像进行比较后发现,相对于使用螺旋扩弓器进行快扩或慢扩的患者,自锁托槽的扩弓效应完全是牙性扩宽,后牙一般会出现较明显的颊倾,同时后牙区颊侧牙槽骨吸收的现象明显少于快扩及慢扩(图 12-14)。

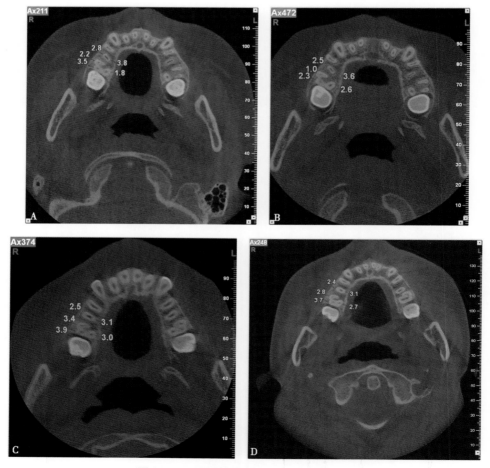

图 12-14　不同扩弓方法 CBCT 检测比较
A,B. 快速扩弓患者在扩弓前后 CBCT 截图显示的前磨牙区颊侧牙槽骨厚度的变化
C,D. 自锁扩弓患者在扩弓前后 CBCT 截图显示的前磨牙区颊侧牙槽骨厚度的变化

　　除了牙弓的扩宽以外，自锁托槽不拔牙矫治牙列拥挤后一般还会伴有前牙的唇倾，对于部分第二磨牙尚未萌出或者刚刚萌出的患者还会有一定程度的第一磨牙远中移动，这是由于矫治系统的低摩擦特性，使得牙列排齐过程中的后牙沿着弓丝向远中移动造成的（图12-15）。

　　陈玉萍等人分析了使用传统托槽与自锁托槽对安氏Ⅱ类2分类错𬌗进行不拔牙矫治前后的牙弓及头影测量变化，发现使用两种托槽均会造成牙弓宽度的增加以及上下前牙的唇倾，但是自锁托槽产生的牙弓扩宽量大于传统托槽，而前牙的唇倾程度小于传统托槽。理论上认为，若弓丝与槽沟间的摩擦力很大，就会影响尖牙、后牙槽沟与弓丝之间的滑动，造成尖牙不易后移，影响前牙的排齐，导致前牙唇倾度增加。在排齐阶

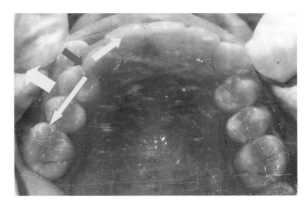

图12-15　尖牙排齐过程中牙弓受力示意图

段，自锁托槽弓丝与槽沟间的摩擦力很小，牙齿在排齐过程中顺着弓丝滑行时，受到的滑动阻力小，尖牙在挤压力的作用下，容易远中移动，有利于前牙快速排齐，同时可以减小切牙向前漂移。

第五节　自锁托槽解除严重牙列拥挤的临床操作要点

　　不拔牙矫治牙列拥挤的难点是如何有效地增加现有牙弓长度以获取间隙解除拥挤。传统的固定矫治更倾向于采用一些辅助装置来获取间隙，例如采用扩弓器增加牙弓宽度，或者推磨牙向远中来增加牙弓长度，即便对于局部的拥挤，例如第二前磨牙的腭向错位，也会先局部放置推簧拓展间隙，然后再使错位牙回到正常位置。自锁托槽强调的是在低摩擦条件下，使用高性能弓丝产生的持续轻力，引导牙齿调整移动到其理想的位置。

　　图12-16～图12-18为一例重度拥挤的非拔牙矫治，采用自锁托槽进行了不拔牙矫治，没有使用任何的辅助矫治装置。

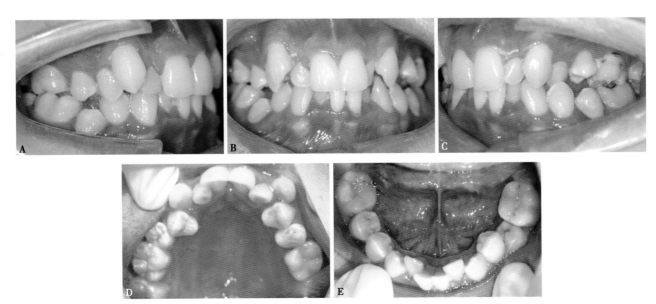

图12-16　治疗前面像及口内像

Ⅱ类咬合关系，牙弓狭窄，上下前牙直立，面像显示下颌后缩

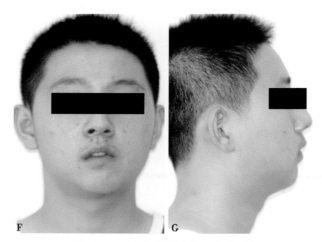

图 12-16 治疗前面像及口内像（续）

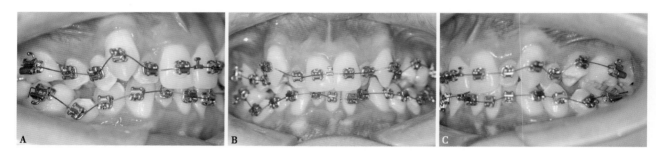

图 12-17 矫治器戴入，利用自锁托槽进行扩弓排齐

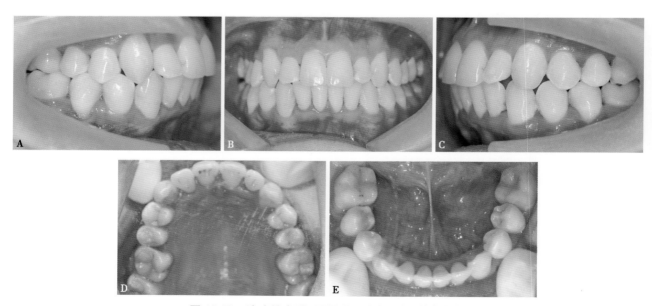

图 12-18 治疗结束后，牙弓明显扩宽，侧貌基本维持

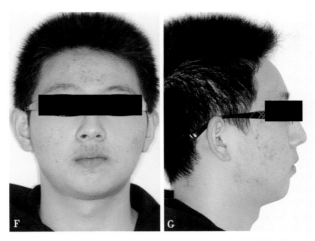

图 12-18　治疗结束后, 牙弓明显扩宽, 侧貌基本维持(续)

对于此类病例采用自锁托槽进行不拔牙矫治时, 临床操作需要注意以下几点:

1. 应尽可能在所有牙齿粘结托槽, 并使弓丝入槽。其原理是使所有牙齿受到持续轻力的作用, 引导其向理想的位置移动。对于无法粘接托槽的牙位, 可以采用结扎丝进行局部的悬吊结扎, 使其受力(图 12-19); 间隙严重不足的牙位, 尤其是前牙区, 可以先行放置推簧拓展间隙后再进行排齐, 一般推簧的长度比相邻托槽间隙长出半个托槽的宽度即可。

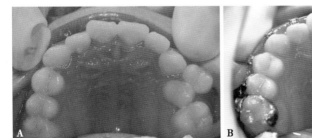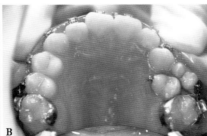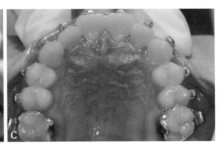

图 12-19　该病例一侧的两颗前磨牙均向远中扭转了 90°, 采用自锁托槽矫治时, 操作要点是对第二前磨牙采用结扎丝进行局部的悬吊结扎, 使其受力, 弓丝采用 0.014 英寸镍钛丝, 第二前磨牙舌侧粘接舌侧扣防止弓丝滑脱, 弓丝末端不能回弯, 经过三个月的时间就可以排齐

2. 弓丝的末端不要做回弯处理。因为随着牙位的变化, 牙弓长度会有增加, 回弯的弓丝会影响牙齿的移动。可以采用放置树脂在弓丝上制作阻滞区来防止弓丝末端从颊管中滑出刺激黏膜, 注意阻滞区应位于拥挤部位的近中, 否则也会影响牙列的排齐效果。

3. 早期可以配合短的颌间牵引, 有利于牙位及尖窝关系的快速调整。一般牵引的力量不大于60g。

4. 早期可以在后牙𬌗面用树脂或玻璃离子等材料垫高, 脱离咬合接触, 一来可以避免某些深覆𬌗病例的托槽脱落, 二来可以加快排齐的速度。

5. 排齐阶段的第一根弓丝首选 0.014 英寸的含铜镍钛丝, 对于少数极为拥挤的病例可以采用更细的弓丝。

第六节　自锁托槽应用中的支抗问题

由于自锁托槽与弓丝间的低摩擦特性, 临床应用中可以更多的使用交互支抗原理远中移动后牙来达到矫治目的。

图 12-20～图 12-24 为一例骨性Ⅲ类错𬌗病例, 患者家长拒绝手术治疗方案, 故采用正畸掩饰治疗, 矫治设计拔除了下颌两侧的第二磨牙(可见患者的第三磨牙牙胚), 使用自锁托槽配合交互支抗推下颌后牙

向远中移动来达到矫治Ⅲ类关系的目的。在矫治的初期不粘接下颌切牙的托槽，使用 0.016 英寸不锈钢圆丝作为主弓丝，在两侧下颌尖牙间安放镍钛螺旋推簧，由于推簧会与下唇接触，一定程度上会造成患者的不适，可以使用胶套改善其舒适性，此时下唇肌以及推簧协同产生矫治力，在托槽与弓丝间低摩擦的状态下，可以使两侧后牙沿弓丝产生远中移动。此方法同样可以应用于上颌，图 12-26、图 12-27 展示的病例为在上颌前牙区安置推簧移动上颌磨牙向远中的方法。

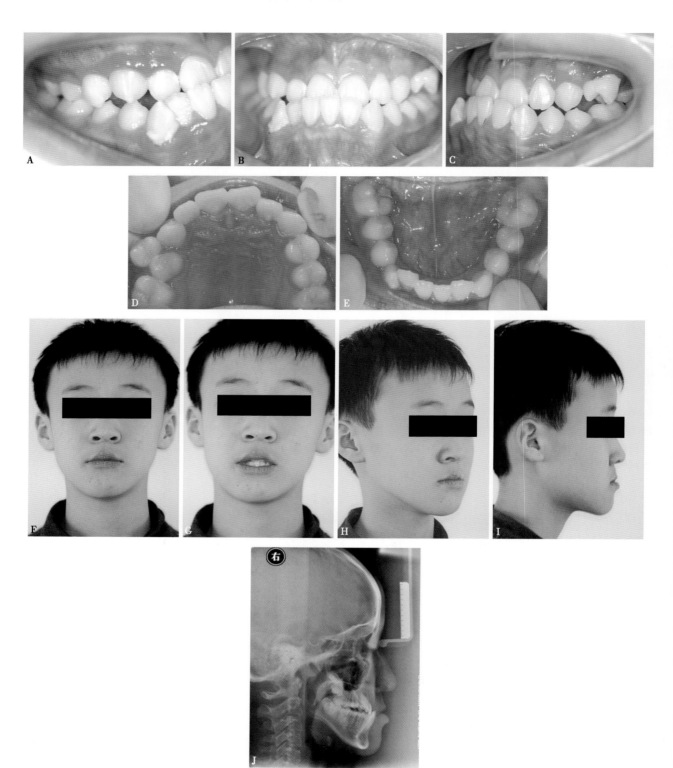

图 12-20　治疗前面像、口内像及 X 线片

　　该病例为骨性安氏Ⅲ类错𬌗，磨牙及尖牙均为完全近中关系，前牙不能后退至切对切的位置，家长拒绝成年后手术治疗方案。采用正畸掩饰治疗，拔除下颌两侧第二磨牙，自锁托槽配合交互支抗远中移动下颌后牙。

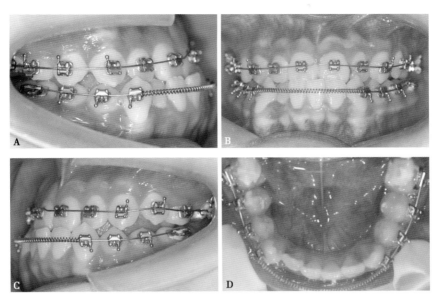

图 12-21　交互支抗同时移动两侧的 8 颗后牙，有利于咬合关系的调整；为前牙提供间隙，避免下前牙的唇倾；不需要种植支抗等辅助装置

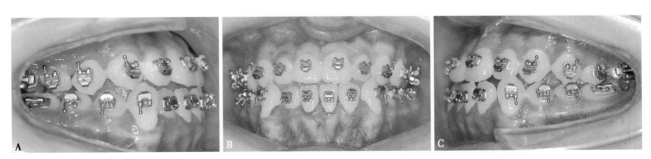

图 12-22　下颌前牙戴入矫治器的时机：尖牙关系已经接近中性，前牙有足够间隙排齐

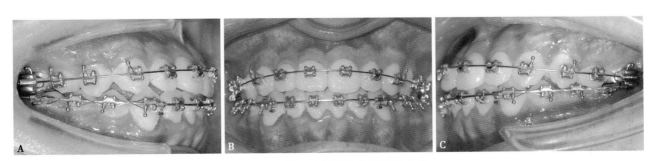

图 12-23　进一步调整咬合关系达中性

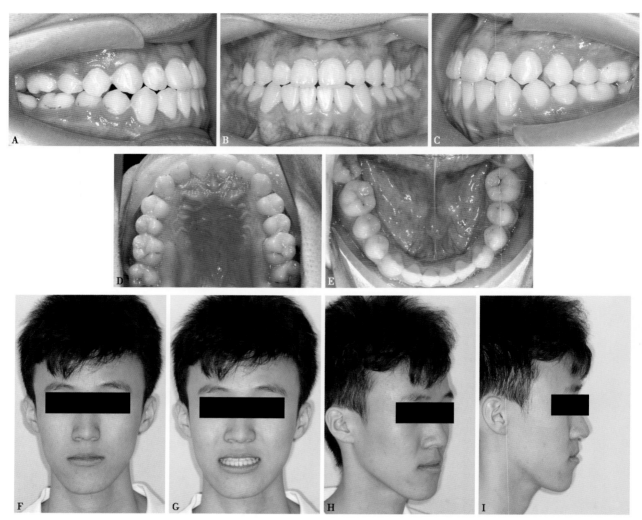

图 12-24　矫治结束

　　图 12-25～图 12-28 为一例上颌双侧侧切牙腭侧错位，Ⅱ类咬合关系，侧貌较好的病例（病例完成人：任超超医师）。

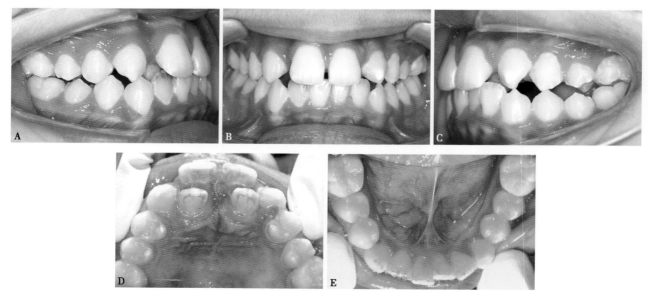

图 12-25　治疗前口内像与面像

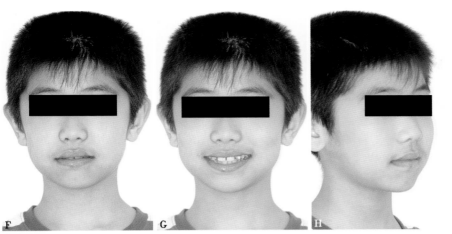

图 12-25 治疗前口内像与面像（续）

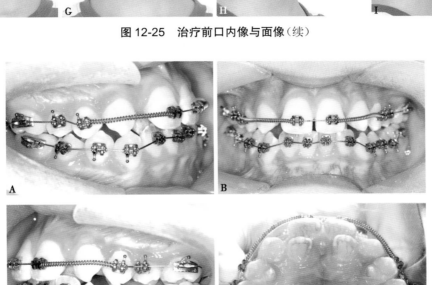

图 12-26 使用自锁托槽配合交互支抗，远中移动上颌后牙，为侧切牙提供间隙

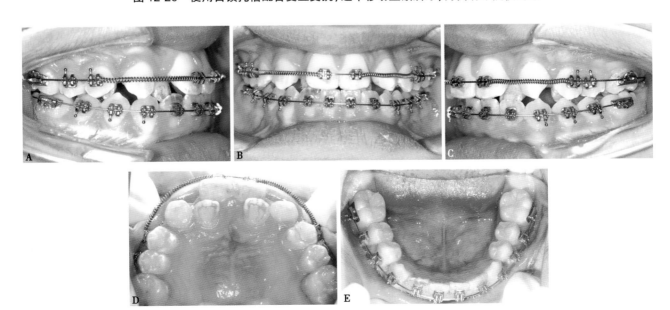

图 12-27 第二次复诊，间隙已经推开

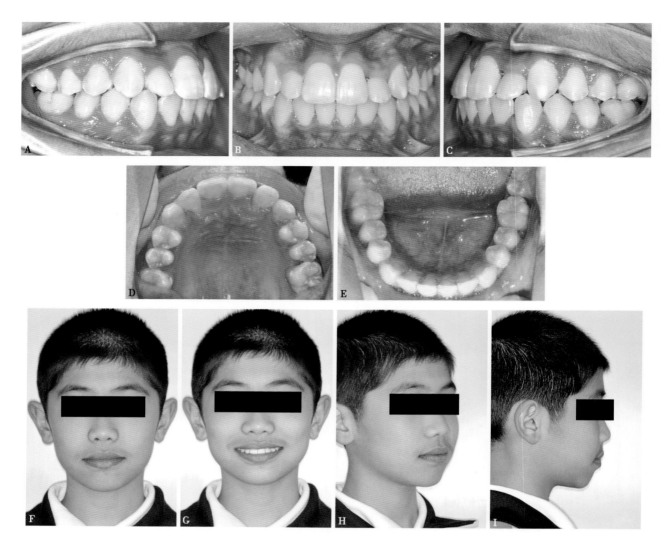

图 12-28　治疗结束

　　虽然自锁托槽的设计也是按照直丝弓托槽的理念预置各类角度，但是由于目前市面上绝大多数自锁托槽均为单翼托槽结构，其近远中宽度较窄，因此在排齐阶段一般不会出现普通直丝弓托槽的前牙唇倾与覆𬌗加深现象，同时拥挤的前牙在排齐过程中的交互支抗作用也会使尖牙向远中移动，所以此阶段不需要进行尖牙后结扎，这对于初期的支抗控制是有利的。

　　对于拔牙矫治病例，关闭间隙阶段的支抗控制是非常关键的，有人提出由于自锁托槽的低摩擦特性，所以在关闭间隙时的支抗控制优于传统托槽，只需要将第二磨牙与第一磨牙连扎即可达到最强支抗，这种观点是缺乏证据的。图 12-29 为拔牙病例采用滑动法关闭间隙的示意图，在此过程中弓丝将沿着第二前磨牙的托槽与第一磨牙的颊面管向远中滑动，弓丝与托槽和颊面管间会有滑动摩擦力存在，我们可以认为传统固定矫治器与自锁托槽矫治器的颊面管结构相同，所以影响两者摩擦力的就是第二前磨牙托槽，此时不同的自锁托槽会有不同的表现，对于被动自锁托槽，其与弓丝间始终处于低摩擦状态，而对于大多数的主动自锁托槽，由于关闭间隙通常使用 0.019 英寸 × 0.025 英寸的不锈钢方丝，此时其与弓丝之间已经进入主动状态，摩擦力会增大反而不利于支抗的控制，需要将弓丝做磨细处理以减小摩擦力。总的来说，在间隙关闭阶段自锁托槽的支抗要求与传统托槽没有区别，强支抗要求的病例同样需要配合使用口外装置或者微种植体支抗，图 12-30 为一例自锁托槽配合微种植体支抗治疗双颌前突的病例。

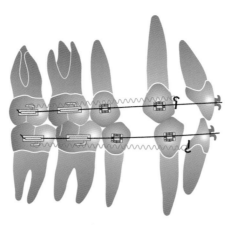

图 12-29 滑动法关闭拔牙间隙示意图

图 12-30～图 12-33 为一例成年女性双颌前突要求矫治的病例。

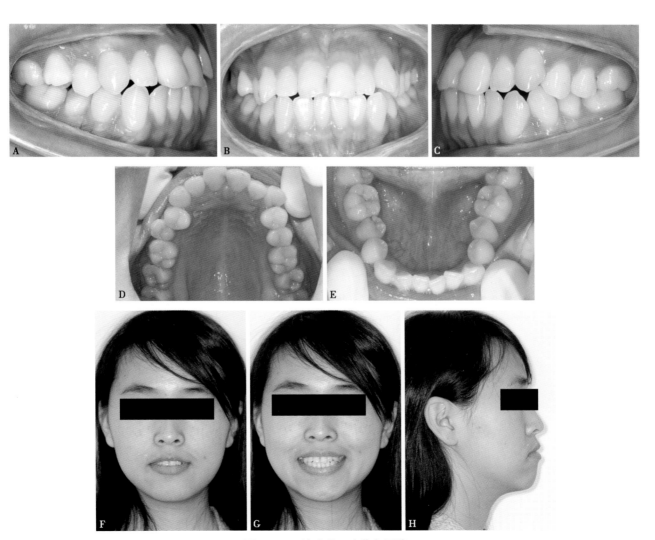

图 12-30 治疗前口内像与面像

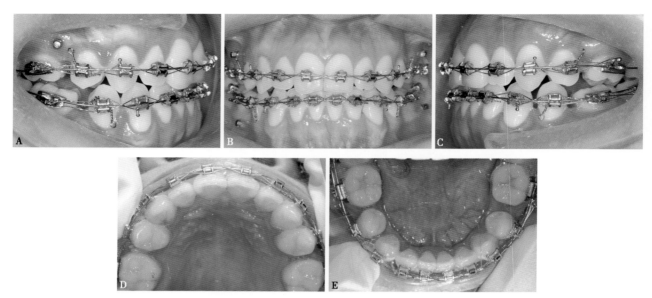

图 12-31　拔除 4 颗经根管治疗的第二前磨牙，自锁托槽配合微种植钉，内收前牙

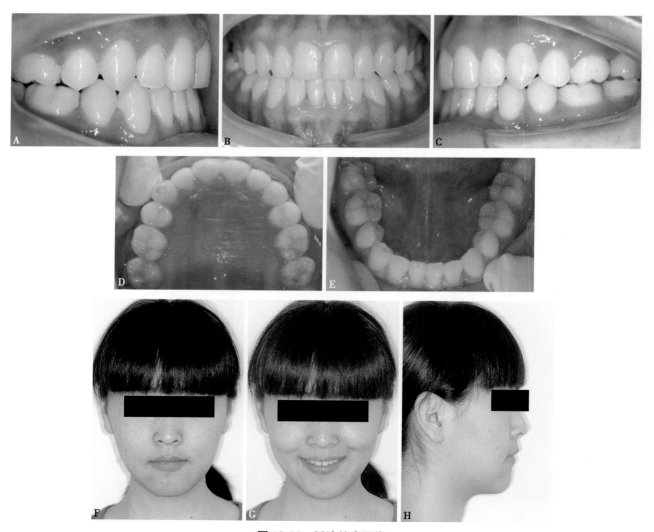

图 12-32　矫治结束面像

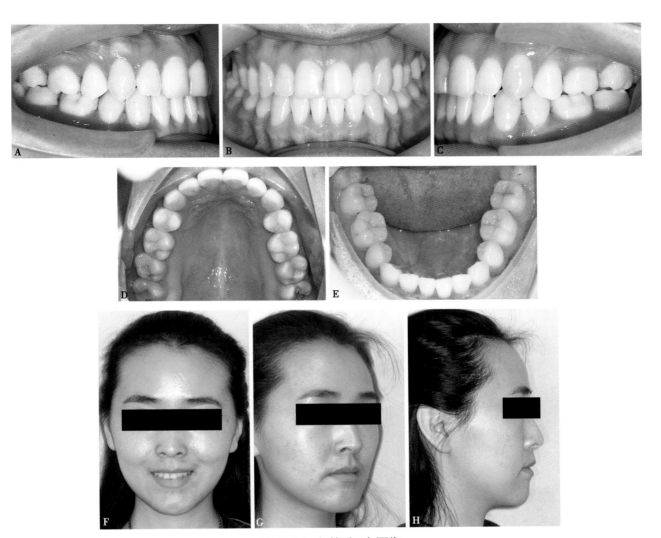

图 12-33　保持后 5 年面像

第七节　自锁托槽的粘接和弓丝序列的选择

　　自锁托槽的粘接原则与直丝弓托槽一样,需要将托槽准确粘接于临床冠的中心。由于大部分自锁托槽为单翼设计,体积较小,且唇面没有明显的槽沟用于辅助定位,所以粘接时难度大于传统托槽,使用光固化粘接剂有利于延长粘接剂固化时间,适合初学者粘接自锁托槽。此外,粘接时还需注意应去除托槽周围溢出的多余粘接剂,以免多余的粘接剂固化后影响自锁托槽的开闭。对于一些严重拥挤病例,在开始阶段很难将托槽定位准确,在排齐整平结束前必须从垂直向、近远中向仔细检查托槽的位置,发现位置欠佳的托槽需要重新调整。

　　关于弓丝的使用,总体原则上与直丝弓矫治一样,但可以适当简化:

　　(1)初始弓丝:大多数病例可以使用 0.014 英寸的含铜镍钛丝,拥挤特别严重的情况下可以使用更细的弓丝。

　　(2)中间弓丝:0.014 英寸 ×0.025 英寸含铜镍钛丝;0.019 英寸 ×0.025 英寸镍钛丝;有些病例可能需要加入 0.018 英寸 ×0.025 英寸镍钛丝过渡。

　　(3)关闭间隙弓丝:0.019 英寸 ×0.025 英寸不锈钢丝。

　　(4)完成弓丝:0.017 英寸 ×0.025 英寸 TMA 丝。

　　自锁托槽最初被认为只是一种结扎方式的改变，随着自锁托槽的不断发展，自锁托槽可能拥有更多的潜在优点，这需要我们更多、更严谨的研究来帮助我们认识这些特点。

参 考 文 献

1. Theodore Eliades，Nikolaos Pandis. Self-Ligation in Orthodontics. 口腔正畸自锁托槽技术生物力学与临床治疗的循证方法. 刘流，主译. 北京：人民卫生出版社，2011

2. Angle EH. Evolution of Orthodontics-recent development. Dental Cosmos，1911，54：853-867

3. Shivapuja PK，Berger J. Acomparative study of conventional ligational and self-ligation bracket systems. Am J Orthod Dentofac Orthop，1994，106：472-480

4. Taloumis LJ，Smith TM，Hondrum SO, et al. Force decay and deformation of orthodontic elastomeric ligatures. Am J Orthod Dentofac Orthop，1997，111：1-11

5. Turkkahraman H，Sayin MO，Bozkurt FY. Archwireligation techniques，microbial colonization，and periodontalstatus in orthodontically treated patients. Angle Orthod，2005，75（2）：231-236

6. Harradine NWT. Self-ligating brackets: where are we now? J Orthod，2003，30：262-273

7. Stolzenberg J. The Russell attachment and its improved advantages. Int J Orthod Dent Child，1935，21：837-840

8. Wildman AJ. Round table-the Edgelokbracket. J Clin Orthod，1972，6：613-623

9. Nigel Harradine. The History and Development of Self-Ligating Brackets. Seminars in Orthodontics，Vol 14，No 1（March），2008：5-18

10. Hanson GH. The SPEED system: a report on the development of a new edgewise appliance. Am J Orthod，1980，78：243-265

11. Harradine NWT，BirnieDJ. The clinical use of Activa self-ligating brackets. Am J Orthod Dentofac Orthop，1996，109：319-328

12. Damon DH. Therationale，evolution and clinical application of the self-ligating bracket. ClinOrthod Res，1998，1：52-61

13. Hugo Trevisiz. SmartClip^{TM}自锁托槽矫治器系统概念和生物力学. 白玉兴，译. 北京：人民卫生出版社，2010

14. Trevisi HJ. The Smatt Clip self-ligating appliance system. Technique Guide. 3M Company，2005

15. 傅民魁. 口腔正畸专科教程. 北京：人民卫生出版社，2007

16. 林新平. 临床口腔正畸生物力学机制解析. 北京：人民卫生出版社，2012

17. Khambay B，Millet D，McHugh S. Evaluation of methods of archwire ligation on frictional resistance. Eur J Orthod，2004，26：327-332

18. Thomas S，BirnieDJ，Sherriff MA. comparative in vitro study of the frictional characteristics of two types of self ligatingbtackets and two types of preadjusted edgewise brackets tied with elastomeric ligatures. Eut J Orthod，1998，20：589-596

19. Berger JL. The influence of the SPEED bracket's self-ligatingdesign on force levels in tooth movement: a comparative in vitrostudy. Am J Orthod Dentofacial Orthop，1990，97：219-228

20. Nicholas Pandis，Argy Polychronopoulou，Margarita Makouand Theodore Eliades. Mandibular dental arch changes associated with treatment of crowding using self-ligating and conventional brackets. European Journal of Orthodontics，2010，32：248-253

21. 姜若萍，傅民魁. 自锁托槽非拔牙矫治下牙列拥挤的临床研究. 中华口腔医学杂志，2008，43：459-463

22. Damon DH. Treatment of the face with biocompatible orthodontics. // Graber TM，Varnarsdall RL，Vig KW. Orthodontics，current principles and techniques. St Louis: Elsevier Mosby，2005

23. Mikulencak M. A comparision of maxillary arch width and molartipping changes between rapid maxillary expansion and fixedappliancevs the Damon system [thesis]. St Louis: St Louis University，2007

24. Pandis N，Polychronopoulou A，Eliades T. Self-ligating vs conventional brackets in the treatment of mandibular crowding: a prospective clinical trial of treatment duration and dental effects. Am J Orthod Dentofacial Orthop，2007，132：208-215

25. Eberting JJ，Straja SR，Tuncay OC. Treatment time，outcome，and patient satisfaction comparisons of Damon and conventionalbrackets. Clin Orthod Res，2001，4：228-234

26. Harradine NW. Self-ligating brackets and treatment efficiency. Clin Orthod Res，2001，4：220-227

27. 周欣荣，盛敏，厉松. 自锁托槽不拔牙矫治牙弓形态变化的研究. 中华口腔正畸学杂志，2009，16（2）

28. Chen SS，Greenlee GM，Kim JE，et al. Systematic review of self-ligating brackets. Am J Orthod Dentofacial Orthop，2010，137：726.e1-726.e18

29. Miles PG. Self-ligating vs conventional twin brackets duringen-masse space closure with sliding mechanics. Am J Orthod Dentofacial Orthop，2007，132：223-225

30. 陈玉萍，厉松. 自锁托槽与传统托槽非减数矫治安氏Ⅱ类2分类错𬌗机制初探. 中华口腔医学杂志，2012，47（3）：139-143

第 13 章

舌侧矫治技术要点
Lingual Orthodontics

刘月华* 高凌云#

*上海市口腔病防治院,复旦大学附属口腔医院 #同济大学口腔医学院

一、舌侧矫治技术的最新进展

唇侧固定矫治器最大的缺陷是矫治器容易被人察觉,即使陶瓷和塑料托槽也容易被发现。20 世纪 70 年代,随着直接粘接技术的问世,各种附件可以直接粘接于牙面,隐形的舌侧固定矫治器也于同期应运而生。1976 年美国正畸医师 Dr.Craven Kurz 获得舌侧矫治器(lingual orthodontic appliance)专利[1],1979 年 Ormco 公司正式生产出舌侧托槽(图 13-1)。与此同时,日本正畸专家 Kinya Fujita 也发明了舌侧矫治器,并于 1981 年在美国正畸杂志发表相关文章,提出了蘑菇形舌侧弓丝(mushroom arch wire)[2](图 13-2)。由于成人正畸患者的比例上升和接受过舌侧矫治训练的正畸医师们的热捧,80 年代初期舌侧正畸在美欧、日本等地区风靡一时。

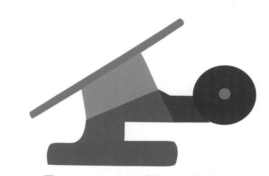

图 13-1　Curz 水平槽沟型托槽示意图

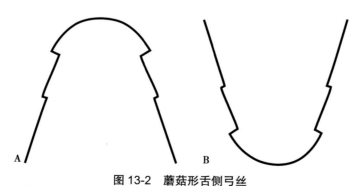

图 13-2　蘑菇形舌侧弓丝
A. 上颌舌侧弓丝　B. 下颌舌侧弓丝

在 20 世纪 80 年代中后期,由于大多数正畸医师缺乏舌侧矫治技术的系统培训,且无配套的技工室间接粘接技术和预成舌侧弓丝,大量病例矫治效果不理想,出现了前牙转矩控制较差、支抗丧失、后牙开𬌗、

牙齿排列不理想等问题,而且唇侧陶瓷托槽也同时面世,使舌侧正畸事业跌入低谷,甚至销声匿迹了一段时间。直至 1996 年,随着舌侧托槽间接粘接技术、预成舌侧弓丝及生物力学机制研究等的突破和正畸医师临床经验的积累,舌侧正畸重新走向繁荣,目前舌侧矫治在欧洲和亚洲正广泛开展。按照前牙区舌侧托槽槽沟的方向大致可将舌侧托槽分为水平槽沟型和垂直槽沟型,若按照托槽制作方式大致可分为预成舌侧托槽和个性化定制舌侧托槽[3]。

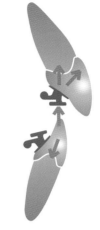

（一）预成舌侧托槽

早期上前牙区舌侧托槽常因咬合力作用而脱落,自 Kurz 第五代舌侧托槽开始即增加了平面导板,至第七代该导板更加凸显,这一改进不仅大大减小了上前牙舌侧托槽所受的剪切力,而且还起到压低下切牙、打开咬合的作用(图 13-3)。Kurz 托槽均为水平向槽沟,弓丝水平放入槽沟,易于前牙转矩和倾斜度控制,但对扭转牙的矫治较困难。Dr.Kurz 先后推出了七代舌侧托槽(图 13-4)和专用器械(图 13-5,图 13-6)。

进入 21 世纪,意大利正畸医师 r.Giuseppe Scuzzo 和日本正畸医师 Dr.Kyoto Takemoto 合作开发出更小巧的舌侧直丝弓托槽 STb(Scuzzo/Takemoto bracket)(图 13-7),前牙托槽的宽度仅为 2.5mm,厚度为 1.5mm。该托槽亦为水平槽沟型舌侧托槽。

图 13-3　带导板的上前牙舌侧托槽示意图

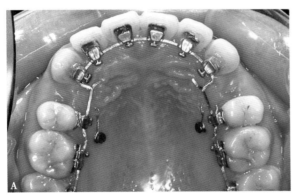
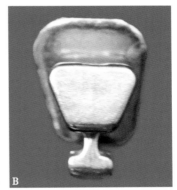

图 13-4　Kurz 第七代舌侧托槽
A. 𬌗像　B. 单个 Kurz 第七代托槽

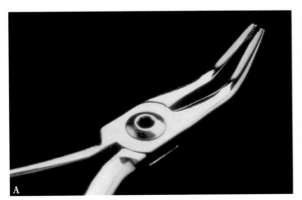
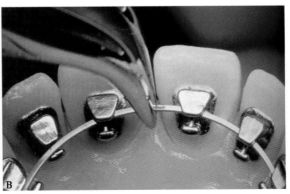

图 13-5　舌侧专用器械 -Kurz 多用途钳
A. Kurz 多用途钳　B. 使用方法

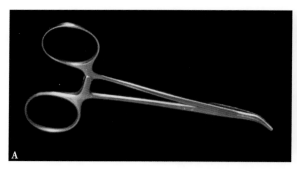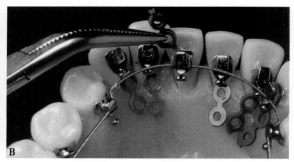

图 13-6　舌侧专用器械 -Kurz 蚊式手术钳
A. Kurz 蚊式手术钳　B. 蚊式钳用于双重结扎

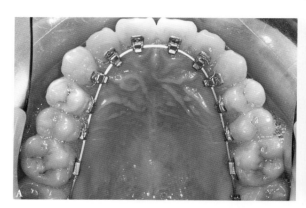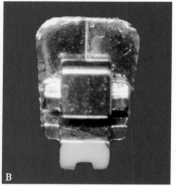

图 13-7　STb 舌侧托槽
A. 𬌗像　B. 单个 STb 舌侧托槽

（二）个性化定制舌侧托槽

2001 年德国正畸医师 Dirk Wiechmann 率先将 CAD/CAM 技术应用于舌侧矫治器制作，并使用机械手弯制弓丝，这就是最早的个体化定制舌侧矫治器[4]，名为"Incognito bracket"，如今该技术被美国 3M-Unitek 公司购买。该托槽为贵金属定制托槽底板，托槽底板覆盖牙齿舌面的大部分区域，以增强固位力，个性化定制且轮廓低平的托槽附于底板上（图 13-8），前牙区托槽槽沟为垂直向，后牙区托槽为水平向，与 Curz 和 STb 托槽的水平向槽沟相比，该托槽系统更方便舌侧弓丝入槽，临床操作相对简单，易于扭转牙的矫治，但控制前牙转矩和倾斜度较难。个性化弓丝的弯制也由机器代劳（图 13-9）。因此，该托槽底板大而薄、托槽体小，粘接牢固，患者感觉舒适，而且增加了托槽间距。个性化的弓丝弯制使得矫治的精确性大大提高。

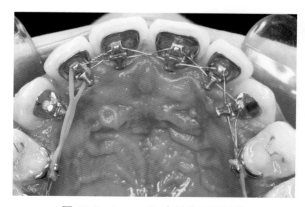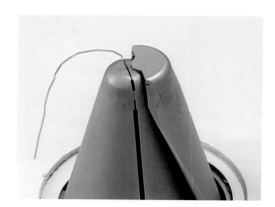

图 13-8　Incognito 个性化舌侧托槽　　　　**图 13-9　Incognito 机器人弓丝弯制**

2008 年 12 月广州瑞通生物科技有限公司在国内首次应用 CAD/CAM 技术成功研制出"e•Brace（易美）"舌侧个性化直丝弓矫治系统，于 2009 年 8 月开始临床试验，2011 年 9 月取得产品注册证（图 13-10）。与 Incognito 托槽一样，该托槽系统前牙区托槽槽沟亦为垂直向，后牙区托槽为水平向（图 13-11）。

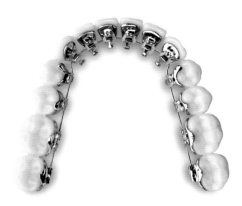

图 13-10　e•Brace 个性化舌侧托槽

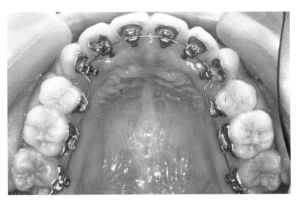

图 13-11　e•Brace 前牙区托槽垂直向槽沟

二、舌侧矫治器的间接粘接

准确的托槽定位是取得良好矫治效果的关键步骤。与唇侧固定矫治技术不同，正畸医师很难通过目测将舌侧托槽直接粘着在正确的位置。因此，舌侧托槽定位必须采用间接粘接法（indirect bonding），即先在实验室完成排牙、托槽定位及转移定位架制作，然后通过转移定位架完成口内托槽的定位与粘接。根据实验室排牙和托槽来源与定位方法不同，总体可分为计算机和手工两种途径。以下介绍目前市场上最常用的几种方法。

（一）Incognito 舌侧矫治器的间接粘接

具体步骤如下：

1. 制取模型　采用硅橡胶印模材料取印模，并灌注成石膏模型，要求牙齿形态完整无变形。

2. 人工排牙（图 13-12）　按照正畸医师的治疗方案和要求，将模型重新排列成牙弓整齐且咬合关系良好的模型。

3. 三维扫描（图 13-13）　将重新排列后的模型进行三维扫描，建立咬合关系良好的数字化模型。

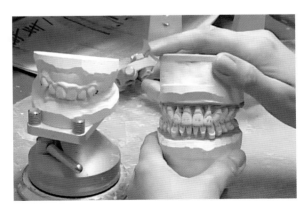

图 13-12　排牙

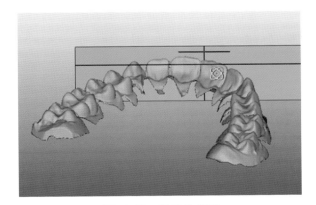

图 13-13　数字化模型

4. 舌侧托槽设计　通过专用软件，在三维模型上设计出托槽的数字化底板（图 13-14），再添加上部结构，完成托槽的整体设计（图 13-15）。

5. 托槽的蜡型制作和铸造（图 13-16）　利用 CAD/CAM 技术，首先将设计好的个性化托槽制作成蜡型，再使用精密铸造仪进行铸造。

6. 弓丝弯制（图 13-17） 通过软件分析托槽槽沟的位置,得出弓丝形态,再输出至机器手,由机器手按照指令弯制弓丝。

7. 个性化定制托槽的间接粘接 将铸造出来的个性化托槽临时粘接到原始模型上,制作转移定位架后,即可交付给正畸医师。

国内 e·Brace 托槽的间接粘接类似 Incognito 舌侧矫治系统。

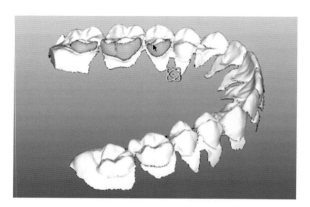

图 13-14 设计托槽

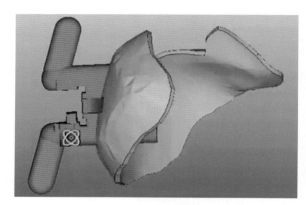

图 13-15 数字化托槽设计完成

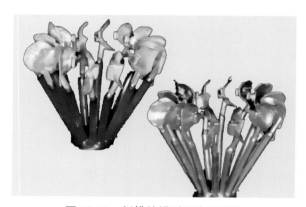

图 13-16 托槽的蜡型制作和铸造

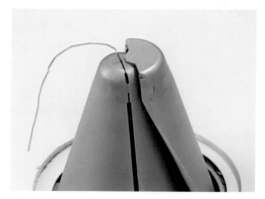

图 13-17 机器手弯制弓丝

（二）Orapix 舌侧直丝弓矫治器的间接粘接

法国的 Fillion 医师在 2011 年提出了 Orapix 舌侧直丝弓系统,该系统使用 STb 托槽,在 STb 舌侧直丝弓技术的基础上做出了改进,引进了数字化设计理念。具体步骤如下:

1. 数字化模型排牙 首先建立牙列的数字化模型,再在数字化模型上将每个牙分割开来。根据正畸医师的设计要求,先选择合适的上下牙列弓形,使用排牙软件,依照正常𬌗的轴倾、转矩和高度,结合解剖形态、磨耗程度和美观等因素,将牙列排成理想咬合状态[5]（图 13-18）。

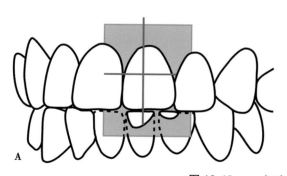

A

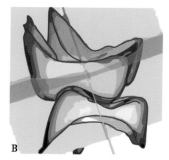

B

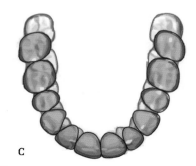

C

图 13-18 A. 初步排牙 B. 精细调整 C. 最终模型

2. 托槽定位 从数据库选取现有数字化托槽模型，使用专业软件在数字化牙模型上虚拟托槽定位（图13-19），并遵循两个原则：第一，托槽槽沟与殆平面平行，保证直丝弓的使用；第二，尽量减少底板与牙面的距离。为了消除尖牙和前磨牙之间的内收弯，与蘑菇弓形系统相比，槽沟高度偏龈向0.5～1mm，上颌尖牙的托槽需旋转10°～15°，且底板与牙面之间有平均0.6mm的间距。

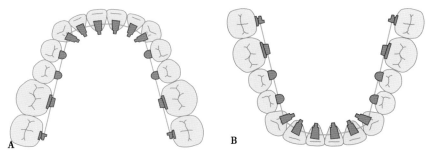

图13-19 托槽定位

3. 弓形设计 在虚拟托槽定位完成之后，由专业软件根据槽沟的位置分析出最终的直丝弓弓形（图13-20）。

4. 间接粘接

（1）转移定位架的制作（图13-21）：先借助软件制作虚拟转移定位架，该转移定位架的一端与牙齿唇面和殆面吻合，另一端与槽沟完全吻合，即可精确确定舌侧托槽的位置。然后通过CAD/CAM技术，使用丙烯酸树脂材料制作转移定位架。

（2）托槽在石膏模型上的定位（图13-22）：借助转移定位架，将光固化树脂填充到托槽底板和牙舌面之间，取下转移定位架，即可将托槽定位在模型上。

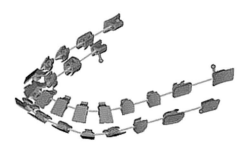

图13-20 弓形确定

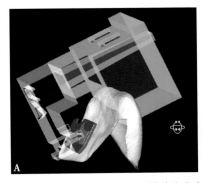
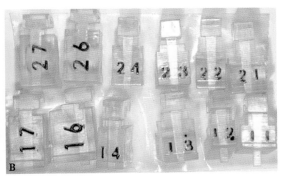

图13-21 A. 3D转移定位架 B. CAD/CAM技术制作的树脂转移定位架

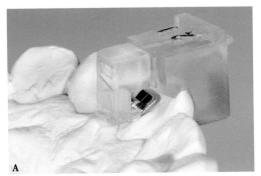
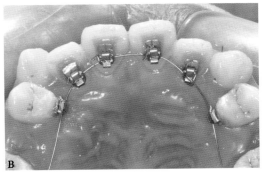

图13-22 A. 转移定位架在模型上定位托槽 B. 复合树脂充填于底板与牙面之间

（三）STb 预成舌侧托槽的手工间接粘接 [6]

1. **制取模型及上𬌗架**　用藻酸盐或硅橡胶印模材料为患者取 1～2 副高质量的印模，灌硬石膏模型，模型要求精确、完整（图 13-23）。将模型和设计单交给技工室，并书面列出矫治计划和要求。

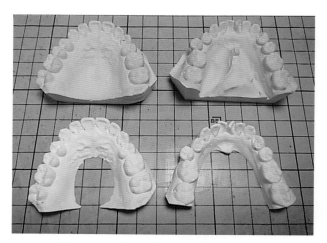

图 13-23　上下颌模型磨低到 8mm 高度

将硬石膏模型打磨，维持由基底到龈缘约 8mm 高度，然后将上下颌模型分别灌制到新的底座上。将模型通过面弓转移上𬌗架。

2. **技工室排牙**　根据 Andrews 方法，在每个牙齿的颊面上标出牙长轴，长轴线延伸到基底。该记录有利于在排牙时观察牙位的变化（图 13-24）。

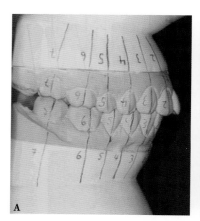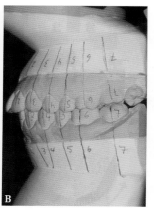

图 13-24　标记牙根的方向及近远中轮廓线

将下牙弓一侧第二前磨牙到对侧第二前磨牙从模型基底锯下。尽可能自然地将牙齿分开，以避免破坏接触点。

排牙时应首先要确定下切牙的位置，然后是下尖牙、前磨牙，最后锯下磨牙修整，完成下牙弓的排牙（图 13-25）。下牙弓排牙过程中，要注意建立正确的下切牙和下颌平面夹角，维持尖牙间、磨牙间宽度，整平 Spee 曲线。然后将上颌牙齿排列在与下颌牙齿相对应的理想位置上，并根据头影测量分析确定的矫治计划分别确定上前牙、上后牙位置。

将上下颌模型装入可调式𬌗架。只有当所有后牙在最大尖窝咬合位时没有早接触，下颌进行各种功能运动时没有𬌗干扰，下颌能够咬在理想的正中𬌗位时，排牙才算完成。排牙后将舌侧牙面清理干净，涂分离剂（图 13-26）。

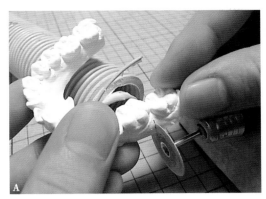
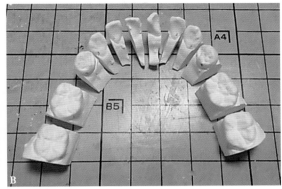

图 13-25　模型修整

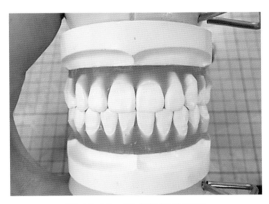

图 13-26　完成排牙的模型

3. 技工室托槽定位和间接粘着　在完成模型排牙后，由技师制作与所有托槽槽沟底位置匹配的理想弓丝，使之尽可能贴近牙齿表面。一旦确定所有的托槽定位正确，则制作每个牙齿的个体化转移定位架，该定位架与托槽贴近的内层为软树脂，外层为硬树脂。

（1）托槽放置：将结扎有托槽的弓丝放在排牙模型上，检查每个托槽是否位于相应牙齿的中央并保证托槽网底与牙齿舌面间尽量紧贴，最后将弓丝用蜡粘接固定在模型上（图 13-27）。

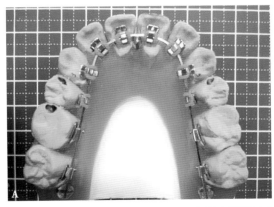
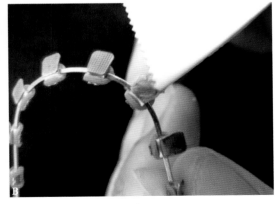

图 13-27　将所有托槽放在弓丝上并用弹力结扎圈结扎

（2）制作个体化的硬托盘：在排牙模型上涂分离剂。先用压膜片或硅橡胶材料制作软转移定位架，修整软转移定位架使之仅覆盖于托槽表面，然后采用化学固化树脂制作个体化硬转移定位架（图 13-28）。仔细地将弓丝和带着个体化硬转移定位架的托槽作为一个整体从排牙模型上取下。

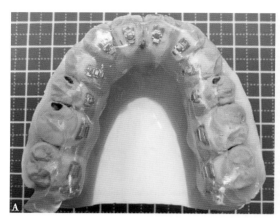
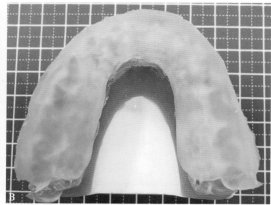

图 13-28　制作个体化硬托盘

（3）个体化托槽基底：由于牙齿舌面的形态特点，托槽基底和牙面之间存在小间隙。将少量复合树脂放在托槽的网底背板上充填间隙。这样每个托槽基底都是根据每个牙齿的解剖形态个体化制作出来的，因此能够准确地与牙面贴合（图 13-29）。

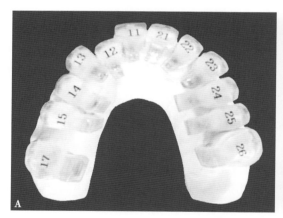
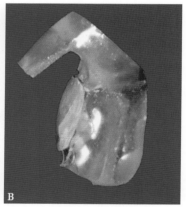

图 13-29　与牙齿相吻合的个体托盘
A. 个性化托槽基底在模型上就位　B. 托槽底部充填的树脂

4. **临床粘接舌侧托槽**　常规清洗、吹干隔湿、酸蚀、冲洗、再吹干后，在牙舌面及托槽底面上涂一薄层光固化处理液，在托槽底板涂少量光固化树脂。然后，将每个转移定位架仔细地放到相应的牙面上（核对托盘上的标号），去除多余的粘接剂（图 13-30），光照至少 20 秒。重复同样的步骤，直到全部托槽粘接完成（图 13-31），最后去除树脂转移定位架（图 13-32）。

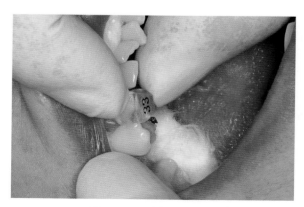

图 13-30　放置个别托盘

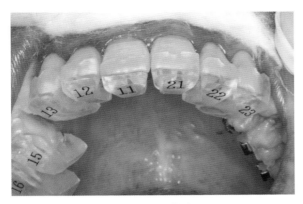

图 13-31　全部托槽粘接到位

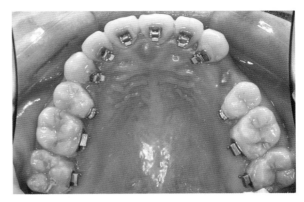

图 13-32　取出个别托盘，完成托槽粘接

三、舌侧直丝弓矫治技术

意大利正畸医师 Dr. Scuzzo 和日本正畸医师 Dr. Takemoto 经石膏模型观察发现，磨除模型上的牙冠之后，尖牙与第一前磨牙舌侧面近龈缘处的牙体颊舌径差异并不大，如果把舌侧弓丝尽量往牙齿龈端放置，基本可以避免在弓丝的尖牙与前磨牙之间弯制台阶，实现舌侧矫治弓丝的"直线化"（图 13-33）。他们于 2001 年在 JCO（*Journal of Clinical Orthodontics*）上发表论文，提出了舌侧直丝弓技术[7]。

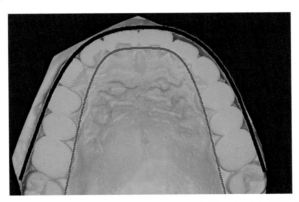

图 13-33　上尖牙与第一前磨牙舌侧面近龈缘处颊舌向差距减小

为了实现舌侧直丝弓技术，2010 年 Scuzzo 和 Takemoto 对原 STb 托槽进行了改进[8]。托槽为 0.018 英寸 × 0.025 英寸水平型槽沟，托槽底板的材质为 316L 不锈钢，在结扎翼两侧各有一个 0.03mm 的被动结扎台阶，可防止结扎丝过紧地将弓丝结扎到槽沟底，以减小使用细弓丝时的摩擦力，加快排齐牙弓的速度。前牙槽沟更加靠近龈方，可减小托槽厚度，避免对颌牙的咬合创伤。托槽底板上的个性化复合树脂厚度也降至最低，即使树脂底板最厚的尖牙区，树脂厚度一般也不足 2mm，此厚度的树脂基底并不影响托槽粘接强度。前牙托槽金属底板尽量向切端延伸，以保证足够的粘接面积。

在实物模型或数字化排牙模型上定位托槽时应遵循两个原则：托槽槽沟与𬌗平面平行，保证直丝弓的使用；尽量减少托槽底板与舌侧牙面的距离。STb 舌侧直丝弓所在的平面（lingual straight-wire plane，LSW 平面）为连接后牙临床牙冠中心所形成的平面，该平面向前牙区延伸，与上颌前牙的交点位于牙冠中 1/3 和龈 1/3 交界处，与下颌前牙的交点位于临床牙冠中心。为了消除弓丝上尖牙和第一前磨牙之间的内收弯，与传统舌侧蘑菇弓形系统相比，托槽槽沟高度偏龈向 0.5～1mm，上颌尖牙的托槽需向前旋转 10°～15°，且该托槽底板与舌侧牙面之间间距稍大于其他牙位，平均为 0.6mm（图 13-34，图 13-35）。

与传统舌侧矫治方法相比，舌侧直丝弓技术取得了以下突破：

1. 与蘑菇弓形相比，直线化的舌侧弓形减少了弓丝弯制的难度，减少了椅旁操作时间。

2. 用于舌侧直丝弓技术的 STb 托槽体积小，提高了患者舒适度。

3. STb 托槽翼的设计减少了排牙阶段弓丝与托槽间的摩擦力，缩短了疗程。

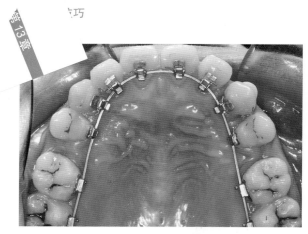

图 13-34　上颌尖牙托槽需向前旋转 10°～15°

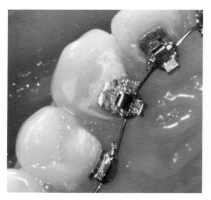

图 13-35　上颌尖牙托槽底板与舌侧牙面间距稍大于其他牙位

4. 直线化的舌侧弓形更利于滑动法关闭拔牙间隙。

四、牙弓的排齐与整平

在连续弓丝或片段弓上通过螺旋推簧和拉尖牙向远中可有效解除前牙拥挤。在采取各种措施拉尖牙的过程中，一方面应防止侧切牙和尖牙间出现过大的间隙而影响美观，另一方面应避免后牙支抗丢失（图 13-36）。由于舌侧托槽槽沟通常为 0.018 英寸 ×0.025 英寸，排齐整平用的弓丝依次可采用 0.013 英寸铜镍钛丝、0.016 英寸铜镍钛丝、0.016 英寸 TMA 丝、0.0175 英寸 ×0.0175 英寸铜镍钛方丝、0.018 英寸 ×0.025 英寸镍钛方丝。

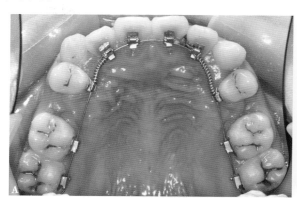
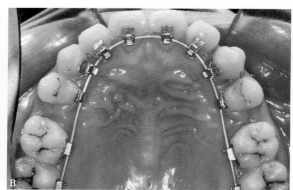

图 13-36　解除牙列拥挤

A. 通过螺旋推簧开拓间隙　B. 牙弓排齐整平完成后

牙弓排齐阶段，除了开拓间隙、解除拥挤外（图 13-37），扭转牙的过矫正也是很重要的环节。除了为扭转牙开拓出足够的间隙外，从实验室间接粘接各环节开始就应该将舌侧托槽位置适量向牙齿相对唇向的一侧粘接，或者底板形态构筑成楔形，以利于牙齿扭转的矫正或过矫正（图 13-38）。

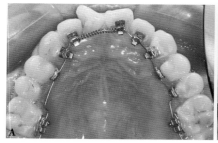
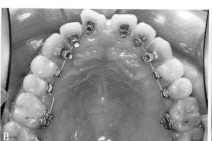
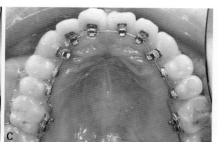

图 13-37　开拓间隙

A. 通过螺旋推簧开拓扭转牙间隙　B. 通过螺旋推簧开拓扭转牙间隙　C. 扭转牙基本得以矫正

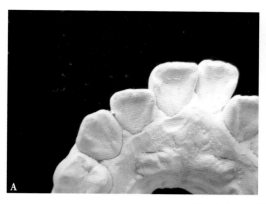
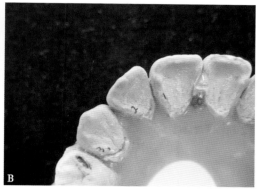

图 13-38 扭转牙的过矫正
A. 扭转牙模 B. 将扭转牙过矫正排列

在临床矫治过程中，也可以通过链状橡皮筋对扭转牙施加一对力偶过矫正扭转牙（图 13-39）。必要时，也可以在弓丝上弯制刺刀形曲完成对扭转牙的过矫正（图 13-40）。

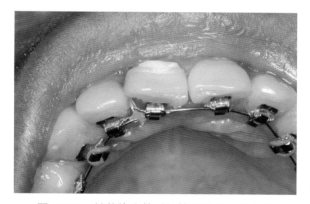
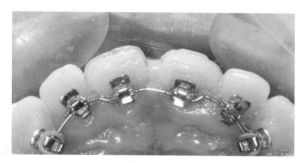

图 13-39 链状橡皮筋对扭转牙施加一对力偶   图 13-40 弓丝上弯制刺刀形曲完成对扭转牙的过矫正

排齐整平牙弓阶段的过矫正不仅仅针对扭转牙，前牙转矩也在过矫正的范围内。与唇侧直丝弓矫治技术相比，舌侧矫治技术在关闭间隙、内收前牙时更容易造成上前牙舌向倾斜，防止此类情况发生的措施有两种：一是在实验室排牙及间接粘接时即将前牙区托槽在唇舌向适量过倾斜，预置适量冠唇向、根舌向转矩（图 13-41）；二是在关闭间隙阶段使用满尺寸或接近满尺寸的不锈钢方丝，使用轻力内收前牙。

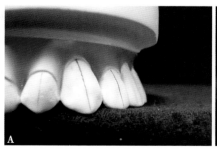
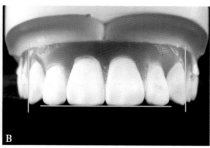

图 13-41 预置适量冠唇向、根舌向转矩
A. 前牙模型排列时预置适量冠唇向、根舌向转矩 B. 前牙预置适量正转矩时的倾斜度 C. 前牙模型排列时预置适量转矩及倾斜度数据

与唇侧直丝弓矫治技术相似，舌侧矫治技术更换弓丝也是遵循由软至硬、由细至粗、由圆形至方形的原则。如此更换弓丝的过程，也是弓丝在槽沟内渐进表达的过程，此过程弓丝形变逐渐变小，但牙齿受力可保持适量且基本稳定的状态。直至插入实验室排牙及间接粘接时所用的"标准弓形"丝，经过一段时间

在槽沟内的稳定表达且基本处于无形变或无张力状态(passive)时,牙弓排齐整平阶段才算基本完成,此时的弓丝一般是与槽沟同尺寸或尺寸接近的不锈钢方丝或 TMA 丝(图 13-42～图 13-44)。

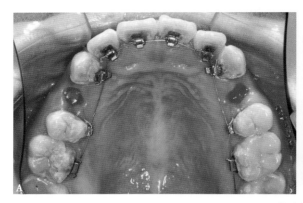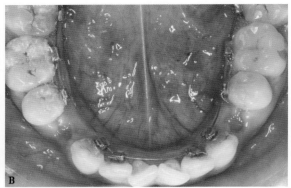

图 13-42　0.013 英寸铜镍钛丝牙弓初次排列

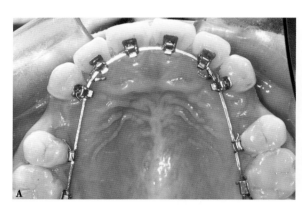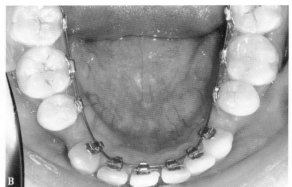

图 13-43　上牙弓 0.018 英寸×0.025 英寸 SS,下牙弓 0.018 英寸 NiTi

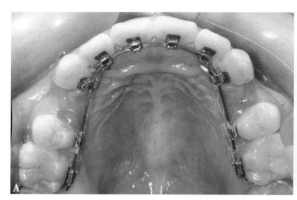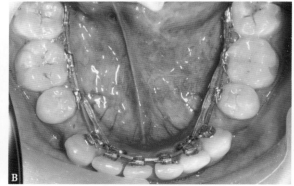

图 13-44　上下牙弓 0.018 英寸×0.025 英寸 SS

　　牙弓排齐过程伴随牙弓整平,对于前牙深覆𬌗病例,尽管 STb 托槽体积小、轮廓低平,但也有可能出现咬合干扰。此时,可以在上颌或下颌后牙区粘接适量的玻璃离子或树脂粘接剂以抬高咬合(图 13-45)。
　　牙弓排齐整平完成后,应呈现出:上下牙列排列平整,上下牙弓形态匹配,扭转牙及前牙转矩得以过矫正,前牙覆𬌗浅或水平向开𬌗,0.0175 英寸×0.0175 英寸 TMA 丝或 0.017 英寸×0.025 英寸 TMA 方丝或 0.018 英寸×0.025 英寸不锈钢方丝完全入槽,每个托槽实施橡皮筋双重结扎或不锈钢结扎丝结扎(图 13-46)。作者更偏爱采用不锈钢结扎丝结扎,理由是:不锈钢丝结扎牢固,有利于弓丝在槽沟内充分表达;力量持续,不会像橡皮筋双重结扎材料弹性随时间而衰减;弓丝与结扎丝之间摩擦力小,有利于滑动法关闭间隙;有利于口腔卫生。

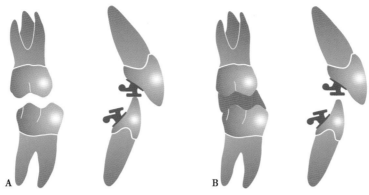

图 13-45　抬高咬合解决咬合干扰
A. 上前牙托槽干扰　B. 后牙树脂垫

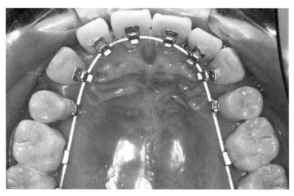

图 13-46　弓丝为 0.018 英寸 × 0.025 英寸不锈钢丝，使用不锈钢结扎丝结扎

五、拔牙间隙关闭与前牙转矩控制

（一）舌侧矫治器的生物力学特点

舌侧矫治器力作用点位于牙冠舌侧，生物力学上与唇侧矫治器存在较大差异。从矢状平面上看，舌侧托槽距阻力中心的距离远小于唇侧托槽到阻力中心的距离，因此单纯的牙齿压入移动更接近整体移动（图 13-47）。在垂直平面上，舌侧托槽距阻力中心的距离大于唇侧托槽距阻力中心的距离，因而在施以相同矫治力内收前牙的情况下，舌侧矫治器可获得更大的力矩，加大了前牙内收的过程中控制前牙转矩的难度。间接粘接时，可适度增加托槽冠唇向转矩以对抗前牙舌倾（图 13-48）。多根牙阻力中心在根分叉附近往根尖方向 1～2mm 处，上颌磨牙的阻力中心偏腭侧，舌侧矫治器较唇侧矫治器更加接近阻力中心，压低上磨牙时产生有利的冠舌倾，而唇侧矫治器则正好相反；下颌磨牙的阻力中心基本位于牙颊舌侧中心，颊舌侧托槽对磨牙转矩作用相同。

在使用同样大小的内收力和压低力时，唇侧矫治器合力作用线更接近牙齿阻抗中心而容易使上前牙整体内收；而在舌侧矫治器合力一般位于牙齿阻抗中心舌侧，容易导致上前牙顺时针旋转，过度舌倾，甚至改变上牙弓弓形。因此在应用舌侧矫治器内收上前牙时，应当适当减小水平内收力，相应增大转矩和压入力，改变合力作用方向，使之更接近牙齿的阻力中心（图 13-49）。

（二）前牙转矩控制

应用舌侧矫治器内收前牙、关闭拔牙间隙时，前牙转矩控制是一个难点，但也不乏有效措施。包括：

1. 实验室排牙和间接粘接时，上前牙舌侧托槽可作适量唇舌向倾斜，以在内收切牙前"预置"适量冠唇向转矩。

2. 循序渐进更换弓丝，充分整平牙弓。

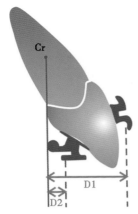

图 13-47　D1 为唇侧托槽至阻抗中心的水平向距离；D2 为舌侧托槽至阻抗中心的水平向距离。可见，在水平方向上舌侧托槽较唇侧托槽更接近单根牙阻力中心（D1 > D2）

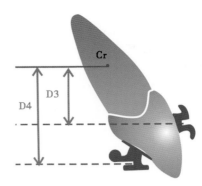

图 13-48　D3 为唇侧托槽至阻抗中心的垂直向距离；D4 为舌侧托槽至阻抗中心的垂直向距离。在垂直方向上舌侧托槽较唇侧托槽更远离单根牙阻力中心（D4 > D3）

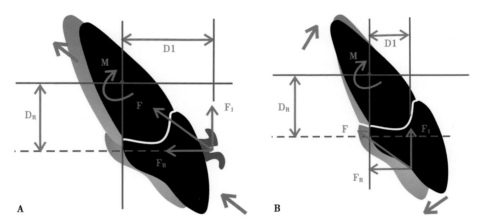

图 13-49　舌侧矫治器和唇侧矫治器前牙作用力的比较

Cr：阻抗中心，F_1：压入力，F_R：内收力，D_1：F_1 力臂，D_R：F_R 力臂，M：力矩

A. $M = F_R \times D_R - F_1 D_1 = 0$ 在唇侧矫治器上，压入力 F_1 和内收力 F_R 的合力通过阻抗中心，使牙向根方压入

B. $M = F_R \times D_R - F_1 D_1 > 0$ 在舌侧矫治器上，压入力 F_1 和内收力 F_R 的合力位于阻抗中心的舌侧，使牙冠舌倾，牙根唇倾

3. 以充分表达于槽沟的 0.0175 英寸 × 0.0175 英寸或 0.017 英寸 × 0.025 英寸不带曲的 TMA 方丝，或者以 0.018 英寸 × 0.025 英寸不带曲的不锈钢方丝作为内收前牙的弓丝。

4. 利用腭顶部微螺钉种植支抗将更有利于前牙转矩的控制。

（三）内收前牙与调整磨牙关系

舌侧正畸患者对美观要求很高，应尽量避免在前牙区出现大的间隙，因此前牙应整体内收，可采用关闭曲法和滑动法。

1. 关闭曲法关闭间隙　关闭曲法关间隙主要应用在上牙弓（图 13-50）。关闭曲每 4～6 周左右加力 1 次，每次打开 1mm。弯有 T 型曲的弓丝刚放入槽沟内时不加力，因为人字曲本身对牙齿有回收力作用。

2. 滑动法关闭间隙　应用 0.017 英寸 × 0.025 英寸 TMA 方丝或 0.018 英寸 × 0.025 英寸不锈钢方丝完成牙弓滑动法关闭拔牙间隙。和关闭曲法一样，可少量弯制补偿曲线或反 Spee 曲线增加前牙压入力，防止垂直向弯曲效应（vertical bowing effect）（图 13-51）。同时，从前磨牙远中渐进性弯制成弧形曲线，使弓丝结扎前在第二磨牙远中比现有牙弓宽一个牙尖，这样可以防止横向弯曲效应（transverse bowing effect）

（图 13-52）。内收前牙时可在侧切牙到后牙间放置弹力链（图 13-53），也可以在弓丝前段即尖牙的近中或远中焊接牵引钩，在此钩与上腭微螺钉种植体之间行弹性牵引（图 13-54）。下牙弓滑动法关间隙应用 0.016 英寸 × 0.022 英寸不锈钢方丝或 0.017 英寸 × 0.025 英寸 TMA 方丝。整个回收过程中下牙弓弓形保持不变，后牙段弓丝基本平直或成少量颊向弧形，以防止前后牙间牵引时可能出现的弯曲效应。一般情况下，弹力链从第一磨牙的舌侧钩经过尖牙舌侧托槽，绕过侧切牙和尖牙的接触点挂在下颌第一磨牙的颊侧钩或颊侧的微螺钉种植体上，称环绕牵引（图 13-55）。

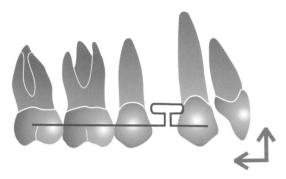

图 13-50　T 型曲关间隙

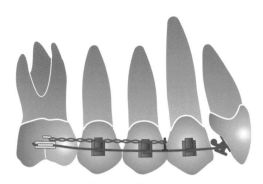

图 13-51　防止垂直向弯曲效应（vertical bowing effect）

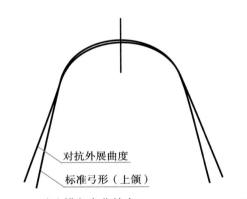

对抗外展曲度

标准弓形（上颌）

图 13-52　防止横向弯曲效应（transverse bowing effect）

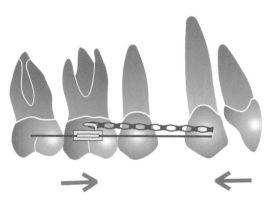

图 13-53　滑动法关间隙 - 弹力链

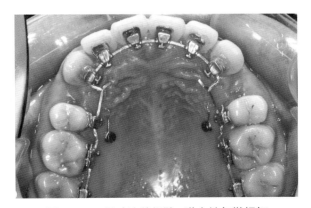

图 13-54　滑动法关间隙 - 弹力链与微螺钉

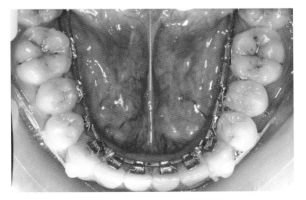

图 13-55　下牙弓环绕牵引

六、舌侧矫治器的支抗控制

一般认为，与唇侧直丝弓矫治器相比，舌侧矫治器更节约支抗。首先，在内收前牙、关闭拔牙间隙时，由于舌侧矫治器作用于前牙的力通过牙齿阻力中心的舌侧，对前牙产生冠舌向转矩的同时始终对后牙产生远中直立的力量，从而增强了后牙的支抗（图 13-56）。其次，相较于颊面管，舌面管更靠近磨牙的阻力中心和旋转中心，磨牙所受的力更靠近阻力中心，磨牙整体移动较困难（图 13-57）。最后，舌侧矫治器内收前牙所用弓丝尺寸通常为 0.0175 英寸 ×0.0175 英寸或以上，相对尺寸为 0.018 英寸 ×0.025 英寸的舌面管来说弓丝与管内径间的余隙很小，而唇侧矫治器内收前牙所用弓丝尺寸通常为 0.019 英寸 ×0.025 英寸，相对尺寸为 0.022 英寸 ×0.028 英寸的颊面管来说弓丝与管内径间的余隙较大，推测舌侧弓丝随前牙移动而向远中滑动对后牙舌面管产生的远中滑动摩擦力应大于唇侧直丝弓矫治器磨牙所受的远中摩擦力，此更有利于支抗磨牙的稳定。

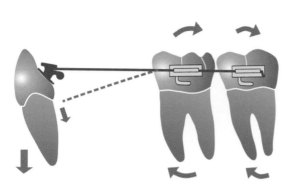

图 13-56　舌侧矫治器增强下颌支抗

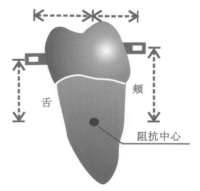

图 13-57　舌面管较颊面管更靠近磨牙阻力中心

在增强支抗方面，上颌腭部和下颌后牙颊侧外斜线微螺钉种植支抗是最有效的手段。种植支抗与弓丝对舌面管的远中滑动摩擦力两者作用相叠加，既有效内收前牙，又有效控制甚至远中直立磨牙。

七、完成阶段精细调整

在拔牙间隙关闭、前牙整体内收后，患者牙齿排列、咬合及牙 - 面关系等方面应达到如下目标：

1．拔牙间隙关闭，侧貌改善达到预期。
2．切牙内收达到预期目标，且转矩基本正常。
3．前牙覆𬌗、覆盖正常，后牙基本中性或尖窝关系。
4．上下牙列基本排齐，上下切牙中线基本对齐。
5．垂直方向上，上下牙齿咬合较紧密。

但是，由于舌侧矫治器采用实验室间接粘接，排牙实验或转移定位时可能存在不同程度的误差，会导致个别牙位排列出现轻度错位；也可能因临床矫治过程中拔牙间隙关闭时仍遗留诸如轻微的上下中线不齐、后牙段轻微远中或近中尖窝关系、垂直方向上上下咬合不够紧密甚至小开𬌗等等。这些"轻微"问题需要通过在完成阶段的精细调整获得最可能稳定的牙齿排列及尖窝咬合关系。精细调整阶段，一般建议采用 0.014 英寸不锈钢圆丝或 0.016 英寸 TMA 圆丝，患者每两周复诊一次。

由于舌侧托槽间距小，即使只有很小的内收外展弯、阶梯曲或转矩也很难完全入槽，建议首先采用 0.0175 英寸 ×0.0175 英寸 TMA 方丝并使弓丝在槽沟内充分表达 4～6 周，随后再检查新的牙齿排列状况。对于剩余少量的牙齿错位或牙弓间隙，可通过在 0.016 英寸 TMA 圆丝上弯制内收、外展、刺刀形曲、垂直带圈关闭曲等来完成"微矫正"任务。对于拔牙病例，应将尖牙和第二前磨牙间"8"字结扎、弓丝末端回弯或向后结扎，以防止拔牙间隙复发。

值得提醒的是，牙齿舌侧面唇（颊）舌向倾斜度明显大于牙齿唇颊面，且舌面轮廓形态复杂，通过弯制曲来完成一个简单的牙齿移动也需要从三维角度考虑。水平方向上弯制的内收、外展曲除了引起牙齿唇舌向移动外，还会不同程度地伴随牙齿垂直方向上的伸长或压入，反之亦然。例如，要完成对切牙的压入移动，单纯弯制向上的阶梯状曲会导致切牙唇向移动，另需弯制内收弯加以抵消；同理，要完成对切牙的伸长移动，单纯弯制向下的阶梯状曲会导致切牙舌向移动，另需弯制外展弯加以抵消。总之，在舌侧弓丝上弯制曲时应至少在两个平面上兼顾好弯曲方向与尺度[9]（图 13-58）。

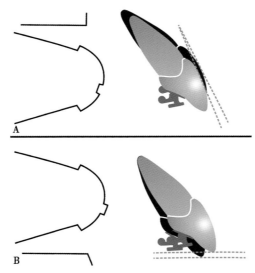

图13-58 精细调整时从三维角度考虑弯制各种曲

另外,在弯制内收弯时,曲两侧转折处应尽量远离该受力牙,以保证结扎丝不会滑至弓丝台阶处而影响弓丝在该托槽内的充分表达;相反,在弯制外展弯时,曲两侧转折处应尽量靠近该受力牙,以保证在结扎该牙的两侧牙托槽时结扎丝不会滑至弓丝台阶处而影响弓丝在两托槽内的充分表达(图13-59)。

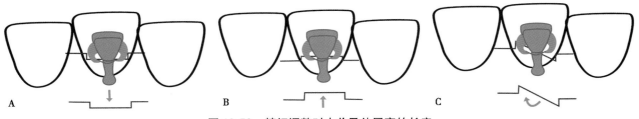

图13-59 精细调整时内收及外展弯的长度

对于轻微的中线不齐或矢状向尖窝关系不完善,可通过在个别牙唇颊侧粘接透明小附件并嘱患者夜间戴用前牙区斜形牵引或不同距离的二类或三类颌间牵引来完成(图13-60)。对于垂直向咬合不密或小开𬌗者,则可通过各种形态的小范围颌间牵引加以矫正及精细调整。

纵观以上所有在病例完成阶段的精细调整措施,均因舌侧操作空间小、牙齿舌侧面形态错综复杂,造成临床椅旁直接操作难度较大、耗费时间多,且精准度并不高。为此,笔者一方面建议临时取下弓丝、取印模后在石膏模型上完成弓丝弯制任务,以节约椅旁操作时间、提高调整的精准度;另一方面,建议通过透明隐形矫治器完成余下的"微调整"任务(图13-61)。

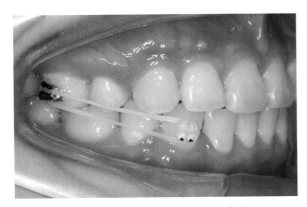

图13-60 位于唇侧的Ⅱ类颌间牵引

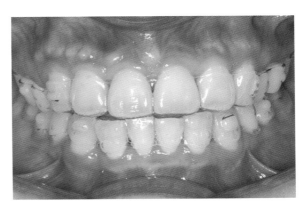

图13-61 隐形矫治器

八、唇颊侧辅助装置

众所周知，透明塑料隐形矫治器是通过材料的颜色而产生"隐形"效果，而舌侧固定矫治器是通过矫治装置的位置隐藏在舌侧而"隐形"。因此，两种隐形矫治器的"隐形"效果都是相对的。舌侧固定矫治器临床应用过程中，在排齐整平阶段、关闭拔牙间隙以及精细调整各个阶段都需要在前后牙的唇颊侧粘接陶瓷、塑料托槽或扣等附件，必要时在后牙区还需粘接托槽、颊面管并放置片段弓丝来辅助舌侧矫治。这些措施都应在制订治疗方案时即与患者进行充分沟通，以获得患者的理解和知情同意。具体体现在以下几个方面：

1. 在排齐整平阶段辅以后牙片段弓直立、扭转磨牙（图 13-62），以及前牙区扭转牙的矫治（图 13-63）。

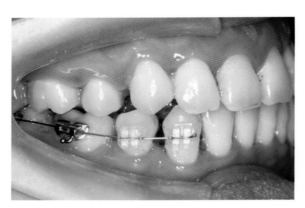

图 13-62 后牙颊侧片段弓

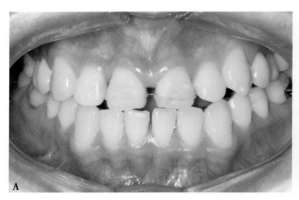
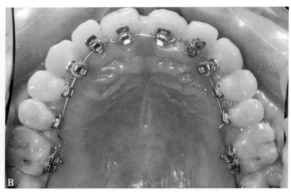

图 13-63 链状皮筋配合舌侧托槽及弓丝产生的力偶纠正前牙扭转

2. 内收切牙、调整磨牙关系以及纠正上下切牙中线时需要借助不同方式的颌间牵引（图 13-64，图 13-65）。

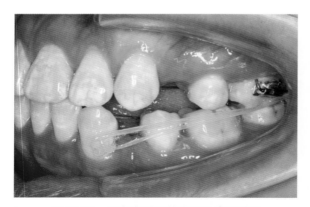
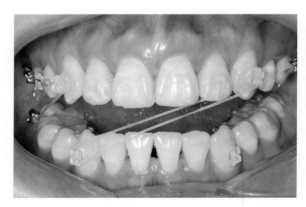

图 13-64　Ⅲ类牵引调整尖牙及磨牙关系　　图 13-65　前牙区斜行牵引纠正上下切牙中线不齐

3．在完成阶段精细调整时，通过不同距离的颌间牵引，调整磨牙矢状向关系（图 13-66）。

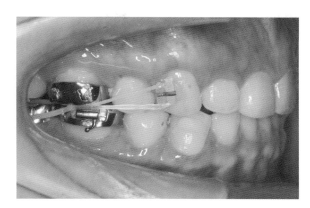

图 13-66　精细调整时颌间牵引

九、临床完成病例报告

病例一

24 岁女性，上门牙及上唇前突求治（图 13-67～图 13-69）。

问题列表：①上牙及上唇前突；②前牙深覆盖深覆𬌗；③开唇露齿；④双侧磨牙远中尖对尖。

诊断：安氏Ⅱ类错𬌗，骨性Ⅱ类错𬌗。

矫治设计：减数，拔除 14、24、34、44，Ormco-Kurz 第七代舌侧固定矫治器。

治疗时间：32 个月。

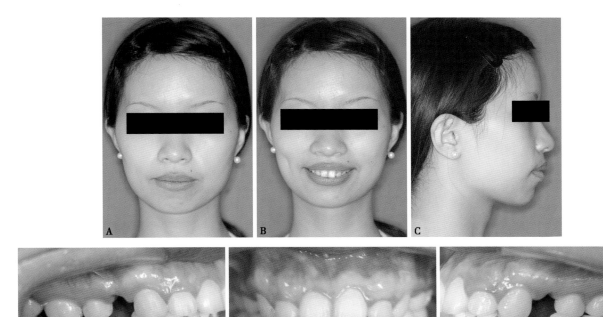

图 13-67　患者舌侧矫治前面像与咬合像

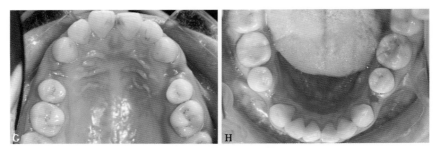

图 13-67　患者舌侧矫治前面像与咬合像（续）

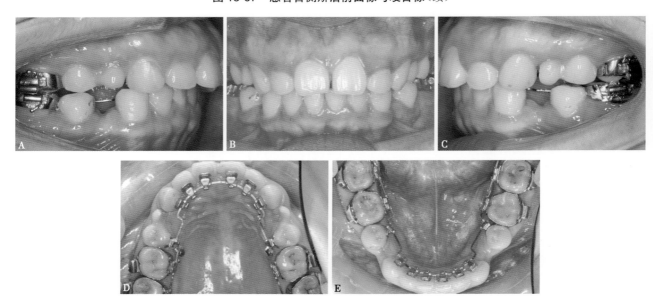

图 13-68　患者舌侧矫治中𬌗像

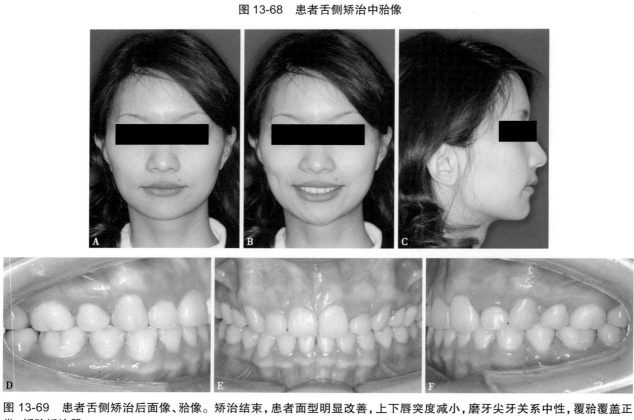

图 13-69　患者舌侧矫治后面像、𬌗像。矫治结束，患者面型明显改善，上下唇突度减小，磨牙尖牙关系中性，覆𬌗覆盖正常，拆除矫治器

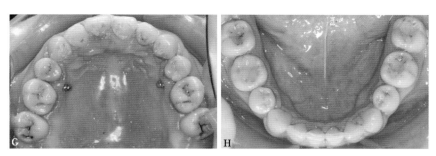

图 13-69　患者舌侧矫治后面像、殆像。矫治结束，患者面型明显改善，上下唇突度减小，磨牙尖牙关系中性，覆殆覆盖正常，拆除矫治器（续）

病例二

24 岁女性，上门牙前突要求矫治（图 13-70～图 13-77，表 13-1）。

问题列表：上牙列轻度拥挤，下牙列中度拥挤，上下牙列前突，侧貌前突。

诊断：安氏Ⅰ类；骨性Ⅰ类。

矫治设计：减数，拔除 14、24、34、44，Ormco-Kurz 第七代舌侧固定矫治器。

治疗时间：35 个月。

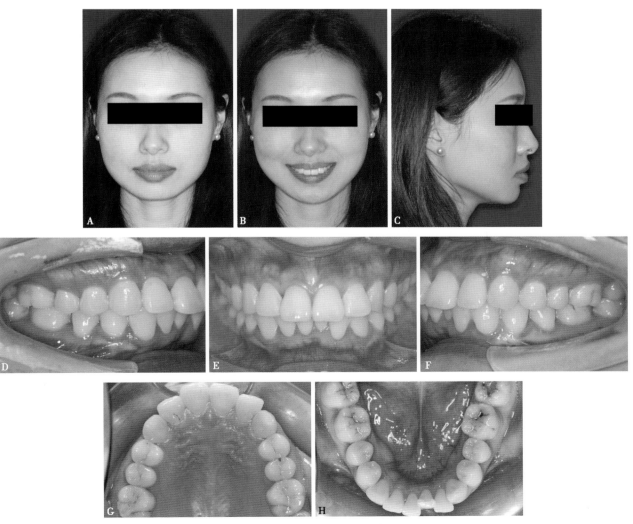

图 13-70　治疗前面像、殆像

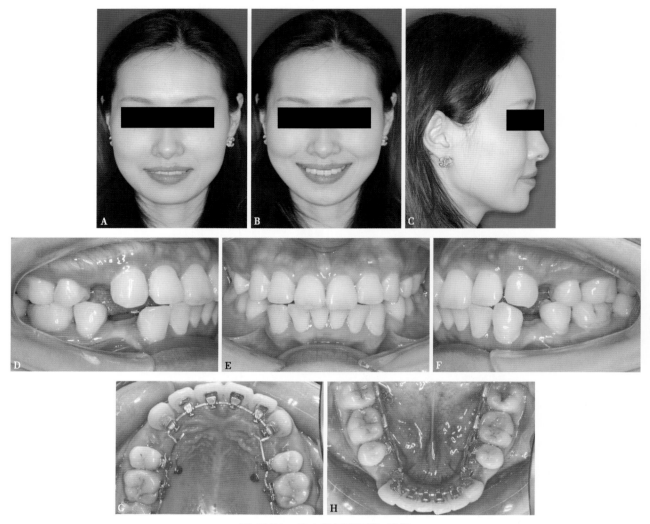

图 13-71　排齐整平后面像、殆像

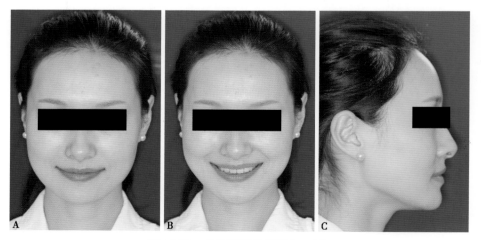

图 13-72　关闭间隙阶段面像、殆像

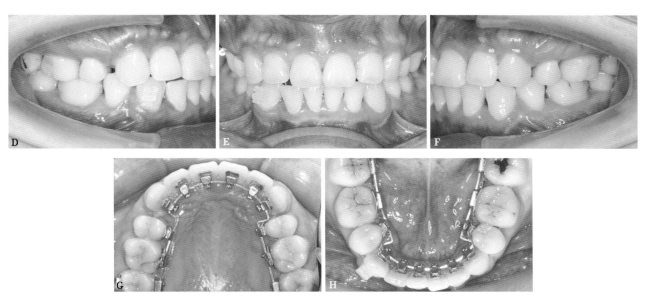

图 13-72　关闭间隙阶段面像、𬌗像（续）

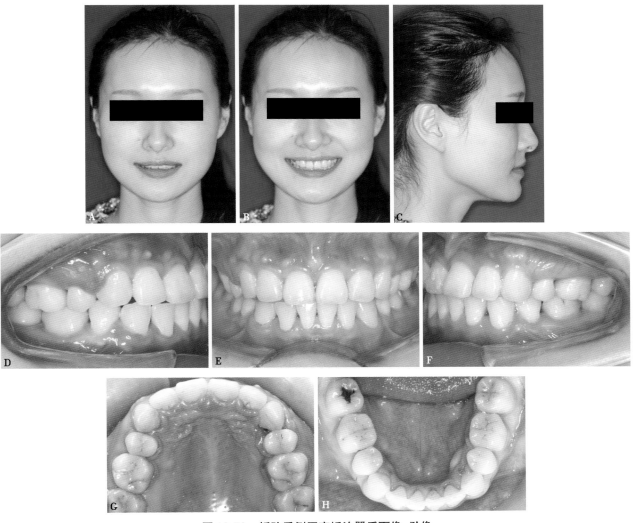

图 13-73　拆除舌侧固定矫治器后面像、𬌗像

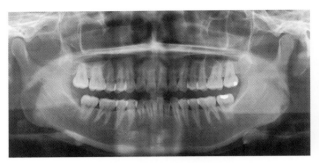

图 13-74　治疗前曲面体层片

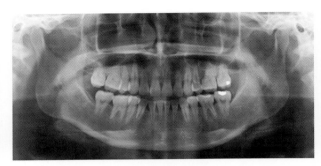

图 13-75　拆除舌侧固定矫治器后曲面体层片

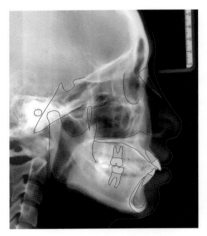

图 13-76　治疗前头颅侧位片

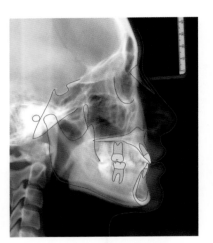

图 13-77　拆除矫治器后头颅侧位片

表 13-1　矫治前后 X 线头影测量值比较

测量项目	测量值（201004）	测量值（201303）	正常值（LIU）
SNA（°）	78.0	76.8	83.05±2.69
SNB（°）	74.8	74.4	80.34±2.59
ANB（°）	3.2	2.4	2.72±1.78
MP-SN（°）	37.4	37.0	32.56±6.92
FH-MP（°）	26.0	25.8	25.45±4.81
U1-SN（°）	110.6	101.3	103.37±5.53
L1-MP（°）	101.3	89.4	96.28±5.39
U1-L1（°）	110.3	128.1	129.12±7.1
UL-E（mm）	0.5	−3.5	−0.17±1.60
LL-E（mm）	4.1	−2.0	0.07±1.94

病例三

28 岁女性，门牙及唇前突要求矫治（图 13-78～图 13-85，表 13-2）。

问题列表：①上下牙列前突，双唇前突；②上牙列轻度拥挤，下牙列中度拥挤；③右侧磨牙近中关系。

诊断：安氏Ⅲ类亚类；骨性Ⅰ类；双颌前突。

矫治设计：减数，拔除 14、24、34、44，STb 舌侧直丝弓固定矫治器。

治疗时间：29 个月。

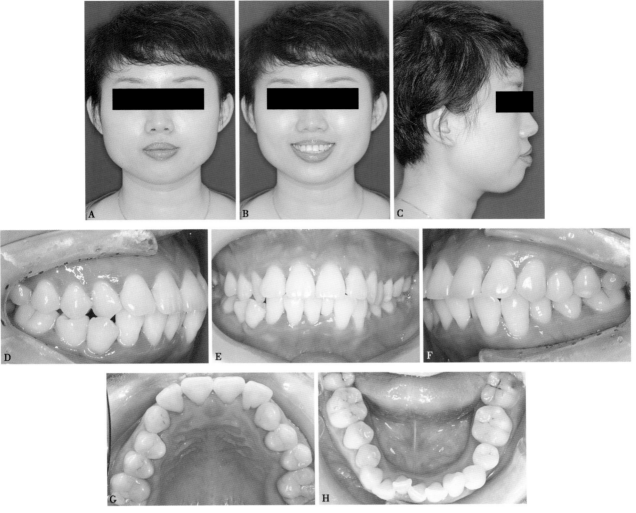

图 13-78　治疗前面像、殆像

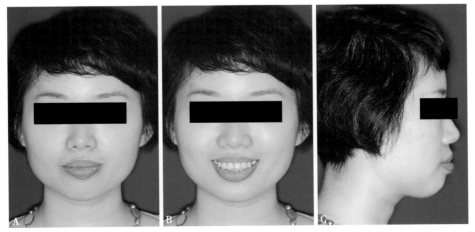

图 13-79　拔牙后排齐整平阶段面像、殆像

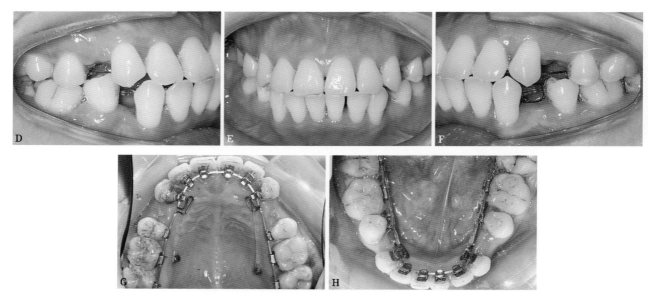

图 13-79　拔牙后排齐整平阶段面像、𬌗像（续）

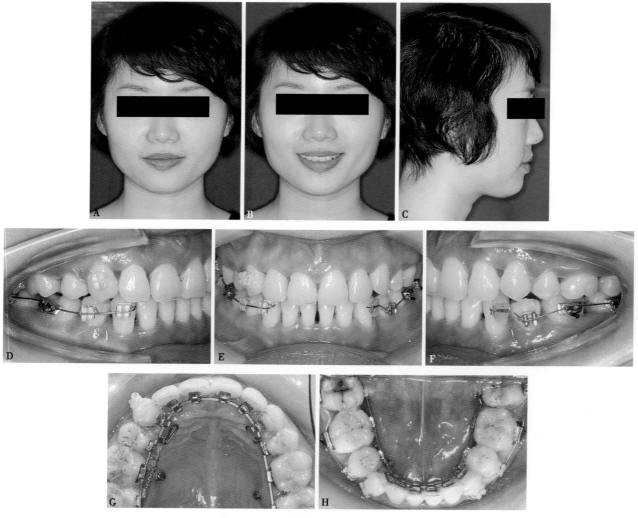

图 13-80　间隙关闭完成时面像、𬌗像

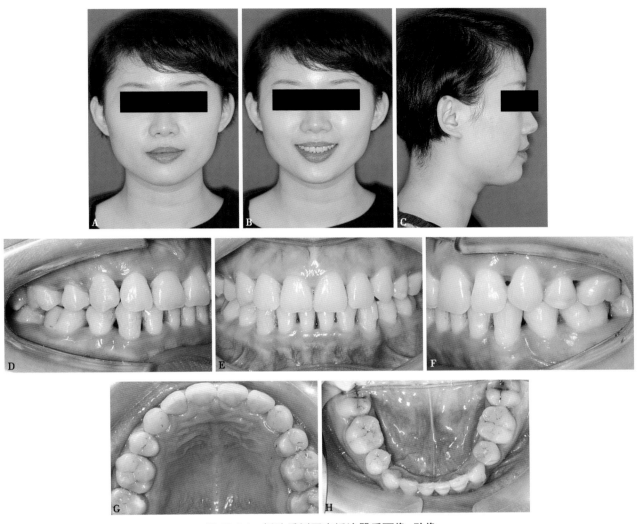

图 13-81　拆除舌侧固定矫治器后面像、殆像

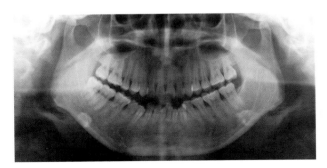

图 13-82　治疗前曲面体层片

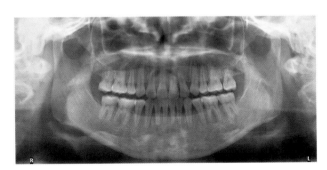

图 13-83　拆除舌侧固定矫治器后曲面体层片

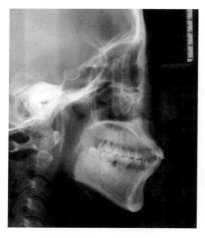

图 13-84 治疗前头颅侧位片

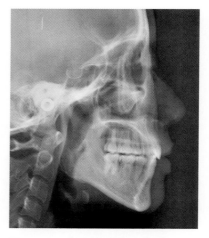

图 13-85 拆除矫治器后头颅侧位片

表 13-2 矫治前后 X 线头影测量值比较

测量项目	测量值（201108）	测量值（201402）	正常值（LIU）
SNA（°）	82.0	80.8	83.05±2.69
SNB（°）	79.6	77.6	80.34±2.59
ANB（°）	2.4	3.2	2.72±1.78
MP-SN（°）	47.2	46.8	32.56±6.92
FH-MP（°）	34.4	38.1	25.45±4.81
U1-SN（°）	112.9	96.8	103.37±5.53
L1-MP（°）	98.5	74.1	96.28±5.39
U1-L1（°）	102.6	145.9	129.12±7.1
UL-E（mm）	+1.0	−1.0	−0.17±1.60
LL-E（mm）	+2.5	0	0.07±1.94

病例四

24 岁女性，门牙前突要求矫治（图 13-86～图 13-93，表 13-3）。

问题列表：①侧貌前突；上下牙列轻度拥挤；②左侧后牙段反𬌗；③上中线左偏 1.0mm，下中线右偏 2.0mm；④左侧磨牙为完全近中关系；⑤双侧尖牙区域开𬌗约 1mm。

诊断：安氏Ⅲ类亚类；骨性Ⅰ类。

矫治设计：减数，拔除 14、24、34、44，STb 舌侧直丝弓固定矫治器。

治疗时间：24 个月。

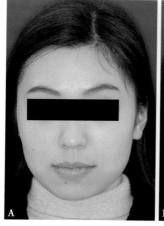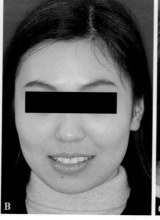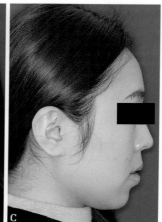

图 13-86 治疗前面像、𬌗像

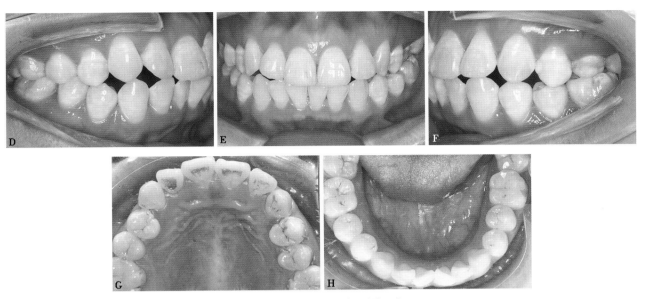

图 13-86　治疗前面像、拾像（续）

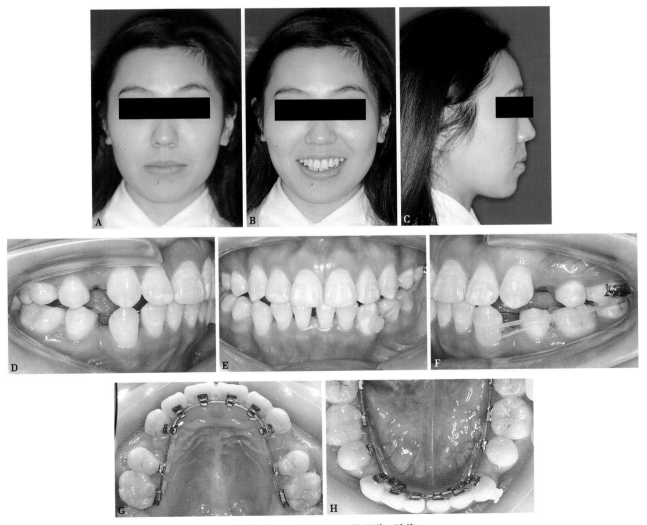

图 13-87　排齐整平阶段面像、拾像

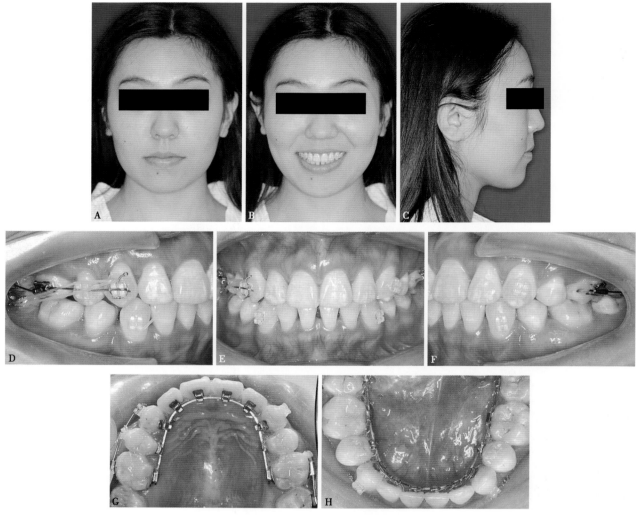

图 13-88　间隙关闭后面像、𬌗像

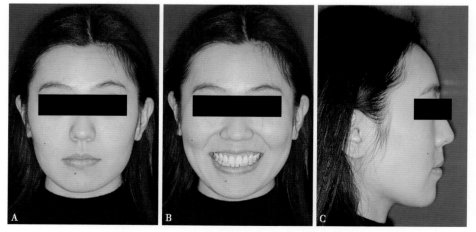

图 13-89　拆除舌侧固定矫治器后面像、𬌗像

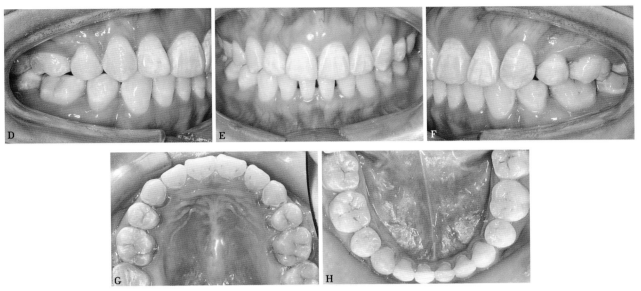

图 13-89　拆除舌侧固定矫治器后面像、殆像（续）

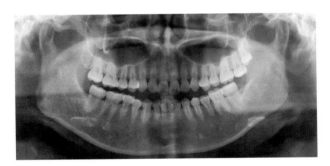

图 13-90　治疗前曲面体层片

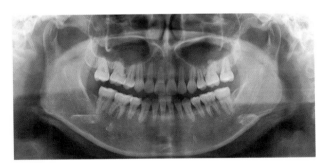

图 13-91　拆除舌侧固定矫治器后曲面体层片

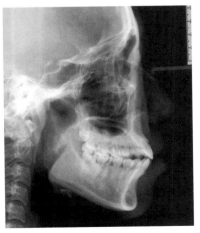

图 13-92　治疗前头颅侧位片

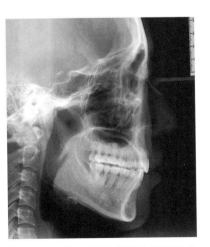

图 13-93　拆除矫治器后头颅侧位片

表 13-3　矫治前后 X 线头影测量值值比较

测量项目	测量值（201201）	测量值（201401）	正常值（LIU）
SNA（°）	79.4	78.2	83.05±2.69
SNB（°）	77.2	75.7	80.34±2.59
ANB（°）	2.3	2.5	2.72±1.78
MP-SN（°）	36.0	39.0	32.56±6.92
FH-MP（°）	24.6	26.5	25.45±4.81
U1-SN（°）	106.6	93.9	103.37±5.53
L1-MP（°）	99.7	80.3	96.28±5.39
U1-L1（°）	118.6	148.2	129.12±7.1
UL-E（mm）	0	−1.5	−0.17±1.60
LL-E（mm）	+1.0	0	0.07±1.94

病例五

24 岁女性，对异地前期矫治不满意，要求重新矫治（图 13-94～图 13-100，表 13-4）。

问题列表：①上牙列散在间隙；②下牙列中度拥挤；③ 14、24 缺失；④左侧磨牙为远中尖对尖，右侧磨牙为完全远中关系。

诊断：安氏Ⅱ类；骨性Ⅰ类。

矫治设计：不拔牙矫治，STb 舌侧直丝弓固定矫治器。

治疗时间：30 个月。

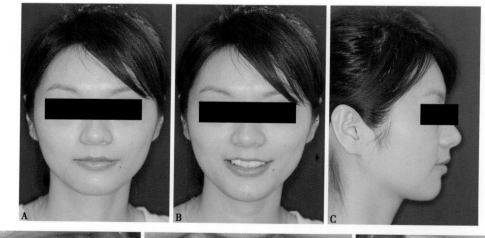
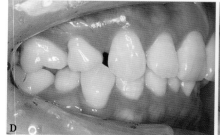
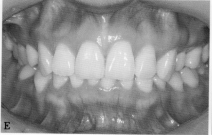
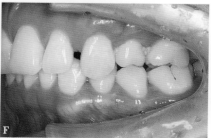

图 13-94　治疗前面像、殆像

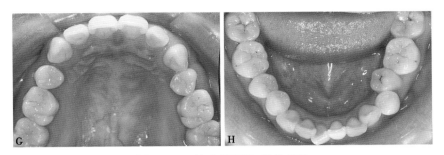

图 13-94 治疗前面像、殆像（续）

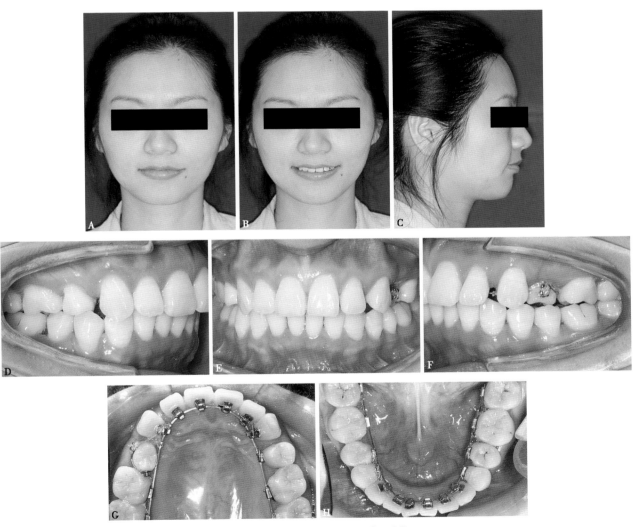

图 13-95 排齐整平阶段面像、殆像

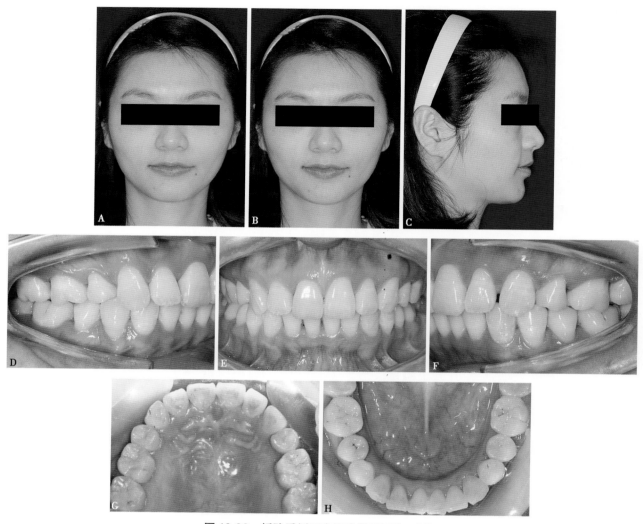

图 13-96 拆除舌侧固定矫治器后面像、殆像

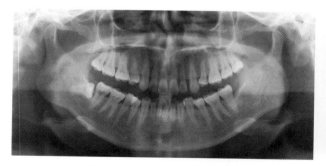

图 13-97 治疗前曲面体层片

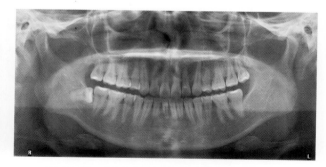

图 13-98 拆除舌侧固定矫治器后曲面体层片

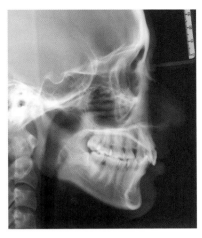

图 13-99　治疗前头颅侧位片

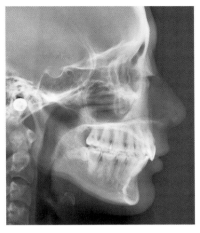

图 13-100　拆除固定矫治器后头颅侧位片

表 13-4　矫治前后 X 线头影测量值比较

测量项目	测量值（201107）	测量值（201402）	正常值（LIU）
SNA（°）	84.3	81.8	83.05±2.69
SNB（°）	77.0	76.2	80.34±2.59
ANB（°）	7.3	5.7	2.72±1.78
MP-SN（°）	36.8	35.2	32.56±6.92
FH-MP（°）	26.5	24.5	25.45±4.81
U1-SN（°）	95.0	92.9	103.37±5.53
L1-MP（°）	92.9	98.6	96.28±5.39
U1-L1（°）	129.2	135.2	129.12±7.1
UL-E（mm）	0	−1.5	−0.17±1.60
LL-E（mm）	+1.0	0	0.07±1.94

病例六

24 岁女性，牙齿不齐，牙中线偏斜求治（图 13-101～图 13-108，表 13-5）。

问题列表：①上下牙列轻度拥挤；②25 缺失；③上中线左偏 3mm；④磨牙远中关系。

诊断：安氏Ⅱ类 1 分类；骨性Ⅰ类。

矫治设计：减数，拔除 14、35、45，STb 舌侧直丝弓矫治器。

治疗时间：28 个月。

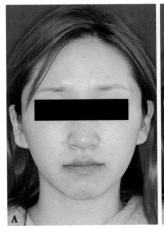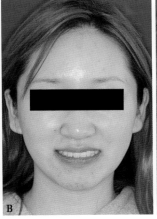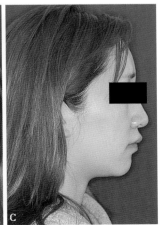

图 13-101　治疗前面像、殆像

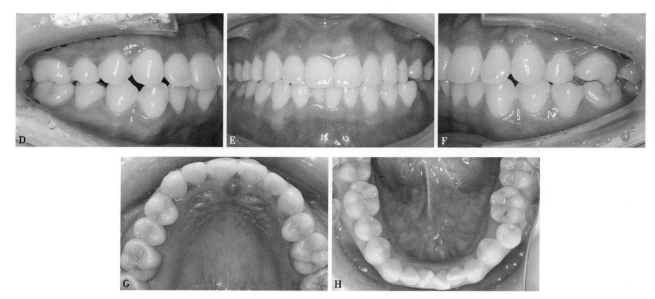

图 13-101　治疗前面像、殆像（续）

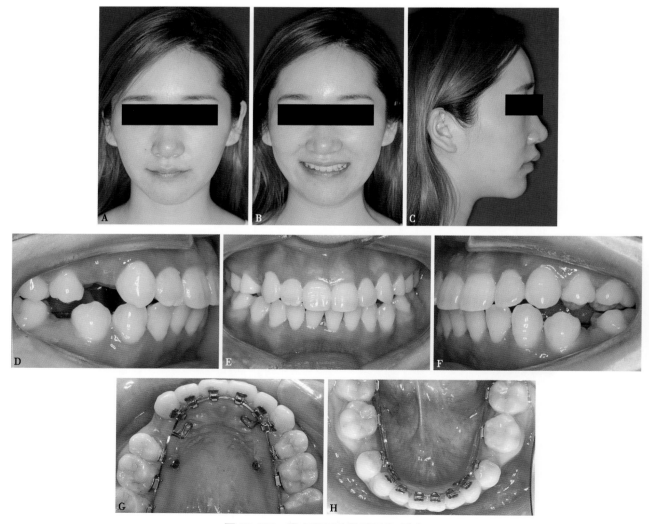

图 13-102　排齐整平阶段后面像、殆像

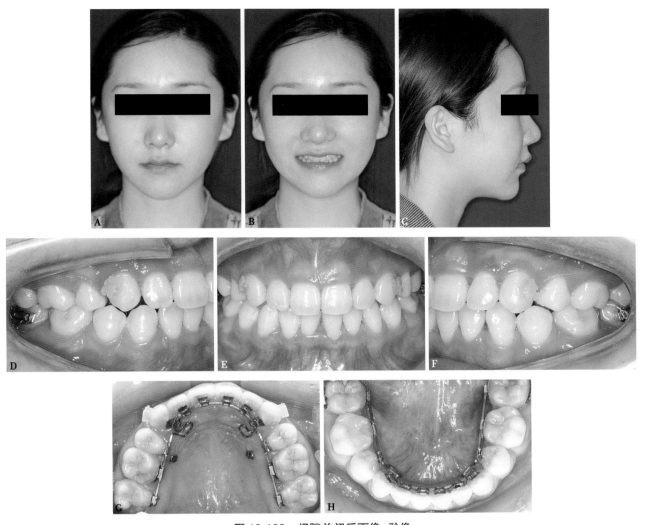

图 13-103 间隙关闭后面像、殆像

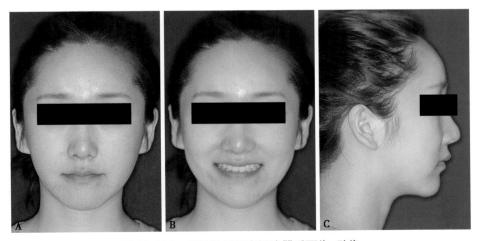

图 13-104 拆除舌侧固定矫治器后面像、殆像

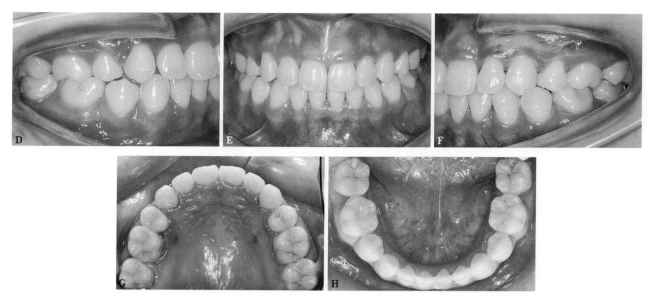

图 13-104　拆除舌侧固定矫治器后面像、像（续）

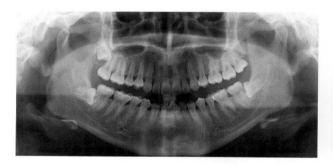

图 13-105　治疗前曲面体层片

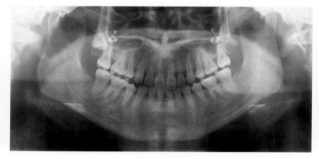

图 13-106　拆除舌侧固定矫治器后曲面体层片

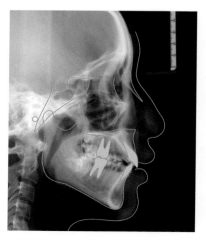

图 13-107　治疗前头颅侧位片

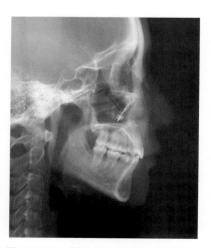

图 13-108　拆除矫治器后头颅侧位片

表 13-5　矫治前后 X 线头影测量值比较

测量项目	测量值（201104）	测量值（201308）	正常值（LIU）
SNA（°）	75.8	74.4	83.05±2.69
SNB（°）	72.9	72.1	80.34±2.59
ANB（°）	2.8	2.3	2.72±1.78
MP-SN（°）	43.2	42.0	32.56±6.92
FH-MP（°）	34.2	32.9	25.45±4.81
U1-SN（°）	102.9	92.1	103.37±5.53
L1-MP（°）	94.6	90.4	96.28±5.39
U1-L1（°）	121.1	136.0	129.12±7.1
UL-E（mm）	1	−1.0	−0.17±1.60
LL-E（mm）	0	−1.5	0.07±1.94

参 考 文 献

1. Kurz C，Swartz ML，Andreiko C. Lingual orthodontics：a status report：part 2：research and development. J Clin Orthod，1982，16：735-740

2. Fujiata K. New orthodontic treatment with lingual bracket and mushroom arch wire appliance. Am J Orthod，1979，76（6）：657-675

3. P. Echarri. Revisiting the History of Lingual Orthodontics：A Basis for the Future. Seminars in Orthodontics，2006，9：153-159

4. Wiechmann D，Rummel V，Thalheim A，et al. Customized brackets and archwires for lingual orthodontic treatment. Am J Orthod Dentofacial Orthop，2003，124（5）：593-599

5. Fillion D. Lingual Straightwire Treatment with the Orapix System. Journal of Clinical Orthodontics，2011，45（9）：488-497

6. K. T. Giuseppe Scuzzo. Lingual Orhodontics：A new approach using STb light lingual system & lingual straight wire. Berlin：QUINTESSENCE PUBLISHING，2010.

7. Takemoto K，Scuzzo G. The Straight-Wire Concept in Lingual Orthodontics. JCO，2001，1：46-52

8. Lombardo L，Saba L，Scuzzo G，et al. Luca Lombardo. A new concept of anatomic lingual arch form. American Journal of Orthodontics and Dentofacial Orthopedics，2010，138（3）：260.e1-260.e13

9. S Geron. Finishing with Lingual Appliances，Problems，and Solutions. Seminars in Orthodontics，2006，9：191-202

第 14 章

间接粘接技术
Indirect Bonding

邓锋*　张翼#　张向凤^　冯格#
*拜博口腔医疗集团　#重庆医科大学口腔医学院　^重庆协尔口腔诊所

　　托槽粘接技术是固定矫治的一个核心技术环节。伴随着直丝弓矫治器的逐渐普及和流行，托槽定位的精确度前所未有地影响正畸矫治的精确度以及矫治效率。正如 Mclaughing 所描述的那样"过去，弓丝弯制最好的医师获得最好的矫治效果；而现在，托槽定位最好的医师获得最好的矫治效果"。

　　想要获得托槽精确定位不仅需要消耗大量椅旁操作时间，而且对于没有丰富临床经验的住院医师及研究生，用直接法很难一次性获得理想的托槽定位。

　　间接粘接技术（indirect bonding）的出现为托槽的精确定位问题提供了一个高效的解决方案。间接粘接是一种通过在模型上粘接托槽，制作转移托盘将托槽转移到口内的一种托槽定位和粘接技术，目前已广泛应用于固定矫治托槽的粘接。尤其在舌侧矫治或个性化唇侧矫治中，几乎全部采用间接粘接法粘接托槽。

第一节　间接粘接概述

一、间接粘接技术的历史和发展

　　间接粘接的概念在 1972 年由 Silveman 和 Cohen 提出，最早提出间接粘接的概念是为了节约椅旁操作时间。Silveman 和 Cohen 认为"最多不超过 20 分钟时间可以完成上下颌包括第二磨牙在内的所有托槽的粘接"[1]。近年来随着间接技术的发展，更多关注被放在"更为精确的托槽定位"以及"转移托盘制作方法"方面[2]。

　　根据粘接剂的选择，间接粘接可分为化学固化、光固化和热固化三种。临床上较为常用的是化学固化法和光固化法。化学固化法将粘接剂 A、B 组分分别置于牙面与托槽底板上，两组分接触后发生化学固化；而光固化法则需要用光固化灯单独对粘接剂光照后固化，因此需要消耗更多的椅旁操作时间。

　　粘接材料的发展是间接粘接技术发展的关键。早期的间接粘接往往采用化学固化方法：1974 年，Newman 开始使用 acrylic-based adhesives 直接或间接粘接塑料托槽。而 Thomas 则将 Silverman 的方法改进后首次用双组分的化学固化型粘接剂进行托槽的间接粘接[3]。1990 年，Read 和 O'Brien 开始使用光固化粘接剂进行间接粘接[4]。Hamula 认为尽管比较费时，但是光固化间接粘接不容易发生托槽的漂移，从而确保了粘接的精确性[6]。

　　转移托盘材料的选择和制作是间接粘接技术非常重要的环节。在临床上较为常用的是双层转移托盘技术：内层的托盘应具有一定的弹性以保证去掉转移托盘时托槽不会由于与托盘结合过于紧密而脱位，外层托盘则应该具有一定的强度，防止转移托盘变形从而影响粘接的精度。

　　具有不同弹性模量的真空压膜片和硅橡胶都被证明是理想的间接粘接托盘材料[7]：Sondhi 用真空压膜法来制作内层厚度为 1.5mm，外层厚度为 0.75mm 的透明双层转移托盘；Koga 选择用双层硅橡胶转移托盘系统转移托槽；Higgins 则采用硅橡胶材料作为内层托盘，而用真空压膜材料制作外层转移托盘。上述制作方法均较为简单，可以满足临床操作和精度的要求。

间接粘接托槽定位的精确度一直是临床医师关注的重点。Hodge 研究表明间接粘接与直接粘接在托槽定位的精确性上不具备显著性差异[8]。不可否认的是间接粘接由于增加了操作环节，从理论上讲可能增加影响托槽定位准确性的因素。然而只要加强从取印模、模型灌制、托槽定位、转移托盘制作以及口内粘接等几个关键的环节质量控制，间接粘接技术完全可以获得精确的托槽定位。

二、间接粘接技术的技术特点分析

间接粘接的主要优势在于节约托槽粘接的椅旁时间，提高工作效率。工作效率提高也就意味着效益的提高。确切地说，间接粘接由于增加了操作环节，会导致制作时间成本的增加。有关研究表明间接粘接方法总时间成本增加 0.39 小时[9, 10]。

值得注意的是，间接粘接节约的是椅旁操作时间而并非是总时间。近年来，口腔正畸治疗模式经历了从传统方式向四手操作模式的转变，牙科助手正在承担越来越多的非椅旁工作。经过系统化培训，牙科助手可以胜任包括取模、模型灌制、托槽初步定位、转移托盘制作等工作，因此可以节约临床医师的大量时间。据重庆医科大学附属口腔医院正畸科统计，采用"间接粘接 + 四手操作"模式在托槽定位粘接环节可以节约 1/2～2/3 的椅旁时间。

在托槽定位的精确性方面，多数研究证明间接粘接与直接粘接没有显著性差异。这些研究主要是通过研究转移托盘这一步骤是否会对托槽的定位产生影响[8, 11]。对于托槽定位本身，无疑直视下操作的间接粘接更加具有优势。直接粘接过程中，通常患者的后牙区为非直视下操作，粘接时容易产生偏差。此外，直接粘接时患者的开口度以及配合程度都会影响最后粘接的效果，相比较而言，间接粘接不存在上述问题的影响[12]。因此，对于缺乏丰富临床经验的住院医师以及研究生而言，间接粘接在托槽定位的精确上具有一定的优势。

临床冠中心点以及距离切缘或牙尖的距离是托槽定位的重要参考标准，这些参考点受到牙齿磨耗以及牙齿唇面突度的影响，口内直接粘接时容易发生偏差。现代矫治技术对牙齿的咬合关系提出了更高的标准：1999 年 Kalange 基于功能殆理论提出牙齿的边缘嵴必须被整平，并在此基础上提出一套在模型上描制垂直参考线和水平参考线的方法。Eliades 也认为以边缘嵴为参考比以临床冠中心为参考更具有价值，以往以临床冠为中心的定位法往往导致边缘嵴高度的不协调[13]。当参考标准提高时，直接粘接的目测法显然容易产生误差，而间接粘接法则可以很好利用辅助工具完成托槽定位工作[14]。

三、间接粘接环节控制的管理

有其利必有其弊。间接粘接最大的缺点在于增加了操作程序，尤其是增加了不为临床医师所掌控的步骤。从取模到完成转移托盘的制作这一标准流程中，任何一个环节出现误差都会影响托槽粘接的效果。对于间接粘接而言，除了技术本身之外，环节质量控制以及流程管理是非常重要的。

首先从提高效率的角度，必须由助手完成除托槽定位外的所有工作才能真正达到高效。除了对每个流程进行标准化培训之外，需要对关键环节进行检查。如间接粘接的工作模型在托槽定位前必须与记录模型或口内照片进行比较，确保工作模型的准确性。如果发现模型发生变形就必须分析原因，重新制作。

其次，对于模型托槽定位环节，初步定位可以由助手完成，而最终位置的确定必须由主治医师完成。尽管托槽定位具有普遍性标准，然而每个医师在不同类型患者的托槽定位上有其特殊考虑。因此，建议医师最好有专用助手协助其完成托槽的初定位工作。医师也应该对助手进行符合其习惯的个性化培训以确保托槽的最终定位效果。

在间接粘接技术开展中，患者的预约管理也是非常重要的。尤其是涉及生长发育患者或者拔牙患者，过长的时间可能使得患者口内牙列状况发生细微的改变。因此建议从取模到粘接托槽不超过 2 周时间。对于拥挤度较大或者有不良口腔习惯的拔牙患者，建议先取模粘接托槽后再进行拔牙。

四、数字化正畸与间接粘接

个性化与数字化是现代正畸发展的一个重要方向。CBCT、数字化模型以及 3D 表面成像技术的快速发展为正畸诊断设计、矫治器的制作和粘接等关键环节带来了革命性的变化。目前国外已经有成熟的数字化个性化排牙、个性化托槽制作以及间接粘接转移托盘制作系统并投入使用。

如 SureSmile 系统的标准工作流程为用口内扫描仪对牙列进行三维扫描，生成的数字化模型进行计算机三维诊断分析和数字化排牙实验。最终在排牙实验基础上生成个性化的唇侧托槽以及托槽间接粘接的托盘[15-17]。OrthoCAD 系统也是根据类似的工作原理的唇侧个性化矫治系统，运用数字化和快速成型技术制作间接粘接转移托盘[18-21]。

在舌侧矫治系统中，尤其是近年来基于数字化技术的个性化舌侧矫治系统 Incognito 和 Ebrace 均采用间接粘接技术。数字化正畸技术将数字化诊断分析、个性化托槽制造以及间接粘接结合在一起，发展出精准、高效、可预测的正畸临床托槽粘接系统，是间接粘接最新技术的体现，也是未来间接粘接技术的发展方向。

第二节　间接粘接的技工操作

间接粘接的技工操作步骤主要包括：石膏工作模型的制备、托槽粘接和转移托盘制作三部分，虽然此部分工作主要是由护士或是助手完成，但是每个操作步骤均有较多注意要点，每一步骤的完成质量直接影响托槽粘接的最终效果。

一、间接粘接石膏工作模型的制备

石膏工作模型的精确度直接决定了最终托槽粘接的准确性和粘接强度，是间接粘接成功的基础。与正畸常用的记录模、矫治器工作模相比，间接粘接的工作模型有其特殊的要点和要求。

（一）取工作印模

患者取模前的口腔清洁非常重要。在取工作印模前，一定要去除牙冠唇颊面的牙结石、软垢，消除牙龈肿胀，特别是上下颌磨牙区。必要时超声清洁牙齿上的结石和软垢（图 14-1）。如果没有处理以上问题而取工作印模，在转移托盘和粘接牙面之间将出现间隙，从而引起托槽的移位和脱落。

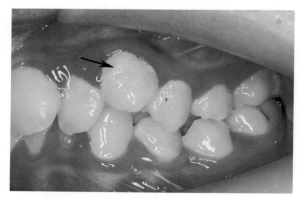

图 14-1　牙冠唇颊面的牙结石、软垢必须清洁干净，消除牙龈肿胀

在印模材料选择方面，为了保证印模的精确度，首选硅橡胶印模材料。取完印模后对印模进行检查，确保印模牙冠的唇面及唇侧颈缘清晰、无气泡。

取印模的时机选择同样非常重要，应该避免一切可能导致牙齿发生移位的因素。对于常规非拔牙病例，可以在患者初诊时就取间接粘接的工作印模；而对于生长发育高峰期拔牙患者或有口腔不良习惯的患者，应尽量选择托槽粘接完成后再拔牙。此外，尽量缩短取印模与粘接托槽的复诊间隔时间也可以减少牙齿移位引起的误差。

（二）石膏模型的灌注和修整

取印模后及时用超硬石膏灌注工作模型。检查石膏工作模型，对于关键位置——牙冠唇颊面（托槽粘接位置），必须确保其清晰完整，如发现有缺损、石膏小瘤则需要重新取印模（图 14-2）。

在一些非关键部位，比如牙冠唇颊面龈缘的石膏小瘤（特别是上、下颌磨牙的颊面颈缘），需用雕刀轻轻刮除（图 14-3）。

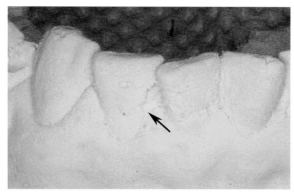
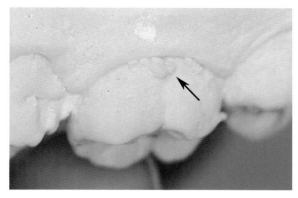

图 14-2　牙冠唇颊面（托槽粘接位置）必须确保其清晰完整，如有缺损，需重新取印模

图 14-3　牙冠唇颊面龈缘的石膏小瘤需用雕刀刮除

模型牙冠的切端、牙尖、𬌗面、舌面如有小气泡，应采取补蜡法予以填补，以免制作的转移托盘不能完全就位，引起托槽粘接移位甚至脱落（图 14-4）。

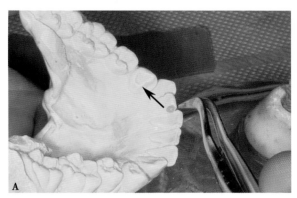
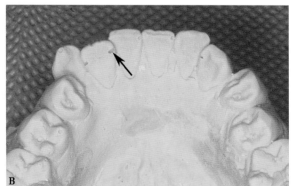

图 14-4　石膏模型缺陷的修复
A. 石膏模型牙冠的切端、牙尖、𬌗面、舌面如有小气泡需修补　B. 补蜡法填补

（三）涂布分离剂

在石膏模型牙冠的唇面涂布分离剂，目的是使树脂粘接剂底板与石膏容易分开。分离剂的涂布需薄而均匀，不能过多过厚，切忌反复多次涂布，以免影响最终托槽粘接的精确性。涂布分离剂后的石膏模型需充分干燥，可采用自然风干法，建议用暖风机彻底吹干。

二、石膏工作模型托槽粘接定位

工作模型上托槽粘接流程与口内托槽粘接流程基本一致：牙面涂布粘接剂底液，托槽底板涂布粘接剂，托槽初定位，调整确定托槽最终位置（通常由主治医师完成），光照固化。托槽粘接的注意要点如下：

（一）托槽粘接剂的选择与模型保存

间接粘接必须选用光固化型粘接剂，以保证助手和医师有充足的操作时间。粘接剂在光照前需要有足够的粘度，以防止模型移动或重力作用下托槽发生移位。在主治医师确定托槽位置前，需用避光盒避光保存粘有托槽的模型。此外，建议医师在助手初步定位后 24 小时内完成最终位置调整，并在调整后立即光固化。

（二）托槽的精确定位

在间接粘接的石膏模型上，可以采用辅助线法提高托槽粘接的精确度，即在牙冠的唇颊面作出中轴线，并确定临床冠中心点，托槽定位时使托槽长轴与牙冠中轴线重合，托槽中心与临床冠中心点重合。同时，还可以借助 CBCT 三维成像图，明确牙冠与牙根的角度关系，确保牙列排齐后牙根平行，进一步提高托槽粘接的精确度（图 14-5）。

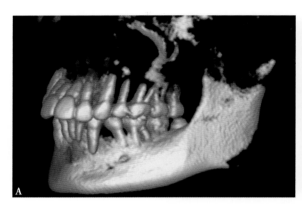
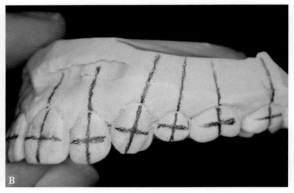

图 14-5　托槽的精确定位

A. CBCT 三维成像图，明确牙冠与牙根的角度关系　B. 在模型上作出牙冠、牙根长轴以及托槽槽沟高度，以辅助托槽粘接

（三）托槽的光照固化

建议用光固化灯箱固化，金属托槽光照时间约 5 分钟。如果是陶瓷托槽等透光性托槽，灯箱光照 2 分钟即可。注意如果使用光固化枪固化金属托槽，则必须从托槽的 4 个粘接边缘面分别倾斜光照固化（每侧 15～20 秒）。

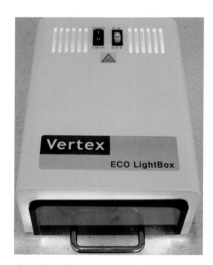

图 14-6　光固化灯箱对石膏模型上的托槽进行光照固化

三、转移托盘的制作

间接粘接转移托盘常选用以下两类材料制作，有其各自的优缺点：

第一种为软、硬双层透明膜片转移托盘（图 14-7）。内层膜片较软，可以包绕固位托槽，并且在脱位时不会导致托槽松脱。外层膜片较硬，可以保证转移托盘整体强度而不发生变形移位。根据 Sondhi 医师的制作流程：1.5mm 厚的 Bioplast 透明软膜片用压膜机压制在模型和托槽的表面作为内层托盘，其外再以 0.75mm 厚的 biocryl 透明硬膜片压制作为外层托盘。其优点在于：①材料透明，在牙面粘接时能使用化学固化和光固化等多种粘接剂；②外层硬质托盘强度较高，口内粘接时不易受舌体等软组织活动影响。其缺点在于：①制作流程相对复杂，耗时较多，成本较高；②由于托盘无法变形，在口内粘接时不易就位；③内层软质托盘不易从托槽上脱位，口内粘接去除托盘时易造成托槽脱落；④由于软质托盘无法完全精确包裹托槽，口内粘接后在托槽的边缘和倒凹处易残留较多粘接剂而不易去除，影响牙齿表面清洁。

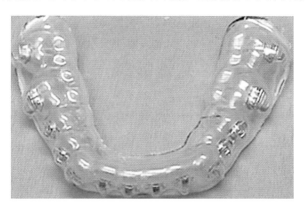

图 14-7　软、硬双层透明膜片转移托盘

第二类为软、硬质双层硅橡胶转移托盘（图 14-8）。其制作流程为：先以少量软质硅橡胶包绕托槽边缘和倒凹，外侧覆盖 2～4mm 厚的硬质硅橡胶。其优点在于：①制作流程简单，耗时少，且不需要配备专业的压膜机等，制作场地更灵活；②托盘可变形，易于口内粘接就位，同时也便于裁剪成不同牙弓段分别粘接；③内层软质硅橡胶能够精确、完整地包绕密闭牙齿、托槽的倒凹和底板边缘，口内粘接时不易残留粘接剂；④在口内粘接去除转移托盘时，硅橡胶可以在应力集中处断裂脱位，不易造成托槽脱落。双层硅橡胶材料的缺点在于：①转移托盘的强度不如硬质透明膜片，易受舌体等软组织活动影响；②材料不透明，口内粘接时只能用化学固化粘接剂。

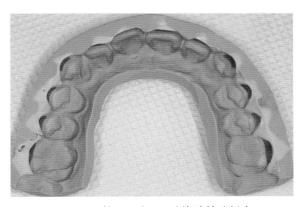

图 14-8　软、硬质双层硅橡胶转移托盘

除以上两类常见的转移托盘之外，还有一些改良方案，比如内层为硅橡胶材料、外层为硬质膜片的转移托盘，以及透明硅橡胶转移托盘等。

由于软、硬双层透明膜片转移托盘在以前的文献中已经有较为详细的介绍，本书将主要介绍软、硬质双层硅橡胶转移托盘的制作及口内粘接技术，此类转移托盘也更利于临床大范围的制作和使用，其具体操作步骤为：

（一）涂布软质硅橡胶

用硅橡胶注射枪头沿着托槽的边缘涂布软质硅橡胶，注意涂布时需尽量减少软质硅橡胶的量，只需包绕托槽底板的 4 个边缘和填满托槽翼下的倒凹即可。过多的软质硅橡胶会降低转移托盘的强度，影响托槽粘接的精确度。同时应确保软质硅橡胶与托槽边缘或倒凹之间没有间隙，否则临床口内粘接时流动的粘接剂会沿着间隙进入托槽翼下倒凹而不易去除（图 14-9）。

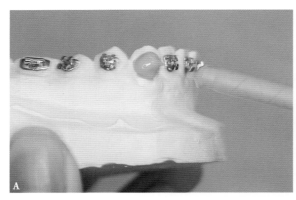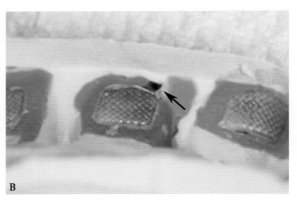

图 14-9 涂布软质硅橡胶

A. 软质硅橡胶只需要包绕托槽底板的 4 个边缘和填满托槽翼下的倒凹即可　B. 托槽边缘与硅橡胶之间的间隙，临床粘接时流动的粘接剂会沿着此间隙进入托槽翼下倒凹

（二）硬质硅橡胶成型

1. 双组分硬质硅橡胶按照 1∶1 比例混合均匀后压成长条状，直径 1cm，长度与牙弓长度等长，沿牙列包裹成型转移托盘（图 14-10）。

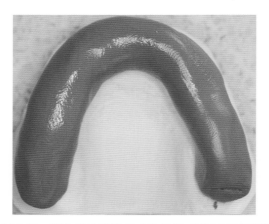

图 14-10 混匀的硅橡胶压成长条状，与牙弓长度等长

2. 成型顺序为唇颊侧 - 𬌗面 - 舌腭侧。注意硅橡胶和牙面间要压实，不能留有间隙。在对托槽区加压时，力的方向应正对托槽、垂直加压成型，切𬌗向加压成型时力量不宜过大，以免托槽脱落（图 14-11）。

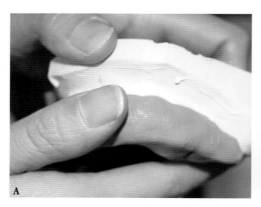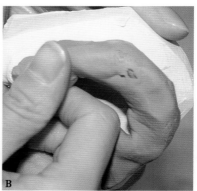

图 14-11 转移托盘成型注意事项

A. 转移托盘唇侧成型时，力的方向应正对托槽、垂直加压　B. 𬌗面成型时，注意托槽区切𬌗向力量不宜过大，以免托槽脱落

3. 转移托盘成型时的伸展范围及厚度参数（图14-12）

（1）唇颊侧：包括牙齿整个唇面，伸展至龈缘处，厚3mm。

（2）舌腭侧：伸展至龈缘根方2～3mm，厚3mm。

（3）𬌗面：厚度3～4mm。

（4）远中伸展：覆盖最后一颗牙冠远中。

转移托盘可以适当扩大伸展包裹范围，方便后期修整。

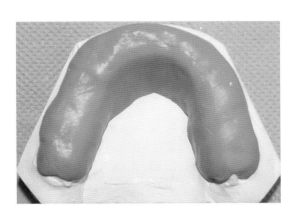

图14-12 转移托盘最终成型

（三）转移托盘的修整

1. **转移托盘剥离** 将模型和转移托盘一起入水浸泡5～10分钟，使托槽底板的粘接剂与石膏分离。沿托槽底板切向力使转移托盘从模型上剥离下来，避免托槽脱位破坏转移托盘的硅橡胶。

2. **第二次光固化** 分离转移托盘后，由于（金属）托槽底板中心区域的粘接剂可能固化不全，需及时对托槽底板进行第二次光固化（光固化灯箱光照1～2分钟）。

3. **托槽底板处理** 分离后托槽底板上留有残留的分离剂甚至石膏，需要完全清除以保证口内托槽粘接的质量。常规方法是用牙科喷砂机进行微蚀喷砂清洁，注意在喷砂过程中切忌喷砂过多、甚至完全去除底板上的粘接剂，因为此粘接剂实际上构成了每颗托槽的个性化树脂底板，去除过多导致托槽底板和牙面间出现过大的间隙，从而影响托槽的最终粘接的强度。临床上建议用细目喷砂粒（50μm）少量喷砂。

我们建议以牙刷蘸取牙膏在流水下刷洗清洁，实践证明此方法能够达到与喷砂相同的清洁效果，操作更加简便，而且可以最大限度地保留托槽底板上的粘接剂底板。

4. **转移托盘修整** 根据转移托盘的伸展范围及厚度参数修剪多余的硅橡胶（图14-13）：

（1）唇颊面：厚度3mm，边缘伸展至托槽底板龈向边缘处，最多不超过1mm。不建议伸展过度，以减少龈缘对转移托盘就位的影响，也能方便地去除多余粘接剂。

（2）舌腭侧：厚3mm，伸展至龈缘根方2mm。

（3）𬌗面：厚度3～4mm。

（4）远中伸展：如果远中只有第一磨牙的颊面管，则伸展至第二磨牙近中1/2，如第二磨牙粘有颊面管，则应完整包括整个第二磨𬌗面，但不能伸展至磨牙后垫。

修剪转移托盘时需注意以下几点：严格按照转移托盘的各项数据制作和修剪：如果转移托盘过薄、包裹范围过小，会造成转移托盘的机械强度降低，引起托槽粘接时移位，最常见的是磨牙区转移托盘唇颊、舌侧厚度不足，造成夹持力减少而引起托槽粘接脱落失败。但是如果转移托盘过厚、包裹范围过大，则会增大临床粘接时转移托盘就位以及去除的难度，同时患者的舌体对于下颌舌侧过长过厚的转移托盘推挤而引起托盘脱位。

5. **转移托盘分段** 转移托盘的分段是为了方便口内粘接和去除，根据医师的粘接习惯或患者口内情况，有不同的分段形式。一般初学者或病例牙列非常拥挤时，建议将托盘分为三段：4颗切牙一段，双侧后牙区各一段（图14-14）。

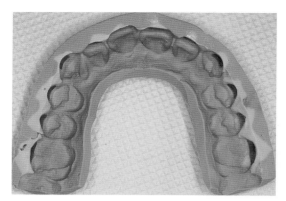

图 14-13　转移托盘严格按照参数要求修整成型

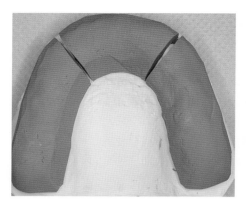

图 14-14　转移托盘分段，三段法
4 颗切牙一段，双侧后牙区各一段，各段完全分开

　　在熟悉间接粘接后，也可不分段整体粘接（图 14-15）。整体粘接时需要在转移托盘做舌腭侧双切口（通常在双侧侧切牙与尖牙之间），以方便粘接完成后去除转移托盘：即口内粘接时，一次性粘接整个牙弓，而去除转移托盘时，前、后段托盘会在切口处断开，分三段去除转移托盘。

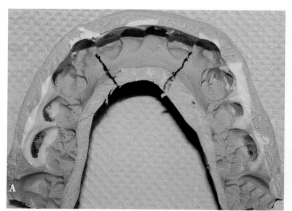

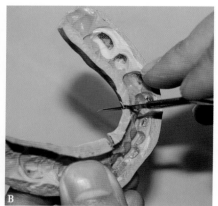

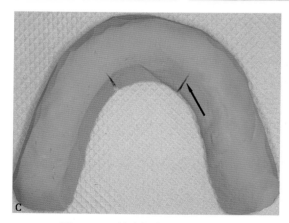

图 14-15　转移托盘分段，整体法
A. 分段位置：双侧侧切牙与尖牙之间，切口范围在腭侧 1/3～1/2 之间　　B. 手术刀片从腭侧切开
C. 注意切口范围不宜过大，以免降低转移托盘整体强度

　　6. 清洁、标记备用　最后，将转移托盘的托槽底板用 75% 酒精擦拭清洁，或放入超声清洗机中清洗 10 分钟，完全吹干托盘和托槽底板。并在托盘唇侧中切牙间标记中点（方便口内粘接时定位），标记患者姓名、保存。

第三节　间接粘接的口内粘接

间接粘接的口内粘接是将转移托盘上的托槽转移粘接到口内牙齿的过程，是间接粘接技术的关键操作步骤，需注意各步骤的操作要点。

首先在粘接剂的选择上，要选择流动性好、快速固化的化学固化型粘接剂，例如 Sondhi Rapid-Set 间接粘接剂，其为双液剂成分，A 剂涂布牙面，B 剂涂布托槽底板，AB 组分接触后发生化学固化，固化时间短，操作非常简便。对于透明双膜片转移托盘，也可选择光固化类型的粘接剂。

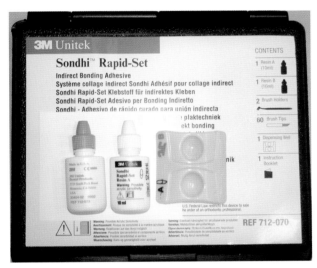

图 14-16　Sondhi Rapid-Set 间接粘接套装

本节以 Sondhi Rapid-Set 间接粘接剂（图 14-16）为例，介绍间接粘接的口内粘接步骤和操作要点：

1. 口内隔湿　由于 Sondhi Rapid-Set 间接粘接剂为疏水型粘接剂，湿气会严重影响粘接效果，因此口内隔湿非常重要。

2. 粘接顺序　为方便操作，建议先粘接下颌，再粘接上颌，如果转移托盘是分段粘接，应先粘接后牙段，再粘接前牙段。

3. 牙面处理　牙面常规清洁、完成酸蚀。牙面吹干时，与口内直接托槽粘接不同，除了常规吹干牙冠唇颊面外，还需吹干后牙区的𬌗面，以避免转移托盘就位过程中，𬌗面的水被转移托盘挤压到唇面托槽粘接区域，从而影响粘接效果。

对于口内隔湿难的患者，也可使用 3M MIP 隔湿处理液消除隔湿不全的影响。MIP 隔湿处理液的具体使用方法为：在酸蚀、初步吹干的牙面上涂一层处理液，气枪轻吹 2～3 秒，之后再涂布间接粘接剂。

4. 涂布粘接剂　将 A、B 双液剂分别滴入相对应的盛液盘，用两只不同的小毛刷将 A、B 液分别对应涂布在牙齿唇面（A 液）、托槽底板上（B 液）。涂布牙面粘接剂时，建议参照由前向后的顺序，即：4 颗切牙——双侧尖牙、前磨牙——磨牙，目的是尽量减少后牙区湿气对粘接剂的影响。

在涂布粘接剂时，不管是托槽底板还是牙面，粘接剂要有一定厚度。切忌用气枪吹薄，此外小毛刷一定不能触碰到牙龈缘、龈沟（图 14-17）。如果牙冠短，托槽粘接的位置已经非常接近牙龈缘，则应涂在托槽粘接处的稍𬌗向区域，在转移托盘𬌗向就位时，将推挤粘接剂到最终位置。

5. 转移托盘就位　涂好粘接剂后，就位转移托盘。就位时可以充分利用硅橡胶转移托盘的弹性，使其顺利进入倒凹区域（图 14-18）。

将转移托盘中切牙间的标记点与口内位置对应就位后，前、后牙区充分按压转移托盘，确保其完全就位，之后医师将示指与中指分别按压住转移托盘的后牙区𬌗面，持续时间约 30～60 秒，直至粘接剂固化（图 14-19）。

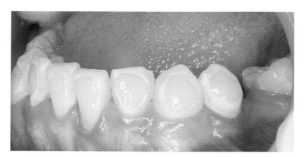

图 14-17　牙面间接粘接剂（A 液）涂布范围

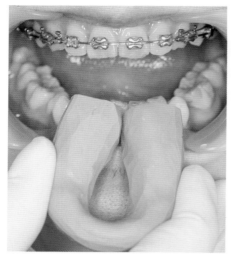

图 14-18　利用硅橡胶转移托盘的弹性，使其变形后更利于口内就位

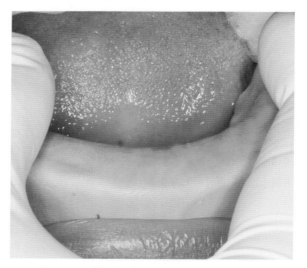

图 14-19　转移托盘就位后，后牙区按压稳定

6. 去除转移托盘　在去除转移托盘的便利性、安全性以及患者的舒适性上，硅橡胶转移托盘要远远优于透明双膜片转移托盘。原因在于：软质硅橡胶良好的流动性保证了完全进入托槽倒凹，能包绕、固定托槽防止其松脱；同时其良好的弹性保证在托盘脱位时，转移托盘能够轻松地去除而不造成托槽脱落。硬质硅橡胶在提供足够支持力强度同时，有一定的脆性，保证必要时能撕裂离断转移托盘，从而能够分段去除。

化学固化粘接剂常温下（25℃）可以在 2 分钟内完成固化。但固化时间受温度变化影响非常明显，环境温度过低会大大增加完全固化的时间。因此在冬天环境温度较低时，建议延长固化时间 5 分钟，然后再去除转移托盘，以保证粘接强度。

去除转移托盘时，如果是分段式转移托盘，建议从最早粘接的后牙段开始，从舌腭侧向颊侧旋转脱位，可用探针辅助（图 14-20）。

整体式转移托盘粘接时，同样是分三段去除（先双侧后牙段、再前牙段）。具体方法为：在转移托盘切口处，一手按压稳定前牙段转移托盘的唇侧托槽部位，另一手以手指或探针、镊子由舌侧向唇侧旋转脱位后牙段托盘，此时，前、后段转移托盘在切口处断开，后牙段转移托盘分离去除，之后再去除前牙段转移托盘（图 14-21）。

7. 去除残余粘接剂　残余在托槽周围、临间隙以及龈缘处的粘接剂会妨碍弓丝结扎就位、影响牙齿清洁甚至引起牙龈炎症，必须完全清除。在转移托盘按压就位过程中，会将多余粘接剂从牙面挤压到转移托盘的龈向边缘，通常在牙龈缘、邻间隙以及牙龈乳头附近形成一连续的薄层粘接剂，由于这些部位通常有龈沟液，疏水性的 Sondhi Rapid-Set 间接粘接剂并未粘接牢固，非常易于整体去除，临床上用探针或

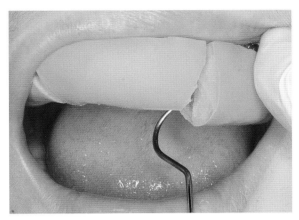

图 14-20　转移托盘自舌侧向颊侧旋转脱位

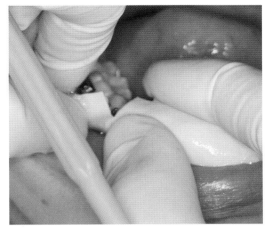

图 14-21　整体式转移托盘
前、后段转移托盘在切口处断开，先去除后牙段转
移托盘，再去除前牙段转移托盘

牙周刮治器从龈缘处将粘接剂和牙面分离，即可连同牙龈缘、托槽周围的粘接剂整体去除。但是如果是由于转移托盘的内层硅橡胶与托槽密闭不严，粘接剂进入托槽的倒凹区，则通常粘接牢固而不易去除，此时可用高速金刚砂钻针小心磨除。

去除残余粘接剂后，建议用牙线检查牙齿邻间隙是否还有多余的粘接剂（图 14-22）。

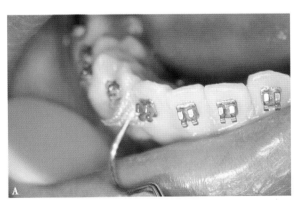

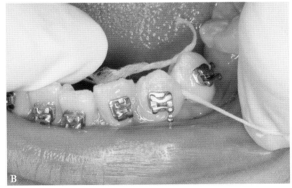

图 14-22　去除残余粘接剂
A. 探针在龈缘处将粘接剂从牙面分离　B. 牙线检查邻间隙是否有多余粘接剂残留

8. 术后医嘱　化学固化的粘接剂在去除转移托盘后，并没有达到完全的固化强度（通常 12 小时后完全固化，达到最终粘接强度），因此在结扎弓丝操作时要适当轻力小心，同时对患者饮食咀嚼做相应的医嘱。

第四节　间接粘接的质量控制

单从技术层面看，间接粘接已经是一门成熟的技术，从发明到现在已经历了 40 余年。间接粘接技术在医师劳动力成本较高的发达国家，尤其是门诊量较大的专业正畸诊所广为应用，有效降低了正畸医疗人力成本，而且改善了医护 / 医助的配合模式。但是在国内，间接粘接技术尚未成为院校及诊所的主流技术。笔者所在单位的正畸科对间接粘接技术做技术改进和流程质量控制，自 2011 年开始推广间接粘接技术，目前临床上 80% 以上患者均采用间接粘接技术，形成了一套间接粘接质量控制系统，与广大正畸医疗工作者分享。

一、间接粘接的质量控制

间接粘接技术在临床的大规模应用离不开稳定的粘接质量以及完美的粘接精度。如何提高粘接质量，需要着重注意以下问题：

首先需要明确的是，无论是压模法或是硅橡胶法，制作转移托盘从技术层面上讲都是非常成熟稳定的技术，然而间接粘接技术步骤繁多，误差可能通过每一步而放大。因此一定要树立精品意识，使得每一步操作标准化、规范化。

其次，参照工业化流水线生产的流程，设定查对制度。从取印模一直到转移托盘的制作，每一步都需要设定检查标准，并在每个过程结束后进行查对。临床医师也需要对模型上托槽的最终定位进行调整，以确保托槽定位的精度。

此外，患者本身的因素也非常重要，粘接前口腔卫生的处理以及粘接的时机选择、临床操作技巧等因素都将直接影响间接粘接的质量。不过，通过严格的培训以及有效的管理，掌握间接粘接技术以及在临床上大规模开展并不是难事。

二、间接粘接技术的临床模式

间接粘接技术的广泛应用能够有效降低人力成本已经是正畸界的共识。而鲜有人意识到成本的减低有赖于规模化的应用以及良好的医护/医助配合模式。笔者经过多年的探索发现"间接粘接技术＋四手操作"模式是符合中国国情最为优化的模式。

首先，从质量控制的角度分析，要减少间接粘接由于环节多而导致的误差，首要条件是医师可以随时对间接粘接操作全过程进行监督。椅旁护士或者牙科助手的医疗行为正好是围绕主治医师进行的，这就保证了最低的沟通成本和时间成本。笔者在临床上更倾向于双层硅橡胶转移托盘法，使用这一方法可以摆脱对于大型机器的依赖，使得间接粘接工作的空间可以紧密围绕医师而进行。

其次，从托槽定位角度而言，尽管有统一的标准，每位医师在对于不同的病例设计时都有一些个性化的考虑。因此，只有和主治医师长期合作的护士或助手才能最为准确地理解医师的托槽定位习惯，从而减少医师对于托槽定位的调整时间，提高定位精度。

此外，当间接粘接质量出现问题时，稳定的医护组合也有利于找出问题原因，及时解决问题。同时，可以准确界定责任，从管理层面做到责任到人。

三、间接粘接的消毒感染控制

在转移托盘制作阶段，为提高工作效率往往需要流水线生产。因此，转移托盘的消毒，防止病例间的交叉感染极为重要。下面简单介绍一些间接粘接的消毒感染控制方案：

1. 源头上控制交叉感染　尽量从源头上控制交叉感染，比如完善正畸术前检查，如有患者携带有传染病菌建议拒绝采用间接粘接方案。

2. 印模及模型消毒　印模取好后，建议用健之素（500mg/L）喷雾消毒，在灌制好石膏模型后，再用紫外光照射消毒15～20分钟，以杀死细菌和病毒。

3. 患者资料的分开管理　在转移托盘的制作过程中，建议每一病例的模型、托槽、制作工具、转移托盘等材料统一放入间接粘接避光暗盒（也可用不锈钢消毒盒代替），在防止交叉感染的同时更利于材料的管理（图14-23）。

4. 转移托盘制备完成后紫外光消毒　建议转移托盘制作好后，于紫外光下照射10分钟消毒。

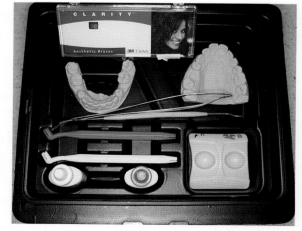

图14-23　间接粘接避光暗盒统一管理患者资料

四、间接粘接常见问题及原因分析

（一）托槽脱落（通常为磨牙区颊面管）

1. 托槽底板未与牙面紧密贴合　拔牙病例，取工作印模与口内粘接间隔时间过长，患者牙齿移位；取工作印模前牙面有牙石软垢而未清洁；印模、模型变形；工作模型牙面气泡未补填；后牙龈缘石膏小瘤未刮除；托槽底板喷砂处理时粘接剂去除过多；转移托盘厚度不足，固位力不够等，这些情况都会造成转移托盘无法完全就位或不能与牙面紧密贴合，从而降低托槽粘接强度甚至脱落。

2. 医师口内粘接操作不规范。

3. 隔湿不佳、唾液污染（可用 MIP 耐湿处理液或转移托盘分段粘接）。

4. 口内粘接时转移托盘未完全就位，或粘接剂固化前舌肌等软组织活动致转移托盘移位。

5. 环境温度低，未适当延长固化时间，过早去除转移托盘。

6. 去除转移托盘时未按操作规范分段进行，暴力操作。

（二）托槽移位（托槽口内粘接位置与模型粘接位置不一致）

1. 拔牙病例拔牙后牙齿位置移动。

2. 托槽底板未与牙面紧密贴合，具体原因见前（见托槽脱落原因）。

3. 石膏模型托槽粘接后，光固化时间不足致使托槽粘接不牢，在转移托盘成型时用力过大，用力方向不对，致使包埋在硅橡胶中的托槽从石膏模型上松脱移位而未发现。

4. 转移托盘厚度不足，造成托盘就位时固位力不够，抗形变力差。

5. 初学者在石膏上粘接托槽往往会有视觉误差，通常托槽定位时容易靠龉向，建议初学者先画出牙冠唇面标志线后再粘接托槽。

（三）托槽、牙面残余粘接剂过多，不易去除

正常情况下转移托盘紧密贴合牙齿表面，龉龈向就位转移托盘时，会将多余的粘接剂挤出，在龈缘、托槽周围只有一连续的薄层粘接剂，易于去除。发生托槽、牙面周围残余粘接剂不易去除原因通常在于：

1. 托槽底板与牙面不贴合（原因见前），致使托槽底板与牙面之间出现间隙，粘接时流动的粘接剂就会流入间隙，从而过多地分布于牙面，不仅难以去除，还影响托槽的粘接精度和强度。

2. 内层硅橡胶没有完全封闭托槽边缘或倒凹，留有间隙，粘接剂进入托槽翼下倒凹。

参 考 文 献

1. Silverman E，Cohen M，Gianelly AA，et al. A universal direct bonding system for both metal and plastic brackets. Am J Orthod，1972，62：236-244

2. Silverman E，Cohen M. The twenty-minute full strapup. J Clin Orthod，1976，10：764-768

3. Newman GV. Direct and indirect bonding of brackets. J Clin Orthod，1974，8：264-272

4. Thomas RG. Indirect bonding: Simplicity in action. J Clin Orthod，1979，13：93-106

5. Read MJF，O'Brien KD. A clinical trial of an indirect bonding technique with a visible light-cured adhesive. Am J Orthod Dentofacial Orthop，1990，98：259-262

6. Hamula W. Direct bonding with light-cured adhesives. J Clin Orthod，1991，25：437-438

7. Matsuno I，Okuda S，Nodera Y. The hybrid core system for indirect bonding. J Clin Orthod，2003，37：160-161

8. Hodge TM，Dhopatkar AA，Rock WP，et al. The Burton approach to indirect bonding. J Orthod，2001，28：267-270

9. Sheridan JJ. The Readers' Corner. 1. Do you use indirect bonding? J Clin Orthod，2004，38：543-544

10. Gorelick L，Masunaga GM，Thomas RG，et al. Round table bonding，part 3. J Clin Orthod，1978，12：825-837，840-842

11. Koo BC，Chung C，Vanarsdall RL. Comparison of the accuracy of bracket placement between direct and indirect bonding techniques. Am J Orthod and Dentofacial Orthop，1999，116：346-351

12. Phillips HW，Homer W. Phillips on bonding.（Part 1）. Interview by Eugene L. Gottlieb. J Clin Orthod，1980，14：391-411

13. Kalange JT. Ideal appliance placement with APC brackets and indirect bonding. J Clin Orthod，1999，33：516-526

14. Eliades T, Gioka C, Papaconstantinou S, et al. Premolar bracket position revised: proximal and occlusal contacts assessment. World J Orthod, 2005, 6: 149-155

15. Sachdeva RC. SureSmile technology in a patient-centered orthodontic practice. J Clin Orthod, 2001, 35: 245-253

16. White LW, Sachdeva RCL. JCO interviews Dr. Rohit CL Sachdeva on a total orthodontic care solution enabled by breakthrough technology. J Clin Orthod, 2000, 4: 223-232

17. Sachdeva R, Fruge JF, Fruge AM, et al. SureSmile: a report of clinical findings. J Clin Orthod, 2005, 39: 297-314

18. Lopez FJ. Diagnosis with computer-aided drafting. J Clin Orthod, 1986, 20: 327-329

19. Redmond WR. Digital models: a new diagnostic tool. J Clin Orthod, 2001, 35: 386-387

20. Redmond WR. The cutting edge. J Clin Orthod, 2004, 38: 93-95

21. Redmond WJ, Redmond JM, Redmond WR. The orthoCAD bracket placement solution. Am J Orthod and Dentofacial Orthop, 2004, 125: 645-646

第四篇 学科交叉

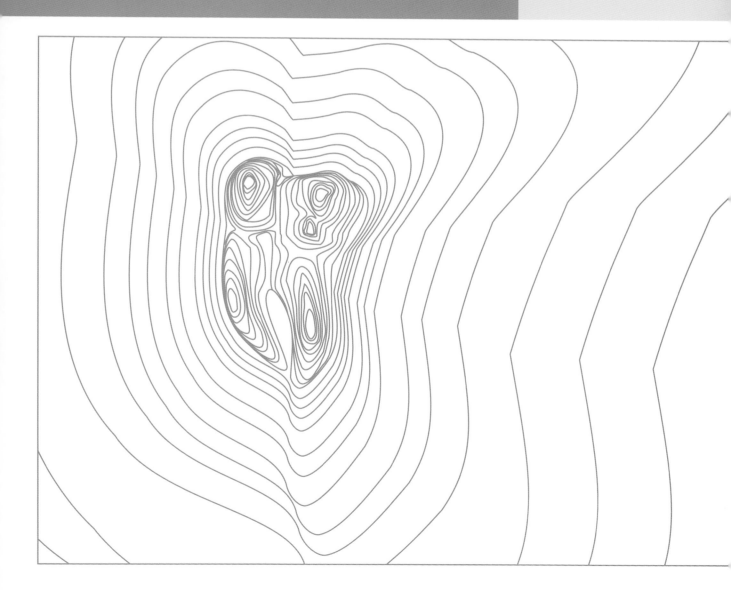

第 15 章

CBCT 在口腔正畸临床中的应用简介
CBCT Clinical Application in Orthodontic

宋锦璘[*]　曹礼[*]
[*]重庆医科大学口腔医学院

第一节　CBCT 技术概述

1972 年，计算机断层技术（computed tomography）由英国 Godfrey N Hounsfield 发明，现在已经成为最有价值的医学影像诊断技术之一。全身 CT 体积大，设备昂贵，辐射剂量大，并不适合口腔颌面部疾病影像学诊断检查。1998 年，意大利 P. Mozzo 在 Quantitative Radiology 公司生产了第一台口腔颌面锥形束 CT 商用机型 NewTom 9000。同年，日本 Arai 也报道了口腔颌面部专用的锥形束 CT 机。由此应用的新技术被称为锥形束计算机断层技术（cone beam computed tomography，CBCT）或锥体束容积断层技术（cone beam volumetric tomography，CBVT）。

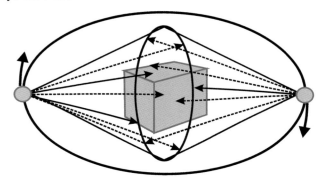

图 15-1　锥形束 CT 连续扫描方式

CBCT 是一种锥形束投照计算机重组断层影像设备：当 X 线发生器以较低的射线量（球管电流在 10mA 左右）围绕投照体做环形数字式投照时，获得投照体在各个角度的二维投影图像，再将所获得的数据在计算机中"重组"后形成可以任意旋转的三维图像，从任意角度对影像资料进行评估分析（图 15-1，图 15-2）。现在，大多数口腔专用锥形束 CT 机采用与医用 CT 机相同的数据处理方式——滤过反投照技术。这一技术能对影像数据进行精确计算，缺点是对投照的精确度和患者的稳定性要求高，需要的数据量大。

口腔颌面部锥形束 CT（cone beam computed tomography，CBCT），凭借着图像精度高、扫描时间短、辐射剂量小、空间分辨率高等优势广泛进入了口腔临床领域；特别是非晶硅平板图像传感器技术的发展，大大减少了设备的整体尺寸，同时又提高了图像质量和分辨率。CBCT 可在牙体疾病、牙周疾病、口腔种植、颞下颌关节病、正畸治疗以及颌骨肿瘤性病变、颅颌面部复杂骨折的诊断中，观察骨小梁、根管、牙周膜等结构（图 15-3）。它不仅具有螺旋 CT 的三维重组功能，还可立体观察诊断；其图像反映结构的真实大小，可进行二维图像观察，金属伪影和部分容积效应均较小。

CBCT 与传统 CT 的根本差异在于影像源 - 接受器复合体的类型和数据采集方式。传统 CT 射线源是高输出的旋转阳极发生器，而 CBCT 的射线源是一种低能量的固定样机发生器。传统 CT 使用扇形的射线束成像并记录在360°排列于患者周围的固态线型接受器上,而CBCT采用带有特殊影像增强器的锥体状射线束和二维固态接收器或者无定型硅板来获得影像数据。传统CT需要在持续的螺旋形运动中连续拍摄一系列的轴平面影像,然后叠加;CBCT类似于全颌曲面体层设备,仅围绕患者旋转拍摄一周即可获得全部数据,一次性采集全部颅颌面及牙列容积数据,还可以对局部选择性采集数据(图15-4)。

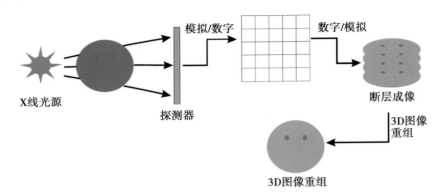

图 15-2　CBCT 数据处理示意图

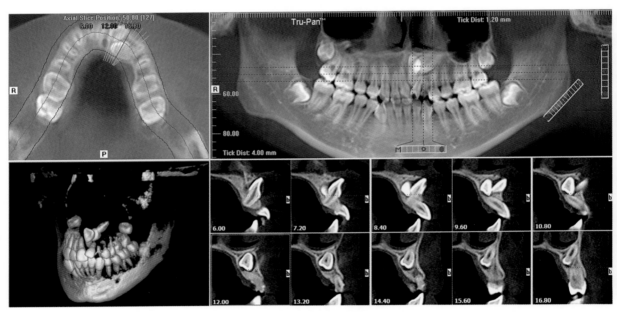

图 15-3　CBCT 成像

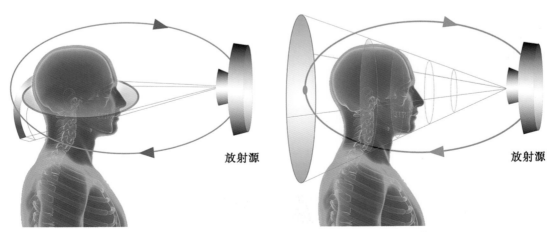

图 15-4　传统 CT 和 CBCT 成像原理对比

就正畸学领域而言,CBCT 与传统全身 CT 相比,具有较明显的优势。

1）进行三维放射检查时辐射剂量相对较低:CBCT 全颅容积扫描时间为 20～40 秒,局部扫描时间 10 秒,有效放射剂量仅相当于一次根尖周测量片(5～15uSV),仅为传统 CT 的 1/10～1/5。

2）空间分辨率相对较高,对于复杂结构区域,如颞下颌关节、阻生牙、多生牙等三维解剖结构的成像质量更好,大大增加了正畸临床诊断的准确性。

3）三维重建图像还允许任意角度旋转检测,任意选择重建范围,影像数据易于网络传输和储存,便于疾病诊断、疗效观察以及科学研究等。

第二节　CBCT 正畸检查的安全使用原则

CBCT 相对于传统螺旋 CT 辐射剂量大量降低,但与常规的头侧位和全颌曲面体层片等影像检查相比,其辐射剂量仍相对较高,临床诊疗中应避免不规范的 CBCT 应用可能给患者带来的潜在危害。

一般而言,天然辐射源导致人体所吸收的世界平均年有效剂量大约为 2400μSv。2007 年,国际辐射防护委员会建议去除天然辐射,普通人全年全身接受辐射量不应超过 1000μSv。

2009 年,EADMFR(欧洲口腔颌面放射学会,European Academy of Dental and Maxillofacial Radiology)提出了符合正畸检查的相关使用原则:

（1）CBCT 检查必须在病史采集和临床检查之后进行;CBCT 检查前必须确认 CBCT 的诊断收益超过风险;CBCT 检查应可提供新的影像信息,并有助于患者的诊治。在没有进行新的收益—风险评价时,CBCT 不应作为"常规"检查重复进行。

（2）正畸临床医师申请 CBCT 检查时,必须提供充分的临床信息,以便放射医师实施正确的检查。在常规放射学检查不足以解决相应问题时方可进行 CBCT 检查,同时应对 CBCT 检查全部图像进行全面的临床评价(放射学报告)。

（3）若患者的放射学检查目的是观察软组织,适宜的影像学检查应当是螺旋 CT 或 MRI,而不是 CBCT。

（4）CBCT 检查设备应提供不同大小的视野选择。CBCT 检查应使用能解决临床问题的最小视野以降低辐射剂量。如果 CBCT 能提供不同分辨率选择,应选用能充分满足诊断需要、辐射剂量最小的分辨率模式。每次检查都必须使用定位辅助装置。

2013 年,AAOMFR(美国口腔颌面放射学会,American Academy of Oral and Maxillofacial Radiology)也发表了 CBCT 检查及诊断的指导性意见:

（1）根据临床需要合理使用 CBCT。是否采用 CBCT 检查取决于患者的病史、临床检查、现有的放射影像学资料等,需要判断其诊断或治疗计划的益处是否大于辐射潜在风险,尤其针对未成年人或年轻人。不能用其他常规低剂量口腔放射检查方法解决时可选用 CBCT 辅助诊断,其他非放射手段可获取患者所需数据时应避免使用 CBCT。

（2）在使用 CBCT 获得需要区域足够清晰度的情况下最大限度地减少曝光(mA 和 kVp),限制视野(FOV)、基础图像数量以及分辨率。

（3）评估放射剂量风险。CBCT 检查可能增加一些特定人群如孕妇或年轻人的辐射潜在风险,需要向患者解释说明相应的风险、益处。

（4）患者射线照射最小化。根据临床诊断成像需要调整 CBCT 成像参数以提供适当的图像:使用脉冲曝光模式,优化曝光参数(mA,kVp),减少基础投影图像,可能情况下减少剂量。当其他参数保持不变时减少 FOV 以匹配 ROI,应注意 FOV 变化可能导致的其他技术参数的自动变化,避免由此导致照射剂量增加。使用个人防护设施(如铅围裙或铅围脖),尽量减少辐射敏感器官与射线接触。

（5）高水平专业技术人员参与 CBCT 放射影像的解读。进行 CBCT 操作或申请 CBCT 检查的医师必须对 CBCT 的适应证有充分的认识,也必须熟悉 CBCT 工作的基本原理及局限性。此外,正畸医师还需要能够结合其他各种影像学检查的结果与 CBCT 影像进行综合分析。

综上所述,CBCT 在正畸应用中价值应该与其辐射损伤进行权衡比较,采用 ALARA 原则(as low as reasonably achievable),使辐射防护与安全最优化。

第三节　CBCT 在正畸诊疗中的临床应用

一、牙颌模型数字化与结合快速成型技术的正畸矫治

(一)牙颌模型数字化分析

正畸模型的测量分析是错𬌗畸形诊断、矫治设计、疗效预测以及评估治疗效果的主要依据之一。传统的石膏模型测量方法费时费力,测量上也存在一定的测量误差,难以可视化预测治疗效果。同时,模型长期储存容易破损、丢失、占用空间大,难以进行有效的回顾性研究。

近年来,牙颌模型的三维影像重建及相关测量技术越来越受到重视。在三维数字化模型中较成熟的数字化手段有激光扫描、层析扫描和 CT 扫描技术建立数字化牙颌模型。其中,激光扫描过程中存在盲区和阴影;层析扫描技术精确度受到层厚的影响;而普通 CT 扫描技术空间分辨率有限,不能精确进行牙冠表面重建,同时放射量大、耗时长、价格昂贵,不易被患者接受。CBCT 放射量小,耗时短,重建速度快,空间分辨率高于普通 CT,可在不增加投入的前提下获得具有足够精度的数字化牙颌模型。

CBCT 对牙颌模型进行三维重建,不破坏原始模型,利于模型资料的保存与管理,方便模型的复制和对比,还能直观反映牙齿与颌骨的发育情况,为正畸临床诊疗提供了一个重要的与时间相关的三维矫治前后变化记录。同时,CBCT 采用锥形束 X 线进行扫描,所需时间短、重建速度快、空间分辨率高,能获得较精确的三维数字化模型(图 15-5)。重建后的三维数字化牙颌模型可进行各个方位的旋转移动及放大缩小,在不改变模型空间坐标的情况下更精确地显示某一细微的结构。诸如 CBCT 重建的三维牙列可得到 1:1 的影像,所产生的虚拟研究模型能展现患者牙列三维方向的结构,可从不同方向上仔细地观察患者的咬合关系,观察牙弓的形态、大小、对称性,以及上下牙弓是否协调,𬌗曲线有无异常,中线是否正常,牙弓、牙槽弓、基骨弓三者的关系是否协调等情况,弥补了口腔正畸临床检查资料的不足。

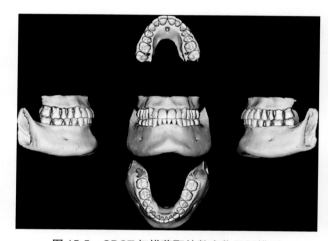

图 15-5　CBCT 扫描获取的数字化牙颌模型

有学者对人类头颅骨进行了 CBCT 扫描并三维重建了其牙列,分别测量重建牙列的覆𬌗、覆盖、上下颌磨牙间和尖牙间宽度、现有牙弓和必需牙弓长度后,通过比较测量结果,显示 CBCT 测量有着较高的精度,提示 CBCT 重建的三维数字化牙颌模型可作为研究模型用于储存、测量。但是,CBCT 影像的密度分辨率较差,各牙齿密度相近,故牙齿接触区的重建不是很准确,对于个体牙齿宽度测量的准确度还有待进一步提高(如 Bolton 指数、必需牙弓长度的测量分析)。

(二)快速成型技术的正畸应用

舌侧矫治技术和隐形矫治技术的发展,均与各牙的三维位置密切相关。随着 CBCT 和计算机技术在正畸领域的广泛应用,可以获得患者三维个体化牙冠及牙根的解剖信息,应用三维虚拟重建技术可在计算机上模拟患者的颌骨和牙齿进行牙齿排列,排列出治疗后的理想牙齿位置,辅助正畸医师做出更准确的诊断,确定个性化的治疗方案,使治疗结果更精确(图 15-6)。根据此理想治疗目标,结合快速成型技术的正畸矫治能够制作针对不同个体的矫治器,如个性化托槽、间接粘接定位及弓丝制作等。当然,牙齿个体形态的差异、牙根在颌骨内的位置、患者的颌骨类型等都将在矫治器制作前被考虑。

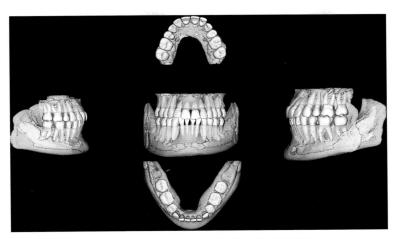

图 15-6　三维虚拟重建后的数字化牙𬌗模型

二、埋伏牙、阻生牙的临床诊断及矫治设计

随着人体颌骨骨量发育不足和牙齿变异的问题越来越多，埋伏阻生牙及多生牙出现的概率越来越大，明确诊断和准确判断其位置结构关系等极为关键。缺乏影像学检查手段的辅助，常漏诊多生牙及埋伏阻生牙，导致正畸过程中牙齿移动及排齐的障碍。全颌曲面体层片仅能判断多生牙及埋伏牙的大致位置，并不能精准显示牙的位置及周围结构关系。

CBCT 能清晰提供埋伏牙、多生牙在颌骨内的三维影像，对多生牙、埋伏牙的诊断及处理有重大的意义。CBCT 通过对埋伏牙冠状位、矢状位和水平位的观察，能准确判断埋伏牙的形态、位置、与相邻组织的关系，从而辅助正畸医师迅速准确地制订正畸患者骨埋伏牙的治疗方案（图 15-7）。例如正畸医师通过 CBCT 对阻生尖牙进行精确的三维定位，通过三维打印技术打印出实体模型，结合 CAD/CAM 技术设计制作个性化的埋伏牙牵引钩，进而可以联合牙槽外科医师设计创伤最小的开窗切口，并制订最适合有效的正畸助萌牵引方案。

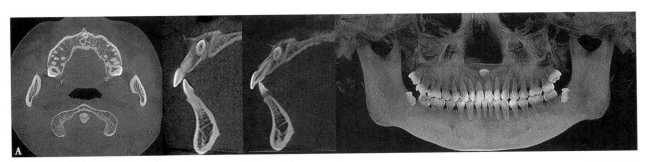

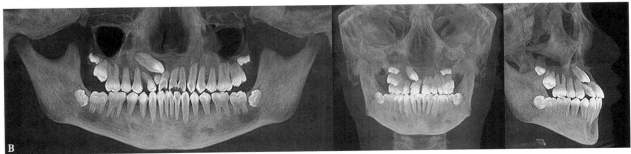

图 15-7　多生牙、埋伏牙的诊断
A. 腭侧多生牙　B. 埋伏牙

三、牙槽骨的密度、高度、宽度分析

理论上,牙齿所在的牙槽骨直接限定了牙齿的三维移动范围。深入了解牙根与基骨的关系,对治疗前正畸诊断、治疗方案的制订,治疗中确定牙齿移动范围、牙齿移动边界,治疗后疗效、稳定性的评估均能够提供重要的参考依据。

牙槽骨吸收的程度是判断牙周炎病变进展的重要指标之一。随着接受正畸治疗的牙周病患者不断增多,牙槽骨高度也越来越被正畸医师所重视。治疗前牙槽骨的状况会影响正畸方案的制订,不当的正畸牙移动也会产生不应有的牙槽骨高度丧失。因此,牙槽骨的健康状况是正畸医师应该密切关注的问题,有必要在正畸诊疗的各个阶段准确评价牙槽骨的高度。

简便易行的牙槽骨高度测定方法是根据牙周探诊深度结合生物学宽度的概念进行推算;但探诊力量和方向难以统一,生物学宽度存在变异,推算出的牙槽骨高度准确性不高。牙周翻瓣手术过程中,直视辨别牙槽嵴顶的位置进而测量牙槽骨高度,可以保证测量准确性,但基于有创性,无法对每位患者每个部位都以此方法进行测量。以往对牙槽骨高度的研究多是通过在二维X线片(根尖片、殆翼片、全颌曲面体层片)上进行测量,由于存在影像重叠、拍摄角度误差、图像存在放大或缩小的变形等问题,使得牙槽骨高度的测量不够准确,无法清晰准确地显示牙槽骨吸收情况及空间解剖形态。MicroCT因其超高空间分辨率,在评价牙槽骨缺损方面可与组织学检查媲美,但其仅能对小动物或离体标本进行扫描。多层螺旋CT虽可对牙槽骨进行三维定量分析,但X线辐射剂量大、空间分辨率低等原因,不宜广泛应用于临床。有研究选用CBCT对干燥颅骨的上颌后部缺牙区牙槽嵴宽度和高度进行测量(图15-8),所得数据与实体测量结果间的差异无明显统计学意义。

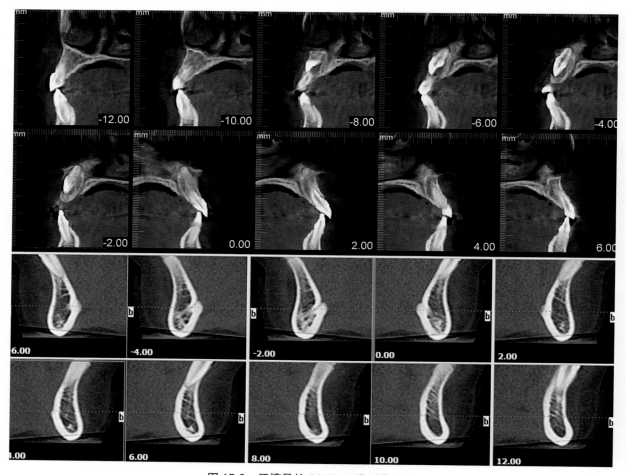

图15-8　牙槽骨的CBCT三维测量分析

　　以往多采用头颅侧位片和全颌曲面体层片进行牙槽骨状况的诊断评估，由于解剖结构的重叠，不能精准辨识牙根唇侧或舌侧的牙槽嵴三向情况，可能影响评估结果的准确性。诸如双颌前突是正畸临床上较为常见的一类错𬌗畸形，对双颌前突患者常采用的治疗方法是拔除 4 颗第一前磨牙，内收切牙以改善患者的牙弓和面型突度。前牙区牙槽骨与后牙区相比相对较窄，较窄的牙槽骨如何适应较大范围的牙齿移动，以及牙齿的不断移动是否受到在组织学和生理学上的解剖限制，一直是临床医师和学者关注的焦点。牙齿可移动的量与牙槽骨的厚度有关。如果牙槽骨过窄，牙齿移动范围超出牙槽骨的解剖边界——骨皮质，可造成牙齿移动受阻或其他损害（如根吸收、骨丧失甚至牙龈退缩等）。而成人患者由于血供没有青少年丰富，不适宜的矫治会加速牙周组织随年龄恶化的速度，因此该解剖限制更是决定选择何种治疗方案的重要因素。有研究发现双颌前突患者，其上、下颌切牙区根尖牙槽骨总厚度均小于正常𬌗患者，这提示双颌前突患者根尖处牙槽骨较窄，骨支持量较少。切牙在牙槽骨内的可移动范围是正畸医师关心的要点，正畸治疗前对切牙区牙槽骨三向状况的充分了解，将有助于牙齿安全、有效的移动。采用 CBCT 三维影像对安氏 I 类双颌前突患者的牙槽骨形态、结构进行研究发现，双颌前突患者切牙唇侧牙槽嵴顶或根中牙槽骨厚度均比正常𬌗患者小，可能是双颌前突患者牙齿和牙弓较向前突出，牙根也相对更靠近唇侧所导致的。高角型患者牙槽骨厚度窄、颌骨高度大（特别是下颌切牙区），提示在对双颌前突患者特别是高角型患者制订矫治计划时，应避免切牙较大范围的颊舌向移动，要综合使用倾斜移动和转矩移动两种方式，避免单纯转矩移动时根尖接触腭侧皮质骨板，避免倾斜移动过多根尖突破唇侧骨板。

　　无论双颌前突患者还是正常𬌗患者，在同一测量平面，下颌牙槽骨的厚度均小于上颌牙槽骨的厚度。在测量中骨缺失在下颌切牙区也较为普遍，在制订矫治计划时应以下切牙所能移动的解剖界限为准。成人双颌前突患者在制订矫治计划时必须充分考虑牙齿移动的边界，矫治中应使用轻力，配合相应的控根移动。对于某些超出正畸治疗范畴的患者，如果患者的牙槽宽度明显小于正常值，不允许切牙做长距离的唇舌向移动，应更多地考虑正畸-正颌外科联合矫治，以改善颌骨关系以及提高面部软组织的协调性，建立稳定的咬合关系。

　　正畸学中唇腭裂患者牙槽手术后移植骨的临床评估也尤为重要，CBCT 可以帮助临床医师判断植骨处的骨量是否允许植入种植体修复，判断牙根与周围牙槽骨之间的真实关系。对牙列缺失患者准确判断基骨三向状况，有助于判断是否将邻牙移动到该区域关闭间隙。因此，对存在牙周组织症状，需要设计大量扩弓，有复杂牙齿移动或中度以上骨性畸形需要牙性代偿的患者，建议采用 CBCT 评估牙槽骨骨量。

四、微种植体支抗的引导性植入

　　微种植体支抗在正畸临床中得到越来越广泛的应用，将微螺钉种植体安全地植入牙根间区是其发挥稳定的正畸支抗的前提。但是，微种植体支抗有 7%～34% 的松动失败率，如何在植入微种植体时选择有效的植入安全区域极为关键。通过 CBCT 观察每个牙齿的排列位置、牙根倾斜度、牙槽骨垂直向、颊舌向的骨量和骨密度等解剖结构信息，准确评估骨质情况，能减少正畸微种植体植入的风险，提高成功率，更好地为正畸矫治服务（图 15-9）。

　　众学者应用 CBCT 对微种植体的植入部位进行了大量研究。根据 CBCT 上颌后牙近远中和颊腭侧骨量值发现，近远中牙根间距在上颌第二前磨牙和第一磨牙之间的腭侧距离牙槽嵴顶 2～8mm 处最大，颊腭侧骨量值则在上颌第一磨牙和第二磨牙间距离牙槽嵴顶 2～8mm 处较大。上颌结节处无论近远中和颊腭向的骨量都很单薄。下颌后牙近远中和颊腭侧骨量值经两两比较得知，下颌第一磨牙和第二磨牙之间距离牙槽嵴顶 2～8mm 处的近远中和颊舌向的骨量都相比其他位置丰富。而下颌后牙的颊舌向骨量在距离牙槽嵴顶 8mm 以上均较为丰富。下颌第一前磨牙与第二前磨牙之间以及第一磨牙与第二磨牙之间近远中骨量较大，颊舌向骨量丰富，第二前磨牙与第一磨牙之间距离牙槽嵴顶不到 6mm 位置，近远中骨量较薄。同时，有研究发现上颌微种植体周围与牙槽骨表面成 30° 角度处的骨密度最大，建议临床采用与牙槽骨表面成 30° 植入微种植体以利于提高其稳定性。下颌在同一角度时，位置越高骨密度值越大；在同一高度时，30° 的骨密度值较大，提示下颌的相同高度微种植体植入组 30° 方向最安全，其次为 45° 组，因此建议采用 30° 或 45° 植入微种植体，有利于提高其稳定性。

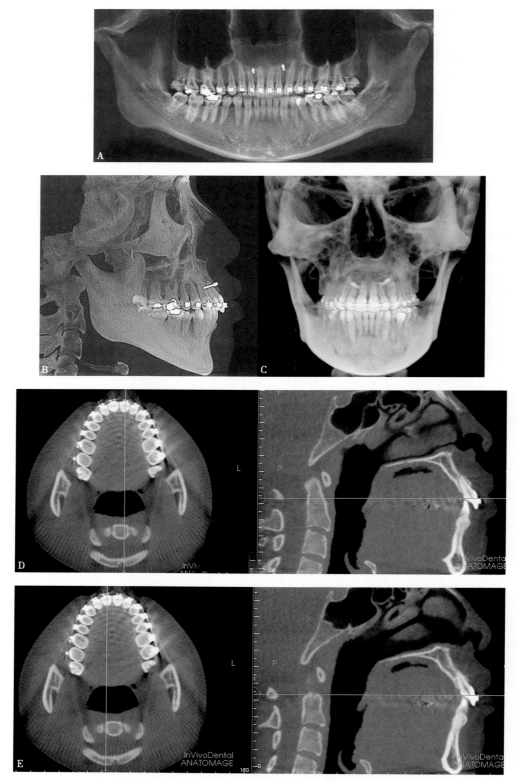

图 15-9　CBCT 评价微种植体压低前牙导致骨开窗
A. CBCT 显示 11 根尖区骨开窗　　B～E. CBCT 显示 21 根尖区骨开窗

　　有研究发现上颌后牙近远中骨量在同一高度不同位置间均存在统计学差异（$P<0.05$），最大近远中骨量位于第二前磨牙和第一磨牙腭侧根间；颊腭向骨量在不同位置、高度间均有统计学差异（$P<0.05$），最大颊腭向骨量位于第一磨牙和第二磨牙之间。下颌后牙近远中骨量在不同位置、高度间均有统计学差异

（$P < 0.05$），颊舌向骨量在同一位置不同高度间均存在统计学差异（$P < 0.05$），最大近远中骨量和最大颊舌向骨量均位于第一磨牙和第二磨牙之间。上颌植入部位距牙槽嵴顶 2mm、4mm、6mm、8mm 和 10mm 五个高度组中，微种植体以 30° 植入时周围骨密度值均为最大（$P < 0.05$）。下颌五个高度组，30° 植入时测量微种植体周围骨密度值最大（$P < 0.05$）。总之，上颌植入高度越大危险性越大，与牙槽骨表面成 30° 植入较为安全，下颌在距牙槽嵴顶 2～10mm 部位植入微螺钉种植体时，也应首选与牙槽骨表面成 30° 植入。

经 CBCT 检查可获取的上下颌骨后牙段植入微种植体的安全区域范围，为临床选择微种植体支抗植入的安全位置提供参考依据。临床医师可结合患者自身情况，选择合适的植入位点，减少脱落率，提高植入后稳定性，将微种植体支抗更好的应用于临床。

五、上下颌骨的三维结构测量分析

全面的正畸治疗计划依赖于对颅颌面骨骼位置关系、软组织侧貌、牙齿排列以及颅面生长发育趋势的准确测量分析。自头影测量问世以来，一直是正畸诊断分析以及治疗前后疗效评价的重要方法之一。许多学者对传统头影测量的精确性进行了研究，将头影测量的误差分为系统误差和定点误差。系统误差来源于放射投照技术，定点误差则取决于医师对头颅侧位片中解剖结构的分辨能力。传统头颅侧位片采用视角投照技术，一方面投照结构与接收器的距离使影像存在着不同的放大率，在头颅侧位片上常出现的两个下颌体边缘轮廓是两侧下颌体与接收器的距离不同所导致，即使将患者头部固定在精确位置、两侧下颌骨在同一平面上也无法明确判断两个下颌体边缘轮廓究竟是由于骨骼不对称还是伪影所产生；另一方面，由于投照角度等技术手段的限制，存在一定程度的重叠，使影像学解剖标志点的定位以及后续测量分析缺乏准确性，导致测量数值存在一定的差异且重复性较差。毋庸置疑，除了医师的放射解剖知识与经验以外，高质量的头颅侧位片是保证定点精确性的基础。CBCT 出现前，正畸医师仅对头影侧位进行二维方向上的测量，数据的准确性和可靠性并不高，传统头颅侧位片的影像由于存在不同的放大率，左右侧下颌体与接收器的距离不同可能导致出现两个下颌体边缘轮廓，在 X 线片上难以判断是真实的骨骼不对称还是影像误差。

CBCT 投照时放大率在初始重建时通过计算机校正能获得 1:1 的影像，所显示颅颌面三维影像解剖结构具有较小的失真，较准确定位头影测量分析所需的解剖标志点，避免了两侧或前后结构的重叠，增强了可视性，且能对重建后的三维头颅影像进行旋转调节使组织结构更清晰可见。有研究采用 CBCT 与三维坐标测量仪对下颌骨进行测量比较，发现 CBCT 线性及角度测量误差分别小于 1mm 及 1°，CBCT 的3D 头影测量可靠度和精确度显著优于 2D 头影测量。

目前，利用 CBCT 通过对颅面部特定标志点定位后，测量相应的线、角或比例，进而得到颅颌面部结构特点的综合信息。在测量过程中可以任意定义重叠层面，左右侧的解剖结构可以很容易的区分，任何测量均不需要双侧标志点的中点来折中，测量更精确。利用渲染功能可以清晰显示牙根信息，对于牙性的测量指标，可更准确地测量任意一侧的绝对移动量，此优点是传统头颅侧位片不具备的。CBCT 的三维测量方法较二维测量方法更准确，较传统头侧位片在观察者本身及观察者之间的可重复性都高，可以进行左右侧头影测量，避免由于传统侧位片的组织重叠、放大、扭曲、体位不正确等因素对分析结果造成的影响。鉴于 CBCT 的三维优越性，今后正畸头影测量将从点、线、距离、角度的二维测量向面积、容积的三维测量扩展。如今通过 Dophin、Invivo 或 Anatomage 等测量分析软件，可以将扫描的二维图像重建出全景片和头颅侧位影像，进行各标志点间的线距和角度的测量分析，还可以将治疗前后的影像进行重叠，制成动画观看颅颌面软硬组织的真实变化，有助于评价正畸治疗效果和正颌手术的变化。

三维颅面部影像诊断技术是未来正畸临床检查、诊断的方向。2008 年，Kumar 等对 CBCT 生成的侧位片（正交和透视投射），采用 Dolphin 3D 进行 12 项线距和 5 项角度的测量，结果显示除 FH 平面角度有统计学差异，其余均无统计学差异。2009 年，Ludlow 等采用 MPR 在 CBCT 三维影像上定点较普通 X 线头颅侧位片上定点更准确。2010 年刘怡等对 CBCT 转化头颅侧位片定点精确性进行了分析，结果其定点的精度普遍要优于传统头颅侧位片。2011 年 El-Beialy 等对 CBCT 测量精度与可靠性是否受头位的影响进行了研究，结果表示头位不会影响其测量的精确度。2011 年 Zamora 等对 CBCT 3D 头影测量和传统

2D 头影测量进行了比较研究，结果 CBCT 3D 定点较 2D 准确，但由于样本量较少（8 例），线距和角度测量值无统计学差异。2011 年秦化祥等人采用 MPR 定点法对 43 个线距和角度值进行测量，比较 CBCT 3D 头影测量和 X 线片 2D 头影测量的可靠度和精确度，结果显示 CBCT 3D 头影测量可靠度和精确度优于 X 线片 2D 头影测量。这些研究为三维头影测量的定点积累经验，为最终三维头影测量的应用提供了有价值的参考。

随着 CBCT 的广泛应用，三维颅面部的图像获取变得越来越容易，但这些三维数据普遍应用于临床还需要有一段循序渐进的过程。三维头影测量的定点及分析方法将与二维头影测量不同，难以单纯沿用 2D 的定点与方法。一方面在于 CBCT 为 1∶1 成像，转化后的头颅侧位片也是等比例的，对角度测量与线距测量均与传统二维头影测量结果存在差异，如何准确应用这类头颅侧位片进行诊断分析，还需要有一个深入研究和调整的过程；另一方面三维 CBCT 诊断技术还有待完善，三维头影测量还没有被广泛接受与认可（图 15-10）。CBCT 的转化头颅侧位片是二维测量向三维测量过渡时期的一种变通方式。在一段时间内，二维的头影测量方法将继续应用于三维影像之中。随着 CBCT 的应用及三维软件技术的进步，建立公认的三维头影测量分析方法势在必行。

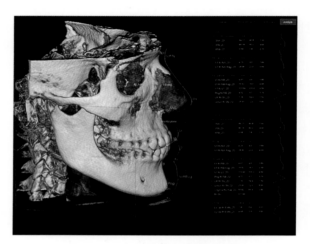

图 15-10　上下颌骨三维结构测量

头影测量分析误差主要来自以下 3 个方面：头影侧位片拍摄方法、影像学准确定点以及测量方法。传统的二维 X 线影像由于投照角度等技术手段的限制，存在一定程度的放大、重叠，使影像学解剖标志点的定位以及后续测量分析缺乏准确性，导致测量数值存在一定的差异且重复性较差。理论上，CBCT 所显示颅颌面三维影像解剖结构具有较小的失真，所提供的组织横断面没有重叠，能较准确定位头影测量分析所需的解剖标志点。CBCT 重建的三维头颅影像，可三维方向上重现颅颌骨的真实形态结构并可从不同方向观察，其线距及角度的测量更准确，可能更适合正畸的头影测量分析，尤其适合于颅颌面部非对称畸形的患者。

六、CBCT 在正畸 - 正颌联合治疗中的应用

传统的正颌外科基于二维测量方法进行诊断、模拟、制订手术方案及结果预测，大多数正颌外科手术主要采用二维 X 线片以及头部的正侧位数码照片进行二维平面模拟分析。鉴于误差的存在和颅面结构左右对称性的差异，以二维平面的变化反映三维的改变显然是不精确的，可能影响正颌手术分析判断，难以为手术提供更加详尽的指导。

有研究对正颌手术患者术前行 CBCT 扫描，提取不同的影像资料，通过多平面重建视图，并参照比例关系，准确定位正颌手术中上颌骨翼腭管和下颌管等重要解剖结构位置，在手术中将上颌 LeFort Ⅰ截骨折断降下后，直视下钢尺测量梨状孔缘至腭降动脉的距离；下颌升支矢状劈开截骨术者，或在内外侧骨板劈开后，观察下牙槽血管神经的暴露与损伤情况，进而分析比较常规 X 线片与 CBCT 影像在正颌重要解

剖部位测量和定位的准确性，这提示 CBCT 可准确显示颌骨内知名血管神经等解剖结构，为精确制订手术方案、降低手术风险提供了依据。

CBCT 还可用于颌骨畸形机制的三维诊断。有研究通过利用 CBCT 对下颌不对称畸形的患者进行分析，将左侧下颌骨及髁状突利用镜像原理复制出右侧下颌骨及髁状突等结构，将复制出的镜像与真实右侧下颌骨体及髁状突比较，分析下颌不对称畸形的各部分情况，并对形成畸形的原因进行推测，从而揭示了下颌骨形态学上的复杂组成以及临床上下颌骨自然形态多样化，利于获取 CBCT 的三维测量诊断结论。

目前，基于 CBCT 三维影像技术的计算机模拟手术和疗效预测、手术辅助定位设计制作以及手术实时三维监控均已实现。有研究通过对正颌患者在术前、术后进行 CBCT 扫描并建立可视化模型，并对上下颌骨术前术后的三维改变进行定量分析，对正颌手术中颌面部各个部分的移动进行量化评估（图 15-11）。利用 CBCT 及其相应软件，在计算机中模拟实施手术方案，对颌骨在预定部位以预定角度进行切割、移动和连接并得到相应的软组织形态效果，该模拟过程可以验证术前诊断及手术方案的正确性，便于手术方

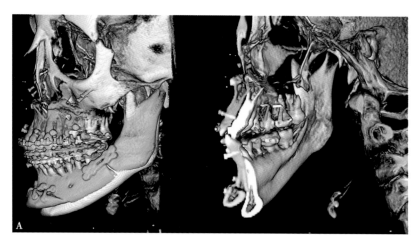

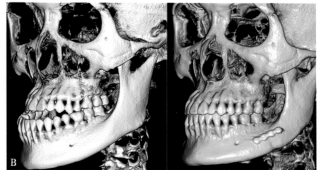
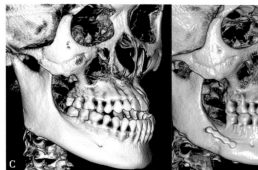

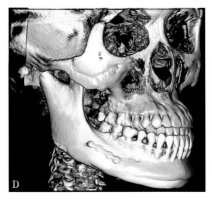
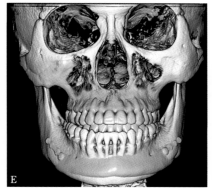
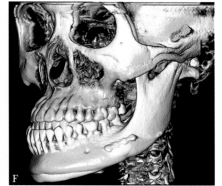

图 15-11 A. CBCT 用于正畸正颌联合治疗　B～F. CBCT 用于正颌治疗

案的精确修改和有效的医患沟通。在 CBCT 模拟预测下，正颌和正畸医师拟定整体治疗计划更加精准。此外，还可利用模拟预测的结果制作精确的定位殆板，经 3D 打印或其他快速成型技术手段加工完成，有望逐渐代替以往复杂的手术殆板制作，降低了工作强度，同时为良好的治疗效果提供了保证。

七、正畸术前颌骨肿瘤、囊肿的排查

正畸患者可能存在颌面部其他的肿瘤或囊肿的发生。由于 CBCT 在了解硬组织细节方面具有明显的优势，故非常适合初诊了解复杂的颅颌面部是否存在肿瘤或囊肿的异常情况，这一点的重要性甚至高于患者的正畸诉求。特别是影像学三维重建之后，CBCT 可清晰了解全颌曲面体层片难以清楚显示的颌骨肿瘤或囊肿边缘，可确定囊肿在颌骨内具体位置、受累牙周围牙槽骨缺失情况及根尖是否受累、与周围重要解剖结构的三维关系等，从而正确地进行术前全面诊断，避免术前漏诊造成的矫治计划拟定失误。

CBCT 影像学具有较好的层次感。图 15-12 所示一年轻正畸患者的左下颌囊肿，常规全颌曲面体层片易忽视直接进入矫治阶段，出现漏诊。而 CBCT 影像囊肿层次感较明显，正畸矫治前已经明确诊断，合理利用固定矫治器作为囊肿摘除术后的双颌固定装置，手术时间和入路的设计也更有针对性，利于患者术后恢复。

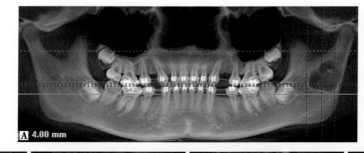

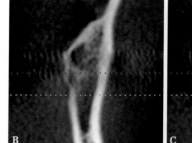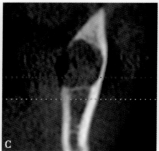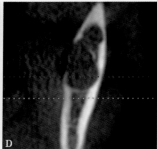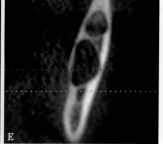

图 15-12　CBCT 清晰显示颌骨囊肿

八、颞下颌关节疾病诊断

正畸患者中颞下颌关节疾病极为常见，对颞下颌关节疾病的监测和预防应贯穿整个正畸治疗的始终，对其准确诊断不仅关系治疗方案的正确制订和良好预后，还可以避免不必要的医疗纠纷。以往对颞下颌关节的观察及诊断缺乏可靠的三维影像学支持，传统的许勒位片、颞下颌关节造影片和全颌曲面体层片虽然能提供一定的诊断信息，但限于二维平片的影像叠加干扰和变形放大，其辅助诊断作用有限。

CBCT 可显示任意切面颞下颌关节的断面图像，呈现颞下颌关节矢状位、冠状位和水平位 3 个平面的连续影像，避免了其他结构干扰，较直观地显示颞下颌关节复杂的骨性解剖关系，还可以判断颞下颌关节位置与咬合之间的关系。根据颞下颌关节解剖结构在三维方向上的位置关系及两侧关节的位置差异可以清晰地判断功能性或器质性关节病变。不过，CBCT 对软组织的显像能力较螺旋 CT 和 MRI 差，还不能单独应用于关节盘及颞下颌关节周围软组织的显像。

（一）颞下颌关节骨质改变的诊断

颞下颌关节的器质性病变可能改变面部生长型，对骨骼牙列产生不利影响，可能引起下颌后缩、前牙

开𬌗和安氏Ⅱ类错𬌗畸形，早期很难用二维的影像学方法检测出来。CBCT 从三维角度对颞下颌关节的骨性结构进行观察，避免了二维图像上其他结构与关节骨结构影像的重叠。由于 CBCT 诊断颞下颌关节骨质改变的优势，有学者采用 CBCT 图像作为颞下颌关节骨质病变标准，分级分型如下：Ⅰ型，髁突表面皮质骨消失；Ⅱ型，髁突表面缺损、破坏；Ⅲ型，髁突磨平；Ⅳ型，骨质硬化型；Ⅴ型，骨质增生型；Ⅵ型，囊样变。也有研究将髁突的骨质改变分为皮层缺损、骨赘形成、骨囊肿、表面粗糙、表面磨平、凹陷和双轮廓 7 种类型。除了用于疾病的诊断，CBCT 还被用于观察颞下颌关节各骨性结构的发育、改建情况（图 15-13，图 15-14）。

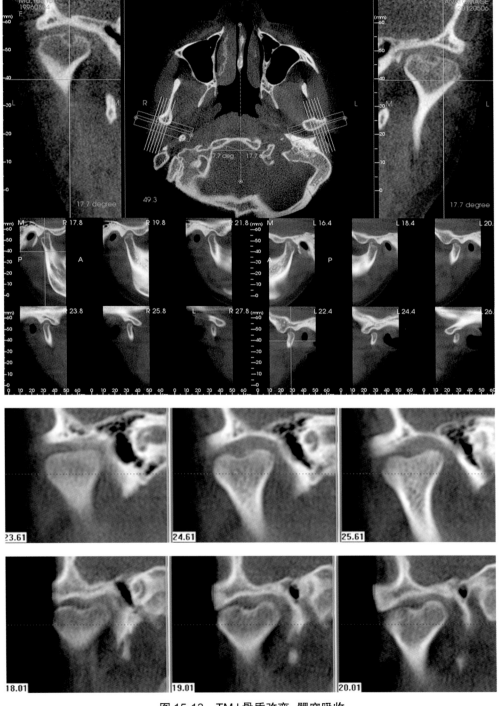

图 15-13　TMJ 骨质改变，髁突吸收

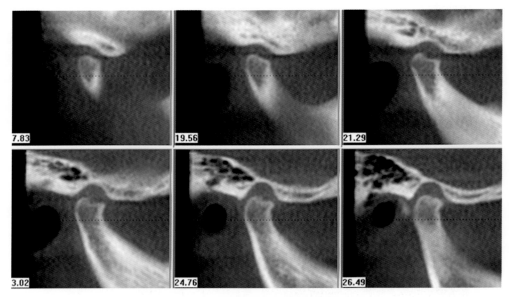

图 15-13　TMJ 骨质改变，髁突吸收（续）

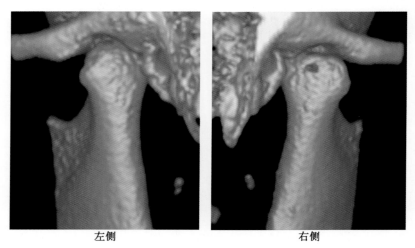

左侧　　　　　　　　　　　　右侧

图 15-14　右侧 TMJ 髁突陈旧性吸收三维图像

（二）颞下颌关节间隙测量

颞下颌关节的另一大类病变是结构紊乱。CBCT 可对双侧颞下颌关节进行直观定量地对比观察，不仅明确上下颌的空间关系及咬合关系，还可以观察颞下颌关节位置的异常变化，评估其对正畸治疗的影响和相应的疗效评价。CBCT 进行关节间隙的测量常用线距法和面积法，应用前者的学者有 Madsen、张震康、Kamelehuk、曹均凯等，应用后者的则有 Pullinger、Rammelsberg 和田慧颖等。日本学者 Ikeda 等以 22 位无任何关节症状者的 24 个关节作为研究对象，通过 MRI 确认患者牙尖交错位时关节盘处于正常位置（关节盘中间带位于髁突与关节结节之间，关节盘后带位于 12 点位置，髁突处于"理想位置"），并行 CBCT 检查，用 Kamelehuk 法测量关节间隙宽度，计算其均值及标准差，发现关节前、上及后间隙分别为 1.3、2.5、2.1mm；3 个月后对 20 例颞下颌关节进行 CBCT 复查，重新测量各间隙，3 个月前后各关节间隙测量值差异为 0.01%、0.07%。由此可见：CBCT 对关节间隙的测量是准确可靠的（图 15-15）。

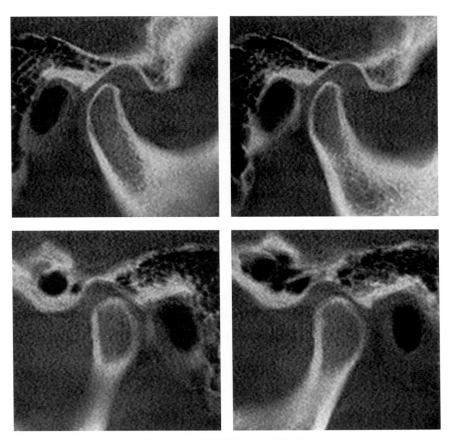

图 15-15 颞下颌关节前间隙增大

九、正畸矫治下的气道改建

上气道是由软硬组织构成的管状通道，上起颅底，下至第 6 颈椎，在呼吸、言语等方面起着重要作用。上气道阻塞或功能紊乱会引起呼吸系统一系列的代偿性变化，若代偿持续较长时间，尤其在生长发育期，则会引起颅颌面结构不同程度的紊乱，伴随唇结构缺陷、长面综合征和腺样体肥大面容等。随着对上气道形态和颅颌面形态结构之间关系的研究的深入，越来越多的正畸医师认识到上气道形态与正畸诊断治疗密切相关。以往在头颅正侧位片上进行大量关于上气道形态的测定评估，但是以二维影像反映三维结构是有所失真的，且对上气道横径、截面积、容积的测定难以进行。CBCT 测量均为真实尺寸（1∶1），可提供上气道三维的准确数据，对牙、颌、面结构的测量具有可重复性，还可沿上气道全长的任何位置测量横截面积，可任意角度观察三维图像，进行精确的容积测量，以相应软件绘制气道周界和计算横断面积及容积较依赖测量者的手工绘制，可减少误差（图 15-16）。

（一）上呼吸道测量与错𬌗畸形病因分析

青少年错𬌗畸形的形成机制中，口呼吸造成牙列唇舌向压力变化，进而导致颌骨发育异常及牙齿排列错乱是常见的现象。口呼吸原因复杂，上呼吸道狭窄是其中一个重要原因。以往正畸医师常通过询问病史及临床表现来判断患者有无慢性扁桃体炎、鼻炎、腺样体肥大等上呼吸道阻塞疾病，由于相应专科知识和检查手段的欠缺易造成漏诊。上呼吸道阻塞症状的持续，不仅影响正畸临床的治疗效果，远期也易导致错𬌗畸形的复发。应用 CBCT 对上呼吸道容积进行测量，可以帮助正畸医师做出气道是否狭窄的正确诊断，发现狭窄部位及时进行相关专科治疗，获得并保持良好的正畸治疗效果。

（二）上气道测量与 OSAHS 诊断及治疗设计

近年来研究发现，上气道形态与睡眠呼吸暂停 - 低通气综合征（OSAHS）存在一定关系。上气道狭窄好发于腭咽和舌咽段，部分见于喉咽段。Ⅱ类人群特有的骨面型与上气道天然生理结构使其易于发生

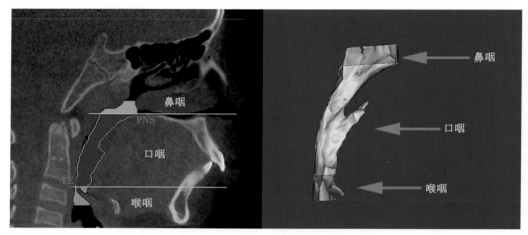

图 15-16　上呼吸道三维模型重建

OSAHS,且下颌后缩者呼吸障碍较为严重,这可能与其上气道狭窄存在着一定关系。在临床治疗中,对此类患者除应注意询问其是否有睡眠打鼾、嗜睡等症状,治疗前还应对骨骼系统和气道详细检查,制订完善的治疗方案并进行必要的干预。CBCT 的三维重建功能可以准确反映上呼吸道区域的解剖学特征,为应用正畸手段治疗 OSAHS 提供有力的诊断依据。将上气道结构和功能的评估纳入错𬌗畸形诊断和治疗方案的制订中,对上气道疾病尽早治疗,有助于 OSAHS 患者的正畸治疗达到功能、平衡、稳定的效果。CBCT 用于治疗后的疗效评估也取得了不错的效果,应用 CBCT 评价下颌前伸矫治器对增加呼吸道体积的治疗效果时发现,上呼吸道体积在治疗后平均增加了约 2.8mm³(图 15-17,图 15-18)。

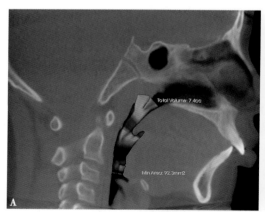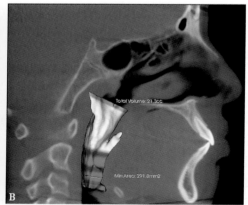

图 15-17　CBCT 显示下颌后缩患者功能矫治后上气道容积增大

(三)正畸 - 正颌联合治疗对咽腔的影响

正颌手术不仅改变颌骨和牙齿位置,还影响附近颌面颈部软组织位置、形态。近年来正颌手术对气道的影响逐渐受到关注。严重成人骨性Ⅲ类错𬌗畸形经下颌升支矢状劈开截骨后退术配合术前术后正畸矫治可获得良好的临床效果,但对舌骨、舌体的位置产生一定的影响,或造成咽腔缩窄;咽腔缩窄是否会造成医源性的 OSAHS 成为学者关注的焦点。因此,正畸 - 正颌联合治疗骨性Ⅲ类错𬌗畸形,尤其是下颌升支矢状劈开术治疗下颌前突对上气道的影响已成为关注的焦点。理论上,CBCT 三维重建咽腔模型并测量咽腔的矢状径、冠状径、最小截面积和容积,可以准确反映术后气道缩窄的部位、范围和程度,对咽腔变化作整体评估。有研究报道采用下颌升支矢状劈开术后退下颌可造成咽腔局部缩窄并影响上气道生理功能。舌骨与咽腔通道之间存在一种生理调节机制,舌骨位置在维持咽腔通畅方面起重要作用。后退下颌引起舌骨下降后移,舌随之后移,垂直部分增加,从而造成咽腔间隙狭窄。Kawakami 采用 CBCT 测

量分析正畸 - 正颌联合治疗对咽腔的影响, 舌咽部气道矢状径和冠状径分别减少 23.6% 和 11.4%, 证实后退下颌可造成咽腔缩窄, 缩窄部位集中于舌咽区和喉咽区。而 OSAHS 患者气道狭窄与阻塞部位主要发生于软腭区和舌咽区, 与正畸 - 正颌联合治疗引起上气道缩小的部位有所重合, 这提示正畸 - 正颌联合治疗可能增加患者患 OSAHS 的风险。特别是, 舌根至咽喉壁的矢状径被称为生命间隙 (pharyngeal airway space, PAS), 传统的 X 线头影测量仅能提供线距等二维图像, 不能反映咽腔整体变化情况, 而 CBCT 可以提供三维立体模型, 从线距、截面积、容积等各方面反映咽腔的形态变化。因此, 骨性 Ⅲ 类畸形患者经正畸 - 正颌治疗后, 咽腔腭咽段、舌咽段和喉咽段均有不同程度的缩小, 提示术前制订治疗方案时除考虑美观和咀嚼功能外, 还应考虑对咽腔间隙大小的影响, 严格控制下颌后退量, 术后应严密监测咽腔间隙的大小和功能状态, 以免发生医源性 OSAHS。

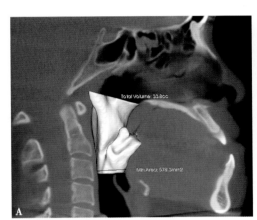 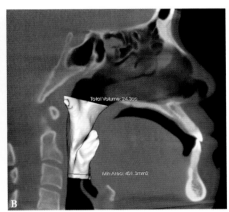

图 15-18　CBCT 示正颌手术患者上气道容积改变

十、正畸矫治医疗行为的评判

(一) 牙弓排列效果评判

正畸治疗的目标之一是将牙齿定位于正确的三维空间位置。Andrews 提出正常𬌗 6 个关键要素之一是合适的牙轴近远中倾斜度。美国正畸专家认证委员会 (American Board of Orthodontics, ABO) 在评价正畸疗效的客观评分系统中提出: 各牙的牙轴应该大致互相平行并与𬌗平面垂直。如果相邻牙根间近远中倾斜度关系异常, 咬合力就不能通过紧密的邻接关系传递, 会导致治疗效果的不稳定。因此, 术前对牙根倾斜度的正确诊断是实现治疗后良好的牙冠、牙根排列, 为避免正畸治疗后骨开窗、骨开裂和牙根明显不平行等并发症的前提。

以往临床上多以全颌曲面体层片来评价牙根近远中倾斜度。通过寻找各个牙位牙轴根方和𬌗方的标记点, 并以其连线代表牙长轴的方向; 以固定于各牙临床冠中心的弓丝所在水平线或各牙𬌗方标志点代表𬌗平面; 直接测量两者夹角代表牙根近远中倾斜度。实际上, 全颌曲面体层片评价牙根倾斜度, 常受到投射头位、牙根转矩、全颌曲面体层片旋转参数设置等因素的影响, 其诊断牙根近远中倾斜度的可靠性并不高。CBCT 可以利用三维数据进行图像的曲面重构, 即重建全颌曲面体层片, 它通过排列某一断层含有的具体解剖结构的长轴而获得, 是在重建的全颌曲面体层片上直接测量牙轴与𬌗平面的夹角, 较全颌曲面体层片具有明显的效能优势 (图 15-19)。

(二) 正畸牙根吸收的诊断

正畸矫治力不恰当地施加于牙齿而导致的牙根吸收是正畸治疗的一个主要并发症, 可以引起牙髓坏死、牙齿松动等严重后果。

多年来, 很多学者致力于牙根吸收的预防控制, 而准确的判断牙根吸收及其程度是正畸医师要解决的首要问题。以往多用二维根尖片和全颌曲面体层片判断是否发生正畸后牙根吸收, 实际上仅能显示较明显牙根吸收, 并且无法精确测量吸收的长度及体积等关键性信息。CBCT 是一种有效的诊断正畸相关

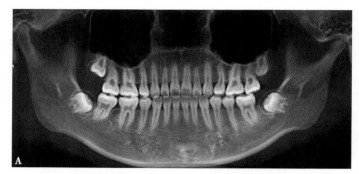

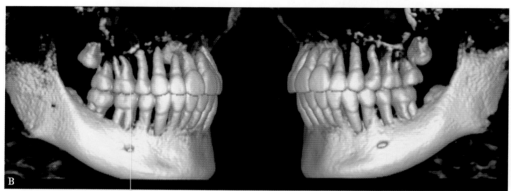

图 15-19　三维重建判断牙根平行度

性牙根吸收的影像学方法，以 1:1 比例重建影像，可清晰显示组织结构，对正畸的牙根吸收进行准确的定性判断，并能通过正畸前后对比精确测量出正畸后牙根吸收的程度及体积，辅助正畸医师诊断相关牙根吸收（图 15-20，图 15-21）。因此，在已有牙根吸收迹象或有牙根吸收倾向的病例中，可以应用 CBCT 监控牙根吸收情况，并及时调整治疗计划以防止更加严重的牙根吸收等并发症的发生。

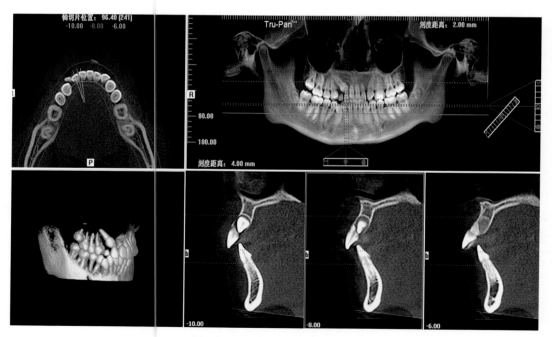

图 15-20　阻生牙导致牙根吸收

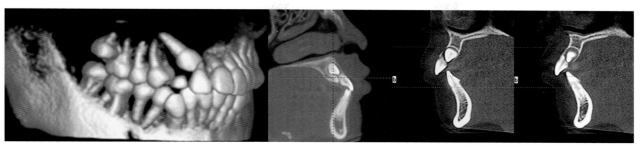

图 15-20　阻生牙导致牙根吸收(续)

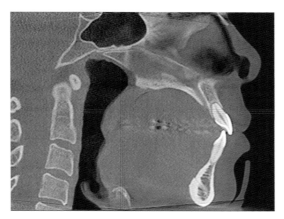

图 15-21　牙根根尖吸收

小　结

目前,CBCT 已经广泛应用于正畸诊断治疗领域。基于检查效果、放射剂量和费用等多因素,前述观点有提及 CBCT 不宜作为常规影像学检查,须确认 CBCT 检查诊断收益超过风险。但是,常规放弃 CBCT 检查可能意味着正畸诊断准确性降低的风险,需结合正畸患者实际情况进行系统性判断,以提升 CBCT 在正畸应用的价值和规避相关诊疗风险。CBCT 也将凭借其独特优势更广泛地应用于正畸学科领域。

第 16 章

牙周病患者的正畸治疗
Orthodontic Treatment of Patients with Periodontal Diseases

白玉兴* 谢贤聚*

*首都医科大学口腔医学院

长久以来，牙周是口腔诸学科之基础，健康的牙周状态是正畸、修复、种植治疗成功的根本保障。然而，牙周的变化往往是逐渐出现的，对健康的影响在短期内也不易被医生、患者所察觉，因此最容易被正畸医生所忽略。

正畸力作用于牙周组织会产生两种可能，一种是消极的影响，即正畸治疗带来的牙周风险；另一种则是积极的影响，即通过正畸手段来治疗牙周病患者。

第一节　正畸治疗中的牙周风险

显然，正畸治疗的生物学基础来源于牙周组织的改建，因此，正畸治疗必然带来牙周组织的变化。这种变化可能是积极的，但是，特定情况下，也可能是消极的，这就是正畸治疗伴随的牙周风险问题。

从以往的调查可知，约半数以上的青少年正畸患者在正畸中会出现牙龈炎。国外有关的临床调查中，约有10%的患者发生牙周组织破坏，表现为附着丧失[1]。

所以，在正畸与牙周关系的探讨中，我们首先要做到的是规避风险。

一、正确的诊断

（一）牙周硬组织状态的评价

牙根周围的硬组织空间非常有限（图 16-1），牙齿在牙槽骨内的移动有一定限度。医师仅通过传统的二维平片如曲面体层片等无法对牙周硬组织有全面的了解，近年来 CBCT 的广泛应用有助于我们在治疗前获得牙根周围硬组织界限的准确信息（图 16-2）。

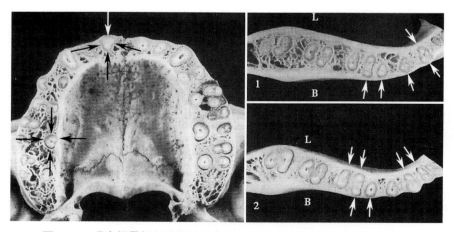

图 16-1　观察颅骨解剖结构可以发现，牙根周围的硬组织空间非常有限

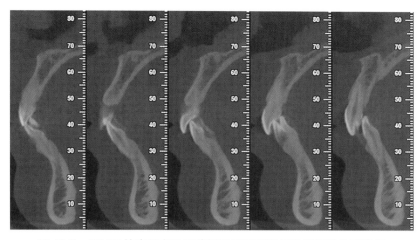

图 16-2　CBCT 的应用有助于获得牙根周围硬组织界限的准确信息

　　图 16-3、图 16-4 展示的是一例临床常见的牙列拥挤伴双颌前突病例，通过拔除 4 个第一前磨牙进行了正畸治疗，单纯从治疗后唇位后移、面部突度减小、牙齿排列及咬合关系来看，治疗的效果良好。

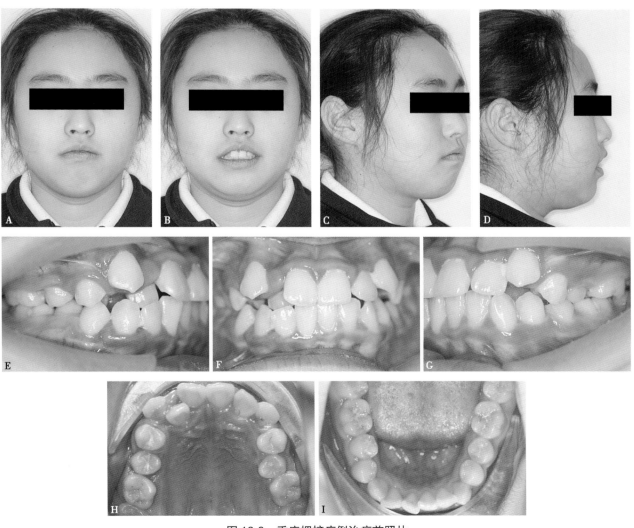

图 16-3　重度拥挤病例治疗前照片
A～D. 面像　E～I. 口内像

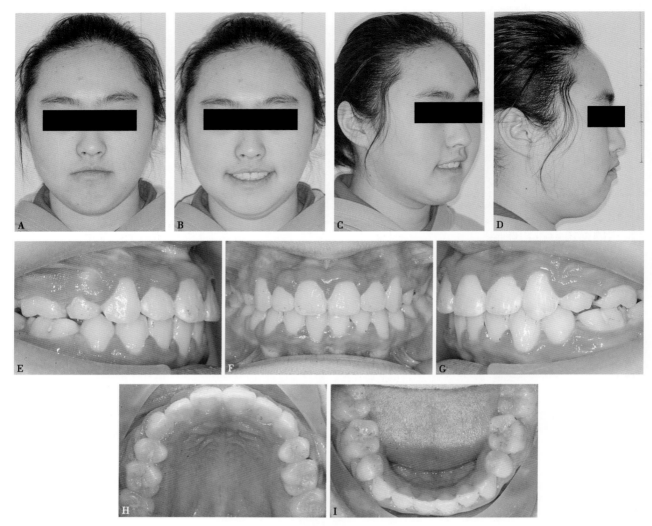

图 16-4　重度拥挤病例拔牙固定治疗后
A～D. 面像　E～I. 口内像

　　然而，治疗前后的 CBCT 重建图显示，拔除前磨牙后，切牙内收后移明显，突破了下颌牙槽骨的舌侧界限，导致图 16-5 中牙槽骨开窗的发生。这显然是对治疗前牙周硬组织界限缺乏正确的评估、切牙后移过多所致。

　　控制得很好的前牙整体移动，牙周组织会伴随牙齿的移动进行改建，在新的位置上建立正常的牙周支持。但是，超出牙槽基骨范围的过度移动会导致牙槽骨高度的降低和牙龈退缩[2]，如图 16-6 所示。

　　图 16-7 为一例近中移动磨牙关闭缺牙间隙的病例的 X 线片，我们可以看到，将牙齿从牙槽骨丰满的区域移动到牙槽骨吸收的区域会导致该牙齿牙周出现角形吸收，形成牙周袋，这也是对牙周硬组织没有正确评估导致的问题。

　　由此我们可以总结，正畸治疗中对于牙周硬组织的评估非常重要，不要企图将牙齿移动到没有基骨支持的位置，否则会造成骨开窗、牙槽骨吸收、牙根暴露等问题。图 16-8 是一例缺乏硬组织评估而盲目快速扩弓导致治疗失败的病例。

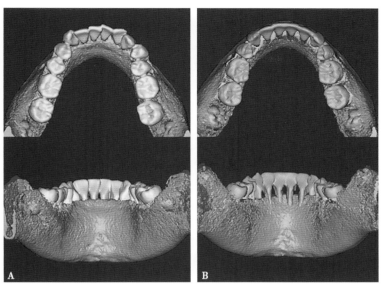
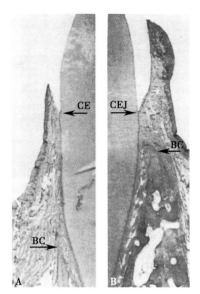

图 16-5　治疗前后的 CBCT 牙及牙槽骨重建图
A. 治疗前　B. 治疗后

图 16-6　向唇侧整体移动牙齿，牙周附着并未减少，但是牙槽骨及牙龈水平明显降低
A. 实验组　B. 对照组

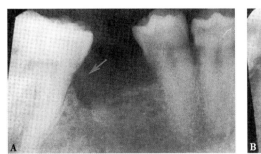
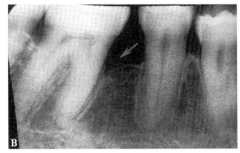

图 16-7　近中移动第二磨牙代替长期缺失的第一磨牙的病例治疗前后的 X 线片
A. 治疗前，可见缺牙区牙槽骨吸收　B. 治疗后，可见移动后的第二磨牙近中有角形牙槽骨吸收区

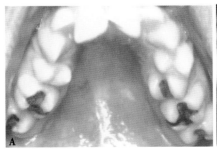
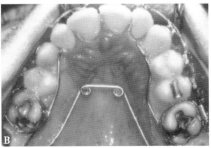
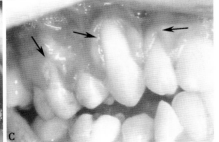

图 16-8　15 岁男性病例，进行盲目快扩，导致牙周组织严重退缩

（二）牙周软组织状态的评价

对于牙周软组织状态的评价也是正确诊断的重要组成部分，只要患者口内存在活动期牙周炎的表现，譬如牙石、软垢、探诊出血、牙龈的色形质变化等情况（图 16-9），都应是正畸治疗的禁忌证。

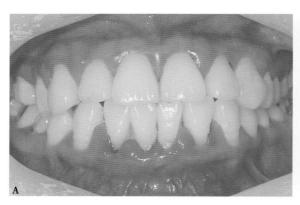
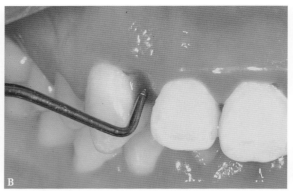

图 16-9　龈下牙石和探诊出血

此外，牙龈的量也是一个临床实践中经常被忽略的重要检查指标。牙齿周围软组织从口腔黏膜逐渐延伸为紧密结合在牙槽骨表面的较致密的附着龈，然后再延伸为松散覆盖在牙骨质或釉质表面的游离龈。临床上经常会出现附着龈过窄甚至缺失的情况，意味着牙根周围都是松散的软组织，缺乏足够的硬组织支撑，此类牙齿在正畸治疗中极容易产生牙龈退缩等牙周问题。图 16-10 为正常牙龈和附着龈缺失的临床图片。

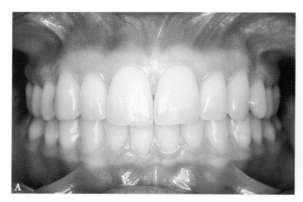
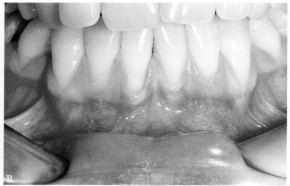

图 16-10　口腔黏膜与游离龈直接相连，提示牙根唇侧牙槽骨有缺失
A. 附着龈足够的牙龈组织　B. 附着龈缺失

对于附着龈严重不足的牙齿，正畸治疗前最好进行翻瓣手术增加牙齿周围软组织的量，以降低正畸中或正畸后牙龈退缩的风险。图 16-11 为牙周翻瓣手术的临床病例照片。

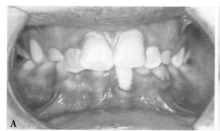
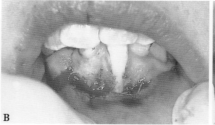
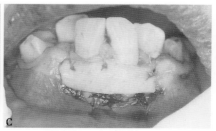

图 16-11　牙周翻瓣手术
A. 治疗前牙周附着龈缺失，牙龈退缩的情况　B. 手术中的情况　C. 翻瓣术后的牙龈情况

二、合理的设计

正畸治疗方案的设计是针对诊断中的问题提出解决方法的过程，不能忽略对牙周状态的评估。图 16-12 是正畸治疗方案结合牙周状态评估后的整体设计思路。

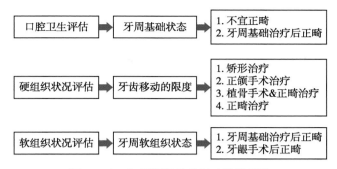

图 16-12　与牙周相关的正畸设计思路

正畸治疗中的牙周系统治疗设计包括：

（一）正畸前的牙周基础治疗

1. 口腔卫生宣教　指导患者自我控制菌斑的方法，正确的刷牙方法，漱口液的使用。
2. 洁治、刮治　消除菌斑、牙石、平整根面。

（二）正畸前可能需要的牙周手术

1. 翻瓣刮治术　直视下的根面清创。
2. 膜龈手术　改善附着龈过窄，牙龈退缩的情况。
3. 植骨术与引导性组织再生术（guided tissue regeneration，GTR）　促进牙周组织再生。

（三）正畸中的牙周支持治疗

1. 复诊菌斑检测　每次正畸复诊进行菌斑检测和口腔卫生宣教。
2. 定期复查　3～6 个月行牙周复查一次，进行必要的洁治或刮治。

（四）正畸后的牙周修复治疗

1. 膜龈手术　改善牙龈退缩状况，见图 16-13。
2. 植骨术与 GTR　促进牙周组织再生。
3. 牙龈环切术　减少复发，增加正畸治疗稳定性。

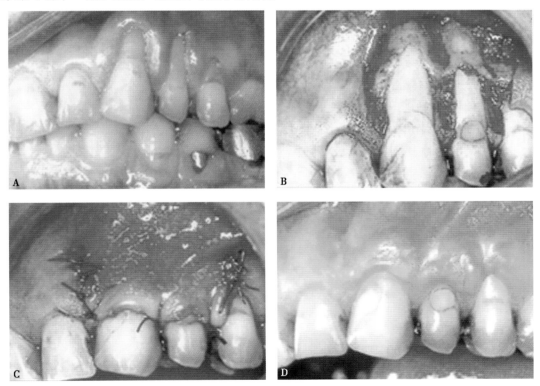

图 16-13　正畸后的牙周膜龈修复手术

三、谨慎的治疗

在正畸治疗的过程中,尽早发现牙周组织损伤的危险信号,可以针对性地采取措施,防止损伤进一步加重。正畸临床中常见的牙周损伤危险信号包括:

(一)牙龈红肿、探诊出血

正畸治疗中由于口腔卫生难以保持,极容易产生慢性牙龈炎,可能继而发展为慢性牙周炎,造成牙周支持组织破坏。其主要表现为牙龈红肿、探诊出血。

根据 Boyd RL 等人的研究显示:与粘颊管者直接相比,使用带环会导致更严重的牙龈炎症[3]。同时,Zachrissohn S. 等人发现直接粘接技术仍然会带来轻度的牙龈炎症[4](图 16-14)。因此,牙龈红肿、探诊出血是正畸治疗中必须进行牙周支持治疗的最后警报。

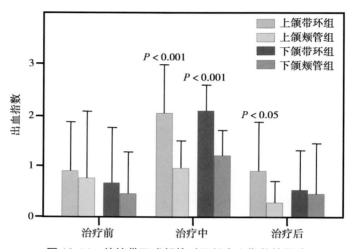

图 16-14 粘接带环或颊管对牙龈出血指数的影响
治疗过程中,带环组与颊管组相比,牙龈出血指数差异有统计学意义;治疗结束 3 个月后,在上颌磨牙中,带环组仍表现出更明显的牙龈炎症和出血倾向

(二)牙龈皱褶

牙龈皱褶常见于上颌第一前磨牙与下颌第一磨牙拔除的病例。牙龈堆积主要是由于牙齿移动过快或正畸力较大造成,病理基础主要是牙龈越隔纤维被压缩,这种压缩反弹明显,容易造成复发。图 16-15 是牙龈皱褶的临床图片。图 16-16 是牙龈皱褶发生的组织学基础及示意图。

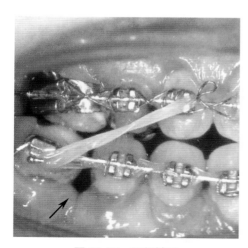

图 16-15 牙龈皱褶

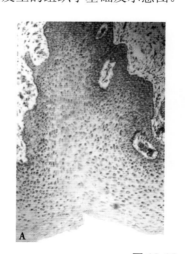 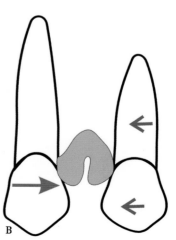

图 16-16 牙龈皱褶
A. 组织学图片　B. 示意图

因此，避免牙龈皱褶发生的方法是降低牙齿移动的速度，给软组织足够的改建时间。提示正畸临床治疗中关闭间隙并非越快越好，保持轻力持续移动才是最符合牙周组织生理特性的。对于成年患者，牙周改建能力不足，需要格外注意。

（三）三角间隙

正畸治疗中，如果发现牙龈乳头与邻面接触点分离，则提示牙周支持组织破坏的可能，如图 16-17 所示，建议进行探诊检查及 X 线片检查，暂停加力。

临床提示：轻微的三角间隙可以通过邻面去釉来掩饰，但是要注意区分是否是由于不正确的托槽粘接和轴倾度控制引起的，这种情况切忌盲目邻面去釉。

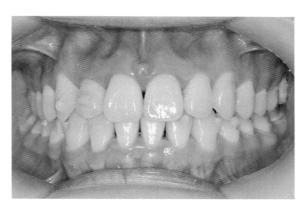

图 16-17　牙龈三角间隙

（四）牙根暴露

常见于切牙或尖牙区等牙根粗壮的前牙，可见牙根位置明显突起，黏膜发白。见图 16-18。

临床提示：内收前牙关闭间隙阶段必须注意转矩控制，尤其在种植支抗广泛应用的今天，不能因为支抗要求降低而过度内收，忽略前牙转矩控制。

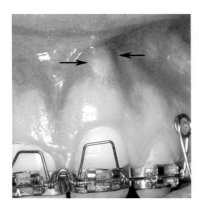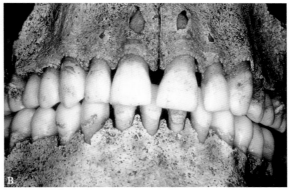

图 16-18　牙根暴露

（五）牙齿松动

创伤𬌗是牙周损伤的促进因素，正畸牙移动容易造成医源性咬合创伤。

临床提示：出现咬合创伤需要及时调整，避免诱发牙周支持组织破坏，如果出现垂直向松动（Ⅲ度松动），则必须停止加力，进行调𬌗，或者其他方法（𬌗垫等）使创伤牙脱离咬合接触。

第二节 牙周病患者的正畸治疗

牙周病患者治疗的主要目的就是改变牙周组织状况，减少牙周袋，增加牙周附着。而正畸治疗正是可以改变牙周组织状况的手段之一。

所以，在正畸与牙周关系的探讨中，我们需要充分发挥正畸治疗积极的一面。

一、引导组织再生

牙周病的主要损害是牙周支持组织的丧失，所以，治疗牙周病的一个重要方面就是引导组织再生，正畸治疗可以通过移动牙齿来引导牙周组织再生，是临床常用的手段之一。

图 16-19、图 6-20 展示了一例临床病例，由此病例我们可以观察到，在良好的牙周健康的前提下，牙齿的伸长移动可以诱导周围牙槽骨随之生长，不会减少牙周附着，同时，由于牙齿和牙槽骨的增长，会使得已有的牙周袋变浅（图 16-21）。

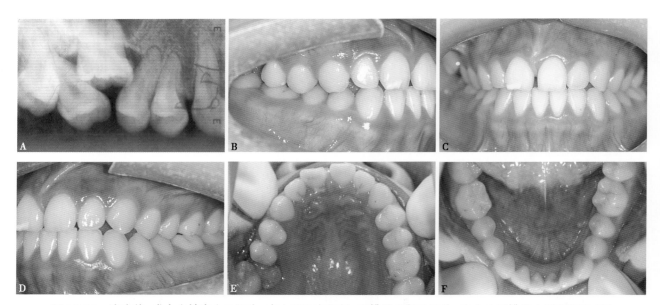

图 16-19　治疗前，成人女性右上 6 阻生，右上 7 近中倾斜，牙槽骨大部分吸收，右上 5 牙槽骨水平近根尖 1/3
A. X 线片　B～F. 口内像

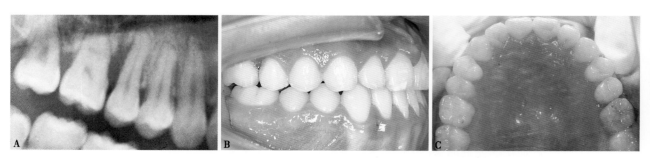

图 16-20　治疗后，拔除右上 7，右上 6 顺利牵引萌出，邻牙牙槽骨水平提高
A. X 线片　B，C. 口内像

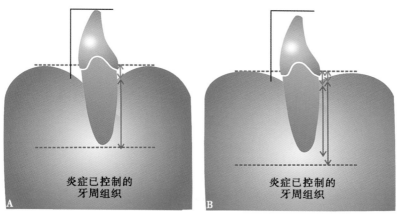

图 16-21 伸长前的牙周组织，牙周袋较深，伸长后牙周附着水平不变，牙槽骨整体随牙齿的伸长而生长，使得牙周袋变浅

但是，如果是存在炎症的牙周组织，伸长移动会导致牙周附着水平降低，类似于慢性拔牙的效果，造成牙齿松动。

二、辅助 GTR 手术

对于某些部位的牙周袋，在彻底的根面平整、炎症控制及酸蚀处理的基础上，可以通过正畸方法压低牙齿，形成窄而深的牙周袋，再通过 GTR 手术增加牙周附着，从而彻底修复牙周状况。图 16-22～图 16-27 展示了这种牙周正畸联合治疗的临床过程[5]。

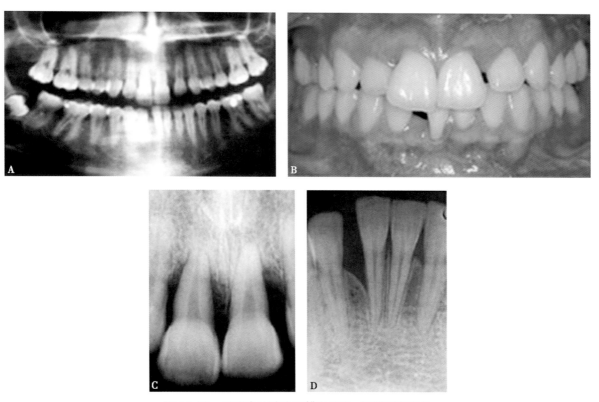

图 16-22 牙周炎症造成牙槽骨吸收，牙周附着丧失
A，C，D. X 线片　B. 口内像

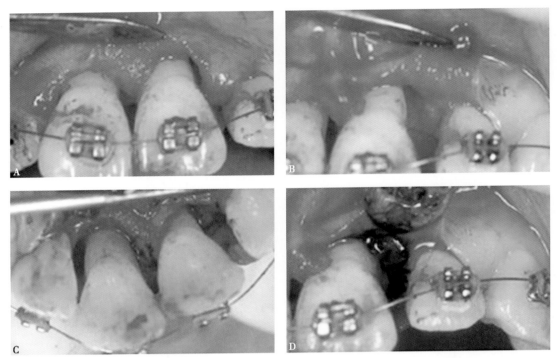

图 16-23　先控制炎症，基础牙周治疗，再戴用矫治器，同时进行翻瓣，彻底刮治，酸蚀根面及牙槽骨面

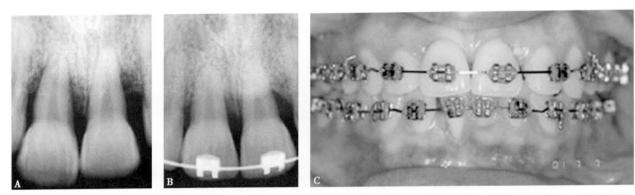

图 16-24　正畸压低牙齿，由于根面及骨面进行了彻底的处理，没有炎症破坏，压低造成了牙根向牙槽骨内楔入，被动增加了牙根周围的牙槽骨量，但此时没有形成真正的牙周附着，牙槽骨与牙根是分离的，所以，实际上是一个窄而深的骨缺损区
A，B．X线片　C．口内像

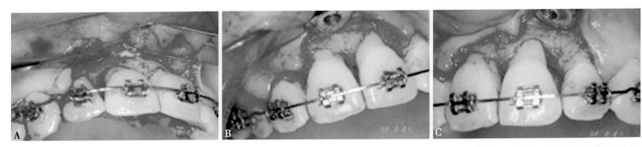

图 16-25　再次进行翻瓣手术，刮治根面并进行弱酸处理（EDTA），然后植骨，使用生物膜覆盖植骨区以利牙周膜细胞长入，形成新的牙周附着（GTR）

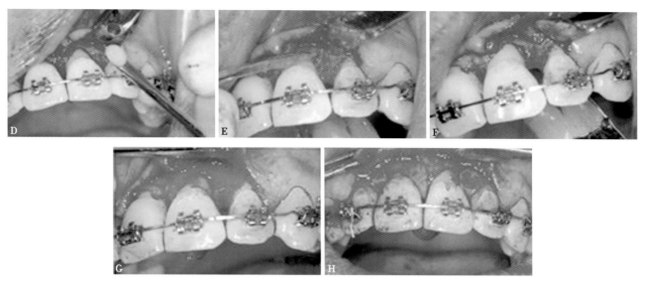

图 16-25　再次进行翻瓣手术，刮治根面并进行弱酸处理（EDTA），然后植骨，使用生物膜覆盖植骨区以利牙周膜细胞长入，形成新的牙周附着（GTR）（续）

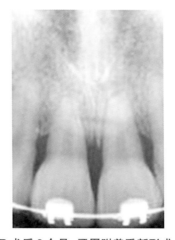

图 16-26　GTR 术后 6 个月，牙周附着重新形成，牙根出现改建

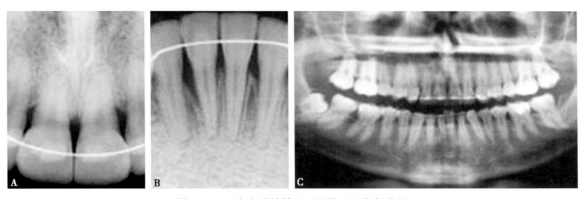

图 16-27　治疗后的情况，牙周组织恢复良好
A～C. X 线片

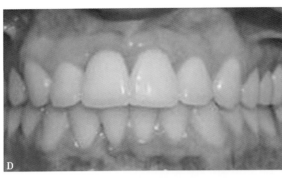
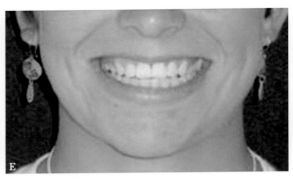

图 16-27 治疗后的情况，牙周组织恢复良好（续）
D. 口内像 E. 面像

在炎症良好控制的前提下，压低牙齿不会改变牙周附着的位置，因此，会造成牙周袋的加深，这在正畸治疗中是需要避免的。但是，我们也可以利用这种方式将宽而浅的牙周袋变为窄而深的牙周袋，为牙周 GTR 手术创造良好条件，图 16-28 是此类治疗方法的示意图。

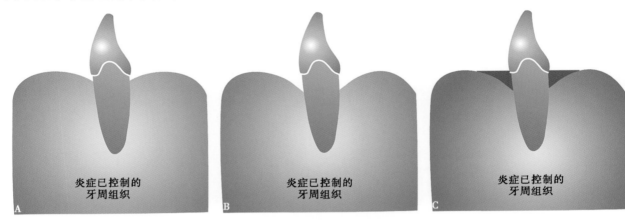

图 16-28 正畸压低辅助 GTR 手术的示意图

三、调𬌗

对于无法彻底控制炎症或者没有条件进行 GTR 手术的牙周袋，盲目进行压低会造成人为的牙周袋加深，应该尽量避免，可以考虑通过调𬌗的方式协调冠根比。图 16-29～图 16-31 是一例调𬌗辅助正畸治疗的牙周病患者病例。

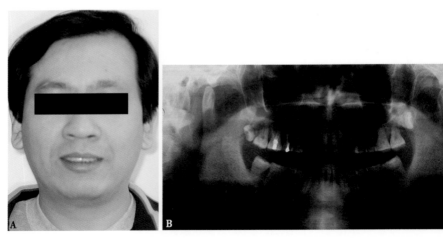

图 16-29 成年男性，牙周系统治疗后，处于牙周病静止期，牙龈退缩，牙槽骨吸收达根尖 1/2，散在间隙，前牙深覆𬌗深覆盖
A. 面像 B. X 线片

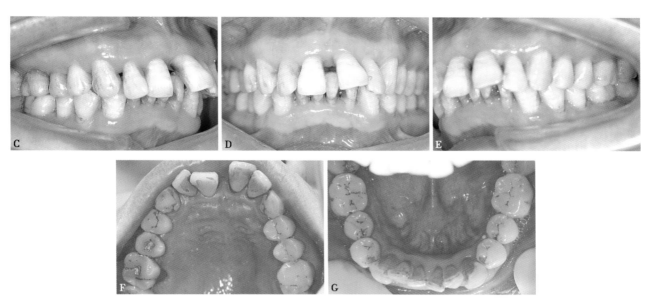

图 16-29 成年男性，牙周系统治疗后，处于牙周病静止期，牙龈退缩，牙槽骨吸收达根尖 1/2，散在间隙，前牙深覆𬌗深覆盖（续）
C～G. 口内像

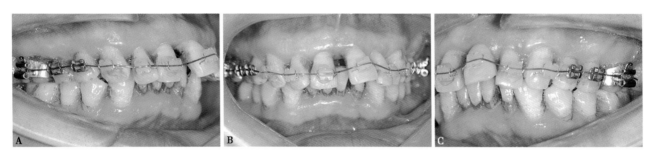

图 16-30 治疗中先轻力 0.012NT 排齐上牙列，同时进行下切牙的调𬌗，避免创伤𬌗

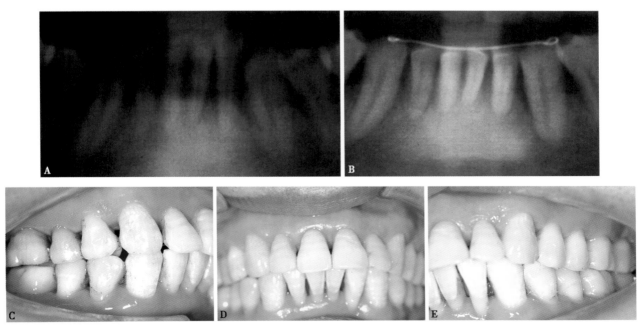

图 16-31 治疗后，前牙覆𬌗覆盖基本正常，牙周情况未恶化，下切牙进行了调𬌗协调根冠比例
A，B．X 线片 C～G. 口内像

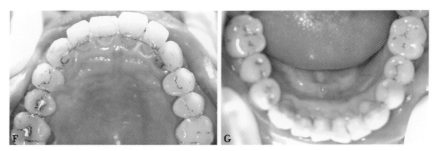

图 16-31　治疗后，前牙覆𬌗覆盖基本正常，牙周情况未恶化，下切牙进行了调𬌗协调根冠比例（续）

四、邻面去釉

牙周病患者牙龈退缩会造成牙龈退缩形成三角间隙；而拥挤排列的牙齿邻面接触点缺乏正常磨耗；排齐后会加重这种三角间隙，另外不当的牙齿移动也会引发正畸源性的骨开窗，导致牙龈退缩。而三角间隙目前最简单的解决方案之一就是邻面去釉。图 16-32～图 16-35 为一例利用邻面去釉进行正畸治疗的牙周炎患者病例。

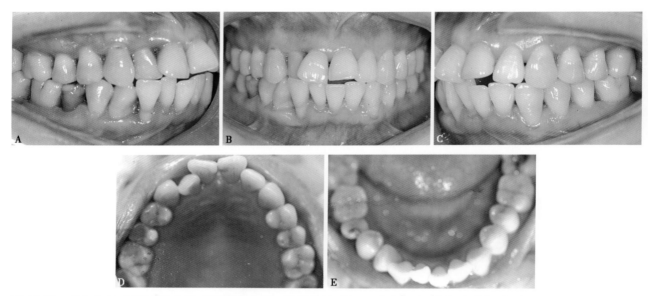

图 16-32　成年患者，牙周病静止期，牙龈退缩明显，牙齿形态不佳，预计治疗后三角间隙增大，如果进行扩弓排齐，很可能造成牙槽骨的进一步吸收

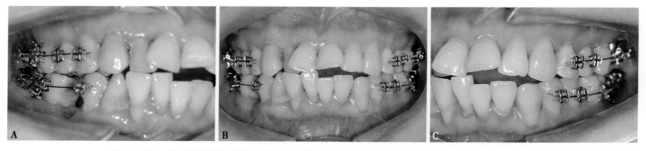

图 16-33　治疗开始先从后牙区开始邻面去釉增加间隙，利用片段弓控制间隙移动

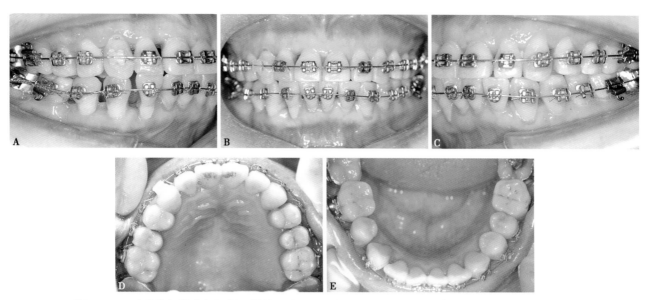

图 16-34 随着片切的进行取得足够的间隙后开始轻力排齐牙列,避免进行扩弓,加重牙槽骨吸收

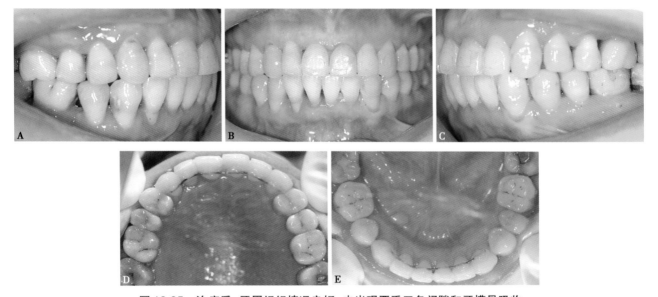

图 16-35 治疗后,牙周组织情况良好,未出现严重三角间隙和牙槽骨吸收

五、无托槽隐形矫治

无托槽隐形矫治技术作为一种新兴的可摘矫治技术,在针对牙周病患者的正畸治疗方面有其特有的优势。

- 隐形——牙周病成人患者多,无托槽隐形矫治技术美观及隐形效果相对好。
- 可摘——牙周患者口腔卫生维护困难,无托槽隐形矫治技术的可摘性利于菌斑控制及正畸治疗中的牙周维护。
- 安全——牙周患者牙齿移动风险大,无托槽隐形矫治治疗通过计算机模拟牙齿移动,可预见性高,精确牙齿移动有利治疗安全。
- 保护——牙周患者牙齿松动度大,无托槽隐形矫治器具有牙周夹板的作用。

使用有限元模型分别模拟固定矫治器和无托槽隐形矫治器的加力方式（图 16-36），观察不同加载力量作用时上中切牙牙根及牙周各点受到的平均主应力的变化，比较两种矫治方式对牙根及牙周组织的平均主应力的变化，结果显示，在相同载荷下，无托槽隐形矫治器矫治牙根及牙周组织受到的最大拉应力及最大压应力均小于固定矫治器，且应力绝对值也小于固定矫治器[6]。

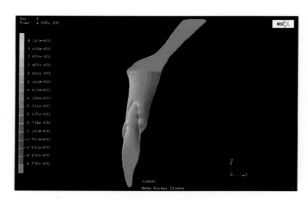

图 16-36　隐形矫治器的有限元应力分析

图 16-37～图 16-39 是一例成人牙周病患者使用隐形矫治进行治疗的病例。

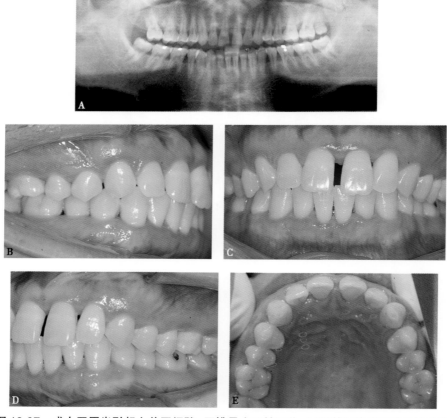

图 16-37　成人牙周炎引起上前牙间隙，牙槽骨水平性吸收，牙周基础治疗后处于静止期

A. X 线片　B～E. 口内像

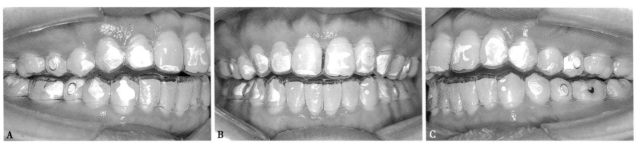

图 16-38　使用隐形矫治器进行关闭间隙的治疗

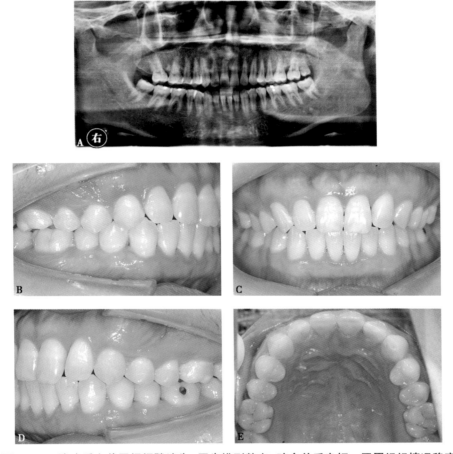

图 16-39　治疗后上前牙间间隙消失，牙齿排列整齐，咬合关系良好。牙周组织情况稳定
A. X线片　B～E. 口内像

参 考 文 献

1. 傅民魁. 口腔正畸学. 北京：人民卫生出版社，2008：304

2. Lindhe J. Textbook of clinical periodontology. Copenhagen：Munksgaard，1989

3. Boyd RL. Periodontal considerations in the use of bonds or bands on molars in adolescents and adults. Angle Orthod，1992，62（2）：117-126

4. Zachrissohn S. Gingival condition associated with orthodontic treatment. Angle Orthod，1972，42（1）：26-34

5. Passanezi E，Janson M，Janson G，et al. Interdisciplinary treatment of localized juvenile periodontitis：a new perspective to an old problem. Am J Orthod Dentofacial Orthop，2007，131（2）：268-276

6. 杨斌，白玉兴. 两种矫治技术治疗牙周病患者牙周组织应力的对比分析. 现代口腔医学杂志，2009，23（3）：232-234

第17章

骨性畸形的正畸-正颌联合治疗
Combined Orthodontic and Orthognathic Therapy on Skeletal Malocclusion

房兵[*] 杨秩[*] 刘加强[*]
[*]上海交通大学第九人民医院

第一节　骨性错𬌗畸形的诊断标准及鉴别诊断

　　骨性错𬌗畸形是指上下颌骨间因大小、形态或位置关系不调所引起的错𬌗畸形。这种上下颌骨间的骨性不调可表现为三维结构上的异常，无论是对颜面部的美观还是口颌系统的功能，其影响都远大于牙性错𬌗畸形，治疗难度也大于牙性错𬌗畸形。临床上常见的骨性错𬌗畸形表现如下：

一、矢状向骨性畸形（图17-1，图17-2）

　　1. 骨性Ⅰ类错𬌗　0°＜ANB角＜5°，临床表现为上下颌骨相对位置正常，或双颌前突，或双颌后缩（图17-3A）。

　　2. 骨性Ⅱ类错𬌗　ANB角＞5°，常见的临床表现有上颌发育过度、上颌前突、下颌发育不足、下颌后缩，也可是一种或几种的组合（图17-3B）。

　　3. 骨性Ⅲ类错𬌗　ANB角＜0°，常见的临床表现有上颌发育不足、上颌后缩、下颌发育过度、下颌前突，也可是一种或几种的组合（图17-3C）。

　　注意：骨性错𬌗畸形和反映牙性的安氏错𬌗畸形诊断不一定保持一致，如骨性Ⅰ类错𬌗患者，牙性错𬌗可表现为安氏Ⅰ类，Ⅱ类或Ⅲ类。

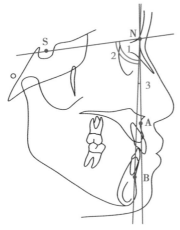

图17-1　上下颌骨常用测量项目（一）
1. SNA角　2. SNB角　3. ANB角

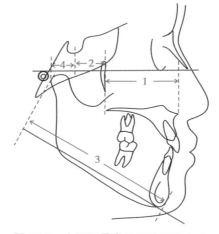

图17-2　上下颌骨常用测量项目（二）
1. 上颌长（ANS-Ptm）　2. 上颌位置（S-Ptm）
3. 下颌长（Pcd-Pog）　4. 下颌位置（S-Pcd）

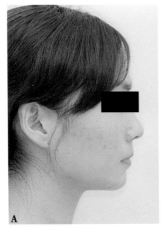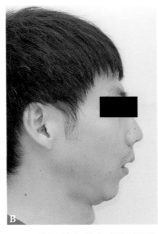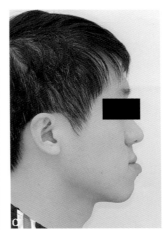

图 17-3 常见的矢状向颌骨骨性畸形
A. 骨性Ⅰ类错𬌗 B. 骨性Ⅱ类错𬌗 C. 骨性Ⅲ类错𬌗

4．上颌发育过度 男性 ANS-Ptm＞55mm，女性 ANS-Ptm＞52mm，ANS-Ptm 是指翼上颌裂点和前鼻棘点在 FH 平面上垂足之间的距离。临床表现常为凸面型，开唇露齿，微笑露龈。

5．上颌发育不足 男性 ANS-Ptm＜50mm，女性 ANS-Ptm＜48mm。临床表现常为凹面型，面中部及鼻旁塌陷，上唇后缩，前牙反𬌗或对刃𬌗。

6．上颌前突 男性 S-Ptm＞21mm，女性 S-Ptm＞20mm，S-Ptm 是指翼上颌裂点和蝶鞍中心点 FH 平面上垂足之间的距离。临床表现常为凸面型，开唇露齿，微笑露龈。

7．上颌后缩 男性 S-Ptm＜16mm，女性 S-Ptm＜15mm。临床表现常为凹面型，面中部及鼻旁塌陷，上唇后缩，前牙反𬌗或对刃𬌗。

8．下颌发育过度 男性 Pcd-Pog＞118mm，女性 Pcd-Pog＞110mm，Pcd-Pog 是指髁突后缘切线和颏前点切线在下颌平面上垂足之间的距离。临床表现常为凹面型，下颌前突，前牙反𬌗或对刃𬌗。

9．下颌发育不足 男性 Pcd-Pog＜109mm，女性 Pcd-Pog＜104mm。临床表现常为下颌后缩，前牙深覆𬌗或深覆盖，颏颈角变小。

10．下颌前突 男性 S-Pcd＞23mm，女性 S-Pcd＞20mm，S-Pcd 是指髁突后缘切线和蝶鞍中心点 FH 平面上垂足之间的距离。临床表现常为凹面型，下颌前突，前牙反𬌗或对刃𬌗。

11．下颌后缩 男性 S-Pcd＜18mm，女性 S-Pcd＜15mm。临床表现常为下颌后缩，前牙深覆𬌗或深覆盖，颏颈角变小。

鉴别诊断：前突，后缩是指上下颌骨本身位置异常，发育不足，发育过度是指上下颌骨自身发育异常，也就是大小和尺寸。

二、垂直向骨性畸形（图 17-4）

1．骨性高角 MP-FH＞32°或 MP-SN＞40°，MP-FH 是指下颌平面与 FH 平面的交角，MP-SN 是指下颌平面与 SN 平面的交角（图 17-5A）。

2．骨性均角 22°＜MP-FH＜32°或 29°＜MP-SN＜40°，MP-FH 是指下颌平面与 FH 平面的交角，MP-SN 是指下颌平面与 SN 平面的交角（图 17-5B）。

3．骨性低角 MP-FH＜22°或 MP-SN＜29°，MP-FH 是指下颌平面与 FH 平面的交角，MP-SN 是指下颌平面与 SN 平面的交角（图 17-5C）。

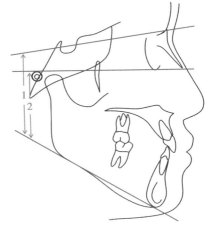

图 17-4 上颌骨常用测量项目（三）
1．MP-SN 角 2．MP-FH 角

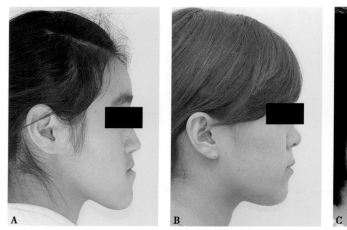
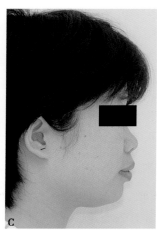

图 17-5　常见的垂直向颌骨骨性畸形
A. 骨性高角　B. 骨性均角　C. 骨性低角

4. 上颌骨垂直向发育过度（图 17-6）　是指上颌骨在垂直方向上生长过度，多由上颌骨及牙槽发育过度所致，临床表现常为面下高度增加，静态露齿增加（大于 4mm），开唇露齿，微笑露龈。在评估静态露齿是否增加时，应注意上唇长度的变化，若上唇长度过长，会掩盖静态露齿的增加。

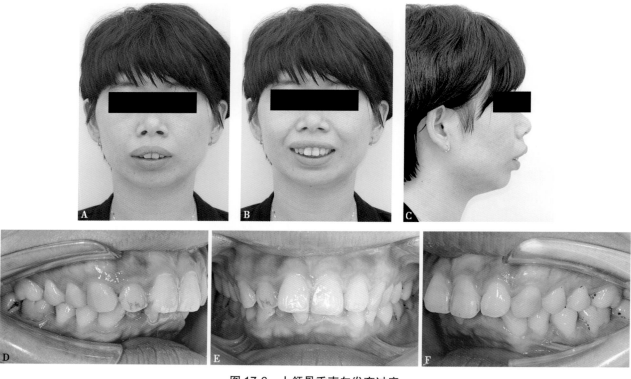

图 17-6　上颌骨垂直向发育过度
A～C. 面像　　D～F. 口内像

5. 上颌骨垂直向发育不足　是指上颌骨在垂直方向上生长不足，临床表现常为面下高度减少，静态露齿减少（小于 1mm），常见于唇腭裂患者。

6. 骨性开𬌗　ODI＜72.83°，ODI 为 A-B 平面与下颌平面的夹角、PP 平面与 FH 平面的夹角之和，ODI 明确错𬌗畸形垂直向上的问题，并进一步说明垂直向上问题是发生在上颌还是下颌。骨性开𬌗患者除牙及牙槽的问题外，主要表现为下颌骨发育异常、下颌支短、下颌角大、角前切迹深、下颌平面陡、下颌平面角

（FH-MP）大，PP、OP、MP 三平面离散度大，Y 轴角大，下颌呈顺时针旋转生长型，后前面高比（S-Go/N-Me）小于 62%，面下 1/3 过长，严重者呈长面综合征表现，可能伴有上下前牙及牙槽骨的代偿性增长。若本身已经伴有上颌骨垂直向发育过度，又伴有前牙开𬌗，治疗时需特别小心，因为前牙开𬌗的解决会增加静态露齿的程度，甚至微笑露牙龈的程度，影响颜面美观。

鉴别诊断：牙性开𬌗主要为牙及牙槽的问题，即前牙萌出不足，前牙牙槽发育不足或（和）后牙萌出过长、后牙牙槽发育过度。后牙或末端区磨牙倾斜，扭转等位置异常也常见于开𬌗病例。面部无明显畸形，颌骨发育基本正常。FMA、Y 轴角、后前面高比（S-Go/N-Me）、ODI 等基本正常。

三、横向骨性畸形

1. 偏颌畸形　诊断要点对于骨性偏颌畸形的诊断应从颌骨不对称、𬌗平面及牙齿代偿情况进行分析。颌骨不对称首先判断颌骨不对称畸形的部位，畸形涉及上颌骨、下颌骨，或面部其他骨骼。其次了解颌骨偏斜的严重程度，区别手术与非手术指征。此外，对颌骨的水平向与垂直向对称性进行分析，是诊断与矫治设计的重要内容。𬌗平面分析是诊断骨性偏颌畸形的必要内容，包括𬌗平面高度与倾斜度分析。前牙区主要观察𬌗平面与唇的关系，有无露龈微笑，有无𬌗平面倾斜。后牙段应观察𬌗平面高度与倾斜情况。

2. 上颌横向发育过度　包括牙弓宽度、牙槽弓宽度和基骨弓宽度。牙弓前段宽度是指左右侧尖牙牙尖间距离，牙弓中段宽度是指左右侧第一前磨牙中央窝间的距离，牙弓后段宽度是指左右侧第一磨牙中央窝间的距离（图 17-7）。牙槽弓宽度是指左右第一前磨牙颊侧牙槽骨最凸点间的距离，上颌过宽通常表现为后牙覆盖增大或正锁𬌗，如腭穹隆基底宽度正常、上后牙颊侧倾斜，属于牙性牙弓过宽，如腭穹隆基底宽度过大、上后牙直立或腭侧倾斜，属于骨性上颌过宽（图 17-8）。基骨弓宽度是指左右第一前磨牙颊侧移行皱襞处牙槽骨最凹点间的距离（图 17-9）。

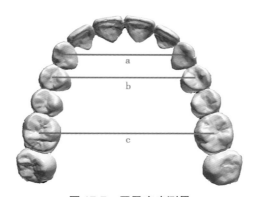

图 17-7　牙弓宽度测量
a. 前段宽度　b. 中段宽度　c. 后段宽度

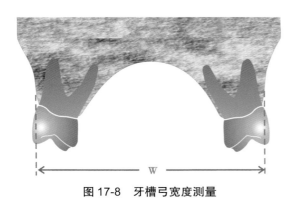

图 17-8　牙槽弓宽度测量

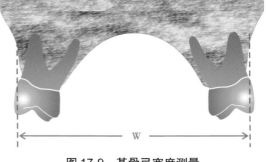

图 17-9　基骨弓宽度测量

3．上颌横向发育不足 通常表现为后牙反𬌗，如腭穹隆基底宽度正常、上后牙舌侧倾斜，属于牙性牙弓过窄，如腭穹隆基底宽度过小、腭盖高拱、上后牙直立或颊侧倾斜，属于骨性上颌过窄。

4．下颌横向发育过度 通常表现为下颌牙弓宽大，后牙反𬌗，舌体肥大。

5．下颌横向发育不足 通常表现为后牙覆盖增大或正锁𬌗。

四、常用的软组织测量指标与骨性错𬌗畸形关系

1．面型角（图17-10） 是反映软组织侧貌突度的指标，指软组织额点与鼻下点连线与鼻下点与软组织颏前点连线的后交角，均值为7.3°±4.4°。根据面型角的大小，可将软组织侧貌分成直面型（面型角正常）、凸面型（面型角增大）、凹面型（面型角减小）。面型角增大代表软组织侧貌突度增大，常见于骨性Ⅱ类，上颌发育过度，上颌前突，下颌发育不足，下颌后缩的患者。面凸角减小代表软组织侧貌突度变小，常见于骨性Ⅲ类，上颌发育不足，上颌后缩，下颌发育过度，下颌前突的患者（图17-11）。

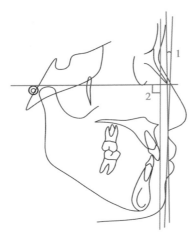

图17-10 软组织常用测量项目（一）
1．面型角 2．零子午线

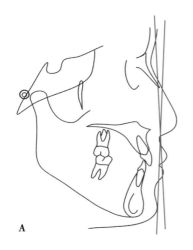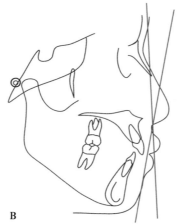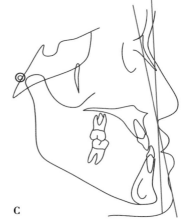

图17-11 软组织侧貌面型
A．直面型 B．凸面型 C．凹面型

2．零子午线（图17-10） 过软组织鼻根点作FH平面垂线即为零子午线，正常鼻下点Sn位于该线前方8±2mm，软组织颏前点Pog位于该线上，即0±2mm。鼻下点Sn距离零子午线距离增加常见于骨性Ⅱ类，上颌发育过度、上颌前突患者；距离减小常见于骨性Ⅲ类，上颌发育不足、上颌后缩患者。软组织颏前点Pog距离零子午线距离增加常见于骨性Ⅲ类，下颌发育过度、下颌前突的患者；距离减小常见于骨性Ⅱ类，下颌发育不足、下颌后缩的患者。

3．E 线（图 17-12）　软组织侧貌中，鼻尖点和软组织颏前点连线，反映上下唇突度，中国人理想位置是上唇突点位于 E 线上，下唇突点位于 E 线后方 1.5mm。E 线主要反映的是上下牙的唇倾度或上下牙槽的突度，对于颌骨畸形也有一定的参考作用。下颌正常的情况下，上唇突点靠前常见于骨性Ⅱ类、上颌发育过度、上颌前突患者；靠后常见于骨性Ⅲ类、上颌发育不足、上颌后缩患者。下唇突点的变化很难反映出下颌骨性畸形的情况，因为多数患者因下颌骨性畸形导致软组织颏前点自身位置异常，从而使 E 线失去参考作用。

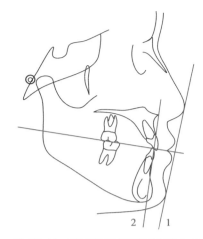

4．Will 线（图 17-12）　下切牙倾斜度正常时，通过牙冠中心点作𬌗平面的垂线，正常硬组织颏前点应落在此线上，该数据代表了有效颏的凸度，而不是上下颌骨是否存在畸形，但通过手术改变有效颏长度，可一定程度上掩饰颌骨畸形的程度。

图 17-12　软组织常用测量项目（二）
1. E 线　2. Will 线

5．面部垂直高度　正常人面部垂直高度应为均衡的三等份，即发际到鼻根点、鼻根点到鼻下点、鼻下点到颏下点的距离应基本相等，就面下 1/3 高度而言，口裂应位于上 1/3 和中 1/3 交界处（图 17-13）。面下高度增加常见于上颌骨垂直向发育过度、下颌后下旋转、骨性开𬌗、下颌向前下生长过度等。面下高度减小常见于上颌发育不足、下颌过度前上旋转、骨性深覆𬌗等。

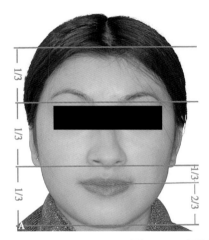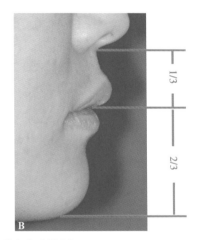

图 17-13　面部垂直高度比例

第二节　选择掩饰性正畸或正畸 - 正颌联合治疗的选择标准

一、掩饰性正畸或正畸 - 正颌联合治疗的选择标准

目前关于骨性错𬌗患者到底是做掩饰性正畸还是正畸 - 正颌联合治疗，没有统一的标准，跟医师的临床经验、医院的整体实力、患者的诉求以及患者自身实际情况都有很大关系，综合下来主要是由以下几方面因素决定的：

1．畸形的严重程度　这是首要考虑的问题，一般来讲轻度和中度的骨性错𬌗畸形可以考虑掩饰性正畸治疗，中度以上很难仅靠正畸手段完成，当然轻度，中度和重度畸形之间没有明确的界限，每个医师都有自己的标准，因此还要综合考虑其他方面因素。William R. Proffit 在他的《当代正畸学》中给出了一个不同治疗方式牙齿移动的范围极限，可供参考（图 17-14）。

随着种植支抗、引导组织再生（GTR）、牙周辅助加速成骨（PAOO）等技术的不断创新和完善，使得掩饰性正畸的牙齿移动范围越来越大，已经超出 William R. Proffit 所给出的范围极限，辅助颌面局部软组织修整或充填手术，选择掩饰性正畸治疗后的面型也能得到很大改善，但骨骼的基本轮廓难以改变。此外，正颌手术、牵张成骨、赝复技术的不断进步，也使得手术移动牙齿的范围越来越大，同样也超出了 William R. Proffit 所给出的范围极限，第四军医大学报道了一例先天性双侧颧骨上颌骨缺失的患者，经过牵张成骨、异位植骨、种植修复、赝复修复等多次手术治疗，不仅使得先天缺失上颌骨的患者外貌恢复正常，口内也重建了咬合，咀嚼功能得以完全恢复。

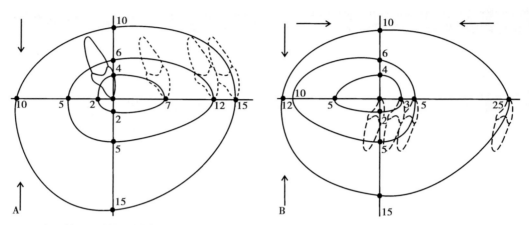

图 17-14　图中 X 轴和 Y 轴的原点代表理想的上下切牙位置，畸形严重程度范围图中标出了仅用正畸方法（最里圈），正畸加生长改良（中间圈）和正颌手术（最外圈）所能进行的牙移动范围。应注意无论哪种治疗方法牙齿在不同平面上被移动的可能性并不一致。内收前牙的潜力要大于唇倾前牙，伸长移动的潜力也要大于压入移动。因为上颌的生长改良不能脱离开下颌，因此上下颌的生长改良范围是一样的。手术后移下颌的潜力要大于前移下颌

　　2．从三维角度分析畸形类型　单一方向上的错𬌗畸形采用掩饰性治疗效果好于合并多个方向上的错𬌗畸形，如矢状向合并垂直向错𬌗畸形，骨性Ⅲ类错𬌗患者，ANB 角略小于 0°，属于轻度骨性畸形，如果没有其他方向上骨性畸形，可考虑掩饰性治疗。假如还有Ⅱ度甚至Ⅲ度深覆𬌗等垂直向异常，掩饰性正畸治疗难度显著增加，效果也会下降。矢状向合并水平向错𬌗畸形患者，如果同样是轻度骨性Ⅲ类错𬌗患者，若同时伴有偏颌畸形，或𬌗平面左右高度不一致，都将增加掩饰性治疗的难度和降低矫治效果。垂直向合并水平向错𬌗畸形患者，如轻度骨性开𬌗患者，通过压低磨牙，伸长前牙可进行掩饰性治疗，但若同时伴有偏颌畸形或𬌗平面偏斜，治疗难度会显著增加。此外，在任何一个方向上进行掩饰性治疗时，特别是需要较大范围移动牙齿时，需事先通过 X 线片或 CBCT 充分了解牙根和牙槽骨的相对位置关系以及牙槽骨的厚度是否能够支持大范围的移动牙齿（图 17-15）。如骨性开𬌗，对于已经伴有前牙牙槽骨吸收，冠根比例增大的患者，进行掩饰性治疗时尽量考虑压低后牙以减少开𬌗程度，避免进一步增加冠根比例，必要时由掩饰性治疗改为正颌正畸手术治疗。再如骨性Ⅱ或Ⅲ类患者，进行掩饰性治疗需要较大程度唇展或内收上下前牙时，对于牙槽骨，特别是唇侧牙槽骨较薄，甚至出现骨开窗和骨开裂时，尽量不要大范围移动牙齿，上海九院房兵、孙良骏等的研究表明，骨性Ⅲ类错𬌗前牙区唇侧牙槽骨开裂和骨开窗普遍存在。其中牙槽骨开裂的发生率为 61.57%，骨开窗的发生率为 31.93%，骨缺损（牙槽骨开裂或牙槽骨开窗）的发生率为 77.44%。前牙区牙槽骨缺损在下颌（58.52%）较上颌（41.48%）好发，所占比例尤以下颌尖牙最高（21.23%）、上中切牙最低（6.17%）。牙槽骨开裂主要分布在下颌（62.42%），所占比例以下颌尖牙最高（24.53%）、上中切牙最低（7.45%）。牙槽骨开窗主要分布在下颌（53.29%），所占比例以上颌尖牙最高（28.14%）、上中切牙最低（0.60%）。下中切牙与上下侧切牙骨开裂和骨开窗发生率男性较女性高，其余前牙唇侧骨开裂和骨开窗的发生率与性别无关。必要时辅助局部手术，如引导组织再生（guided tissue regeneration，GTR）、骨皮质切开术辅助正畸治疗（corticotomy-assisted orthodontic treatment，CAOT）、牙周辅助加速成骨（PAOO）等（图 17-16），可增加代偿牙齿的移动范围，提高治疗效果及安全性。

　　3．牙体情况　完整的牙列、健康的牙齿也是选择正畸方案时必须考虑的因素，如轻度骨性Ⅲ类患者，如果伴有上颌牙齿先天或后天缺失，掩饰性治疗难度就会增加；轻度骨性Ⅱ类患者下颌牙齿的缺失也会增加治疗困难。

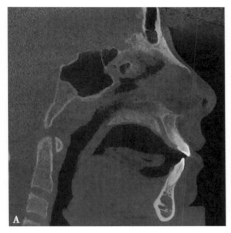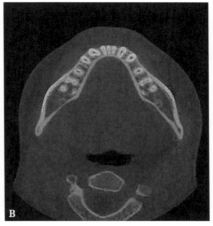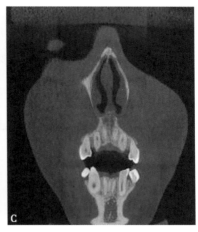

图 17-15　CBCT 三维方向了解牙齿与牙槽骨关系

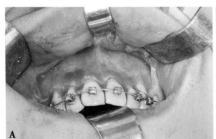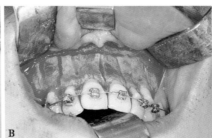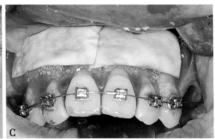

图 17-16　牙周辅助加速成骨（PAOO）手术
A. 上前牙区唇侧牙槽骨薄，左上尖牙伴有骨开窗　B. 骨皮质切开　C. 骨粉骨膜修复

4. 牙周情况　牙周组织健康是保障一切正畸治疗成功的基础。牙周情况差、骨质吸收、牙齿松动、前牙区牙槽骨骨质薄等情况，就会增加治疗的风险，从安全角度出发，尽量少移动牙齿，最好选择正颌手术。

5. 颞下颌关节情况　上海九院的统计结果表明，有 2/3 的正畸就诊患者都伴有不同程度的颞下颌关节问题，但大多数没有临床症状，是一种潜在的风险，但作为正畸医师必须清楚认识到这一点。正畸治疗，特别是颌间牵引也要考虑到颞下颌关节问题，如轻度骨性Ⅲ类患者，如果伴有颞下颌关节病，特别是关节盘前移位等，治疗过程中的Ⅲ类牵引可能不利于关节的恢复，治疗也需谨慎。

6. 𬌗创伤　如果掩饰性正畸治疗结束时会带来咬合创伤，也不建议使用掩饰性正畸，这一点在治疗前需要有足够的预判。如轻度骨性Ⅲ类患者，伴深覆𬌗，掩饰性正畸纠正前牙反𬌗后，下前牙可能咬在上前牙牙颈部，造成上前牙的咬合创伤，导致过度唇倾，带来牙周问题。

7. 治疗前牙齿代偿情况　很多骨性畸形患者，治疗前牙齿本身就有一定的代偿，进一步的掩饰性代偿正畸治疗可能会加大这种代偿，使得牙齿过度倾斜而不利于牙齿健康。如轻度骨性Ⅲ类患者伴前牙反𬌗，若治疗前下前牙已经有较为严重的舌侧倾斜，掩饰性正畸治疗会加重这种舌侧倾斜，易造成𬌗创伤，骨开窗，骨开裂，甚至牙槽骨吸收等问题。

8. 头颅侧位片的综合分析　口颌功能系统是一个整体，通常一处畸形都会影响到整体的多个方面发生异常，因此，制定治疗计划前需进行全面分析，彻底了解畸形的整体情况。如骨性Ⅲ类错𬌗患者，ANB 角 = 0°，数据上属于轻度骨性畸形，但如果该患者𬌗平面过陡，就会使得测得的 ANB 角偏大，若摆正𬌗平面，ANB 角势必减小，可能变成中度甚至重度骨性畸形。此类情况下，可以参考 Wits 值综合分析，Wits 值是指 A 点和 B 点在𬌗平面上垂足之间的距离，正常值是 −2 到 +2 之间，小于 −2 代表骨性Ⅲ类，大于 +2 代表骨性Ⅱ类。

9. 患者全身状况　若患者全身状况较差，或伴有全身系统其他疾病，如凝血功能异常等，不能耐受正颌手术治疗，就只能选择掩饰性正畸治疗。

10. 患者主诉　患者主诉是医师必须要考虑的问题，如经过上述检查，患者既可以做掩饰性正畸治疗，也可以做正颌 - 正畸联合治疗，此时就要遵从患者诉求，进行相应治疗，如经上述检查，患者只能做掩饰性正畸治疗，或只能正畸 - 正颌联合治疗，而与患者诉求不一致，则要放弃治疗。

11. 医师治疗的目标　单纯关注咬合还是兼顾整体脸型及功能，有些代偿可以成功，但可能对功能会有影响，这主要由医师的能力与经验来决定选择。

二、掩饰正畸与正颌 - 正畸联合治疗的对比分析

无论是掩饰性正畸还是正颌 - 正畸联合治疗，都有其自身的优点与不足，因此在很多病例中，选择哪种方案也没有绝对的对与错，需结合各方面因素整体考虑，现将二者的优缺点进行汇总分析：

1. 面型改变　掩饰性正畸治疗面型改变很少，仅限于拔牙或牙齿内收带来的两颊及唇部的改变，而且这些改变不一定是患者所希望的，正畸 - 正颌联合治疗对面型有很大改善，不仅可以彻底解决上下颌骨骨性畸形问题，而且正颌手术同期或Ⅱ期的面部轮廓修整，更可达到改善脸型的作用。

2. 牙齿咬合及牙周情况　掩饰性正畸治疗是建立在牙齿代偿性倾斜基础上的，治疗后牙齿的受力并非沿牙齿长轴方向，而是与牙长轴成一定角度，不利于牙齿的稳定和牙周的健康，正颌正畸手术是建立在牙齿去代偿基础上的，手术可使上下颌骨位置相协调，进而确保牙齿可直立于上下牙槽骨上，受到咬合力时也是沿牙长轴方向，有利于牙齿及牙周的健康。

3. 手术风险及术后并发症　掩饰性正畸治疗仅是正畸治疗，不存在手术风险问题，正畸 - 正颌治疗需在全麻下截骨，手术中存在着麻醉意外，出血，神经损伤，术后感染等多种风险，虽然发生风险的可能性很低，但目前国内外都无法做到"零"风险。少部分正颌手术患者术后会出现下唇麻木，多是因为术中牵拉下牙槽神经引起，多数可自行恢复，极少数可能发展为终身麻木。

4. 手术创伤　掩饰性正畸治疗也不存在手术创伤问题，正畸 - 正颌治疗需要牙龈切开，截骨，再固定，二次拆板等问题，有一定的手术创伤，即使没有任何意外情况，术后面部肿胀通常也会持续 1 月左右。

5. 掩饰性正畸治疗的风险　掩饰性正畸治疗需要注意正畸的开始时间，如骨骼还有继续生长的潜力，则正畸治疗就要推迟进行，因为骨骼的继续生长会使已经矫正的问题复发。如轻度骨性Ⅱ类患者正畸开始过早，已经得到矫正的前牙反𬌗，会因为下颌骨继续生长而宣告失败。

第三节　术前术后正畸方案以及常用的正颌手术

一、骨性Ⅲ类错𬌗的正颌正畸联合治疗具体治疗方案

骨性Ⅲ类错𬌗是临床中较为常见的𬌗面畸形，表现为上颌发育不足或下颌发育过度或两者皆而有之，磨牙为近中关系，前牙反𬌗。上下颌骨和牙弓关系的不调问题不仅影响咀嚼、发音等功能问题，凹面型的容貌缺陷也影响到心理。因此，大部分中、重度的骨性Ⅲ类错𬌗需要进行正畸 - 正颌联合治疗。

（一）骨性Ⅲ类错𬌗的诊断

上下颌骨生长发育不均衡引起的骨性Ⅲ类错𬌗，常表现为下颌发育过度，面下 1/3 前突，尤其下唇位置明显靠前，伴或不伴有颏部前突；上颌发育不足者可出现鼻旁及眶下区塌陷，鼻唇角小于正常，典型的凹面型侧貌，上颌露齿不足，磨牙近中关系，前牙反𬌗或者对刃，上前牙代偿性唇倾，下前牙代偿性舌倾。骨性Ⅲ类错𬌗主要根据临床检查和 X 线头影测量分析进行诊断，有研究确定了其中需要正颌 - 正畸联合治疗的界限：ANB 角＜ -4°、下切牙长轴与下颌平面的后交角（L1-MP 角）＜82°、鼻根点至颏前点连线与前颅底平面所构成的角（SNP 角）＞83°、颏角（IDP-MP 角）＜69°、联合变量（CV）＜201° 是外科治疗的指征。

（二）鉴别诊断

骨性Ⅲ类错𬌗需与牙性及功能性Ⅲ类错𬌗像鉴别。

牙性Ⅲ类错𬌗的主要特征：上下颌骨基骨的形态和位置正常，错𬌗是由牙的错位和牙槽骨的异常而形成，常由于乳牙早失、异常的拥挤等原因出现下颌磨牙位于上颌磨牙近中的位置，而下颌骨大小及位置正

常；而骨性Ⅲ类错𬌗下颌牙槽座点 B 点前移，SNB 角增大，或上颌牙槽座点 A 点后缩，SNA 角减小，典型的牙代偿表现为下前牙舌倾、上前牙唇倾。

功能性Ⅲ类错𬌗的主要特征：正中𬌗位时前牙反𬌗，正中关系位时下颌可以后退至前牙对刃关系，常有下颌功能性移位，一般没有家族史，磨牙关系为中性或轻度Ⅲ类关系，下颌处于正中关系位时往往表现为中性关系；而骨性Ⅲ类有明显的家族遗传史，下颌不能后退至对刃，或者不能完全后退到前牙对刃关系。

（三）骨性Ⅲ类错𬌗畸形正颌正畸联合治疗的正畸要点

1. 术前正畸要点　术前正畸的目标包括：上下牙列排齐整平、去牙代偿、去除𬌗干扰和匹配牙弓宽度。"牙代偿"定义为下颌前突病例的下颌骨在发育过程中，前后向比例逐渐失调，为了防止过度向前生长的颌骨造成的咬合紊乱、尽可能维持咬合功能，常表现为上前牙代偿性唇倾、下前牙代偿性舌倾、上颌后牙颊向倾斜、下颌后牙舌向倾斜，这是一种功能性的牙 - 牙槽骨代偿机制。因此对于骨性Ⅲ类错𬌗，将上前牙舌向移动，下前牙唇向移动，即"去代偿"，成为术前正畸的主要目标。对于年轻的正畸医师来说，骨性Ⅲ类错𬌗的术前正畸治疗达到上述目标的同时需要关注：

（1）下前牙冠根成角：充分去除牙代偿，使上下前牙直立于颌骨中合适位置，才能在术后将颌骨再定位到理想位置，获得正常的咬合关系以及侧貌。有研究显示，重度骨性Ⅲ类组下前牙冠根角度为171.03°，即牙冠相对于牙根明显舌倾成角。术前正畸将下前牙牙根去代偿至牙槽骨中央、垂直下颌平面的理想位置时，牙冠位置相对牙根长轴偏向舌侧，仍表现为去代偿不完全。此时，若继续唇倾下前牙使牙冠至理想位置，则牙根接近牙槽骨舌侧骨皮质，增加牙根吸收或骨开窗的风险，影响治疗的长期稳定性。

（2）𬌗干扰的检查及处理：术前正畸治疗获得手术移动空间的同时，尽可能增加术后咬合的稳定性，增加术后颌骨位置的稳定性，减少牙周组织的创伤。术前正畸过程中，为了模拟术后最终的𬌗关系，及时发现术后咬合的早接触、𬌗干扰，需要定期做研究模，采用调整托槽位置、多次少量调磨等方法去除𬌗干扰点。

（3）下颌第三磨牙的术前处理：通常骨性Ⅲ类错𬌗的手术治疗需将下颌骨大幅度后退，下颌第三磨牙通常位于手术区域或附近，若不进行处理，术后因为磨牙邻近下颌升支前缘，造成周围软组织堆积，食物残渣容易储留，可能会影响手术切口愈合，造成软组织长期的感染。因此，下颌第三磨牙多数需在术前正畸过程中予以拔除。

（4）牙槽骨颊舌向骨量不足的处理：在临床中通过口内检查、触诊和 CBCT 检查，大部分骨性Ⅲ类错𬌗上下颌前牙唇舌侧牙槽骨发育不足，侧位片或 CBCT 上可见前牙牙根表面仅一层薄薄的骨质包绕，某些部位甚至仅覆盖骨膜和增厚的牙龈，存在牙槽骨缺损，以下前牙唇侧最为常见。对其发生的原因目前尚无定论，可能因为骨性Ⅲ类错𬌗下颌前牙长期不能接触，无咬合功能刺激而使牙周支持组织产生失用性萎缩；也可能是早期在替牙期即出现反𬌗伴前牙创伤，长期的前牙创伤会造成唇舌侧牙槽骨吸收。对于这种牙周支持组织条件较差、牙槽骨发育不足的情况，在术前正畸竖直前牙的过程中可能发生或增加牙槽骨裂、牙槽骨开窗、牙根吸收和牙龈退缩等风险。

对于颊舌向骨量不足的牙齿，正畸治疗中应尽量使用轻力矫治。牙齿的移动可以借助正颌分块手术或根尖下截骨手术完成，从而达到排齐牙列、整平 Spee 曲线和补偿曲线、改变牙轴倾度的目的。治疗完成后会保留一部分牙齿的代偿。如果必须通过正畸的方法去代偿，使牙齿直立于牙槽窝时，可选择引导骨再生（guided bone regeneration，GBR）同时在骨缺损区域植入骨粉的手术。手术前粘接固定矫治器并负载轻力，术后保持持续轻力移动牙齿，正畸加力间隔为 2～3 周，术后 4～6 个月可恢复常规的复诊间隔，密切观察牙齿移动及牙槽骨改建情况。

（5）术前正畸的拔牙模式：

①拔除 14、24：适用于上颌牙齿拥挤程度较大，上切牙代偿唇向倾斜度过大，鼻唇角较小，𬌗曲线较深，而下颌轻度拥挤、𬌗曲线不深者。关闭拔牙间隙的同时内收上前牙至牙槽合适的位置，使手术中上颌骨充分前移，保证术后侧貌。下颌在排齐整平过程中常常利用轻度拥挤、较深的 Spee 曲线自然地去除代偿。

②拔除 14、24、35、45：对上颌满足上述情况，下颌拥挤且𬌗曲线深，拔牙间隙用来解除拥挤的同时整平𬌗曲线，又防止下切牙过度唇倾。

③非拔牙：适用于上下颌牙齿较直立，或下颌牙槽骨皮质较薄，或存在散在间隙，经测量分析，这些间隙足够用来去代偿、直立牙齿。

2. 术后正畸要点　术后正畸治疗的目标是：维持骨块稳定，精细调整牙位，建立最终正常的咬合关系，防止术后复发。正颌术后 1～3 个月内正畸医师需要关注咬合关系及颌骨相对位置的稳定。出院时便需进行牵引引导，开始时复诊较勤，2～3 天一次，当颌骨位置相对稳定时可以延长复诊时间，1～2 周一次，牵引以长Ⅲ类或箱状为主。只要颌骨关系处于相对稳定，术后约 4～6 周即可开始正畸治疗。术后正畸基本等同于常规正畸治疗，包括进一步排齐和整平牙列，关闭剩余间隙，协调上下牙弓宽度及关系的精细调整，最终建立起稳定良好的牙颌关系，避免或减少术后复发。正畸固定矫正器拆除前还应仔细观察 4～6 周，若无反复倾向，再拆除并制作保持器，稳定治疗效果。

（四）正颌手术要点

骨性Ⅲ类正颌手术常见的术式包括：双侧下颌升支矢状劈开术（bilateral sagittal split osteotomy，BSSO）、下颌升支斜行和（或）垂直骨切开术（oblique/vertical ramus osteotomy）、上颌骨 LeFort Ⅰ型截骨术、颏成形术等术式。

1. 术前告知

（1）鼻外形改变：上颌骨的移动必然影响覆盖在其表面的软组织的形态改变，也会对鼻形态产生影响，主要表现为鼻底宽度、鼻尖位置以及鼻唇角的改变。据研究，LeFort Ⅰ型截骨术前移会导致鼻唇区形态的改变包括鼻底增宽，鼻尖上翘，鼻尖上切迹加深，上唇变短、变薄等。

（2）面部宽度的变化：关于 BSSRO 后退术后下颌骨变宽已有报道，由于 BSSRO 主要目的是改善反𬌗以及上下颌矢状向、垂直向的不调，下颌骨的大幅度后退使面下 1/3 产生非常明显的变化，面型的变化多数是令人满意的。目前国内外研究显示幅度在 2mm 左右，对整个面型美观的影响是微小的。下颌宽度增加对于窄面容者来说有利，对面容稍宽的患者将更增加面下 1/3 宽度，伴随着面下 1/3 高度的明显减小，"圆脸"或"宽脸"的情况更为突出。因此，术前进行良好的沟通和预知非常重要，可以考虑辅助截除下颌角区骨外板及外翻的下颌角或二期修整。

2. 手术方案设计注意事项　根据主诉，临床检查及头影测量分析正确判断骨性Ⅲ类错𬌗类型，制订不同的手术方案。若上颌骨矢状向、垂直向及横向发育基本正常，仅为下颌骨发育过度，可考虑单颌手术，即 BSSRO。若下颌骨后退幅度过大，上颌骨也需要适当前移改善面型的同时降低手术的风险。对于明显的面中部凹陷，上颌骨术式可选择 LeFort Ⅱ型截骨术或高位 LeFort Ⅰ型截骨术前移上颌骨，可有效改善面中部凹陷情况。此外，面下 1/3 的比例即小三停的比例协调在手术设计中也应注意到，下颌矢状向发育过度者往往下颌骨垂直向也发育过度，可设计颏成形术降低垂直高度，有效改善小三停比例。

（五）具体治疗方案

1. 上颌矢状向发育不足

（1）术前正畸治疗：多需要去除代偿性上前牙唇倾和下前牙舌倾，将下前牙直立于基骨弓。若上颌牙列拥挤不严重，可以非拔牙矫治来排齐牙列与竖直牙轴，采用适当的正畸扩弓排齐、种植支抗辅助等方法来解决问题。若上前牙明显的代偿性唇倾或牙列拥挤，术前正畸需拔除上颌第一前磨牙，内收上前牙；下颌多数不需拔牙，进行术前正畸去代偿治疗时唇向移动下前牙，加重了前牙反𬌗，创造了手术移动颌骨的空间。

（2）手术设计：上颌前移量不超过 6mm 者，一般采用 LeFort Ⅰ型截骨术前移上颌骨，对明显的鼻旁区塌陷可进行改良 LeFort Ⅰ型骨切开术，而对面中份及眶下区严重凹陷者可选择 LeFort Ⅱ型或Ⅲ型截骨术。若合并下颌前突，需要采用双颌外科手术进行矫正。Le Fort Ⅰ型截骨术可以有效矫正上颌后缩的情况，但有时仍遗留鼻旁区、眶下区的凹陷和发育不足，可将截骨时切除的骨制成细小颗粒植入上述区域，也可植入粉末状人工骨，以获取更为理想的容貌美学效果。

上颌前移量超过 6mm 者，或唇腭裂继发上颌骨矢状向发育不足者，可以考虑采用牵张成骨技术。通过 LeFort Ⅰ型截骨术，应用口内牵引或口外牵引器，可以使上颌骨移至预定位置，周围的软组织也能得以逐渐延伸。牵张成骨可以降低术后畸形的复发概率，而且可以减少或避免由于较大幅度前移上颌骨使腭咽闭合不全加重的并发症。

（3）术后正畸治疗：对单纯上颌 LeFort Ⅰ 型截骨术者，在术后第 4～5 周开始正畸治疗，可进一步排齐牙列、协调上下牙弓宽度、建立尖窝交错的锁结关系和防止术后复发等。若后牙出现局部开𬌗，可使用垂直向牵引，使其咬合恢复正常。

2. 上颌横向发育不足　上颌横向发育不足常与上颌矢状向发育不足并存。主要有两种方法，一种是单纯的正畸或矫形治疗，另一种是正颌 - 正畸联合治疗。前者主要用于牙性上颌弓狭窄或处于生长发育期的患者，而成人患者只能通过外科辅助的上颌扩弓治疗以获取稳定的矫治效果。

（1）上颌快速扩弓：上颌快速扩弓（rapid maxillary expansion, RME）基本原理是对两侧上颌骨施加矫形力，通过逐渐扩张尚未闭合的腭中缝来移动和扩展上颌牙弓。一般女性在 14～15 岁、男性在 15～16 岁时颌面骨缝已经闭合。对于成人骨性Ⅲ类错𬌗，RME 不能扩展闭合的腭中缝，上颌牙弓的扩大主要是通过上颌后牙的颊向倾斜移动和牙槽骨的弯曲变化来实现的，而不是上颌基骨的扩宽。对上下颌横向关系失调在 5mm 以内、需要牙性扩弓为主者可考虑采用 RME。

（2）外科辅助快速上颌扩弓：大部分成人上颌横向发育不足，比较合理的方法是外科辅助快速上颌扩弓（surgically assisted rapid maxillary expansion, SARME）。

1）适应证：骨性上下颌横向关系失调大于 5mm；明显的上颌横向发育不足伴上颌牙弓狭窄和下颌牙弓过宽，为了避免上颌骨正中分块手术扩宽的幅度超过 5～6mm 而出现骨段间难以愈合的情况，可优先选择 SARME；正畸扩弓失败者；唇腭裂修补术后继发上颌骨横向严重发育不足；严重的鼻腔狭窄者。

2）技术要点：①在进行 SARME 之前，需术前正畸去除下颌牙尖的干扰，消除影响上颌牙弓扩展的阻力，使扩展后的上颌牙列与下颌牙列建立尖窝交错的咬合关系，预防术后复发。②术前在腭部安置 Haas 或 Hyrax 螺旋扩大器。③全麻下进行 LeFort Ⅰ 型截骨术，凿开鼻中隔骨性连接，在左右中切牙之间切开牙槽嵴骨质，通过前鼻棘向后切开腭侧骨板，分开腭中缝。将矫治器螺孔进行转动，确认上颌骨的所有骨性连接被完全分开后将螺旋扩大器回复至 1～1.5mm 扩展量的位置，彻底冲洗切口后缝合。④从术后第 5 天开始扩大上颌牙弓，每天旋转螺孔 4 次，每次 0.25mm，每天的扩大量为 1mm 左右。如果疼痛较为明显，应减慢上颌的扩展速率。当左右两侧上颌骨被牵张至预期位置时，可再作少许过矫正 2～3mm。⑤扩弓完成后至少保持 12 周。SARME 通常在治疗的初期进行，为严重牙列拥挤的矫治创造了条件，而且避免了拔牙。对同时存在上颌骨横向、垂直或矢状向异常的患者来说，治疗计划应包括 SARME，Ⅱ期再进行 LeFort Ⅰ 型截骨术整体前移或者下降上颌骨。

3. 上颌垂直向发育不足　诊断时注意，若上颌骨垂直向发育不足伴下颌骨发育过度，前牙可对刃，首选正颌 - 正畸联合治疗；上颌骨无垂直向发育不足仅下颌骨发育过度，前牙可对刃，可尝试正畸掩饰性治疗。上颌垂直向发育不足按常规进行术前正畸治疗，并根据畸形发生的部位与严重程度进行手术设计。LeFort Ⅰ 型截骨术下降的方向与幅度，需综合分析面高比例、上颌前牙唇齿关系、X 线头影测量 VTO、模型外科、年龄以及主诉。上颌骨向下移动会导致下颌骨向后下（顺时针方向）旋转，会增加面下份高度，同时减小颏突度，通常需要配合下颌骨及颏部的正颌外科手术，才能取得良好的咬合关系与面形改善。

4. 下颌骨体发育过度

（1）术前正畸治疗：大多数下颌发育过度患者的前牙会发生代偿性倾斜，多表现为下前牙舌倾、上前牙唇倾，可参考上述内容进行术前正畸治疗。对于严重的下颌矢状向以及横向的发育过度，常常伴随下颌牙列过多的散在间隙，术前正畸无法完全关闭间隙，需要下颌体部截骨的病例，根据截骨的位置将下颌间隙集中在第一前磨牙远中或者第二前磨牙远中。

（2）手术设计：目前主要下颌支矢状骨劈开术 BSSRO 来矫治下颌发育过度，部分采用下颌支垂直（或斜行）骨切开术。常用配合使用的其他手术有水平截骨颏成形术、下颌前部根尖下截骨术、下颌体部截骨手术。整体后退下颌骨时，若下颌 Spee 曲线过大，需行下颌前部根尖下截骨术；若严重的下颌发育过度伴下颌正畸去代偿后过多的间隙，伴有上下颌宽度的不调，需先行下颌体部截骨术，实现下颌的分步后退，减小下颌后牙段的宽度，3～6 个月后可进行下颌 BSSRO 后退。

（3）术后正畸治疗：下颌支垂直（或斜行）骨切开术需要行 6～8 周的颌间牵引固定后即可开始术后正畸治疗。下颌支矢状骨劈开术在术后 5～6 周就可开始正畸治疗。术后正畸可进一步排齐整平牙列，关闭剩余间隙,建立正常稳定的尖窝交错关系。若出现复发趋势,可适当应用Ⅲ类牵引,但应注意防止后牙伸长。

5. 颏部发育过度 多数情况下与下颌发育过度同时发生,也可单独出现。侧貌分析鼻、唇、颏部不协调,小三停比例中下唇高度增大。正颌手术后仍会存在下颌比较宽大,小三停比例不协调的情况,需在正颌手术设计时注意设计将颏部高度降低,使小三停获得更加协调的比例关系。

6. 上颌发育不足伴下颌发育过度 此类错𬌗是临床常见的骨性Ⅲ类错𬌗,常规进行上颌前移、下颌后退的双颌手术,部分需行颏成形术。术前术后正畸治疗原则及手术方式可参考上述内容。

病例一

成年女性,反𬌗、地包天求治(图 17-17～图 17-20)。

临床检查:凹面形,双侧磨牙超近中关系,前牙反𬌗,反覆盖 10mm,反覆𬌗 2mm,下牙列中线左偏 1mm。16、26、27 龋坏,18、28 埋伏阻生。TMJ 未见异常。头影测量分析:SNA:79.6°,SNB:85.5°,ANB:−5.9°,UI-SN:108.0°,LI-MP:75.3°。

诊断:骨性Ⅲ类错𬌗(上颌发育不足,下颌发育过度),安氏Ⅲ类错𬌗。

治疗设计:正畸-正颌联合治疗。①术前正畸:拔除 15、25、35、45,解除牙列拥挤,维持前牙位置,协调牙弓宽度;②正颌手术:高位 LeFort Ⅰ型手术前移上颌,摆正𬌗平面,BSSRO 后退;③术后正畸:精细调整,片切下前牙,协调上下前牙牙量;④修复治疗:全冠修复龋齿。

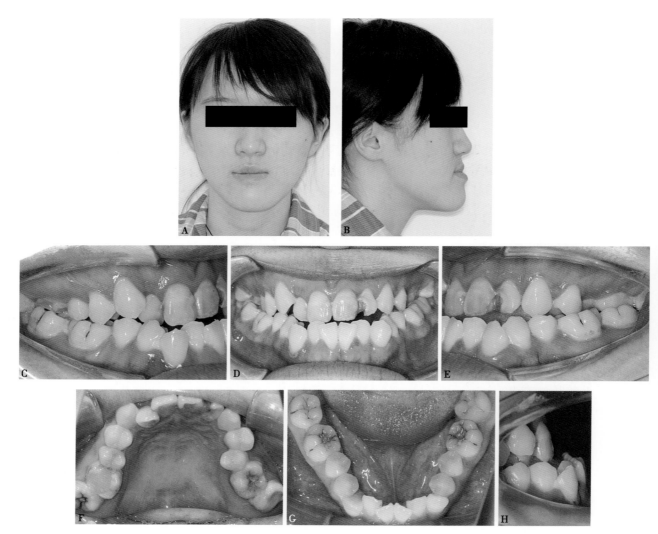

图 17-17 治疗前

A,B. 面像 C～H. 口内像

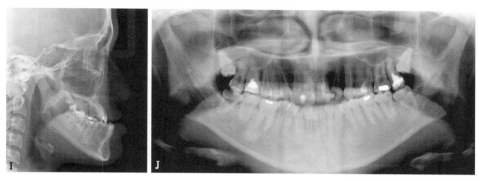

图 17-17　治疗前（续）

I，J. X 线片

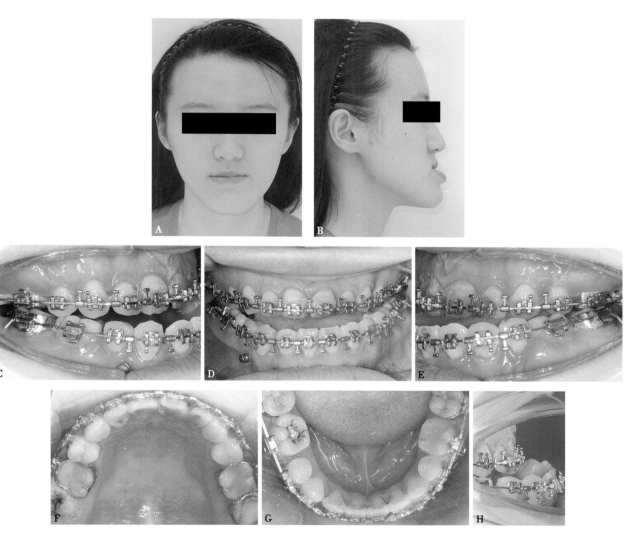

图 17-18　去代偿正畸治疗后

A，B. 正颌手术前面像　　C～H. 口内像

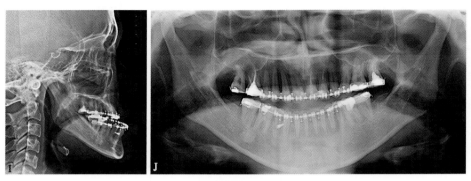

图 17-18 去代偿正畸治疗后（续）
I，J. X线片

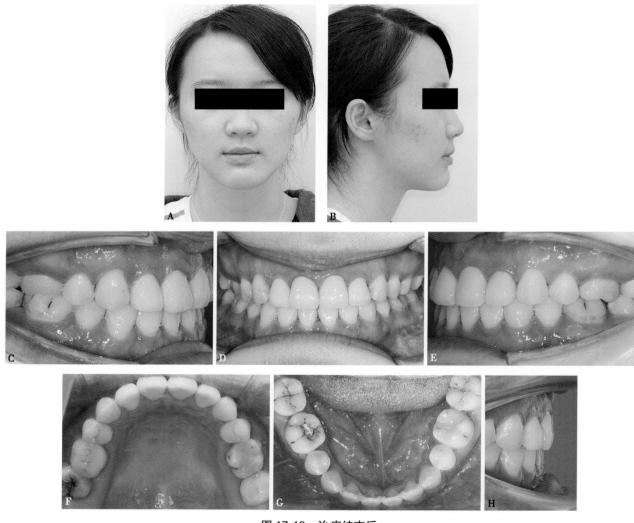

图 17-19 治疗结束后
A，B. 面像 C～H. 口内像

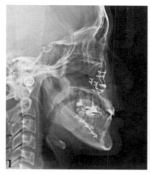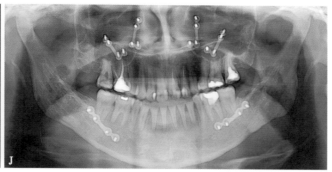

图 17-19　治疗结束后（续）
I，J. X 线片

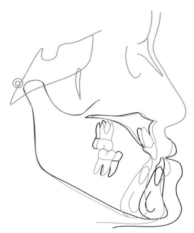

图 17-20　治疗前、后头影测量重叠图
黑色线条所示为治疗前，橙色线条所示为治疗后

治疗体会：

该骨性Ⅲ类患者的手术方案设计关键点在于上颌骨，该患者上颌骨𬌗平面存在轻度倾斜，𬌗平面的选择确定和预测要结合临床检查和头颅定位侧位片分析。摆正上颌𬌗平面关键在于𬌗平面的确定，是以左侧上颌第一磨牙到上颌中切牙为准，还是右侧上颌第一磨牙到上颌中切牙为准，还是两者之间？临床检查中患者微笑时两侧后牙及前牙露齿的测量要准确。该患者上下牙弓宽度不调，相差 4mm，术前正畸过程中，通过拔牙及维持下前牙位置，以丧失支抗前移磨牙来缩窄牙弓，协调牙弓宽度，可避免分块手术。术后正畸过程中为获得精细的尖窝锁结关系，可通过片切来协调 Bolton 比。最后通过和口腔修复科的联合治疗，将龋齿进行冠修复来达到更加精美的治疗效果。

病例二

成年男性，下巴突出、咬合困难求治（图 17-21～图 17-24）。

临床检查：凹面形，面下 1/3 高度过大，全牙列反𬌗，双侧磨牙超近中关系，前牙反𬌗，反覆盖 14mm，反覆𬌗 0.1mm，22、36、46 残根，18、28 埋伏阻生。TMJ 未见异常。头影测量分析：SNA：83.2°，SNB：96.6°，ANB：−13.3°，UI-SN：122.7°，LI-MP：79.7°。

诊断：骨性Ⅲ类错𬌗（上颌发育不足，下颌发育过度），安氏Ⅲ类错𬌗。

治疗设计：正畸 - 正颌联合治疗。①术前正畸：拔除 14、24 及 22、36、46 残根，解除牙列拥挤，去代偿，协调牙弓宽度；②正颌手术：高位 LeFort Ⅰ手术前移上颌，摆正𬌗平面，BSSRO 后退 12mm，颏成形垂直向降低 3～5mm；③术后正畸：精细调整；④修复治疗：全冠修复龋齿。

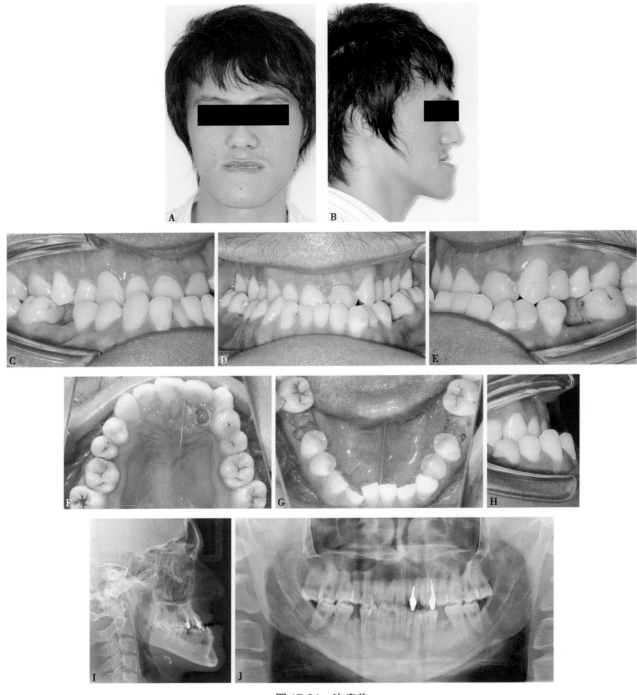

图 17-21　治疗前

A，B. 面像　　C～H. 口内像　　I，J. X 线片

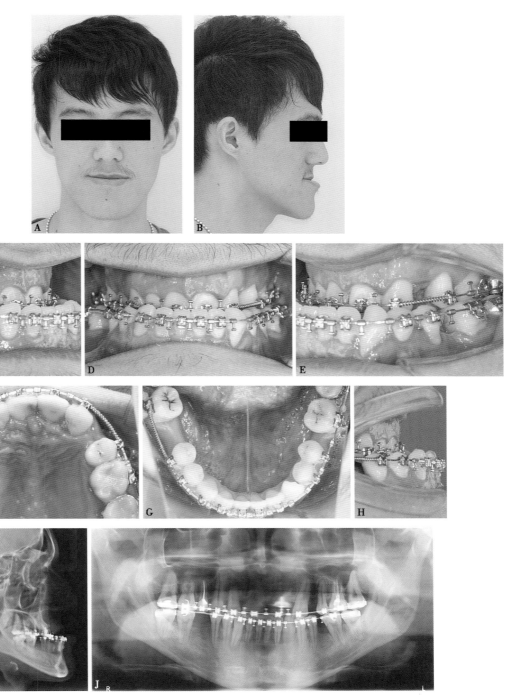

图 17-22　拔牙去代偿正畸术前治疗后
A，B. 面像　C～H. 口内像　I，J. X 线片

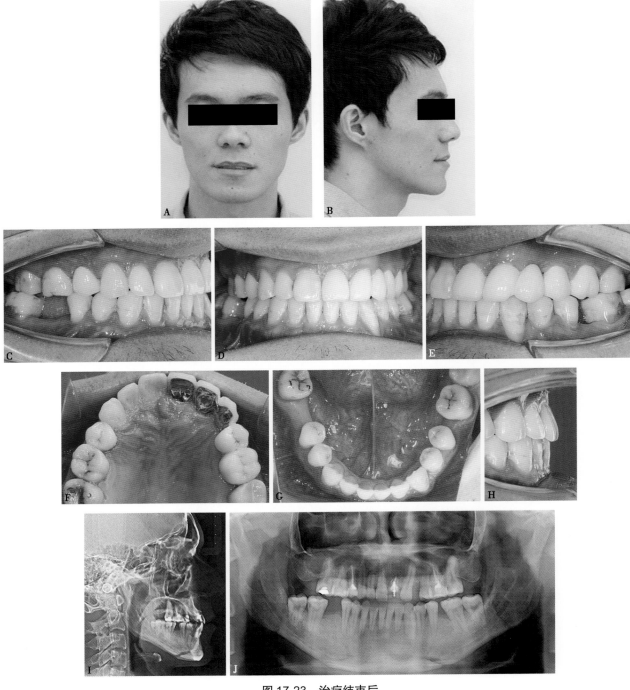

图 17-23　治疗结束后
A，B. 面像　C～H. 口内像　I，J. X 线片

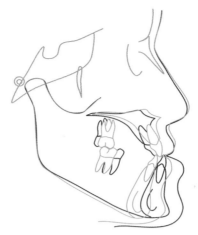

图 17-24　治疗前、后头影测量重叠图
黑色线条所示为治疗前,橙色线条所示为治疗后

治疗体会:

该患者下前牙严重舌倾,在术前正畸时可用开大曲高效去代偿。患者牙周状况不佳,治疗过程中要时刻监控下前牙牙周情况,若牙龈退缩严重,可联合牙周病科进行牙龈移植术。模型外科设计时,注意面下 1/3 小三停比例失调,设计颏成形垂直向降低 3～5mm,改善小三停比例。术后正畸时,要合理分配剩余间隙,为修复或种植预留间隙。

病例三

成年男性,地包天、下颌前突求治(图 17-25～图 17-31)。

临床检查:凹面形,面下 1/3 高度过大,全牙列反𬌗,双侧磨牙超近中关系,前牙反𬌗,反覆盖 2mm,反覆𬌗 0mm,36、46 银汞充填体,下前牙舌倾,根形暴露。TMJ 未见异常。头影测量分析:SNA:80.1°,SNB:86.2°,ANB:−5.4°,UI-SN:108.1°,LI-MP:84.2°。

诊断:骨性Ⅲ类错𬌗(上颌轻度发育不足,下颌发育过度),安氏Ⅲ类错𬌗。

治疗设计:正畸 - 正颌联合治疗。①术前正畸:解除牙列拥挤,去代偿,协调牙弓宽度,下前牙区植骨 + GBR 辅助排齐整平去代偿;②正颌手术:LeFort Ⅰ手术前移上颌,BSSRO 后退;③术后正畸:精细调整。

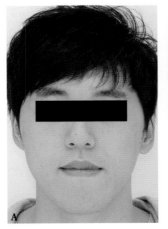
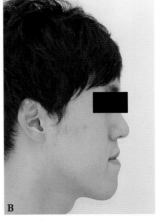

图 17-25　治疗前
A,B. 面像

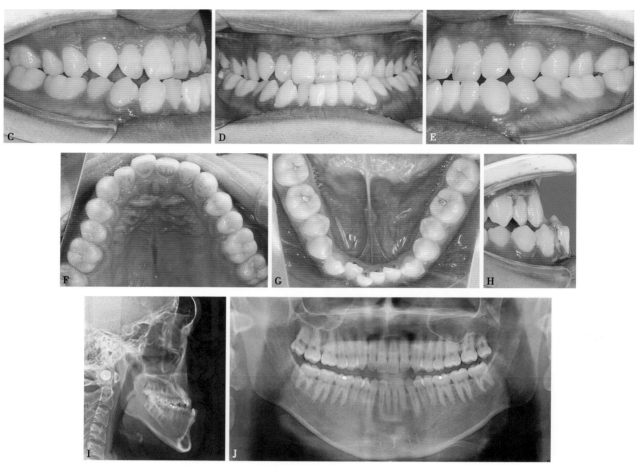

图 17-25 治疗前（续）
C～H. 口内像 I, J. X 线片

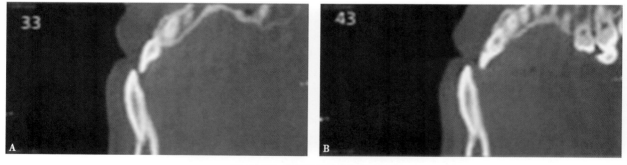

图 17-26 下前牙区 CBCT 检查
骨量不足以下尖牙最严重：严重骨开裂

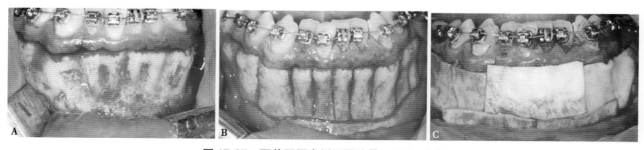

图 17-27 下前牙唇齿侧牙周植骨＋GBR 手术

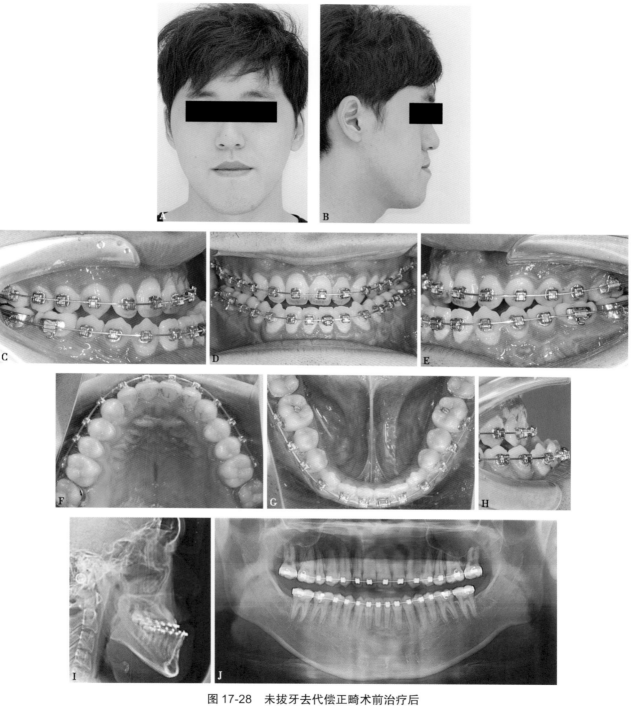

图 17-28　未拔牙去代偿正畸术前治疗后

A，B. 面像　C～H. 口内像　I，J. X 线片

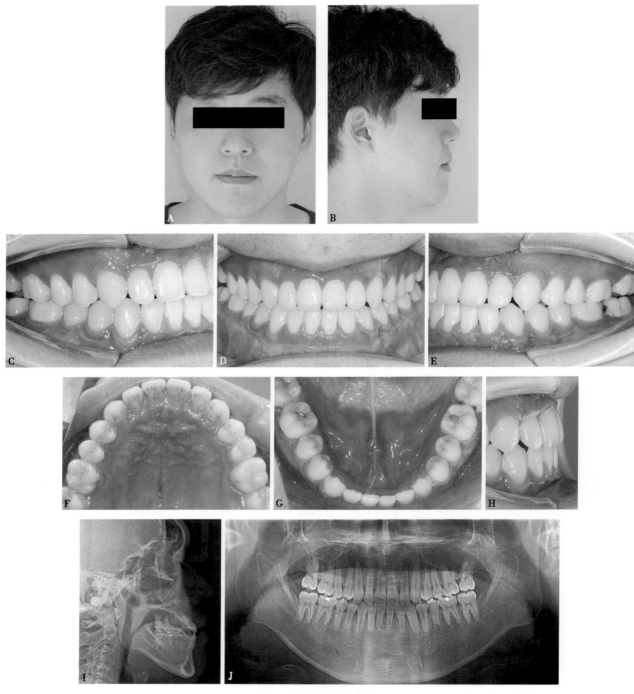

图 17-29　治疗结束后
A，B. 面像　C～H. 口内像　I，J. X线片

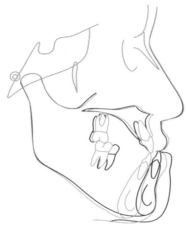

图 17-30　治疗前、后头影测量重叠图
黑色线条所示为治疗前,橙色线条所示为治疗后

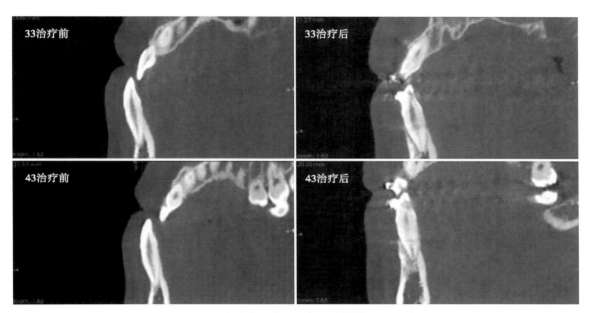

图 17-31　治疗前后前牙区颊舌向骨量 CBCT 对比

治疗体会:

该患者为骨性Ⅲ类病例,下前牙严重舌倾,前牙区牙槽骨存在失用性萎缩,CBCT 检查发现下前牙区唇侧骨皮质极少,尖牙存在严重骨开裂,是为严重颊舌向骨量失调,传统术前正畸去代偿大幅牙移动过程中风险极大。术前正畸通过植骨增加了下前牙根唇侧牙槽骨量、恢复牙周组织完整性的同时,同时又运用了 GBR 技术引导唇侧骨再生,进一步增加了治疗的稳定性。因此在下前牙完全去代偿,植骨术后 2 年后 CBCT 显示牙根表面有大量的骨质覆盖,骨开裂得到明显的改善。

二、骨性Ⅱ类错𬌗正颌正畸联合治疗具体治疗方案

(一)骨性Ⅱ类错𬌗的临床表现与鉴别诊断

骨性Ⅱ类错𬌗畸形不同于牙性及功能性Ⅱ类错𬌗畸形,颌骨异常是主要病因,但其常常也伴发牙性和(或)功能性畸形。临床检查和 X 线头影测量是诊断骨性Ⅱ类错𬌗畸形重要手段,通过检查所获得的数据,分析骨性Ⅱ类错𬌗上颌骨、下颌骨不同的大小和位置特征,包括了三维骨骼和牙弓关系的不协调。

骨性Ⅱ类畸形患者的主诉以"龅牙"为主，这就需要我们从畸形发生机制上进行鉴别诊断，以区分骨性Ⅱ类畸形的病因是上颌异常还是下颌异常，抑或双颌均异常。就其发病机制而言，可以分为以下几种类型：

1. 上颌发育正常，下颌发育不足　这类患者主要是下颌的问题，包括下颌骨发育不足（下颌升支、下颌体部）与相对于上颌及颅底位置靠后。临床上骨性Ⅱ类错𬌗中上颌正常、下颌发育不足的比例有75%，且31.7%为严重下颌发育不足。这类患者临床表现主要特点：①下颌体部发育不足，主要表现为矢状向、横向上大小的发育不足，牙槽骨基骨空间狭小，牙列出现下切牙唇倾、Spee曲线深、拥挤、三角形牙弓等表现；②下颌升支发育不足，后下面高减小，下颌角前切迹加深，下颌平面角增大，可同时伴有下颌体部长度不足，下颌总长度明显减小。

2. 上颌发育过度，下颌发育正常　这类患者的问题主要出现在上颌，其表现为：①上颌矢状向发育过度：又称上颌前突，包括全上颌骨与前牙区牙槽骨的矢状向发育过度。全上颌骨的发育过度表现为上颌基骨前移，A点前移，SNA角增大，软组织鼻下点Sn前移。临床检查上唇皮肤过于饱满，鼻唇角减小，口内触诊牙槽骨形态，基骨丰满且较牙弓明显外突，累及后牙区时上颌同时表现出横向发育过度，上颌牙弓宽度大于下颌；前牙区牙槽骨的发育过度表现为A点位置正常，牙槽骨相对切牙过于唇侧位，部分患者切牙由于代偿相对舌向倾斜，上颌前部牙槽骨角度相对FH平面增加，鼻唇角明显减小。②上颌垂直向发育过度：包括全上颌骨与上颌局部（前部或后部）的垂直向发育过度（vertical maxillary excess，VME）。全上颌骨垂直向发育过度表现为微笑露龈，前、后牙区牙龈暴露程度增加，常伴有上唇长度代偿性增加，部分掩盖露龈微笑问题；上颌前部垂直向发育过度表现为前牙区明显微笑露龈，上颌𬌗平面相对FH平面角度增大，上下颌骨呈高角生长型，此时往往伴有下颌后缩。上颌后端垂直向发育过度患者，前牙区露龈微笑的问题可能并不明显，因为后牙区垂直向发育过度，下颌常后下旋转，下面高增加，造成前牙区水平开𬌗。

【鉴别诊断】　上述两者相鉴别，根据SNA角、SNB角、A点、B点的位置，上颌发育正常的体征：①请对方模拟下颌前伸动作，使软组织颏前点到达零子午线，前牙处于对刃𬌗甚至轻度反𬌗，且面下1/3软组织正面观与侧面观协调；则表明该患者主要是下颌发育异常。若组织颏前点到达零子午线，面型仍然不协调，表现为明显深覆盖，则提示该患者上颌存在畸形。②请对方站在镜子前，平视前方，用纸完全遮挡面部口角水平以下区域，静态和微笑露齿正常，鼻唇软组织外形协调，则是下颌发育不足为主导。值得注意的是，少部分病例存在下颌发育不足的同时，上颌骨也处于后缩位。

3. 上颌发育过度伴下颌发育不足　这类患者常常表现为严重的骨性Ⅱ类畸形，包括相对于颅底上颌前突、下颌后缩所致的矢状向不协调，与上颌骨与下颌骨存在大小不协调，累及上下颌基骨形态、牙槽丰满度的不匹配。

4. 骨性Ⅱ类畸形颞下颌关节紊乱病（tempromandibular joint disorder，TMD）　临床表现以下颌发育不足为主。关节结构内紊乱（盘髁关系异常、髁突发育不足或骨质吸收）、关节强直和外伤等各种不同时期和不同症状体征的颞下颌关节结构紊乱，会引起不同程度的牙颌面畸形。骨性Ⅱ类错𬌗伴TMD主要表现为下颌升支发育不足，髁突短小，下颌平面陡，下颌角前切迹深，下颌位置的不稳定（多重咬合）。水平型开𬌗表现为前牙深覆盖的同时，累及前磨牙区缺乏尖窝交错关系，常出现前磨牙区开𬌗。遇到这类临床表现的患者，需要高度关注颞下颌关节的问题，见图17-32。

5. 颏发育不足　多数情况与下颌发育不足同时发生，也可单独出现。表现为侧貌分析鼻、唇、颏的不协调，颏部突度与高度的不足，结合容貌正面分析，小三停比例中下唇高度减小，颏肌紧张，颏唇沟变浅而使颏部软组织轮廓不清晰。

（二）牙代偿的临床表现、诊断与治疗

骨性Ⅱ类患者正颌正畸治疗应当遵循两个原则：一是"先考虑骨，再考虑牙"，二是能通过正畸方法解决的问题尽量不要通过正颌分块手术。这就要求，预先设计正颌手术最终的颌骨位置的同时，明确诊断牙代偿问题，充分估计正畸治疗需要去代偿的程度。利用常规的正畸治疗生物学原理，设计术前正畸治疗方案，为正颌手术移动颌骨提供足够的空间。

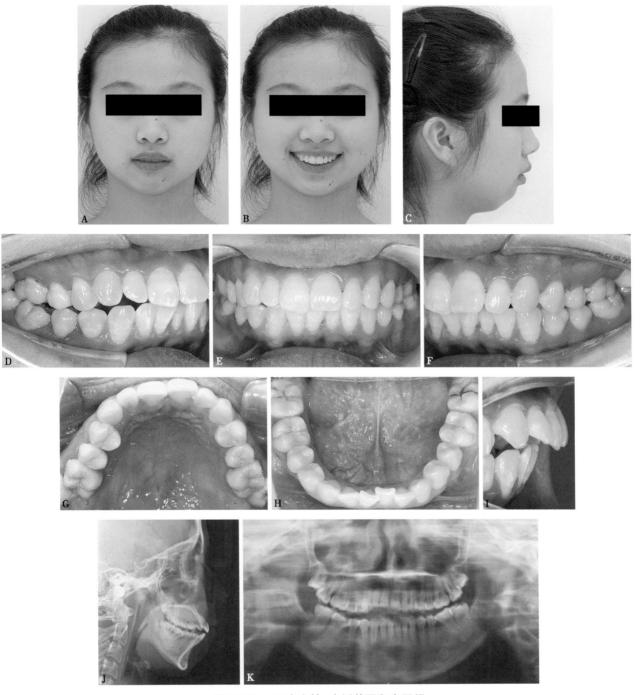

图 17-32　19 岁女性，主诉龅牙和小下颌

A～C. 面像　D～I. 口内像　J, K 为 X 线片。诊断及诊断依据：青春期出现 TMD，下颌发育矢状向、垂直向发育不足，颏发育不足，上颌发育正常。微笑露齿正常，上唇皮肤未见过于饱满，鼻唇角正常，颏部软组织轮廓不清晰，口内前牙、前磨牙区水平型开𬌗。和多数病例一样，TMJ 并无症状，曲面体层片显示髁突短小。注意前磨牙区的开𬌗

　　1. 不同垂直生长型骨性Ⅱ类畸形的牙代偿表现　①低角，上颌𬌗平面和下颌平面相对于 FH 平面角度小，下切牙过度萌出，伴发深覆𬌗和过深的 Spee 曲线。②高角，主要表现为过陡的下颌平面，下颌垂直向、矢状向发育不足；同时，上颌垂直向发育过度导致下颌骨顺时针旋转，加重下颌后缩，出现前牙垂直向开𬌗。下颌由于 B 点位置靠后合并牙槽骨基骨空间的不足，出现下切牙过度唇倾、三角形牙弓、牙列拥挤；上切牙相对于 FH 平面倾斜度（U1-FH）正常或者代偿性腭向直立，部分也可表现为唇倾。③均角，正

417

面观有较为协调的面部比例,侧面还是能够体现出上下颌的差异,可有上述多种牙代偿特征。

2. 颌骨横向不调的牙代偿表现　骨性Ⅱ类错𬌗的上牙弓宽度狭窄,原因是磨牙为远中关系,上颌磨牙咬合于下牙弓狭窄的部位,上颌磨牙腭向倾斜,尤其双侧前磨牙区的正锁𬌗提示难以通过代偿性正畸治疗纠正潜在骨骼不调,这类患者需要正颌 - 正畸联合治疗。

3. 术前正畸去代偿解决的问题　术前正畸去代偿的关键是恢复上切牙长轴与牙槽长轴的正常关系、协调牙弓形态与牙槽基骨的丰满度,结合上下颌骨的矢状向位置、上颌的垂直向数据、上颌𬌗平面角与下颌平面角、颏凸度以及软组织形态,确定牙齿移动的方向及范围。

【治疗】　①恢复上切牙长轴与牙槽长轴的关系,牙根直立于牙槽骨中,唇倾去代偿时产生间隙,内收前牙、解除拥挤时需要间隙。针对正颌手术上颌骨需要逆时针旋转的病例,术前正畸保留上切牙的直立。②一般根据下切牙长轴与下颌平面的角度(L1-MP 角)内收下前牙,加大深覆盖。③排齐整平牙列,纠正过深的 Spee 曲线。④协调上下牙弓宽度。

病例四

22 岁女性,主诉上下唇前突(图 17-33～图 17-37)。

诊断及治疗方案:治疗前鼻下区上唇丰满,静态露齿过多,上颌垂直向及矢状向发育过度,下颌长度基本正常,颏发育不足。正畸 - 正颌联合治疗,拔除 15、25、34 和 44,手术上颌上抬、后退 + 颏成形前移。

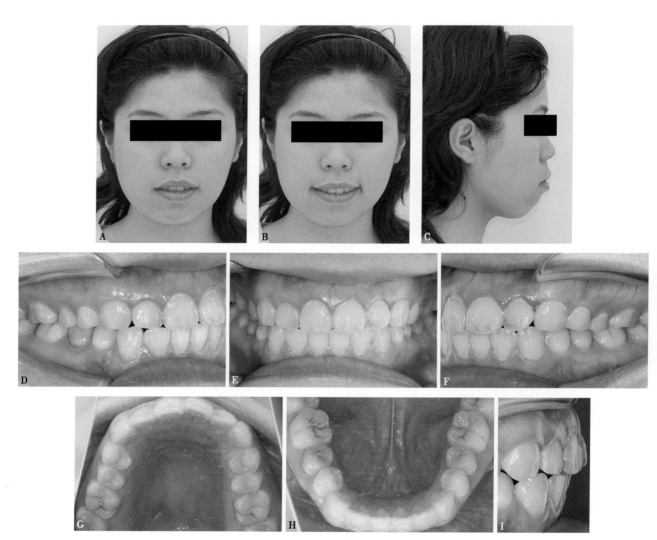

图 17-33　治疗前面像与口内像

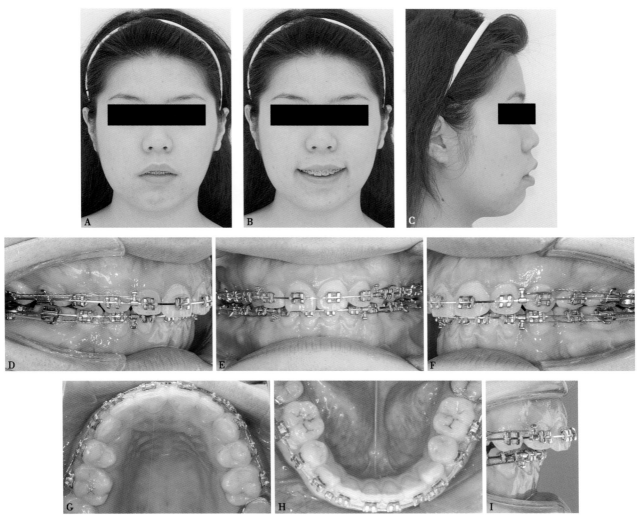

图 17-34　上颌拔牙内收过度前突上前牙的术前正畸治疗后，面像与口内像

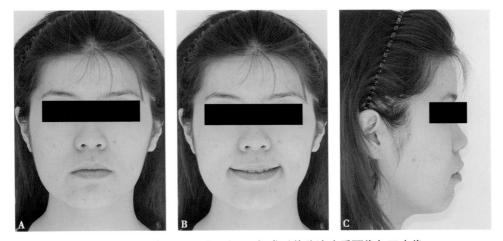

图 17-35　手术上颌上抬、后退 + 颏成形前移治疗后面像与口内像

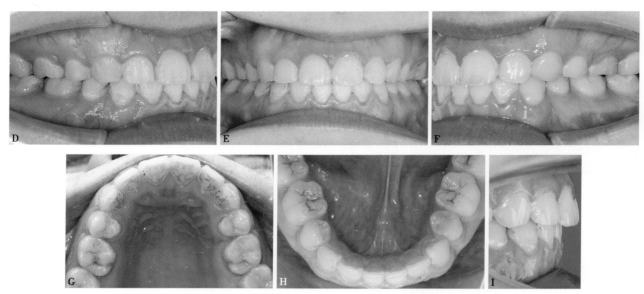

图 17-35　手术上颌上抬、后退 + 颏成形前移治疗后面像与口内像（续）

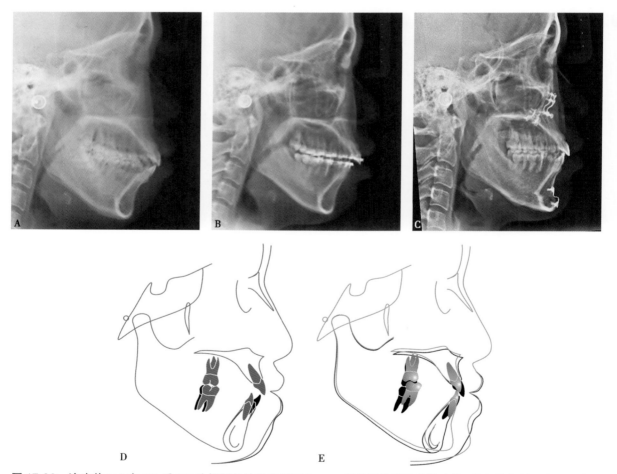

图 17-36　治疗前（A）中（B）后（C）头颅侧位片及重叠图（D，E. 黑色线条所示为治疗前，紫色线条所示为治疗中，橙色线条所示为治疗后）

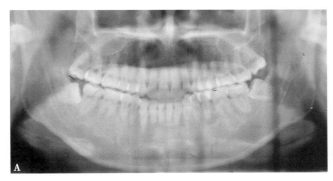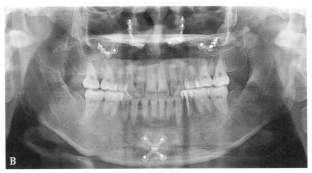

图 17-37　曲面体层片对比

治疗体会：

①上下颌支抗控制，消耗上磨牙支抗，避免上切牙内倾，加强下磨牙支抗，下切牙内收去代偿；②上颌术前采用拔牙正畸，改善方圆形牙弓，避免术中截骨分块，减小创伤。

骨性Ⅱ类错𬌗畸形术前正畸治疗中，绝大部分病例下颌选择拔除第一前磨牙，利用摇椅弓、多用途弓等方式整平 Spee 曲线，内收下前牙去代偿，少部分解除牙列拥挤为主的病例选择非拔牙或者拔除第二前磨牙；上颌与常规正畸拔牙方案基本一致，由于上切牙前突、牙列拥挤可选择拔除第二前磨牙。值得注意的是，针对上切牙长轴正常或者腭向直立、无明显牙列拥挤的病例，为避免上颌拔牙治疗引起上切牙过度内倾，牙弓宽度减小，前、后牙长轴和牙槽长轴不协调，临床上应该选择采用单下颌拔牙的方式，最终建立磨牙完全近中关系、尖牙中性关系的、上下颌广泛接触的牙尖交错关系。

病例五

18 岁女性，主诉上唇前突。

诊断及治疗方案：低角，上颌发育过度，下颌发育不足，颏形态良好。正畸 - 正颌联合治疗，拔除 34 和 44，手术上颌上抬、后退 + 下颌前移（图 17-38～图 17-43）。

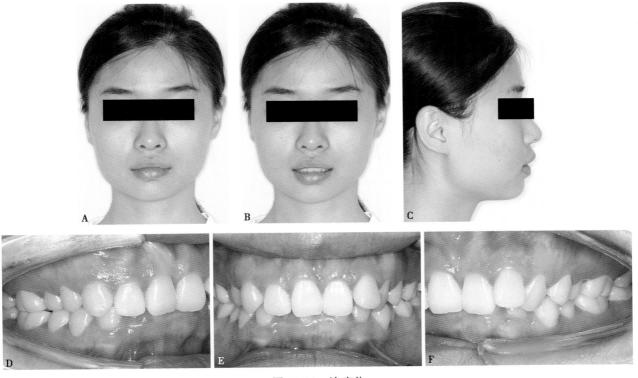

图 17-38　治疗前
A～C. 面像　D～I. 口内像

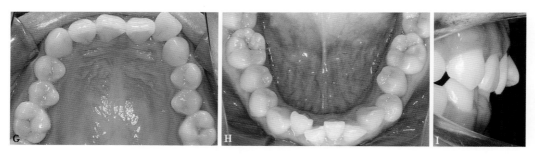

图 17-38 治疗前（续）

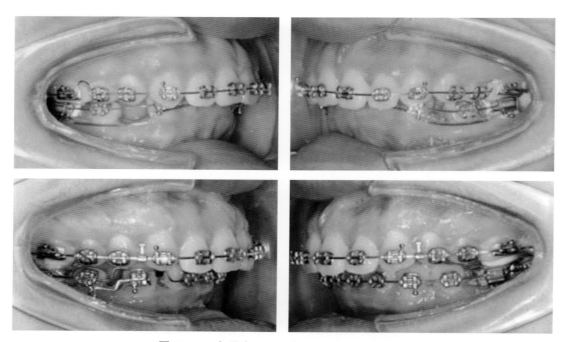

图 17-39 多用途弓以及片段弓排平下颌殆曲线

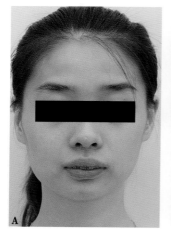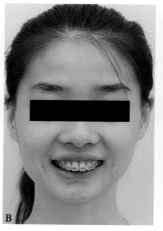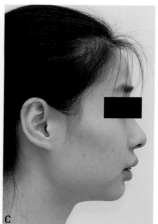

图 17-40 后移唇倾下切牙

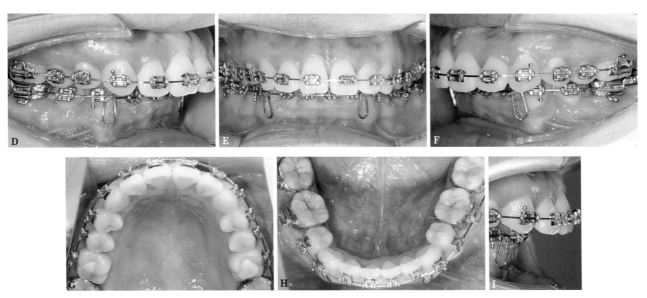

图 17-40　后移唇倾下切牙（续）

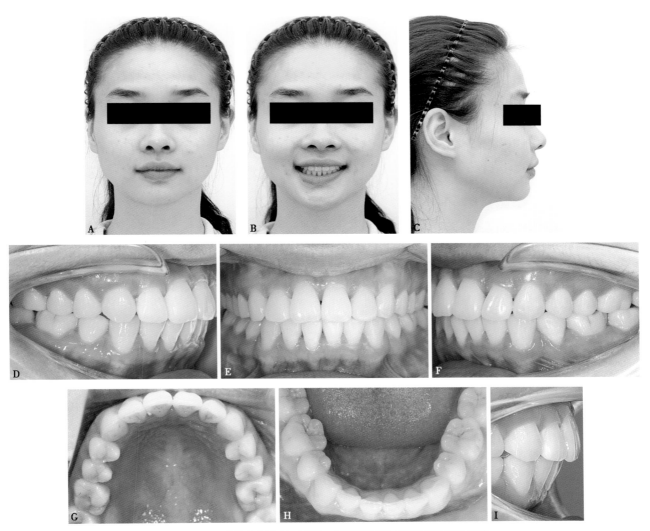

图 17-41　手术上颌上抬、后退 + 下颌前移治疗后面像与口内像

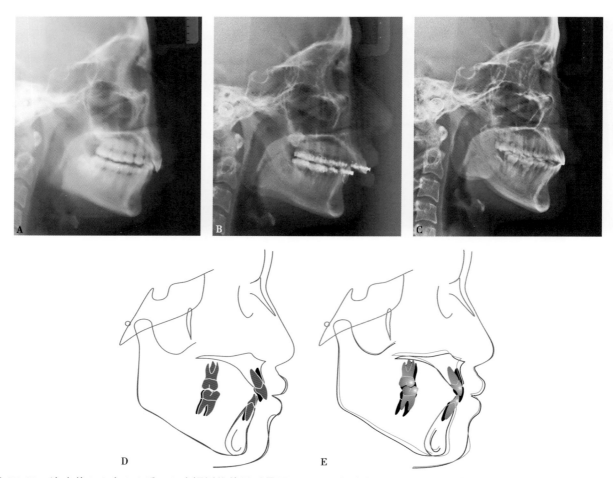

图 17-42　治疗前（A）中（B）后（C）头颅侧位片及重叠图（D，E. 黑色线条所示为治疗前，紫色线条所示为治疗中，橙色线条所示为治疗后）

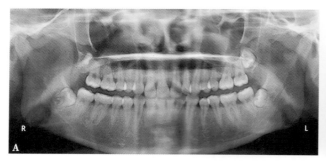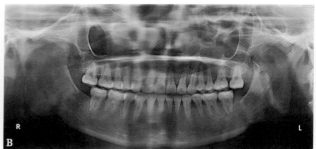

图 17-43　曲面体层片对比

治疗体会：

①上颌牙代偿问题的诊断，前、后牙长轴相对于牙槽长轴均明显舌倾，利用拥挤度调整前、后牙长轴与牙槽骨的关系，临床可以接受结束时为完全近中的磨牙关系；②深覆𬌗、下颌深 Spee 曲线等，绝大部分的正畸工作会分配在下颌如何整平牙列、如何创造下前牙内收的空间。

4. 术前正畸去代偿的限制　原则上通过正畸方法可以解决大部分病例牙的位置问题，但严重的骨性畸形会限制排齐整平、牙去代偿的正畸治疗，必须通过正颌分块手术的辅助。例如：①牙槽骨的丰满度严重不足，难以容纳牙弓，下前牙牙龈明显退缩、牙槽骨较大的缺损等情况，Spee 曲线过陡，在尖牙和前磨牙之间存在 4～5mm 以上的台阶，若通过正畸方法压低下前牙、整平下颌 Spee 曲线风险较高。此时，下颌根尖下截骨手术下降下前牙段，整平牙列是十分安全有效的方法，术前正畸仅需要用片段弓把下颌前、后牙分三段排齐。②上切牙连同牙槽骨过度唇倾，全牙弓基骨过度丰满呈"救生圈"样外形，牙弓形态宽大，需要上颌分 3～4 块手术，术中同期拔除第一前磨牙。③下颌体部矢状向、横向空间极为不足，拔牙正畸仍然空间不足，或者 BSSRO 手术前移幅度过大而可能出现骨段间难以愈合的情况下，需要通过下颌骨 DO 手术，延长下颌体部的长度，在磨牙段产生新的牙槽骨段，部分病例可避免前磨牙的拔除，最终建立中性的磨牙关系。

病例六

26 岁女性，主诉龅牙和闭唇困难。

诊断及治疗方案：高角，上颌发育过度，下颌发育不足，颏发育不足。正颌 - 正畸联合治疗，拔除 35、45，手术中拔除 14、24，上颌骨分四块上抬、逆时针旋转 + 下颌自动向前上旋转 + 下颌前移（图 17-44～图 17-48）。

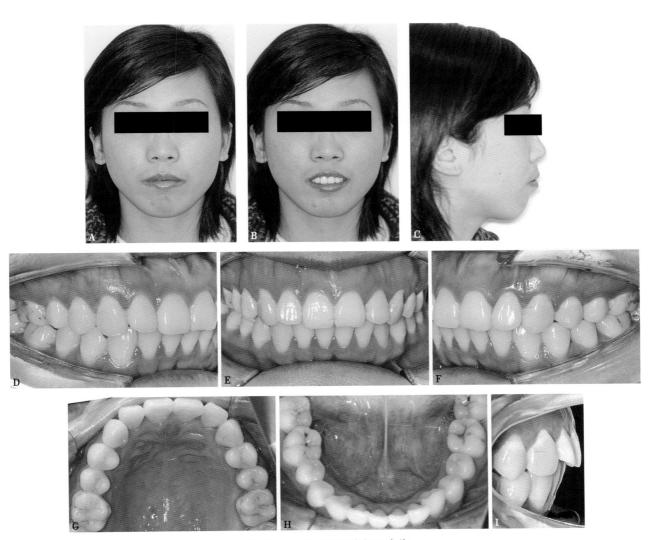

图 17-44　治疗前面像与口内像

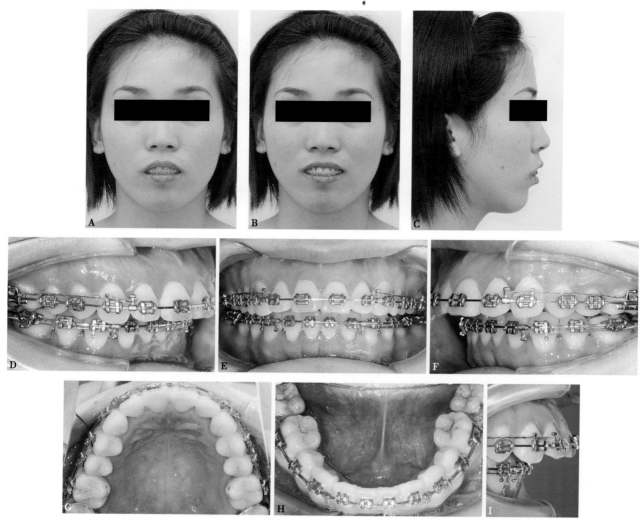

图 17-45　术前面像与口内像

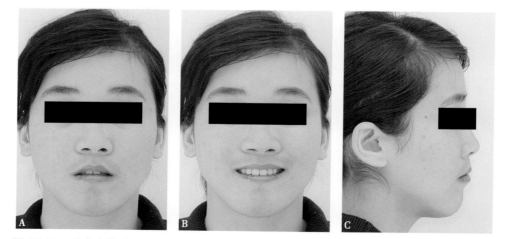

图 17-46　手术中拔除 14、24，上颌骨分四块上抬、逆时针旋转 + 下颌自动向前上旋转 + 下颌
前移治疗后面像与口内像

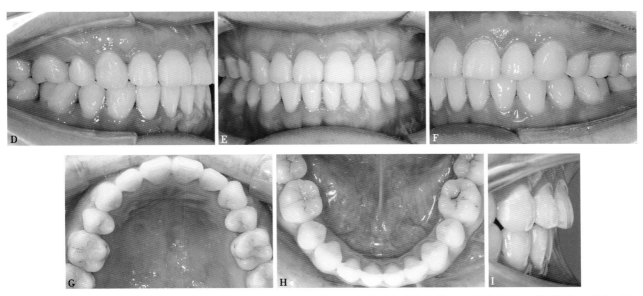

图 17-46　手术中拔除 14、24，上颌骨分四块上抬、逆时针旋转 + 下颌自动向前上旋转 + 下颌前移治疗后面像与口内像（续）

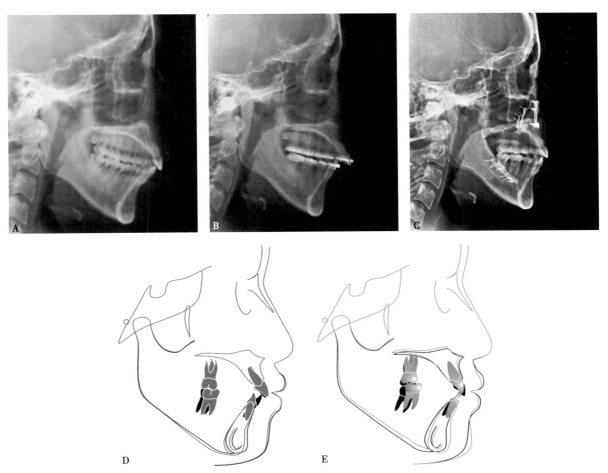

图 17-47　治疗前（A）中（B）后（C）头颅侧位片及重叠图（D，E. 黑色线条所示为治疗前，紫色线条所示为治疗中，橙色线条所示为治疗后）

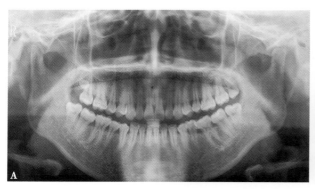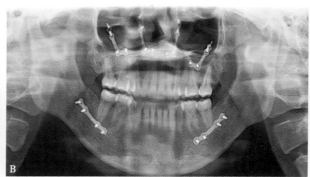

图 17-48　曲面体层片对比

治疗体会：

①上颌牙槽骨基骨过于饱满，必须通过术中拔牙、分块截骨拼对咬合；②下颌拔除第一或者第二前磨牙，术前正畸加大深覆盖。

（三）正颌手术要点

1．术前准备术前正畸完成时的弓丝即是手术固定弓丝，一般在至少放入该弓丝 4 周以后，牙齿与弓丝贴合并保持稳定，接下来开始模型外科的工作。

2．下颌发育不足、上颌在三维方向上均没有明显异常的骨性Ⅱ类错𬌗，通过双侧下颌支矢状劈开截骨术（BSSRO）前移下颌骨。若同时伴有颏发育不足，术中同期设计颏成形手术前移或前移、下降，获得良好的大、小三停比例。

3．上颌发育矢状向、垂直向发育过度、横向协调、𬌗平面正常者，需要 LeFort Ⅰ型截骨术矫正上颌骨位置。对于年轻的正畸医师来说，从 X 线头影测量分析预先判断上颌骨的后退量相对容易，但是对于上颌上抬的幅度，需综合分析面高、静态和微笑露齿、上唇静态和动态的外形、牙龈缘附着位置、年龄以及本身的审美观。对于那些以上颌垂直向发育过度为主、矢状向畸形并不严重的病例，常采用的是 LeFort Ⅰ型截骨上抬、少量后退（2～4mm）以及颏成形术改善面型，此时下颌有自动的向前、上旋转，常不需 BSSRO 手术，见病例中图 17-36。

4．上颌发育过度、下颌发育不足、横向协调，𬌗平面正常者，往往采用 LeFort Ⅰ型截骨术＋BSSRO 或＋颏成形，见病例 #3。对于高角、𬌗平面明显增大者，需要逆时针旋转上下颌骨，以最大程度地改善下颌后缩的侧貌。

5．术前正畸去代偿受限、上下颌无法整体手术移动者，包括：上颌发育过度导致横向不调、异常的前牙牙槽骨长轴可以采用 LeFort Ⅰ型分块截骨术，术中拔第一前磨牙并分 3～4 块；术前正畸无法排齐、整平下颌牙列者，需要下前牙根尖下截骨术下降前牙段骨块，或者竖直过度唇倾的下前牙；少数严重的垂直向、矢状向、横向下颌发育不足分别需要设计下颌升支、体部、正中牵引成骨手术（distraction osteogenesis，DO），在三维数字化模型外科帮助下准确地控制截骨的位置、牵引器放置以及牵引方向。

治疗体会：

1．正畸的主要任务　明确诊断牙代偿问题，充分估计术前正畸治疗需要和能够去代偿的程度。术后正畸治疗的目标是维持手术效果稳定，重新建立口颌固有间隙和神经肌肉功能的稳定模式。术后正畸等同于常规正畸治疗，包括进一步排齐整平牙列，关闭剩余间隙，协调中线和匹配上下牙弓宽度，精细调整牙位。术后的复发是必然的，术后正畸完全有能力在较小的骨骼差异下，最终建立良好的牙颌关系，这也是不同于术前正畸的意义所在。

2．正颌术后 1～3 个月期间的主要任务　术后正畸治疗开始时间视手术后情况而定，常在术后 1～3 月内进行，特殊病例在术后很早期就要进行相应的牵引等治疗。①颌间牵引：术后短期会出现不同程度的咬合紊乱，出院时便需要进行牵引引导，以Ⅱ类、短Ⅱ类或箱状牵引为主，使颌骨位置逐渐稳定；②注意调𬌗：在咬合没有稳定的情况下，咬合高点往往是引发颌骨位置不稳定和关节症状的危险因素。

3. 分块术式的特殊　①术前正畸治疗需要将不同骨块上的牙分段排齐。需调整截骨线相邻牙根远离切口，避免术中伤及牙根，正常的轴倾度、尖窝交错关系的恢复在术后正畸中完成。②手术前 1 天剪断截骨线处弓丝，手术中外科医师在相邻牙的牙颈部用较粗的钢丝结扎，以控制骨块间的稳定。术后 1～2 个月剪去钢丝同时，正畸医师尽快放入连续弓丝，保持𬌗平面的连续性。③分块截骨时，为了保护牙根，常常留下约 1mm 的牙列间隙，正畸治疗关闭剩余间隙简单而安全。④极少数病例由于术中不可预测的牙尖牙根干扰、去骨位置的风险等情况，出现𬌗平面、中线以及正畸间隙不对称等问题需要术后正畸治疗纠正。

4. 颌位代偿的关注　骨性Ⅱ类错𬌗畸形患者在息止颌位及咀嚼时往往长期处于下颌前伸位，前伸程度与颌骨矢状向不调的严重程度有关。临床发现在正畸治疗逐渐改变原有牙尖交错关系的过程中，下颌后缩特别是伴有颞下颌关节结构紊乱，出现关节间隙适应性调整，下颌代偿性前伸位置逐渐改善，骨性Ⅱ类关系更为明显，此类错𬌗的治疗与颌位变化的关系仍需深入研究。

三、偏颌畸形的正畸 - 正颌联合治疗

偏颌畸形，又称为颜面不对称畸形，是口腔科临床常见颅颌面畸形，绝大部分是发育性畸形，也可由创伤、肿瘤等病因引发，其发生率高达正畸 - 正颌联合治疗患者总人数的 40% 以上。临床上，偏颌畸形往往分为牙性、功能性与骨性畸形三大类，而骨性偏颌畸形表现最为明显，常常波及颅颌面多个骨骼，包括上颌骨、颧骨、颧弓及眼眶，但以下颌骨不对称为主，且表现最为明显。患者除了左右横向不对称的问题以外，常伴有矢状向及垂直向的畸形。偏颌畸形患者牙齿关系可以是Ⅰ、Ⅱ及Ⅲ类，但其中以Ⅲ类最为多见。

严重的偏颌畸形不仅影响咀嚼功能，还严重影响容貌美观，影响患者生存质量，因此，该类患者治疗需求强烈，部分患者甚至出现心理障碍。一般而言，牙性偏颌可以进行单纯正畸治疗，功能性偏颌可以进行功能矫形治疗或者单纯正畸治疗，轻度骨性偏颌畸形亦可以通过单纯正畸治疗代偿，而中重度的骨性偏颌畸形则需要正畸 - 正颌联合治疗。本节主要就中重度骨性偏颌畸形的正畸 - 正颌联合治疗展开讨论。

（一）骨性偏颌畸形的检查诊断要点

1. 偏颌畸形病因鉴别——偏颌诊断关键点　当面对偏颌患者的时候，首先要注意到是什么原因引发的偏颌畸形。偏颌诊治的首要问题是对病因的追溯，这关系方案的设计及术后的稳定性，也事关医疗风险。

首先需要确定是单纯骨性偏颌，还是混杂了牙性及功能性偏颌？其次需要鉴别是发育性畸形还是疾病相关继发畸形。由于关节区肿瘤造成的偏颌，通常起病急且病程进展快，并伴有关节区功能障碍，牙代偿不明显，上颌骨正常，口角倾斜不明显，可通过追问病史得出结论，需要同发育性骨性偏颌畸形鉴别诊断。再者特别需要关注颞下颌关节情况，部分患者由于单侧颞下颌关节髁突吸收导致下颌偏向患侧。这种由其他疾病导致的偏颌畸形，治疗方案设计中需要考虑去除这些致病因素。最后也需要考虑软组织因素，部分颜面不对称畸形是由于软组织不对称导致，有原发性畸形，也有神经性畸形引起的软组织发育不良。这类患者的治疗需要从软组织着手（图 17-49）。

2. 偏颌畸形诊断中的特殊检查　除了常规的 X 线片、模型及照片分析外，一般还增加以下检查：

① CT 检查及三维重建：通过三维 CT 成像及重建，可以了解颌面各解剖结构的空间关系，并避免了二维平片的重叠干扰及放大失真。通过 CT 三维重建，可以发现偏颌畸形主要出现在上颌骨还是下颌骨、是否有轮廓的不对称等关键信息，同时也可以辅助判断软组织的厚度及对称性。随着数字化正颌手术的开展，CT 检查已经成为正颌手术的常规检查。

②核素扫描：临床发现，骨性偏颌畸形的患者，尤其是以下颌骨不对称生长畸形为主的部分患者在 18 岁后髁突仍然有差异生长现象。这就提出了一个重要的问题：手术最佳时机是什么时候？临床通常采用 ^{99m}Tc-MDP 下颌骨吸收测定来判断下颌骨的差异生长情况。既往研究表明：在下颌骨不对称的快速发展期，患侧髁突 ^{99m}Tc-MDP 吸收值明显高于健侧吸收值或者正常值；而当畸形发展趋于稳定时候，双侧髁突吸收值无明显差异。因此，临床上对年轻骨性偏颌畸形患者，往往通过双侧下颌骨髁突核素扫描来判断下颌差异生长是否趋于稳定，从而确定手术治疗时机。

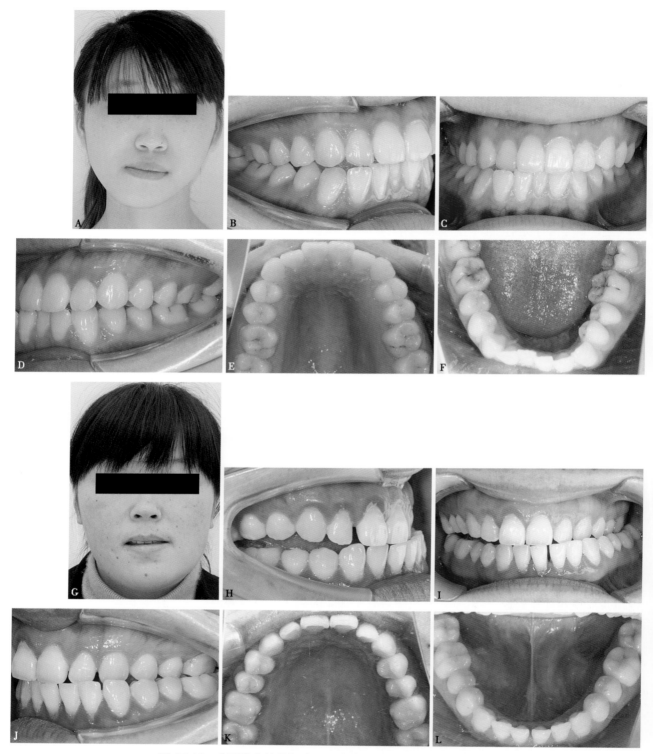

图 17-49　典型发育性偏颌畸形及关节肿瘤继发性偏颌畸形对比

A～F. 偏颌畸形发生在眼眶、颧骨、鼻部、上颌骨及下颌骨，口角明显偏斜。回顾病史，发现这一过程是从青春期开始，逐渐加重，畸形与生长发育异常密切相关。口内像可见到上下颌牙弓出现明显的横向代偿　G～L. 偏颌畸形主要发生在下颌骨，口角偏斜不明显，注意上下颌牙齿横向代偿不明显，但是牙齿咬合明显异常，回顾病史发现偏颌畸形出现病程短而急，与关节区肿瘤密切相关

③颞下颌关节磁共振检查：如前面所述，部分偏颌由于颞下颌关节疾病导致，包括关节损伤、炎症、肿瘤等。MRI 检查是诊断颞下颌关节疾病的金标准。通过磁共振检查，可以发现盘髁关系的异常、髁突骨形态异常、髁突骨生长改建情况以及关节周围结构情况。

3. 参考中线的确定　为了方便临床评价及手术设计，首先需要确定偏颌患者的面中线。临床上，骨性偏颌患者通常存在以下几个问题干扰面中线的确定。一是头姿势位的改变，患者为了掩饰自己下颌偏斜，头往往偏向患侧，影响面中线的判断；二是骨性偏颌患者常伴有眶平面的不一致；三是鼻部常常出现偏斜；四是人中部软组织也有偏斜；五是下牙列中线与面中线不一致，颏中线与面中线不一致。这些特殊情况的出现，均干扰了偏颌患者参考面中线的确定。

针对以上因素，我们临床上对偏颌患者的检查遵循"从上到下，动静结合，软硬兼顾"的原则。首先需要明确是以眶平面还是真性水平面作为参考面确定面中线。理论上二者应该具有一致性，但是偏颌患者往往眶平面也发生了倾斜，这时需要确定以什么参考平面来找面中线。同时，偏颌畸形患者还往往伴随着鼻部偏斜及人中的左右不对称，需要借助临床经验，寻找一个折中的参考平面来确定面中线。

鼻部偏斜也需要考虑，如果鼻部偏斜明显，可以考虑鼻部整形，如果不予纠正，需要在治疗之前讲明，避免医疗纠纷。患者人中与面中线及上牙列中线常常不一致，也常伴发口角的倾斜。这时判断人中与面中线的关系需借助"动静结合"的原则。模拟下颌手术，嘱患者下颌偏向对侧至颏中线与面中线对齐，可以发现人中也将相应偏向对侧，再来判断人中与面中线的关系及与牙列中线的关系。对于下颌非常重要的一点是判断颏中线与面中线及下牙列中线是否一致，这涉及后续的手术及正畸方案。

4. 𬌗平面的观察　上颌𬌗平面的观察是非常重要的，通过后牙咬住一压舌板，测量双侧瞳孔到该平面的距离，评定两侧之间的差异。一般来讲，严重的上颌𬌗平面倾斜的患者会伴发口角的明显倾斜。所以，为了部分或完全解决这一点，上颌骨的手术是必须的。

有一点是大家非常容易忽视的，就是微笑时检查前牙区𬌗平面倾斜的情况，可以通过牙齿及牙龈的暴露量进行简单的判断。通过手术，可以有效纠正这种倾斜不对称，从而设计出美丽笑容。

5. 轮廓不对称的分析不可忽视　我们常重视上下颌整体与面中线之间的差异度分析，据此设计手术，摆正上下颌，却往往发现偏颌并未完全改正。这其中一个常见的原因是术前忽略了轮廓不对称的分析。这种轮廓不对称包括上颌颧骨部分（中份）、下颌升支、下颌角及下颌体部、颏部的轮廓不对称，这需要增加轮廓修整术才能达到良好的效果。

6. 矢状向与垂直向的考量偏颌的患者常常伴有矢状向的异常，包括偏突颌畸形和偏缩颌畸形。若伴发垂直向的异常，需要在手术时全面考虑，协调三方面的失调。

7. TMJ 的检查　通常认为关节疾病与偏颌畸形的发生密切相关。我们通过大样本临床筛查，发现绝大部分发育性骨性畸形的患者均存在颞下颌关节紊乱综合征。到底是偏颌畸形引发 TMD，还是 TMD 引发偏颌，现在尚无定论，或者两者之间一定程度互为因素，加重畸形及关节问题。因此关节区解剖及功能的检查就非常重要。我们通过问诊、触诊及 MRI 全面分析 TMJ 的情况，必要时，需要借助𬌗板或关节手术稳定关节，再据此设计正颌手术。

（二）骨性偏颌畸形正颌正畸联合治疗正畸要点

1. 偏颌畸形术前正畸要点　骨性偏颌畸形的术前去代偿治疗最大不同点在于，其主要是纠正后牙段的横向不调。如果伴随有矢状向与垂直向的异常，也需要考虑这两个方向的去代偿治疗。

偏颌畸形是临床上最常见的骨性畸形之一，但常常伴发矢状向的异常，牙齿也常常伴随有相应代偿。在偏突颌畸形中，我们常常发现偏侧后牙区是反𬌗，下颌牙齿是舌倾，上颌牙齿颊倾；对侧后牙区覆盖较大，下颌牙齿往往唇倾，上颌牙齿腭向倾斜。需要术前正畸去除代偿。然而，往往会存在由后牙锁结引发的牙移动干扰，为解决这一问题，我们常常在后牙区垫上一树脂垫，解除后牙锁结，利用交互牵引去除后牙横向代偿，同时告知患者治疗期间咀嚼会有一定问题。

另外矢状向由于下颌前突，前牙区的代偿是下前牙舌倾，上前牙唇倾。往往考虑内收上前牙，唇倾下前牙去代偿，必要时考虑拔牙矫治，创造反覆盖。拔牙模式的选择上同反𬌗的患者。常常拔除上颌 4 下颌 5 或者上颌 4 或者 2 个上颌 4、1 个下颌 1 或 2。

偏缩颌畸形后牙段的去代偿治疗类似与偏突颌畸形，但是前牙段的去代偿治疗不同，这类畸形患者中常常可以看到下前牙唇倾，上前牙代偿舌倾。必要时考虑拔牙矫治，加大覆盖，如果选择拔牙，常常拔除上颌5、下颌4，或下颌4。

对于垂直向有开𬌗畸形的患者，需要进行垂直向的去代偿治疗，术前正畸治疗需要压低前牙，伸长后牙，平整𬌗曲线。

伴有颞下颌关节疾病的偏颌畸形患者，在术前正畸开始之前，需要全面评估颞下颌关节的疾病进展及稳定性。需要特别注意患者的下颌稳定性，很多患者存在双重咬合；而有的偏颌患者，因为𬌗干扰，下颌肌位与牙位不一致，会影响手术后的下颌最终定位；对于这样的患者，需要利用𬌗板解除这些因素，判断下颌最稳定的位置，再来设计正颌正畸联合治疗方案。对于ICR患者，尤其近期髁突骨吸收仍然在继续加重的患者，一般建议随访至稳定期后再进行治疗。一些严重关节吸收的患者，有正颌手术同期肋软骨置换颞下颌关节的可能性。对于有盘髁关系异常的患者，可以考虑先保守治疗关节症状，必要时关节镜手术恢复正常盘髁关系后再考虑正颌正畸联合治疗。

2. 偏颌畸形术后正畸要点　偏颌畸形的术后正畸非常重要。坚强内固定的广泛使用，使得术后正畸需要橡皮筋牵引的病例大大增加。往往需要前牙区的斜行牵引防止偏颌的复发。偏突颌患者由于上颌的前移，上颌后牙段牙弓容易缩窄，注意上颌的弓丝扩弓，必要时交互牵引防止反𬌗出现。另外对于术后的一些咬合干扰点，需及时磨除，以防影响手术效果。而偏缩颌患者由于下颌的前移，需要注意下颌牙弓宽度的维持，常常需要采用不对称的Ⅱ类牵引，注意上颌尖牙段及下颌后牙段牙弓宽度的维持。总之在术后1个月内，是牵引调整颌骨间关系的黄金关键期，如果手术有部分未到位的地方，可以通过牵引进行一些补偿，所以，术后正畸开始的时间在术后就应当及时择机介入，而非等到伤口完全愈合后再开始治疗。期间牵引的方式需要同外科医师主动沟通，帮助患者进行口腔卫生维护，鼓励患者度过这一痛苦而关键的调整期。

手术优先的患者，术后正畸尤为重要且难度会加大，这需要在术前手术设计中考虑到术后正畸牙齿移动方向及移动量，而术后正畸开始前的第一件事情就是评估现有的情况是否同术前设计的牙齿情况相同或类似，如果出现较大的差异，需同手术医师沟通，并重新分析确定术后正畸方案，这需要在治疗开始之前同患者讲解清楚。

（三）偏颌畸形正颌手术要点

1. 单纯下颌骨不对称，上颌骨没有明显异常者　这类患者上颌骨的解剖结构及位置基本对称且与面中线协调，往往没有上颌𬌗平面的倾斜与口角的明显歪斜。这部分患者依据下颌偏移量的多少，可以考虑单纯正畸治疗配合术后颏成型或轮廓修整手术来进行；如果是局部的轮廓不对称引发的不对称畸形，可以考虑局部轮廓修整，视情况配合或不配合正畸治疗；当下颌骨偏移明显时，可以考虑双侧下颌骨矢状劈开术（BSSRO）旋转后退或前移下颌骨，若同时伴有轮廓不对称畸形，可以考虑同期或Ⅱ期轮廓修整手术。

2. 上下颌骨均存在不对称畸形者　这类患者常常需要双颌手术。临床检查中，常可以看到上颌𬌗平面倾斜，导致口角歪斜明显。手术往往采用LeFort Ⅰ型截骨摆正上颌𬌗平面，下颌BSSRO手术旋转后退或前移下颌骨，同时配合轮廓修整或者（和）颏成型手术。

3. 第一第二鳃弓综合征的患者　常常需要在生长早期行Ⅰ期下颌支牵张成骨，摆正下颌骨，再考虑成年后Ⅱ期双颌正颌手术协调上下颌骨关系及矢状向关系。

4. 颞下颌关节肿瘤引发的偏颌畸形　首要的是切除关节区的肿瘤，Ⅰ期术后3～6月后评估下颌的位置，再考虑Ⅱ期正颌手术，视情况行单下颌或者双颌手术。而对于一侧关节强直引发的偏颌畸形，首要考虑是Ⅰ期手术去除关节强直，恢复一定张口度。Ⅱ期评估偏颌情况，可以考虑下颌升支牵张成骨增加高度，再行双颌手术解决偏颌。如果升支高度允许，可以直接考虑双颌手术，常常配合轮廓修整及颏成型手术。这类患者因为畸形较为严重，术后效果无法达到完美。

5. 颞下颌关节不明原因吸收（ICR）引发的偏颌畸形　TMJ是现在治疗的难点与不确定点，方案的设计至关重要，需要与患者充分沟通。通过MRI检查并追踪，如发现患者髁突吸收没有明显加重，可以考虑直接正颌手术，关节情况追踪随访；如关节情况不稳定并且继续吸收，可以考虑肋软骨置换关节手术，可以同时摆正并前移下颌骨，改变面型，必要时需同期或者Ⅱ期行正颌手术。

　　6. 单侧髁突良性肥大且 ECT 检测仍具有生长潜力的患者　在设计下颌的手术时，可以考虑患侧髁突高位切除术。

　　7. 伴有鼻部，颧骨等其他面部结构不对称者　可以考虑同期或者Ⅱ期相应的手术。

　　8. 伴有软组织不对称者　手术方案设计需要考虑软组织的修整或者充填术。

　　总之，由多种病因导致偏颌畸形，治疗也相对困难，治疗效果也因人而异，常常遇到不对称畸形解决不彻底、疗效不稳定等因素，也具有一定医疗风险。为了达到良好的目标，不仅要选择合适的时机介入治疗，诊断分析清晰明了，还需正确的术前正畸、精准的正颌手术、积极的术后正畸、后期的辅助美容手术等。这一系列的序列治疗，需要医患双方的共同努力，方可成功。

病例七

成年女性，发现面部不对称 15 年求治（图 17-50～图 17-56）。

诊断：面部不对称畸形、半侧下颌肥大畸形。

治疗方案：正颌手术治疗。①上颌 Lefort Ⅰ型截骨术，摆正上颌骨𬌗平面；②下颌骨右侧升支 SSRO；③内镜辅助左侧髁突高位切除术及冠突切除术；④下颌骨轮廓修整术。

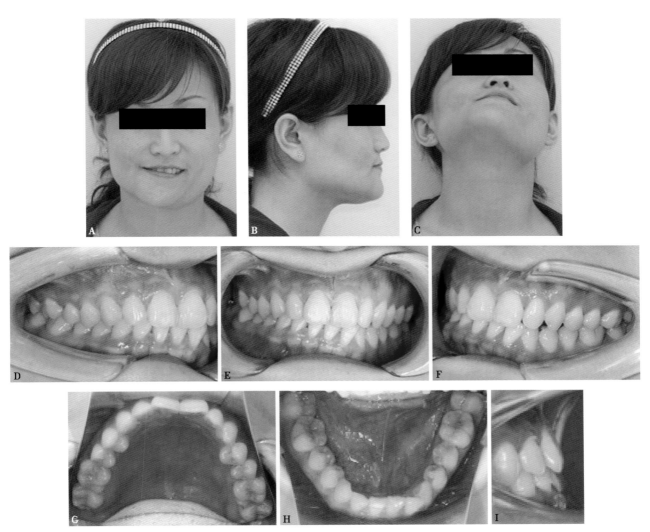

图 17-50　治疗前面像及口内像

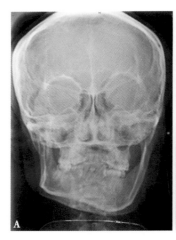
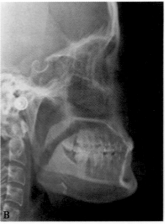
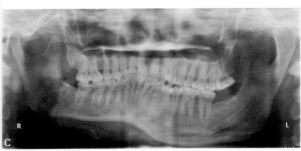

图 17-51 治疗前 X 线片

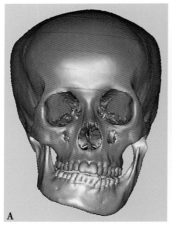
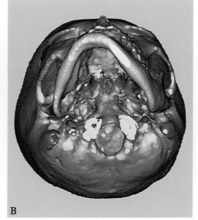
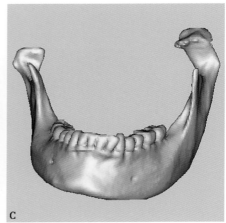

图 17-52 治疗前头颅 CT 三维重建及术前模拟

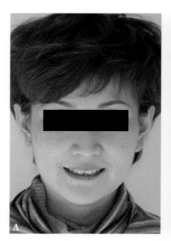
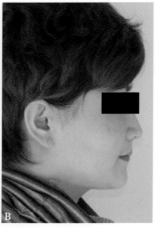

图 17-53 手术治疗后面像及口内咬合像

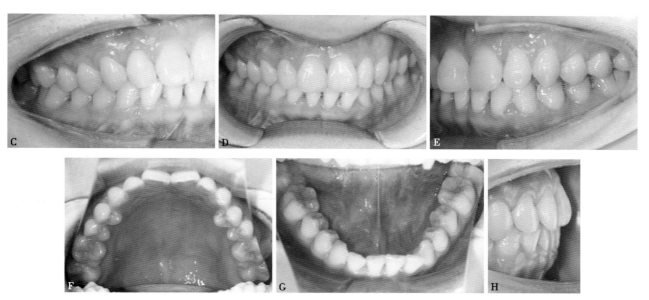

图 17-53　手术治疗后面像及口内咬合像（续）

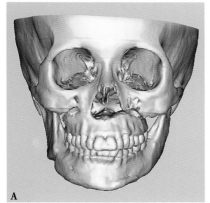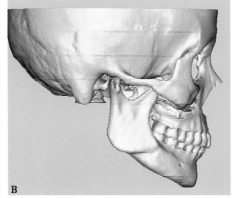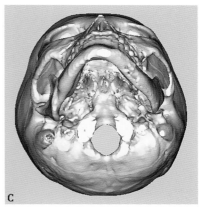

图 17-54　治疗后头颅 CT 三维重建

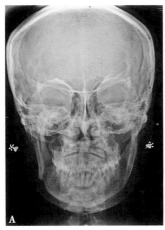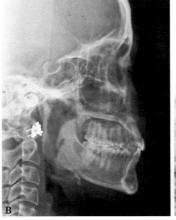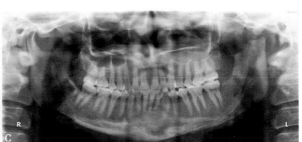

图 17-55　治疗后 X 线片

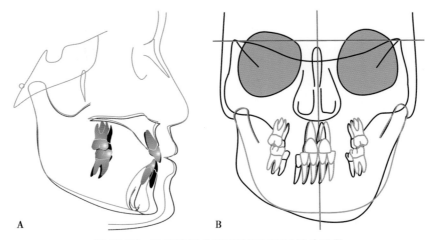

图 17-56   治疗前后头影测量及正面 X 线片重叠
黑色线条所示为治疗前,橙色线条所示为治疗后

治疗体会：

①该患者并未进行术前术后正畸治疗,主要进行了双颌手术及轮廓修整,这主要与其牙齿排列情况较好密切相关。②对该患者使用了三维设计,对于复杂病例,尤其是需要精细轮廓修整的患者,三维设计非常高效且有必要,数字化正颌正畸联合治疗是以后发展的趋势。

病例八

成年女性,要求矫治下颌偏斜(图 17-57～图 17-59)。

诊断：骨性Ⅲ类,偏突颌畸形。

治疗方案：①采用手术优先方案,未进行术前正畸,下颌 BSSRO 手术后退摆正下颌；②术后 1 个月开始正畸治疗,协调咬合关系,上颌双侧利用手术时安置的颧牙槽嵴处钛板拉上后牙整体向后,解除拥挤。

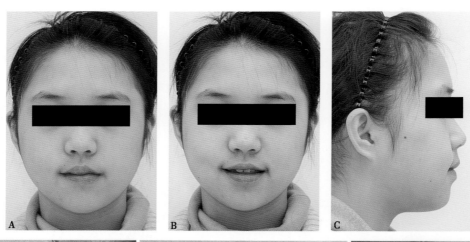
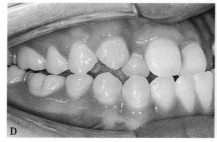
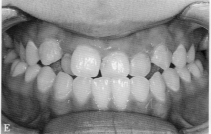
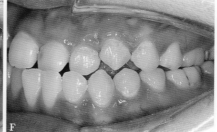

图 17-57   治疗前面像及口内像

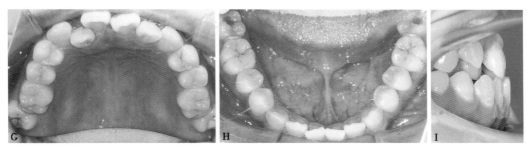

图 17-57 治疗前面像及口内像（续）

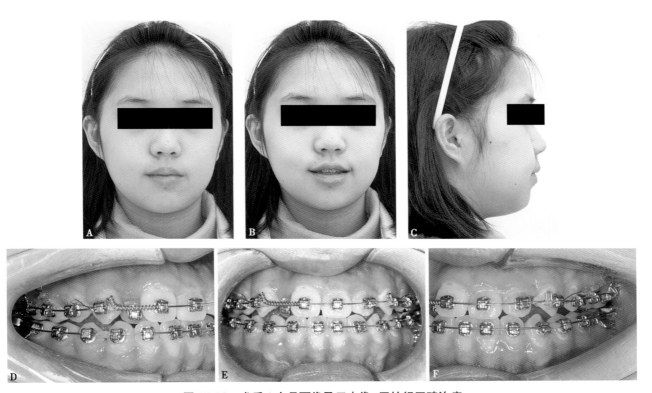

图 17-58 术后 1 个月面像及口内像，开始行正畸治疗

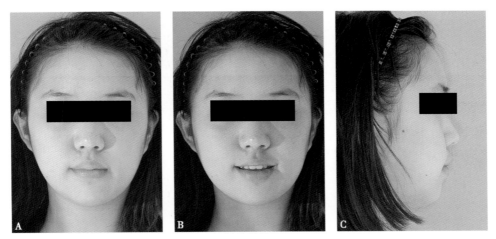

图 17-59 治疗结束时面像及口内像

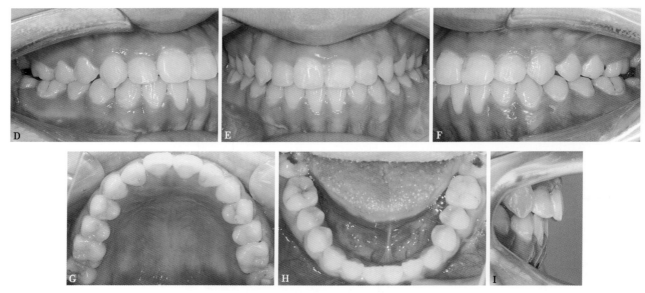

图 17-59　治疗结束时面像及口内像（续）

治疗体会：

①手术方案的制订：畸形主要出现在下颌骨，上颌𬌗平面的倾斜不明显，可以考虑下颌单颌手术。②采用了手术优先治疗方案，即没有进行术前正畸去代偿，而是在手术后1个月开始正畸治疗。术后5个月即结束全部治疗，包括手术在内全程6个月。手术优先的治疗模式，能有效缩短疗程，并能迅速解决主诉，能够为患者所接受。临床中发现，手术优先的患者牙移动速度明显加快，本病例就是一个典型的例子。③上颌颧牙槽嵴处的小钛板帮助我们整体移动上前牙，拉向后方牵引力的运用可以避免轻度拥挤病例避免拔牙。

病例九

成年女性，下颌偏斜求治（图 17-60，图 17-61）。

诊断：骨性Ⅲ类，安氏Ⅲ类，偏突颌畸形。

治疗方案：①术前正畸，拔除2个下颌第三磨牙，排齐排平，竖直下前牙去代偿，协调匹配上下牙弓；②正颌手术，术中拔除2个上颌第三磨牙，采用上颌 LeFort Ⅰ型截骨摆正𬌗平面＋下颌 BSSRO 后退旋转＋颏成形。

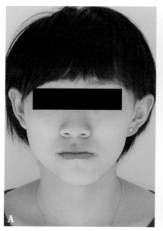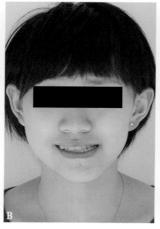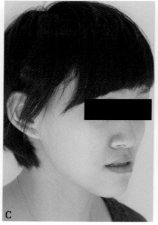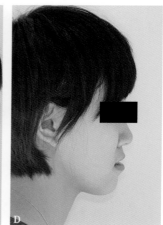

图 17-60　治疗前（A～D）、中（E～H）、后（I～L）面像对比

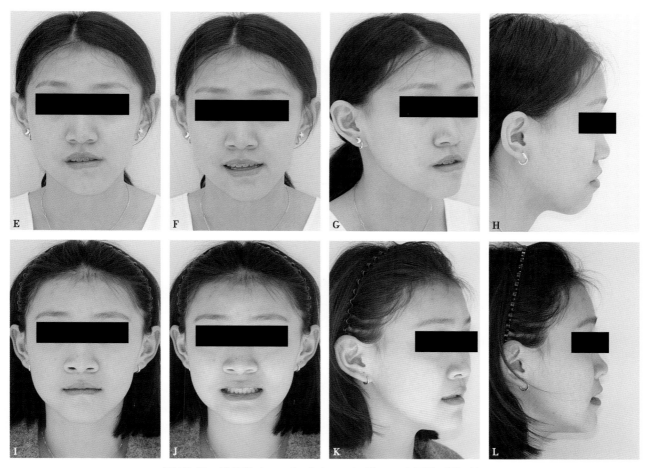

图 17-60　治疗前（A～D）、中（E～H）、后（I～L）面像对比（续）

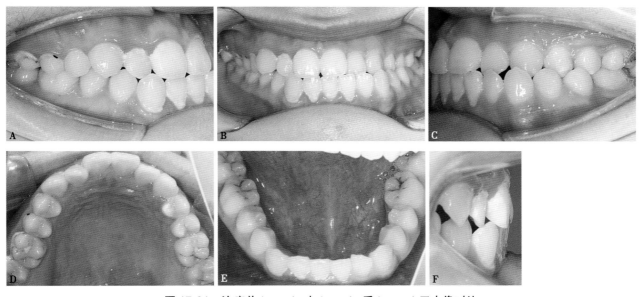

图 17-61　治疗前（A～F）、中（G～J）、后（M～R）口内像对比

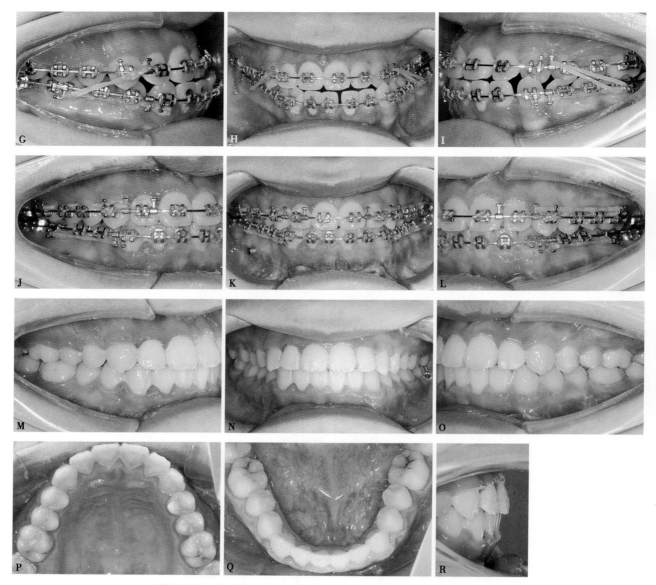

图 17-61 治疗前（A～F）、中（G～J）、后（M～R）口内像对比（续）

治疗体会：

①对于上颌有明显横向倾斜的患者，需要先解决上颌的倾斜问题，才能再解决下颌偏斜的问题，双颌的手术是必需的，同时需配合颏成形及轮廓修整等手术，可同期或者Ⅱ期手术。②在设计前牙段微笑露齿情况时，需充分考虑患者的动态及静态露齿量，协调上前牙微笑线的平整。可能需一侧下降，也可能需一侧上抬或者两者兼有之。③模型外科设计时需注意上颌末端的横向摆动，该患者上颌后端适当向左横向摆动，有助于解决下颌的偏斜及上颌中分左右不对称畸形，这是在偏颌患者治疗中需特别注意的。

参 考 文 献

1. William R Proffit. Contemporary Orthodontics. St Louis: Mosby, 2007
2. 邱蔚六. 邱蔚六口腔颌面外科学. 上海：上海科学技术出版社, 2008
3. 沈国芳, 房兵. 正颌外科学. 杭州：浙江科学技术出版社, 2012
4. 傅民魁. 口腔正畸学. 第6版. 北京：人民卫生出版社, 2012
5. 徐宝华. 现代临床口腔正畸学. 北京：人民卫生出版社, 2000
6. 王翰章, 周学东. 中华口腔科学·口外正畸卷. 第2版. 北京：人民卫生出版社, 2009

7. 王兴，张震康，张熙恩. 正颌外科手术学. 济南：山东科学技术出版社，1999

8. 丁寅. 骨性偏颌畸形诊断与治疗. 中国实用口腔科杂志，2010，3（05）：257-260

9. Nanda R，Upadhyay M. Skeletal and dental considerations in orthodontic treatment mechanics: a contemporary view. Eur J Orthod. 2013，35（5）：634-643

10. Takeshita N，Ishida M，Watanabe H，et al. Improvement of asymmetric stomatognathic functions，unilateral crossbite，and facial esthetics in a patient with skeletal Class Ⅲ malocclusion and mandibular asymmetry，treated with orthognathic surgery. Am J Orthod Dentofacial Orthop，2013，144（3）：441-454

11. Wang B，Shen G，Fang B，et al. Augmented Corticotomy-Assisted Surgical Orthodontics Decompensates Lower Incisors in Class Ⅲ Malocclusion Patients. J Oral Maxillofac Surg，2014，72（3）：596-602

第18章

牙颌面不对称畸形的诊断与治疗
Diagnosis and Treatment of the Patients with Dental-Facial Asymmetry

丁寅*　刘思颖*
*第四军医大学口腔医学院

　　牙颌面不对称畸形是指由于牙弓或颌骨两侧不对称或因颌位偏斜形成的一种错𬌗畸形,常表现为颜面不对称,一侧后牙反𬌗。牙颌面不对称畸形不仅严重影响患者的颜面美观,而且影响咬合功能,甚至导致颞颌关节功能紊乱,是一种危害大,矫治复杂的错𬌗畸形。本章将对牙颌面不对称畸形的病因、临床诊断及治疗进行讨论。

一、分类

　　1. 牙性　　即由于牙弓两侧不对称,或上下牙弓宽度不协调,下牙弓宽于上牙弓,形成一侧后牙反𬌗,颌位无偏斜,面部基本对称。

　　2. 功能性　　即在咬合时下颌向一侧偏移,常存在正中咬合干扰,形成一侧后牙反𬌗。

　　由于正中咬合时不能建立稳定的咬合关系,即广泛的牙间交错𬌗,使下颌偏向一侧咬合。当在正中𬌗位存在咬合干扰时,下颌骨则可能向侧方或前后方移位,导致功能性不对称畸形。

　　3. 骨性　　即由于面部骨骼两侧不对称形成的畸形。以上下颌骨不对称畸形为主。

　　骨性不对称可包括单颌骨(如上颌骨或下颌骨),也可包括一侧面部的多块骨骼和肌肉结构(如半侧颜面萎缩病例)与颌骨或面部其他骨骼的发育不对称有关。

　　4. 肌肉和软组织不对称　　两侧颜面部肌肉和软组织形态、大小、功能等因素导致的不对称造成的颜面部畸形。

　　在临床牙颌面不对称畸形中,除存在少数真性的骨骼或肌肉软组织不对称外,大多数是牙性和功能性不对称。

二、形成机制分析

(一)牙弓不对称

　　牙弓不对称可见于一侧牙齿缺失(如一侧切牙缺失),一侧侧切牙或尖牙唇腭(舌)侧移位,这些牙齿错位容易造成牙弓不对称,导致牙性不对称畸形(图18-1)。牙弓不对称可由局部因素引起,如乳牙早失、先天性缺牙,也可因吮指、偏侧咀嚼等口腔不良习惯造成。牙胚发育异常可影响两侧牙齿数目与牙齿位置,导致牙弓两侧的不对称。

(二)上下牙弓不协调

　　由于上下牙弓宽度不调,导致正中咬合时无法建立上下颌牙齿广泛接触关系,下颌向一侧偏移,形成

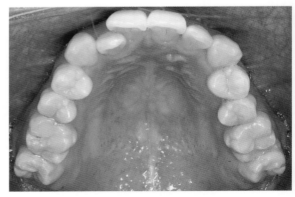

图18-1　牙弓不对称
因上颌侧切牙舌侧移位致牙齿中线右偏

一侧后牙反殆（图18-2）。这种下颌功能性移位可因缩窄的上颌牙弓造成（尽管上颌牙弓本身是对称的），吮指、吸口颊习惯、异常吞咽、口呼吸、慢性鼻炎、扁桃体肥大等均可造成上颌牙弓狭窄。也可因下颌牙弓宽度不足影响正中咬合时上下颌牙齿的广泛接触，使下颌向一侧偏移，形成一侧后牙覆盖过大或锁殆。由于上下颌牙弓宽度不调引起的下颌偏斜常常是功能性的。

（三）咬合干扰与颌位偏移

由局部因素如个别牙反殆、移位、伸长、倾斜等造成咬合干扰，导致正中咬合时不能建立稳定的咬合关系，下颌会向一侧偏移，造成功能性下颌偏斜畸形（图18-3）。偏侧咀嚼也会使下颌偏移造成一侧后牙反殆。

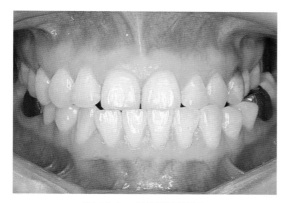

图18-2 单侧后牙反殆

因上颌牙弓狭窄导致上下颌牙弓宽度不调，致左侧后牙反殆

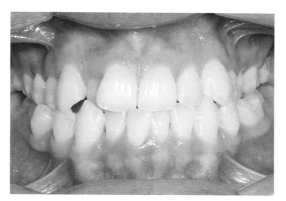

图18-3 个别牙反殆导致下颌偏移

23与34反殆导致下颌向左偏斜

（四）上下颌骨不对称（髁突颈部、升支、体部）

颌骨或颅面部其他骨骼因先天或后天发育原因出现不对称畸形，是牙颌面骨性不对称畸形的主要病因（图18-4）。唇腭裂术后会对上颌骨的正常发育产生极大的影响，导致上颌骨发育不良，上颌牙弓与牙槽骨不对称畸形。另外，颌骨外伤、慢性炎症、肿瘤等也会造成颌面部骨性不对称畸形。

（五）殆平面倾斜

殆平面倾斜是牙颌面不对称畸形的临床常见表现，也是反映颌骨不对称畸形的重要标志之一，殆平面倾斜常反映上下颌骨垂直向不对称畸形，多由于颌骨两侧垂直向发育不对称引起（图18-5）。

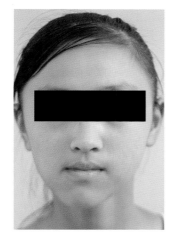

图18-4 颌骨发育不对称畸形

下颌骨左右不对称发育导致颏部向右偏斜

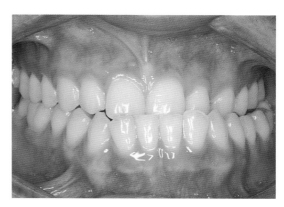

图18-5 殆平面倾斜

咬合平面左低右高

（六）肌肉与软组织不对称

颜面部肌肉发育不对称（如半侧颜面萎缩，图 18-6），肌肉大小不对称（如咬肌肥大症、皮肌炎、或良性增生等），肌肉功能不正常均可导致颜面部不对称畸形（图 18-7）。

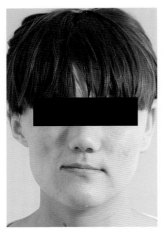

图 18-6　半侧颜面萎缩畸形
右侧颜面部萎缩

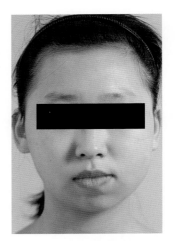

图 18-7　面部软组织不对称畸形
左侧面部肌肉肥大

（七）TMJ 形态、位置不对称

当存在颞下颌关节病并伴有关节盘前移位时，可导致张口时下颌两侧运动不一致，下颌向一侧偏移或摆动，这是因为患侧下颌骨的运动受干扰造成。也有研究表明，颈部肌肉的不对称可能引起功能性下颌偏斜。

由于在正中𬌗时存在咬合干扰，影响牙周膜及牙槽骨骨膜上的压力感受器，并反馈于中枢神经系统，从而诱导下颌神经肌肉系统，使得闭口时下颌发生偏斜。在下颌闭口运动中，由于咬合干扰的存在或没有适当的牙尖引导，使下颌发生侧方移动。下颌不能发生单纯的侧方移动，而是出现偏斜侧髁突向后上外侧移位，对侧髁突向前下内侧移位（图 18-8）。因此，下颌的功能性偏移并不是因为避免咬合干扰而产生的下颌机械性移位，而是为达到良好的咬合状态，神经肌肉系统调节下颌产生一定方向的旋转，直接进入牙尖交错位，出现下颌偏斜与一侧后牙反𬌗。这种下颌偏移在闭口运动开始时就会出现，而非到达牙尖交错𬌗时才发生。这一理论已被大量下颌运动与肌电活动的研究证实。牙性或功能性不对称也可发展成为骨性或肌肉与软组织不对称畸形。双侧髁突发育不对称是导致骨性不对称畸形的重要原因，X 线显示双侧髁突矢状径、内外径以及高度不一致（图 18-9）。

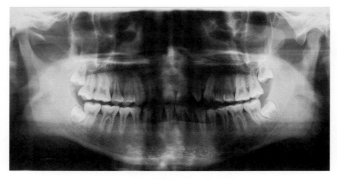

图 18-8　双侧髁突位置不对称
右侧髁突后上移位，左侧髁突向前下移位

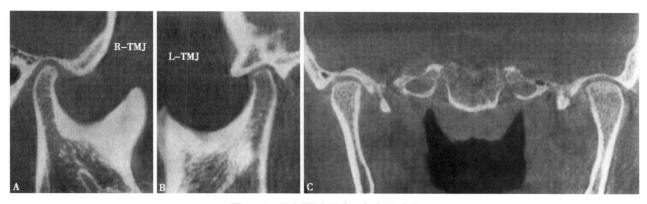

图 18-9 双侧髁突形态、大小不对称
A. 右侧髁突形态正常　B. 左侧髁突顶部吸收变平　C. 双侧髁突冠状面形态不同

三、检查

不对称畸形的诊断，首先应获得一个详细而全面的病史，包括牙齿萌出与治疗史，外伤、关节炎史，以及𬌗发育的渐进性变化等。在诊断牙齿与颜面不对称畸形过程中，必须进行全面的临床与 X 线检查，来确定软组织、骨骼、牙齿形态和功能受不对称畸形的累及程度和范围。

（一）临床检查

通过临床检查可以了解垂直向、前后向和横向的不对称。包括以下内容：

1. 牙齿中线不对称的评估　临床观察上下牙齿中线不齐时，应区分是上颌牙齿中线还是下颌牙齿中线问题，临床可表现为单纯上颌中线偏移、单纯下颌中线偏移、上下颌中线一致但与面中线不一致等情况，应仔细甄别。此外，还应区分中线偏移是牙性、骨性还是功能性问题。常常以面部正中矢状线（软组织鼻根点与鼻下点连线）作为参考线（图 18-10）。患者端坐位，两眼平视前方，头颈部自然放松，使眶耳平面与地面平行，观察上下牙齿中线与面部正中矢状线的关系，以此了解牙齿中线的偏斜情况。

临床检查中应在不同位置对牙齿中线进行评估：张口位、姿势位（休息位）、牙齿咬合接触位及正中𬌗位。如果没有其他因素的干预，骨性不对称在姿势位与正中𬌗位中线不一致。如存在𬌗干扰引起的不对称时，可出现伴随咬合早接触而出现下颌功能性移位，当达到正中咬合时，出现上下颌牙齿中线不一致，即牙齿中线在咬合接触与正中𬌗两个位置的前后不一致，下颌可能向一侧偏移，由此可能加重或掩盖不对称，应仔细观察（图 18-11）。另外，区别下颌牙性与骨性不对称时，常以颏点是否与面部正中矢状线吻合来决定，吻合者说明无下颌骨偏斜，仅为下颌牙弓中线偏斜，下颌骨骨性中线偏斜时，则表现为牙弓中线与颏点同步偏移，与面中线不一致（图 18-12）。

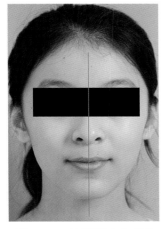

图 18-10　面部正中参考线
软组织鼻根点与鼻下点连线

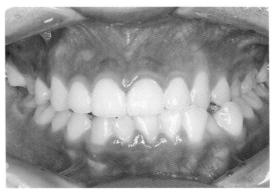

图 18-11　功能性下颌偏移，24 与 34 反𬌗导致下颌向左侧偏斜

2. **双侧垂直向不对称的评估**　当上颌骨两侧高度或下颌升支或髁突的垂直向生长不一致时可导致殆平面倾斜与口角偏斜。颞下颌关节窝在头部双侧也可能因为位于不同水平而导致面部左右高度不对称。临床检查时，让患者咬一个压舌板，观察其与瞳孔平面的关系，能可很容易检查出殆平面的倾斜（图18-13）；还可以观察患者口角连线与瞳孔连线是否平行，或分别测量左右侧瞳孔距相对应口角的垂直距离，如果两侧距离不等，则说明存在垂直向不对称畸形（图18-14）。

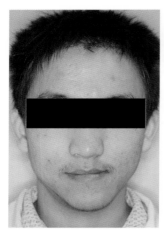
图18-12　骨性下颌偏斜
休息位与正中咬合位时颏部中点偏离面部中线

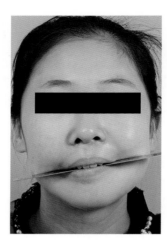
图18-13　殆平面与瞳孔连线不平行

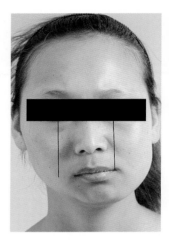
图18-14　两侧瞳孔-口角距不一致

伴随渐进性加重的垂直向骨性不对称畸形，应考虑可能存在髁突增生或瘤样病变，并请颌面外科医师协助诊断。

3. **横向与前后向不对称的评估**　应仔细检查水平向关系的不对称（如单侧后牙反殆），并确定属于骨性、牙性还是功能性，鉴别偏颌与偏殆畸形。分别检查姿势位与正中殆位时面部左右对称性，如果从姿势位到正中殆位存在下颌偏移，那么还应在张口位、咬合接触位和正中殆位三个不同位置上分别观察与比较。在姿势位与正中咬合位时，下颌骨与面中线不一致，属真性下颌骨偏斜畸形，诊断为偏颌畸形（骨性）。如果仅仅在正中殆位时才能观察到下颌骨中线偏斜，而在姿势位时，下颌中线与面中线一致，可诊断为偏殆（功能性）。此外，还应仔细观察下颌在前伸与侧殆运动时有无殆干扰及其部位。

在一些病史较长的患者中，一般检查可能难以发现长期存在的功能性移位。当怀疑存在功能性移位时，需要先让患者戴一段时间殆板，它能指导肌肉系统在没有咬合干扰的影响下自由引导下颌到达正常的位置。而取得正确的颌位关系是制作殆板的关键。

牙弓不对称可由一些局部因素造成，也可能与牙弓和基骨的不调有关。因此，仅通过上颌骨缝作正中平面的参考线来诊断上颌骨的前后向或横向不对称是不可靠的，应结合临床与牙殆模型检查进行评估，才能准确判断两侧磨牙和尖牙位置的对称情况。

从咬合面观察，可能存在牙弓两侧的不对称（图18-15），还可能存在牙齿颊舌向倾斜度的不同，这一点非常重要。在骨量有限的情况下，应用上颌扩弓装置矫正后牙反殆可能对矫正的稳定性产生不良影响。同样，将已经颊向倾斜的后牙继续颊向移动来矫正后牙反殆更容易复发。牙弓的不对称也可由整个上颌骨和下颌骨的垂直向与水平向旋转造成（图18-16）。上颌骨旋转移位的诊断需要用面弓转移的方法将牙殆模型安装到解剖殆架上进一步评估。

4. **面部骨骼与软组织横向与垂直向不对称评估**　对面部不对称的评估是临床检查的重要方面。进行临床评估时，应从横向与垂直向比较双侧结构的对称性，并检查可能存在的其他异常。除比较双侧对称性结构外，还要测定鼻背、鼻尖、人中、颏点的偏离情况。在临床上可以通过从正面观察颏点与面部其

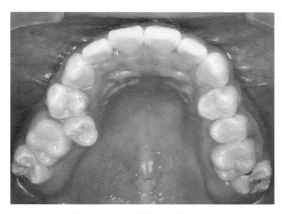

图 18-15　牙弓形态不对称
上颌牙弓右侧塌陷

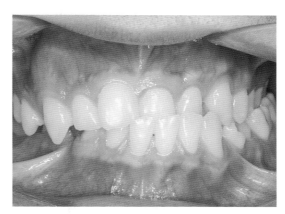

图 18-16　牙弓旋转导致的不对称
牙弓垂直向不对称，左高右低

他结构的关系来发现下颌骨存在的不对称。让患者头部后仰，从下方观察下颌骨，有助于确定其不对称的程度（图 18-17）。此外，还应观察头颈部与躯体姿势。

5. 颞下颌关节检查　通过听、触诊检查，可以初步了解颞下颌关节的情况。通过听诊检查关节音有无异常，判断其部位、性质及出现的时间（张闭口过程初期、中期、末期或全程）；触诊时可用双手触摸两侧耳屏前及外耳道前壁，了解张闭口时髁突动度，注意观察两侧颞下颌关节运动的差异。此外，还要进行颞肌、咬肌触诊，检查有无关节与肌肉压痛。

6. 下颌运动检查　让患者在自然端坐位下反复作张闭口运动，仔细观察下颌在张口与闭口过程中的运动轨迹。有研究表明，有下颌功能性侧方移位的患者，其下颌运动轨迹呈 C 形，并且明显偏离正中矢状面，而有些患者的下颌运动轨迹则呈 S 形。

下颌功能性偏斜患者在闭口时下颌向偏斜侧位移。受髁突在关节窝中的位置影响，下颌在作侧方运动时，向偏斜侧移动范围不如向非偏斜侧移动范围大。

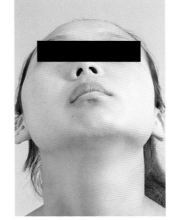

图 18-17　头后仰观察下颌不对称情况
下颌骨下缘轮廓不对称

7. 头颈部肌肉与姿势检查　最新研究表明，咬合不仅与口颌系统肌肉有关，并且与头颈部乃至肩背部肌肉和颈椎、脊柱的形态，以及头部和身体的姿势有关。下颌的偏斜与颈部肌肉的不对称有内在的联系，所以在临床检查时不应忽视对头颈部肌肉与身体姿势的检查，去了解两侧肌肉形态与张力及头部自然位置的平衡性。

综上所述，临床检查在颌面部不对称畸形的诊断中起重要作用，不应忽视任何一个细节，从而获取更多的诊断资料。同时，临床检查还需要其他一些特殊检查作为补充，如牙𬌗模型及各种 X 线影像学检查等，以便对牙颌面不对称畸形中涉及的结构对称程度进行准确诊断。

（二）X 线检查

1. X 线头颅侧位片　尽管 X 线头颅侧位片对诊断矢状方向不调来说比较可靠，但却不能显示下颌升支高度、下颌体长度以及下颌角等方面的不对称情况。由于左右结构相互重叠，难以清晰反映上下颌骨两侧结构。仅仅可以根据下颌下缘的非重叠表现，间接反映下颌骨两侧的不对称性（图 18-18），这种影像结果很不精确，只能进行定性判断，不能作为定量分析的依据。

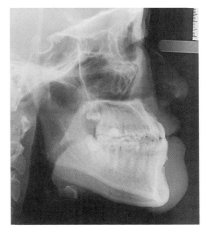

图 18-18　骨性偏颌患者显示双下颌下缘

此外，由于牙颌面不对称畸形患者双侧外耳道可能并不在同一平面上，导致X线头颅侧位定位片也因为两侧耳柱定位不一致而影响影像的准确性。因此，X线头颅侧位片在诊断牙颌面不对称畸形时意义不大。

2．X线曲面体层片　X线曲面体层片对检查上下颌牙齿与骨骼结构、了解上下牙齿与颌骨总体状态，包括缺失牙或多生牙很有帮助。此外，还可对两侧下颌升支和髁突的形状进行大体比较（图18-19）。但因为其产生的几何形变较明显，并且曲面体层片不同区域间的变形率也各不相同，所以用作颌面部不对称畸形的定量观察尚有缺陷，但作为定性观察仍有一定的参考价值。

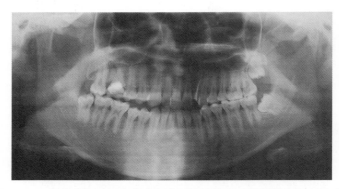

图18-19　骨性偏颌畸形患者全颌曲面体层片显示双侧髁突长度不对称

3．后前位X线头颅定位片　因为头颅与面部两侧各结构与胶片和X线源间相对等距，所以两侧结构的放大率一致，其结构形变误差相对较小。所以后前位头颅定位X线片在左、右侧结构对比研究中是一种有价值的工具。它还可描记和评估面中线与牙列中线一致性，因此进行双侧对比更加准确（图18-20）。

一般情况下在正中𬌗位拍摄后前位X线头颅定位片。如果存在功能性下颌偏移时，应加拍休息位时的后前位X线头颅定位片，有助于诊断不对称畸形的性质与程度。

在测量过程中，首先确定一条水平参考线（常选择两侧颞颌缝连线）和一条正中垂直参考线（常选择颅面部正中矢状线），标记两侧牙齿与骨骼结构标志点。分别测量各标志点距水平参考线的距离，了解其垂直向不对称程度。测量各标志点距正中垂直参考线的距离，了解其水平向不对称程度。

4．颞下颌关节X线检查　当患者表现有面部不对称与颌位改变时，或有外伤、关节弹响、疼痛或感染疾病史时，应考虑进行颞下颌关节X线影像学检查。颞下颌关节X线影像学检查包括以下几种方法：①关节许勒位X线片；②关节X线断层片；③关节造影；④关节内镜；⑤关节螺旋CT或CBCT（图18-21）；⑥关节磁共振影像（MRI）检查；⑦关节放射性核素检查（测定髁突骨转化活性）（图18-22）。

观察内容包括：髁突位置、形态及表面结构，关节盘位置与结构（有无穿孔），关节前、上、后间隙改变情况，张闭口时髁突在关节窝中的位置，应特别注意观察左右侧关节的不同变化，并结合临床检查结果进行分析。

5．头颅CT与三维重建　头颅CT与三维重建能较准确而清晰地观察颌面部不对称畸形的部位与程度，可以对颌面部不对称畸形进行定量分析与诊断，有助于临床医师对患者颌面部不对称畸形进行三维定量诊断与手术方案设计，是骨性偏颌畸形手术设计必需的资料（图18-23）。

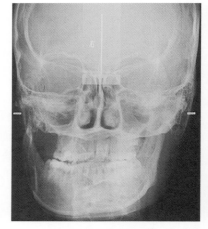

图18-20　骨性偏颌畸形患者头颅定位后前位片显示颌骨不对称情况

（三）牙𬌗模型检查与分析

牙𬌗模型可以提供有关牙齿位置与排列、牙弓形态与对称性、上下牙弓间关系与协调性，以及咬合关系等信息，是诊断牙颌不对称畸形不可缺少的资料。

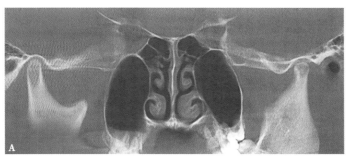

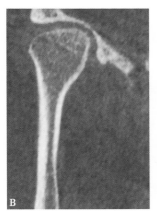 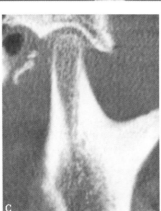 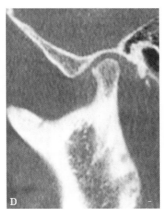 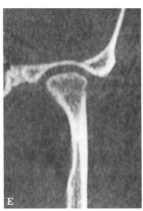

图 18-21　CBCT 观察双侧髁突位置

A. 显示两侧髁突形态不一致，两侧髁突在关节窝中的位置正常　B，C. 显示右侧髁突颈部粗而长　D，E. 示左侧髁突颈部细而短

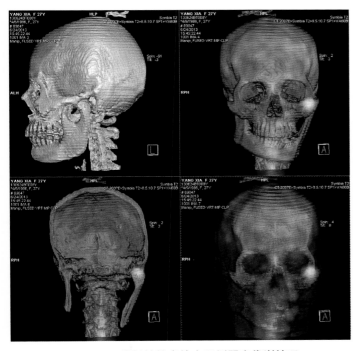

图 18-22　放射性核素检查双侧髁突代谢情况

显示偏斜对侧髁突区核素浓集，反映骨生长代谢旺盛

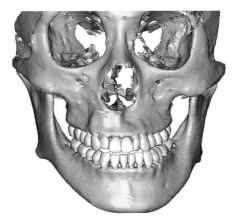

图 18-23　头颅 CT 与三维重建观察颌骨三维情况

显示右侧下颌骨较长，下颌向左偏斜

1. 牙齿位置与排列　应仔细观察每个牙齿的位置与排列,应特别关注可能引起咬合干扰的牙齿,如伸长牙、唇颊向与舌向移位牙、倾斜牙等;个别前牙反𬌗(一侧侧切牙与尖牙反𬌗)、一侧前磨牙或磨牙反𬌗、锁𬌗,磨牙近中倾斜、伸长等都是引起咬𬌗干扰与下颌功能性偏移的常见原因。应仔细观察牙齿切缘、牙尖及边缘嵴等功能部位,特别是有异常磨损部位。此外,还应注意牙齿的轴倾度,特别是后牙轴倾度。

2. 牙弓形态与对称性　分别观察上、下牙弓形态与对称性,从牙弓前段、中段及后段逐段分析。测量时,以腭中缝作为腭部正中参考线,腭中缝是以通过腭缝上的两个解剖标志点来确定的,即连接前点(第二道皱褶与腭缝交点)与后点(硬软腭交界处两侧腭小凹连线中点处的腭缝上)的连线(图18-24)。测量牙弓两侧不同牙齿的解剖标志点到腭中缝参考线的距离,了解牙弓的对称性及偏斜部位与程度。通过测量可以对牙性与骨性偏斜进行鉴别。仅牙齿中线偏离正中参考线时,可考虑为牙性中线偏斜;而牙齿与下颌骨中线均偏离正中参考线时,则考虑为下颌向一侧旋转所致(图18-25)。

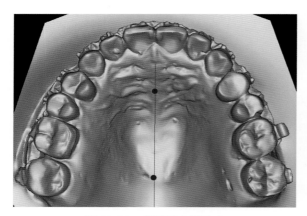

图18-24　模型腭中缝确定

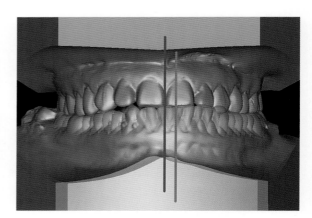

图18-25　模型牙弓对称性分析

显示下颌牙弓与切牙中线均向左偏移

3. 上下牙弓间关系与协调性　除观察上下牙弓长度关系外,更重要的是观察其宽度关系、后牙的颊舌向倾斜度及其支持的基骨情况,了解是否存在上下牙弓宽度不调,以及扩弓与缩弓的可能性与限度。

4. 上下牙齿间咬合关系　从前方、左右侧方及后方观察上下牙齿近远中向与颊舌向咬合关系,分析可能存在的咬合干扰(图18-26)。

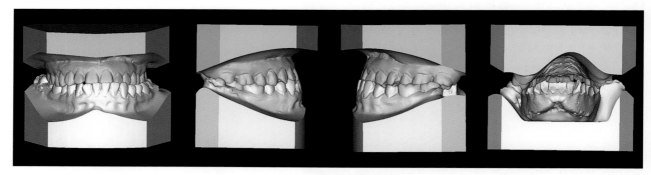

图18-26　模型咬合观察与分析

从正面、左右侧面及舌侧观察

四、诊断与鉴别诊断

(一)牙性不对称(偏斜)的诊断依据

1. 上下牙齿中线不一致　注意分别观察上下切牙中线与面中线的关系,仔细区分中线不正是在上颌,还是在下颌,或上下颌均有偏斜。

2．上下牙齿中线与面中线不一致　有时上下颌切牙中线对齐，但偏离了面部中线，也应仔细观察，发现问题。

3．面部左右对称，颏部居中　尽管牙齿中线偏斜，但患者面部外形左右对称，颏部居中无偏斜。

4．张闭口时下颌无偏斜　面部的对称在正中咬合与张闭口时均无偏斜。

5．常伴有牙弓两侧不对称　仔细分析𬌗模型，常常发现存在一侧牙列拥挤或牙齿异位、缺失、阻生等情况，导致牙弓两侧不对称现象。

（二）功能性不对称（偏斜）的诊断依据

1．上下牙弓形态、大小不协调　常有上颌牙弓狭窄、个别牙反𬌗、后牙锁𬌗、后牙反𬌗、一侧有后牙缺失等，导致上下颌牙弓不协调，无法建立稳定的咬合关系。

2．牙尖交错𬌗（正中𬌗）时，颏部中点与面部中线不一致。

3．下颌姿势位（休息位）和张口位时，颏部中点与面部中线一致，闭口时下颌滑向一侧，造成偏斜。这是由于存在咬合干扰，下颌位置发生偏移所致。

4．面部左右对称协调（姿势位时）由于不存在颌骨不对称，所以在下颌姿势位（休息位）时面部左右对称无偏斜。

5．双侧髁突位置不对称，但无颌骨不对称畸形　这是因为下颌位置偏移所致，表现为偏斜侧髁突向后、向上移位，关节后间隙减小，前间隙增大。对侧髁突向前、向下移位，关节后间隙增大，前间隙减小。

（三）骨性不对称（偏斜）的诊断依据

1．面部左右不对称（牙尖交错位与张口位时均偏斜），由于颌骨存在真性不对称畸形，所以检查中很容易发现，在正中𬌗位与张口位时均表现面部不对称畸形。

2．常伴有𬌗平面倾斜（面部两侧高度不对称）或口角连线倾斜，口角连线与𬌗平面倾斜，反映患者颜面部两侧垂直向不对称，表示患者存在颌骨骨性不对称畸形。

3．张闭口时下颌向一侧偏斜（偏斜侧），对于骨性下颌偏斜患者，由于一侧下颌骨较另一侧长，张口运动时下颌将进一步加重向偏斜侧偏移，使不对称畸形加重，这与功能性下颌偏移时的张口运动有所不同。

4．髁突位置两侧对称，但上下颌骨形态大小不对称，包括髁突高度、前后径、内外径，以及下颌升支与体部长度不对称。

5．常有牙齿不对称倾斜代偿　因为存在明显的颌骨不对称畸形，上下颌牙齿常常发生代偿性倾斜，表现为前牙近远中倾斜、后牙颊舌向倾斜。上颌后牙向偏斜侧倾斜，下颌后牙向对侧倾斜，造成上下颌牙弓形态不对称改变。

（四）咬合平面倾斜（垂直向不对称）的诊断

1．口角高度不一致，观察口角连线与瞳孔连线的平行度，或测量比较两侧瞳孔至同侧口角的距离，可以发现面部两侧垂直向不对称畸形。

2．前𬌗平面倾斜（上颌／下颌），分别观察上颌前𬌗平面与下颌前𬌗平面倾斜情况，确定问题所在与治疗策略。

3．后𬌗平面倾斜（上颌／下颌），分别观察两侧上颌磨牙与下颌磨牙高度是否一致，或观察左右侧第一磨牙颊舌尖连线的倾斜度，了解上下颌后牙区𬌗平面倾斜情况。

4．X 线影像显示双侧下颌骨升支与髁突高度不一致。

五、治疗

牙齿与颜面不对称畸形应尽早进行治疗，这是因为随生长发育，不对称畸形有可能持续加重，可能会由牙性或功能性不对称畸形发展形成骨性或软组织不对称畸形。另外，下颌偏斜可使髁突位置异常，容易引起颞下颌关节病。严重影响患者颜面部美观、咬合功能及颞下颌关节健康，造成不同程度的心理损伤。

治疗目标包括解决牙齿与颌骨的结构不对称与功能不对称问题。可采用正畸矫治、颌位调整、牙弓大小与形态调整、不对称颌间牵引、外科手术及修复等方法。

（一）偏颌畸形的矫治策略与原则

1. 咬合调整（正畸牙齿移动 - 水平向／垂直向）　无论牙性、功能性，还是骨性不对称畸形，都存在各种牙齿排列问题，不仅包括近远中倾斜、颊舌向移位、牙齿过高位、扭转等问题，还存在牙弓形态、Spee 曲线、上下牙弓协调、咬合关系等方面的问题。所以正畸治疗是解决牙颌不对称畸形的最基本方法。

2. 重建正中咬合（功能调位咬合板）　由于咬合干扰引起下颌功能性偏移患者，首先需要调整下颌位置，使之恢复到正常位置。这一过程需要使用咬合板进行调整。下颌位置的调整应结合牙齿与面部中线，以及颞下颌关节影像显示的髁突位置进行，引导下颌准确调整至正常位置。

3. 协调上下牙弓长度与宽度　对于上下颌牙弓不调的患者，需要进行牙弓扩大或缩小。上颌可以设计腭杆，下颌可以设计舌弓。在协调牙弓宽度的同时，改善与协调牙弓形态。

4. 颌间牵引的合理应用（非对称性颌间牵引）　在不对称畸形治疗过程中，常常使用非对称性颌间牵引，如一侧Ⅱ类、另一侧Ⅲ类牵引，单侧Ⅱ类或Ⅲ类牵引，前牙斜形牵引等。

5. 选择合理的拔牙矫治方案（非对称性拔牙）　非对称性拔牙也是治疗𬌗不对称畸形中常用的方法。如单侧拔牙、两侧位置不对称拔牙，单颌拔牙等不同拔牙模式，采用非对称拔牙应注意不能破坏牙弓形态的对称性，特别是前段牙弓弧度的对称性（图 18-27）。

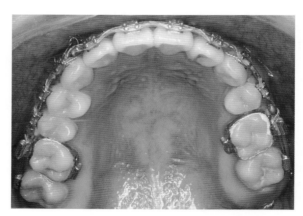

图 18-27　单侧拔牙时应保证前段牙弓弧度的对称性

6. 正颌外科手术　骨性偏颌畸形常常需要进行正畸正颌联合治疗，单纯正畸掩饰性治疗的适应证很窄，对于下颌骨性偏斜超过 3～4mm 的水平偏斜和垂直向不对称，单纯正畸治疗的效果都不理想，需要进行手术矫正。

（二）不对称畸形的分类矫治

1. 牙性不对称的治疗　针对横向或矢状方向的牙性不对称，如先天性缺牙的患者，常采用正畸与修复治疗。可通过不对称拔牙使牙弓两侧牙量协调，通过正畸移动牙齿矫正牙齿中线和牙弓不对称。正畸治疗应注意恢复前后牙齿正常的轴倾度，并达到左右侧及前后咬合平衡。对于有先天缺牙患者，也可先行正畸治疗，然后进行活动或固定义齿修复，使牙弓两侧平衡。

垂直向牙性不对称，通常表现为𬌗平面倾斜，治疗时应以纠正𬌗平面倾斜为目标，可通过后牙不对称性垂直压入或伸长移动来加以调节。治疗中应以上颌切牙切缘在唇下位置为参考依据，确定𬌗平面高度，以防止造成咬合平面的过高或过低。在矫正上颌𬌗平面的基础上，调整下颌两侧后牙垂直高度，使之建立新的咬合关系。新的咬合关系应建立在正确的垂直距离基础上，否则会影响面部高度并引起颞下颌关节不适。

在这种不对称性后牙垂直向调整过程中，需要使用𬌗板，𬌗板厚度为 2～3mm，拟压低一侧使𬌗板与上颌牙齿接触，拟伸长一侧使𬌗板与上颌牙齿分离（约 0.5mm），并进行后牙颌间垂直牵引，随着牙齿的移位不断调磨𬌗板咬合面。当上颌𬌗平面正常后，制作上颌𬌗板，用同样方法调整下颌𬌗平面，最后建立新的咬合关系。也可以采用微种植钉压低一侧后牙，纠正𬌗平面。

2. **功能性不对称的治疗** 功能性移位所造成的轻度偏差,特别是由于个别牙齿咬合干扰引起的偏移,通过适当调𬌗即可纠正。较严重的偏差需要正畸治疗来重新排列牙齿,以获得正常咬合。

对于上颌牙弓狭窄患者,治疗时常需进行上颌扩弓,使上下牙弓宽度协调。可选择快速扩弓或慢速扩弓矫治。快速扩弓可扩开腭中缝,扩弓效果好;慢速扩弓容易引起后牙颊向倾斜,应注意控根。应用时可根据患者年龄、后牙位置及颊舌向倾斜度、基骨情况及上下颌牙弓宽度不调程度等因素加以选择。

咬合板是一种常用的诊断与治疗功能性下颌偏斜的装置,它可以消除习惯性咬合、调整肌肉系统功能状态,进而正确评估下颌功能性偏移的存在及程度。治疗中应首先确定正确的颌位关系。在确定新的颌位关系时,应充分考虑髁突在关节窝中的位置和颞下颌关节的健康,并使两侧提颌肌群张力一致,而不完全以颏嵴点与正中矢状线重叠为标准,因为颌骨骨性不对称也可引起下颌功能性偏移。另外,咬合板不宜过厚,以1~2mm为宜。治疗中应根据牙齿的移位及时调磨𬌗板咬合面,直至建立新的咬合关系。

3. **骨性与软组织不对称的治疗** 通过正畸治疗,能纠正牙性或功能性不对称畸形和一些轻度的骨性不对称畸形。对于生长发育期儿童,通过正畸治疗结合矫形治疗可矫正正在发展中的骨性不对称畸形,使颜面部骨骼得以平衡发育。

对于生长发育停止以后的骨性不对称畸形患者,单纯正畸治疗只能获得一定的代偿性效果,需要在治疗前向患者解释清楚。

严重的骨性与软组织不对称畸形需要外科和正畸联合治疗。颜面部骨性不对称畸形的治疗复杂,手术效果不易预测,所以应在全面检查诊断的基础上,制订详细的治疗计划,包括确定手术方法、部位与骨移动量,并进行手术效果预测。根据不对称畸形的情况,通过移骨、去骨、植骨、垫骨等多种方法矫正颜面部不对称畸形。

正颌外科手术方案设计要点:

(1)从矢状向、横向、垂直向三维空间进行考虑,精确设计骨移动量与移动方向;

(2)兼顾牙齿、颌骨,以及面部软组织的协调与代偿关系,如唇与颏部软组织厚度对面部轮廓的影响;

(3)必要时需要进行颜面部轮廓修整,如下颌角、下颌体、颏部、颧骨修整等;

(4)𬌗平面的确定是正颌外科设计的关键内容,需要确定𬌗平面高度、前后向倾斜、水平向(左右向)倾斜、水平向旋转等;

(5)合理设计手术术式,常用术式包括上颌骨LeFort Ⅰ型截骨术、下颌双侧升支矢状劈开截骨术(BSSRO)、上下颌骨前部根尖下截骨术、上颌骨后段局部截骨术、颏成形术等;

(6)必要时辅助软组织成型术,如面部脂肪充填术、面部软组织衬垫术、鼻唇成型术等。

术前与术后正畸要点:

(1)术前充分去代偿;

(2)匹配好上下牙弓宽度;

(3)术后进行不对称颌间牵引;

(4)建立良好的覆𬌗、覆盖关系和尖窝咬合关系。

总之,牙齿与颜面部不对称畸形是一种对美观和功能影响大、诊断复杂、治疗困难的错𬌗畸形。应进行全面、仔细的检查与诊断,对牙弓、颌骨、口周肌肉、下颌运动及颞颌关节的结构与功能的不对称性作出全面而准确的评价。针对牙性、功能性、骨性不同类型,采用颌位调整、正畸治疗、正颌手术及面部修复等多种方法进行综合治疗。

病例一:牙性不对称矫治

13岁男孩,牙齿不齐,牙齿中线偏斜求治(图18-28~图18-30,表18-1)。

检查:双侧磨牙中性关系,22与33反𬌗,23唇侧低位萌出,无间隙。X线片示18、38、48有牙胚,上颌左侧牙弓塌陷,上中线偏左约2mm,下牙中线居中,张闭口正常,TMJ未见异常。

诊断:安氏Ⅰ类错𬌗;骨性Ⅰ类错𬌗;23唇侧低位;牙弓不对称(B区牙弓塌陷);上颌牙中线偏斜(左偏3mm)。

矫治计划：牙弓中段扩弓（四眼簧），恢复牙弓对称性，纠正上牙列中线；维持Ⅰ类磨牙关系。

矫治过程：排齐整平阶段使用 0.014、0.016、0.018 英寸镍钛细丝逐步排齐，注意 23 唇向过低位牙齿在排齐阶段悬吊结扎，逐步排入牙弓。在排齐阶段即开始用四眼簧扩弓，扩大牙弓中段，为 23 排入牙弓开辟间隙，并有利于恢复牙弓对称性。待牙弓初步排齐后逐步更换 0.017 英寸×0.025 英寸、0.019 英寸×0.025 英寸镍钛方丝，最后使用 0.019 英寸×0.025 英寸不锈钢方丝固定保持，疗程为 18 个月。

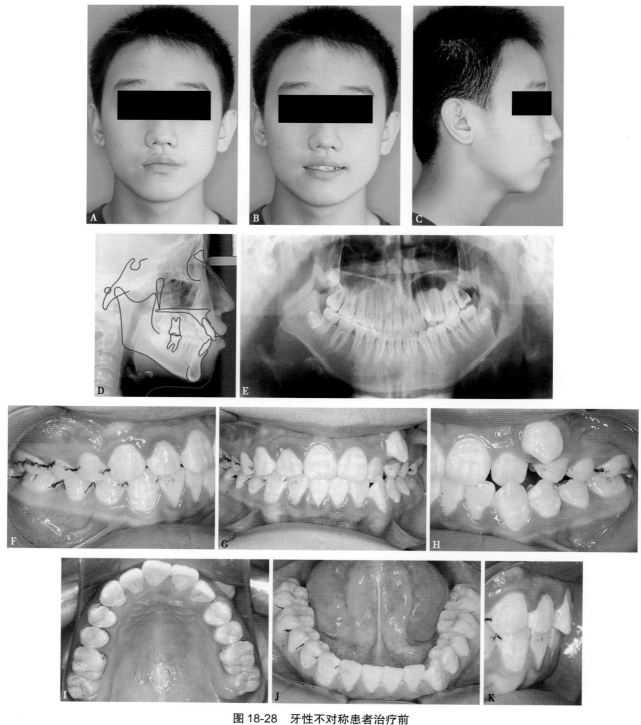

图 18-28　牙性不对称患者治疗前
A～C. 面像：面部左右对称，颏部居中　　D，E. X 线片　　F～K. 口内像：23 唇移位，上牙中线偏左，牙弓不对称

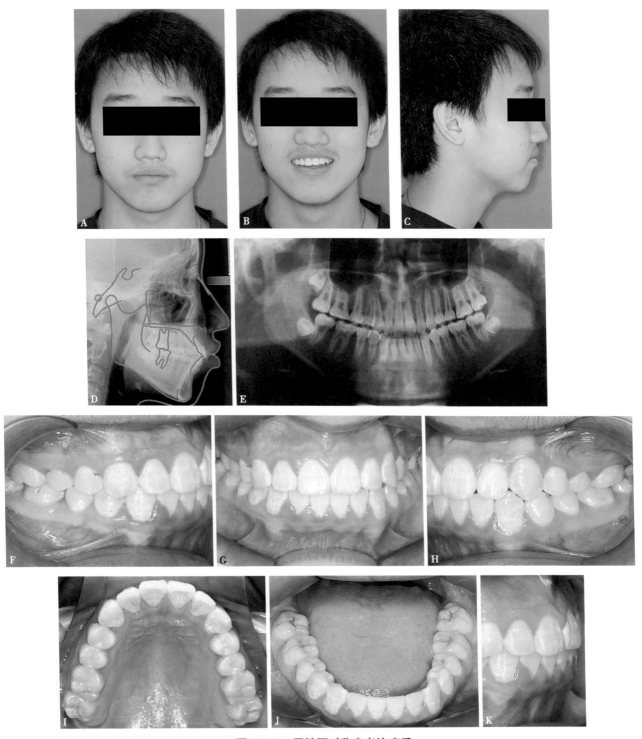

图 18-29　牙性不对称患者治疗后

A～C. 面像　D, E. X 线片　F～K. 口内像：显示牙弓对称，中线纠正，咬合关系良好

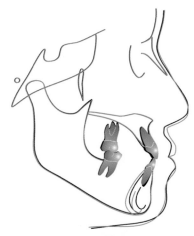

图 18-30 牙性不对称患者治疗前后头影重叠图
黑色表示治疗前,橙色表示治疗后

表 18-1 治疗前后 X 线头影测量比较

测量项目	治疗前	治疗后	正常参考值
SNA(°)	79	81	82.8±4.0
SNB(°)	76	78	80.1±3.9
ANB(°)	3	3	2.7±2.0
SND(°)	73	75	77.3±3.8
U1-NA(°)	24	25	22.8±5.7
U1-NA(mm)	6	7	5.1±2.4
L1-NB(°)	31	31	30.3±5.8
L1-NB(mm)	8	8	6.7±2.1
U1-L1(°)	122	120	124.2±8.2
SN-OP(°)	22	21	16.1±5.0
SN-GoGn(°)	37	37	32.5±5.2

病例二:功能性不对称矫治

20 岁女性,下颌偏斜、咬合不良要求矫治(图 18-31～图 18-36)。患者自觉牙齿咬合不佳,下巴偏斜,幼时有托腮习惯,约 10 岁左右在外地曾因"地包天"进行过正畸治疗。

检查:正面观:闭口位下颌及颏部左侧偏斜约 4mm;侧面观:轻度凹面型,下颌前突。张闭口时右侧髁突动度较左侧大,无压痛及弹响。恒牙列,下前牙舌倾,左侧前后牙反𬌗,左侧磨牙轻度近中关系;右侧尖牙与磨牙均为完全近中关系,覆𬌗覆盖正常;上牙中线居中,牙尖交错位时下牙中线左偏 5mm,休息位及张口位时上下中线居中对齐。

X 线检查:右侧髁突前移位,左侧髁突后移位。38、48 近中阻生。牙根与牙槽骨正常。

诊断:安氏Ⅲ类错𬌗;骨性Ⅲ类错𬌗(轻度);左侧牙列反𬌗;下颌偏斜(功能性)。

矫治计划:拔除 18、28、38、48;匹配上下牙弓宽度;充分去代偿;Ⅲ类不对称颌间牵引纠正下颌偏斜并改善尖牙磨牙关系;治疗过程中密切关注 TMJ 情况;不排除正畸 - 正颌联合治疗的可能性。

矫治过程:拔除 38、48。粘接全口 Damon Q 自锁托槽,第二磨牙均纳入矫治;上颌腭杠扩弓,匹配上下颌牙弓宽度;序列 Ni-Ti 丝排齐整平上下牙列,改善弓形(6 个月);上颌使用 0.019 英寸 ×0.025 英寸不锈钢方丝为主弓丝,下牙列使用 0.018 英寸 ×0.025 英寸 Ni-Ti 方丝摇椅和不锈钢方丝"MEAW"配合上下颌间Ⅲ类牵引及前牙斜牵,纠正反𬌗与偏𬌗(11 个月);精细调整咬合,固定维持(5 个月);拆除固定矫治器,压膜保持器保持。总疗程 22 个月。

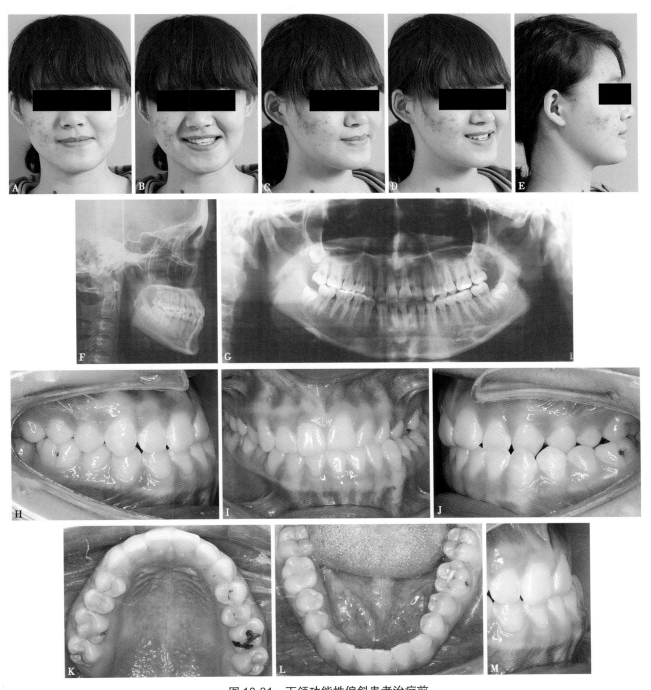

图 18-31　下颌功能性偏斜患者治疗前

A～E. 面像：显示下颌向左偏移　　F，G. X 线片　　H～M. 口内像：显示下颌左移，左侧后牙反𬌗

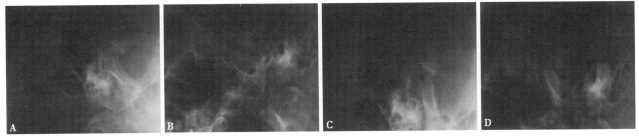

图 18-32　下颌功能性偏斜患者治疗前关节许勒位片

显示右侧髁突向前下方移位，左侧髁突向后上方移位

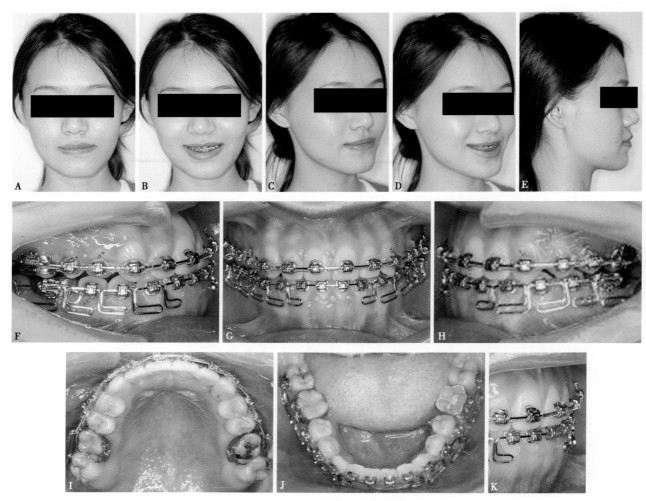

图 18-33   牙性不对称患者治疗中
A～E. 面像   F～K. 口内像：下颌使用 MEAW 弓远中直立下颌后牙，纠正牙齿倾斜

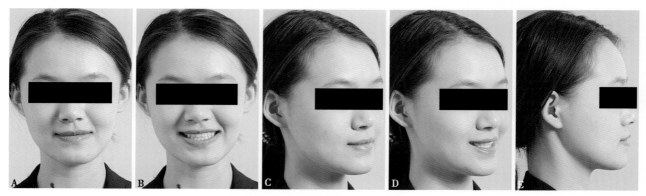

图 18-34   牙性不对称患者治疗后
A～E. 面像：显示面部偏斜改善

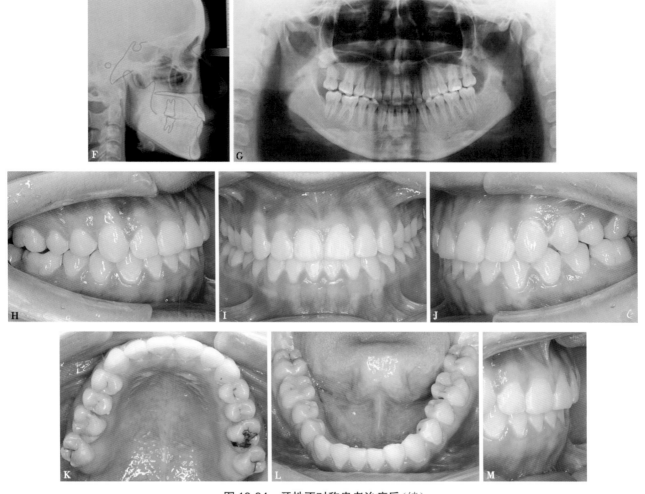

图 18-34　牙性不对称患者治疗后（续）
F,G. X 线片　H～M. 口内像：显示反殆与偏殆纠正，咬合关系良好

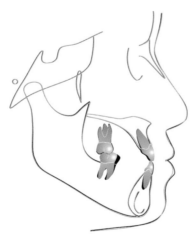

图 18-35　牙性不对称患者治疗前后头影测量重叠图
黑色表示治疗前，橙色表示治疗后

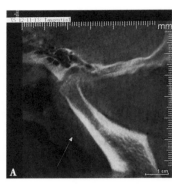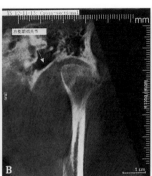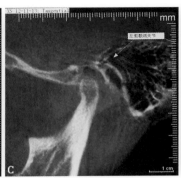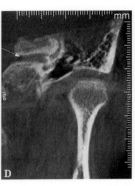

图 18-36 牙性不对称患者治疗后关节 CBCT 影像

显示右侧髁突较治疗前向后外侧移位，左侧髁突较治疗前向前内侧移位

病例三：骨性不对称（水平向）正畸 - 正颌联合治疗

22 岁女性，前牙开𬌗、下颌偏斜求矫正（图 18-37～图 18-39）。

检查：双侧磨牙与尖牙Ⅲ类关系，前牙开𬌗、前牙及左侧后牙反𬌗，下颌中线偏左 5mm，上切牙唇倾、下切牙舌倾，上下牙弓宽度不调，左侧上颌后牙颊倾、下颌后牙舌倾，右侧上颌后牙舌倾、下颌后牙颊倾。三类骨面型（下颌前突），下颌及颏部左偏。

诊断：安氏Ⅲ类错𬌗，骨性Ⅲ类，下颌前突，下颌偏斜（向右），前牙开𬌗、反𬌗，左侧后牙反𬌗。

矫治计划：非拔牙矫治，上颌扩弓，上下牙弓排齐整平，牙齿去代偿，双侧下颌升支矢状劈开术（BSSRO），纠正下颌前突与偏斜畸形，术后咬合调整。

矫治过程：黏结全口固定矫治器，0.016 英寸，0.018 英寸，0.017 英寸 × 0.025 英寸，0.018 英寸 × 0.025 英寸镍钛丝逐步排齐整平牙弓，上颌腭杆扩弓（6 个月）。0.019 英寸 × 0.025 英寸不锈钢方丝转矩去代偿（3 个月）。术前取模进行模型外科设计，制作定位𬌗板，实施下颌 BSSRO 手术，旋转后退下颌骨，纠正下颌前突及偏斜畸形，建立咬合。术后咬合精细调整，颌间牵引维持下颌位置，固定保持（9 个月）。总疗程 18 个月。

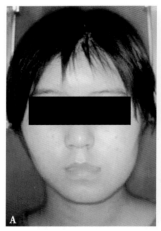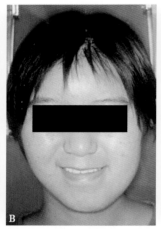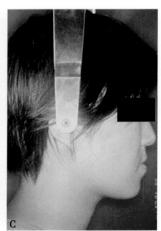

图 18-37 骨性下颌偏斜患者治疗前

A～C. 面像：显示下颌左偏

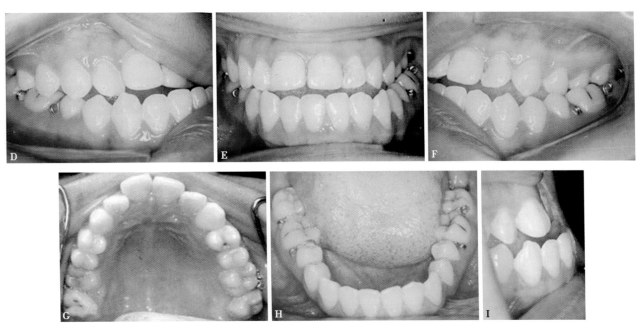

图 18-37　骨性下颌偏斜患者治疗前（续）
D～I. 口内像：显示前牙开𬌗、左侧后牙反𬌗、牙齿代偿性倾斜

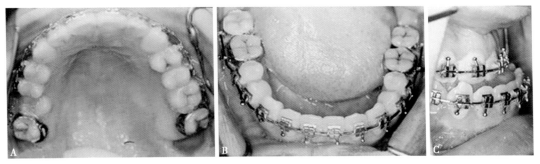

图 18-38　骨性下颌偏斜患者治疗中
口内像，显示正畸去代偿效果

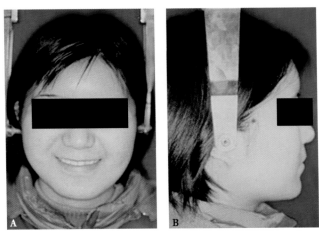

图 18-39　骨性下颌偏斜患者治疗后
A，B. 面像：显示面部左右对称

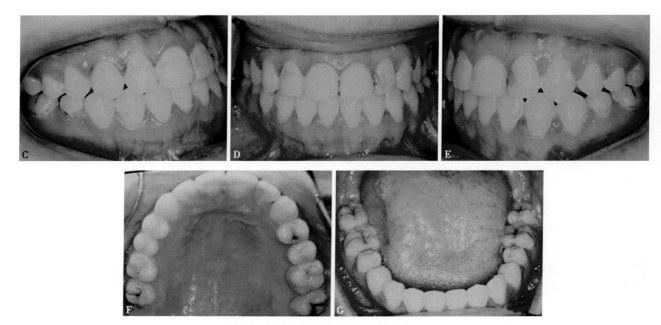

图 18-39 骨性下颌偏斜患者治疗后（续）

C~G. 口内像：显示建立良好咬合

病例四：骨性不对称（水平向伴垂直向）正畸 - 正颌联合治疗

19 岁女性，面部偏斜、咬合不良求矫（图 18-40～图 18-42）。曾进行固定正畸治疗 3 年，已拆除固定矫治器，戴保持器保持 1 年。

检查：尖牙与第一磨牙为近中关系。左侧后牙反𬌗，𬌗平面倾斜（左高右低），D6 大面积龋坏。上前牙少量间隙，下牙列轻度拥挤，下颌中线左偏 4mm，Bolton 指数：前牙比 81.32%，全牙比 93.08%，Spee 曲线 3.5mm，B 区后牙与 C 区后牙颊向倾斜，D 区后牙舌倾，下切牙向右侧倾斜。口腔卫生较差，多数牙齿釉质脱钙，D6 龋坏。面部检查：下颌严重左偏，面部软组织不对称，侧面观下颌高角，双侧 TMJ 弹响，无压痛。X 线检查：两侧下颌升支高度不一致（右侧长，左侧短），下颌骨体部不一致，第三磨牙牙胚存在，𬌗平面倾斜。

诊断：安氏Ⅲ类错𬌗，骨性下颌偏斜，右侧后牙反𬌗，上牙列散隙，TMD。

矫治计划：

（1）正畸 - 正颌联合治疗。

（2）术前正畸：①全口直丝弓矫治技术；②拔除 C8D8，D6 充填术；③直立下前牙，C 区后牙冠舌向转矩，D 区后牙颊向直立，B 区后牙舌向直立；④内收上前牙关闭间隙，保持中线居中。

（3）正颌手术：上颌 LeFort Ⅰ型截骨，旋转上颌骨纠正𬌗平面；下颌 BSSRO，旋转后退下颌骨纠正下颌偏斜；颏成形。术后精细调整咬合。

（4）术后精细调整咬合。

矫治过程：①排齐上下牙列，将间隙留在尖牙远中。上颌镍钛方丝整平上牙列，下颌镍钛方丝小摇椅整平下牙列，直立下前牙，调整后牙转矩。（12 个月）；②不锈钢方丝，尖牙远中闭隙曲关闭间隙（3 个月）；③正颌手术：a. 上颌 LeFort Ⅰ型截骨：摆正咬合平面（右侧上抬 4mm），根尖区略后退 2mm；b. 下颌 BSSRO，与上颌平面匹配，旋转摆正中线；c. 颏成形；④术后正畸，关闭剩余间隙，颌间牵引，精细调整咬合（14 个月）。总疗程：29 个月。

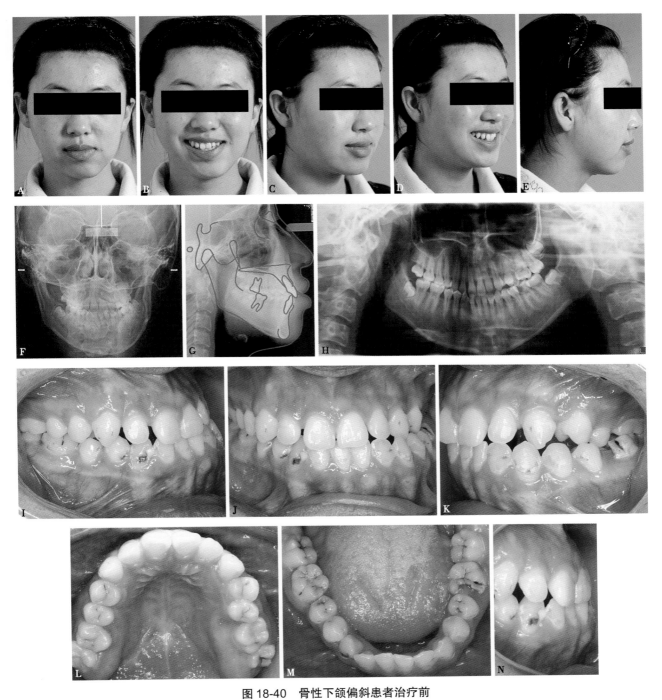

图 18-40 骨性下颌偏斜患者治疗前

A～E. 面像：显示下颌左偏，伴双侧高度不对称　F～H. X 线片：显示下颌向左偏斜　I～N. 口内像：显示牙齿代偿性倾斜

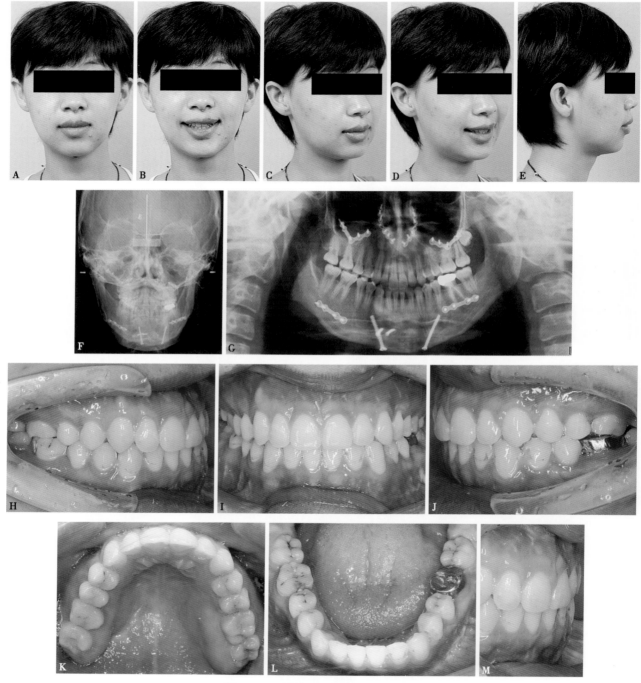

图 18-41　骨性下颌偏斜患者治疗后

A～E. 面像：显示面部左右对称　F, G. X 线片：显示下颌偏斜已纠正　H～M. 口内像：显示牙齿倾斜纠正，咬合关系良好

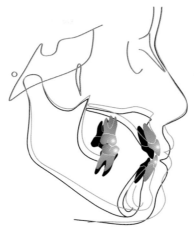

图 18-42　治疗前后头影测量重叠图
黑色表示治疗前，橙色表示治疗后

参 考 文 献

1.　林久祥. 口腔正畸学. 北京：人民卫生出版社，2011

2.　Lee W Graber，Robert L Vanarsdalland，Katherine WL Vig. Orthodontics-Current Principlesand Techniques. 5th ed. Philadelphia，PA：ELSEVIER Mosby，2012

3.　Williams R Proffit，Raymond P White，Jr.，David M. Sarver. Contemporary treatment of Dentofacial Deformity. t. Louis，Missouri：Mosby，2003

4.　Bruce N Epker，John P Stella，Leward C. Fish. Dentofacial Deformities-Integrated Orthodontic and Surgical Correction. Volume Ⅳ. 2nd ed. St. Louis，Missouri：Mosby，1999

5.　Williams R Proffit，Henry W Fields，Jr.，David M. Sarver. Contemporary Orthodontics. 5th ed. St. Louis，Missouri：ELSEVIER Mosby，2013

第19章

正畸医师应注意儿童睡眠呼吸障碍问题
Sleep Disordered Breathing among Children Should be Pay Attention by Orthodontist

贺红* 张晨*
*武汉大学口腔医学院

第一节 睡眠呼吸障碍的基本概念与分类

睡眠呼吸障碍（sleep disordered breathing，SDB）并不是一种独立的疾病，事实上，该疾病代表有关睡眠时相因气道阻力大于正常值而发生的一系列连续的呼吸异常谱系[1, 2]（图19-1）。这一连续的呼吸异常谱系包括了：无症状的单纯性鼾症（primary snoring，PS），上气道阻力综合征（upper airway resistance syndrome，UARS），阻塞性睡眠低通气综合征（obstructive hypoventilation，OH），以及阻塞性睡眠呼吸暂停综合征（obstructive sleep apnea，OSA）。

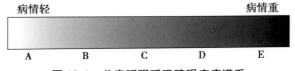

图 19-1　儿童睡眠呼吸障碍疾病谱系
A. 单纯性鼾症　B. 上气道阻力综合征　C. 阻塞性睡眠低通气综合征　D. 阻塞性睡眠呼吸暂停综合征　E. 阻塞性睡眠呼吸暂停 - 低通气综合征

通常临床中，由于睡眠呼吸暂停及低通气现象常常在同一患者身上交替出现，因此常常将两者合并称为阻塞性睡眠呼吸暂停 - 低通气综合征（obstructive sleep apnea-hypopnea syndrome，OSAHS）[2]。

该疾病的诊断主要依赖于睡眠监测，呼吸暂停 / 低通气事件次数（apnea/hypopnea index，AHI）是最常用的诊断参数。

需要注意的是，过去认为的 AHI 正常的"单纯性鼾症"或许对成人危害不大，但对生长发育期的儿童而言，这种所谓的无症状鼾症实际上对患儿的身心发育有着诸多的不利影响。例如，一个在校成绩堪虞的儿童可能在停止夜间打鼾后成绩大幅提高[3-5]；身高较同龄人显著较低的儿童可能在停止"单纯性打鼾"后身高迅速赶上同学[6]。虽然这类患者的睡眠监测显示患者夜间并无呼吸暂停 / 低通气事件次数异常，但是气道阻力的增加仍然会导致一系列神经调节机制的反应，机体会以微觉醒的方式阻止进一步的气道障碍[7]。而这种微觉醒很难在常规睡眠监测的脑电图中与呼吸障碍构成联系，因此，睡眠结构的变化难以通过睡眠监测确诊。因此，对于儿童来说，AHI 正常并不排除 SDB 的可能性。

Lopes 等人的研究指出，虽然没有 AHI 的显著变化，鼾症儿童仍有可能出现睡眠脑电图的异常[8]。这种脑神经活动的异常与频繁的微觉醒，虽然没有呼吸异常表现，但是会造成一系列的神经行为学异常，如多动症、焦虑症、躁狂症及语言学习困难等其他行为层面及认知层面问题[9]。有研究还观察到，生长激素分泌不足的儿童，虽然不符合 OSAHS 诊断标准，但同样在接受腺样体切除后恢复正常的荷尔蒙分泌[10]。这种具有危害性的鼾症显然不能归类于单纯性鼾症，虽然没有 AHI 异常，但这种由于气道障碍造成的鼾症伴微觉醒应归类于 UARS。UARS 的发现，填补了真正无症状的鼾症与 OSAHS 之间的空白，使 SDB 真正成为了一组随气道阻力增大而不断转变的连续疾病谱[2]（图 19-1）。

第二节　儿童 SDB 是一类危害极大但尚未引起广泛重视的疾病

据 2003 年的一次流行病学调查报道[11]，我国内地儿童中有 5.8% 经常性打鼾。由于该研究并未采用睡眠呼吸检测，其中真实 SDB 患病率不得而知。来自韩国的研究[12]表明，韩国儿童 OSAHS 患病率约为 3%。需要注意的是，在正畸治疗人群中，无论是 SDB 还是 OSAHS 患病率都显著高于普通人群。在后面我们会谈到，睡眠呼吸障碍与颌面部畸形存在相互强化的恶性循环。一项调查表明，在正接受正畸治疗的儿童中，经常性打鼾的患儿比例高达 17%。

一、SDB 对儿童身心健康的危害

SDB 对儿童的危害是全方位、系统性的，主要表现在以下几个方面：

（一）儿童 SDB 在行为与认知学领域的危害

成人 SDB 患者往往表现出以嗜睡为主的症状，儿童较少表现出嗜睡，与之相反，儿童常表现出亢奋状态，如注意力缺陷、多动、暴躁、学习能力低下等[13]。儿童 SDB 患者在智商、记忆力方面与正常同龄人相比存在缺陷[14, 15]。大部分的儿童 OSAHS 患者的日间症状都与其较差的在校表现有联系[7, 13]。有关 SDB 与多动症（attention-deficit/hyperactivity disorder，ADHD）的联系目前尚有争议，但有研究显示大约 26% 的 ADHD 儿童伴随有 OSA[16]。

造成 SDB 儿童行为与认知改变的机制包括前述的睡眠结构改变与间断性低血氧。有研究显示在 6～12 岁腺样体肥大患者中，认知能力受损程度与睡眠效率和结构相关，与腺体大小并不相关[17]。动物实验亦证实间断性低血氧症对海马体造成损害，而海马体正是负责学习与记忆的关键区域[18]。与成人相比，儿童的大脑对低血氧的敏感性更高，人体实验证实，OSA 儿童的智商损害与海马体及右前脑皮质神经代谢改变有关[19]。一般而言，SDB 儿童接受腺样体切除术后，其认知与行为层面进步明显，生活质量与学习成绩有所提高。但是神经损伤是否完全可逆尚没有定论。虽然在发育期的儿童中，呼吸暂停与低血氧是完全可以纠正的，大脑的损害却不一定完全可逆。特别是前额叶皮质部分的执行能力受损后，患儿的认知能力将严重下降且较难完全恢复，研究表明，在鼾症治愈后，患儿的学习成绩仍与对照组有显著差距，提示这种损伤恐难以完全恢复[20]。

（二）儿童 SDB 对生长发育的危害

早已有研究证实生长发育迟缓与 OSA 的相关性[21, 22]。生长发育迟缓也是现今公认的 OSA 对儿童最主要的危害之一[23]。近期研究亦表明，SDB 与身高体重发育障碍相关[24]。一个使用睡眠监测的大样本分析结果显示，20% 的 OSA 患儿体重低于标准体重 - 年龄曲线的 10% 线[25]。在接受腺样体切除后，OSA 患儿的身高体重指标往往能够赶上同龄人[26]。SDB 影响生长发育的机制因人而异。有研究表明，OSA 患儿在接受治疗后，睡眠期卡路里消耗明显减少，说明 SDB 引发的夜间呼吸事件可导致患儿能量消耗[27]。生长激素的分泌水平改变以及机体对生长激素的敏感性改变亦可能是 SDB 迟缓生长发育的机制之一[28]。生长激素绝大部分是在睡眠期间分泌的，尤其是在慢波睡眠期间[29]。这意味着睡眠结构的改变很可能影响生长激素的分泌。

针对儿童 OSA 患者的睡眠结构改变的研究并不多，一项研究发现，在接受 SDB 治疗之后，患儿的慢波睡眠增多，胰岛素样生长因子分泌增加[30]。另一研究表明，胰岛素样生长因子结合蛋白在接受 SDB 治疗后升高[31]。动物实验还证实，低血氧症同样会引发生长激素分泌不足[32]。除此之外，还有假说认为腺样体肥大伴 SDB 的患儿进食可能受到腺样体的影响，从而影响营养摄入，进而影响生长发育[33]。

颌面部的生长发育是正畸医师关注的重点。颌面部生长发育与 SDB 不是一种单向的关系，SDB 会

导致颌面部发育异常，而颌面部发育异常又会进一步强化 SDB，两者形成恶性循环。例如腺样体肥大的 SDB 患儿常采用口呼吸方式，形成特殊的口呼吸面容后，上颌缩窄，下颌适应性后缩，这种颌骨的异常又会反过来进一步减小气道容积。

（三）儿童 SDB 在代谢水平方面的危害

在成人患者中，去除肥胖因素后，OSA 与糖代谢及糖尿病仍存在显著相关性[28]。人体实验及动物实验皆证实，低血氧症可改变人体正常的糖代谢及内分泌功能[34, 35]。在肥胖儿童中，睡眠结构改变与胰岛素抵抗水平相关[36]，睡眠效率与血清 C 肽水平也相关[37]。在去除体重因素后，研究发现睡眠呼吸障碍的严重程度与胰岛素水平正相关[38, 39]。一项针对代谢紊乱综合征的研究发现，夜间平均血氧饱和度及最低血氧饱和度均可作为儿童代谢紊乱综合征的独立预测因素[40]。队列研究亦证实，血氧饱和度、夜间呼吸事件次数、睡眠效率与代谢紊乱综合征密切相关。

SDB 影响代谢的机制较为复杂。Waters 发现，微觉醒次数与胆固醇水平相关，进而与其余主要代谢指标相关[41]。通过影响主要代谢产物，OSA 或许成为了睡眠、炎症、糖尿病之间复杂相互关系的一个部分[41]。值得特别提出的是，虽然这方面的研究考虑到了肥胖对实验的干扰因素，但肥胖、SDB 与内分泌之间的复杂关系使完全剔除肥胖因素变得十分困难[42]。针对非肥胖儿童中 OSA 与内分泌关系的研究并不多见，而这也许是今后需要重点研究的领域之一。

（四）儿童 SDB 在炎症领域的危害

在成人中，OSAHS 能引起低水平的炎症反应[43]。然而，如同代谢一段所述，这种联系同样难以排除肥胖与炎症之间的关系[44]对实验造成的混杂。一队列研究认为 SDB 与 C 反应蛋白（一种代表炎症水平的蛋白）水平无相关性，肥胖与 C 反应蛋白水平有相关性[45]。在儿童中，部分研究倾向于认为 SDB 患儿的 C 反应蛋白水平较正常对照为高[46, 47]。同时也有文献反对该说法[48]。

儿童 SDB 与血清凝集素 P 同样被发现具有相关性[49]。针对其他方向的研究证实，OSA 与全身炎症水平确有联系。其与细胞因子、白介素、干扰素水平的联系已得到证实[50, 51]。特别是 OSA 与下呼吸道感染之间的联系已较为明确，OSA 的严重程度与下呼吸道中性粒细胞水平相关[52]。然而需要注意的是，虽然在成人中，低血氧症与炎症的关系已得到确认，但在儿童中，腺样体或扁桃体炎性肥大是 OSA 的主因，因此，目前所发现的 OSA 与炎症的关系中混杂了该局部炎症的干扰。

（五）儿童 SDB 对心血管健康的危害

在儿童中，有研究发现 SDB 患儿常伴有血压日渐升高，动脉弹性下降[53]；另外，OSA 患儿常表现出收缩压高于对照同龄人，且夜间收缩压及舒张压均升高的现象[54]。OSA 致高血压的机制在于植物神经功能的改变，儿茶酚胺水平升高及血管紧张素系统失调。与成人类似，患 SDB 的儿童植物神经功能与对照组存在显著不同，主要体现在交感神经与副交感神经的平衡被打破[55, 56]。其余心血管疾患与 OSA 儿童的关系同样值得关注。血纤维蛋白原升高，血管内皮损伤均被发现与儿童 SDB 有关[57, 58]。

二、儿童 SDB 并未得到应有的重视

SDB 对儿童身心健康诸多方面都有着潜在的危害。但由于 SDB 的上述危害在全身分布广泛不集中，看似与睡眠呼吸情况无直接关系，因此 SDB 这一危害极大的疾病并未引起家长和正畸医师足够的重视。

对于家长而言，一方面，传统的观念认为，打鼾是"睡得香"的表现，并不是一种病态。另一方面，当孩子表现出如注意力缺乏、多动、发育迟缓等看似与呼吸无关的症状后，缺乏医学背景的家长也很难将上述症状与睡眠呼吸障碍联系起来。

对于正畸医师而言，主观上，部分正畸医师认为解决睡眠呼吸问题不是患者及其家长的主要诉求，从而忽视了患儿可能存在的睡眠呼吸问题；客观上，对于颌骨畸形患儿可能存在睡眠呼吸问题这一现象以及 SDB 的严重危害缺乏认识，没有意识去发现和解决这个问题。正畸医师处在发现儿童可能存在 SDB 的第一线，时刻绷紧脑子里那一根睡眠呼吸障碍的弦非常有必要。

第三节　儿童 SDB 在正畸中的诊断

对于儿童而言，目前公认有三大 SDB 危险因素：扁桃体腺样体肥大、颌骨畸形和肥胖。扁桃体腺样体肥大毫无疑问会直接阻塞气道，颌骨畸形如上颌或下颌的矢状向发育不足，将从前方压迫气道，限制气道。肥胖者气道周围组织堆积，也将影响气道容积。

上述三个因素中前两大因素都与正畸息息相关——腺样体肥大可能导致颌骨畸形，而颌骨畸形正是正畸学主要解决的问题之一。另一方面，正如前文所述，颌骨畸形不仅是 SDB 的危险因素，也是 SDB 的结果。这也就意味着主要解决颌骨畸形的正畸医师在儿童 SDB 的诊疗中处于一个十分特别的地位——虽然正畸患者的主诉很少与睡眠呼吸异常相关，但正畸医师将不可避免地接触大量儿童 SDB 患者。正确识别筛选潜在的 SDB 患者是后续针对颌骨畸形的治疗中解决睡眠呼吸问题的一大基础。这项能力对于一个全面而负责的正畸医师来说十分重要。

与成人 SDB 一样，睡眠检测无疑是诊断儿童 SDB 的金标准[59]，但是对于正畸科医师而言，在口腔诊所或诊室内对就诊儿童进行睡眠监测无疑是一种不切实际的要求。因此，符合正畸医师实际的做法应该是：正确识别并初筛高危 SDB 儿童并转诊至综合医院进行诊断，与其他科室联合对症治疗 SDB。

SDB 儿童的症状较为多样，个人症状可从打鼾、睡眠时频繁翻身到白日困倦、行为异常、学习能力低下、发育迟缓等多种症状中任意组合。这给初步诊断该疾病带来了难题。对于正畸医师而言，正畸前的一系列检查是我们独有的诊断工具。

一、体格检查

体格检查是评估患者 SDB 的重要方法。现已知男性、肥胖是 SDB 的高危因素。某些颅颌面异常如下颌后缩、面中部发育不足、高下颌平面角、软腭过长等与 SDB 高度相关[60]（图 19-2）。尤其要注意的是两种常见的儿童 SDB 高危因素：下颌后缩与口呼吸。

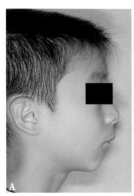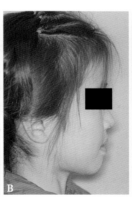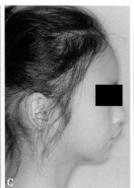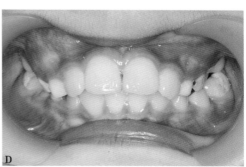

图 19-2　与儿童 SDB 相关牙颌面表现
A. 下颌后缩　B. 面中部发育不足　C，D. 口呼吸面容及咬合像

下颌后缩患儿由于下颌骨位置靠后，固有喉腔容积减小，另外由于口腔容量减小，舌位置靠后，舌根与下颌软组织易后坠，上气道的容积会因为上述解剖特征发生显著改变。

临床上观察到儿童下颌后缩时须注意，下颌矢状向位置靠后往往与上颌的横向宽度不足相关，需一并解决。

长期口呼吸同样与 SDB 高度相关，由于鼻炎或腺样体扁桃体肥大等原因造成的上气道狭窄常常引起患儿夜间甚至全天采用口呼吸来代偿进气量的不足。长期的口呼吸将导致一系列牙颌面组织形态改变：由于颊肌的收缩力作用于上牙弓引起上牙列狭窄，严重拥挤并时常伴上前牙外翻，由于舌和下颌骨一起处于低位，硬腭失去扩张力的作用而狭窄高拱，上唇由于长期张嘴进气而肥厚增生、外翘，上前牙牙龈干燥肿大，下颌为适应上颌的形态而顺时针旋转、后缩、面下 1/3 高增加等。这种特征性的牙颌面表现被称为口呼吸面容或腺样体面容。

为确诊患儿未用鼻腔进气，可将口镜置于患儿鼻下，检查是否有呼吸的水汽凝集于镜面以确定口呼吸症状。口呼吸对牙颌面组织的协调及睡眠呼吸状况均十分不利，需要引起正畸医师足够的警惕。另外，体格检查同样有可能发现患儿的嗜睡、发育障碍及行为异常等可能的 SDB 表现。

二、影像学检查

正畸影像学检查同样对筛选疑似 SDB 患儿具有积极意义。头颅侧位片除了显示正畸医师所关心的牙与颌骨关系之外，对气道的纵剖面也有清楚地展示。可观察气道的矢状向宽度、腺样体和扁桃体的发育等。CBCT 结合三维处理软件可以清晰地显示并重建出任意段气道的三维结构（图 19-3），是目前口腔科诊断气道问题的一大利器。目前，尚没有从头颅侧位片或 CBCT 来判断气道狭窄的量化标准，医师多从经验出发，估计气道的狭窄程度或对比治疗前后气道的改变。

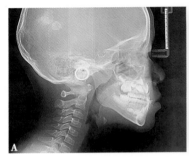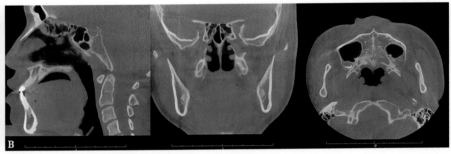

图 19-3 影像学结案差辅助筛选 SDB 患儿

A. 头颅侧位片显示患儿扁桃体增生 B. CBCT 对气道的三维观察

一旦发现患儿具有上述体征，必须考虑患儿有存在呼吸问题的可能。此时应该向家长阐明 SDB 可能的危害，并推荐患儿于综合医院进行一次全面的耳鼻喉科检查及睡眠监测以明确诊断，不能轻易放过任何一个疑似 SDB 的患儿。

相关科室确诊后，若病因为口腔科诊治范围之外的范畴如鼻炎、腺样体扁桃体肥大，将由相关科室进行解决。此后正畸医师的职责是消除残留的牙颌畸形如口呼吸习惯及其所致的特殊面容。若病因为口腔科处理范畴如下颌后缩，将直接转回正畸科治疗，推荐的流程简图见图 19-4。

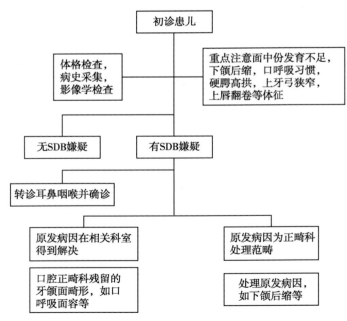

图 19-4 正畸科诊断 SDB 患儿流程

第四节　儿童 SDB 的治疗原则

SDB 是一组多因素共同作用导致的疾病群。这也意味着对于不同的病因，采取不同的手段是十分必要的 [61-63]。

一、儿童 SDB 的非正畸治疗

针对不同病因的 SDB 非正畸治疗方法较多，在本书中仅作简单介绍。内科治疗主要包括针对鼻炎的内科治疗以扩大鼻腔通气量 [64]，为纠正口呼吸创造条件以及减肥治疗 [65]。有研究显示，减重 35% 之后，OSA 患儿睡眠监测的各项参数显著改善。SDB 患儿的体重控制对其他病因引起的 SDB 同样具有积极意义。另外，矫正平卧睡姿为侧卧可缓解部分患儿轻度 SDB。

腺样体扁桃体摘除术（adenotonsillectomy, ATE）是治疗儿童 SDB 最常用的的方法。由于儿童气道阻塞的最常见原因是腺样体扁桃体肥大，因此该方法往往被认为是儿童 SDB 的首选疗法。迄今为止，并无严格的随机对照试验证明此方法的效率 [66]。回顾性实验显示，患儿在接受手术后，AHI 及血氧饱和度均有显著提高。甚至在严重的颅面畸形患者，如唐氏症患者中，腺样体扁桃体摘除术仍旧能起到效果 [67]，推测是因为软组织切除后，气道扩大。需要指出的是，ATE 在治疗 SDB 方面并非万能，2007 年一项调查显示，47% 的接受 ATE 儿童在术后仍然表现出 SDB。同时，ATE 潜在的危险性也需要纳入考虑中 [66, 67]。

持续性正压通气法也是治疗 SDB 常用的方法，不过在不同年龄的患者人群中存在明显的适应证差异，对于成人 CDB 患者，持续性正压通气法是最有效、最常用的方法，但是对于儿童 SDB 患者而言，持续性正压通气法通常用于那些减肥无效以及已接受腺样体扁桃体切除后仍伴有中重度 OSA 的儿童，另外，持续性正压通气法在治疗儿童 SDB 患者时面临着配合度差及长期使用后影响面型发育的问题 [70-72]。

其他手术手段运用较少：上下颌骨的牵张成骨或正颌手术在严重颌骨畸形伴 SDB 病例中有报道 [73-75]；舌骨悬吊术可能对喉咽部有扩张作用 [76]；气管切开术仅在所有其他手段均失效或正颌手术围术期使用 [77, 78]。

二、儿童 SDB 伴牙颌面畸形的正畸干预

针对不同的情况，正畸医师可以选用的治疗 SDB 的手段也多种多样，下面主要介绍几种最常见的情况下儿童 SDB 的正畸治疗思路。

（一）下颌后缩或上颌发育不足伴 SDB 儿童的治疗原则

目前，针对下颌后缩伴 SDB 患儿，正畸医师利用功能矫治器进行治疗的临床试验已有报道 [79-81]。由于下颌发育不足是 SDB 的危险因素之一 [61]，而功能矫治器正好可用于治疗伴随下颌发育不足的 SDB 儿童。该矫治器可以强制下颌前伸并带动舌体前移，以达到打开气道的效果，同时，在发育期强制前伸下颌，可以促进下颌骨的生长发育，缓解下颌骨水平向长度的不足 [82, 83]，最终达到去除病因的目的。这是口腔矫治器在成人 SDB 患者与儿童 SDB 患者中作用机制的主要区别。在成人患者中，口腔矫治器虽可以在夜间前伸下颌，打开气道，但是并不能对下颌后缩产生任何实质性改变，一旦停用，治疗效果立刻消失。而在儿童中，功能矫治器有希望彻底解决下颌发育不足，患儿在成功治疗后即使不佩戴矫治器，SDB 症状也会得到很大程度改善 [79]。

2002 年一项研究证实，佩戴口腔矫治器的 SDB 患儿在治疗结束后与对照组相比，AHI 有显著下降 [80]（图 19-5，图 19-6）。2011 年的研究证实，Herbst 矫治器可以在治疗下颌后缩的同时，改善 SDB 患儿睡眠结构，扩大上气道 [81]。笔者也有类似研究发现，在下颌后缩伴 SDB 患儿快速发育期使用功能矫治器，可以在促进下颌生长的同时，减小 AHI，扩大气道 [84-86]。另外，对于合并上颌过窄，导致下颌被迫处于后位的患儿，采取上颌带扩弓器的功能矫治器可以迅速扩大腭咽处气道，同时诱导下颌往前重定位，扩大舌咽部气道 [87]。

关于功能矫治器治疗小儿下颌后缩在正畸界尚存在争议 [82, 88-90]。与相信功能矫治器能够刺激下颌骨向前生长的研究者相反，反对功能矫治器的研究者认为，功能矫治器并非真正增加了下颌骨的生长，而只

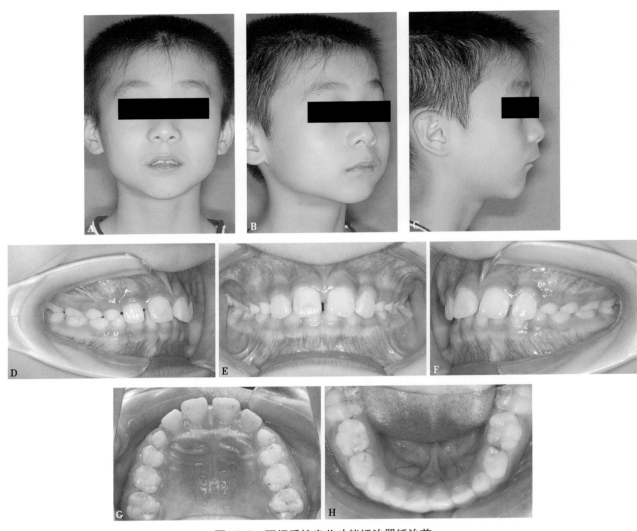

图 19-5 下颌后缩患儿功能矫治器矫治前

患者男，9 岁，下颌后缩，家长诉夜间常打鼾。睡眠呼吸监测显示 AHI 高达 22，最低血氧饱和度 77%

A～C. 功能矫治前面像　D～H. 功能矫治前口内像

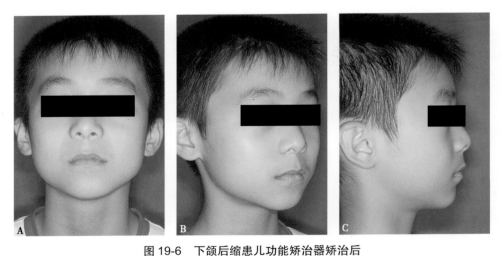

图 19-6 下颌后缩患儿功能矫治器矫治后

使用双颌垫矫治器治疗 10 个月后，侧貌改善，下颌生长明显，打鼾显著好转，AHI 减小为 0，
最低血氧饱和度提升至 94%。继而进行固定矫治

A～C. 功能矫治后面像

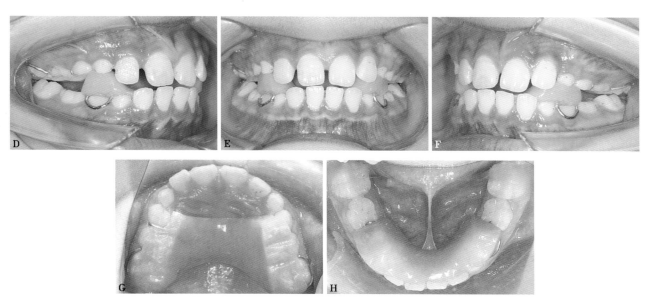

图 19-6 下颌后缩患儿功能矫治器矫治后（续）
D~H. 功能矫治后口内像

是"借用了"下颌骨今后的生长量，即让下颌骨的生长量提前表达。因此，使用功能矫治器的双期矫治患者最终治疗效果与直接一期治疗效果应当相同。

笔者无意也无法对上述争议做出评价，但是需要引起注意的是，正如前所述，SDB 对于发育期的儿童具有严重的潜在危害。因此，即便承认功能矫治器不能增加下颌生长量，而是只能让下颌生长量提前表达，对于伴随 SDB 症状的下颌后缩儿童而言，使用功能矫治器仍旧有着重大的意义。因为让下颌骨生长量提前表达意味着提前减轻甚至消除 SDB 症状，而不是被动等待患者的 OSAHS 症状随着下颌骨自然生长而自行缓解，从处理 SDB 的角度来说，使用功能矫治器意味着减少若干年的 SDB 病程，对下颌后缩儿童具有积极的意义。

反𬅢的早期矫治在本书另外章节中有专门介绍，对于上颌骨矢状向发育不足伴 SDB 的患儿，虽然其治疗时期正畸界尚未达成统一意见，但类似于上文提到的下颌发育不足的情况，从解除 SDB 的角度出发同样应早期进行扩弓前牵引或扩缩前牵引以减小上气道阻力。实践中可观察到上颌骨前移后上气道容积有明显增加（图 19-7，图 19-8）。

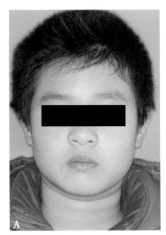
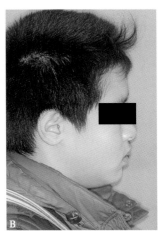
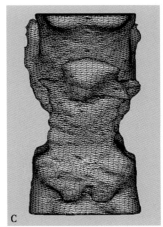
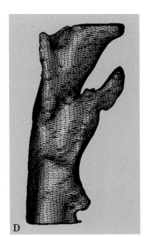

图 19-7 上颌发育不足患儿扩弓前牵治疗前
患儿 11 岁男性，主诉地包天。其主要问题在于上颌骨矢状向发育不足伴夜间打鼾
A，B. 面像 C，D. 气道重建

473

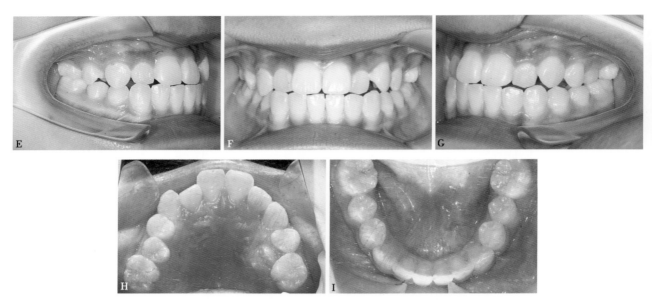

图 19-7　上颌发育不足患儿扩弓前牵治疗前（续）

E～I. 口内像

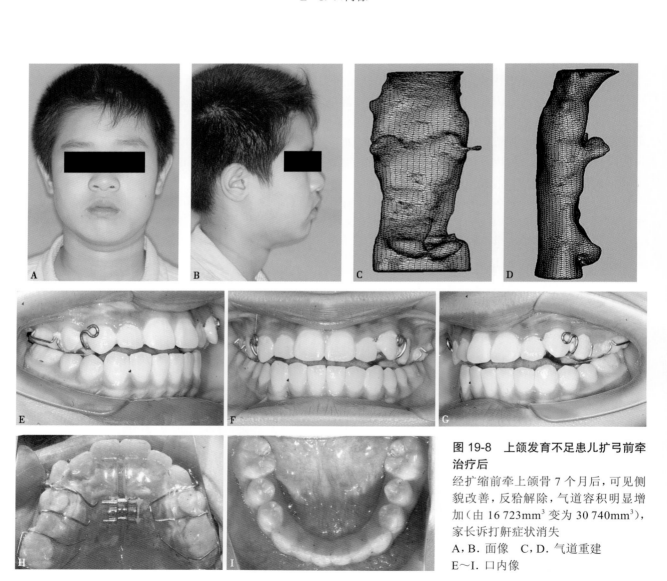

图 19-8　上颌发育不足患儿扩弓前牵治疗后

经扩缩前牵上颌骨 7 个月后，可见侧貌改善，反𬌗解除，气道容积明显增加（由 16 723mm³ 变为 30 740mm³），家长诉打鼾症状消失

A，B. 面像　C，D. 气道重建

E～I. 口内像

（二）口呼吸患儿的正畸治疗原则

前面已提到，口呼吸面容既是 SDB 的结果，同时又是 SDB 恶化的原因。长期的口呼吸导致下颌后缩及扁桃体感染的几率增加，这些情况会进一步减小气道。因此，口呼吸在矫治前，应该首先找到患儿放弃鼻呼吸的原因，常见原因如鼻炎或腺样体肥大导致的鼻咽阻力增大需要转诊至专门科室解决，否则口呼吸习惯缺乏破除的基础。在原发病因解除后，应首先戴用前庭盾封闭口腔前庭，强迫患儿习惯采用鼻腔进气。之后在上颌应使用扩弓装置快速扩弓，恢复上颌牙弓形态以增宽鼻气道，扩大鼻腔容量。具体矫治器选择方案应依据患儿上下颌骨的矢状向发育情况选用：若上颌发育不足则应选择扩弓前牵装置；若下颌后缩则应选用上颌带扩弓装置的功能矫治器。矢状向的发育促进口腔容量的增加以容纳舌体向上向前移动，并同时增加舌后和腭后气道（图 19-9～图 19-11）。

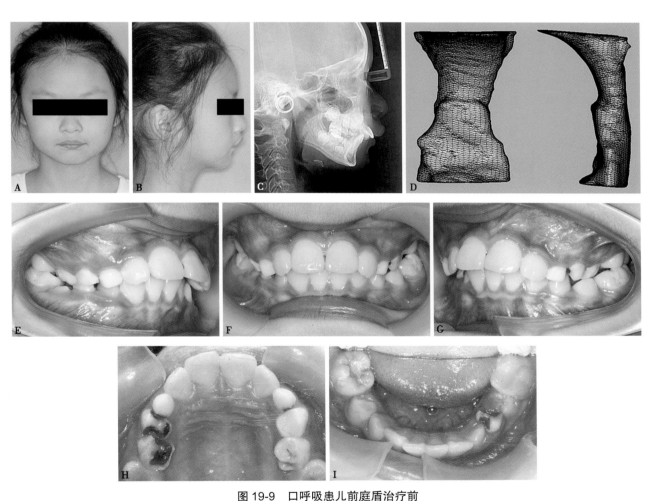

图 19-9　口呼吸患儿前庭盾治疗前

患儿女性，8 岁，由于鼻炎导致口呼吸习惯。转外院治疗鼻炎后于正畸科行前庭盾治疗解除口呼吸

A，B. 面像　C. 头颅侧位片　D. 气道重建图　E～I. 口内像

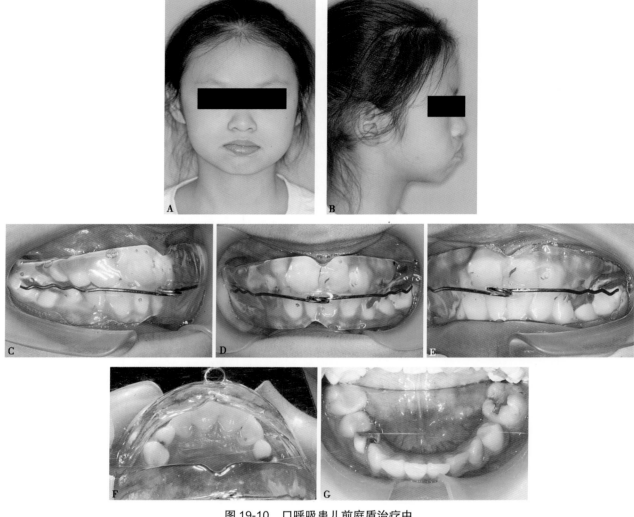

图 19-10　口呼吸患儿前庭盾治疗中

A，B. 面像　C～G. 口内像

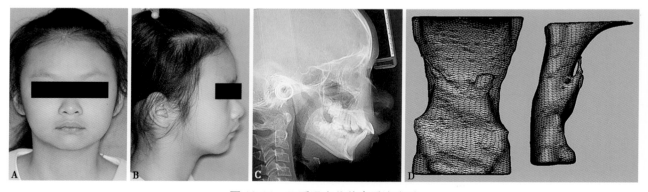

图 19-11　口呼吸患儿前庭盾治疗后

治疗后患儿鼻部发育明显，上颌牙弓扩宽，气道容积增大（由 12 218mm³ 变为 17 482mm³）。Ⅱ期拟行带扩弓器的𬌗垫矫治器继续治疗

A，B. 面像　C. 头颅侧位片　D. 气道重建图

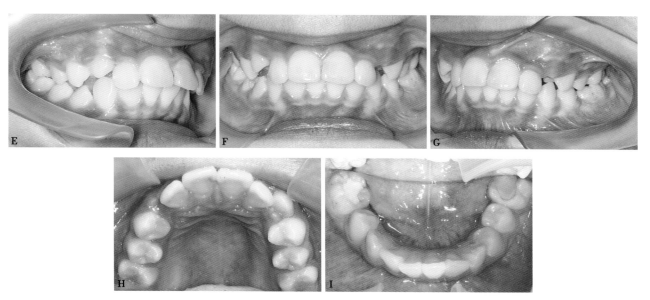

图 19-11 口呼吸患儿前庭盾治疗后（续）
E～I. 口内像

全 文 总 结

　　儿童 SDB 是一类对患儿身心健康具有多方面、系统性危害的疾病谱。正畸医师处于发现儿童 SDB 的第一线，理应熟练掌握 SDB 常见的牙颌面表现，及时筛选疑似患儿转于相关科室诊治。对于伴牙颌面畸形的 SDB 患儿，正畸医师应基于儿童 SDB 多病因的特征，在选择治疗方案时对因下药，综合运用矫形装置与功能矫治器，才能双管齐下，既解决牙颌面畸形，又治疗 SDB，最终为患儿谋求最大利益。

参 考 文 献

1. Katz ES，D'Ambrosio CM. Pathophysiology of pediatric obstructive sleep apnea. Proc Am Thorac Soc，2008，5（2）：253-262

2. Carroll JL. Obstructive sleep-disordered breathing in children：new controversies，new directions. Clin Chest Med，2003，24（2）：261-282

3. O'Brien LM，Gozal D. Behavioural and neurocognitive implications of snoring and obstructive sleep apnoea in children：facts and theory. Paediatr Respir Rev，2002，3（1）：3-9

4. Gozal D，Pope DJ. Snoring during early childhood and academic performance at ages thirteen to fourteen years. Pediatrics，2001，107（6）：1394-1399

5. Gozal D. Sleep-disordered breathing and school performance in children. Pediatrics，1998，102（3 Pt 1）：616-620

6. Williams ER，Woo P，Miller R，et al. The effects of adenotonsillectomy on growth in young children. Otolaryngol Head Neck Surg，1991，104（4）：509-516

7. Fauroux B. What's new in paediatric sleep？Paediatr Respir Rev，2007，8（1）：85-89

8. Lopes MC，Guilleminault C. Chronic snoring and sleep in children：a demonstration of sleep disruption. Pediatrics，2006，118（3）：e741-e746

9. O'Brien LM，Mervis CB，Holbrook C R，et al. Neurobehavioral implications of habitual snoring in children. Pediatrics，2004，114（1）：44-49

10. Nieminen P，Lopponen T，Tolonen U，et al. Growth and biochemical markers of growth in children with snoring and obstructive sleep apnea. Pediatrics，2002，109（4）：e55

11. Xu ZF，Shen KL. The epidemiology of snoring and obstructive sleep apnea/hypopnea in Mainland China. BIOLOGICAL RHYTHM RESEARCH，2010，41（3）：225-233

12. Chang SJ，Chae KY. Obstructive sleep apnea syndrome in children：Epidemiology，pathophysiology，diagnosis and sequelae.

Korean J Pediatr, 2010, 53 (10): 863-871

13. Guilleminault C, Lee JH, Chan A. Pediatric obstructive sleep apnea syndrome. Arch Pediatr Adolesc Med, 2005, 159 (8): 775-785

14. Gottlieb DJ, Chase C, Vezina RM, et al. Sleep-disordered breathing symptoms are associated with poorer cognitive function in 5-year-old children. J Pediatr, 2004, 145 (4): 458-464

15. Halbower AC, Degaonkar M, Barker PB, et al. Childhood obstructive sleep apnea associates with neuropsychological deficits and neuronal brain injury. PLoS Med, 2006, 3 (8): e301

16. Gozal D, Kheirandish-Gozal L. Neurocognitive and behavioral morbidity in children with sleep disorders. Curr Opin Pulm Med, 2007, 13 (6): 505-509

17. Suratt PM, Barth JT, Diamond R, et al. Reduced time in bed and obstructive sleep-disordered breathing in children are associated with cognitive impairment. Pediatrics, 2007, 119 (2): 320-329

18. Row BW, Liu R, Xu W, et al. Intermittent hypoxia is associated with oxidative stress and spatial learning deficits in the rat. Am J Respir Crit Care Med, 2003, 167 (11): 1548-1553

19. Kurnatowski P, Putynski L, Lapienis M, et al. Neurocognitive abilities in children with adenotonsillar hypertrophy. Int J Pediatr Otorhinolaryngol, 2006, 70 (3): 419-424

20. Gozal D, Pope DJ. Snoring during early childhood and academic performance at ages thirteen to fourteen years. Pediatrics, 2001, 107 (6): 1394-1399

21. Brouillette RT, Fernbach SK, Hunt CE. Obstructive sleep apnea in infants and children. J Pediatr, 1982, 100 (1): 31-40

22. Lind MG, Lundell BP. Tonsillar hyperplasia in children. A cause of obstructive sleep apneas, CO2 retention, and retarded growth. Arch Otolaryngol, 1982, 108 (10): 650-654

23. Bonuck K, Parikh S, Bassila M. Growth failure and sleep disordered breathing: a review of the literature. Int J Pediatr Otorhinolaryngol, 2006, 70 (5): 769-778

24. Selimoglu E, Selimoglu MA, Orbak Z. Does adenotonsillectomy improve growth in children with obstructive adenotonsillar hypertrophy? J Int Med Res, 2003, 31 (2): 84-87

25. Wang RC, Elkins TP, Keech D, et al. Accuracy of clinical evaluation in pediatric obstructive sleep apnea. Otolaryngol Head Neck Surg, 1998, 118 (1): 69-73

26. Soultan Z, Wadowski S, Rao M, et al. Effect of treating obstructive sleep apnea by tonsillectomy and/or adenoidectomy on obesity in children. Arch Pediatr Adolesc Med, 1999, 153 (1): 33-37

27. Marcus CL, Carroll JL, Koerner CB, et al. Determinants of growth in children with the obstructive sleep apnea syndrome. J Pediatr, 1994, 125 (4): 556-562

28. Saaresranta T, Polo O. Sleep-disordered breathing and hormones. Eur Respir J, 2003, 22 (1): 161-172

29. Sassin JF, Parker DC, Mace JW, et al. Human growth hormone release: relation to slow-wave sleep and sleep-walking cycles. Science, 1969, 165 (3892): 513-515

30. Bar A, Tarasiuk A, Segev Y, et al. The effect of adenotonsillectomy on serum insulin-like growth factor-I and growth in children with obstructive sleep apnea syndrome. J Pediatr, 1999, 135 (1): 76-80

31. Nieminen P, Lopponen T, Tolonen U, et al. Growth and biochemical markers of growth in children with snoring and obstructive sleep apnea. Pediatrics, 2002, 109 (4): e55

32. Zhang YS, Du JZ. The response of growth hormone and prolactin of rats to hypoxia. Neurosci Lett, 2000, 279 (3): 137-140

33. Bonuck K, Parikh S, Bassila M. Growth failure and sleep disordered breathing: a review of the literature. Int J Pediatr Otorhinolaryngol, 2006, 70 (5): 769-778

34. Ⅱyori N, Alonso LC, Li J, et al. Intermittent hypoxia causes insulin resistance in lean mice independent of autonomic activity. Am J Respir Crit Care Med, 2007, 175 (8): 851-857

35. Spiegel K, Leproult R, Van Cauter E. Impact of sleep debt on metabolic and endocrine function. Lancet, 1999, 354 (9188): 1435-1439

36. Flint J, Kothare SV, Zihlif M, et al. Association between inadequate sleep and insulin resistance in obese children. J Pediatr, 2007, 150 (4): 364-369

37. Verhulst SL, Schrauwen N, Haentjens D, et al. Sleep duration and metabolic dysregulation in overweight children and adolescents. Arch Dis Child, 2008, 93 (1): 89-90

38. de la Eva RC, Baur LA, Donaghue KC, et al. Metabolic correlates with obstructive sleep apnea in obese subjects. J Pediatr, 2002, 140 (6): 654-659

39. Li AM, Chan MH, Chan DF, et al. Insulin and obstructive sleep apnea in obese Chinese children. Pediatr Pulmonol, 2006, 41 (12): 1175-1181

40. Verhulst SL, Schrauwen N, Haentjens D, et al. Sleep-disordered breathing and the metabolic syndrome in overweight and obese children and adolescents. J Pediatr, 2007, 150 (6): 608-612

41. Waters KA, Mast BT, Vella S, et al. Structural equation modeling of sleep apnea, inflammation, and metabolic dysfunction in children. J Sleep Res, 2007, 16 (4): 388-395

42. Spicuzza L, Leonardi S, La Rosa M. Pediatric sleep apnea: early onset of the 'syndrome'? Sleep Med Rev, 2009, 13 (2): 111-122

43. Punjabi NM, Beamer BA. C-reactive protein is associated with sleep disordered breathing independent of adiposity. Sleep, 2007, 30 (1): 29-34

44. Guilleminault C, Kirisoglu C, Ohayon MM. C-reactive protein and sleep-disordered breathing. Sleep, 2004, 27 (8): 1507-1511

45. Taheri S, Austin D, Lin L, et al. Correlates of serum C-reactive protein (CRP)--no association with sleep duration or sleep disordered breathing. Sleep, 2007, 30 (8): 991-996

46. Tauman R, Ivanenko A, O'Brien L M, et al. Plasma C-reactive protein levels among children with sleep-disordered breathing. Pediatrics, 2004, 113 (6): e564-e569

47. Larkin E K, Rosen C L, Kirchner H L, et al. Variation of C-reactive protein levels in adolescents: association with sleep-disordered breathing and sleep duration. Circulation, 2005, 111 (15): 1978-1984

48. Kaditis A G, Ioannou M G, Chaidas K, et al. Cysteinyl leukotriene receptors are expressed by tonsillar T cells of children with obstructive sleep apnea. Chest, 2008, 134 (2): 324-331

49. O'Brien L M, Serpero L D, Tauman R, et al. Plasma adhesion molecules in children with sleep-disordered breathing. Chest, 2006, 129 (4): 947-953

50. Tam C S, Wong M, Mcbain R, et al. Inflammatory measures in children with obstructive sleep apnoea. J Paediatr Child Health, 2006, 42 (5): 277-282

51. Gozal D, Serpero LD, Sans C O, et al. Systemic inflammation in non-obese children with obstructive sleep apnea. Sleep Med, 2008, 9 (3): 254-259

52. Li AM, Hung E, Tsang T, et al. Induced sputum inflammatory measures correlate with disease severity in children with obstructive sleep apnoea. Thorax, 2007, 62 (1): 75-79

53. Kwok KL, Ng DK, Cheung Y F. BP and arterial distensibility in children with primary snoring. Chest, 2003, 123 (5): 1561-1566

54. Leung LC, Ng DK, Lau MW, et al. Twenty-four-hour ambulatory BP in snoring children with obstructive sleep apnea syndrome. Chest, 2006, 130 (4): 1009-1017

55. Lin Z, KKM, Chen M, et al. Noninvasive assessment of cardiovascular autonomic control in pediatric obstructive sleep apnea syndrome. Conf Proc IEEE Eng Med Biol Soc, 2005, 1: 776-779

56. Harrington C, Kirjavainen T, Teng A, et al. Altered autonomic function and reduced arousability in apparent life-threatening event infants with obstructive sleep apnea. Am J Respir Crit Care Med, 2002, 165 (8): 1048-1054

57. Kaditis AG, Alexopoulos EI, Kalampouka E, et al. Morning levels of fibrinogen in children with sleep-disordered breathing. Eur Respir J, 2004, 24 (5): 790-797

58. Gozal D, Kheirandish-Gozal L, Serpero LD, et al. Obstructive sleep apnea and endothelial function in school-aged nonobese children: effect of adenotonsillectomy. Circulation, 2007, 116 (20): 2307-2314

59. Schechter MS. Technical report: diagnosis and management of childhood obstructive sleep apnea syndrome. Pediatrics, 2002, 109(4): e69

60. Guilleminault C, Quo SD. Sleep-disordered breathing. A view at the beginning of the new Millennium. Dent Clin North Am, 2001, 45(4): 643-656

61. Villa MP, Miano S, Rizzoli A. Mandibular advancement devices are an alternative and valid treatment for pediatric obstructive sleep apnea syndrome. Sleep Breath, 2012, 16(4): 971-976

62. Kaditis A, Kheirandish-Gozal L, Gozal D. Algorithm for the diagnosis and treatment of pediatric OSA: a proposal of two pediatric sleep centers. Sleep Med, 2012, 13(3): 217-227

63. Kuhle S, Urschitz MS, Eitner S, et al. Interventions for obstructive sleep apnea in children: a systematic review. Sleep Med Rev, 2009, 13(2): 123-131

64. Brouillette RT, Manoukian JJ, Ducharme F M, et al. Efficacy of fluticasone nasal spray for pediatric obstructive sleep apnea. J Pediatr, 2001, 138(6): 838-844

65. Verhulst S L, Franckx H, Van Gaal L, et al. The effect of weight loss on sleep-disordered breathing in obese teenagers. Obesity (Silver Spring), 2009, 17(6): 1178-1183

66. Lim J, Mckean M. Adenotonsillectomy for obstructive sleep apnoea in children. Cochrane Database Syst Rev, 2003(1): D3136

67. Amonoo-Kuofi K, Phillips SP, Randhawa PS, et al. Adenotonsillectomy for sleep-disordered breathing in children with syndromic craniosynostosis. J Craniofac Surg, 2009, 20(6): 1978-1980

68. Waters KA, Everett FM, Bruderer JW, et al. Obstructive sleep apnea: the use of nasal CPAP in 80 children. Am J Respir Crit Care Med, 1995, 152(2): 780-785

69. Marcus CL, Rosen G, Ward SL, et al. Adherence to and effectiveness of positive airway pressure therapy in children with obstructive sleep apnea. Pediatrics, 2006, 117(3): e442-e451

70. Tsuda H, Almeida FR, Tsuda T, et al. Craniofacial changes after 2 years of nasal continuous positive airway pressure use in patients with obstructive sleep apnea. Chest, 2010, 138(4): 870-874

71. Villa MP, Pagani J, Ambrosio R, et al. Mid-face hypoplasia after long-term nasal ventilation. Am J Respir Crit Care Med, 2002, 166(8): 1142-1143

72. Hoffstein V. Review of oral appliances for treatment of sleep-disordered breathing. Sleep Breath, 2007, 11(1): 1-22

73. Mathijssen I, Arnaud E, Marchac D, et al. Respiratory outcome of mid-face advancement with distraction: a comparison between Le Fort III and frontofacial monobloc. J Craniofac Surg, 2006, 17(5): 880-882

74. Steinbacher DM, Kaban LB, Troulis MJ. Mandibular advancement by distraction osteogenesis for tracheostomy-dependent children with severe micrognathia. J Oral Maxillofac Surg, 2005, 63(8): 1072-1079

75. Sundaram S, Bridgman SA, Lim J, et al. Surgery for obstructive sleep apnoea. Cochrane Database Syst Rev, 2005(4): D1004

76. Schmitz JP, Bitonti DA, Lemke RR. Hyoid myotomy and suspension for obstructive sleep apnea syndrome. J Oral Maxillofac Surg, 1996, 54(11): 1339-1345

77. Preciado DA, Sidman JD, Sampson DE, et al. Mandibular distraction to relieve airway obstruction in children with cerebral palsy. Arch Otolaryngol Head Neck Surg, 2004, 130(6): 741-745

78. Hunt CE, Brouillette RT. Abnormalities of breathing control and airway maintenance in infants and children as a cause of cor pulmonale. Pediatr Cardiol, 1982, 3(3): 249-256

79. Zhang C, He H, Ngan P. Effects of twin block appliance on obstructive sleep apnea in children: a preliminary study. Sleep Breath, 2013: epub ahead of print

80. Villa MP, Bernkopf E, Pagani J, et al. Randomized controlled study of an oral jaw-positioning appliance for the treatment of obstructive sleep apnea in children with malocclusion. Am J Respir Crit Care Med, 2002, 165(1): 123-127

81. Schutz TC, Dominguez GC, Hallinan MP, et al. Class II correction improves nocturnal breathing in adolescents. Angle Orthod, 2011, 81(2): 222-228

82. Sharma AK，Sachdev V，Singla A，et al. Skeletal and dentoalveolar changes concurrent to use of Twin Block appliance in class Ⅱ division I cases with a deficient mandible：a cephalometric study. J Indian Soc Pedod Prev Dent，2012，30（3）：218-226

83. Thiruvenkatachari B，Sandler J，Murray A，et al. Comparison of Twin-block and Dynamax appliances for the treatment of Class Ⅱ malocclusion in adolescents：a randomized controlled trial. Am J Orthod Dentofacial Orthop，2010，138（2）：141-144，144-145

84. 史建陆，林奕真，任继业，等. Dynamax 和 Twin block 治疗Ⅱ类错𬌗对咽腔舌骨位置的影响. 现代口腔医学杂志，2011（1）：19-23

85. 卢海燕，董福生，王好公，等. 功能矫形治疗对安氏Ⅱ～1类错𬌗畸形上气道结构的影响. 现代口腔医学杂志，2005（1）：24-26

86. Zhang C，He H，Ngan P. Effects of twin block appliance on obstructive sleep apnea in children：a preliminary study. Sleep Breath，2013，17（4）：1309-1314

87. Guilleminault C，Monteyrol PJ，Huynh N T，et al. Adeno-tonsillectomy and rapid maxillary distraction in pre-pubertal children，a pilot study. Sleep Breath，2011，15（2）：173-177

88. Mills CM，Mcculloch KJ. Posttreatment changes after successful correction of Class Ⅱ malocclusions with the twin block appliance. Am J Orthod Dentofacial Orthop，2000，118（1）：24-33

89. Trenouth MJ. Cephalometric evaluation of the Twin-block appliance in the treatment of Class Ⅱ Division 1 malocclusion with matched normative growth data. Am J Orthod Dentofacial Orthop，2000，117（1）：54-59

90. O'Brien K，Wright J，Conboy F，et al. Effectiveness of early orthodontic treatment with the Twin-block appliance：a multicenter，randomized，controlled trial. Part 1：Dental and skeletal effects. Am J Orthod Dentofacial Orthop，2003，124（3）：234-243，339

第20章

埋伏牙的诊断与正畸治疗
Diagnosis and Treatment Strategy of Impacted Teeth

白玉兴* 杨芸*
*首都医科大学口腔医学院

第一节 埋伏牙的发生与危害

一、埋伏牙的发生

埋伏牙是人体牙颌系统中较常见的发育异常。在人群中所占比例为 25%~50%[1]（图 20-1，图 20-2）。最常见于第三磨牙（3.63%~31.98%），其次为上颌尖牙（0.77%~7.92%）。临床也可见到阻生于其余牙位，如上颌中切牙、下颌第二前磨牙，但其发生率相对较低[2,3]。上颌多于下颌；前牙区多于后牙区，女性多见。

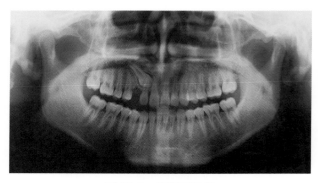

图 20-1 单颗牙埋伏

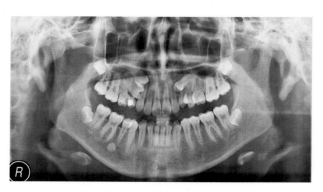

图 20-2 多颗牙埋伏

二、埋伏牙的危害

埋伏牙不仅影响颜面美观，而且会引起口腔功能障碍，对青春期患者还会影响正常生长发育和心理健康。如不加以治疗，更可引起许多并发症，如牙颌畸形、咬合关系紊乱、邻牙牙根吸收、鼻中隔脓肿、上颌窦瘘、含牙囊肿、三叉神经痛等[4,5]。

三、埋伏牙的病因

分为局部因素和全身因素两大类，其中局部因素更为重要。

（一）局部因素

乳牙早失后邻牙移位或牙弓狭窄导致的萌出间隙不足为最常见原因（图20-3）。乳牙牙根吸收障碍、多生牙、局部损伤、感染以及局部解剖生理因素的改变，出现恒牙胚畸形或位置、萌出道异常，牙粘连、囊性病变、颌骨肿瘤、唇腭裂、牙龈增生或纤维瘤、釉珠、放射性损伤等均可造成恒牙阻生[6,7]。

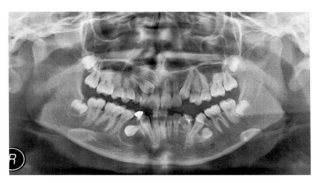

图20-3　13、34、44埋伏阻生，44含牙囊肿

（二）全身因素

营养、佝偻病、内分泌失调（甲状腺功能减退、甲状旁腺功能减退、垂体功能减退、假性甲状旁腺功能减退）、长期化疗、HIV感染、脑瘫、骨硬化障碍、药物（苯妥英钠）、贫血、腹腔疾病、早产儿/低体重儿、鱼鳞癣等，其他系统情况还有：肾衰竭、钴/铅或其他重金属中毒、低气压、基因异常、家族性/遗传性疾病、吸烟、先天性萌出失败[6,8]（图20-4～图20-7）。

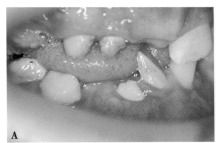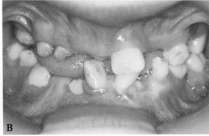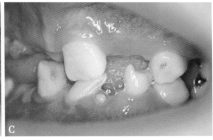

图20-4　22岁女性患者，多数牙齿至今未萌

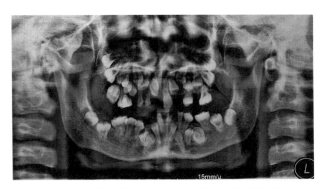

图20-5　曲面体层片显示，多颗牙齿埋伏阻生

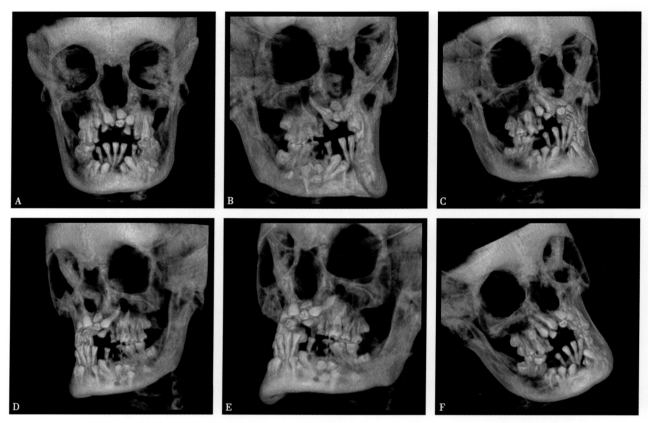

图 20-6 锥形束 CT 三维重建图像，可以清晰显示各个埋伏牙的形态，空间位置和毗邻关系

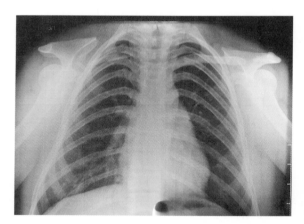

图 20-7 患者的胸部 X 线平片显示，锁骨形态发育不良

第二节 埋伏牙的诊断

一、埋伏牙诊断中应考虑的问题

（一）接诊埋伏牙患者时应关注的问题

1. 临床上埋伏牙病例的情况 临床上相当多的埋伏牙病例并不是正畸医师首先发现的。大多数患者本身并不会意识到埋伏牙的问题，因为一般不会出现疼痛肿胀等主观症状，而且可能伴有未脱落的乳牙，患者因此也不会注意到缺牙。往往是在患者进行其他牙科治疗或检查时偶然发现，并通过拍摄根尖片确诊的。

与埋伏牙相关的主诉主要见于两种情形：①以"一颗上门牙没长，旁边二门牙把地方占了"为主诉，一般见于8～10岁的儿童。家长并没有意识到，这是上中切牙埋伏阻生造成的继发体征。②以"虎牙坏了"为主诉，一般见于14～15岁的青少年。往往患者和家长不知道这颗龋坏牙是滞留的乳尖牙，可能需要的治疗并不是治疗坏牙，而是解决颌骨内埋伏尖牙的问题。

只有少数埋伏牙会出现症状，如引起邻牙牙根吸收而出现牙齿松动移位；继发囊肿引起颌骨膨大等。

初诊医师首先要对埋伏牙的位置、长轴方向、毗邻关系等准确评估，才能初步判断去除阻生因素后，埋伏牙是否有可能自行萌出，到底需要转给口腔外科医师还是正畸科医师。

2. 对埋伏牙进行主动治疗的时机　判断是否对埋伏牙进行主动治疗，患者的年龄和牙齿发育阶段是重要的参考因素。如果患者的年龄偏小，发现多生牙、牙瘤、囊肿等引起牙齿阻生的情况，去除这些病理因素，并尽量不干扰邻近的牙胚，是该时期手术的重点。不宜过早进行手术暴露或是正畸牵引，应该先观察牙胚的牙根发育和萌出情况，再做决定。

如果患者年龄大一些，有多生牙、牙瘤、囊肿等情况，埋伏牙的牙根已发育至根长2/3，仍然应该先去除病理因素后，观察牙齿萌出情况，如果仍不能顺利短期内萌出，再考虑辅助进一步的手术牵引治疗。

3. 患者的治疗动机　临床的正畸患者中，"不美观"是大多数患者和家长寻求治疗的最主要动机。还有一部分患者的治疗动机是解决牙齿拥挤、错位牙、开𬌗和反𬌗等。只有极少数患者会关注到某些并不明显但会对口腔健康产生影响的错𬌗畸形，如埋伏牙。

多数埋伏牙无症状并且对外貌影响比较小，所以患者的治疗动机不强烈，因此治疗前充分的知情同意是非常重要的。即使是这样，由于疗程比较长，牵引装置较复杂，异物感较强，治疗过程中患者仍然可能会失去耐心，不能保持口腔卫生，合作程度下降。因此，在开始治疗前，患者的治疗动机，配合程度也需要提前评估，以免出现治疗中的沟通困难或中断治疗。

（二）如何判定为埋伏牙

确定患者的牙龄　对于一个个体来说，他（她）的牙齿生长发育可能早于或晚于同年龄组的均值。如果我们想制订合适的正畸治疗方案，那么不应该只关注患者的年龄，还要对患者的牙龄做出正确的判断。

正常情况下，牙齿的萌出遵循一定的顺序，分组成对萌出。但是牙齿萌出时间受到后天局部因素和全身因素的影响，不同个体之间，同名牙齿萌出时间存在很大差异。而牙根的发育受后天因素影响较小。因此，目前国际公认评估牙龄相对较可靠的方法，是通过拍摄X线片确定恒牙牙根发育程度。

例如同样是12岁上下颌骨多数乳牙未脱落的患者，如果X线片显示下方恒牙胚牙根发育不足1/2，则该患者牙龄晚于年龄，应该避免拔除乳牙，继续观察牙根发育和牙齿替换（图20-8）。如果X线片显示下方恒牙胚牙根已经大部分发育完成，那么可以判断该患者牙龄与年龄基本一致，由于某种原因乳牙滞留，影响了下方恒牙的萌出，可以考虑拔除滞留乳牙（图20-9）[9]。

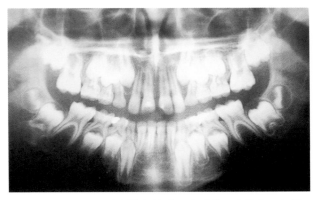

图20-8　上下颌对称性多数乳牙未脱落，牙龄晚于年龄

牙龄的评估并非局限于对个别牙齿牙根发育程度的确定，需要对口内牙列进行综合的判断（图20-10）。以往我们常用对牙根的发育阶段进行评估的方法。

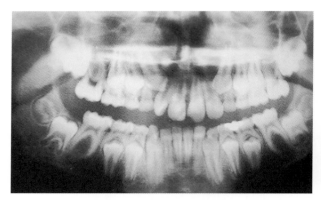

图 20-9　恒牙胚牙根大部分发育完成,乳牙滞留,牙龄与年龄一致

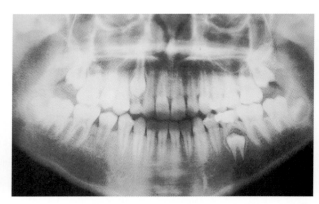

图 20-10　个别恒牙未萌出,牙根发育不足,牙龄与年龄基本一致

二、埋伏牙的影像学诊断方法

(一)传统的二维影像学方法

包括根尖片、咬合片和曲面体层片,各有优缺点。

1. 根尖片　是牙科影像学检查中最简便有效的方法,主要用来初步判断埋伏牙的状态。通过根尖片可以立即判断是否有埋伏牙存在,其牙根发育状况是否和对侧同名牙一致,以及是否存在牙根形态异常、牙根吸收、根尖周囊肿等。还可以观察到阻碍萌出的硬组织病变如多生牙、牙瘤等,以及一些软组织病变如囊肿。当初诊怀疑有埋伏牙时,根尖片一般作为首选的影像学检查手段。其缺点在于对埋伏牙与周围组织毗邻关系的信息显示不足,存在影像重叠,需结合其他的检查方法进行判断。受拍摄根尖片时投照角度的影响,上颌牙列和下颌前牙段的影像变形相对较大,下颌后牙段的影像变形相对较小(图 20-11)。

2. 咬合片

(1)下牙列:患者的头部后仰,X 线从下方投照,与𬌗平面成一定角度。在下尖牙和前磨牙区,X 线与𬌗平面垂直,颊舌向影像变形最小,但由于致密的下颌骨阻挡,除了大范围囊肿和颊舌向错位明显的牙齿,其余影像显示并不清晰;下前牙区,患者头部需后仰更大角度,X 线与𬌗平面前部夹角呈 110°,即与下前牙长轴基本一致;下磨牙区,X 线与𬌗平面垂直基础上,舌向倾斜约 15°,与舌倾的下颌磨牙长轴一致。

(2)上牙列:由于头部的阻挡,为了减少重叠影像,X 线管从鼻部上方投照,这样 X 线无法与𬌗平面垂直,不能算严格意义上的𬌗向投照。但即使是这样,由于不像下牙列咬合片那样有下颌骨的阻挡,影像显示相对清晰(图 20-12)。

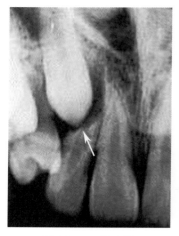

图 20-11　根尖片
显示尖牙埋伏,牙冠位于侧切牙牙根上方,侧切牙牙根吸收较严重

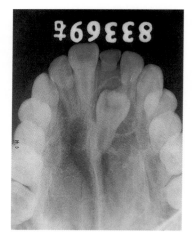

图 20-12　上颌前部咬合片,显示左上中切牙埋伏以及在水平向的位置关系。由于 X 线不是沿前牙长轴投射,因此埋伏牙与上前牙的唇腭向位置关系显示不清

　　3. 曲面体层片　　曲面体层片可以观察所有牙齿、下颌骨、两侧颞下颌关节、部分上颌骨的情况。由于也是二维影像，存在影像的放大、变形、重叠等，其清晰程度并不能超越根尖片和咬合片，但反映的信息量最多。对于正畸医师，曲面体层片是首选的影像学检查手段，然后再根据具体情况选用下一步的检查手段（图 20-13）。

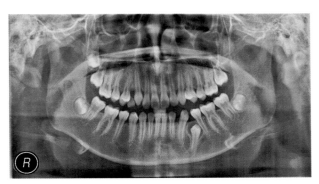

图 20-13　曲面体层片
显示 34 埋伏阻生，伴有含牙囊肿

　　以上三种影像检查方法都有一定的失真，单独使用往往不能正确判断埋伏牙的三位空间位置。如果定位不准确，一方面导致口腔外科医师的手术暴露位置不佳，另一方面正畸医师在错误信息的引导下制订的治疗方案，不能达到有效的牵引治疗，因此，治疗目标也就不可能实现。

（二）传统的三维影像学方法

　　1. 平行移动法　　利用投照水平移动的 2 张牙片区分唇（颊）腭侧埋伏牙的方法，很早已在临床应用。在牙片位置固定的情况下，随着投照源的水平移动，牙片上牙齿的影像会向相反方向移动。越靠近投照源的牙齿影像位移越大，越远离投照源的牙齿影像位移越小。以牙弓中的正常邻牙为参照牙，唇（颊）侧埋伏牙的影像相对于参照牙的位移较大，其影像相对于参照牙的位移与投照源移动方向相反；腭（舌）侧埋伏牙的影像相对于参照牙的位移较小，其影像相对于参照牙的位移与投照源移动方向相同。

　　这种方法只适用于埋伏牙位置离𬌗平面较近的情况，如果埋伏牙远离𬌗平面较多，在根尖片上显示埋伏牙与邻牙牙根无重叠或只在邻牙根尖区有重叠，会影响判断的准确性。

　　平行移动法的缺点在于，只能了解埋伏牙相对于参照牙的唇（颊）腭（舌）向位置关系，不能直观显示其在颌骨中的位置，以及离两侧骨板的距离。牙片尺寸较小，观察范围小，无法反映多个埋伏牙的相对位置和毗邻关系。另外，平移角度较小，影像位移也较小，需要一定的经验才能准确判断（图 20-14，图 20-15）。

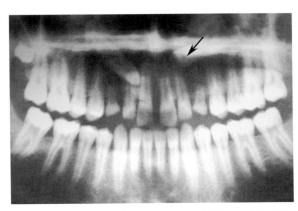

图 20-14　曲面体层片显示上颌尖牙埋伏，但无法定位埋伏牙与牙列的唇腭侧位置关系

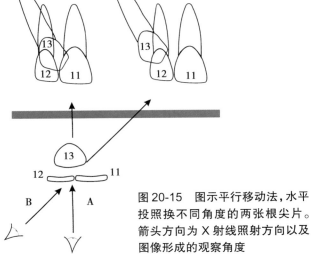

图 20-15　图示平行移动法，水平投照换不同角度的两张根尖片。箭头方向为 X 射线照射方向以及图像形成的观察角度

2．二维影像组合分析 侧位片可以显示前后向和垂直向上的影像，在临床上可以用能直接观测到的标志点，如中切牙，作为参照来推测埋伏牙的实际位置。咬合片可以显示前后向和颊舌向的位置关系。正位片又可以显示垂直向和颊舌向的位置关系。这些二维影像两两组合，就可以推测出埋伏牙的三维空间位置关系（图20-16）。

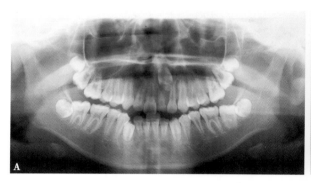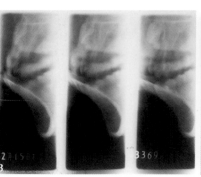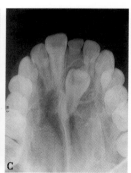

图20-16 同一患者的3张X线片

A．曲面体层片显示左上中切牙埋伏阻生，牙冠位于邻牙根尖部 B．侧位片显示埋伏牙位于牙列偏唇侧 C．上颌前部咬合片显示水平向位置关系，但埋伏牙和左上侧切牙根尖关系仍然显示不清

但是，一张X线片是否可以成像准确，与很多因素相关，包括胶片放置角度、X线投照方向等。医师首先需要仔细观察X线片，推测出这些拍摄信息，才能对病变的实际位置作出正确判断，然后综合不同角度的二维X线片，在头脑中形成一个虚拟的三维影像，这个过程无疑很有难度，并且需要具备丰富的经验。

如果埋伏牙的情况很复杂，或者有多颗埋伏牙存在，往往需要多个不同平面的X线片综合判断，即使是这样，仍然常有诊断失误的情况，甚至引发医患纠纷。埋伏牙诊断最困难的是对埋伏牙和邻牙牙根位置关系和距离的诊断，由于以上这些二维X线片的影像重叠，埋伏牙和邻牙牙根是否有接触、是否存在早期的牙根吸收，判断起来都非常困难（图20-17）。

3．计算机断层摄影技术（computed tomography，CT） CT技术的出现，彻底颠覆了以往埋伏牙的纯经验性治疗，可以从三维方向上获得埋伏牙、邻牙、周围组织的清晰图像。在精确定位的基础上，放弃一些预后差的病例，有针对性地进行手术或牵引治疗。

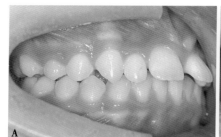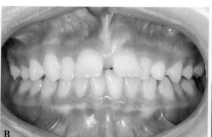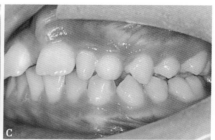

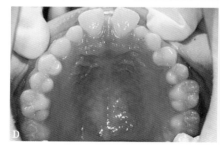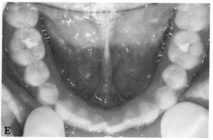

图20-17 左上尖牙埋伏阻生

A～E．12岁女性患者，左上中切牙龈颊沟可触及隆起，左上乳尖牙滞留

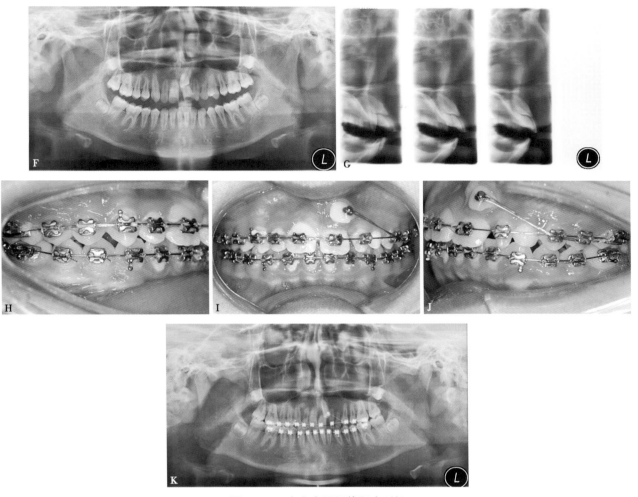

图 20-17　左上尖牙埋伏阻生（续）

F. 曲面体层片显示，左上尖牙异位埋伏　G. 侧位片显示埋伏牙位于牙弓唇侧，牙根影像显示不清　H～J. 手术暴露埋伏牙，开放式牵引　K. 牵引治疗过程中拍摄曲面体层片，发现左上中切牙牙根吸收，但由于影像学检查手段所限，无法确定治疗前已存在吸收，还是牵引设计不合理所致（续）

　　以往在一些病例中，由于二维 X 线片的影像重叠，牙根唇（颊）侧和舌（腭）侧的吸收很难被发现，当吸收累及牙根近远中面时才能在 X 线片上比较清楚看到。利用 CT 技术，不仅可以比较清晰地观察牙根各个面的早期吸收，还可以测量埋伏牙与邻牙牙根、周围组织的距离，观察牙冠和牙根的形态、长度和方向上的变化（图 20-18）。虽然 CT 对埋伏牙病例诊断和治疗的意义重大，但放射剂量的问题不容忽视，并且CT 设备体积大，拍摄费用昂贵。

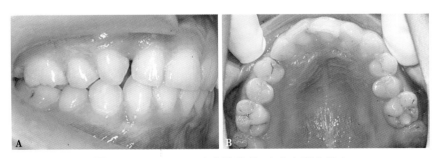

图 20-18　A，B. 18 岁女性患者，右上尖牙未萌出

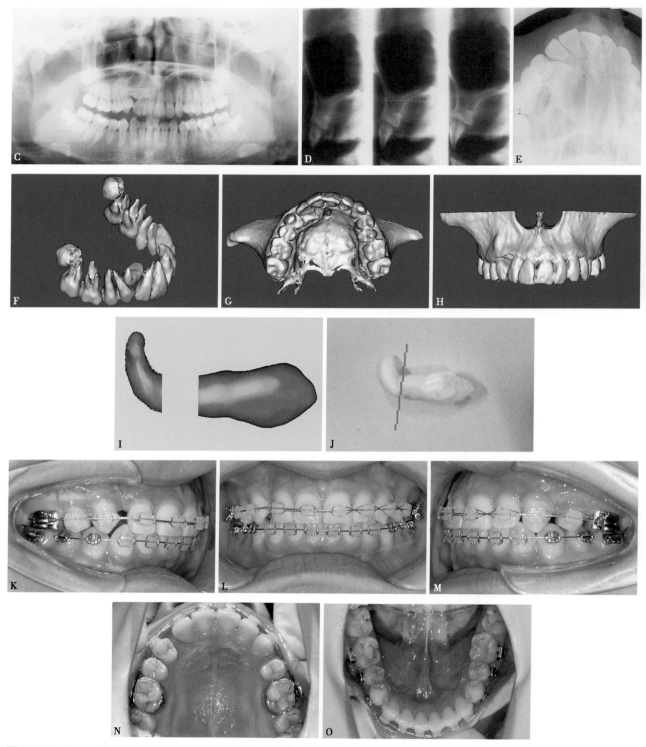

图 20-18　C～E. 曲面体层片显示上颌右侧侧切牙与第一前磨牙牙根之间有一埋伏牙，其牙根形态、与邻牙相对位置关系显示不清（图 C），咬合片与侧位片显示牙冠向腭侧，其余部分显示不清（图 D 和 E）　F～H. CT 三维图像显示阻生尖牙形态，其牙根向上呈约 90° 弯曲。牙冠向腭侧，已于侧切牙和第一前磨牙牙颈部之间突破骨质；牙根向唇侧，其唇侧覆以较薄的牙槽骨。右上侧切牙牙根的根尖 1/2 远中部分已有吸收　I, J. 治疗方案为拔除阻生尖牙。通过上颌骨及截面模型进行拔除术前的阻力分析，决定在唇侧和腭侧分别做切口，在埋伏牙弯曲部位劈开，将牙冠及牙根上 1/2、牙根下 1/2 弯曲部分分别挺出　K～O. 右上尖牙拔除后，正畸排齐（续）

490

（三）锥形束 CT 技术（cone beam computerized tomography，CBCT）

在 CBCT 普及之前，复杂埋伏牙、多生牙的定位，在患者条件许可的情况下，多采用螺旋 CT 对颌骨埋伏牙进行三维重建定位，现有的螺旋 CT 扫描机的扫描参数多数达到 150mA 左右，而现在口腔科使用的 CBCT 仅为 15mA，CBCT 的放射剂量约为全身 CT 的 1/30～1/40，对患者健康的影响很小，使用上更具有优势。从操作性能上来看，螺旋 CT 图像进行后期处理时，需要安装或配备专业牙科软件，而目前锥形束 CT 通过自带的软件就可以达到多层面重建图像（multiplanar reformation，MPR）、容积再现（volume rendering，VR）和序列纵断面重建图像（serial transplanar reformation，STR）的全部功能，所以在影像学诊断技术方面，无论从精准定位、放射剂量、经济上、效率上，CBCT 无疑都是最好的选择（图 20-19～图 20-25）。

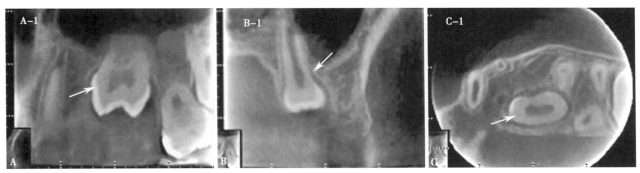

图 20-19　CBCT 从三维方向上能够清晰显示阻生牙的位置和方向，为开窗手术的入路和矫治提供依据

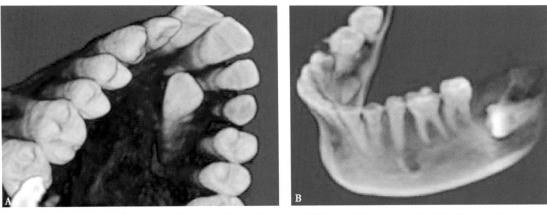

图 20-20　利用三维重建技术，多角度显示埋伏牙的形态、萌出方向、与邻牙的位置关系

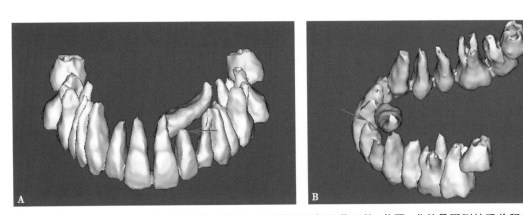

图 20-21　CBCT 三维重建图像，显示左上侧切牙牙根吸收形状、范围，尤其是腭侧的吸收程度更重

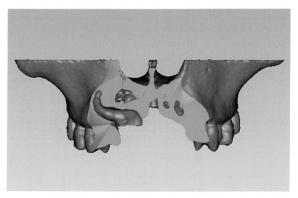

图 20-22　CBCT 三维重建图像,显示埋伏牙在颌骨中的位置

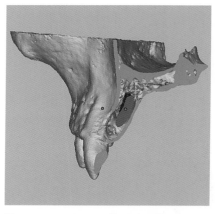

图 20-23　CBCT 三维重建图像,显示埋伏牙唇腭侧骨壁厚度

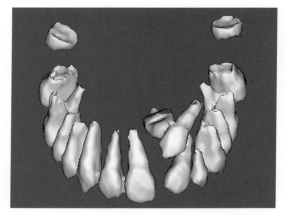

图 20-24　CBCT 三维重建图像,左上中切牙冠向唇侧,根向腭侧水平阻生,尖牙牙冠位于中切牙与侧切牙牙根之间

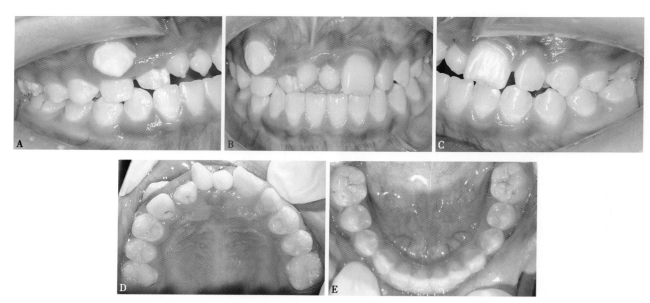

图 20-25　11,23 埋伏牙的诊断和治疗

A~E. 口内检查,11、23 未见,右上中切牙位置可见三颗畸形牙

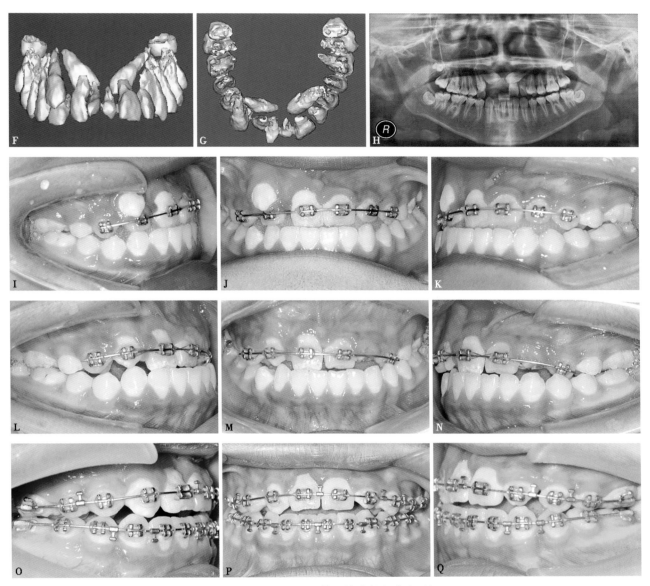

图 20-25　11,23 埋伏牙的诊断和治疗（续）

F～G. CBCT 三维重建图像，12、22 牙根吸收较严重，达根长 2/3，12、22 牙根吸收较严重，达根长 2/3；3 颗畸形牙均为多生牙　H. 曲面体层片，三颗多生牙手术拔除后　I～K. 正畸治疗第 11 个月，上中切牙牵引排齐　L～N. 正畸治疗第 18 个月，两侧上颌侧切牙牙根吸收较严重，手术拔除后，牵引上颌尖牙到侧切牙位置　O～Q. 正畸治疗第 37 个月，两侧上颌尖牙牵引排齐

第三节　埋伏牙的治疗设计

一、埋伏牙的一般治疗考虑

　　牙列中间隙不足的情况，足够的间隙被开展后，埋伏牙可能会自发萌出至正常位置。正因为有这种可能性，所以在准备开窗手术之前，有一点要注意，就是很有必要重新拍摄 X 线片，对埋伏牙进行重新评估，如果埋伏牙在开展间隙过程中已有位置的变化，即将萌出，或者仅仅是有很快萌出的可能性，那么也可以避免手术（图 20-26）。

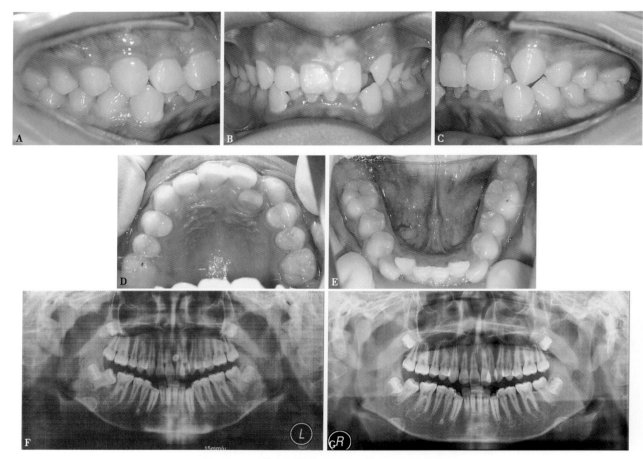

图 20-26　若有足够的空间，埋伏牙可自行萌出

A～E. 13 岁男性患者，因牙齿不齐就诊，此时右下 7 部分萌出，前倾位　F. 曲面体层片显示，47 近中边缘嵴位于 46 远中颈部　G. 患者 1 年后再次就诊，在这期间患者未做过正畸治疗。曲面体层片显示 47 自然直立，可能与后牙弓的生长有关

　　如果埋伏牙近期萌出可能性不大，那么我们要不要继续等待下去，或者立即进行手术开窗呢？这个时候首先要权衡第一个问题：保留口内的矫治器、还是全部去除等待牙齿萌出。这两种选择各有利弊，长时间戴用固定矫治器会不利于自洁而增加龋病或者牙周疾病的发生；而去除矫治器，如果牙齿不能萌出到位或者错位萌出，还需要重新粘接矫治器进行调整。如果面临这种选择，一般我们会建议患者进行手术开窗埋伏牙，来缩短整个疗程。

　　当开窗手术完成，牙齿阻生的物理因素被去除了。这时，我们又需要权衡第二个问题：既然阻碍萌出的物理因素去除了，埋伏牙有可能沿开窗通道自然萌出，我们有必要进行正畸牵引吗？这个问题的两个选择同样各有利弊，附加的牵引装置会增加患者口内的不适感；但是如果继续等待，自然萌出没有出现或者进展缓慢，而伤口已经愈合，这时就需要二次手术，这样不仅浪费时间而且增加了患者的痛苦。面临这种选择，无疑我们建议加用正畸牵引装置。

　　可以注意到，在埋伏牙治疗方法的选择中，除了考虑其他因素外，时间因素不容忽视。

　　当埋伏牙只是整个复杂错𬌗畸形中的一部分时，把这种时间因素考虑在内，就更为关键。一般来说，错𬌗畸形的矫治疗程要 2 年左右，而埋伏牙的矫治需要额外延长至少 1 年。如果手术开辟埋伏牙萌出道后，先不采取干预措施，观察等待其自然萌出，则意味着矫治疗程会超过 3 年以上。即使最终埋伏牙顺利自然萌出到位，对于长期戴用矫治器而且口腔卫生状况不良的患者来说，从口腔整体健康状况来分析，其综合疗效也大打折扣。

　　从概念上讲，"埋伏牙"和"迟萌牙"是有区别的。区别在于前者存在先天或者后天阻碍萌出的因素，而后者没有。当埋伏牙的阻碍萌出的因素被去除后，严格来说，称为迟萌牙，即有可能沿萌出道自然萌出，只是时间早晚的问题。而这个"等待时间"，一旦与矫治器持续戴用时间和患者对解决主诉的期待等因素相权衡时，将直接影响我们的治疗决策。临床上大多数埋伏牙开窗后，直接进入正畸牵引治疗阶段。

二、埋伏牙的外科手术治疗

以前埋伏牙的治疗方案和治疗过程都是由外科大夫来确定。20世纪50年代以前，正畸医师并没有关注埋伏牙的牵引方法和技巧。因此，埋伏牙的病例常规被转给口腔外科医师，由他们来决定是否对埋伏牙进行相应治疗。他们根据埋伏牙周围组织情况来选择暴露面，手术后再根据他们的经验确定下一步的治疗以及预后情况。这样一些原本可以保留或者对解决患者正畸问题有益的埋伏牙可能就被拔除了。

除了牙齿移植手术外，其他的外科治疗手段都无法改变埋伏牙的位置，只能尽量去除干扰萌出的因素，等待埋伏牙自然移动。所以在当时，被认为有保留价值的埋伏牙，首先强调充分暴露，然后放上塞治剂保护创口，同时还要防止周围组织长入。

如果埋伏牙能自行萌出至口内，由于位置不正需要排齐时，这时患者才被转给正畸医师，而之前的工作正畸医师是不参与的。现在看来，这样的治疗顺序取得的治疗结果有些得不偿失。由于在治疗初期没有外科-正畸联合进行治疗方案评估，往往出现埋伏牙治疗效率低下，或者过度手术暴露造成临床牙冠过长、附着龈缺失、牙槽骨高度不足等问题，远期效果不佳。近些年来，这种局面已经有所改变。

1. 单纯手术治疗　如果患者只有埋伏牙的问题，没有其他错𬌗畸形，遇到这种情况我们就需要考虑：单纯手术方法是不是就可以解决问题？哪种手术方法最好？当然这需要具体情况具体分析。

（1）手术暴露埋伏牙：适用于位置表浅、可观察到牙龈黏膜有隆起的病例。可见于上颌尖牙、其次是下颌前磨牙和上颌切牙。常常由于该处的乳牙早失，当下方的恒牙胚发育到一定程度开始萌出时，已经增厚的牙龈黏膜阻止了恒牙破龈。对于这种单纯软组织阻生的牙齿，切开表面黏膜组织，重新缝合同时将埋伏牙的牙尖或切端暴露出来，就可以自行萌出。一般埋伏牙越表浅，牙龈重新覆盖牙齿的几率越低，萌出就越快。

（2）手术暴露埋伏牙＋塞治剂：上述情况如果埋伏牙位于黏膜下方较深，就需要作更大的切开，并且加上塞治剂以防组织愈合重新覆盖埋伏牙，但要注意可能会造成未来埋伏牙牙周组织愈合慢或者愈合不良。

另外一种情况是当有乳牙滞留，拔除乳牙、暴露下方恒牙牙冠后，也需要放置塞治剂2~3周防止周围组织覆盖埋伏牙。塞治剂在口腔外科和牙周科临床常用于维持切口位置，同时又可以保护创口。使用前应该对下方恒牙萌出所需间隙充分评估，因为替牙列的间隙丢失非常迅速，往往造成下方恒牙间隙不足，无法正常萌出。可在手术前制作可摘的树脂基托，手术后用来固定埋伏牙表面放置的塞治剂，同时维持萌出间隙。

手术暴露＋塞治剂的方法近年来重新受到重视，尤其对于腭侧埋伏较深的上颌尖牙，牵引附件粘接困难，又不想去除太多周围组织，可以用这种方法，开窗后先等待牙齿自发萌出一些，再放置牵引装置。

（3）手术暴露埋伏牙＋加压塞治剂：当下颌第二磨牙近中阻生于第一磨牙远中，且阻生位置相对较高的病例，首先暴露埋伏牙𬌗面，然后将塞治剂楔入两牙之间放置2~3周。这期间，塞治剂既可以维持切口处黏膜高度，又可以起到将埋伏磨牙向远中推挤的作用。当塞治剂去除后，埋伏牙通常可以继续萌出到位。此外，两磨牙之间放置铜丝或者分牙圈，也可以起到同样的作用。

2. 手术去除病理性阻生因素

（1）软组织病变：对于有囊肿或者肿瘤的病例，手术治疗是首选。术后几个月，缺损部位慢慢有新骨形成，之前被推挤移位的牙齿可能有一定程度的复位。当缺损处有新骨长入后，可以酌情进行正畸治疗。

（2）硬组织病变：阻碍埋伏牙萌出的硬组织病变包括多生牙、牙瘤、乳牙残根、滞留乳牙等，首先要通过手术治疗去除病变。当这些阻生因素去除后，牙齿位置可能会有少量调整，但若没有正畸医师的参与，治疗效果往往不理想。因为在相当多的该类病例中，牙齿错位严重，无法自行萌出。这些硬的阻生物会造成邻近牙胚移位，从而导致牙齿整体移位或牙体长轴方向改变。当发育中的牙胚被推挤至一个空间受限的位置时，受到病理阻碍物、邻牙、鼻底或者下颌骨板的压迫，会出现牙根形态角度发育异常。

（3）根骨粘连的牙齿：牙齿如果出现根骨粘连，正常正畸方法无法牵出。多数情况下，粘连部位范围很小，但会出现整个牙齿的动度丧失。一般用牙挺或拔牙钳轻轻挺松即可，既不会使牙齿脱出于牙槽窝，也不会撕裂牙周膜，只是起到分离粘连部分的作用。但是，挺松的牙齿可能会重新粘连，所以这时不必等待其自然萌出，最好立即施加持续的牵引力。牵引力的施加方式也很重要，要保证牵引力值适当，而且力量持续，否则粘连也很容易复发。

3. 暴露埋伏牙的手术原则　外科暴露埋伏牙有以下两个基本术式：

（1）开放式：即将埋伏牙直接暴露在口内。又分为以下两种方法：①开窗法：手术去除暴露部位埋伏牙表面的一块圆形区域，包括覆盖的黏膜和骨质。在唇颊侧最好只局限在附着龈（图 20-27）。在腭侧需要适当扩大组织去除量，并且去除牙囊以防周围组织长入，如果埋伏牙位置较深，还需放置塞治剂；②根向复位瓣法：如果埋伏牙位置较高，开窗位置高于附着龈，会造成牙齿萌出后，唇侧龈边缘形态不良。20 世纪 70 年代，Vanarsdall 和 Corn 提出了根向复位瓣法，从牙槽嵴顶根向翻瓣后，将组织瓣退至新暴露埋伏牙的牙冠高度，重新缝合，这样增加了埋伏牙唇侧附着龈的量，唇侧牙龈形态和牙周组织健康状况有一定程度改善。

（2）闭合式：相对于开放式而言，这种术式先将埋伏牙暴露，在牙面粘接牵引附件后，又将组织原位缝合，重新覆盖埋伏牙，从牵引附件引出的牵引丝预留在切口外。这种术式可用于阻生位置不同的各种埋伏牙。由于埋伏牙被组织重新覆盖后，很少能自发萌出，所以一般都需辅助正畸牵引（图 20-28）。该术式的突出优势是，牙齿从附着龈区域穿出，与牙齿自然萌出过程相似，牙周预后较好。

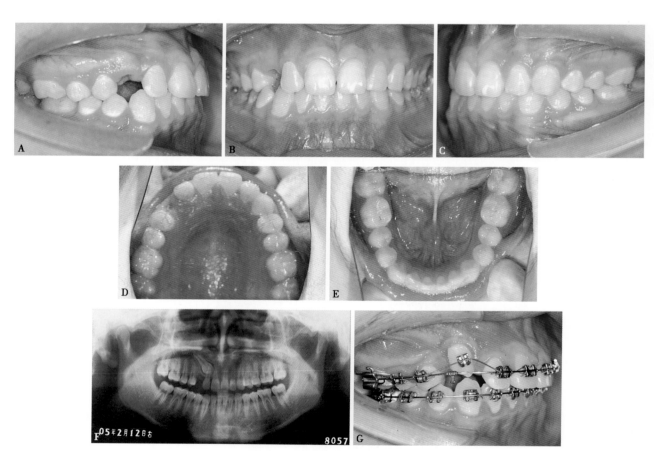

图 20-27　开放式暴露埋伏牙

A～E. 16 岁男性患者，右上尖牙未萌出　F. 曲面体层片显示，右上尖牙埋伏阻生，向近中倾斜，牙冠与右上侧切牙牙根影像重叠　G. 开放式手术暴露埋伏牙，进行正畸牵引

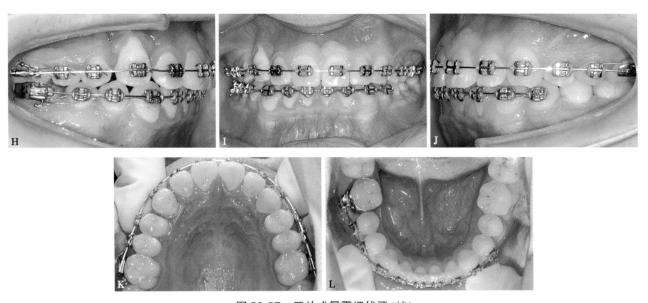

图 20-27　开放式暴露埋伏牙（续）

H～L. 埋伏牙排入牙弓，唇侧牙龈形态不良，与对侧尖牙相比，临床牙冠显得较长

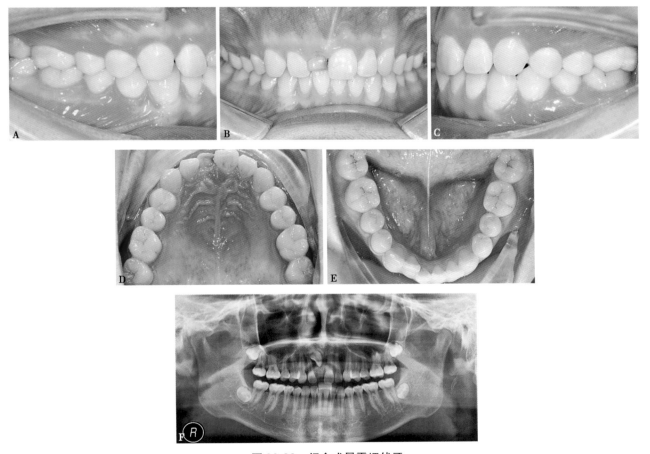

图 20-28　闭合式暴露埋伏牙

A～E. 16 岁女性患者，右上中切牙未萌，乳牙滞留　F. 曲面体层片显示右上中切牙埋伏阻生

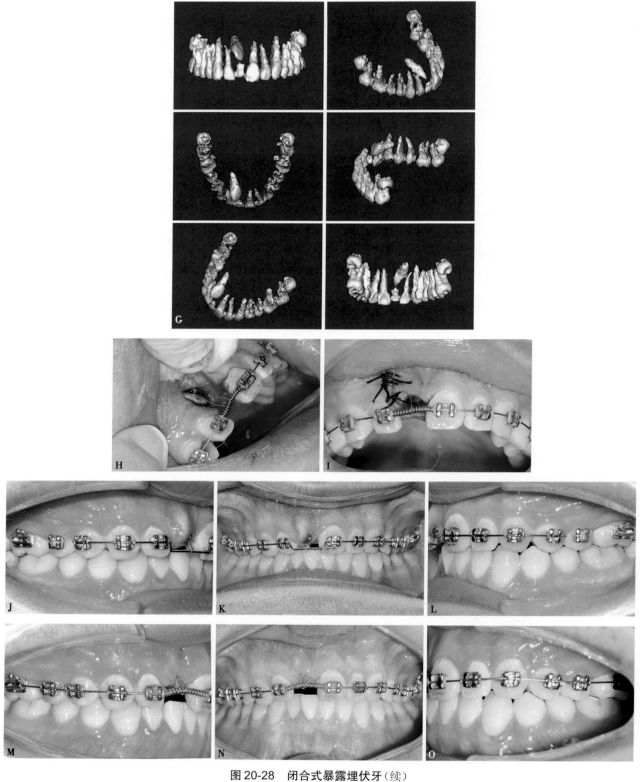

图 20-28　闭合式暴露埋伏牙（续）

G. CBCT 三维重建图像显示，埋伏牙与邻牙牙根无干扰，没有明显的牙根吸收　H, I. 闭合式手术暴露埋伏牙，粘接牵引附件后，预留牵引丝　J～O. 正畸牵引过程中

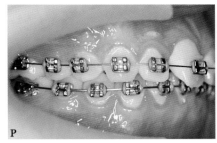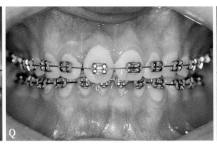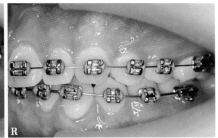

图 20-28　闭合式暴露埋伏牙（续）

P～R. 右上中切牙牵引排入牙弓，龈缘形态较好，龈缘高度与对侧基本一致

　　以上两种术式，从治疗效率、手术预后、美观程度、牙周健康状况、疗效稳定性等角度综合分析，各有利弊。

　　(3) 两种术式治疗效率比较分析：

　　①正畸医师是否需要在场：闭合式手术中，缝合组织瓣前，需要正畸医师到场粘接牵引附件。由于口腔外科医师在粘接方面并不是很有经验，并且在术区出血较多的情况下，让他们同时完成术区止血和牵引附件粘接，更增加了操作难度，往往会出现粘接失败。一旦术后粘接附件脱落，需要二次手术重新粘接。对于开放式手术，就可以将患者约至下一次复诊再粘接附件，而不需要正畸医师在手术同时在场。但是，口腔外科医师可能为了"充分暴露"，去除了更多的骨质和软组织，而增加了牙周损伤。

　　其实从最终治疗效果的角度来看，正畸医师在手术中的参与是积极的，可以对埋伏牙牙冠的实际位置、长轴方向、根尖位置等有一个直观的感受。更清晰地认识到埋伏牙位置以及与邻牙牙根的相互关系后，正畸医师可能会确认或者修改原来的牵引方案。毕竟正畸医师才是从治疗机制方面确定牵引附件粘接位置的人，在此基础上设计牵引方向、施加最佳力值、实现牙齿高效移动，而这一套牵引治疗方案在暴露手术同时就应该基本确定。口腔外科医师并不了解牵引附件粘接位置和最终牵引效果的关系，也不熟悉粘接技术。如果没有正畸医师在场，他们会根据自己的经验，从手术角度在最容易触及的地方暴露埋伏牙粘接牵引附件。当转给正畸医师时，会发现牵引附件的粘接位置并不适合自己的正畸治疗（图 20-27）。

　　②牵引附件的脱落：开放式手术后，牵引附件粘接后脱落的发生率更高，原因有以下两点：A. 闭合式手术中，大的组织瓣翻开后视野开阔，可以更好地暴露牙面，隔湿操作也比较方便。在外科医师帮助止血和干燥的同时，正畸医师粘接牵引附件也很容易。开放式手术中仅在埋伏牙周围翻起一个小的组织瓣，即使放置塞治剂，术后复诊粘接牵引附件时，会发现新愈合的创口切缘往往很敏感，周围软垢堆积并有一定程度的龈炎。这种情况下不论清洁牙面还是隔湿操作都有一定难度，常导致粘接失败。另外，如果放了塞治剂，释放的丁香酚也可能会干扰粘接剂的粘接强度。B. 闭合式手术中，新暴露的牙面只需做简单清洁就可以进行粘接；而开放式手术后，再次复诊在牙面上粘接牵引附件时，首先要将牙面清洁并轻轻打磨，以去除牙面上各种影响酸蚀和粘接的物质，这是保证粘接成功的关键步骤，而这一步骤可能会刺激新愈合的创口边缘引起出血，导致隔湿困难。

　　需要注意的是，对于闭合式手术，粘接附件的选择需谨慎。如果埋伏牙牙冠暴露较大，可以在唇侧直接粘接普通托槽，不仅底板宽大粘接强度高，而且可用于牵引萌出和排齐入弓整个治疗阶段。这在开放式手术后应用没有问题，但在闭合式手术后，庞大的托槽要穿过膜龈组织，极易造成组织损伤，所以要尽量选用小巧的牵引附件。

　　③手术过程所需时间：一般可能认为开放式手术的操作时间会比闭合式手术短，但事实并非如此。一些相关研究结果显示，因为闭合式手术翻瓣后视野更良好，后续操作更方便，所以整个操作时间会更短。

　　④初始牵引操作：闭合式手术中，正畸医师已经将牵引附件粘接到位，术后就可以立即施加牵引力，此时患者麻醉状态尚未立即恢复，痛苦较小。开放式手术后，需要转至正畸医师进行单独一次粘接和加力操作，而这时是不用麻醉药物的，患者会感觉较为痛苦。

　　⑤牵引萌出速度：临床常见到腭侧埋伏牙闭合式牵引时，会很快移动到黏膜下形成一个隆起，而穿透

厚的腭侧黏膜比较困难。这时，建议沿埋伏牙牙尖部位作一小的环形切口暴露牙尖，再继续牵引，可以加快萌出速度，否则长时间的牵引可能会造成邻牙支抗丧失。

综合分析，闭合式手术暴露的埋伏牙，治疗结束后在牙周长期预后、龈边缘形态等方面都要优于开放式手术。主要是由于闭合式手术牙龈复位缝合后，牙齿迁移萌出的过程与自然萌出更类似[10-14]。

三、埋伏牙的正畸牵引治疗

（一）支抗设计

埋伏牙的正畸治疗，在矫治装置和治疗程序方面与一般的正畸治疗有所不同。由于埋伏牙在三维方向都可能严重偏离正确位置，所以调整其位置就需要更多更复杂的支抗要求。全口矫治器粘接后，先用细丝排齐整平，开扩埋伏牙萌出间隙，换到粗的不锈钢方丝后，要将整体连成一个坚固支抗，因为牵引一颗这样严重错位的牙齿所需的作用力和作用持续时间都不可低估（图20-29～图20-32）。对于不同牙位，不同埋伏阻生位置，支抗设计也有所调整。

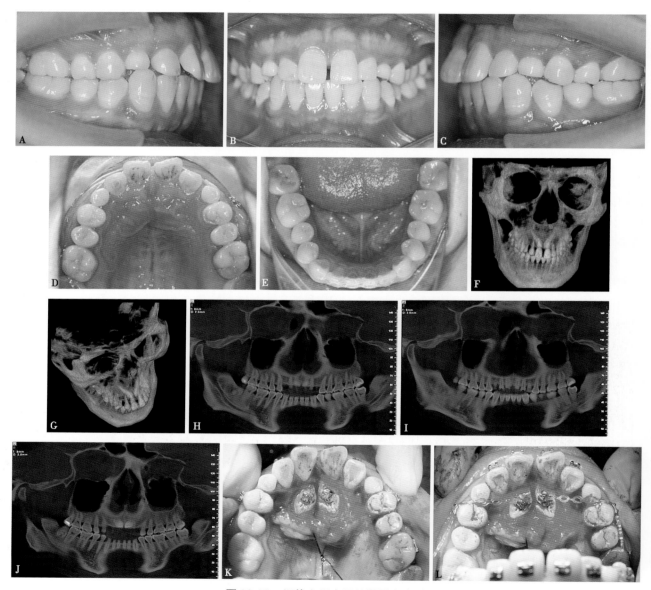

图20-29　埋伏上颌尖牙的暴露和牵引

A～E. 33岁男性患者，上颌双侧乳尖牙滞留，恒尖牙口内未见　F，G. CBCT三维重建图像　H～J. 在CBCT图像基础上合成的不同平面的曲面体层片　K，L. 闭合式手术暴露埋伏牙，术前已设计好牵引附件粘接位置和牵引方向

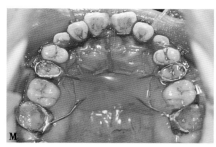
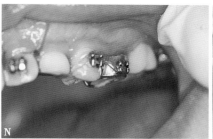
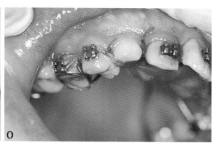

图 20-29　埋伏上颌尖牙的暴露和牵引（续）

M～O. 牵引支抗设计，连接两侧第二前磨牙和第二磨牙的腭托作为支抗，牵引力作用在两侧第二前磨牙上

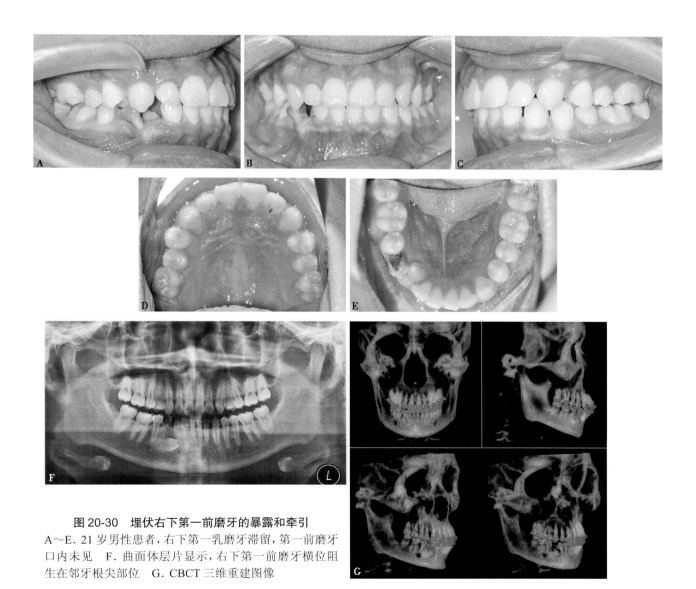

图 20-30　埋伏右下第一前磨牙的暴露和牵引

A～E. 21 岁男性患者，右下第一乳磨牙滞留，第一前磨牙口内未见　F. 曲面体层片显示，右下第一前磨牙横位阻生在邻牙根尖部位　G. CBCT 三维重建图像

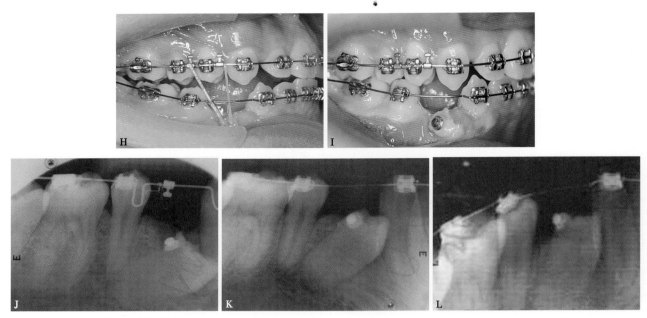

图 20-30　埋伏右下第一前磨牙的暴露和牵引（续）

H, I. 闭合式手术暴露埋伏牙,以上牙列作为支抗进行牵引。因埋伏牙水平阻生,需要的萌出通道较宽,故在牙弓内开拓出的间隙应大于实际需要的牙冠宽度　J～L. 牵引过程不同阶段的根尖片

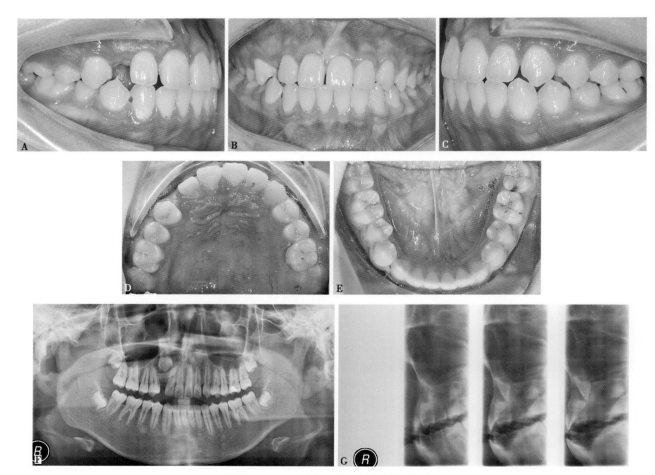

图 20-31　埋伏右上尖牙的暴露和牵引

A～E. 13 岁男性患者,右上尖牙口内未见,间隙不足　F～G. X 线片显示,右上尖牙埋伏阻生,牙冠向腭侧倾斜,可见囊性变　F～H. 刮除囊性组织后观察愈合情况,同时使用固定矫治装置开扩萌出间隙

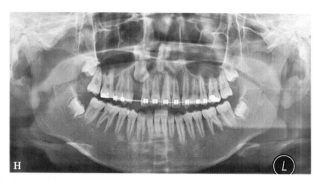

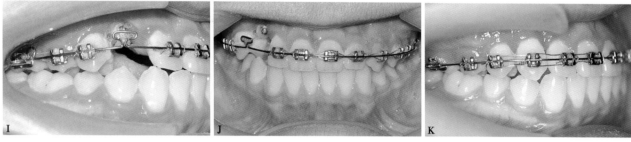

图 20-31 埋伏右上尖牙的暴露和牵引（续）

I，J. 囊性改变完全消失后再进行闭合式手术暴露埋伏牙，粘接牵引附件，在主弓丝上作曲施加唇向和𬌗向牵引力　K. 右上尖牙牵引入弓，牙龈边缘形态良好

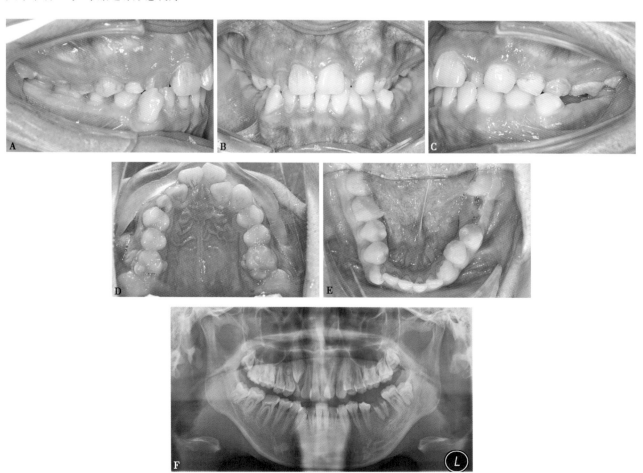

图 20-32 埋伏右上尖牙的暴露和牵引

A～E. 20 岁男性患者，右上尖牙口内未见，乳尖牙滞留　F. 曲面体层片显示，13 埋伏阻生，其牙冠远中，在 14 根方可见一囊性钙化影像

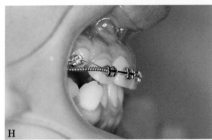
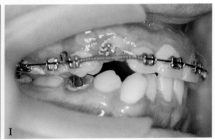
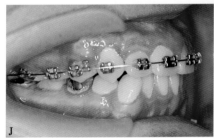
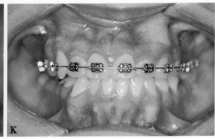
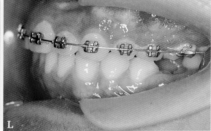
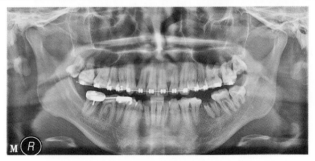

图 20-32　埋伏右上尖牙的暴露和牵引（续）

G. CBCT 三维重建不同角度方向的图像　H，I. 不锈钢丝作为主弓丝，推簧开扩间隙，细的镍钛丝为辅弓施加牵引力
J～M. 右上尖牙牵引入弓的口内像（J～L）和曲面体层片（M）

（二）牵引装置——固定部分

埋伏牙的牵引附件随着齿科材料的发展不断改进，主要经历以下几个阶段：

1. 套索形牵引丝　早在 20 世纪 60 年代中期，这种牵引装置开始广泛应用，其方法是将套索形的细弓丝套在牙齿的颈部。这种方法在埋伏尖牙的牵引中应用较多，因为尖牙的釉牙本质界（cement-enamel junction，CEJ）有一缩窄部位，可以固定套索，但这一方法会影响牙颈部的软组织附着，从而导致龈退缩或此区域的牙根吸收或根骨粘连。随着技术的进步,这种牵引方法已经几乎不用。

2. 螺纹钉　螺纹钉的应用避免了套索形牵引丝对牙周组织的干扰,将一端固定于牙体组织内,另一端用于牵引。但其缺点很显然,对牙硬组织是有损伤的,并且由于埋伏牙暴露面牙硬组织厚度有差异,在一些病例中,螺纹钉极有可能进入髓腔。随着粘接技术的不断发展,螺纹钉的使用也逐渐减少。

3. 带环　从牙体牙周健康角度来考虑,带环的应用较之前两种牵引附件有其优越性。但是粘接带环要求埋伏牙牙冠几乎完全暴露,需要去除更多的周围组织,创伤大而且隔湿困难。

4. 粘接附件　随着釉质粘接技术的应用,可以实现在牙齿局部粘接牵引附件,操作简便,牢固程度能满足牵引要求。最重要的是,它克服了上述几种牵引附件的缺点,需要的粘接面积较小,开窗手术创伤小,减小了对牙体牙周组织的创伤。以下是两种我们临床最常用的粘接附件:

(1)托槽:粘接附件多种多样,其是否适合于埋伏牙牵引,需要考虑一些问题。托槽是最常用的牵引附件,目前市面上有不同系列的商品化托槽,都有精细的设计,可以实现牙齿三维方向的移动。理论上讲,埋伏牙的矫治也是牙齿三维方向的移动,只不过移动距离更大,那么放置一个托槽可以达到理想效果。

但是实际上,埋伏牙从其初始位置,到排入牙弓这一最令人头痛的漫长过程中,所做的移动仅仅是冠倾斜移动、伸长移动和少许的旋转移动。换句话说,整个过程中,使用舌侧扣就可以达到这样的效果,甚至有时用舌侧扣比用托槽更有优势。

托槽的底板宽大,缺乏弹性,很难和牙冠唇面以外的其他牙体表面相匹配,因此粘接强度不高,容易脱落。目前的直丝弓矫治器,托槽槽沟预成的多个数据,可以实现对每个牙齿的精确控制,包括颊舌向、近远中和转矩控制。要达到托槽数据的充分表达,托槽的粘接位置也有严格要求。但是对于埋伏牙,刻意追求大面积暴露埋伏牙牙冠唇面,不仅创伤较大,影响术后愈合,而且可能会损伤邻牙牙根,以及牵引后龈缘形态不佳。如果勉强粘接托槽,粘接位置不正确,使得托槽数据得不到充分表达,矫治效能大大减弱。而且,托槽本身由于体积较大,形态复杂,还会在牵引过程中刺激周围组织。

(2)舌侧扣:舌侧扣的背板面积较小,一方面容易和牙齿除唇面以外的其他部位贴合,这样脱落率低,有利于发挥持续的作用力。另一方面容易伸入狭小的开窗通道,对周围组织的刺激也相对较小。尤其在牵引最后阶段——埋伏牙穿出组织进入口腔时,阻力较小,很有优势。

由于以上原因,手术开窗暴露埋伏牙后,在牵引初始阶段,建议首先使用舌侧扣。当埋伏牙突破牙龈萌出至口腔,接近主弓丝时,再换用托槽来对牙齿进行复杂的控根移动(如旋转、直立、转矩移动等)。

在闭合式牵引中,手术翻瓣去除阻碍萌出的因素后,需要重新缝合组织瓣将埋伏牙覆盖,所以牵引装置要延伸至口内。常用的方法是粘接舌侧扣之前,先将细钢丝固定在舌侧扣上,拧成麻花状,粘接后缝合创口时将细钢丝另一端留在创口外,作为牵引丝。牵引丝的选用要注意,既要有足够强度能承受施加持续的牵引力,又不会太粗以至于在制作麻花形或各种曲时带掉牙面上粘接的舌侧扣。实际临床应用中一般选用0.011或0.012英寸的不锈钢丝。

牵引丝延伸出创口的部分,可以每隔2～3个麻花形,弯制一个曲,每一个曲都是一个作用点。牵引过程中,埋伏牙逐渐萌出,直接剪掉前面的曲,使用下一个曲就可以连续加力。

(三)牵引装置——加力部分

1. 链圈或者弹力线　链圈或者弹力线是最常用,也是最方便使用的材料。但是,它的效果却不尽如人意。链圈或者弹力线的优点是柔软有弹性,缺点是力值不稳定,而且随时间变化力值衰减很明显。一般情况下,加力后1～3周左右力值就会衰减到不能使牙齿发生有效移动,这种衰减同链圈或弹力线的长度无关。但是如果长度比较短,还会面临初始牵引力值大,容易损伤埋伏牙的牙周膜和拉掉粘接附件的危险。

如果埋伏牙距离正常牙列位置比较近,直接将牵引力作用在主弓丝上反而效果不好,需要不断更换弹力线,既要保证初始力值不会过大,还要使牙齿持续受力。这种情况下,最好改变牵引力的作用点,延长弹力线长度,使牵引力更持续。有以下两种方法:①在主弓丝对应埋伏牙的最终目标位置上打曲,弹力线从埋伏牙引出,通过这个曲作用在主弓丝,然后弹力线继续延伸,终止在同侧的磨牙颊钩。注意磨牙近中要额外加一个停止曲,以防止磨牙近中移动;②模拟"弹弓"的作用原理,在已经开扩好的间隙处,弓丝上加金属套管或打曲来维持间隙,弹力线呈一三角形,分别作用在间隙两侧的托槽和埋伏牙的粘接附件上。

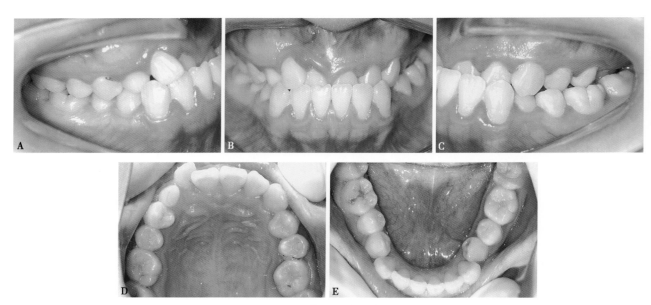

图 20-33　埋伏尖牙的自体牙移植
A～E. 16 岁女性患者,右上尖牙口内未见,乳尖牙滞留

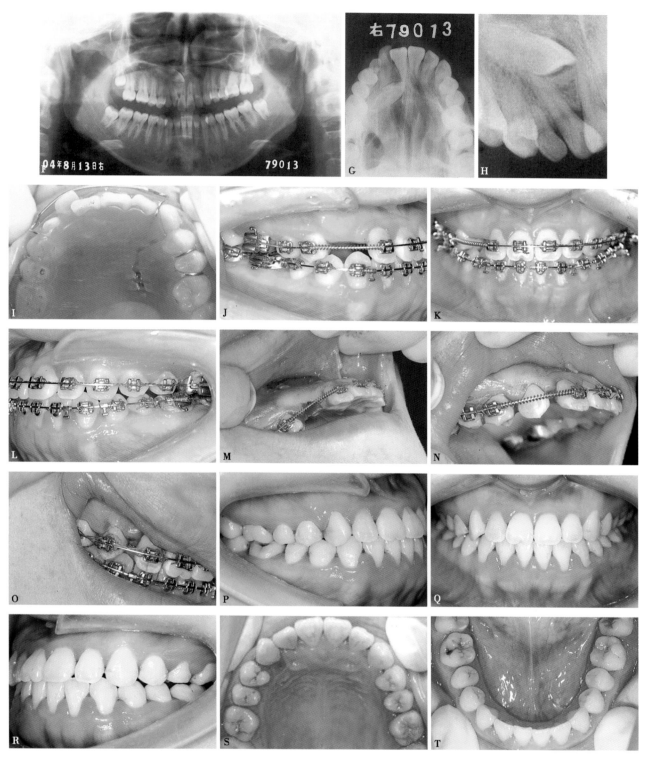

图20-33　埋伏尖牙的自体牙移植(续)

F～H. X线片显示，13埋伏阻生，其牙冠向近中，牙根向远中　I. 开始正畸治疗，不对称活动扩弓装置扩宽左侧上颌牙弓
J～L. 固定矫治装置，开扩间隙，拔除滞留乳牙，预备自体牙移植手术　M～O. 自体牙移植手术：M. 预备受植区；N. 埋伏牙拔出，植入受植区；O. 粘接托槽，弓丝固定　P～U. 正畸治疗结束（自体牙移植术后1年）口内像（P～T）和曲面体层片（U）

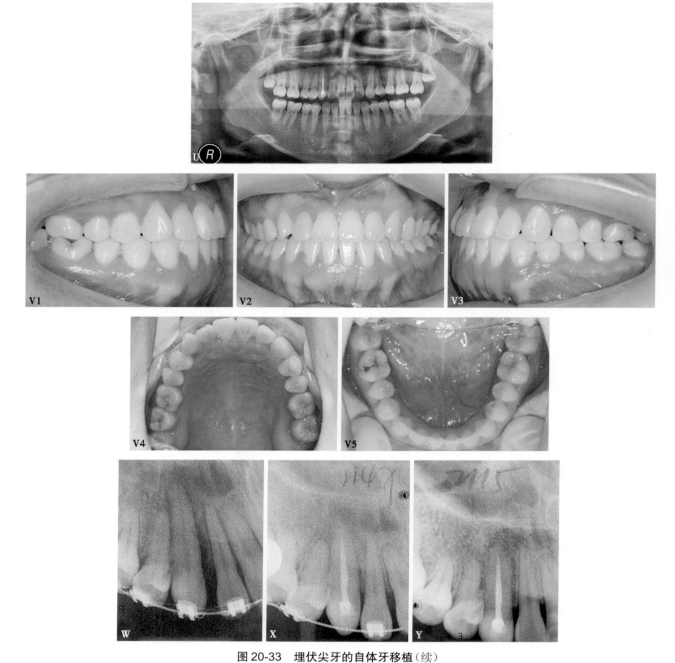

图 20-33 埋伏尖牙的自体牙移植（续）

V1～V5. 自体牙移植术后 2 年口内像　W～Y. 右上尖牙根尖片：W. 自体牙移植术后；X. 根管治疗术后；Y. 移植术后 2 年

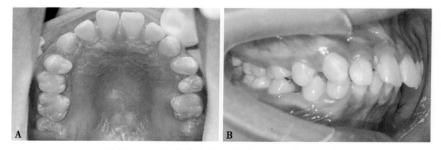

图 20-34 埋伏右上第二前磨牙的自体牙移植

A，B. 14 岁男性患者，右上第二前磨牙口内未见，乳磨牙滞留

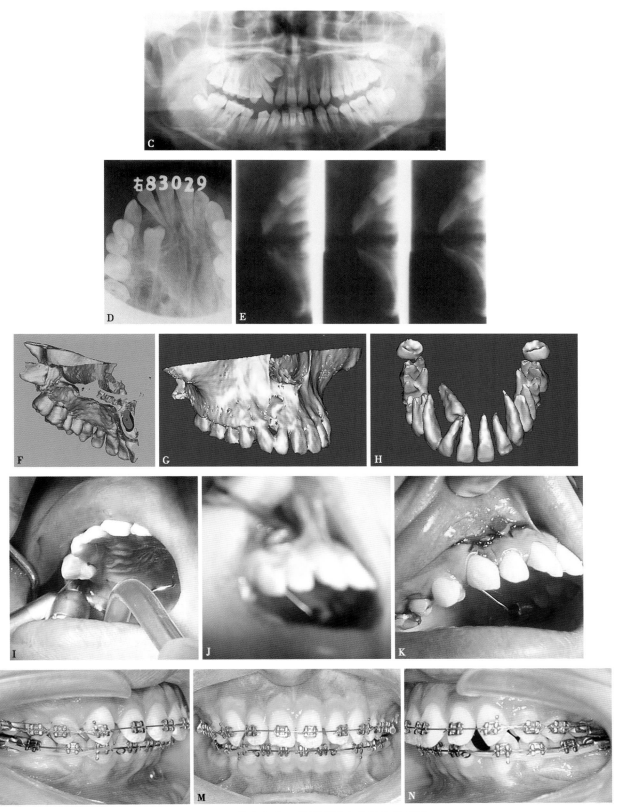

图20-34 埋伏右上第二前磨牙的自体牙移植（续）

C～E. X线片显示，前磨牙异位阻生在12和13之间 F～H. CBCT三维重建图像，显示埋伏牙与邻牙牙根的位置关系和距离，在上颌骨中的位置，唇腭侧的骨壁厚度，可以看到，虽然埋伏牙大部分位于腭侧，但腭侧骨壁较厚，牙冠唇侧骨壁薄，有部分缺如 I～K. 自体牙移植手术，由唇侧入路，暴露埋伏牙，拔出后移植入乳磨牙位置，术后采用缝线固定 L～P. 术后2个月，固定矫治器，移植牙施加轻力

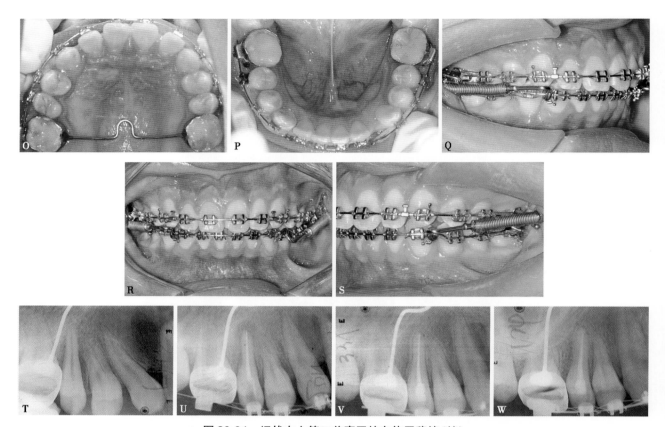

图 20-34　埋伏右上第二前磨牙的自体牙移植（续）

Q～S. 上下牙列排齐后，Forsus 导下颌向前　　T～W. 右上第二前磨牙根尖片：T. 自体牙移植术后即刻；U. 根管治疗术后；V. 移植术后 1 年；W. 移植术后 2 年半

（二）自体牙移植术后的评价指标

移植牙预后分两级评判标准，即存留率和成功率 [21, 22]。存留率是复查时仍保留于口内并能行使功能的移植牙占总数的比率。成功率是除满足上述条件外，还须符合特定的评价指标的移植牙所占总数的比率。前者的目标仅基于保留牙齿；而后者是随着移植牙技术的不断完善，更加注重移植牙的健康状况而提出的。这些评价指标包括牙周附着情况、松动度、冠根比率、牙周袋深度、牙根发育状况、有无牙根吸收、疼痛感、有无叩痛、牙龈是否健康以及患者对治疗效果的主观评价等等 [22-24]。但是，目前尚没有统一的评价体系。不同研究中由于随访期长短、移植牙的种类、手术程序以及所采用的评判标准有所不同，报道的结果有一定差异，存留率为 83%～100%，成功率为 74%～97% [3, 22, 25, 26]。普遍认为，如果移植术遵循正确的原则，就可以得到较高的成功率。

（三）自体牙移植预后的影响因素

1. 牙根发育情况　Kristerson 和 Andreasen [27] 进行的实验动物组织学研究结果显示，术后牙髓活力与牙根发育程度显著相关，且牙根发育越接近完成则发生牙根吸收的可能性也越大。其后的一些临床研究也证实 [28]，牙根发育程度是影响移植成功率的主要因素之一，牙移植的最佳时机是牙根形成 1/2～3/4。

2. 牙周膜（periodontal ligament，PDL）状况　Andreasen 等人 [29-31] 的一系列组织学研究发现，术后牙根吸收程度与牙周细胞受损数量呈正比。另外，牙周膜正常愈合的关键在于保护牙骨质端 PDL，而牙槽骨端 PDL 次之。除了术中注意尽量减小对牙周膜的创伤外，还要注意移植前供牙的选择，应不存在牙周疾病 [32]。如果是埋伏牙，也可能影响移植预后，因为其牙周膜较功能正常的牙要薄，而且拔除过程较复杂易受损伤 [33]。

3. 对 Hertwig 上皮根鞘（HERS）的损伤　Andreasen 等 [18] 报告，HERS 受损会影响牙根发育。如果受植区牙槽窝底部与 HERS 之间距离适宜，可以改善血供及营养，利于牙根继续形成。

4. 离体时间和离体牙保存环境　牙根吸收程度与离体时间呈正相关,超过 30 分钟以上则发生率显著上升[31]。某些情况下,供牙拔出后不能即刻植入受区,需暂时保存在适宜介质中。牙根吸收较少发生在经生理盐水或唾液保存的移植牙,而干燥保存或普通自来水保存则牙根吸收的可能性显著增加[31]。

5. 术后固定方式　组织学[34] 和临床研究[35] 认为过度固定并没有改善牙髓牙周愈合,反而增加了置换性吸收和牙髓坏死的发生率。一般术后仅用缝线固定一周,对于初期稳定性差的移植牙才采用坚固固定(用树脂或钢丝连接于邻牙)或延长固定时间。

另外,供牙牙位和受植区选择,手术方式以及术者操作的熟练程度,术后受力情况[36] 都对预后有一定影响。总之,如果供牙满足以下条件,则移植术预后良好:牙根形成 1/2～3/4,牙周膜有活力,牙髓血运重建,离体时间少于 30 分钟,固定时间尽量缩短,避免损伤 PDL 和 HERS。

参 考 文 献

1. Andreasen J O, Pindborg JJ, Hjorting-hansen E, et al. Oral health care: more than caries and periodontal disease. A survey of epidemiological studies on oral disease. Int Dent J, 1986, 36(4): 207-214
2. Leifert S, Jonas IE. Dental anomalies as a microsymptom of palatal canine displacement. J Orofac Orthop, 2003, 64(2): 108-120
3. Taylor RW. Eruptive abnormalities in orthodontic treatment. Semin Orthod, 1998, 4(2): 79-86
4. Warford JH Jr, Grandhi RK, Tira DE. Prediction of maxillary canineimpaction using sectors and angular measurement. Am J Orthod Dentofacial Orthop, 2003, 124(6): 651-655
5. 姜皑南, 项晋昆, 屈双燕, 等. 鼻中隔埋伏牙致鼻中隔脓肿一例. 中华耳鼻咽喉头颈外科杂志, 2005, 40(6): 457
6. Bixler D. Hereditable disorders affecting cementum and the periodontal structures // Stewart RE, Prescott GH, eds. Oral Facial Genetics. St Louis: Mosby, 1976: 282-284
7. Kohavi D, Becher A, Zilberman Y. Surgical exposure, orthodontic movement and final tooth position as factors in periodontal breakdown of treated palatally impacted canines. Am J Orthod, 1984, 85: 72
8. Mundlos S. Cleidocranial dysplasia: clinical and molecular genetics. Med. Genet, 1999, 36: 177-182
9. Adrian Becher. Orthodontic treatment of impacted teeth. 2nd ed. UK: Informa, 2007
10. ChaushuS, Becher A, Zeltser R, et al. Patients perception of recovery after exposure of impacted teeth: a comparison of closed- versus open-eruption techniques. J Oral Maxillofac Surg, 2005, 63(3): 323-329
11. Parkin N, Benson PE, Thind B, et al. Open versus closed surgical exposure of canine teeth that are displaced in the roof of the mouth. Cochrane Database Syst Rev, 2008: 8(4)
12. Gaulis R, Joho JP. The marginal periodontium of impacted upper canines. Evaluation following various methods of surgical approach and orthodontic procedures Parodontemarginal de caninessuperieuresincluses. Evaluationsuite a differentesmethodesd'acces chirurgical et desystemeorthodontique. Schweizerische Monatsschrift fur Zahnheilkunde, 1978, 88(11): 1249-1261
13. Wisth PJ, Norderval K, Booe OE. Comparison of two surgical methods in combined surgical-orthodontic correction of impacted maxillary canines. Acta Odontologica Scandinavica, 1976, 34(1): 53-57
14. 庞煊奈, 康娜. 埋伏阻生牙正畸牵引治疗的临床研究进展. 重庆医学, 2013, 42(35): 4341-4342
15. Hale ML. Autogenous transplants. Oral Surg Oral Med Oral Pathol, 1956, 9(1): 76-83
16. Slagsvold O, Bjercke B. Autotransplantation of premolars with partly formed roots. A radiographic study of root growth. Am J Orthod, 1974, 66(4): 355-366
17. Nethander G, Andersson JE, Hirsch JM. Autogenous free tooth transplantation in man by a 2-stage operation technique. A longitudinal intra-individual radiographic assessment. Int J Oral Maxillofac Surg, 1988, 17(5): 330-336
18. Andreasen JO. Atlas of replantation and transplantation of teeth. Fribourd: Medi Globe, 1992
19. Bauss O, Engelke W, Fenske C, et al. Auto transplantation of immature third molars into edentulous and atrophied jaw sections. Int J Oral Maxillofac Surg, 2004, 33(6): 558-563

20. 俞立英，周艺，李学祥. 羟基磷灰石在自体牙移植术的临床应用. 上海医科大学学报，1998，25（1）

21. Mejare B，Wannfors K，Jansson L. A prospective study on transplantation of third molars with complete root formation. Oral Surg Oral Med Oral Pathol Oral Radiol Endod，2004，97（2）：231-238

22. Czochrowska EM，Stenvik A，Bjercke B，et al. Outcome of tooth transplantation：survival and success rates 17-41 years posttreatment. Am J Orthod Dentofacial Orthop，2002，121（2）：110-119

23. Andreasen JO，Paulsen HU，Yu Z，et al. A long-term study of 370 autotransplanted premolars. PartⅢ. Periodontal healing subsequent to transplantation. Eur J Orthod，1990，12（1）：25-37

24. Andreasen JO，Paulsen HU，Yu Z，et al. A long-term study of 370 autotransplanted premolars. PartIV. Root development subsequent to transplantation. Eur J Orthod，1990，12（1）：38-50

25. 罗顺云，景泉，王威等. 73 例自体牙移植观察. 广东牙病防治，2003，11（1）：51-52

26. 李国云，傅桂芝. 自体牙移植 46 颗临床观察. 北京口腔医学，1999，7（1）：35-37

27. Kristerson L，Andreasen JO. Influence of root development on periodontal and pulpal healing after replantation of incisors in monkeys. Int J Oral Surg，1984，13（3）：313-323

28. Kristerson L. Autotransplantation of human premolars. A clinical and radiographic study of 100 teeth. Int J Oral Surg，1985，14（2）：200-213

29. Andreasen JO. Periodontal healing after replantation and autotransplantation of incisors in monkeys. Int J Oral Surg，1981，10（1）：54-61

30. Andreasen JO. Interrelation between alveolar bone and periodontal ligament repair after replantation of mature permanent incisors in monkeys. J Periodontal Res，1981，16（2）：228-235

31. Andreasen JO. Effect of extra-alveolar period and storage media upon periodontal and pulpal healing after replantation of mature permanent incisors in monkeys. Int J Oral Surg，1981，10（1）：43-53

32. Kim E，Jung JY，Cha IH. Evaluation of the prognosis and causes of failure in 182 cases of autogenous tooth transplantation. Oral Surg Oral Med Oral Pathol Oral Radiol Endod，2005，100（1）：112-119

33. Sagne S，Thilander B. Transalveolar transplantation of maxillary canines. A critical evaluation of a clinical procedure. Actaodontol Scand，1997，55（1）：1-8

34. Kristerson L，Andreasen JO. The effect of splinting upon periodontal and pulpal healing after autotransplantation of mature and immature permanent incisors in monkeys. Int J Oral Surg，1983，12（4）：239-249

35. Bauss O，Schilke R，Fenske C，et al. Autotransplantationof immature third molars：influence of different splinting methods and fixation periods. Dent Traumatol，2002，18：322

36. Andreasen JO，Paulsen HU，Yu Z. et al. A long-term study of 370 autotransplanted premolars. PartⅡ. Tooth survival and pulp healing subsequent to transplantation. Eur J Orthod，1990，12（1）：14-24

第21章

唇腭裂的序列正畸治疗
Sequential Orthodontic Treatment for Cleft Lip and Palate

王林* 黄宁# 王震东* 潘永初* 侯伟* 韶青华*

*南京医科大学口腔医学院；#四川大学华西口腔医学院

第一节　唇腭裂的序列治疗概述 ||||||

　　唇腭裂的正畸治疗是唇腭裂序列治疗中的重要部分，它既有普通正畸治疗的一般规律，也有唇腭裂患者的特别之处。唇腭裂的正畸治疗具有早期介入、分段治疗、长期持续的特点，它还与唇腭裂外科、正颌外科、儿童牙科、语音治疗、心理治疗、生长发育、遗传等学科密切相关。治疗唇腭裂的正畸医师不但要有丰富的正畸学知识与经验，还要充分了解唇腭裂的发生机制、唇腭裂患儿颅颌面生长与发育的规律，心怀仁爱，与多学科的专家一起，共同制订适宜的治疗计划与方案，在患者的不同时期给予合理有效的治疗与干预，循序渐进，最终达到良好的外貌、整齐的牙列、较好的口颌咀嚼功能与稳定的心理适应能力，使唇腭裂患者能积极有效地融入社会。

　　唇腭裂的胚胎发生与发育、唇腭裂患儿出生后的生长发育、唇腭裂患者特殊的生物学与生物力学、唇腭裂患者的心理与变化、唇腭裂治疗的特殊审美与要求，是从事唇腭裂正畸治疗的医师需要特别重视与掌握的，它们为唇腭裂的正畸治疗指明了道路，使之区别于普通的正畸治疗。

　　唇腭裂的正畸治疗，以时间的顺序，可以分为：新生儿期、婴幼儿期、乳牙列期、混合牙列期、恒牙列初期、恒牙列后期及成人期。唇腭裂的正畸治疗在患者不同的时期，有其不同的适应证、治疗内容与方法，这样才能循序渐进地取得良好、有效和积累的治疗效果，在时间、金钱与疗效之间取得较好的付出与收益之比。

一、序列治疗的原因与目的

　　唇腭裂是面颌部常见的一种先天性畸形，其病因复杂，至今尚未明确，包含遗传与环境作用两方面的多种因素。它可以影响患者除视觉以外口腔颌面部所有器官和形态与功能，并随着生长发育的变化而变化，现行的多种治疗方法对患者而言都存在着正、反两方面的影响，且任何单一的治疗方法均无法完全恢复唇腭裂患者所有的形态、功能与心理健康。

　　因此，人们逐渐认识到，唇腭裂患者需要组织多学科的专家形成专门的治疗组，共同检查、讨论与制订治疗计划，从患儿出生到生长发育成熟，循序渐进地实施动态地、连续地观察与治疗，最终达到使患者无论在形态、功能还是心理上，均能与正常人一样或接近的治疗目的。

二、序列治疗组的人员构成

　　美国ACPA在1990年会议上提出的《唇腭裂及其他颅面畸形患者评估及治疗的基本指标》中阐述到：唇腭裂患者的治疗必须是多学科合作性的、纵向的、以患者家庭为核心的，并且要兼顾到患儿的发育以及心理需求。因此，目前ACPA成员组织的序列治疗团队基本上都涉及二十多个医学、科学学科的专业人士。唇腭裂序列治疗团队必须包括语音治疗师、听力学医师、眼科学医师、整形美容外科医师、口腔科特别是口腔正畸科医师、儿科医师、社会工作者以及心理学医师。另外该组织还明确规定，如果唇腭裂患儿需要进一步检查确定诊断,则颅面外科、口腔颌面外科、放射学科、麻醉学科、心脏学科、遗传学科、心理学科、口腔修复科、护理学科、神经内科学科、神经外科学科、耳鼻喉学科等必须提供相关医学咨询服务。为了确保序列治疗的效果,还要求每个治疗中心都有指定的协调员,协调员应确保治疗任务的完成,帮助患者及家属参与、理解、调整整个医疗计划。

当然,以上是比较完美的唇腭裂治疗团队模式。如果条件所限无法完全包含,一个唇腭裂治疗团队至少应当由以下人员组成:外科医师、正畸科医师、语音治疗医师及协调员。这些学科是唇腭裂治疗团队的基本构成元素,这些学科的医师必须本着相互沟通、齐心协力的原则进行合作。因此,外科、正畸科以及语音治疗学科是序列治疗的基础学科。

另外,由于受各方面认识与条件的限制,序列治疗小组的工作方式也并不一致,多以下述三种组织形式开展工作:

1. 单科专家为主的序列治疗组,主要以一个治疗科室的专家为主组建,各个医师的专业方向比较一致,但每位成员又具有一定的专业特长,成员间互通情况,在治疗安排中兼顾各成员的专业特长,组织对患者检查、会诊与治疗。因各成员的研究方向不同,所以承担的治疗与研究任务也有所不同,但均是在一个治疗原则下,从不同角度开展工作。

2. 多科组成的序列治疗组,是由与唇腭裂治疗有关的多个学科派医师组成的治疗组。各科间共同划分工作职责,达成共同开展唇腭裂序列治疗的协议,但各科相互间仍对本学科专业的治疗计划保留有很大的自主性与权威性,各科医师间的联系比较松散,在治疗方案的贯彻中也常有分歧。

3. 多学科专家组成的序列治疗组,是由与唇腭裂序列治疗相关的多学科的专家,在保持一种同事间关系的基础上组建而成,他们具有共同的职业兴趣和对序列治疗的认识。在参加唇腭裂检查、会诊、治疗、评价的各个活动中,每一位医师的建议都只能当作参考意见进行讨论,最终制定出为大多数医师所接受的治疗方案,然后各成员必须贯彻既定计划,独立地开展与自己有关的工作任务,成果共享。

在唇腭裂的序列治疗工作中,强调的是组织一个专门的团队,主动有序地建议和安排患者的治疗时间、地点和医师等,而不是由患者根据自身的需求,无序地寻求各个专科医师的治疗。

三、序列治疗的作用

序列治疗团队成员可以面对面地共同评估及治疗每个患者,综合评定患者颜面裂隙的种类、严重程度以及不同的治疗方法对治疗效果的影响,这是序列治疗的重要作用。

序列治疗的另外一个基本作用,是对患儿父母进行唇腭裂相关知识以及患儿生长发育情况的相关教育。目前,许多唇腭裂患者在产前就可以确诊,这使产前咨询成为必需。患儿出生后,序列治疗团队应对患儿家属进行早期的知识普及、宣教以及喂养技巧方面的指导。

另外,治疗团队还可在患者家属同意的前提下,与本院外专业人士进行患者资料的共享,对患儿的短期和长期的疗效进行观察,并进行适当的治疗,达到共同提高唇腭裂医疗水平的目的。

四、唇腭裂序列治疗的程序

一般根据年龄及牙齿发育的各阶段,将唇腭裂的序列治疗划分为以下四个阶段。

(一)第一阶段婴幼儿阶段(出生~18个月)

这个阶段主要进行上颌骨矫形治疗及初期唇、腭裂修复术。

1. 唇腭裂患儿出生后喂养困难,常引起营养不良。原因有吮吸困难、过多空气吸入(易嗝逆)、呛咳、鼻溢出、进食时间过长等。因此可采用在患儿口腔内戴入上颌阻塞器,起到人工腭板的作用。

唇腭裂患儿的前颌骨偏斜,有的严重前突,且唇裂间隙较大,鼻翼塌陷,鼻小柱偏斜、短小。遇到这种情况,外科医师处理起来很棘手,如果勉强完成唇裂整复手术,术后张力较大,伤口发生裂开的可能性会大大增加。因此,可进行早期术前鼻唇、牙槽突及前颌骨的矫形治疗。早期矫形治疗可缩窄牙槽突裂隙的宽度和上唇裂隙的宽度,延长鼻小柱的长度,增加鼻尖的突度,获得鼻翼软骨和鼻孔形态的对称性。例如术前鼻唇牙槽突矫形治疗(PNAM)、Latham主动矫治器等。

2．唇裂整复术　目前国际上大多数学者主张暂时延期手术，"3个10的定律"用来衡量唇裂整复的最佳时机，即是10周龄、10磅体重、10克血色素。

目前常用的方法均是在Millard设计的旋转推进法基础上改进创新而成，包括延伸的旋转推进法、长庚式旋转推进法、华西式旋转推进法（也称梯式旋转下降法）、Mohler式旋转推进法等。其目的都是希望达到鼻唇形态对称，且上唇和鼻能有正常的生长发育。

3．腭裂整复术　腭裂整复术一般选择10个月到1岁，主要是为了与儿童语言学习的年龄一致。腭裂手术可恢复腭部肌肉的连续性即所谓的咽环结构，改善听力和吞咽功能。目前常用的手术方法有Von Langebeck法、Sommerlad法和Furlow法等。越来越多的研究发现，腭裂整复术对于恢复腭裂患者腭帆提肌的正常解剖位置、避免在硬腭近牙龈处遗留裸露骨面等方面尤为重要。

4．中耳功能的检查与治疗　未治疗的腭裂患儿大多数都伴有中耳疾病，而且80%的患儿腭裂术后仍然存在，如此高的中耳炎发生率主要是因为咽鼓管功能异常。目前针对唇腭裂患者中耳功能异常的治疗程序是：在唇裂手术时对患者中耳情况进行评估，根据评估结果行鼓膜切开探查，如果发现中耳存在积液或炎症、或患者曾有中耳疾病史，即行鼓膜置管；在腭裂手术时按照同样的标准评估和处理患者中耳。

5．腭咽功能的检查与治疗　尽管施行了腭裂手术，但仍有20%～30%的患儿术后存在某种程度的腭咽闭合不全，它将导致语音异常。后期治疗方案包括各种腭咽成形手术、修复体阻塞器治疗或者语音治疗。

（二）第二阶段乳牙列阶段（12个月～6岁）

在此牙列发育阶段的治疗任务是保持良好的口腔卫生，尽量减低龋病发病率，需要父母配合做日常口腔保健。建议每3～4个月定期到儿童牙科检查，如发现龋病应及时治疗，这种保健治疗最好能够持续整个序列治疗的全程。

对某些单侧或双侧完全性唇腭裂患者，腭裂整复术通常推迟到18～24月龄。另外，可先行软腭粘连术，硬腭裂整复术可推迟到6～7岁进行，尽量减轻手术对颌骨生长发育的影响。采用这种治疗模式时应戴入上颌阻塞器，以隔绝口鼻腔、并维持上腭的完整性，保证语音的正常发育。

语音训练也是这个阶段的重要任务，需要专业的语音师来完成诊断和治疗。

乳牙列阶段，唇腭裂患者常出现反𬌗，此时以观察为主，少干预。当然，对于骨性问题不大的简单乳牙反𬌗，可尝试治疗，但治疗后易复发。

（三）第三阶段混合牙列期（7～11岁）

随着乳恒牙的替换，此阶段将产生较多的牙齿问题，如切牙前突、拥挤、倾斜、前牙和后牙列出现反𬌗、𬌗创伤等。

这一阶段的重要任务是进行牙槽突裂植骨及相应的术前正畸治疗。成功的牙槽突裂植骨应达到以下目的：①为裂隙周围牙增加骨支持，提供尖牙萌出的基骨；②恢复牙弓解剖结构的连续性和封闭口鼻漏；③增加患侧鼻翼基部骨质，抬高鼻翼基部，为二期鼻唇整复创造良好条件。

（四）第四阶段恒牙列期（12～18岁）

大多数唇腭裂患者在恒牙列期需要治疗，主要采用正畸治疗或正颌正畸联合治疗。正畸医师应全面检查和诊断患者颅面发育状况，再决定采用正畸掩饰治疗，还是正颌正畸联合治疗，使患者的颜面及牙𬌗均得到良好的恢复。

常规正畸方法无法治疗严重的颜面畸形，此类患者可在成人后进行正颌正畸联合治疗。常选择双颌手术，也可采用上颌骨LeFort I型骨切开术加牵张成骨术，逐渐前徙上颌骨，改善患者的牙列和颜面畸形。

唇裂二期整复术可在牙性及骨性治疗完成后进行，这时上前唇组织有足够的牙及骨支撑，整复效果更为稳定。

（五）四川大学华西口腔医院唇腭裂的序列治疗程序

四川大学华西口腔医学院是我国最早组建和开展唇腭裂序列治疗的单位之一，是目前我国治疗唇腭裂规模最大、序列治疗内容最完整、治疗水平最高的唇腭裂治疗基地。与伦敦儿童医院唇腭裂外科、美国纽约大学整形外科唇腭裂中心、澳大利亚圣玛利亚儿童医院唇腭裂外科、台湾长庚纪念医院唇腭裂治疗中心、日本九州大学口腔颌面外科、巴黎里尔大学等建立有互访和学术交流关系。目前保持着与全球同步的治疗理念与技术,积累了较多工作经验。

华西口腔医院唇腭裂序列治疗组与当地的出生缺陷监测中心保持密切联系,让其主动介绍患者,了解其家庭的遗传与怀孕期间的环境背景,填写出生登记的专门卡片,并约定是否需行术前正畸治疗,同时向家属做喂养方法和开展序列治疗意义方面的解释工作。当患儿第一次来院时,组织所有的治疗组成员共同进行检查、会诊与讨论,确定治疗计划(表21-1)。

表21-1 四川大学华西口腔医院唇腭裂外科序列治疗的时间安排与主要方法

时间(年龄)	治疗内容	主要治疗方法
1个月内	术前正畸治疗	改良 Grayson 矫治器
3个月	唇裂修复术	梯式旋转下降法(华西式旋转推进法)
10~12个月	腭成形术	Sommerlad 法,Furlow 法
	中耳功能检查与治疗	鼓膜置管术等
3岁	复诊	初步评估腭咽闭合功能
4~5岁	评估腭咽闭合完全者	语音治疗
	评估腭咽闭合不完全者	腭再成形或腭咽成形
5~6岁	唇裂术后继发畸形的整复	Z 成形法,V-Y 成形法
7~11岁	牙槽突裂的修复	华西改良的髂骨骨松质移植修复法+术前正畸治疗
11~12岁	错𬌗畸形的正畸治疗	恢复牙弓及牙的形态与位置
	唇裂鼻畸形的Ⅱ期整复	以鼻翼畸形整体复位术为主
16~18岁	牙颌面骨性继发畸形的整复	上颌 LeFort Ⅰ型截骨前移术或配以下颌骨斜行骨切开后退术+术前正畸治疗
18~19岁	唇裂鼻畸形的整复	鼻中隔成形术,骨、软骨移植术等

每次小组活动的做法是:首先共同检查患者,待患者离去后再进行讨论,且按一定的发言程序,每位医师均需发表意见,最后由组长拟定出每位成员都能接受并必须履行的治疗时间表。腭裂修复术后,每年安排患者来院复查一次,记录相关资料,包括面部照片、牙颌模型、头影测量片及病历资料。语音治疗医师在患者 4~5 岁时开展语音训练与治疗。在患儿入小学前,再次安排组织全体成员对患者进行一次会诊,根据患者的具体情况,讨论是否需行咽瓣手术、微小的唇部继发畸形的Ⅱ期整复、语音训练方式与训练量的调整,是否进行正畸治疗等内容。患儿 8.5~9 岁时,开始进行牙槽突裂植骨的术前正畸治疗,待尖牙牙根形成达 1/3~1/2 时,安排牙槽突裂植骨术,术后 1 个月左右可进行的术后正畸治疗;另外,必要时可以安排鼻唇Ⅱ期整复。患者 16~18 岁时,生长发育基本完成,可组织治疗组讨论患者的下一步治疗,包括是否进行正颌正畸治疗、修复治疗以及鼻唇继发畸形的最终整复等,同时进行心理咨询与治疗。患者成人结婚后,当考虑唇腭裂与遗传的关系时,还应开展遗传咨询方面的工作。

(六)南京医科大学附属口腔医院唇腭裂的序列治疗程序

南京医科大学附属口腔医院唇腭裂治疗中心是江苏省唯一一所针对唇腭裂患儿进行综合序列治疗的专业治疗机构,中心成立于 1996 年,于 2008 年开始派各专业医师赴台北长庚纪念医院唇腭裂中心进行培训,目前是中国唇腭裂诊治联盟核心成员单位。

中心拥有一支由口腔颌面外科医师、语音师、正畸医师、专科护理师、心理咨询师组成的团队,主要由外科医师门诊接诊唇腭裂初诊患者,根据情况,安排至其他科室进行相关治疗(表21-2)。

表21-2 南京医科大学附属口腔医院唇腭裂序列治疗的时间安排与主要方法

时间(年龄)	治疗内容	主要治疗方法
2周	术前正畸治疗	改良长庚法矫治器
3~6个月	唇裂修复术	改良长庚法
10~18个月	腭成形术	Sommerlad 法,Furlow 法
	中耳功能评估	两大瓣法。有中耳积水患儿请耳鼻喉科置管

续表

时间（年龄）	治疗内容	主要治疗方法
3 岁	复诊	初步评估腭咽闭合功能
4~5 岁	评估腭咽闭合完全者	语音治疗（如有代偿性构音）
	评估腭咽闭合不完全者	腭再成形或腭咽成形
5~6 岁	唇裂术后继发畸形的整复	Z 成形法，V-Y 成形法
8~11 岁	牙槽突裂的修复	髂骨骨松质移植修复法＋术前术后正畸治疗
11~12 岁	错殆畸形的正畸治疗	恢复牙弓及牙的形态与位置
16~18 岁	牙颌面骨性继发畸形的整复	上颌 LeFort I 型截骨前移术或配以下颌骨矢状骨切开后退术＋术前正畸治疗
17~19 岁	唇裂鼻畸形的整复	唇裂Ⅱ期整复、鼻畸形矫正术，骨、软骨移植术等

五、唇腭裂正畸治疗的历史

唇腭裂的正畸治疗是唇腭裂序列治疗中的重要组成部分。唇腭裂的治疗，早期基本以外科手术为主，恢复患者的颜面畸形。但由于唇腭裂畸形的复杂性与治疗的长期性，单纯的外科手术有时无法进行或无法取得良好的治疗效果，以后逐渐出现团队治疗及序列治疗的理念，唇腭裂的正畸治疗才加入到唇腭裂序列治疗中，并成为其中不可缺少的一部分。

早在 1686 年 Hofman 就使用头帽加弹性绷带来移动前颌骨的位置，以后有多种设计装置得以应用，目的是在前后向和垂直向上调整前颌骨的位置。

20 世纪 50 年代，McNeil 等人提出术前正畸治疗概念，强调其对手术治疗的辅助作用，得到了各国唇腭裂治疗中心的认可；同时设计了多种修复治疗完全性唇腭裂的矫治器，这类修复体是一种口腔内上颌阻塞器，起到人工腭板的作用，其治疗中的优点如下：①婴儿靠阻塞器人工腭板协助吮吸，减轻进食的困难性，保持一定的营养水平；②维持上颌牙弓横向稳定性，防止唇裂整复术后牙弓塌陷；③通过上颌矫形使裂隙的骨段相互靠近，为初期植骨作准备。

Matsuo 研究发现鼻部软骨在婴儿出生后仍具有可塑性，Hotz 等人通过应用 Hotz 矫治器（被动施力矫治器）发现，术前矫正可有效缩短牙槽突裂隙的宽度。

20 世纪 80 年代，Latham 等设计出一种主动矫治器，唇腭裂患儿出生后 2 周内即制作、戴入口内并固定，适应 1 周后就可进行加力，扩大两侧颌骨，同时配合牵引使前颌骨后退，恢复相对正常的上颌基骨弓形态，利于唇腭裂手术的进行。Latham 矫治器是一种骨内固定的矫治器，可以主动施力，但创伤性较大。

1993 年，Grayson 等学者介绍了一种术前矫形治疗技术，命名为术前鼻牙槽矫形技术（PNAM）。它在手术前可使分裂的牙槽突骨段和唇部组织相互接近，纠正鼻软骨不对称性，延长通常长度不足或缺失的鼻小柱。PNAM 治疗可降低唇腭裂患者的畸形程度，减少手术难度、提高术后美观效果。

四川大学华西口腔医院正畸科段玉贵、邹淑娟、乔鞠等老师较早开展了唇腭裂患者的正畸治疗，采用的是 Latham 主动施力矫治器。黄宁医师通过在台湾长庚纪念医院颅颌中心研修学习，全面了解最新的理论及技术方法，延续并丰富了唇腭裂患者术前术后正畸治疗的手段、适应人群及疗效，取得了良好的医疗及社会效应。

六、唇腭裂正畸治疗的目的与作用

唇腭裂患者存在复杂的颜面畸形，且这种畸形随着生长发育及各种治疗干预措施而改变。因此，在患者不同的年龄阶段，有其不同的错殆畸形表现及特征，正畸医师应根据这种情况，选择合适的治疗时机和方法，与唇腭裂序列治疗小组的其他成员一起配合，最终取得良好的疗效，使患者的身心健康得以恢复。

在婴儿时期，可早期进行术前矫形治疗，恢复鼻、牙槽突骨段、唇部的相对正常形态，减少初期手术的难度，提高术后的美观效果，同时可改善唇腭裂婴儿的喂养。在乳牙列期，重点是防龋，保护牙列的完整性，此时唇腭裂患者常出现反殆，以观察为主，少干预；当然对于骨性问题不大的简单乳牙反殆，可尝试治疗,解除反殆。混合牙列期,患者的错殆表现会进一步加重,这一阶段的重要任务是进行牙槽突裂植骨及术前正畸治疗;术前正畸治疗要扩大继发性缩窄的牙弓、排齐牙列、竖直牙轴、调整牙槽突裂间隙,为植骨术创造良好的条件。恒牙列初期,患者的牙殆畸形基本表现出来,但此时处于生长发育的高峰期或高峰后期,骨面型的改变还未确定;正畸医师应全面检查分析,决定采用掩饰治疗来排齐牙列调整咬合,还是继续观察暂缓治疗。对于严重的骨性畸形患者,需成人后进行正颌正畸联合治疗,全面恢复患者良好的面型及牙殆关系。

第二节　唇腭裂正畸的生长发育基础

一、出生后唇腭裂的解剖生理

唇腭裂患者由于存在严重的颅颌面发育畸形,多处解剖结构及生理功能发生异常,包括唇部、鼻部、腭部、牙槽骨、牙列、颌骨及其他,同时患者的语言、呼吸、吞咽、听力及视力可受影响(图21-1,图21-2)。如伴有综合征,全身及颅面部还有其他的异常表现。

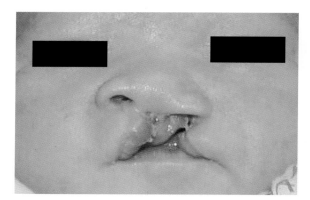

图21-1　单侧完全性唇腭裂
口轮匝肌断裂、鼻小柱及鼻翼偏斜

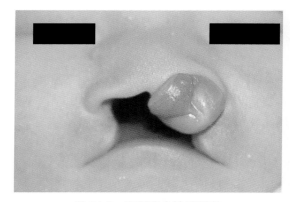

图21-2　双侧完全性唇腭裂
前颌骨前突、偏斜、鼻翼塌陷、鼻小柱缺失

1. 唇部　唇腭裂患者的口轮匝肌断裂、偏移,附着异常。其中,单侧唇腭裂的患侧唇肌附着在鼻翼底部,健侧附着在鼻小柱底部;双侧唇腭裂的双侧唇肌均附着在鼻翼底部,而前唇无肌肉。

2. 鼻部　唇腭裂患者的鼻翼扁平、鼻小柱及鼻翼偏斜、鼻中隔偏斜、梨状孔不对称;双侧唇腭裂患者的鼻小柱变短甚至缺失。

3. 上颌骨段　单侧完全性唇腭裂患者的裂隙侧骨段前部向内旋转后缩,非裂隙侧骨段向前外旋转移位,面部骨中线偏斜;患侧上颌颌骨向后移位,健侧上颌骨向前移位,面中份凹陷。双侧完全性唇腭裂患者的前颌骨前突,两侧上颌骨后退并向中间缩窄。

4. 腭部　唇腭裂患者的腭部发生骨缺损及裂隙,肌肉(包括腭帆提肌、腭帆张肌、腭咽肌)附着及走向异常(由横向变为纵向,附着在硬腭后方)(图21-3)。

5. 颜面及牙齿　唇腭裂的面部不对称,可表现为反殆,牙槽骨存在牙槽突裂、牙齿拥挤错乱、牙弓狭窄。

6. 颅基底形态、结构　完全性唇腭裂患儿颅基底形态、结构也表现出异常。乔鞠、段玉贵在完全性唇腭裂新生儿颅基底形态、结构的三维立体研究中发现:此类患者颅基底角无明显异常,但前颅底倾斜度减少,提示患儿前颅底及上颌骨生长不足;单侧完全性唇腭裂患儿前颅底未见明显异常,但后颅底长增加;双侧完全性唇腭裂者前颅底长度较正常短,前颅底宽有增加趋势,而后颅底长则明显大于正常;颅基底不对称性与正常者无显著差异,但前颅底不对称率的变异范围较大,表现出明显不对称,说明此类患者前颅底形态、结构存在较大的个体差异。

7. 其他　唇腭裂患者可伴有听力、呼吸、语言、吞咽、视力功能障碍；如伴有综合征，全身及颅面部还有其他的异常表现（图21-4）。

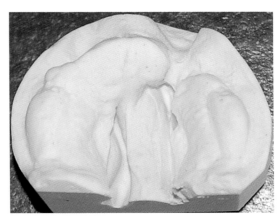

图21-3　双侧完全性唇腭裂模型示意
腭部骨缺损

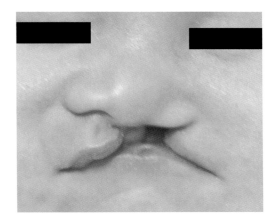

图21-4　Van der woude 综合征

二、唇腭裂患者颌面部的生长发育

在临床实践中，许多外科或正畸科医师都发现，无论是否接受过手术治疗，唇腭裂患者或多或少均存在颌面部的发育异常。多年来众多研究显示唇腭裂患者颌面部发育异常的可能原因包括三方面：内在因素、功能因素和医源性因素。

内在因素是指唇腭裂患者因胚胎期受颌面裂的影响，其面部生长发育潜能异于正常人。有不少学者通过对未手术唇腭裂患者进行研究，认为唇腭裂患者确实存在上颌复合体的发育不足，但其内在生长潜能并不缺乏，因此内在因素并不是唇腭裂患者面部生长发生改变的决定因素。

功能因素则是面部功能活动的异常，主要包括舌的异常活动、口鼻腔相通致压力异常、肌肉异常附着等。众多研究表明，功能活动异常所造成的面部生长畸形只局限于裂隙部位，造成裂隙两侧颌骨的形态和位置异常，这主要导致面部生长发育的不对称畸形，而不会导致唇腭裂患者面部生长形态的异常，也不是其面中部发育不足的主要原因。

医源性因素是指干预唇腭裂患者颌面部生长发育的治疗措施的总称，包括正畸和手术治疗，其中主要以唇腭裂修复术为主。医源性因素被公认为导致唇腭裂患者面中部发育不足的最主要因素，尤其以早期的手术治疗影响更甚。各种唇腭裂手术方式及其所致创伤和术后瘢痕组织形成，都可加重面部形态的发育畸形。

（一）未经手术唇腭裂患者的颌面部发育

至今为止，已有很多学者对未手术的唇腭裂患者进行了研究。大多数学者研究认为，未手术唇腭裂患者，其未经手术干扰的上颌发育基本在正常范围内。早在1970年Ross即提出，在自然状态下的唇腭裂患者的颌面发育，基本上以正常方式进行，面部向前生长正常或较大，大多数生长参数正常，仅伴有因环境因素引起的扭曲和局部骨性缺损。

1. 上颌骨　未经手术唇腭裂患者的鼻上颌复合体（含上颌骨）存在着轻微的发育缺陷，并在很大程度上随着面裂类型的不同，表现出不同的发育异常。

（1）单侧完全性唇腭裂：此类患者最显著的特征是前颌骨轻微前突，伴有非裂隙段的外翻及裂隙段的轻度塌陷，同时出现上切牙明显唇倾及前牙深覆盖。而上颌骨后缩及前牙反𬌗极为少见。其牙弓的宽度由于裂隙的存在而变宽，整个面部也轻微增宽。

（2）双侧完全性唇腭裂：此类患者表现出前颌骨明显前突及上切牙严重唇倾，这是由于患者前颌骨无鼻中隔支撑，前颌骨在舌的推动下明显前翘。前颌骨也可因患者习惯性地向某一侧伸舌，而向对侧旋转。

由于裂隙的存在，牙弓和面部也相应增宽。

（3）其他类型的唇腭裂：唇裂和牙槽突裂患者可表现出牙槽突和鼻部结构的偏曲，但这些异常局限于裂隙区，他们的整体面部形态与正常人无异。

总的来说，未手术唇腭裂患者的这些特点显示出，尽管此类患者裂隙区表现出轻微发育畸形，但其面部发育仍保留相对正常的内在生长潜力，上颌骨有着与健康人基本一致的生长方式。

2．下颌骨　大多数唇腭裂患者的下颌骨都有轻微的位置后移、下颌平面角增加及下颌升支变短，但在其出生时，这些下颌骨的大小和形态都基本正常。通常而言，下颌骨并不直接受裂隙的影响。有学者认为唇腭裂患者舌位置的改变是导致下颌骨发育异常的原因，当患者试图使舌远离裂隙区的同时造成了舌位置后移。

（二）早期手术后唇腭裂患者的颌面部发育

唇腭裂患者在自然生长条件下，由于固有生长潜能的不足和面部异常功能活动的结果，其面部的生长发育虽有异常，但却表现为以裂为主要特征的改变，而其他面部形态仍发育良好。至成年后，其颌面部最终生长发育结果的多数测量指标与正常人无显著性差异；相反，接受手术治疗者，特别是在早期接受手术治疗的患儿，普遍存在牙、颌、面的发育畸形，主要表现为以下的异常特征。

1．矢状向发育　唇腭裂术后患者的上颌骨在矢状方向上严重发育不足，上颌相对于颅底处于后退位，长度、高度与正常人相比均缩短。其下颌骨也出现后缩，但关于下颌骨长度的变化，学术界意见尚不统一，有的称其长度缩小，有的则认为下颌骨本身没有减小。另外上下颌骨之间的关系呈现为严重的骨性Ⅲ类错𬌗，ANB角明显减小甚至变为负值。

多数研究结果均显示唇腭裂术后患者上切牙均明显舌倾，上下切牙角增大。但对于下切牙，各研究结果有所不同，部分学者认为下切牙没有明显改变，另一部分则认为下切牙也出现代偿性舌倾。

术后患者的面部突度减小，面中1/3凹陷，形成特有的"碟形脸"外貌，这一软组织特征与其硬组织形态吻合。另外其上唇和鼻部突度减小，颏唇沟增大。

2．垂直向发育　目前，学者们对唇腭裂术后患者颌面部高度的变化尚未达到共识。大多数学者认为，早期唇腭裂手术限制了上颌骨垂直向发育，导致前上面高减小；而下颌骨则代偿性顺时针旋转，导致前下面高增大，以掩饰面中部发育不足。

3．横向发育及面部对称性改变　术后唇腭裂患者患侧的上颌骨向近中旋转，患侧上颌骨生长受到抑制，上颌牙槽宽度明显缩小，但下颌宽度生长受影响极小，因此可造成全牙弓反𬌗。面部的不对称性主要表现在上颌骨。受手术瘢痕的影响，裂隙两侧上颌骨段在原有基础上再次发生移位，向中线旋转，导致牙弓出现明显的不对称。但其前后牙弓的旋转并不一致，旋转主要发生在前牙段。

第三节　唇腭裂正畸的生物学基础

一、唇腭裂病人牙颌面畸形的形态学特点

1．颌骨特征

（1）唇裂：伴有牙槽嵴裂的完全性唇裂患者，患侧的上颌骨常发育不足。裂隙外侧上颌骨后缩，而裂隙内侧上颌骨呈前突扭曲畸形。

双侧完全性唇裂伴牙槽嵴裂患者的上颌骨中份前端明显前突，与犁骨相连，向前方明显突出而远超出两侧牙槽突的位置。而两侧的牙槽嵴位置后缩，表现为上颌骨整体的发育不足。

不完全性唇裂患者颌骨通常没有明显畸形，但也有出现牙槽突部分裂开或黏膜下裂的情况。

（2）腭裂：腭裂患者的特点是硬腭出现不同程度的裂开，但是不同程度的腭裂患者硬腭呈现出明显不同形的态特征。

单侧完全性腭裂患者的患侧硬腭自切牙孔至硬腭后缘全程完全裂开，患侧不与鼻中隔相连。腭部黏膜与鼻黏膜相延续。患侧硬腭的体积小，长度短，宽度不足，腭穹隆高拱不连续。硬腭后缘前移，腭大孔

和腭小孔的位置也较健侧前移。患侧的牙槽嵴位置后缩。导致牙齿萌出后常表现为不同程度的反𬌗和开𬌗。单侧不完全性腭裂与单侧完全性腭裂相似，但主要局限于腭部，位置靠后，不与牙槽嵴裂相连，但可与之伴发。

双侧完全性腭裂患者的双侧硬腭都完全裂开直至牙槽突，临床上常与双侧完全性唇裂和牙槽嵴裂伴发，使牙弓断裂。硬腭不与鼻中隔相连。鼻中隔直接与口腔相通，发育常不足，位置较高。双侧硬腭和上颌骨也发育不足，上颌体积偏小，上颌牙槽嵴整体后缩，牙齿萌出异常，出现反𬌗和开𬌗畸形。双侧不完全性腭裂与双侧完全性腭裂类似，但是裂隙范围小、程度较轻。

软腭裂患者的裂隙局限于软腭和腭垂，但是硬腭的后缘也常发育不足，伴有黏膜下裂。

2. 软组织特点

（1）鼻唇部：正常的上唇以唇弓为界分为红、白唇两个部分。在正常的情况下，两侧对称，唇红缘清晰，唇下 1/3 微微翘起，形成连续的弧形结构。同时，上唇与附近的表情肌有着紧密的联系以构成面部丰富的表情和唇部的功能。

唇裂患者裂隙侧的上唇部沿着人中嵴位置裂开，其正常的形态和位置都发生了改变。同时，口轮匝肌环状连续性中断，口周正常的环形结构被破坏。虽然从口角到鼻翼外侧的肌肉附丽基本正常，但裂隙周围的肌肉附着和肌纤维方向都有所改变。

①单侧唇裂：单侧完全性唇裂患者的裂隙从唇红延伸到鼻底。裂隙周围肌纤维方向变得与裂隙的边缘基本平行，斜向上方附着于患侧鼻翼基部和鼻小柱基部。解剖发现，口轮匝肌分为浅、深两层，其中深层肌肉几乎呈水平方向，起自一侧口角的皮肤和黏膜，到达另一侧的口角，浅层的肌束则分为上下两束。完全性唇裂患者的深层口轮匝肌在裂隙处中断，而浅层肌束不仅中断而且附丽位置变成了鼻小柱基部，并由于肌肉的收缩导致鼻小柱、鼻尖和鼻长轴一起向健侧移位，导致鼻中隔软骨的扭曲。由于口轮匝肌的环绕束缚力降低，患侧的鼻孔变得明显比健侧鼻孔大，鼻翼扁平塌陷。患侧鼻翼至口角的距离小于健侧。患侧上唇在肌肉的收缩力作用下裂隙的内外侧部分都变得短而窄，唇高明显不足，唇峰消失。上唇系带的附着变短，而前庭沟变浅。与腭裂伴发时，患侧还会较健侧后陷。

②不完全性唇裂：一般较完全性唇裂患者症状轻。鼻底未裂开，鼻小柱向健侧偏移的程度较轻。裂隙范围较大的，可出现患侧鼻底较宽、鼻孔略大的情况，而裂隙范围较小的鼻部可接近正常。唇上部的畸形程度轻，而下部程度重。患侧人中嵴不明显，唇峰消失，唇高不足。仅红唇唇裂的患者白唇部分往往趋于正常，或者出现一条浅沟、隐性瘢痕，而患侧唇峰消失，鼻部大多无异常。

③双侧唇裂：双侧唇裂患者两侧双唇存在着不同程度的裂开，唇部被分为中份和左右两侧共三个部分。其中双侧完全性唇裂的症状最为严重，三个部分完全分离，互不连接，口轮匝肌连续性消失并在左右两侧都附丽异常。这就导致了上唇形态完全被破坏，唇弓分裂，唇峰消失。左右两侧对称并后陷，裂隙增宽。而中间前唇部分大多由于没有完整口轮匝肌的制约而前突，反转上翘，形似与鼻尖相连，甚至超出鼻尖位置，而到达鼻部前方。人中嵴和人中的形态都消失并且红唇较薄。中份的唇组织中没有肌纤维。双侧鼻部呈现出至鼻底完全裂开的形态，鼻孔变宽，鼻翼凹陷扁平，鼻小柱缩短，鼻尖低平。

双侧不完全性唇裂患者双侧上唇都有不同程度的开裂，但是鼻底完整。因此这一类唇裂患者的畸形程度较双侧完全性唇裂患者为轻。其中唇部的特征与完全性唇裂者相似，但前唇部分存在数量很少的部分肌纤维。而鼻部则有所差异。裂隙范围接近鼻部则会导致双侧鼻底变宽，鼻孔大而扁平。反之，裂隙范围越远离鼻底则鼻部畸形越不明显。

（2）软腭：腭裂患者的软腭长度只有正常人的 2/3 左右，其厚度和宽度也比正常人小，其肌肉组成与正常人的软腭基本相同，有五对肌肉：腭帆提肌、腭帆张肌、腭垂肌、腭咽肌和腭舌肌。但是由于裂隙的存在，腭裂患者的肌肉存在着发育异常而导致不能正常地行使功能。单侧腭裂患者表现为单侧的软腭发育不全，而双侧腭裂患者则双侧软腭都发育不全。

患侧的腭帆提肌失去了其环形结构，而是突入硬腭的骨性裂隙内与其他突入其中的肌纤维共同形成腭裂患者特有的裂隙肌，导致功能的丧失，引起腭咽闭合不全。患侧的腭帆张肌发育不足则导致咽鼓管开放机制的异常，导致中耳负压难以解除。患侧的腭咽肌和腭舌肌正常情况下起于软腭，而在腭裂患者中，其附着改变至硬腭后缘，从而失去了对软腭运动的控制作用。患侧常伴发腭垂肌缺如、或因肌纤维减少而功能降低。

（3）牙龈：唇腭裂患者一般先天就有一系列的膜龈改变，包括裂隙周围牙槽骨高度降低、附着龈宽度变窄、口腔前庭浅、牙龈增生和牙龈退缩等，其中最为常见的是裂隙区附近的牙龈退缩，常累及侧切牙、尖牙，甚至有研究表明唇腭裂患者的牙龈退缩几乎可以发生于全口所有牙列。但多见近裂隙区的牙龈退缩，以裂隙近中侧尤为常见，在裂隙近中侧牙的颊面和远中面牙龈退缩多发。

3. 牙列特征

（1）牙齿数目的异常：表现为先天性缺牙或者多生牙。前者最常见于上颌腭裂患侧的侧切牙缺失。而较正常儿童，唇腭裂患者出现多生牙的概率明显增大，其大小形态位置各异，可根据临床需要选择拔除或者保留多生牙。

（2）牙齿形态、位置的异常：常表现为融合牙、过大或过小牙、异位牙等。例如，在单侧完全性唇腭裂患者邻近腭裂隙处的上中切牙往往出现较大程度的扭转倾斜甚至形态异常，而某些双侧完全性唇腭裂患者，由于其上颌骨是游离的并且存在着严重的组织缺损，其中切牙不仅仅发生扭转倾斜，其牙根发育也往往发育不良，但是拔除中切牙易导致该类型患者上颌骨发生不可逆性的萎缩，需慎重。

（3）牙齿萌出异常：唇腭裂患者上颌骨结构异常，其内部牙胚往往也排列混乱，其萌出道往往受到其他牙胚的干扰而发生乳牙滞留、恒牙埋伏的现象，导致上下牙列建𬌗异常，严重影响口腔功能。

（4）牙弓形态及其对称性：往往受到唇腭部修复术的影响，但其影响程度很难预测。据报道：一般乳牙萌出后，近半数单、双侧完全性唇腭裂患者会出现不同程度的上牙弓不对称。腭裂患者往往会出现上牙弓前磨牙区的缩窄，而腭部瘢痕挛缩以及牙周纤维的作用则会加重这一现象。上牙弓前后向及左右向的发育受限，使得上牙列更加拥挤，发生牙齿错位甚至萌出受阻的现象。而下牙弓为了代偿上牙弓发育异常，往往出现后牙代偿性的舌侧倾斜甚至为了避免咬合干扰发生咬合平面的倾斜及单侧后牙区反𬌗。

4. 牙槽骨特点 牙槽突裂是临床上最常见的先天性唇腭裂伴发症状。临床上最常见于侧切牙和尖牙之间，也可出现在中切牙和侧切牙之间，少数发生在中切牙之间。牙槽突裂可发生于单侧，也可双侧同时发生。完全性唇腭裂患者常出现完全性牙槽突裂，即从鼻腔到前腭的牙槽突部分完全裂开，口鼻腔贯通。不完全性唇腭裂患者多伴发不完全性牙槽突裂，即牙槽突不同程度的部分裂开，但鼻底部分仍保持连续性，口鼻腔在该部位不相通。也有发生牙槽突隐裂的情况，即牙槽突线性缺损轻度凹陷，但黏膜完整，但这种情况临床上少见。

牙槽突裂造成了牙弓完整性的丧失。由于口轮匝肌附着的异常，造成了裂隙侧骨段塌陷，健侧骨段突起。双侧牙槽突裂的患者会表现出前侧骨段的突出、不稳定和后侧两骨段的塌陷。

二、唇腭裂患者牙、牙槽骨、颌骨移动的特点

唇腭裂是常见的先天性颌面部缺陷疾病，唇腭裂患者颌面部组织缺损导致骨连续性中断，使错𬌗畸形的临床表现尤为显著，据统计，唇腭裂术后患者恒牙期错𬌗发生率达97%，其中完全性唇腭裂者达100%。唇腭裂患者要获得高效率的咀嚼功能、理想的面部容貌需要进一步的正畸治疗。

正畸治疗基于颌骨、牙骨质、牙周膜的生物学特性而展开，在牙齿上施加持久轻力促使牙齿周围发生骨改建从而使牙齿移动。研究表明骨改建是由牙周膜介导的，因此牙移动的最初表现为牙周组织的改建。牙周膜将牙齿固定在牙槽窝内，具有抵抗和调节外力的作用并承受咀嚼压力。生理状态下牙周膜可以有效地缓冲和吸收外力，避免创伤；在正畸加力过程中牙周膜形成相应的应力区，进而启动牙槽骨的改建过程。牙周膜能够改建的特性保证了内环境的稳定，为正畸牙齿移动奠定基础。而牙槽骨是高度可塑性组织，也是全身骨骼中变化最活跃的部分，正畸治疗过程中，受压侧的牙槽骨发生吸收，而牵张侧的牙槽骨骨质新生，有助于错𬌗畸形的矫治。

唇腭裂患者和一般的错𬌗畸形患者相比，因其颌骨和周围肌肉连续性中断，术后瘢痕挛缩以及牙弓内外肌张力不平衡等因素，使得他们的畸形情况更加严重。唇腭裂患者主要是面中部一维甚至三维方向的发育不足，上颌重度后缩、上牙弓狭窄、下颌前突、牙列拥挤、𬌗关系紊乱为常见的临床表现。因此，此

类患者的治疗难度高，复发率也高。

大多数唇腭裂患者的错𬌗畸形中包含牙槽突裂，这是正畸医师所面临的主要难题之一。目前牙槽突裂主要治疗方法是二期骨移植修复。由于早期植骨严重影响上颌骨发育，到20世纪70年代末早期植骨已基本被弃用。Bertz等用髂骨松质骨移植做二期牙槽突裂植骨治疗并配合术后正畸，取得良好临床效果，至此，二期骨移植修复又被广泛应用。

吴军等通过对3个单侧完全性牙槽突裂患者CT资料的分析，发现植骨后进行正畸治疗牙根发生了明显的位移，牙根相互平行，根尖部的距离明显减少，牙齿的倾斜度也减少。随着牙齿的移动，牙槽骨发生了改建，当牙根移入牙槽骨较狭窄的部位时，牙槽骨随着牙根的移入而增宽，继续将牙根包围，可以清楚地证明，正畸治疗中牙齿的移动不是仅有牙根的移动，还有牙槽骨的改建。

李松泽等对12例处于生长发育高峰期的单侧完全性唇腭裂患者进行了研究。患者接受了植骨术前正畸、牙槽突裂隙植骨术及植骨术后正畸，发现对于生长发育高峰期的患者，适当的轻力牵引使裂隙旁未萌出的牙齿进入植骨区，一方面有利于恢复唇腭裂患者牙列的完整性，另一方面有利于减少骨吸收。

唇腭裂患者术后软组织瘢痕引起的矢状向和横向发育不调也是治疗过程中的难点，仅靠正颌外科难以达到预期效果。而使用牵张成骨，延长或拓宽骨骼，使腭部软组织得到同步伸长，可以很好地解除手术前移上颌骨受到瘢痕牵拉的限制。Harada等通过将牵张成骨和外科手术对唇腭裂术后颅面骨畸形患者软组织侧貌的影响作对比，发现牵张成骨术可明显增加患者鼻唇角及鼻下的长度，并能较好地前移颌骨及面部软组织。Daimaruya等发现牵张成骨术组比截骨术组患儿上颌骨明显前移，同时前移了面部软组织，改善面中部侧貌，减少损伤上唇的风险，并且避免了上颌切牙唇倾。通常牵张成骨术手术损伤小，患儿面部无明显瘢痕形成，对患儿生长发育影响小，能获得较好的面部软组织侧貌。沈国芳等研究发现当唇腭裂患者需前移上颌骨>10mm时，应考虑适当后退下颌骨，以减少术后复发。多个研究表明，患者接受牵张成骨治疗后，在新骨形成的同时，软组织也同步延长，因此可以有效解决单纯正颌手术前移上颌骨受到瘢痕牵拉的问题，术后颌骨稳定性高。赵苏峰等对26例无法采用单纯正颌手术治疗的唇腭裂术后颅面部畸形患者，采用了牙支持式牵张器进行骨牵张矫治，治疗后结果显示，上颌牵张过程中，大部分上颌骨突度改善，位置前移，同时长度增加，上中切牙及第一磨牙到腭平面的距离增加，上颌骨高度改善，而上中切牙对颅底的倾斜度也随着上颌骨前移及反覆𬌗的解除出现了显著变化。

而对于更为严重的完全性腭裂患者，常使用扩弓矫治、上颌骨前牵矫治来改善面部形态。唇腭裂患者的上颌常需要不对称扩弓。据报道，此类患者扩大牙弓，除了骨缺损处的扩大外，还会发生牙槽骨弯曲，牙移动和颌骨段旋转，且扩弓后上颌骨宽度有所增加。钱玉芬等对单侧完全性唇腭裂患者的研究发现，裂侧不仅存在牙齿移动，同时上颌骨段向侧方移位，裂侧主要以骨性改变为主；而健侧主要以牙齿的移动为主。而双侧的牙弓扩大量基本一致，这个结果表明裂侧的骨段移动量大于健侧，而牙移动量小。此外，患者上颌磨牙宽度与普通同龄正畸患者基本一致，而上颌骨宽度明显增大，且骨性变化占总扩大量的49.77%，他们认为此类患者骨骼缺损及腭中缝阻力的消失，使上颌骨段易分开。有研究表明蝶骨及颧弓可能是其扩弓的主要阻力区。

此外，上颌前牵引也常用于矫正唇腭裂患者上下颌骨发育不调。上颌前牵引可以刺激骨缝组织改建，促使上颌的长度增加，上颌前段前移，而后缘相对于颅底的位置固定。

第四节　唇腭裂正畸的美学基础

正畸学是追求美和塑造美的科学，美学知识是正畸医师必须具备的知识和素养。正畸医师的审美观是需要逐渐培养的，审美标准与种族、民族、时代、性别、年龄密切相关。唇腭裂的修复与治疗既需要正常的审美观作为基础，但又与正常人正畸治疗的审美标准有所不同。

一、颜面部的美学及审美标准

1.颜面部的静态美　以对称、协调、比例为标准，具有个体特点为好。

2. 颜面部的动态美　具有饱满的微笑、颜面部运动（如吮吸、呼吸、语言、吞咽等）、可有效表达各种表情（如高兴、悲伤、惊讶、冷漠等）。

3. 研究表明，严重颜面畸形（如唇腭裂）患者在社交中易受挫，内心比正常人更加封闭、内向。

二、影响颜面美观的各种因素

1. 组织学方面，颜面骨骼对颜面美观的影响最大，其次为肌肉、皮肤、毛发和牙齿。颌面部骨骼在三维方向上对称协调最为重要。

2. 不同组织结构间的相互协调与配合十分重要。

3. 面部肌肉、皮肤及毛发的增龄性变化对颜面美观有影响。

4. 牙齿的色泽、形态、大小、排列以及牙龈、牙周的状况对颜面美观有影响。

5. 化妆、整形、保养、运动对颜面美观有良好影响。

6. 面部疾病与外伤引起颌面部缺损对颜面美观有不好的影响。

三、唇部形态及鼻唇审美

1. 唇的色、形、质　这是判断唇部美观的重要因素。唇部色泽红润、有曲线、丰满是年轻的标记，同时，唇部闭合自然、功能正常、唇齿关系及鼻唇颏关系协调也是唇部审美的要素。

2. 唇的增龄性变化　随着年龄的增长，上唇肌肉会松弛、变长、变薄，而下唇将下垂，微笑时将显露下前牙。

3. 微笑时牙列与唇弧形的关系　以微笑时上牙列切缘弧度与唇弧度平行最佳，平直和不调次之，而微笑时上牙列切缘弧度与唇弧度反向美学效果最差（图21-5）。

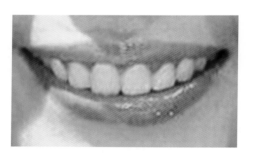

图 21-5　微笑时牙列与唇弧形的关系：以上
牙列切缘弧度与唇弧度平行最佳

四、颜面部的美学设计及其在唇腭裂正畸中的临床应用

（一）颌骨

1. 唇腭裂患者在进行正颌手术时，要求颅面骨骼在三维方向上协调、对称，具有适当的比例；可以在一定范围内进行骨代偿。

2. 临床应用　唇腭裂患者通过正颌手术，可以彻底改变颅面骨骼的不调；唇腭裂患者的早期矫形治疗，可能改善一些骨面型不调，但后期疗效由于生长的因素尚不确切；正畸掩饰治疗对改善患者的颌骨畸形作用十分有限，正畸早期掩饰治疗后，后期复发的可能性较大。

（二）肌肉

1. 审美要求肌肉对称、丰满，恢复唇腭裂患者错位肌肉的正常起止点，功能正常协调。

2. 临床应用　唇腭裂患者具有严重的肌肉不调及起止点不正常，需精细的外科手术解决；个别的肌肉功能不调问题可通过肌功能训练进行治疗与恢复。

（三）皮肤

1. 审美要求皮肤健康、弹性正常、有弹性、色泽正常；毛发分布均匀、密度正常、颜色正常。

2. 临床应用　唇腭裂患者进行鼻唇部整形修复时，需要良好的设计和精细的外科手术，恢复患者相对正常的鼻唇形态，尽量减少瘢痕的形成。

第五节　新生儿的术前鼻牙槽突塑形治疗

　　唇腭裂患儿常伴发严重的唇、鼻及牙槽突畸形，单纯手术并不能彻底解决复杂的畸形，需要多学科配合并进行序列治疗。1993 年，Grayson 等提出了一种可以矫正唇腭裂患儿鼻唇、牙槽突裂、腭部畸形的矫治器（presurgical nasoalveolar molding，PNAM）。PNAM 采用腭板加上鼻撑的方式进行术前正畸治疗，帮助纠正唇腭裂患儿鼻唇、唇腭部及牙槽突畸形，减少手术难度，提高术后美观效果。

一、PNAM 的矫正原理

1. 通过选择性添加和（或）磨除腭板不同区域的基托材料，引导分离的上颌牙弓向正常位置生长，实现排齐牙弓，缩小牙槽突裂隙。

2. 使用弹性绷带或透气胶带，牵拉裂隙两侧唇组织及外翻的牙槽突，缩窄唇部裂隙，减少手术张力，减轻术后瘢痕。

3. 腭板上加装鼻撑（鹅颈样塑形球），在鼻软骨可塑期施力，帮助矫正偏斜的鼻小柱，延长鼻小柱，改善鼻底区及鼻孔的对称性。

二、PNAM 的矫正目标

1. 单侧唇腭裂　恢复裂隙侧正常鼻翼形态，纠正人中、鼻小柱的的偏斜，纠正外翻的牙槽嵴，缩小牙槽裂隙，形成规则的牙槽嵴形态（见图 21-1）。

2. 双侧唇腭裂　延长鼻小柱，恢复两侧受鼻翼外形压迫前突的前部牙槽骨，使其回到正常的牙槽弓位置，缩小牙槽嵴裂隙（见图 21-2）。

三、PNAM 的矫正时机

　　目前普遍认为 PNAM 的作用机制是根据 Matsuo 等提出：新生儿的软骨柔软并缺乏弹性，出生时其体内高水平的雌激素同透明质酸的增加呈正相关，而透明质酸可以抑制软骨细胞间质连接，这种作用可以放松韧带、软骨及结缔组织的紧密联系，以使婴儿顺利经过产道。而雌激素水平在婴儿出生后迅速减少，1 个月内软骨的可塑性逐渐下降。因此，出生后接受 PNAM 术前治疗的时间越早越好，一般治疗时机选在出生后 1～2 周内开始塑形治疗最为适宜。同时，也有学者认为，鼻软骨在出生后的 6 周仍有发育潜力，一些开始 PNAM 术前矫正的患儿年龄即使超过 2 个月，其鼻畸形依然得到显著地改善，提示开始接受术前矫正的年龄不是影响鼻畸形矫治效果的决定因素。

四、PNAM 的矫正方法

1. Grayson 法　采用两步法阶段式治疗。第一步牙槽嵴整形，先关闭牙槽嵴裂隙，同时弹性牵引；第二步鼻整形，当牙槽嵴裂隙关闭 3 周后，一般裂隙缩小 1/2 时，腭托上加鼻托再进行鼻整形，牵引鼻翼软骨向前，关闭牙槽嵴裂隙。

2. 长庚改良法　采用一步法，即同时进行牙槽嵴和鼻的整形，推鼻翼软骨向前向近中，缩小牙槽嵴裂隙。

五、常用材料

　　防过敏胶布（图 21-6A），"人工皮"（图 21-6B），义齿黏着膏（图 21-6C）。

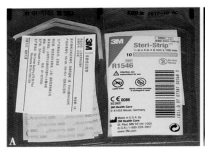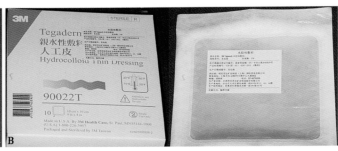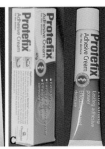

图 21-6　PNAM 常用材料

A. 防过敏胶布　B. "人工皮"　C. 义齿黏着膏

六、治疗步骤

(一)矫正前准备

确诊患儿唇腭裂后应及时安排口腔颌面外科及正畸科会诊,向家属提出 PNAM 治疗计划并介绍治疗过程及各种并发症,如果决定术前矫治则应在患儿出生后两周内即可进行治疗。

(二)弹力绷带应用

当患者第一次就诊时即可对患儿应用外部弹力带压迫突出前颌骨并一直持续到 PNAM 治疗结束,弹力绷带可以起到唇粘连术类似的效果,压迫上颌骨正常复位,缩窄唇部软组织裂隙,延长鼻小柱。患儿饮食可能会将胶带弄湿,或者变松、脱落,要注意保护并及时更换。

(三)取模

1. 操作前准备工作

(1)个别托盘制作:由于新生儿的上颌很小,常规正畸托盘并不适合,而且唇腭裂患儿的上颌形状不规则,要制取这类患儿的模型,需要制作个别托盘,可以在以往唇腭裂新生儿的石膏模型上利用自凝塑料制作不同大小的托盘,如大中小号,使用中通过观察和试托盘,选择合适托盘。

(2)患儿家长配合:取模前需要向家长询问最近一次喂奶的时间,一般要求取模前 1.5~2 小时内患儿不能喂奶,以防止取模过程中患儿发生呕吐,呕吐物进入气管,导致吸入性肺炎或窒息;其次需要告知患儿家长,取模过程中,不会造成患儿的疼痛不适,但出于自发反应和操作要求,患儿会大声啼哭,家长要克制情绪,不要干扰医师的操作,以免造成取模失败。

(3)患儿体位:一般患儿取仰卧位,头稍低。

(4)其他材料:准备凡士林膏,取模前涂抹在患儿的口角及牙槽嵴、鼻黏膜等处,减小托盘和阴模材料的摩擦,准备棉签,用于操作过程中牵拉口角和上唇,还可以用来清除口腔内残留阴模材料。

2. 操作步骤

(1)试托盘:在患儿啼哭时目测上颌大小,选择尽可能大小合适的托盘,如果托盘边缘过锐,需要在边缘贴橡皮胶布,托盘边缘两侧超过牙槽嵴顶,后缘不要过长,防止损伤咽后壁。

(2)印模材料准备:最好选择机器调拌,时间短,稀稠度正好,如果是手工调拌,最好干一些,防止印模材料过稀,流到咽后壁或进入后鼻孔。印模材料不能太多。

(3)置入托盘:患儿不会自主开口,可以轻拍患儿使其哭泣,趁开口时将左手示指置于上下牙槽嵴之间,旋转进入托盘,最好是先用左手手指接触患儿嘴唇,由于吮吸反射,患儿会自动张口。同样利用左手示指防止闭口,再将托盘旋转进入,利用棉签将裂隙两侧上唇撑开,将托盘轻轻压下。

(4)保持托盘稳定,保证气道通畅:右手保持托盘稳定,左手手指置于上下颌骨之间强迫患儿开口,保持呼吸道通畅,必要时利用口镜压迫舌根,开放呼吸道。婴幼儿由于呼吸系统发育尚未完善,取模时应注意呼吸道畅通,以免窒息。必要情况下,取模时或需要外科或麻醉科医师在场,心电监控下取模。患儿这一过程中会大声啼哭,也会有利于气道的开放。

(5)取出印模:由于印模材料调拌较干,固化较快,待完全固化后,轻轻取出托盘,有时印模材料会进入后鼻孔，取出时如果发现阻力，可将托盘松动后，先向咽后壁移动一下，使进入后鼻孔的阴模材料脱出，再将托盘旋转取出。

（6）口内清洁：取出托盘后，用棉签将患儿口内残留的印模材料拭除，同样注意观察健侧后鼻孔内有无印模材料残留，如果有，一定要取出，以防止其脱落进入气道。患侧鼻腔是开放的，位置较深，也需要将残留材料清除干净。

（四）灌模

流水冲洗印模表面，利用人造石灌注模型。方法与一般灌模方法一致。

（五）矫治器制作

取模后灌注石膏模型，可以制作工作模型和研究模型各一副。根据上颌模型，用自凝树脂制作PNAM 矫治器。基托需要覆盖整个牙槽嵴和硬腭，边缘伸展到两侧颊黏膜移行处，唇颊系带做相应缓冲并在组织面衬软衬材料。裂隙处由自凝树脂制作固定钮，与咬合平面约成 45°，结合弹力绷带在此处固定PNAM。患侧前端以直径 0.8mm 左右不锈钢丝弯制金属支架制成鼻撑，一端包埋于腭托中，一端以树脂材料包裹钢丝，形成鹅颈状，接触鼻翼穹隆鼻腔面。矫治器整体打磨抛光、清洗。

（六）矫治器戴入及调整

初戴 PNAM 矫治器，观察腭部基托是否贴合，大小是否合适，腭部伸展有无过多引起婴儿恶心不适，固位是否良好，鼻撑的高度及角度是否合适。并根据临床具体情况，做适当调磨修改。调整合适后，首先使用弹力绷带将突出、扭转的上唇及前牙槽部加压，并固定于面颊部，使唇裂间隙尽量缩小。再使用义齿黏着剂涂布于基托组织面，将 PNAM 戴入口内，鼻撑位于鼻孔相应位置，轻力加压 1min 左右，使义齿黏着剂发挥辅助固位作用。

现场演示，教会家长如何戴入、取出和清洗矫治器，告知鼻撑放入位置。告知矫治器应全天戴用至唇腭裂手术，戴入后应以勺喂养，饮食后拿下来清洗，定期更换固定胶布。每周或隔周至医院复诊一次。

复诊时，根据上颌骨情况在两侧上颌骨生长的方向上对矫治器内侧面进行调磨，引导上颌骨按正常牙弓生长，同时，为了适应裂隙逐渐变小，矫治器裂隙处应适当调磨。每次复诊，调整鼻撑角度及高度，鼻撑需逐渐接近患侧鼻翼和鼻小柱转折处；同时，调整钢丝使鼻翼组织略受力，穹隆处鼻部皮肤稍发白即可。

（七）唇腭裂整复术

一般矫治器佩戴 4~5 月左右即可行唇腭裂修复术及初期鼻成形术，严重的双侧唇腭裂可稍延迟。不同学者对于 PNAM 对上颌骨及鼻发育仍有争议，一般唇腭裂手术后不需要佩戴 PNAM。

七、注意事项

常见并发症

（1）对黏膜及牙龈的刺激：PNAM 口内基托部分可能压迫及摩擦婴儿唇颊黏膜及系带，可导致接触面溃疡。鼻撑加力过大，也会引起鼻部皮肤黏膜溃疡。因此，每次复诊时，需要仔细检查婴儿口内黏膜情况，及时调磨修改。

（2）皮肤弹力绷带、胶布接触和压迫引起皮疹及溃疡：常发生于颊部皮肤，由于绷带的刺激，或取戴用力不均，容易造成此处皮肤症状。因此，需要取戴时小心轻力，注意保湿。如果出现严重皮肤症状，可以停用绷带或换处皮肤黏着，也可使用软性敷料，减轻皮肤症状。

（3）矫治器误吞或阻塞呼吸道：PNAM 极少可能被误吞或吸入呼吸道，至今只有一例报道。制作中会在腭托中间制备一个 5mm 直径的小孔，即使 PNAM 不慎滑入呼吸道，也不至于气道阻塞。

PNAM 是否影响上颌骨及面中份发育受到学者们的争议，但是唇腭裂患儿上颌骨发育不足主要是因为手术创伤、上唇过紧、瘢痕限制、口呼吸及舌干扰引起，而 PNAM 属于被动式矫治器，主要引导上颌骨发育为主，还可以缩窄裂隙，延长唇鼻软组织，减少手术创伤及次数，阻止舌干扰上颌骨并形成正常鼻呼吸，临床观察虽没有发现影响上颌骨发育现象，但长期效果需进一步观察。

附：

病例一

单侧唇腭裂 PNAM 治疗，见图 21-7～图 21-8。

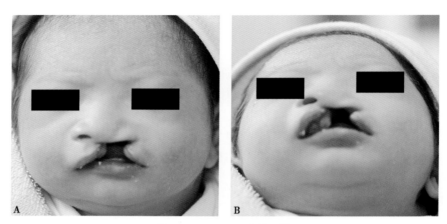

图 21-7 PNAM 术前面像

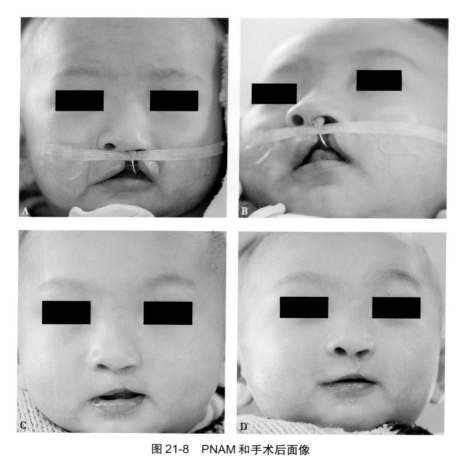

图 21-8 PNAM 和手术后面像

A，B. PNAM 治疗 4 个月面像：唇裂间隙减小、患侧鼻孔形态好转 C，D. 唇裂手术后面像：鼻唇外形恢复自然

病例二

双侧唇腭裂 PNAM 治疗见图 21-9～图 21-11。

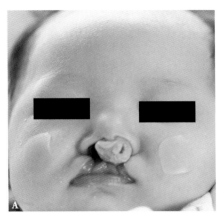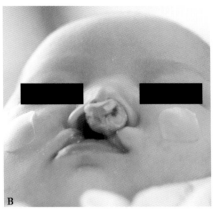

图 21-9　PNAM 术前像
前颌骨前凸、偏斜，鼻小柱缺失

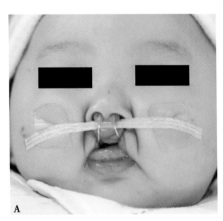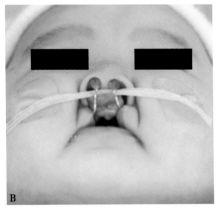

图 21-10　PNAM 治疗 3 个月面像
前颌骨内收，鼻小柱长度得到一定恢复，重塑鼻孔形态

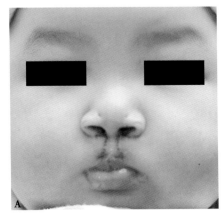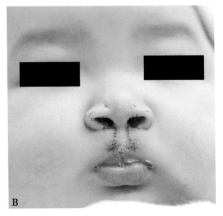

图 21-11　双侧唇裂手术后面像

第六节　腭裂的术前正畸治疗

一、腭裂术前正畸治疗的时机及目的

1. 时间　5～6个月至1～1.5岁。

2. 目的　封闭口鼻腔，防止食物反流；利于吞咽；防止舌体刺入裂隙，使裂隙进一步加宽；模拟上颌骨生长量，促进上颌骨生长。

3. 矫治器及方法　Hotz矫治器、隐形矫治器

二、Hotz矫治器的制作及临床应用

Hotz矫治器通过形成"人工腭顶"，隔绝口鼻腔，利于婴儿喂养；同时隔绝舌体刺入裂隙，有助于腭顶的生长，减小腭裂裂隙，调磨矫治器还可引导错位骨段进行重新排列（图21-12）。

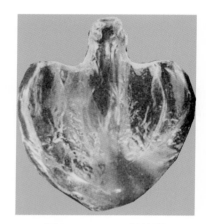

图21-12　Hotz矫治器

患儿唇裂术后1个月可取模，制作矫治器。矫治器覆盖腭部及牙槽突，遮盖硬、软腭裂裂隙。治疗中矫治器的组织面可用软性塑料衬底，有效利用倒凹，在腭顶、穹隆处再覆盖一层硬质塑料确保宽度及稳定性。

Hotz矫治器的临床操作要点：

1. 唇裂术后1个月制作、戴用矫治器。

2. 初戴时注意调磨过长部分，防止压痛及软组织溃疡，尤其注意鼻腔黏膜附近及软硬腭交界。

3. 戴用2～3天复诊，调改压痛点。

4. 患儿24小时戴，每次喂奶后清洗。

5. 每4周复诊一次，调磨矫治器，必要时重新取模，制作矫治器。

三、隐形矫治器的制作

1. 患儿唇裂术后1个月取模、模型修整。

2. 在模型上画出拟促进生长区、拟抑制生长区。

3. 使用石膏在相应区域缓冲。

4. 选择模片、制作隐形矫治器。

5. 修整矫治器，试戴。

6. 义齿粘接剂黏附固位。

7. 每1～2月根据患儿的生长发育情况更换矫治器（图21-13）。

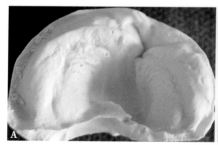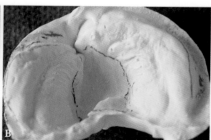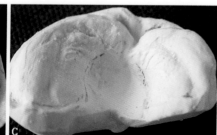

图21-13　隐形矫治器的制作

模型修整、缓冲模型相应部位、压膜成型、打磨抛光

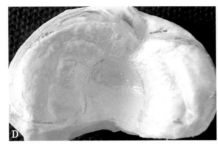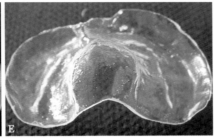

图 21-13　隐形矫治器的制作（续）

第七节　乳牙列期的正畸治疗 ||||||

　　乳牙列期，唇腭裂患者颌面生长发育已表现出异常，主要是上颌生长开始受到抑制，导致生长发育不足，上颌乳切牙萌出时腭侧错位，同时也受到上唇异常力的作用，形成切牙的反𬌗关系。前牙反𬌗一旦形成，上颌的向前生长又会受到更大的影响，致使颜面部畸形随着年龄的增长更加严重。同时，早期的唇腭裂整复术对颌骨的生长发育也有负面作用。腭部瘢痕收缩及血供的改变将加重上颌生长的抑制作用，渐渐形成上颌缩窄，单侧后牙反𬌗或双侧后牙反𬌗。单侧完全唇腭裂者，裂隙侧上颌缩窄明显，往往造成前牙反𬌗及单侧后牙反𬌗；双侧完全唇腭裂者，常表现为上颌前段明显缩窄，双侧后牙反𬌗。

一、乳牙列期正畸治疗的时机、目的、原则与方法

　　1．时间　2.5～5.5岁。患儿在二岁半至三岁时乳牙萌齐并建𬌗，乳牙期的正畸治疗一般从此时开始。

　　2．目的　乳牙列期，重点是防龋，保护牙列的完整性，此时唇腭裂患者常出现反𬌗，以观察为主，少干预；当然对于骨性问题不大的简单乳牙反𬌗，可尝试治疗，解除反𬌗。同时，保持上牙弓的宽度，防止牙弓塌陷，也是这一时期的重要目的。

　　3．原则　多观察，少干预。做好儿童牙科的预防及治疗，保持乳牙列的完整性。

　　4．方法　以活动矫治器为主，包括上颌𬌗垫式矫治器、上颌扩弓矫治器（四眼圈簧、快速扩弓螺旋、扩弓菱形簧）、头帽颏兜、面具式前牵引矫治器等，有时需配合唇腭裂外科手术。

二、前牙反𬌗的矫治

　　乳牙反𬌗的矫治宜在四岁左右进行，这时乳牙根已发育完全而又未开始吸收，患儿也能配合治疗。一般采用上颌𬌗垫式活动矫治器予以矫治。反𬌗牙舌侧放置双曲舌簧，通过反𬌗牙的唇向移动达到改正反𬌗的目的（图21-14）。

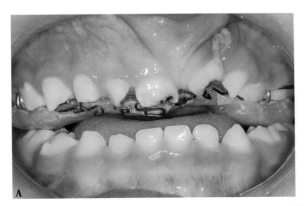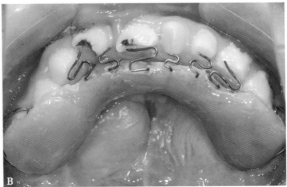

图 21-14　前牙反𬌗的矫治

戴入上颌𬌗垫式双曲舌簧矫治器

三、上牙弓缩窄的预防和矫治

腭裂修复术前，患者上牙弓宽度缩窄并不明显。腭裂术后由于腭部瘢痕组织收缩，上颌血供的障碍及颊、舌肌张力不平衡等因素的影响，牙弓宽度、上颌宽度将渐渐变窄。腭裂术后牙弓缩窄的预防，可在术后1～2个月后开始；对已经失去早期预防性矫治机会的患者也可进行早期矫治，扩大缩窄的牙弓。

1. 牙弓尚无缩窄，前牙无反𬌗　目的是防止上牙弓缩窄，并保持上、下牙弓宽度的协调关系，促进上颌宽度的生长。方法是在上颌矫治器腭部正中放置直径为0.8～1.0mm硬不锈钢丝弯制的两个菱形扩大簧或一个多曲形扩大簧。将腭部正中基托切开后，调节扩大簧便可加力扩宽牙弓。可1～2个月加力1次，刺激上牙弓及颌骨宽度的生长，防止牙弓缩窄（图21-15）。

2. 双侧后牙区牙弓缩窄，后牙出现反𬌗　可在前面设计的矫治器基础上加后牙区平面𬌗垫以解除反𬌗牙的锁结关系。螺旋扩大簧加力便可矫正后牙的反𬌗关系。此种患者需每2～3周加力1次；反𬌗改正后，可1个月左右加力1次（图21-16）。对于单侧后牙牙弓缩窄，单侧后牙反𬌗的患者，可将螺旋扩大簧放置在反𬌗一侧的腭部，并减小反𬌗侧基托宽度、增大对侧基托宽度以增强支抗。

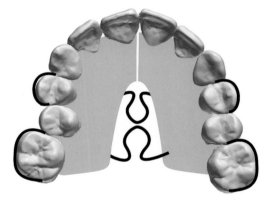

图21-15　上颌扩弓矫治器

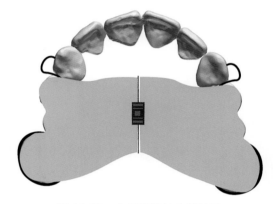

图21-16　上颌螺旋扩大簧扩弓

附：

病例三

4岁男孩，唇腭裂，无法上幼儿园，要求治疗。两个月大时，曾在华西口腔医院行唇裂修复术。父母及家族无唇腭裂史（图21-17～图21-31）。

临床检查：前颌骨明显前突，偏斜，无法闭唇；完全性腭裂，上牙槽突双侧完全裂开，上牙弓狭窄。诊断：双侧完全性唇腭裂，双侧牙槽突裂，前颌骨前突。

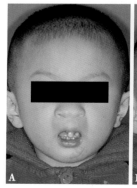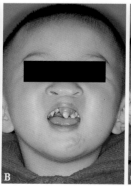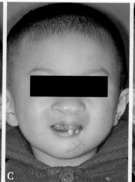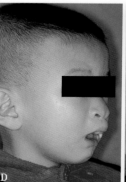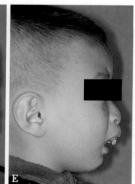

图21-17　术前面像

前颌骨前突、偏斜，无法自然闭口

　　治疗目的：正畸术前扩大上牙弓，适当内收前颌骨；外科手术后退前颌骨，恢复牙弓及上颌骨形态；改善患者面貌及口颌系统功能；改善患者及家长的心理压力。

　　治疗方案：①术前正畸扩大上牙弓；②矫形治疗内收前突之前颌骨；③鼻牙槽嵴整形术及植骨术，矫正颌骨畸形，改善面型及牙弓形态；④术后正畸。

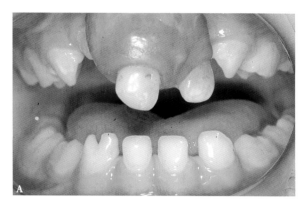
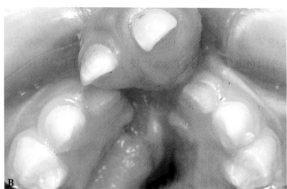

图 21-18　术前口内像

前颌骨前突，上颌牙弓宽度不足

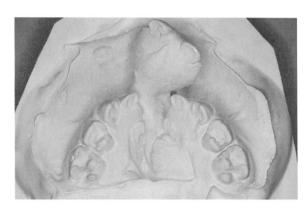

图 21-19　术前模型

前颌骨前突、腭部骨缺损

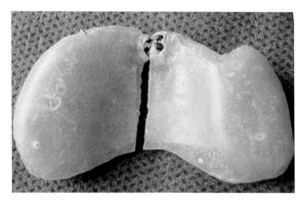

图 21-20　快速螺旋扩弓矫治器

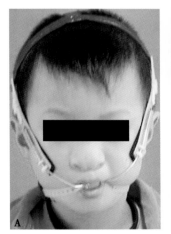
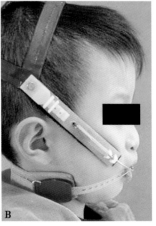

图 21-21　第二阶段矫形治疗，术中佩戴复合头帽，内收压低前颌骨

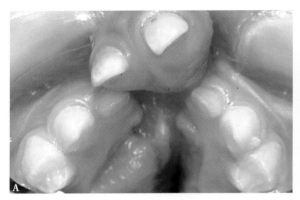
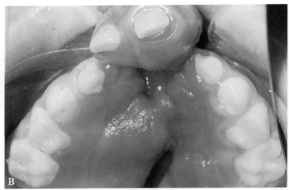

图 21-22　扩弓前后对比术前（A）、扩弓后（B），上牙弓扩宽

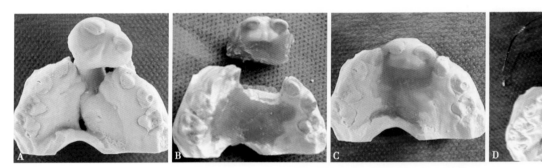

图 21-23　第三阶段治疗：模型外科及手术固定弓丝的制作

模型修整、将模型分块切断、模拟手术后的位置重新固定模型、制作固定弓丝

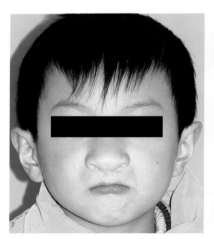

图 21-24　第四阶段：前颌骨整形术、
自体髂骨移植术及植骨术

术后 1 个月面像，颜面外形得到明显
改善

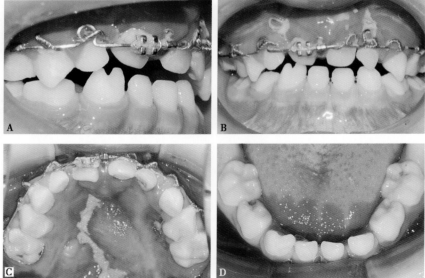

图 21-25　术后 1 个月口内像，前颌骨回复到正常位置，弓丝固定，等待骨愈合

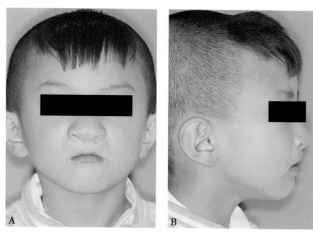

图 21-26　术后 1 年面像

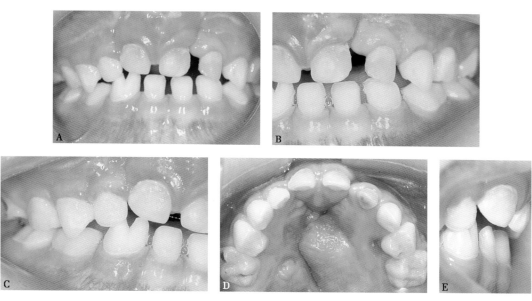

图 21-27　术后 1 年口内像，颌骨连续性恢复、稳定性较好

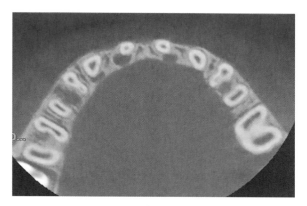

图 21-28　术后 1 年 CBCT
骨连续性恢复，牙弓形态正常

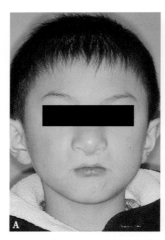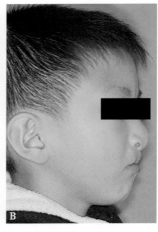

图21-29　术后2年面像,鼻唇二期整复术后

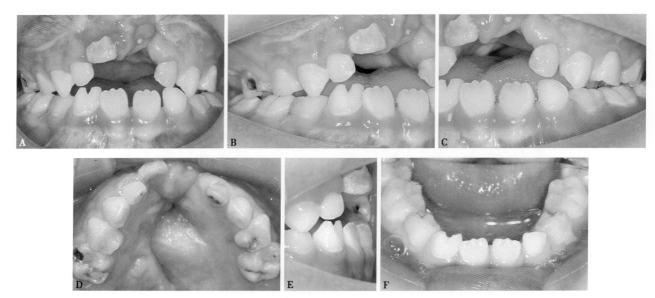

图21-30　术后2年口内像,前牙开始替换

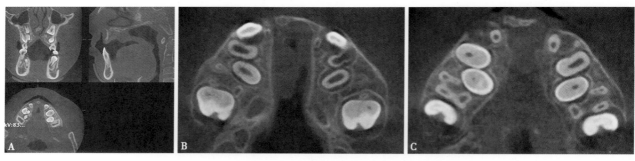

图21-31　术后2年CBCT

治疗体会:

(1)该患者年龄较大,牙槽及颌骨的可塑性降低,失去早期鼻唇牙槽嵴塑形治疗的机会(出生后至3个月)。

(2)但患者的配合性好,家长的治疗需求强烈,否则患者无法上幼儿园。

(3)患者前颌骨与两侧颌骨完全分离,前突偏斜严重,单纯正畸或外科治疗都较困难,因此需正畸和外科联合治疗,才能取得较好的疗效。

（4）术后固定一般需保持 8～10 周左右，以利颌骨的愈合生长。

（5）手术对该患者颌骨生长发育的影响，我们将长期追踪观察。

第八节　混合牙列期的正畸治疗 ||||||

混合牙列期开始于第一恒磨牙和切牙的萌出，颅面复合体的生长加剧了前期轻度的骨骼畸形。邻近裂隙位置的切牙多伴有扭转、错位、外形异常或发育不全，切牙区还会出现多生牙、锥形牙或牙齿先天缺失，唇腭裂还会造成牙槽骨的缺损。20 世纪 70 年代开始，外科医师通过牙槽植骨技术恢复牙槽的形态，但如果裂隙附近的牙齿错位和倾斜，会遮挡牙槽突的裂隙，影响植骨手术入路，手术很难成功地翻开黏骨膜瓣，并有效地将足够的骨填入裂隙，从而影响植骨的效果。对于这样的患者往往需要正畸医师进行植骨前正畸治疗，将错位或倾斜的牙齿移动，使植骨区充分暴露。

牙槽突裂植骨术分为：早期牙槽突裂植骨和二期牙槽突裂植骨。

早期牙槽突裂植骨：唇裂手术的同时进行植骨手术，依据 Jolley 和 Robertson 在 1972 年的一份 5 年跟踪研究，美国绝大多数唇腭裂团队都不采用这种手术，虽然存在争议，但依然有一些团队在使用这种手术。

二期牙槽突裂植骨：唇裂手术后再进行牙槽突裂植骨称为二期植骨，又分为早二期植骨（2～6 岁）、二期植骨（6～15 岁）、晚二期植骨（16 岁至成年）。根据挪威 Oslo 中心对 378 名植骨患者的连续观察，认为二期植骨是最好的选择。其对面中部及牙颌的生长发育影响最小，帮助最大。目前二期植骨方式是主流。

一、时机

植骨前正畸需要根据植骨手术的时间而定，一般选择手术前半年到一年开始矫治。而植骨时间更多依靠生长发育状况而定，尤其是裂隙处尖牙的牙根发育状况，最好在尖牙牙根发育 1/2 到 2/3 前植骨。如果牙齿萌出后再植骨，其牙周状况也不会改善；同时其牙槽嵴高度术后还是会恢复到原有水平。因此推荐在恒尖牙萌出前植骨。如果恒侧切牙位于裂隙的远中，也可以提前植骨。恒尖牙的牙根形成一般处于患者 8～12 岁的年龄，很少在此之前植骨，除非为了恒侧切牙的预后而提前植骨。植骨后正畸治疗一般开始于手术后 12 周。

二、矫治器及方法

由于固定矫治器对牙齿的控制较为精确，植骨前正畸治疗一般采用固定矫治器，配合高弹力细尺寸的弓丝，力求在较短的时间内排齐上颌牙列，为植骨手术的成功进行创造条件。正畸医师还需要对裂隙旁存在𬌗创伤的牙齿进行调整，也可以对严重缩窄的上颌进行扩弓，这样可以为颌面外科医师提供更好的手术路径。

唇腭裂尤其是完全性唇腭裂术后患者，在替牙期常会表现出前牙反𬌗和面中部凹陷。患者的上颌不仅向前发育不足，而且向后错位。如果在此阶段不进行干预，颌骨的畸形会随着生长发育继续加重。

对于由于牙齿异常产生的前牙反𬌗可以采用诸如𬌗垫舌簧、2×4 矫治器等进行矫治。替牙期由于上颌骨发育不足所致的前牙反𬌗可以应用面罩做前方牵引，这样可以使患者上颌尖牙区牙槽突向前向下，补偿了面部垂直向的发育不足，可以获得稳固的尖牙锁结关系。

对于存在牙弓缩窄合并上下颌前后向关系不调者，可以在扩弓的同时进行前方牵引，解除上颌的锁结。矫治器可以采用在乳尖牙及第一磨牙上置带环、并在尖牙带环上焊前方牵引钩，利用面罩或面弓进行前方牵引。

如果显示下颌过度生长，可以使用高位牵引颏兜，牵引力线通过双侧髁突，每天戴 14～16 小时。

三、临床治疗程序

1. 扩弓　如果唇腭裂患者的上牙弓明显缩窄，可以在固定矫治前扩大上颌牙弓，不仅可以改善咬合关系，还可以方便手术路径，植骨后可以更好关闭鼻底和腭部，扩弓还可以使塌陷的后牙段与前牙段一致,增加对称性,但会导致口鼻瘘的增大。

2. 排齐上前牙　邻近裂隙的牙齿通常扭转、错位、倾斜,由于缺乏足够的骨质容纳牙根,排齐这些牙齿往往很困难。通过与外科医师的合作,正畸医师只要尽量排齐这些牙齿,解除影响植骨的问题即可。植骨后最好再持续 2～6 个月的正畸治疗,植骨后尽早将牙根移入有助于稳定骨质,增加牙槽嵴高度。对于双侧完全性唇腭裂患者,在植骨前可以通过弓丝将上前牙整体压入,移动前凸的前颌骨到正常的位置。

3. 上颌尖牙的萌出　植骨同时拔除可能影响尖牙萌出的多生牙,通常植骨后尖牙很快萌出,通过正畸移动牙齿,为尖牙萌出创造间隙。如果伴有侧切牙的发育异常或缺失,可以移动尖牙到中切牙旁,替代侧切牙,从而避免将来的义齿修复。但所谓的"尖牙替代"必须要考虑𬌗的问题、外形以及将来正颌手术的影响。

四、注意事项

1. 在治疗中,应注意裂隙邻近牙齿牙根的移动不要过快、过猛,由于裂隙附近的牙齿如中切牙牙根的远中和尖牙牙根的近中存在骨缺损,有时邻近裂隙的牙根表面仅覆盖非常薄的骨质,过大幅度的牙根的近远中移动会造成牙根穿出,进入裂隙而导致牙根的吸收、牙齿的松动脱落等。如果牙齿存在明显的倾斜,需要进行牙根近远中向的移动,则需要非常小心,并在矫治中拍摄牙片观察。

2. 为了获得更好更稳定的预后,围绕植骨的后续治疗需要多学科的通力合作和沟通。全科医师要确保植骨前邻近裂隙牙齿的龋坏得到充填,患者和家长必须就口腔健康维护接受培训。由于邻近裂隙已萌出的牙齿牙周状况不好或存在根尖周疾病,如果需要拔除可以考虑手术前 2 个月拔除,以保证手术时局部黏膜形态恢复。

3. 对于采用扩弓方法矫治的患者,需注意矫治后的保持时间要足够。因为唇腭裂患者腭部瘢痕牵拉的力量很大,而且由于唇腭裂患者腭中缝无骨组织充填,使得开展后的上颌牙弓稳定性差。同时替牙期唇腭裂的扩弓矫治应过矫治,以减轻恒牙期的后牙反𬌗。

附:

病例四

11 岁男孩,唇腭裂术后 9 年、牙列不齐求治(图 21-32～图 21-45)。

临床检查:替牙期,右侧完全性唇腭裂术后,上颌骨后缩;右侧上牙槽突完全裂开,裂隙两侧牙齿倾斜,上牙弓狭窄,前牙反𬌗。

诊断:右侧完全性唇腭裂、右侧牙槽突裂。

治疗方案:①植骨术前正畸:排齐上前牙,尽量竖直牙槽裂隙近中的中切牙(扩弓 + 牙列排齐);②外科牙槽突裂植骨手术;③恒牙列期掩饰性矫治。疗程 4 年。

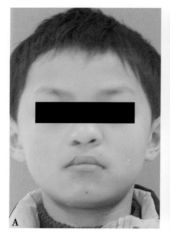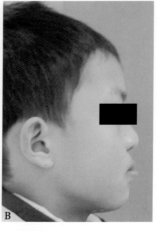

图 21-32　术前面像
右侧完全性唇腭裂术后,上颌发育不足,凹面型

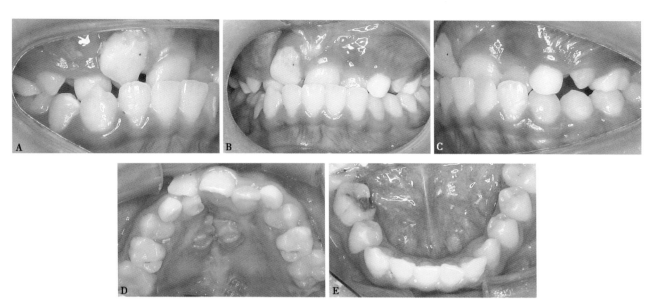

图 21-33 术前口内像

混合牙列期，腭部手术瘢痕，前牙反𬌗，上牙弓狭窄

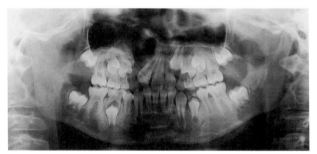

图 21-34 术前曲面体层片

右侧牙槽突裂隙，12 先天缺失，13 牙根发育 1/2

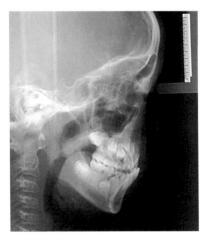

图 21-35 术前头颅侧位片

轻度骨性Ⅲ类错𬌗，上下前牙反𬌗

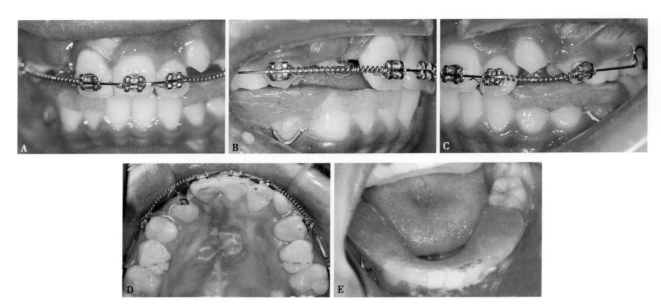

图 21-36　植骨手术前，上颌弓丝唇倾上前牙，排齐上牙列，镍钛推簧开拓牙齿间隙，扩大上牙弓，下颌𬌗垫打开前牙锁结关系，13 已经萌出

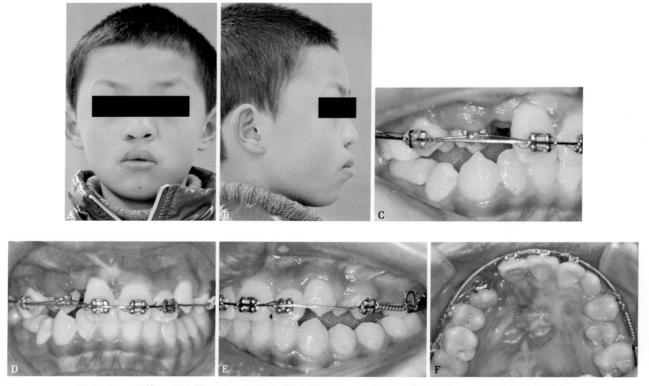

图 21-37　牙槽突裂植骨术后 1 个月，开始术后矫治。13 粘接托槽，利用 0.012 英寸镍钛丝排齐

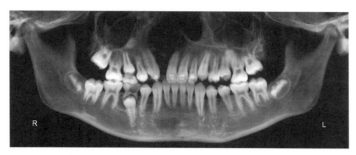

图 21-38　植骨术后 1 个月 CBCT 生成的曲面体层片，11-13 间有牙槽骨

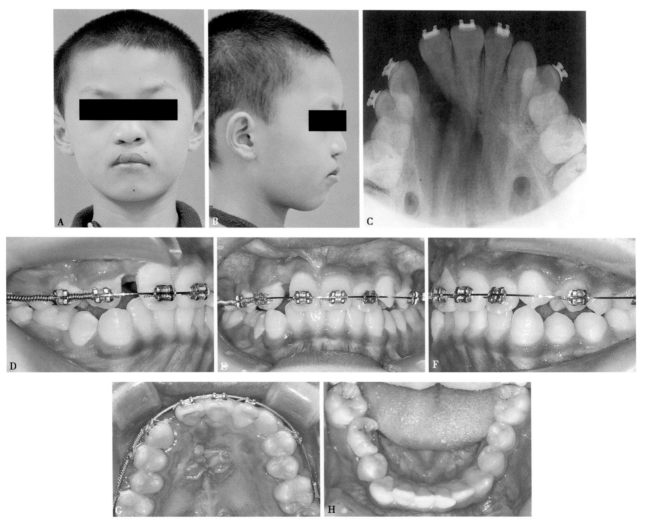

图 21-39　替牙期矫治结束时，前牙反𬌗解除；咬合片显示 11-13 间骨质形成

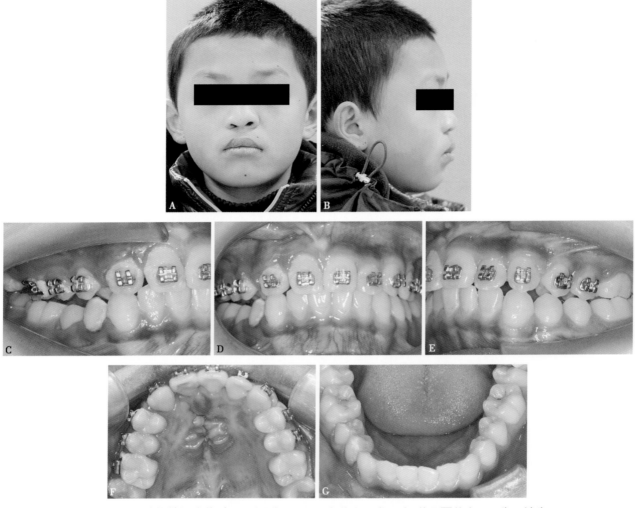

图21-40 掩饰性矫治前，恒牙列早期，下颌没有前突形成反殆，前牙覆盖小，12先天缺失

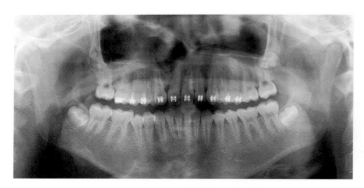

图21-41 曲面体层片

显示11-13间牙槽骨存在，牙根基本平行

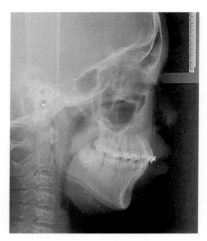

图21-42 头颅侧位片

显示上下颌骨关系基本正常。选择下颌拔除45，掩饰性矫治

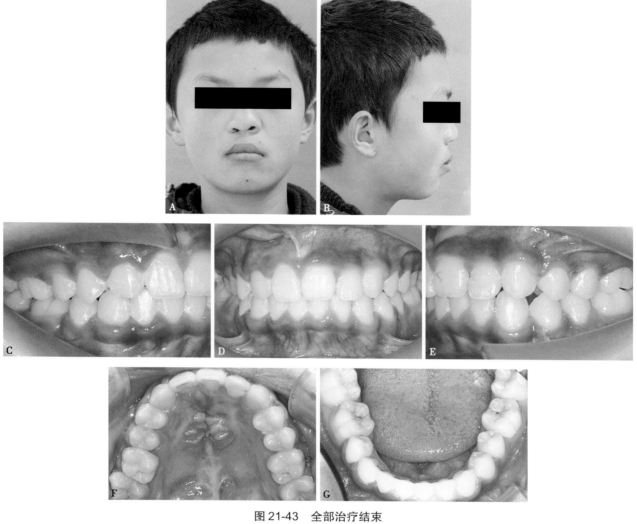

图 21-43　全部治疗结束

A～D. 治疗后面像　E～I. 治疗后口内像

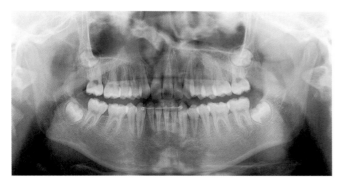

图 21-44　治疗后曲面体层片

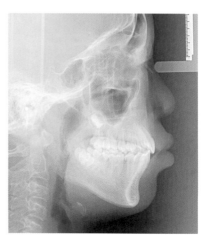

图 21-45　治疗后头颅侧位片

治疗体会：

(1) 在尖牙牙根形成 1/2 至 2/3 阶段开始植骨前正畸治疗，有助于防止植入骨质的吸收，获得牙槽骨的完整性，对于侧切牙缺失的患者，还可以选择"尖牙替代"。

(2) 植骨后尽快开始正畸治疗，引导尖牙向植骨区移动，对于促进局部牙槽骨再生有一定的作用。

(3) 对于颌骨畸形不严重的患者，可以选择下颌拔牙的掩饰性矫治方法，但远期稳定性还有待于观察。

第九节　恒牙列期的正畸治疗

随着尖牙和前磨牙的萌出到位，进入恒牙列期。这一阶段伴随着儿童的生长发育高峰，上下颌骨的异常、面部和𬌗关系的异常都将变得更加明显。这种情况还会由于患者对自己外观要求的提高变得更加显著。

由于单侧完全性唇腭裂患者矢状向发育的缺陷，患者多表现为上颌后缩和下颌前突；上颌垂直向发育不足还会造成患者下颌的过度逆时针旋转，以实现后牙咬合接触，这样进一步加重了安氏Ⅲ类错𬌗的趋势。临床上，通过测量息止颌位时前磨牙区上下牙齿间的间隙来评价这种逆时针旋转对Ⅲ类𬌗关系的影响。矢状向不调还会加剧水平向的问题，表现为后牙的反𬌗。

面部的生长发育受遗传和环境因素影响，这一阶段颌骨的连续生长可能巩固或抵消乳牙期和替牙期矫治的成果。这种面部的生长变化造成了矫治充满挑战和不确定性。可以使用掩饰性矫治和义齿修复缺牙。

一、矫治原则

牵引上颌牙弓向前，推下颌牙弓向后、矫治上颌后缩及下颌相对前突为主。

二、时机

上下颌牙列基本替换完成，生长发育的高峰期或高峰后期。

三、矫治器及方法

唇腭裂患者恒牙期的正畸治疗采用方丝弓矫治器、Begg 细丝弓矫治器均可以获得满意的效果。

1. 上颌牙弓狭窄　尽管患者在替牙阶段已经做过牙弓狭窄的矫治，但是，随着颌骨尤其是下颌骨生长发育的进行，一些患者在恒牙期还会出现上颌牙弓的相对狭窄和后牙反𬌗。另外，也有些患者，在替牙期未进行及时治疗而需扩弓治疗。在这一期的扩弓一般可用前两期的扩弓矫治器，也可以用扩弓辅弓。对于上颌牙弓狭窄不严重的患者，可以不必在使用常规固定矫治器前先期用扩弓装置，而直接在使用固定矫治器的同时应用扩弓辅弓即可。

2. 上颌切牙区的控根　恒牙期时唇腭裂患者上颌切牙经常需控根移动。尤其是双侧完全性唇腭裂患者的前颌骨在唇裂修复术后，常向后下旋转，造成恒上切牙严重舌倾。一般可先应用弹性较好的细弓丝使明显舌倾的上切牙发生一定程度的倾斜移动，待换至方弓丝后，分次逐渐增加上颌切牙的根舌向转矩力。在治疗中加根舌向转矩力时，要注意观察根吸收情况及根尖处的牙槽骨情况，对于一些前颌骨较突的双侧唇腭裂患者，上颌切牙舌倾常较严重，有时会出现根尖凸现、露出等情况，常需要调整前颌骨的位置使之后移，并且通过牙槽骨植骨稳定前颌突后再进行前牙的控根治疗。

3. 牙列拥挤　由于组织缺损、手术创伤及瘢痕的影响，唇腭裂患者的上颌骨生长常受影响而发育不足。手术修复后的唇腭裂患者经常存在牙列拥挤且拥挤程度较重，尤其是上颌牙列。由于上颌牙弓挛缩严重，且上颌骨在三个方向均发育不足，恒牙期正畸治疗中对于上颌牙弓的拔牙较慎重，中度以上的拥挤一般需要先进行扩弓治疗后再评价拥挤情况，决定进一步治疗方案。

4. 前牙反𬌗　由于下颌骨生长迟于上颌，进入恒牙期时一些即使在替牙期经过正畸治疗的患者也可能再次出现前牙反𬌗，甚至下颌的前突。正畸掩饰性矫治就要使上颌牙齿唇向倾斜，保持下颌前牙的直立或舌倾下切牙，下颌后下旋转，减轻下颌的前突。正畸掩饰治疗后患者的面高有所增加。一些前牙反𬌗的患者需要拔除下颌的牙齿，根据情况可能是下颌切牙、前磨牙或最后的磨牙。但是，对于前牙反𬌗严重、颌骨间关系严重不调的患者，很难通过单纯的正畸治疗获得满意的矫治效果，常需要正颌外科配合。

四、临床治疗程序

面部平衡和比例关系的检查在制订矫治计划时相当重要，临床检查需要考虑患者的要求，从而全面评价。头影测量分析和预测，有助于选择掩饰矫治还是正畸-正颌联合治疗。如果骨性畸形不明显，外貌没有明显异常，可以通过正畸治疗掩饰，主要通过牙齿长轴的变化来实现。但由于生长量无法预测，不能完全排除正颌手术的可能。

五、注意事项

1. 在扩弓治疗后，容易出现口鼻瘘，产生过高鼻音，这常使患者及家长感到不安。其实这个裂隙并不是开展牙弓造成的，在治疗前即存在，只是被腭部瘢痕组织皱褶掩盖，故在扩弓治疗前应仔细检查，同时应向患者家属提前声明。

2. 唇腭裂患者下颌牙弓的减数要慎重，因为其下颌发育多数为正常，而且下颌切牙多伴有代偿性的舌向倾斜。只有当拥挤明显或配合上颌牙弓拥挤减数时，才考虑适当的拔牙。

附：

病例五

10 岁女孩，唇腭裂术后 9 年，牙列不齐要求治疗。患者幼时在南京医科大学附属口腔医院行唇腭裂修复术（图 21-46～图 21-55）。

临床检查：替牙期，左侧完全性唇腭裂术后，上颌骨后缩；左侧上牙槽突完全裂开，裂隙两侧牙齿倾斜，上牙弓狭窄，前牙反𬌗。

诊断：①轻度骨性Ⅲ类错𬌗，牙性Ⅰ类错𬌗；②左侧完全性唇腭裂术后，左侧牙槽嵴突裂植骨术后，12、22 先天缺失。

治疗方案：①上颌 Hyrax 固定扩弓器扩弓，上颌𬌗垫式矫治器 + 面具前方牵引，恢复正常的上下颌骨位置关系；②固定矫治，引导 13、23 萌出，拔除 35、44，内收下前牙，纠正 Bolton 比不调，掩饰上下颌骨的轻度Ⅲ类关系。疗程 37 个月。

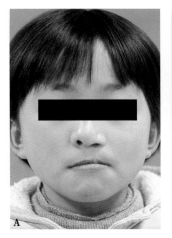 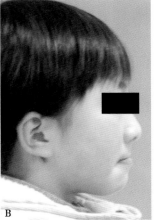

图 21-46　治疗前面像，左侧完全性唇腭裂术后，上颌发育不足，鼻部不对称

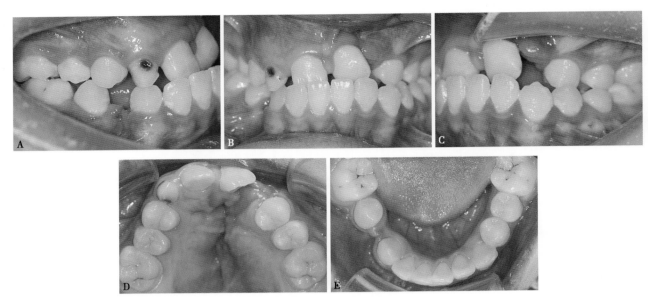

图21-47　治疗前口内像
混合牙列期，腭部手术瘢痕，前牙反𬌗，上牙弓狭窄，上前牙舌倾

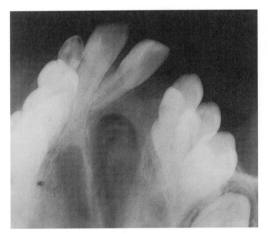

图21-48　治疗前上颌咬合片
左侧牙槽突裂植骨术后，牙槽嵴区有骨形成，
12、22先天缺失

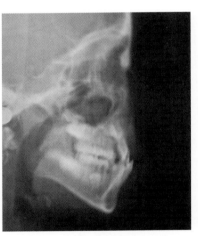

图21-49　治疗前头颅侧位片
轻度骨性Ⅲ类错𬌗，上下前牙反𬌗

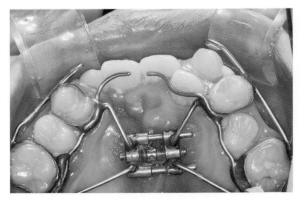

图21-50　Hyrax固定扩弓装置，颊侧焊接牵引钩，配合前方牵引

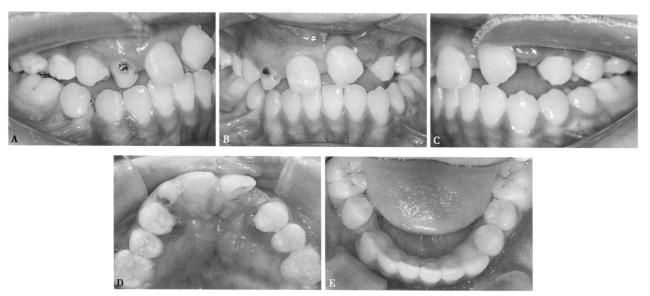

图 21-51　上颌扩弓 + 上颌骨前方牵引治疗后，上牙弓宽度正常，但 21 仍反𬌗

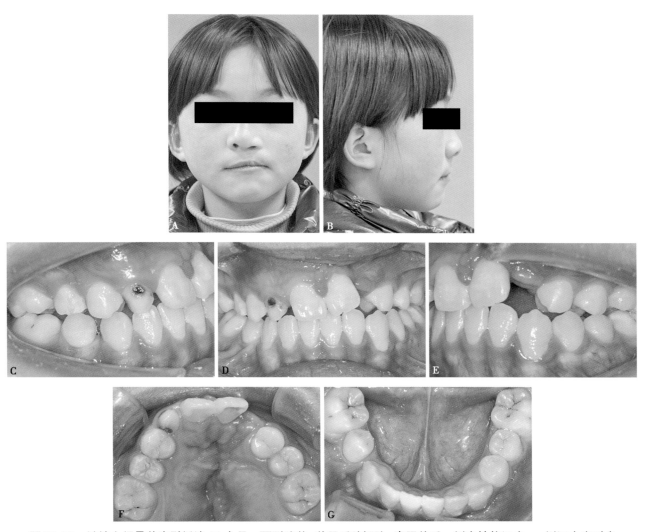

图 21-52　继续上颌骨前牵引矫治 11 个月。面型改善，前牙反𬌗解除，磨牙关系一侧中性偏远中，一侧远中尖对尖

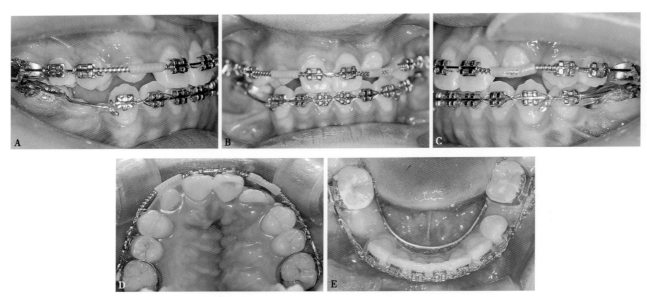

图 21-53　固定矫治，牵引上颌尖牙就位，代替侧切牙，拔除下颌右侧第一前磨牙、左侧第二前磨牙，内收下前牙，掩饰性矫治

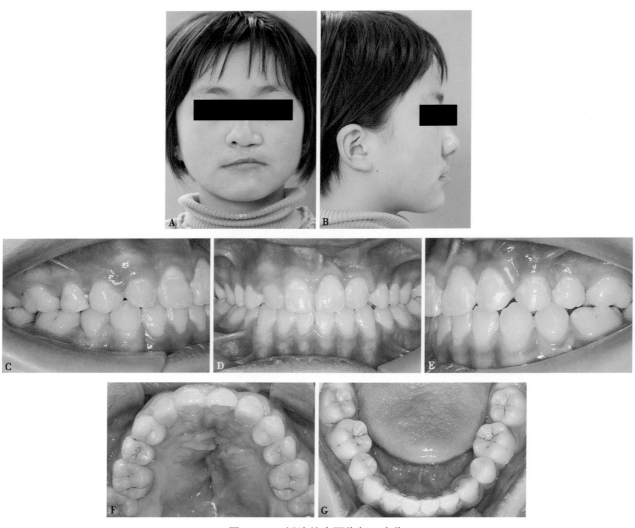

图 21-54　矫治结束面像与口内像

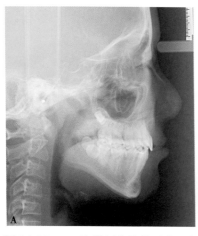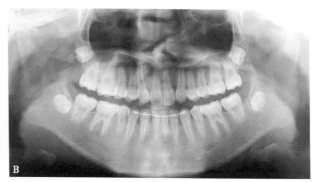

图 21-55　A. 头颅侧位片显示上下颌骨关系基本正常，前牙正常覆𬌗覆盖　B. 曲面体层片显示上颌牙槽骨连续，无明显骨质缺损，裂隙两侧牙根平行

治疗体会：

（1）对于轻度骨性Ⅲ类、上颌牙弓狭窄的唇腭裂患者，在固定矫治前可以通过固定或活动的矫治器进行上颌扩弓和前方牵引，颌骨及牙弓关系基本正常后再进行固定矫治。

（2）对于上颌缺牙多的患者，可以考虑下颌拔牙，以协调上下牙弓的 Bolton 比例，同时舌向移动下前牙，掩饰颌骨的异常。

第十节　唇腭裂的正畸 - 正颌联合治疗

一、唇腭裂的正畸 - 正颌联合治疗的原则

1．严重的骨性畸形唇腭裂患者需生长稳定再进行正畸 - 正颌联合治疗，一般为要求年龄为女性大于16 岁、男性大于 18 岁。

2．正畸医师及颌面外科医师共同确定是单纯使用掩饰方法治疗中度骨性不调，还是应用正颌手术治疗严重的骨性错𬌗畸形。

3．如果一个患者可能需要正畸 - 正颌联合治疗，需仔细评估其面部的比例与平衡（临床检查及放射检查：三维向 X 线片、CBCT 等）。

4．软组织美观优先（soft tissue first）。

5．骨性掩饰原则。严重上颌骨发育不足（＞10mm）时，当上颌骨前移的量不足以解除骨性不调时，下颌骨需同时后退以解除剩余的骨性不调，有时需要前徙颏部以协调面型。

二、唇腭裂患者常用的正颌手术方法

正颌外科是唇腭裂序列治疗后期阶段的一个重要内容，通过正畸 - 正颌联合的规范化矫治，大部分唇腭裂继发颌骨畸形患者能获得形态与功能俱佳的治疗效果。

唇腭裂术后继发牙颌面畸形表现复杂，多同时累及软硬组织，唇腭裂患者的颌骨，尤其是上颌骨与非腭裂患者有相当程度的差异，导致治疗难度较大且效果不太理想。此类牙颌面畸形的矫治仍然是颌面整形外科领域具有"挑战性"的临床课题。

（一）唇腭裂术后牙颌面的生长发育特点与畸形整复的特殊性

1．唇腭裂修复术与牙颌面发育的关系　唇裂修复术后唇肌及瘢痕对前颌骨产生向后的压力，限制了上颌骨向前的生长发育。腭裂修复术形成的瘢痕挛缩限制了上颌骨在前后向及水平向的生长发育。手术的创伤和干扰使鼻中隔对上颌骨向前的生长刺激减弱。腭裂修复术对上颌骨骨膜的损伤以及血供障碍抑

制了上颌骨的生长发育。临床上也能见到术后面部骨骼生长基本正常的病例，这可能与畸形的固有发育机制、手术方式与手术技巧有关。

目前，绝大多数学者认为唇腭裂术后继发颌骨畸形是由于婴幼儿期间裂隙整复术所致。也有少数学者认为唇腭裂患者术后上颌骨发育不足是腭裂患者固有的上颌发育方式，与手术关系不大。

2. 唇腭裂整复术后颅颌面生长发育变化与临床特点 唇腭裂术后患者前颅底生长与正常人相似，受裂隙或手术的影响很小。但对唇腭裂修复术后患者颌面部生长发育的纵向研究表明，上颌骨的生长在初次整复术后立刻减缓，而且常涉及前后、水平和垂直三维方向，表现为上颌后缩或面中份凹陷，前牙反𬌗，上唇往往显得过长，鼻部尤其是鼻小柱较短和鼻尖扁平。下颌表现为假性或真性前突，下颌支的高度发育不足，下颌平面陡峭呈"高角"面容。上颌骨宽度的生长发育在腭裂修复术后也明显减慢，这使得后牙反𬌗的发病率明显高于正常人或未经手术治疗的患者，临床表现为上颌牙弓狭窄，牙列严重拥挤。

3. 唇腭裂术后继发颌骨畸形整复的特殊性 腭裂整复术后患者的腭部软组织瘢痕多，经过多次手术者尤其严重。这使得在 LeFort Ⅰ型骨切开术中作为腭侧营养蒂的血供少于非腭裂患者。部分腭裂患者一侧甚至两侧的腭大动脉已经闭塞，这时的切口设计不能完全按照正常人的颌骨血流动力学原理进行，否则可能导致骨段血供障碍，术后发生骨愈合不良，甚至骨段坏死。

唇腭裂术后患者的上颌骨多表现为严重的三维方向发育不足，需大量前徙并下降上颌骨。在临床上，经常需要将上颌骨前徙 8mm 甚至更多才能恢复上下颌正常咬合关系。由于腭部瘢痕粘连限制了上颌骨的前移，过分牵拉腭侧黏骨膜蒂可能严重影响血供和骨段间的愈合，甚至因张力过大而致腭侧蒂撕裂。

另外，过度前徙上颌还可能加重患者已存在的腭咽闭合不全。

因此，尽管唇腭裂术后继发颌骨畸形主要发生在上颌骨，但考虑到手术术区的解剖学特点和功能需求，经常需要配合下颌后退手术来获取上下颌间协调的牙𬌗位置关系。

近年来，牵张成骨在颌面整复外科的成功应用，使唇腭裂继发颌骨发育不足畸形的外科矫治又有了新的方法。

（二）唇腭裂术后继发牙颌面畸形的手术治疗时机

大多数学者认为，唇腭裂患者必须在上下颌骨生长发育停止后接受正颌外科手术，即女性在 17～18 岁、男性在 18～19 岁以后。在临床上，可根据患者的全身生长发育状态、牙齿萌出情况以及手部籽骨的骨化程度等因素进行综合考虑。

临床上，许多就诊的成年唇腭裂患者或发育接近完成的患者并未进行牙槽突裂的植骨修复。若为单侧腭裂者，可以同期进行牙槽突裂修复术加 LeFort Ⅰ型骨切开术，如前腭部有大的软组织缺损，需先修复软组织缺损后再行植骨修复牙槽突裂。对双侧唇腭裂未修复牙槽突裂的患者，则最好先整复牙槽突裂，使上颌骨连为一体，待 6～8 个月后再进行 LeFort Ⅰ型骨切开术，否则在正颌外科手术后，上颌前颌骨段较容易因缺血而不愈合，甚至发生坏死。

（三）唇腭裂术后继发颌骨畸形的常用正颌外科手术术式

唇腭裂术后继发颌骨畸形主要表现为上颌骨和面中份骨骼发育不足引起的一系列牙颌面结构关系失调。理论上讲，唇腭裂术后继发的上颌后缩患者，只需要行上颌 LeFort Ⅰ型骨切开前移上颌骨，下颌骨并不需要手术，然而临床上唇腭裂继发的上颌发育不足程度往往比较严重，需要前徙的量可能达到 15mm 以上，而且常常需要不同程度下降上颌骨。但唇腭裂术后患者上颌骨周围及腭部黏骨膜瘢痕粘连，限制了上颌骨较大幅度的前移，且过多地前移上颌骨，更增加了正颌术后的复发趋势。

因此在临床上，上颌后缩严重的唇腭裂患者，不论其为真性或假性的下颌前突，均可同时采用双颌手术，在行上颌 LeFort Ⅰ型骨切开前移上颌骨的同时，适量后退下颌骨以建立稳定的上下颌关系。

面中份凹陷特别明显的患者，需行 LeFort Ⅱ型（或Ⅲ型）骨切开术，或在凹陷区行贴合式植骨（onlay bone graft），才能达到良好的矫治效果。

近年来由于牵张成骨（distraction osteogenesis，DO）技术在颌面整复外科的运用，为唇腭裂术后继发严重上颌发育不足的矫治增加了一个新的手段和选择方法。

唇腭裂术后颜面畸形的常用正颌外科手术术式及适应证如下：

1. 裂侧颌骨节段性骨切开术适用于裂侧上颌骨段向中线靠拢引起的后牙反𬌗。

2. 上颌 LeFort Ⅰ型骨切开术适用于上颌骨前后向及垂直向发育不足的患者。

3. 下颌支矢状骨劈开术（SSRO）用于后退或旋转后退下颌骨，其优点是术后无需进行颌间结扎，可以早期张口。

4. 颏成形术适用于部分唇腭裂继发畸形伴有颏部前后向或垂直向发育畸形。

5. 下颌支垂直或斜行骨切开术适用于真性下颌前突及部分上颌骨不能前移到正常位置的假性下颌前突。

（四）单侧唇腭裂术后继发颌骨畸形的手术治疗

应根据患者的具体情况选择不同的术式。绝大多数患者需要行 LeFort Ⅰ型骨切开术前徙上颌，对牙槽突裂未整复者可同期行裂隙植骨术。如果唇腭裂继发牙颌面畸形伴有严重鼻翼旁凹陷畸形，可改行高位 LeFort Ⅰ型骨切开术。对眶下区和颧骨区存在明显发育不足的患者还可将骨切开线向外上延至颧骨并根据该区域塌陷情况形成梯形或菱形切骨线，或者选择 LeFort Ⅱ型骨切开术，从而达到更好的容貌及功能。

（五）双侧唇腭裂术后继发颌骨畸形的手术矫治

由于双侧唇腭裂患者上颌骨的血供情况特殊，对这类患者应合理选择手术方案，包括软组织切口设计。如果两侧牙槽突裂早已植骨整复，此时上颌骨已连成一整体，大致可按常规 LeFort Ⅰ型骨切开术进行操作。为保险起见，在前颌骨唇侧可保留黏骨膜蒂以保证切开后的前颌骨有充足的血供。

如果双侧唇腭裂患者两侧牙槽突裂没有进行植骨修复，一种方法是先行牙槽突裂植骨术关闭裂隙，待6~8个月后再行正颌外科手术；另一种方法是同期行双侧上颌后部骨切开术及牙槽突裂的植骨整复术。

（六）牵张成骨术（DO）矫治腭裂术后继发上颌骨发育不足

牵张成骨术按支持方法的不同分为以下两种方式：

1. 颅骨支持式上颌骨牵张　上颌骨解剖形态与结构特殊，骨质菲薄和上颌窦的存在均不利于在口腔内安置骨支持式牵张装置，因此利用颅骨作为支抗设计牵张器前徙上颌骨在临床上应用较为常见。由于腭裂患者左右上颌骨不连续，腭部骨质缺损，双侧完全性腭裂患者的上颌骨还呈三段。因此，在上颌骨 DO 前必须将各段上颌骨连成一个整体。临床上可以在磨牙上安置带环和粘贴托槽，利用唇弓或夹板将各段上颌骨连成一体，同时还用腭杆加固。然后行 LeFort Ⅰ型骨切开术，将口外牵张器的牵引端结扎固定于唇弓或夹板上，通过颅骨支抗牵张器逐渐牵引各段上颌骨。对于存在上颌牙弓不对称者，可逐步调节各骨段前后向，垂直向及水平向移动，最终达到面形与咬合的协调。

2. 口内骨支持式上颌前牵张　由于上颌骨形态和结构特殊，加之腭裂患者上颌骨发育不全，比较难以获得足够的骨量来固定或支持牵张器前移上颌骨。临床上可行阶梯状改良 LeFort Ⅰ型骨切开术，在垂直骨切开线两侧安置牵张器前移上颌骨。但须注意在行骨切开或螺钉固定牵张器时不要损伤牙胚或牙根。

采用 DO 术矫治唇腭裂患者上颌骨发育不足主要有以下优缺点：

1. 可同期渐进性延长软组织，因而不受腭部瘢痕和腭裂术后软组织血供的限制，可较大幅度地前徙或扩宽上颌骨，软组织亦得到了相应扩张，口周皮肤、肌肉组织分布及鼻、唇、舌位置也发生了适应性改变，最终可获得较好的面容美学效果。

2. 由于 DO 技术可应用于儿童，故对腭裂患者可早期施行 DO 矫治上颌骨发育不足，有利于儿童身心健康，减少患儿成长过程中的社会心理疾患。但生长期儿童使用牵张成骨术，复发率较高，后期可能需要进行额外手术。

3. DO 技术可一次性矫治上颌骨三维空间上的发育不足而且无需植骨。

4. 牵张成骨也有许多缺点，例如患者长时间口内或口外配戴牵张器给生活及工作带来极大不便，增加术后感染的机会；牵张器可能折断；口外牵张器可能使颅骨局部破裂并会遗留瘢痕；口内牵张器需二次手术拆除；牵张过程中由于方向不易控制，牵张后可能出现严重的错𬌗，牵张不良时新骨生成不佳、甚至骨断端不能形成连接等。

三、正畸医师在唇腭裂患者正畸 - 正颌联合治疗的作用

1. 正畸医师进行术前正畸，排齐牙列、去代偿、协调上下牙弓、为缺失牙修复创造间隙。

2. 外科手术前进行模型外科，协助外科制订手术方案。

3. 正畸医师制作较粗的不锈钢方丝，上面焊接或夹上牵引钩，以备外科手术后作颌间牵引固定使用，患者同时使用坚固内固定。

4. 术前制作𬌗板，但需给外科医师较大调整空间。

5. 术后正畸，主要目的是精细调整咬合，为缺失牙的修复作最后准备。

附：

病例六

20 岁男性，唇腭裂术后畸形，要求矫治。在华西口腔医院 3 月龄时行唇裂修复、3 岁时行腭裂修补术，未进行语音训练；家族有类似畸形史（图 21-56～图 21-68）。

临床检查：面中份明显发育不足，上唇短小，左鼻翼塌陷，瘢痕挛缩，下颌左偏 6～7mm；侧貌凹面型，鼻唇角小，颏部偏前，上唇位于 E 线后，下唇位于 E 线前；曲面体层片：左右基本对称，28、38、48 存在，21 缺失，11、22 之间牙槽突裂存在。

诊断：唇腭裂术后畸形；骨性Ⅲ类；全牙列反𬌗；下颌左偏。

治疗目标：改正骨面型不调，改正下颌偏斜，解除反𬌗，调整磨牙关系及前牙覆𬌗覆盖，极大改善软组织外观及口颌系统功能。后期可进行鼻唇二期整复。

治疗方案：正畸 - 正颌联合治疗。

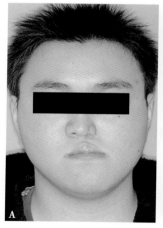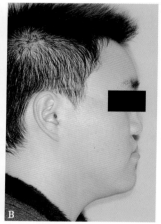

图 21-56　术前面像

骨性反𬌗、面中份发育不足、下颌偏斜

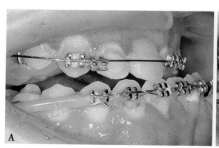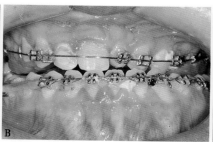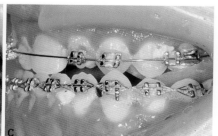

图 21-57　术前口内像

未去代偿治疗中，反𬌗、偏𬌗

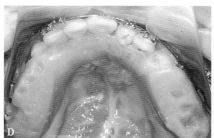
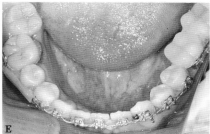
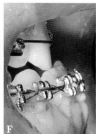

图 21-57　术前口内像（续）

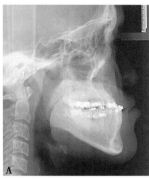
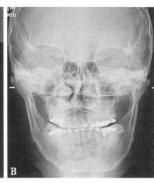
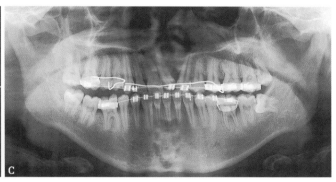

图 21-58　术前 X 线片

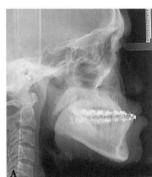
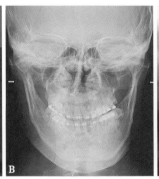
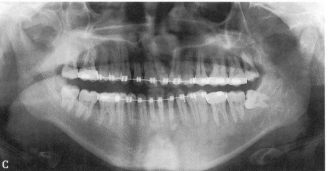

图 21-59　术前正畸，去代偿后，反𬌗加大

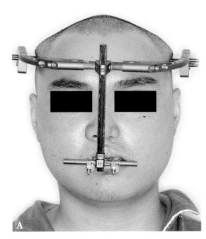
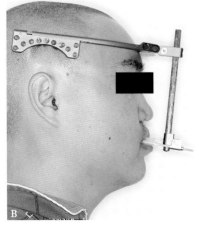

图 21-60　上颌先行彻底的 LeFort Ⅰ手术，手术后 1 周安装坚固外牵引装置行牵张成骨术，每天加力 1mm，牵引 7mm 后结束，继续保持 2～3 周，保持 8 周上颌骨解除骨性反𬌗

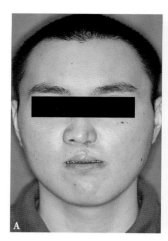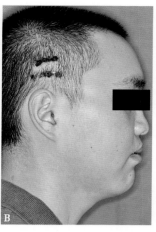

图 21-61　正颌术后 3 个月，骨性反𬌗解除，面型改善明显

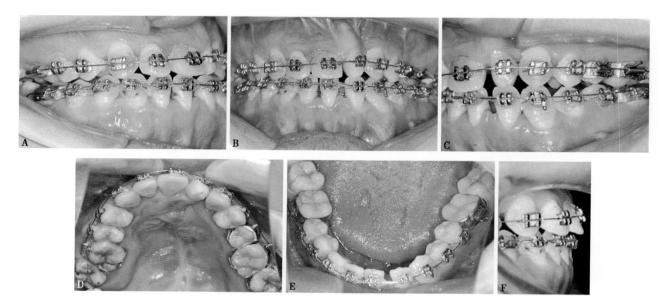

图 21-62　正颌术后 3 个月口内像

反𬌗解除，牙弓宽度协调

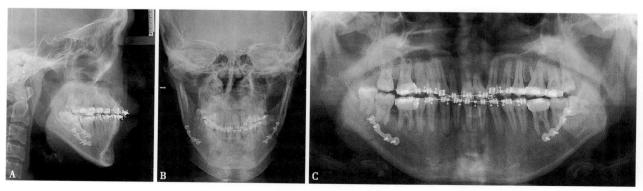

图 21-63　正颌术后 3 个月 X 线片

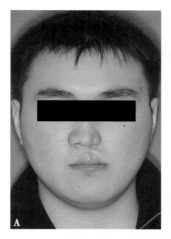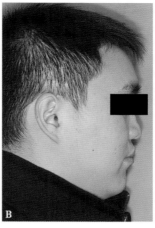

图 21-64　术后正畸多曲方丝治疗面像

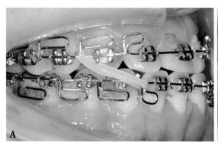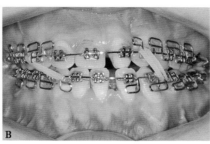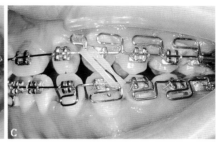

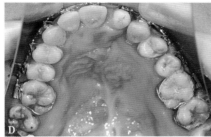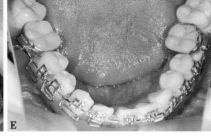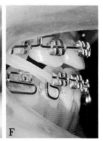

图 21-65　术后正畸多曲方丝治疗口内像

多曲方丝结合不对称牵引，精细调整咬合

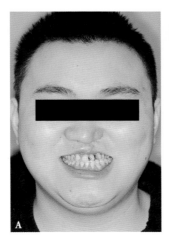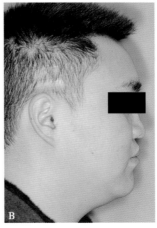

图 21-66　固定正畸结束后面像

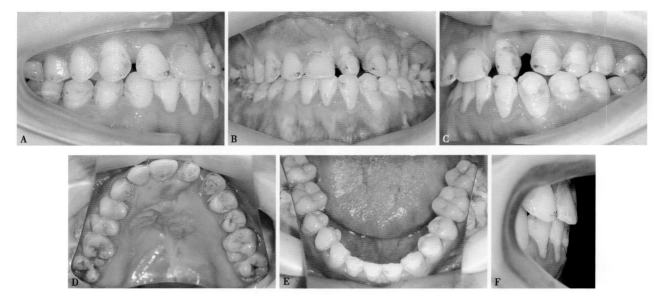

图 21-67　固定结束后口内像

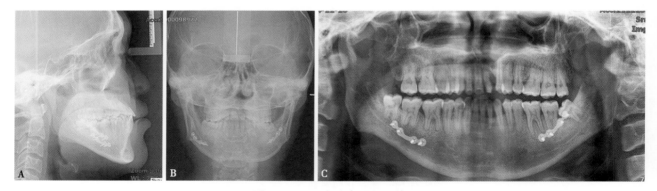

图 21-68　固定结束后 X 线片

治疗体会：

（1）患者为严重唇腭裂术后骨性畸形；

（2）需双颌手术解决（上颌无法一次到位，牵张成骨术）；

（3）术前及术后正畸较为困难；

（4）唇腭裂患者涉及语音及心理适应问题；

（5）患者还需要鼻唇的二期整复及牙列修复。

病例七

21 岁女性，单侧完全性唇腭裂，骨性反𬌗，行上颌扩弓、牙槽突裂植骨术及正畸 - 正颌联合治疗（图 21-69～图 21-78）。

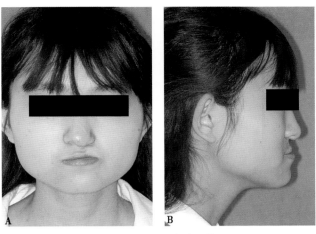

图 21-69　治疗前面像

骨性反𬌗，面中份发育不足，下颌体长

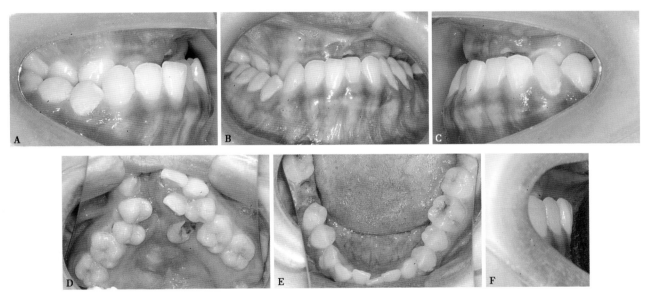

图 21-70　治疗前口内像

全牙列反𬌗、上牙弓狭窄，牙槽突裂存在

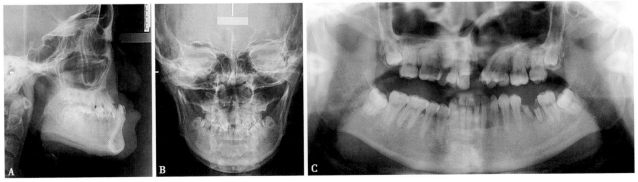

图 21-71　治疗前 X 线片

骨性反𬌗，左上牙槽突裂存在

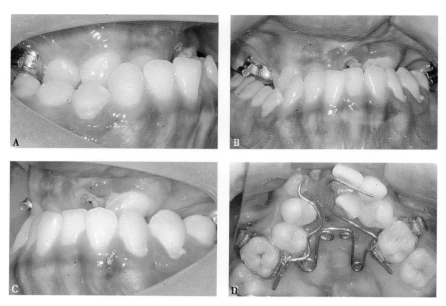

图 21-72 上颌扩弓
四眼圈簧扩大上牙弓

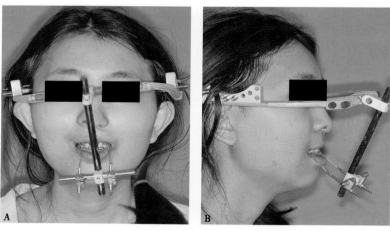

图 21-73 于华西口腔医院行上颌骨牵张成骨术，坚固外固定面框，逐渐牵引上颌骨，解除骨性反𬌗

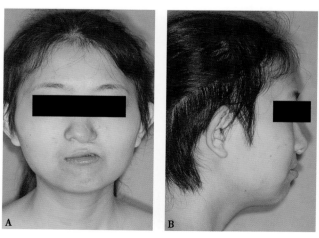

图 21-74 术后面像
反𬌗解除，面型改善

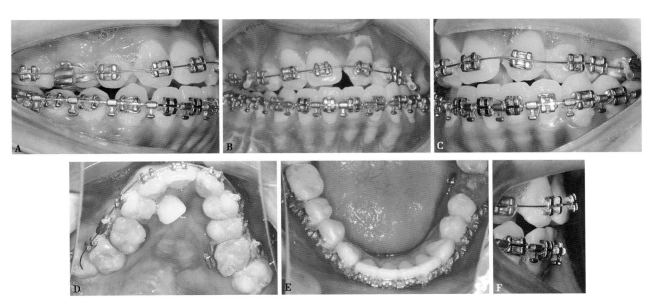

图 21-75　术后口内像

反𬌗基本解除，继续调整咬合关系

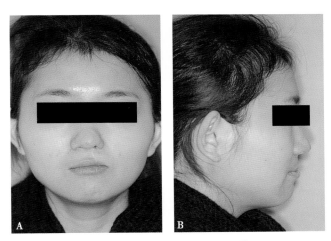

图 21-76　固定治疗结束后面像

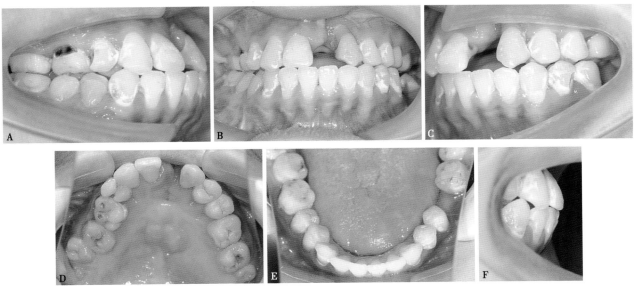

图 21-77　固定治疗结束口内像

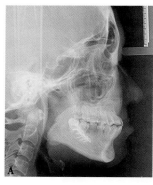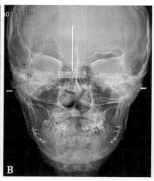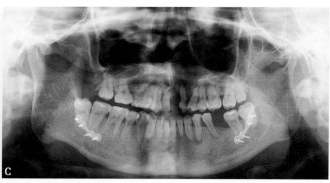

图 21-78　固定治疗结束 X 线片

第十一节　唇腭裂正畸治疗后的保持

　　唇腭裂患者的颅颌面形态结构不同于正常人。唇裂修复术、腭裂修复术、正畸治疗、正畸 - 正颌联合治疗后，患者的颜面畸形及牙列咬合得到极大的改善与恢复。但由于生长发育的进行、术后唇部及腭部瘢痕组织收缩等因素的影响，使唇腭裂患者正畸治疗后极易复发。因此，唇腭裂患者矫治后的保持非常重要。

　　保持器的设计应根据患者的生长发育状态、缺失牙情况、腭部组织情况，采用恰当的保持器。

　　生长发育期患者、有缺失牙患者、有口鼻瘘或腭部组织缺损者多选用可摘式 Hawley 保持器。口鼻瘘及腭部组织缺损者的保持器其基托应覆盖穿孔处，封闭瘘口。语音较差患者的可摘式保持器，可加长保持器的后端，做成腭咽阻塞器，增进腭咽闭合，改善患者的发音。生长发育快速期患者的保持器应当定期更换，以免颌骨的生长发育受到限制。

　　成年患者可作附有腭杆的固定舌弓保持器，保持牙列形态及牙弓宽度；若兼有少数牙缺失，则缺失区可采用固定义齿修复或种植修复，同时配戴 Hawley 保持器。

　　唇腭裂患者正畸治疗结束后的保持时间一般较长，有的患者甚至需终生戴用保持器，否则容易复发。

第十二节　唇腭裂患者正畸治疗涉及的心理问题及对策

一、恐惧心理

　　唇腭裂患者由于从出生开始，经历多数手术及相关治疗。对医院、对手术有严重的害怕和恐惧心理。

（一）表现

　　害怕进医院，不敢坐上治疗椅位，不张口，甚至哭闹。如果听说还需手术，家长和患者都会很担心、犹豫，个别人甚至放弃治疗。

（二）对策

1. 可先让患者在诊断室观察熟悉环境，观看其他患者及小朋友治疗，了解正畸治疗并不疼痛。

2. 可让患者接触正畸治疗器械，清除其恐惧感。

3. 播放舒缓的音乐及影像，放松其心情。

4. 解释手术的必要性，使其逐渐接受所需的相关手术（如植骨手术、鼻唇二期修复术、咽部手术、正颌手术等）。

二、焦虑心理

　　唇腭裂患者由于存在唇裂、腭裂及牙槽突裂，加之前面的外科手术的影响，上颌骨的宽度及长度往往发育不足，产生牙量骨量不调，从而发生牙列拥挤，现有牙弓长度无法排齐所有牙齿。正畸治疗时多数需拔牙治疗，但拔牙是个创伤性的操作，患者可能由于害怕疼痛不愿意拔牙，产生焦虑心理。

（一）表现

听说需要拔牙则表现出明显的不愿意，怕拔牙疼痛、出血；怕拔牙伤害神经，影响智力；怕拔牙引起其他牙齿松动。

（二）对策

1．解释拔牙治疗的必要性。

2．采用无痛拔牙技术（使用笑气麻醉）。

3．采用微创拔牙技术。

4．与其他拔牙患交流，减轻其害怕、恐惧心理。

5．如仍无法接受拔牙，可暂缓拔牙或放弃治疗。

三、沟通障碍

唇腭裂患者由于颜面部畸形的存在，在学校及工作中可能引起好奇、关心、甚至不解、偏见。唇腭裂患者的心理可能自我封闭，不愿主动与人交流，产生一定交流和沟通障碍。但随着治疗时间的延长，医患之间的长期接触和信任，交流障碍会逐渐消除。

（一）表现

较为内向，不愿过多交谈；初次就诊有时无法了解其真正追求治疗的意图，对医师交待的注意事项不置可否，不好意思表达自己真正的需求。但随着医患接触的时间延长，患者逐渐熟悉了就医环境及就医流程，自信心加强，与医师的交流将逐渐转好。

（二）对策

1．医师、护士等医务人员应以一颗"仁爱之心"对待患者，语言态度温和，给予正确的鼓励与引导。

2．每次复诊简单询问患者的学习及工作情况，诱导患者有效交流。

3．心理咨询师和社工师可介入，引导某些交流障碍明显的唇腭裂患者，使他们心理上得到调节，逐渐开放与沟通。

4．介绍科室及正畸程序使用器械，使患者对整个治疗过程有所熟悉。

四、知识缺乏

唇腭裂正畸具有阶段性，在不同的阶段使用不同的治疗方法，而不是从一出生一直治疗到成人为止。但很多唇腭裂患者及其家长不了解这一特点和知识，以为需要一直持续的正畸治疗。

（一）表现

不了解唇腭裂正畸的特点，咨询医师是否需要一直矫正到底、这种矫正婴儿及青少年能否承受、有没有后遗症等。

（二）对策

1．解释唇腭裂的正畸治疗是分阶段进行的，在患者不同的发育年龄，针对患者不同的错𬌗畸形，制订阶段性的治疗方案。在该阶段的治疗完成后，取得阶段性的治疗成果，然后暂时中断治疗。只有在下一阶段来临时，才需要再进行下阶段的正畸治疗。

2．解释分阶段、较长时间的正畸治疗不会引起后遗症，但正畸治疗过程中必须保持良好的口腔卫生，否则容易发生牙齿的龋坏。

3．解释分阶段、长时间的正畸治疗是与其他治疗（如外科、语言、整形、听力、心理等）相互衔接，相互穿插进行的。

五、抉择冲突

很多唇腭裂患者距离大型正规的唇腭裂综合治疗中心较远，每次复诊需要请假，并且长途旅行，才能到正畸医师处接受相关治疗。这种时间、路途及额外费用的付出，对患者及其家属来说都是一个负担，患者及家长会出现是否进行治疗的抉择冲突。

（一）表现

患者及其家属家住外地、外省，当地没有条件作唇腭裂的正畸治疗，每次复诊需提前请假，坐火车或飞机到正畸医师处复诊，正畸治疗花费更多的时间和精力。

（二）对策

1. 解释唇腭裂正畸治疗的特殊性及疗程较长、定期复诊的特点，取得患者的了解和配合。

2. 避免唇腭裂正畸治疗长久而持续很多年，或不间断，使患者和医师都失去耐心，应分阶段、有目标地进行治疗。

3. 简单的治疗可建议患者在当地进行，如补牙、拔牙、重粘脱落的托槽、调整刺激黏膜的弓丝及结扎丝等，这样可以为患者节约一些时间及金钱。

4. 如有慈善基金能资助唇腭裂患者部分正畸费用及路费则更好。

第五篇　难点解疑

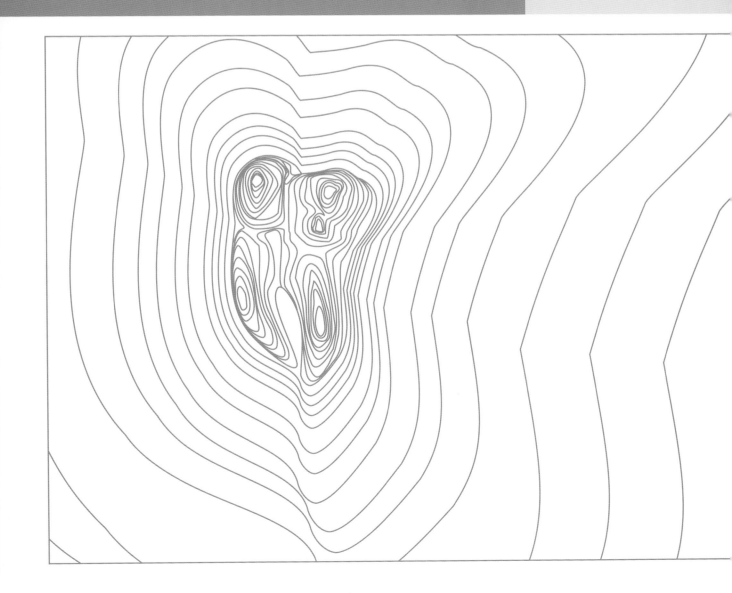

第22章

骨性错𬌗畸形掩饰性正畸治疗的限度
Borders of Camouflage Treatment

刘月华* 高凌云#
*上海市口腔医院,复旦大学附属口腔医院 #同济大学口腔医学院

一、概述

掩饰性正畸治疗,是指通过改变牙齿在牙槽骨中的位置或倾斜度以排齐牙列、建立正常咬合关系,并掩饰牙齿与牙槽骨、颌骨及面部软组织之间不调的方法。通常指对轻中度骨性Ⅱ类或Ⅲ类患者通过单纯正畸牙齿移动矫治错𬌗并掩饰其骨骼畸形。掩饰性正畸治疗也应遵循"平衡、稳定、美观"的正畸治疗目标。

与掩饰性正畸治疗不同,正畸-正颌联合治疗是在手术矫正骨骼畸形的基础上建立正常咬合关系。由于手术创伤大、费用昂贵,对于轻中度骨性错𬌗畸形患者大多会优先考虑掩饰性正畸治疗。掩饰性治疗的依据在于:①牙根位于牙槽骨中央,牙槽窝内骨松质存在一定空间,允许牙根在骨松质内小范围移动;②牙齿倾斜移动有利于轻中度骨骼畸形患者建立上下牙齿尖窝关系;③掩饰性治疗可避免手术创伤和昂贵费用,患者更易接受。

二、牙齿与牙槽骨的位置关系

Andrews 研究表明,正常𬌗个体的牙根大多位于牙槽窝中央[1]。其中包含两层含义,一是牙根整体位置位于牙槽窝中央,二是牙齿的近远中向及唇(颊)舌向倾斜度趋于正常范围。上前牙为唇向倾斜,形成与髁导相匹配的切导斜度,有利于颞下颌关节功能运动;自尖牙后的后牙段均为舌向倾斜,上下牙弓宽度差距约2~4mm,有利于下颌侧向运动和后牙咬合接触的稳定[2](图22-1)。

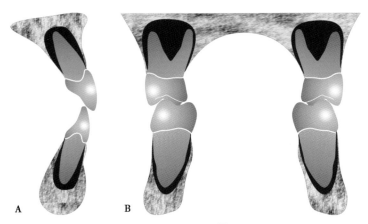

图 22-1 牙根位于牙槽骨中央

若对重度骨骼畸形采用掩饰性正畸治疗,牙根位置将过度偏离牙槽窝中央,甚至抵触骨皮质,可能导致牙槽骨穿孔和牙槽骨边缘骨开裂,并表现出不同程度的牙龈退缩,以上情形将影响牙龈美观、牙周健康

及牙位的稳定性（图 22-2、图 22-3）。Karine Evangelista 等经 CBCT 研究发现，正畸治疗前即存在骨开窗和骨开裂的患者比例约 51%，其中较严重骨开裂者约占 10%。最易发生骨开裂的部位依次是下前牙区（32.19%）、上颌尖牙（14.77%）、下颌尖牙（14.39%）、下颌第一前磨牙（8.33%）[3]。牙龈退缩程度与牙龈生物学形态有关，牙龈厚薄可分为厚平型和薄扇型。大约 85% 人群的牙龈属于厚平型，由密集的纤维软组织构成，角化龈较厚，龈乳头短宽。通常以 1.5mm 的牙龈厚度为界，大于或等于 1.5mm 为厚平型，小于 1.5mm 的为薄扇型，薄扇型更易发生牙龈退缩和出现牙龈黑三角[4]。

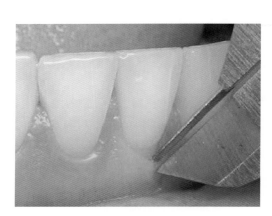

图 22-2　牙龈厚度测量

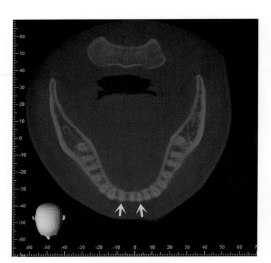

图 22-3　骨开裂和骨开窗

三、各种骨性错殆畸形的掩饰性正畸治疗

（一）上下牙弓及颌骨宽度不调的掩饰性治疗

牙弓唇颊向扩展可以看作掩饰牙量骨量不调以解除牙列拥挤的一种方法。牙弓扩展存在一定限度，下牙弓较上牙弓受到更多的限制，因此下牙弓较上牙弓扩弓效果更有限（图 22-4）。牙弓横向开展多于矢状向开展。研究表明，尖牙宽度改变后几乎不可能维持稳定，可能与口角处唇肌的压力有关。而前磨牙和磨牙区域开展则较容易稳定，推测可能与颊肌肌力相对弱小有关。

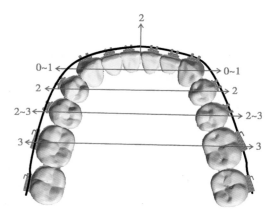

图 22-4　牙弓扩展的限度

牙弓水平向扩展多用于上牙弓狭窄病例，多采用螺旋扩大器。扩弓的方式包括快速和慢速两种。快速扩弓，每日将螺旋开大器开大 0.5～1.0mm（每日旋转 2～4 次，每次 1/4 圈），连续 2～3 周，力量累计最大可达 2000～3000g，使腭中缝迅速打开（图 22-5）。慢速扩弓，每周将螺旋扩大器打开 1mm，螺旋产生 1000～2000g 力，持续 2～3 个月。快速扩弓可迅速打开腭中缝，在维持期两侧牙齿间宽度维持不变，上颌

骨左右两部分相向移动,打开的腭中缝产生部分收缩,同时两侧牙齿相对颌骨的位置发生变化,部分骨性扩弓转化为牙性效应。有研究表明,对于腭中缝未闭合的年轻患者,快速扩弓后10周时扩弓的骨性效应和牙性效应各占约50%,其结果与慢速扩弓10周的结果相当。对于腭中缝已经闭合的成年人,扩弓效果大多数表现为牙性效应(图22-6)。[5]

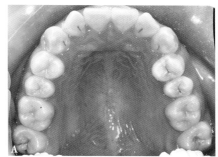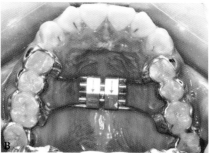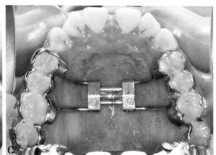

图 22-5　牙弓快速扩展

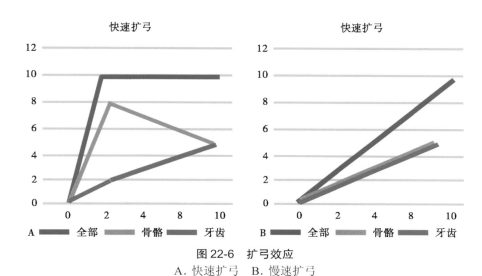

图 22-6　扩弓效应
A. 快速扩弓　B. 慢速扩弓

　　基于以上扩弓原理,后牙向颊侧移动过程中伴随着后牙槽改建及宽度变化,后牙开展的限度很大程度上取决于骨改建的程度,有研究表明,后牙水平向开展后,颊侧骨板厚度减少0.6~0.9mm,颊侧牙颈缘区域的牙槽骨吸收明显,甚至出现骨穿孔和骨开裂,最容易发生骨开裂部位为上颌第一前磨牙颊侧(7.1±4.6mm)和上颌第一磨牙近中颊侧(3.8±4.4mm),牙槽骨高度降低,牙龈退缩(图22-7)[6]。Andrews认为下颌扩弓应以wala ridge作为参照线[1](图22-8)。

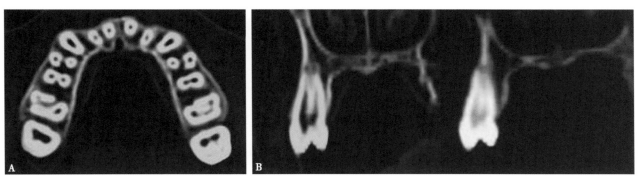

图 22-7　快速扩弓后颊侧骨板厚度减少,在第一前磨牙颊侧和第一磨牙近中颊侧容易形成骨开裂[6]

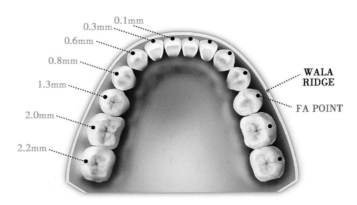

图 22-8 Andrews 认为下颌扩弓应以 wala ridge 作为参照[1]

（二）骨性双颌前突的掩饰治疗

双颌前突是正畸临床常见的错𬌗畸形，包括单纯双牙弓前突及双牙弓伴上下颌骨位置异常（图 22-9）。其临床表现为凸面型，上下唇紧张或闭合不全，微笑时牙龈暴露过多等。对于单纯双牙弓前突，通过牙齿位置的改变以改善前突面型，常常需要减数，减数的部位选择主要取决于牙弓突度和拥挤度，一般选择拔除 4 颗第一前磨牙或第二前磨牙，应根据牙弓突度、唇突度、拥挤度及垂直面型决定支抗强度和拔牙部位。

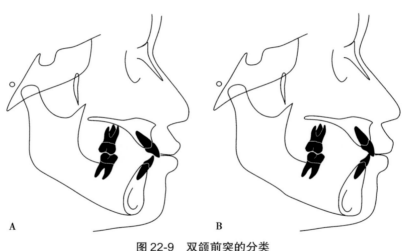

图 22-9 双颌前突的分类
A. 牙性前突 B. 骨性前突

上下颌骨发育过度往往伴随双牙弓前突，患者上下切牙前突多表现为突距大，但倾斜度正常或直立，无牙列拥挤或拥挤度较轻。正畸治疗的目标与单纯牙弓前突类似，即减少上下前牙及唇突度，改善侧面型和唇闭合功能，掩饰上下颌骨的过度前突。由于骨性前突的患者切牙倾斜度多数正常，上下牙槽座点靠前，若通过拔牙内收需对切牙进行较长距离的整体移动或控根移动，临床上这一过程较单纯牙弓前突患者以倾斜移动为主的切牙内收困难得多，矫治时间也相应延长，并可能导致切牙牙根不同程度的吸收或变圆钝。若施加力量不当易造成切牙过度直立甚至舌倾，不仅侧貌得不到改善，而且可能导致牙根抵触唇侧皮质骨而致根吸收或牙根穿出唇侧牙槽骨壁。对于青少年患者，可选择单纯正畸治疗，但对前牙使用轻力和适应的转矩是成功的关键；对于成年患者，应优先考虑通过正颌手术改善前突的侧貌。

（三）骨性Ⅱ类错𬌗畸形的掩饰性治疗

骨性Ⅱ类错𬌗畸形的发生机制可能是上颌前突，或是下颌后缩，或两者皆有。临床上侧貌为凸面型，上前牙可前倾、直立或内倾，覆盖可大可小，下切牙多伸长，Spee 曲线陡，前牙深覆𬌗。

针对骨性Ⅱ类错𬌗的掩饰性治疗，主要目标是通过内收上前牙和唇倾下前牙，建立正常的前牙覆𬌗覆盖及后牙尖窝关系,尽可能改善侧貌。可以通过拔除 4 颗前磨牙或上颌两颗前磨牙内收上牙弓、适量唇倾或直立下前牙,或者通过种植支抗整体内收上下牙弓。对于骨性Ⅱ类高角病例,应避免下磨牙伸长,殆平面后下旋转,加剧凸面型;可通过种植支抗控制下后牙和上前牙高度,使殆平面前上旋转,增加颏部轮廓,改善面型。

骨性Ⅱ类错畸形掩饰治疗应兼顾咬合关系与侧貌改善,确定是否掩饰治疗,需要从几个方面综合考虑:

1. 骨性错殆的严重程度　上颌前突、上前牙区基骨突出特别明显,或下颌后缩、下颌发育障碍超出牙齿代偿的范围,掩饰性治疗难以建立上下尖窝咬合关系且侧貌得不到改善,应优先考虑手术治疗。而轻中度骨性Ⅱ类错殆畸形,可以考虑掩饰性正畸治疗(图 22-10)。

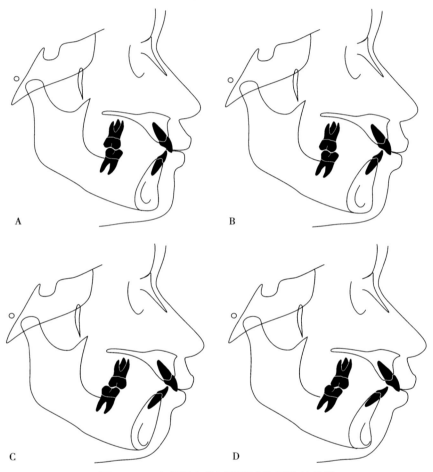

图 22-10　上颌前突的严重程度和牙齿的代偿
由 A 到 D 骨性上颌前突程度逐渐增加,前牙代偿程度逐渐增加,治疗方案逐渐倾向于正畸正颌联合治疗

2. 前牙覆殆覆盖及切牙已代偿程度　如果前牙覆盖不大,且上下切牙代偿不明显,可作为掩饰性正畸治疗的适应证;如果上下颌骨前后向严重不调,上下切牙代偿明显且前牙覆盖较大,切牙继续代偿有限,应优先选择手术。

3. 下颌平面角　对于轻度Ⅱ类错殆伴高角,通过压低上前牙和下后牙,使殆平面前上旋转,达到改善磨牙关系和侧貌的效果(图 22-11)。

4. 颏部突度　颏部形态对面下 1/3 的影响非常明显,颏部形态较好的患者,其侧貌对于掩饰性治疗的包容度要更大一些。对于颏部发育不足的病例,即使掩饰性治疗成功,也可以建议正畸治疗后行颏成形术改善侧貌。

5. 患者的主观要求　对颜面部美观要求高的患者,应慎重选择掩饰性正畸治疗。

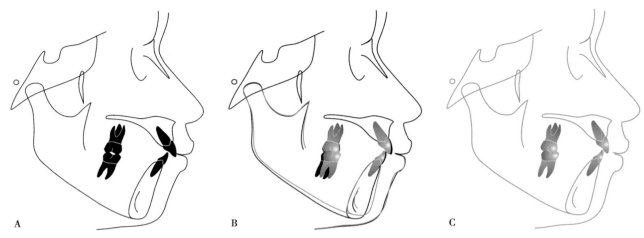

图 22-11 殆平面前上旋转，可使颏部形态稍突出，改善侧貌

以上颌前突为主的骨性Ⅱ类错殆畸形患者，常选择拔除上颌前磨牙或种植支抗内收上牙列。上颌基骨相对于下颌基骨较宽，对掩饰治疗的限制较少。需重视的是：适度的上前牙转矩控制，避免转矩失控后切牙牙根穿破唇侧骨壁；长距离前牙远中移动应保持轻力，避免可能引起的牙根吸收。对于以下颌后缩为主的骨性Ⅱ类错殆畸形，需唇倾下前牙以建立正常前牙覆盖。下前牙唇侧骨壁薄，唇倾下前牙多引起牙颈部牙槽骨吸收和牙龈退缩；过度唇倾的下前牙不能正常传递殆力，易形成殆创伤；下切牙唇倾打破了唇舌侧的肌肉动力平衡，唇倾的下切牙受到唇肌作用产生内收的力，不利于长期维持稳定。因此，唇倾下切牙应当格外慎重。

（四）骨性Ⅲ类错殆畸形的掩饰治疗

根据我国 2000 年的调查报告，中国人群安氏Ⅲ类错殆发病率乳牙列为 14.94%、替牙列 9.65%、恒牙列 14.98%。Moyers 将Ⅲ类畸形分为牙性、功能性和骨性三类。骨性Ⅲ类错殆在亚洲人群中发病率较高，前牙反殆是Ⅲ类错殆的主要症状之一。

骨性Ⅲ类错殆畸形，除了颌骨形态、位置异常外，还表现为上前牙唇倾、下前牙舌倾以代偿颌骨关系不调，下颌闭合道呈圆滑曲线（图 22-12），下颌骨不能后退至前牙对刃，伴有明显的颜面凹面畸形。

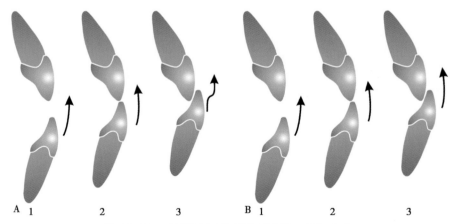

图 22-12 功能性反殆和骨性反殆的下颌闭合道

A. 功能性反殆的下颌闭合道呈不流畅的曲线，在牙尖接触时发生转折，继而由牙尖引导形成反殆 B. 骨性反殆的下颌闭合道呈流畅的弧线，闭合过程中无牙尖引导效果

乳牙期和替牙期的牙性或功能性反殆，可逐渐发展为骨性反殆，因此Ⅲ类畸形的矫治原则是：尽早去除病因，引导颌骨正常生长，建立良好的牙弓中性关系和正常前牙覆殆覆盖、颌骨矢状向关系和软组织面型。对于以上颌发育不足为主的骨性Ⅲ类错殆，可在青春发育高峰期前通过功能矫治器或前方牵引等方法，促进上颌骨发育，减小或弥补上下颌骨矢状向的差距；大量研究表明，对于以下颌发育过度为主的Ⅲ

类错𬌗，颏兜头帽只能延迟下颌发育的时间，对下颌生长量没有控制作用。准确判断患者全身生长发育状况、畸形严重程度、垂直生长型和下颌生长潜力很重要。

成人骨性Ⅲ类错𬌗的治疗，应当首先分析错𬌗的机制。掩饰性正畸治疗是通过唇倾上切牙，舌倾下切牙，建立正常的前牙覆𬌗覆盖来达到掩饰骨性不调的治疗目的；正颌手术是在纠正上下颌骨异常位置的同时，配合正畸治疗建立正常咬合关系。对于轻中度骨性Ⅲ类错𬌗畸形，可采用掩饰性正畸治疗。

对于骨性Ⅲ类错𬌗畸形掩饰性正畸治疗，关注的焦点在于掩饰治疗的限度和稳定性。针对骨性Ⅲ类错𬌗的研究认为，考虑牙槽骨大小、咀嚼功能和牙位长期稳定性，上下切牙的倾斜度应有一定的限度，下切牙长轴相对于下颌平面的成角（LI-MP）以正常均值（90.2°）为基准浮动 −10°～+10°（80.2°～100.2°），上切牙长轴相对于前颅底平面的成角（UI-SN）以正常均值（108°）为基准浮动 −6°～+12°（102°～120°）。[7]

1. 针对骨性Ⅲ类错𬌗制订掩饰性正畸治疗计划应当考虑以下几个方面：

（1）骨性错𬌗的严重程度：轻中度骨性Ⅲ类错𬌗可以考虑通过掩饰性正畸治疗建立正常咬合关系。严重骨性Ⅲ类错𬌗，若上下前牙过度倾斜性代偿，牙根过度偏离牙槽窝中央，直接与骨皮质接触，甚至出现牙槽骨穿孔或牙槽骨边缘开裂，部分根尖可能穿破骨皮质致牙根暴露在外，此时不仅牙周状况及牙位稳定性差，患者咀嚼功能也下降，此类患者应优先考虑正畸 - 正颌联合治疗（图 22-13）。

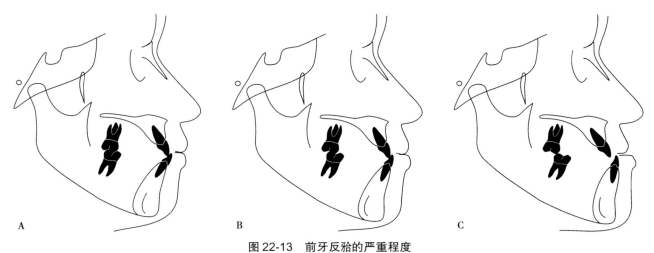

图 22-13　前牙反𬌗的严重程度

A. 轻度骨性反𬌗，可通过掩饰性正畸解除　B. 中度骨性反𬌗，为临界病例，需慎重考虑　C. 重度骨性反𬌗，首选正畸 - 正颌联合治疗

（2）代偿程度和前牙覆𬌗覆盖：一般来说，切牙代偿越明显（下切牙舌倾、上切牙唇倾）或切牙反覆盖越大，骨性Ⅲ类错𬌗会越严重（图 22-14）。而且，多数严重骨性Ⅲ类错𬌗患者在垂直方向上表现为前牙覆𬌗浅，甚至出现前牙开𬌗。

（3）下颌平面角：对于Ⅲ类低角的患者，下颌升支较长，而下颌体长度多数正常，往往伴有面下 1/3 较短和前后面高比不协调，通过使下颌向后下旋转，一方面改善了面下 1/3 高度问题，另一方面使下颌及颏部突度减小，以此获得较好的侧貌；对于Ⅲ类高角的患者，下颌升支多数正常，而下颌体较长，表现为面下 1/3 较长，若下颌平面向后下旋转将加剧面部垂直向不协调和前后面高比的失衡，应优先考虑正颌手术治疗。

（4）颏部：颏部的形态对面下 1/3 的影响非常明显，其与下颌体的综合长度、垂直面型及颏部自身的形态有关。对于部分轻中度骨性Ⅲ类错𬌗患者，若颏部形态不明显，更适合掩饰性正畸治疗。对于严重骨性Ⅲ类错𬌗患者来说，下颌后退后应根据颏部自身的大小、位置、形态来决定是否需要增加颏成形术（包括前移和后退）。

（5）患者的主观要求：正畸治疗方案应充分考虑患者的主诉，对颜面部美观要求高的患者，往往不能接受面型的微小瑕疵，因此手术可作为首选方案，掩饰性正畸治疗需在患者认可的情况下再实施；对美观要求较低的患者，往往不愿意手术，为此掩饰性治疗的适应范围可相对放宽一些。

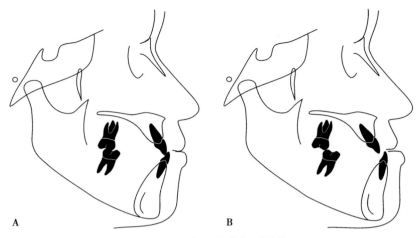

图 22-14　切牙代偿与反覆盖

2. Ⅲ类错𬌗掩饰性正畸治疗方法

（1）拔牙矫治：为解除前牙反𬌗，建立正常的前牙覆𬌗覆盖关系，需提供下前牙舌向倾斜所需的间隙，一般多拔除下颌第一前磨牙，其次是下颌第二前磨牙或下颌第二磨牙。若患者下颌平面为高角，下颌第二磨牙存在严重牙体或牙周损害且下颌第三磨牙形态及位置较正常者，可考虑拔除下颌第二磨牙。骨性Ⅲ类错𬌗多伴有上颌及上唇后缩，上切牙虽多前倾但能起到维持上唇突度的作用，因此掩饰性正畸治疗时应尽量选择上颌不拔牙矫正；如果上牙弓存在一定程度的拥挤需要拔牙，也应考虑拔除上颌第二前磨牙，并采用轻中度支抗关闭间隙，以维持上前牙及上唇的突度。

（2）不拔牙矫治：对于轻度骨性Ⅲ类错𬌗患者，上下切牙倾斜性代偿程度较轻，或者磨牙近中错𬌗及前牙反覆盖不严重，可以通过进一步加大上下切牙代偿程度，或者改变𬌗平面倾斜度，或者通过微螺钉种植体支抗整体内收下牙弓，以达到前牙正常覆𬌗覆盖、后牙尖窝关系的目的。𬌗平面旋转可通过Ⅲ类牵引伸长上颌后牙来实现，一方面调整磨牙关系，另一方面纠正前牙反覆盖。对于骨性Ⅲ类低角患者，下颌骨向后下旋转，可改善面下 1/3 过短和前后面高比失衡，对改善面型有重要意义（图 22-15）。对于骨性Ⅲ类高角患者，将加剧面部垂直向的不协调，不利于美观，应慎用。

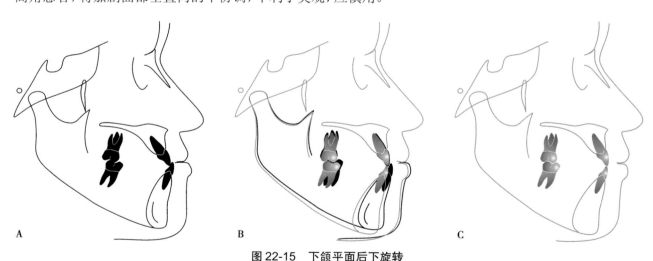

图 22-15　下颌平面后下旋转

四、掩饰治疗的界限

错𬌗畸形可通过三种手段得以矫治：正畸牙齿移动、颌骨生长改良及正畸 - 正颌联合治疗。基于以上三种治疗手段，Proffit 提出了相对应的牙齿移动三维限度，图 22-16 中的内圈代表单纯正畸治疗的牙齿可移动范围，中圈代表正畸治疗结合矫形治疗的牙齿可移动范围，外圈代表正畸 - 正颌联合治疗所能实现的牙齿移动范围。[8] 图中所示的三维限度值不是绝对的,可能会因为医生水平、所用矫治技术、患者个体差异性等具体情况而有所不同,有时有突破限度矫治的报道,但后期稳定性有待继续跟踪。

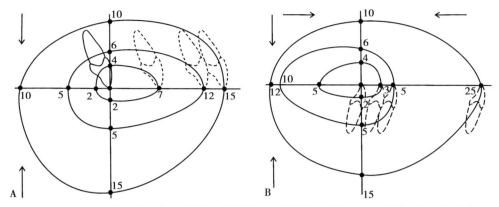

图 22-16　牙齿移动的限度,内圈表示掩饰治疗,中圈表示生长改良,外圈表示正颌手术

五、掩饰与手术治疗的思辨

针对"临界"的骨性错𬌗畸形是采用掩饰性正畸治疗还是正畸 - 正颌联合治疗,没有绝对量化的参数作为治疗选择的指针。掩饰性治疗似"治表",推崇大事化小,在治疗过程中通过增加牙的代偿性倾斜度来掩饰骨性问题;正畸 - 正颌联合治疗似"治本",在治疗过程中去除上下颌骨自身的异常和牙的代偿。从疗效上,正畸 - 正颌手术联合治疗更为彻底,疗效更理想。但手术的创伤大且花费昂贵,对相当比例的"临界病例"患者来说,显得过于"小题大做"。对于"临界"病例,是选择掩饰治疗还是手术治疗,应该结合骨性错𬌗严重程度、牙齿可代偿的限度、颜面美观及患者的主观偏好综合考虑,同时需要对掩饰性治疗可能引起的牙根吸收、牙槽骨穿孔开裂、颞下颌关节紊乱以及手术可能引起的风险进行综合评估,提出最适于患者的个性化治疗方案。

病例一

35 岁女性,门牙"地包天"要求矫治(图 22-17～图 22-25,表 22-1)。

问题列表:全牙弓反𬌗,上下牙列重度拥挤,上颌后缩,下颌前突,上中线左偏 2mm,安氏Ⅲ类,骨性Ⅲ类。

治疗计划:正畸 - 正颌联合治疗。但治疗 2 个月后,其家人强烈反对手术治疗,经协商后同意掩饰性正畸治疗,拔除 15、25、35、42,直丝弓矫治技术,治疗历时 30 个月。

治疗体会:该患者为严重骨性Ⅲ类错𬌗,因妥协于患者家人不愿意手术的要求,勉强行掩饰性正畸治疗,而且,对下切牙过度地实施了根舌向转矩,可能是下切牙根吸收的主要原因。

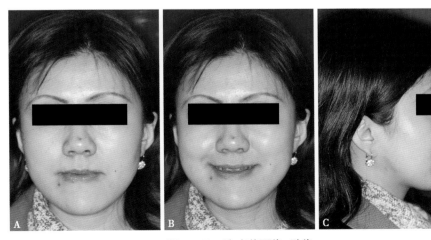

图 22-17　治疗前面像、𬌗像

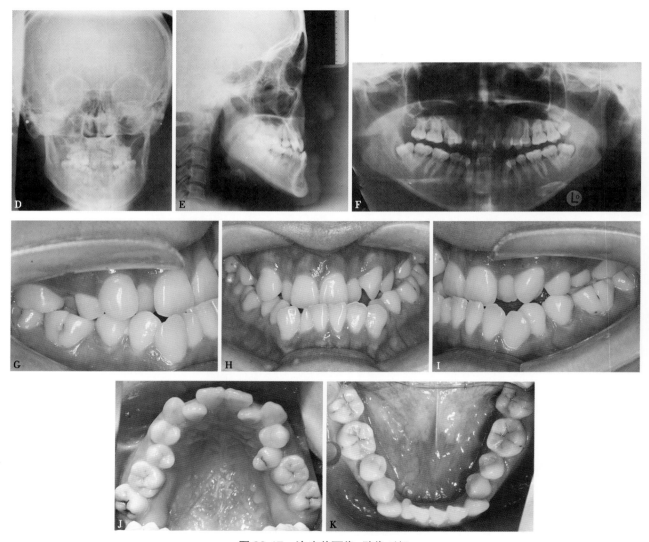

图 22-17　治疗前面像、𬌗像（续）

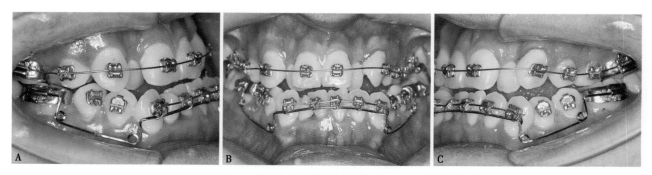

图 22-18　治疗中𬌗像（一）

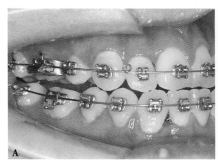
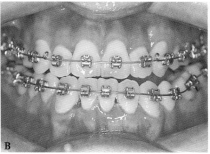
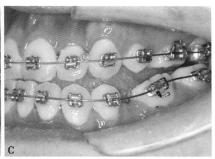

图 22-19　治疗中殆像（二）

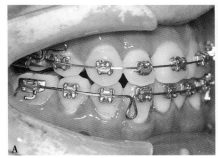
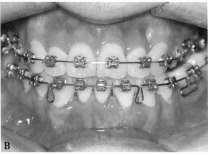
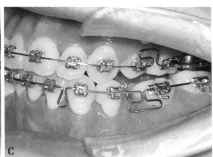

图 22-20　治疗中殆像（三）

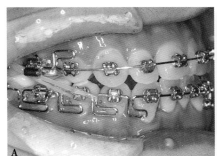
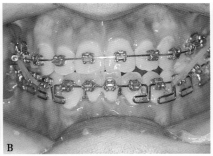
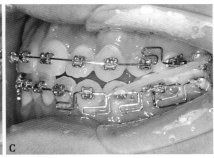

图 22-21　治疗中殆像（四）

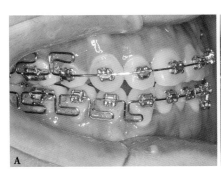
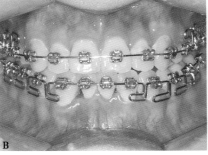
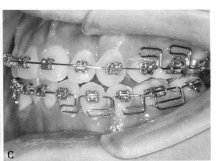

图 22-22　治疗中殆像（五）

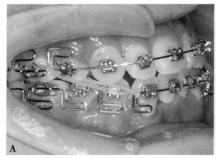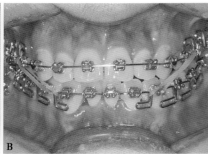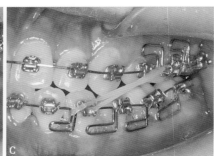

图 22-23 治疗中骀像（六）

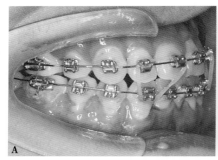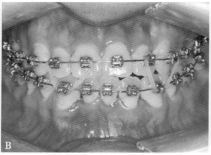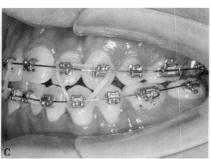

图 22-24 治疗中骀像（七）

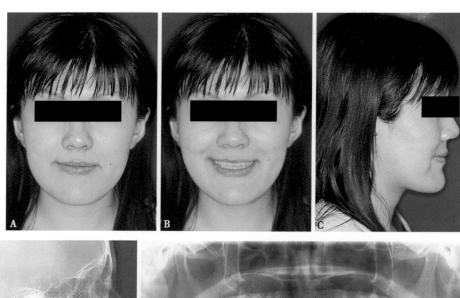

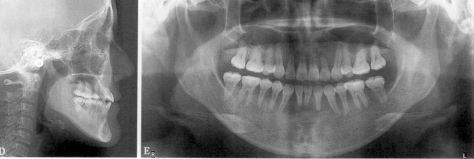

图 22-25 治疗结束面像、骀像

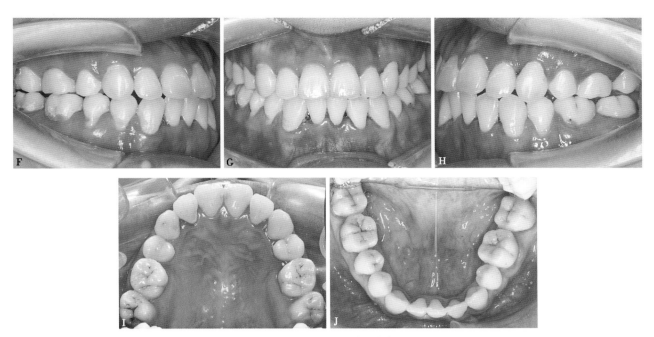

图 22-25 治疗结束面像、殆像（续）

疗效评价

上下牙排列整齐，前牙覆殆覆盖正常，后牙尖窝关系，上下唇关系明显改善，但骨性下颌前突仍然明显。治疗后 X 线片显示，牙根基本平行，但上下前牙具有明显吸收，下切牙向舌侧倾斜度虽明显改善，但存在牙根抵触至下颌骨舌侧皮质骨板的倾向。

表 22-1　治疗前后头影测量值比较

测量项目	测量值（200811）	测量值（201105）	正常值（LIU）
SNA（°）	80.1	78.0	83.05±2.69
SNB（°）	78.4	79.7	80.34±2.59
ANB（°）	−6.0	−1.7	2.72±1.78
MP-SN（°）	40.1	44.0	32.56±6.92
FH-MP（°）	35.6	38.1	25.45±4.81
U1-SN（°）	103	109.0	103.37±5.53
L1-MP（°）	68.6	81.1	96.28±5.39
U1-L1（°）	150	128.0	129.12±7.1
UL-E（mm）	−10	−5	−0.17±1.60
LL-E（mm）	−4	−5	0.07±1.94

病例二

18 岁男性，牙齿不齐要求矫正（图 22-26～图 22-35，表 22-2）。

问题列表：上下牙列重度拥挤，下颌前突，全牙弓对刃，上下中线左偏2mm。

诊断：安氏Ⅲ类，骨性Ⅲ类。

治疗方案：正畸掩饰性治疗，上颌快速扩弓的同时直丝弓矫治器排齐上牙列，逐步排齐下牙列后运用 MEAW 技术和Ⅲ类牵引纠正前牙覆殆覆盖，治疗历时 30 个月。

治疗体会：该患者为中度骨性Ⅲ类错殆，因上下切牙倾斜不明显，有代偿的空间，故选用掩饰性正畸治疗，因存在上颌拥挤和宽度不调，在上颌扩弓的同时唇倾上前牙，为下牙列排齐提供空间。为形成正常覆𬌗覆盖,上前牙唇倾较治疗前明显,切牙牙根与上颌腭侧骨皮质接触,可能是上切牙牙根吸收的主要原因。另外,治疗前下牙弓尖牙牙根明显偏近中,矫治初期尖牙未粘接托槽,以避免前牙出现反𬌗。治疗过程中,使用 MEAW 技术配合Ⅲ类牵引直立下颌后牙,对改善磨牙关系和前牙覆𬌗覆盖起到了重要作用。

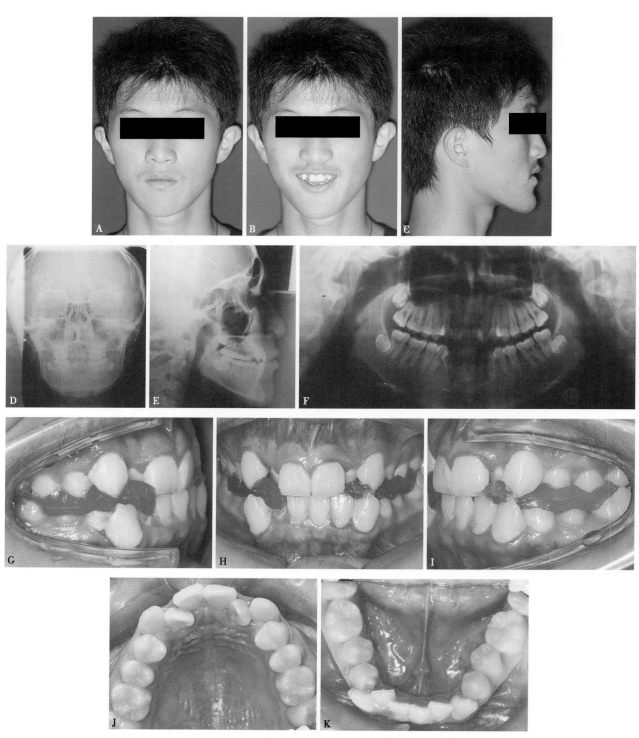

图 22-26　治疗前面像、咬合像

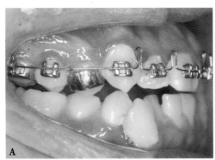
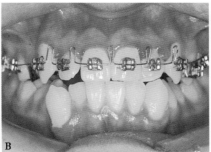
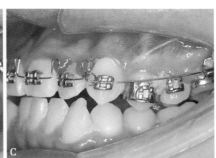

图 22-27　治疗中𬌗像（一）

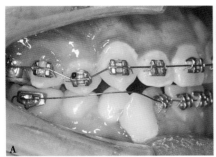
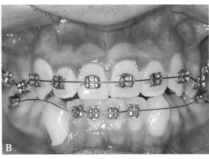
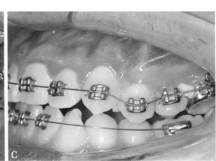

图 22-28　治疗中𬌗像（二）

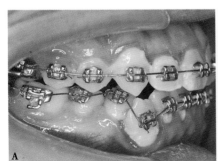
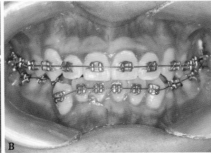
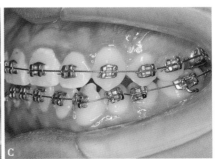

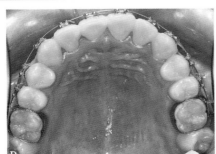
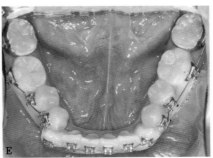

图 22-29　治疗中𬌗像（三）

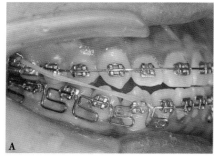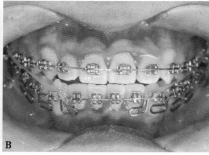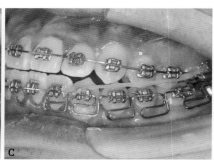

图 22-30　治疗中𬌗像（四）

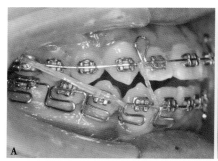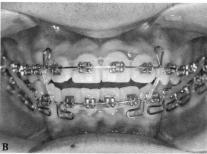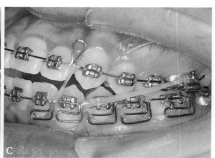

图 22-31　治疗中𬌗像（五）

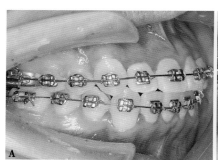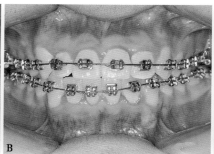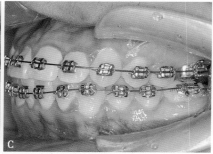

图 22-32　治疗中𬌗像（六）

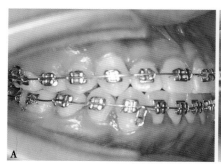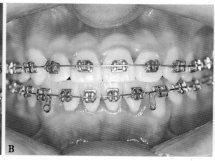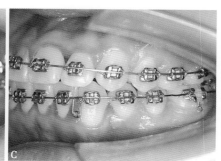

图 22-33　治疗中𬌗像（七）

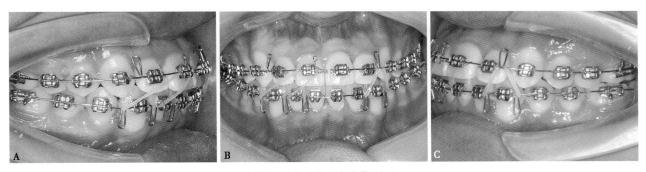

图 22-34 治疗中殆像（八）

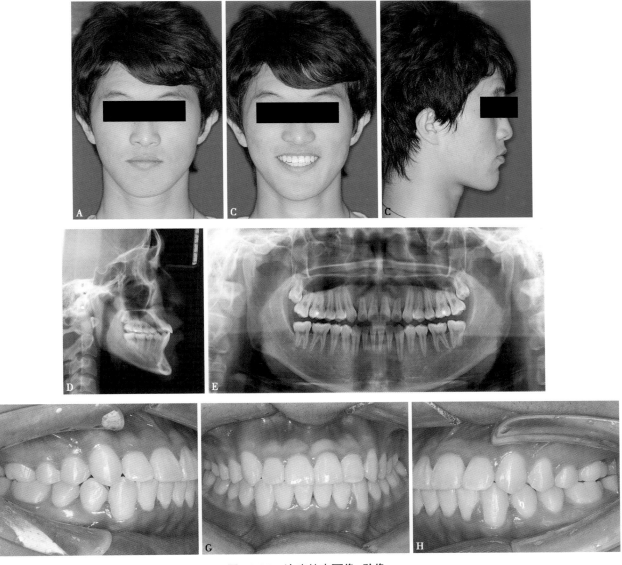

图 22-35 治疗结束面像、殆像

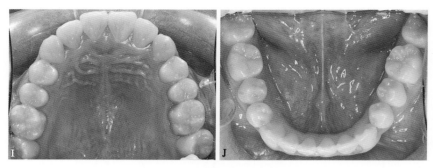

图 22-35　治疗结束面像、𬌗像（续）

疗效评价

上下牙排列整齐，前牙覆𬌗覆盖正常，后牙尖窝关系正常，少量改善侧面型，但前突的颏部仍然明显。治疗后 X 线片显示，牙根基本平行，但上前牙牙根圆钝，有少量根吸收。侧位片示上切牙唇倾度增大，切牙牙根与上颌腭侧骨皮质接触，或为上前牙牙根吸收的原因。

表 22-2　治疗前后头影测量值比较

测量项目	测量值（200808）	测量值（201104）	正常值（LIU）
SNA（°）	78.0	77.9	83.05±2.69
SNB（°）	78.4	77.7	80.34±2.59
ANB（°）	−0.4	0.2	2.72±1.78
MP-SN（°）	39.4	40.3	32.56±6.92
FH-MP（°）	30.7	31.3	25.45±4.81
U1-SN（°）	95.4	118.0	103.37±5.53
L1-MP（°）	85.2	91.1	96.28±5.39
U1-L1（°）	141.6	112.9	129.12±7.1
UL-E（mm）	−1	0	−0.17±1.60
LL-E（mm）	0	2	0.07±1.94

病例三

20 岁女性，右侧咬物困难要求矫治（图 22-36～图 22-44，表 22-3）。

问题列表：右侧磨牙锁𬌗、上下牙列轻度拥挤，下前牙舌倾，下中线左偏 2mm。诊断：安氏 I 类，骨性 I 类。

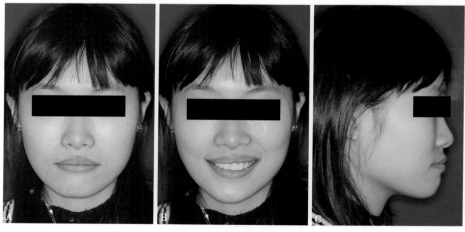

图 22-36　治疗前面像、咬合像

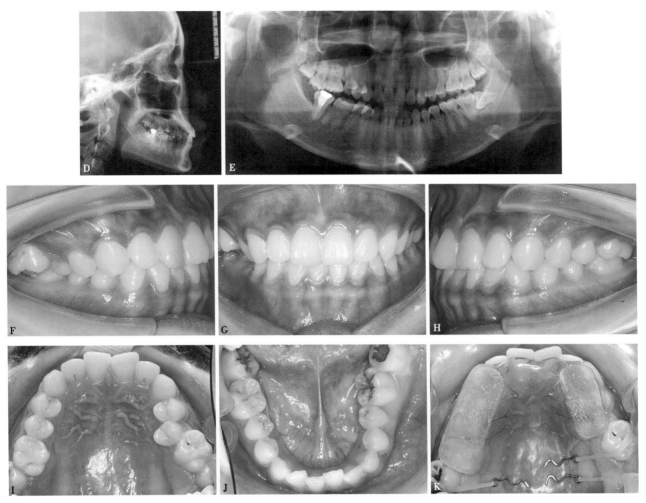

图 22-36 治疗前面像、咬合像（续）

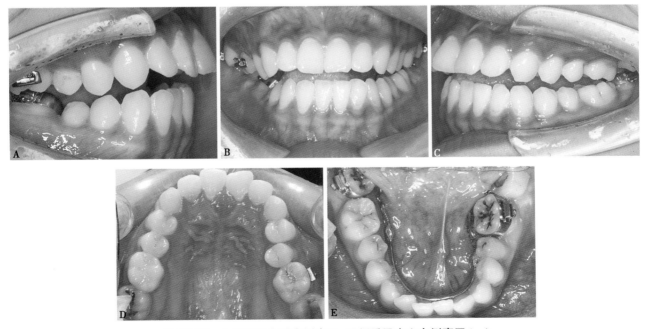

图 22-37 上颌殆垫牵引右侧磨牙，下颌舌弓直立右侧磨牙（一）

　　治疗方案：正畸掩饰性治疗。应用上颌𬌗垫牵引上颌右侧磨牙，同时配合下颌舌弓直立并颊向开展舌倾的右下磨牙。解除锁𬌗后逐步排齐上下牙列，调整咬合关系。治疗历时 22 个月。

　　治疗体会：该患者右侧后牙段锁𬌗。右侧后牙段锁𬌗使用了上颌𬌗垫，在牵引右上后牙的同时起到了压低的作用，减少了后牙建𬌗时因𬌗干扰引起患者咬合不适。下颌舌弓对直立及颊向开展舌倾的磨牙疗效显著，该方法是基于我们对后牙临床牙冠中心与 Wala ridge 的距离测量。

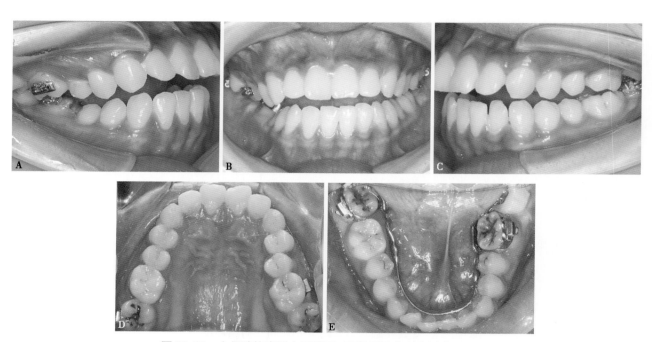

图 22-38　上颌𬌗垫牵引右侧磨牙，下颌舌弓直立右侧磨牙（二）

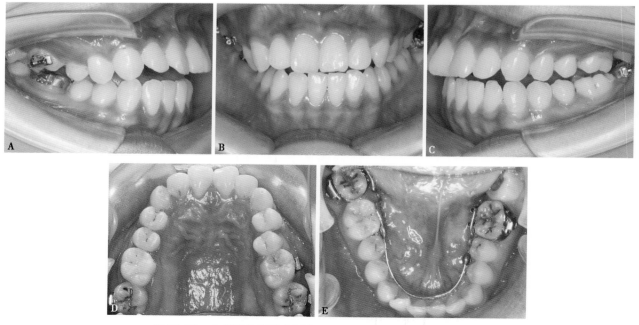

图 22-39　上颌𬌗垫牵引右侧磨牙，下颌舌弓直立右侧磨牙（三）

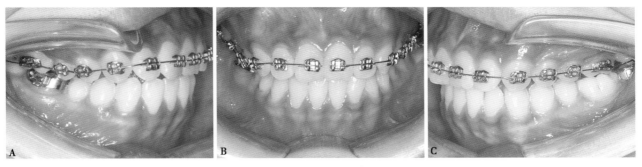

图 22-40　矫治中𬌗像（一）

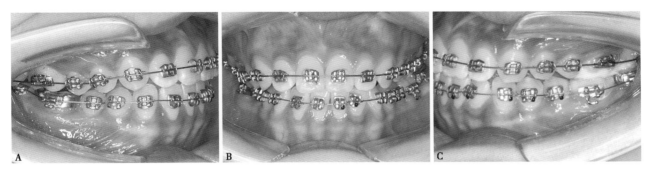

图 22-41　矫治中𬌗像（二）

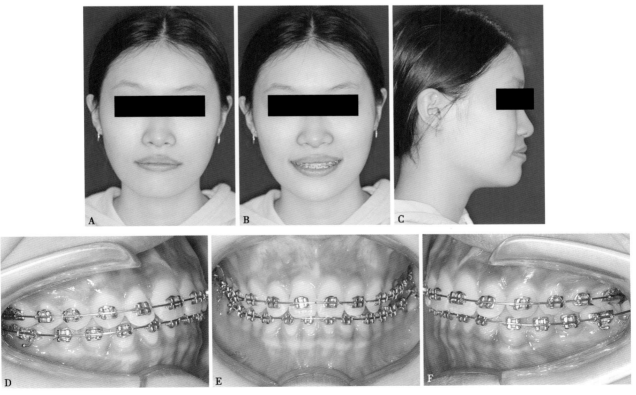

图 22-42　矫治中𬌗像（三）

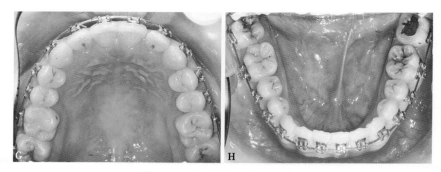

图 22-42 矫治中殆像（三）（续）

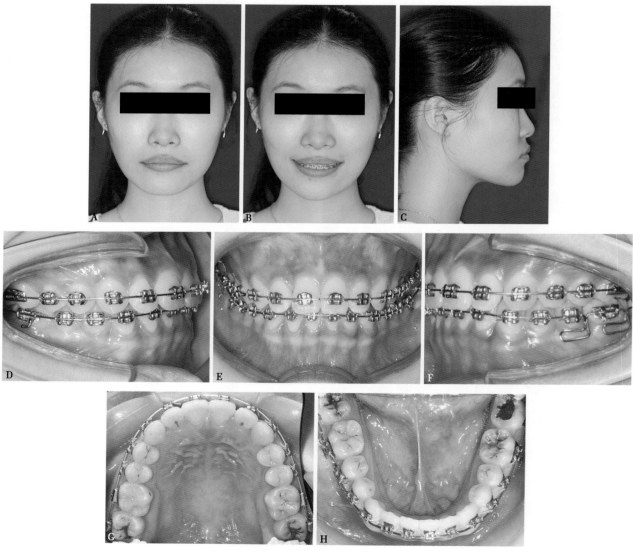

图 22-43 矫治中殆像（四）

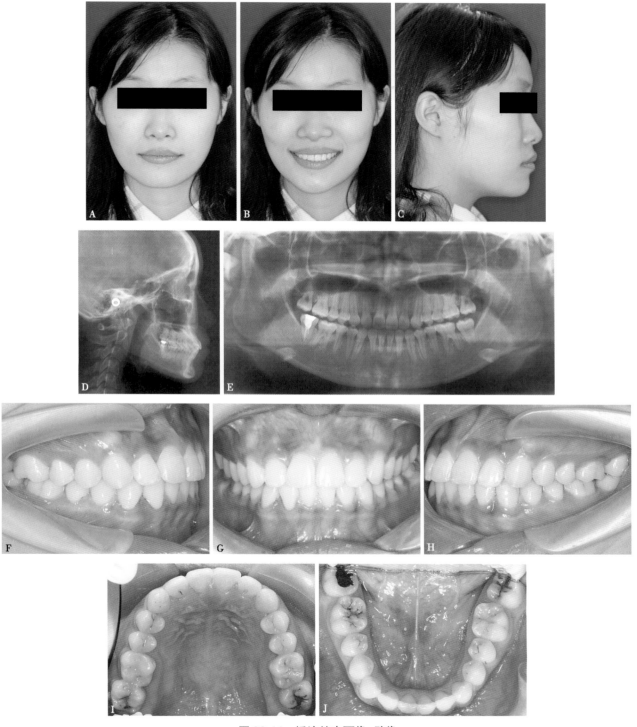

图 22-44　矫治结束面像、殆像

疗效评价

上下牙排列整齐,前牙覆殆覆盖正常,后牙尖窝关系正常。治疗后 X 线片显示,牙根基本平行,未见明显牙根吸收迹象。

表 22-3　治疗前后头影测量值比较

测量项目	测量值（201104）	测量值（201308）	正常值（LIU）
SNA（°）	85.3	85.5	83.05±2.69
SNB（°）	85.3	84.9	80.34±2.59
ANB（°）	0	0.6	2.72±1.78
MP-SN（°）	25.9	27.9	32.56±6.92
FH-MP（°）	23.5	25.5	25.45±4.81
U1-SN（°）	108.9	113.8	103.37±5.53
L1-MP（°）	90.3	95.1	96.28±5.39
U1-L1（°）	136.9	127.2	129.12±7.1
UL-E（mm）	−0.5	0	−0.17±1.60
LL-E（mm）	+0.5	+1	0.07±1.94

参 考 文 献

1. A. W. Andrews LF. The six elements of orofacial harmony. Andrews J，13-22

2. L. E. A. van der Bilt. Oral physiology and mastication. Physiology & Behavior，22-27

3. K. E. K. d. F. Vasconcelos. Dehiscence and fenestration in patients with Class I and Class II Division 1 malocclusion assessed with cone-beam computed tomography. American Journal of Orthodontics and Dentofacial Orthopedics，133.e1-133.e7

4. M. M. K. E. COHEN. The etiology and prevalence of gingival recession. The Journal of the American Dental Association，220-225

5. 傅民魁. 口腔正畸专科教程. 北京：人民卫生出版社，2007

6. D. G. Garib. Periodontal effects of rapid maxillary expansion with tooth-tissue-borne and tooth-borne expanders：A computed tomography evaluation. American Journal of Orthodontics and Dentofacial Orthopedics，749-758

7. N. R. Burns. Class Ⅲ camouflage treatment：What are the limits？ American Journal of Orthodontics and Dentofacial Orthopedics，e1-9.e13

8. P. R. &. F. W. &. S. M. Contemporary Orthodontics. 5th ed. St-Louis：Elsevier，2012

第23章

Ⅲ类错𬌗早期矫治的时机
The Timing of Early Orthodontic Treatmentin Class Ⅲ Malocclusion

贺红* 花放* 周顺泉*
*武汉大学口腔医学院

安氏Ⅲ类错𬌗畸形是临床上较常见的一种发育畸形。根据中华口腔医学会口腔正畸专委会 2000 年的流行病学调查,乳牙期、替牙期和恒牙期安氏Ⅲ类错𬌗的患病率分别为 14.94%、9.65% 和 14.98%[1]。安氏Ⅲ类错𬌗畸形通常表现为上、下颌第一磨牙呈近中关系,前牙反𬌗(或对刃),这对口腔功能、颜面美观和心理健康都有较严重的影响[2,3],且存在随患者的生长增龄畸形逐渐加重的趋势,矫治难度也明显增大[4]。因此,Ⅲ类错𬌗的矫治原则是,尽早消除病因,早期矫治,以阻断畸形的进一步发展,争取相对理想的矫治效果[5]。把握Ⅲ类错𬌗的矫治时机可能对其最终的矫治结果至关重要。

第一节 概　述

(一)概念及表现

根据"当代正畸学之父"——美国 Edward H. Angle 医师于 1989 年提出的错𬌗分类法,当上下颌骨及牙弓的近、远中关系不调,下颌及下牙弓处于近中位置,磨牙为近中关系时,称为近中错𬌗(mesioclusion)即第Ⅲ类错𬌗。若上颌第一恒磨牙的近中颊尖与下颌第一恒磨牙的远中颊尖相对,则称为轻度近中错𬌗关系或开始近中错𬌗;若上颌第一恒磨牙的近中颊尖咬合于下颌第一与第二恒磨牙之间,则称为完全近中错𬌗关系[1](图23-1)。

英国医师较习惯于使用切牙关系对错𬌗畸形进行分类。根据英国标准协会(British Standards Institute)所制订的定义,Ⅲ类错𬌗是指表现为Ⅲ类切牙关系的错𬌗畸形,即下颌切牙的切端位于上颌切牙舌隆突的前方[6](图23-2)。

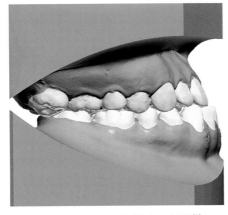

图 23-1　安氏Ⅲ类错𬌗示意图[1]

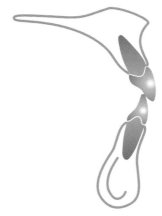

图 23-2　英国标准协会Ⅲ类错𬌗示意图[6]

除磨牙、切牙近中关系外，Ⅲ类错𬌗畸形还常常表现为前牙覆盖减小、对刃、反𬌗或开𬌗，上颌后缩、下颌前突等，其严重程度往往取决于患者上下颌骨骨性不调的程度。骨性Ⅲ类患者中往往存在牙槽性的代偿，即下颌切牙的舌倾及上颌切牙的唇倾，使其骨性不调得到不同程度的掩饰。此外，上颌骨可能在矢状向、水平向和（或）垂直向上呈现相对不足，导致严重的牙列拥挤、后牙区反𬌗和（或）开𬌗。患者侧貌常为凹面型，可因上颌发育不足或后缩，表现为面中份偏平、鼻唇角锐、上唇塌陷；也可因下颌发育过度，表现为颏部前突、下颌体长、下唇外翻等。

（二）患病率

Ⅲ类错𬌗畸形的患病率一般低于Ⅰ、Ⅱ类错𬌗畸形，且在不同种族人群之间存在差异[7]。通常认为，由于亚洲人种上颌发育不足的比例较高，其Ⅲ类错𬌗畸形患病率高于其他人种[8]。中华口腔医学会口腔正畸专委会于2000年对全国7个地区的25 392名青少年儿童进行了调查，结果显示中国人群乳牙期、替牙期和恒牙初期安氏Ⅲ类错𬌗畸形的患病率分别为14.94%、9.65%和14.98%[1]。而根据文献报道，白人和黑人人种中Ⅲ类错𬌗畸形的患病率分别为3%~5%及3%~6%[9]。

（三）分类

1. 功能性/骨性/牙性分类　Moyers[10]根据致病机制将Ⅲ类错𬌗分为功能性、骨性和牙性三类，并强调这三种因素同时存在的情况即混合性Ⅲ类错𬌗往往更为常见。

（1）功能性Ⅲ类错𬌗（functional class Ⅲ malocclusion）：又称假性Ⅲ类错𬌗（pseudo class Ⅲ malocclusion），是由于口腔不良习惯、咬合干扰和早接触等因素诱发下颌向前移位形成。下颌存在功能性移位（CO-CR位不调），即在正中关系位（CR）位时，患者表现为Ⅰ类骨型、正常侧貌以及Ⅰ类咬合关系；而在正中𬌗（CO）位时表现为Ⅲ类的骨性、牙性特征。此类患者可后退至上、下前牙对刃关系，且当下颌后退或处于姿势位时，侧貌较最大接触位时改善[9]。单纯的功能性反𬌗一般仅在乳牙期或替牙期存在。

（2）骨性Ⅲ类错𬌗（skeletal class Ⅲ malocclusion）：由于上、下颌骨生长不均衡造成的颌间关系异常。上颌骨发育不全（上颌后缩）、或下颌骨发育过度（下颌前突）、或者二者结合，导致前牙反𬌗、Ⅲ类骨面形显著、下颌前突且不能后退，为真性Ⅲ类错𬌗（true class Ⅲ malocclusion）。

（3）牙性Ⅲ类错𬌗（dental class Ⅲ malocclusion）：由于替牙异常、或个别牙的早失、或位置异常而致牙齿移位，磨牙为Ⅲ类咬合关系，前牙可为反𬌗或非反𬌗关系，颌骨、颜面发育基本正常。临床上主要表现为上前牙、后牙舌向错位，下前牙唇向、后牙颊向错位。

2. 真性/假性分类　Rabie[11]将Ⅲ类错𬌗分为真性Ⅲ类（骨性）及假性Ⅲ类错𬌗，并总结假性Ⅲ类的诊断特征为：①大部分无遗传史；②磨牙及尖牙关系在下颌姿势位时表现为Ⅰ类，而正中关系位时表现为Ⅲ类；③面中份长度减小；④下颌位置前移，但下颌体长度正常；⑤上颌切牙舌倾，下颌切牙正常。

3. 真性/假性/代偿性分类　Ngan在其总结的Ⅲ类错𬌗诊断流程[9]中，根据前牙覆盖及下颌功能性移位（CO-CR不调）情况将安氏Ⅲ类错𬌗分为：

（1）真性Ⅲ类错𬌗：前牙反覆盖，无下颌功能性移位；

（2）假性Ⅲ类错𬌗：前牙反覆盖，存在下颌功能性移位，患者在CR位时可表现为Ⅰ类骨型、正常面型、磨牙关系Ⅰ类，在CO位时表现为Ⅲ类的骨性、牙性特征；

（3）代偿性Ⅲ类错𬌗：前牙覆盖正常或切对切，下颌切牙舌倾，上颌切牙唇倾以代偿骨性不调。

（四）构成

根据骨性Ⅲ类错𬌗上下颌骨的形态及位置异常，可以把骨性畸形分为五种亚型[3]：见图23-3所示。

不同亚型的构成比在不同种族人群中存在差异。McNamara等的研究显示，Ⅲ类手术患者中上颌发育不足伴下颌发育过度最为常见，所占比例为30.1%，其次为下颌发育正常上颌发育不足（19.5%）及上颌发育正常下颌发育过度（19.2%）[12]。而韩国Ⅲ类手术患者以上颌发育正常下颌发育过度为主（47.7%），其次为下颌发育正常上颌发育不足（16.7%）和上颌发育不足伴下颌发育过度（13.5%）[13]。国内丁寅等对西北地区替牙期骨性Ⅲ类人群进行分析，发现上颌正常伴下颌发育过度最为常见（43.5%），其次为上颌发育不足伴下颌发育正常（32.1%），而上颌发育不足伴下颌发育过度所占比例较小（2.1%）[14]。

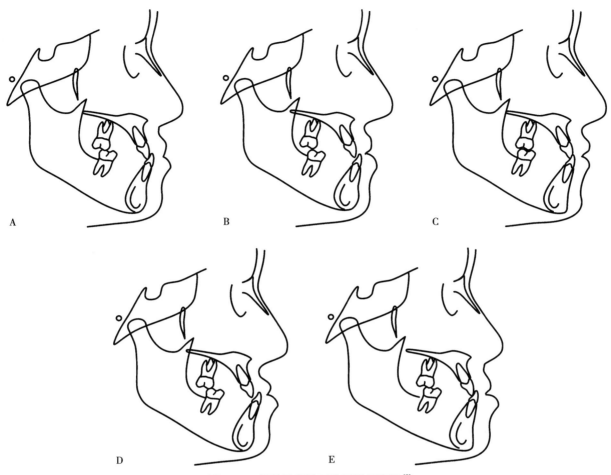

图 23-3　骨性Ⅲ类的五种亚型示意图 [3]

A. 上颌正常，下颌发育过度　B. 下颌正常，上颌发育不足　C. 上下颌均处于正常范围内，但两者表现为前牙反𬌗
D. 上颌发育不足，伴下颌发育过度　E. 上下颌均发育过度，两者之间关系表现为前牙反𬌗

（五）病因

1. 遗传　颌骨的发育受遗传影响，因而遗传因素是Ⅲ类错𬌗一个重要的病因 [15, 16]。骨性反𬌗患者往往有明显的家族史 [17]，最著名的例证是欧洲的 Hapsburg 皇室家族。在该家族 40 位有记载的成员中，有 33 位表现为下颌前突 [18]。

2. 环境因素　引起Ⅲ类错𬌗的环境因素主要包括替牙障碍，如上前牙缺失或早失、乳牙早脱或迟萌等；以及各种原因导致的下颌前伸，如不良哺乳姿势、乳尖牙磨耗不足、咬唇吮指习惯、伸舌习惯、伸下颌习惯及口呼吸、扁桃体肥大等 [3]。由于在下颌长期前伸动作过程中，髁突持续性地前移离开关节窝，刺激下颌骨生长，从而导致下颌发育过度 [9]。

（六）危害

Ⅲ类错𬌗对口腔功能、颜面美观和心理健康都有较为严重的影响 [2, 3]。一方面反𬌗会影响颌骨的发育，反𬌗牙数目越多，反𬌗越深，反𬌗时间越长，对颌骨发育的影响就越重，导致上颌骨及牙槽发育不足，下颌发育过度形成下颌前突。另一方面下颌前突畸形以及面中 1/3 凹陷、上唇塌陷等均影响美观，不利于患者的心理健康。此外，反𬌗还容易导致咀嚼功能降低、发音障碍以及颞下颌关节的疾患。

第二节 相关生长发育基础 ||||||

一、生长型(pattern of growth)

1. 概念 生长型是身体各部分空间比例在某一时点的关系,及其随时间推移所发生的变化[19]。生长型的特点主要包括:

(1)头尾生长梯度(cephalocaudal gradient of growth):即生长增大的时间轴是从头向四肢延伸(图23-4)。在颅面部,该梯度表现为新生儿的颅/面比例远大于成年者(图23-5)。就青春期而言,该梯度表现为上颌生长较少、结束较早,而下颌生长较多、持续时间较长,即颌骨的差异性生长(differential jaw growth)。

(2)生长速度差异:不同组织系统的生长速率不同。例如肌肉和骨骼的生长快于大脑和中枢神经系统,表现之一为头部占全身的比例逐渐减小。

(3)可预测性:特定生长型的比例关系变化可以通过数学方法进行一定程度的预测。另外,从时间维度上对生长型进行思考有助于加深我们对生长型变化的理解。

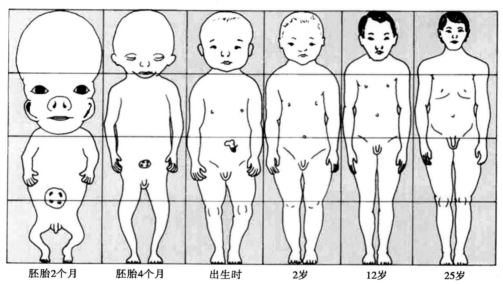

胚胎2个月　　胚胎4个月　　出生时　　2岁　　12岁　　25岁

图23-4 正常生长发育头尾生长梯度示意图[19]

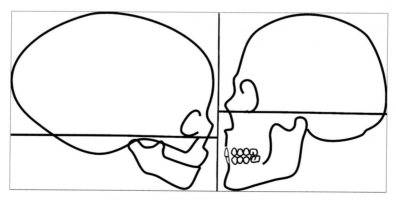

图23-5 婴儿与成人的颅面比例[19]

2. 面部生长型(facial growth pattern) 一般来说,同一种族个体,有类似的面部生长型,不同种族间颅颌面外形及头影测量均值存在一定的差异;有血缘关系的同一家庭中的成员,也可以有相互类似的面部生长型;同一个体,不同年龄阶段,面部生长型基本一致且有其连续性[1]。Bishara 等[20]的纵向研究表明 77% 的人从 5 岁到 25.5 岁维持了原有面型(平均面型、长面型或短面型)。无疑生长型是遗传的表现型,矫形和正畸治疗只能改变生长方向和生长量,尚不能改变面部的生长型[3]。

3. 面部生长型的分类　Graber 根据 Y 轴将面部生长型分为三类[21](图 23-6):

(1)平均生长型(average growth pattern):指下颌颏顶点(Go)沿 Y 轴向前下生长。关节窝的下降及髁突的垂直生长与上颌体及上牙槽的垂直向下的生长移动和下牙槽的向上移动生长相互均衡、协调。

(2)水平生长型(horizontal growth pattern):指颏顶点明显向前上移位,下颌生长沿逆时针方向旋转。可表现为短面型,有深覆𬌗的趋势。

(3)垂直生长型(vertical growth pattern):指颏顶点明显向后下移位,下颌生长沿顺时针方向旋转。可表现为长面型,有开𬌗趋势。

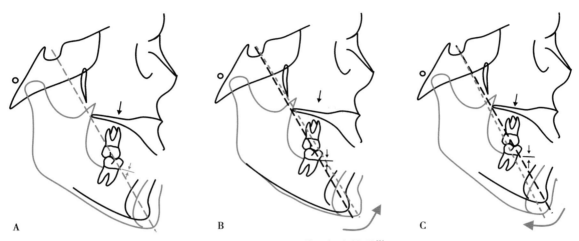

图 23-6　Graber 三种面部生长型[3]
A. 平均生长型　B. 水平生长型　C. 垂直生长型

二、出生后鼻 - 上颌复合体的生长

鼻 - 上颌复合体主要呈膜内成骨和骨缝生长,生长方式主要是移位,同时也有骨表面增生吸收改建。生长方向是向前向下。生长完成顺序依次为宽、长、高。其中上颌骨的生长在女性 15 岁左右、男性 17 岁左右时减缓至成人水平[6]。

1. 主要生长机制　一为被动性移位(passive displacement),即鼻上颌复合体随颅底向前下生长而向前下移位;二为上颌和鼻本身的主动性生长(active growth)[1]。在 7～15 岁期间,上颌有 1/3 的前移量来自被动性移位,余下的为软组织以牵张刺激所产生的上颌缝的主动生长。由于被动生长和主动生长的共同作用,在青春早期进行前牵引矫形治疗的时机越早,其骨性效果越佳[3]。

2. 主要生长部位

(1)骨缝:上颌骨周围有四条骨缝——额颌缝(frontal-maxillary suture)、颧颌缝(zygomatic-maxillary suture)、颧颞缝(zygomatic-temporal suture)、翼腭缝(pterygo-palatine suture)。这些骨缝不是生长中心而是生长区。骨缝处的骨质沉积可以使上颌骨的长度和高度增加。骨缝属张力型纤维组织,受张力形成新骨,受压力则骨质吸收。

(2)上颌结节区:上颌结节后缘沉积新骨,使上颌长度增长;上颌窦扩大,使上颌骨长、宽、高增大。

(3)硬腭区:婴儿时期腭盖平坦,随着生长逐渐下降。在腭下降的同时,牙槽突生长速度大于腭盖的下降,致腭穹隆增高约 10mm。腭宽度的生长主要是通过腭中缝处增生新骨。Melsen 等[22]认为,腭中缝的水平向生长可以持续到女性 16 岁、男性 18 岁,此后骨缝处于相对静止状态,25 岁时基本融合;他还提出青春期是最适宜快速扩弓的时期,如成年期进行机械扩弓可能造成骨折或骨破坏。

(4)鼻中隔:鼻中隔软骨的生长,对上颌骨生长起重要的引导作用。

三、下颌骨的生长

下颌骨有两种生长方式，除髁突有软骨生长外，下颌骨大小的增加都是由骨膜下的骨表面基质沉积形成。生长量与肌的作用、髁突的生长及牙齿的萌出有关[1]。

1. 下颌骨三维方向生长　下颌骨靠下颌升支前缘吸收陈骨和后缘增生新骨增加长度，同时两侧下颌后部变宽，形成下颌骨的 V 形生长（图 23-7）。下颌骨外侧面增生，内侧面吸收增加宽度。下颌支高度的生长，主要来自髁突的新骨生成以及喙突的生长；下颌体高度的生长，主要是靠下颌牙齿萌出时牙槽突的增加以及下颌骨下缘少量的新骨增生。

2. 下颌骨主要生长部位

（1）下颌升支：改建为下颌体及下颌牙弓、配合上颌牙弓发挥咀嚼功能是下颌升支的关键功能之一。下颌升支前缘吸收，后缘增生，改建位移量远大于磨牙宽度。

（2）髁突：近年来众多研究表明髁突是主要的生长区之一，而不是"下颌生长的调控中心"。髁突软骨是继发性软骨，具有多向性的增殖能力，其有丝分裂的方向受局部环境信息影响，而不是由遗传预先确定的。这种特点增强了对不同颅面结构的适应能力，保证了功能的发挥，同时也决定了髁突生长的复杂性。根据 Bjork 的纵向研究[23]，髁突生长方向为向上向前，均值 −6°，变异范围为 −26.0° 至 +16.0°。由于髁突的生长方向影响着颏前点的生长方向和位置，髁突生长的难以预测性也导致了个体生长变异的难以预测性。Buschang 等[24] 的研究显示，髁突生长与一般生长型一致，表现为儿童期减速、青春高峰期加速、高峰期后快速减速；其生长存在性别差异，女性比男性早 2 年达到髁突生长峰值，但在青春发育期生长慢于男性；髁突生长个体差异极大，有的个体生长很少甚至为负值，而有的个体每年有大于 5mm 的生长。

（3）颏部：颏部形状随年龄改变，在第二性征出现时变化尤为显著。其外形突出一方面来自下颌骨整体向前、下移位，导致颏部随之向前下移位；另一方面来自颏上牙槽部唇侧面的骨吸收，以及颏部唇侧面的骨沉积（图 23-8）。新生儿颏不明显，3 岁牙齿萌出后颏开始形成，一般女性 16 岁、男性 20 岁左右颏的生长基本完成[3]。由于颏部外形及突度对侧貌审美有较大影响，在正畸治疗设计时需予以关注。

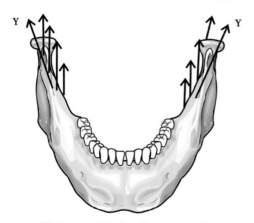

图 23-7　下颌升支的 V 形生长[3]

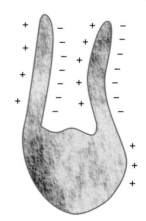

图 23-8　颏部的生长发育示意图[1]

四、Ⅲ类错𬌗的颌骨生长特点

McNamara 等[25]1997 年对 1376 名 2.7～47.9 岁的未经治疗的Ⅲ类错𬌗日本女性进行研究，发现Ⅲ类错𬌗有随生长发育逐渐恶化的趋势。在乳牙列末期，上颌即表现为后退，且其与颅底结构的关系在生长过程中基本保持不变；下颌亦在乳牙列末期表现为前突，且随着患者的发育成熟其下颌前突越发严重。随着个体的生长发育，上颌及下颌的牙性代偿逐渐加重，下前面高及下颌平面角逐渐增加。2007 年 Baccetti 等[26] 证实Ⅲ类错𬌗随生长发育逐渐恶化的趋势对白种人同样适用，并指出因此对发育中的Ⅲ类患者进行早期矫形干预性治疗是有必要的。此外，他们还发现不论男性还是女性Ⅲ类错𬌗患者，其下颌的发育都会持续到年轻的成年阶段。

McNamara 等[27]的研究还发现在白人Ⅲ类人群中，女性的下颌生长高峰期在 10 至 12 岁，男性的下颌生长高峰期为 12 至 15 岁；而男性及女性面中份的生长高峰都在青春期前。Saito 等[28]对 44 名 8 至 14 岁日本Ⅲ类未治疗人群与Ⅰ类错𬌗进行对比研究，发现Ⅲ类上下颌间矢状向的不调建立于 8 岁之前，且相较于Ⅰ类错𬌗，在生长发育过程中，Ⅲ类错𬌗患者有明显的下颌平面角、下面高比增大趋势。Pan 等[29]在台湾高雄的研究显示，安氏Ⅲ类错𬌗患者下颌骨生长速度要明显快于安氏Ⅰ类错𬌗[29]。

国内赵祝等[30]应用 CVM 分期（详见下一节"生长潜力预测"）对中国安氏Ⅲ类错𬌗患者进行研究，发现其下颌骨生长发育特点包括：①矢状向及垂直向生长在 CS1-CS2 期以及 CS3-CS4 期都极为迅速；②下颌骨矢状向及垂直向的生长可一直持续到成人前期（CS5-CS6 期）；③面下 1/3 高度明显增大；④男性下颌骨矢状向生长发育的最快期在 CS3-CS4 期，女性的最快期则在 CS1 到 CS2 期阶段（图 23-9）。

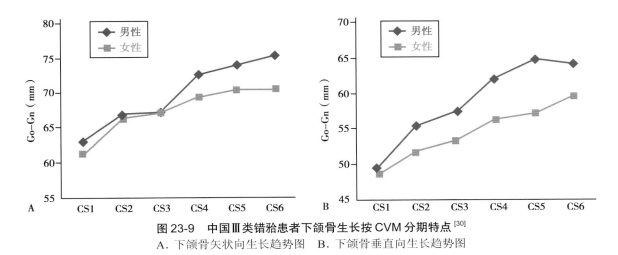

图 23-9　中国Ⅲ类错𬌗患者下颌骨生长按 CVM 分期特点[30]
A. 下颌骨矢状向生长趋势图　B. 下颌骨垂直向生长趋势图

第三节　诊　断

一、生长预测

1. 生长潜力预测　预测Ⅲ类错𬌗患者的生长潜力对我们确定矫治目标、把握治疗时机、选择治疗方案、评估矫治限度以及判断预后等均有重要的临床指导意义。临床上常用骨龄及第二性征龄来进行生长潜力预测：

（1）第二性征龄预测：仅用于女孩，用月经初潮作为指标。一般认为生长高峰出现于月经初潮前约 1 年。

（2）骨龄预测：使用 Grave 手腕骨片分期或 Baccetti 改良颈椎片（CVM）分期对生长潜力进行预测，准确性较好。由于 CVM 分期可直接在头颅侧位片上进行，不需另加拍 X 线片，近年来逐渐得到广泛应用（图 23-10）。

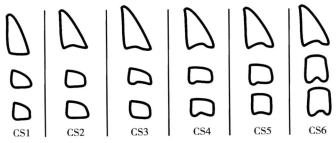

图 23-10　Baccetti 改良 CVM 分期生长评估示意图[31]

Baccetti 对 CVM 各个分期的具体描述[31]为：CS1：表明生长发育高峰最快在此 2 年后出现；CS2：表明生长发育高峰在此 1 年后出现；CS3：表明此阶段出现生长发育高峰期；CS4：表明生长发育高峰期在此阶段结束或者在此阶段的 1 年内已经结束；CS5：表明生长发育高峰在此阶段 1 年前结束；CS6：表明生长发育高峰至少在此 2 年前结束。

（3）其他：连续的身高测量资料也可用于生长潜力的预测。此外，由于面部生长发育受遗传因素的影响极大，在进行生长潜力的预测时，还应常规询问患者亲属的牙颌面特征，或对患者亲属进行检查，以明确患者是否存在遗传性致病因素。

2. 个体生长的不可预测性　Thompson[32]曾提出，没有任何两个个体是完全相同的，每一个个体都有自己独特的面部生长型、生长时机及生长速度，无法精确预测。生长迸发期可能在正畸治疗之前、中、后任意时期到来。良好的骨面生长型倾向于保持不变或变得更好，而不佳的骨面生长型则倾向于保持不变或变得更差。由于个体生长存在变异，错𬌗畸形的构成机制也不尽相同，使用平均生长值和数学模型对某个个体的生长进行预测注定是存在缺陷的[33]。Houston[34]也曾指出，鉴于面部生长在个体之间的变异较大，个性化、具体、精确的生长预测是不可能实现的；在治疗方案设计过程中，我们只能基于患者所属生长型类别的平均生长变化进行大致的估测。

3. 面部生长型的判断　临床上常用方法主要有以下两种：

（1）根据后前面高比：Jarabak 于 1972 年提出使用后前面高比值（Jarabakratio/face height ratio）判断面部生长型（图 23-11），计算方法如下。Jarabak 研究结果显示，该比值若低于 62%，为顺时针垂直生长型趋势；超过 65%，则为逆时针水平生长型趋势[35]。不同地区、不同种族和不同年龄阶段以及不同性别的后前面高比存在差异。在成都地区正常𬌗人群中，替牙列平均生长型，男性为 64.8%，女性为 64.0%；恒牙列期，男性为 67.0%，女性为 65.8%，大于或小于一个标准差分别为水平生长型或垂直生长型趋势[3]。而在武汉地区正常𬌗成年人中，后前面高比为男性（71.0±4.71）%，女性（68.6±4.52）%[36]。

$$后前面高比 = 后面高（S\text{-}Go）/ 前面高（N\text{-}Me）× 100\%$$

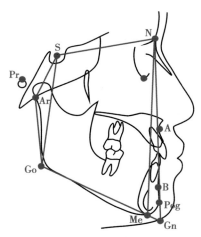

图 23-11　Jarabak 后前面高比示意图
（S-Go 为后面高，N-Me 为前面高）[3]

（2）根据下颌平面角：目前临床一般认为 SN-MP > 40°、FH-MP > 32° 为高角垂直生长型；SN-MP < 29°、FH-MP < 22° 为低角水平生长型[3]。

二、诊断思路

关于Ⅲ类错𬌗的矫治时机一直存在一定的争议[37]。对于Ⅲ类错𬌗的预后，在患者的生长完全结束之前，应当保持一种谨慎的态度。因此，区分骨性与非骨性Ⅲ类错𬌗，明确其分类，是Ⅲ类错𬌗矫治成功的关键。由于Ⅲ类错𬌗严重程度和表现形式变异性较大，其诊断较为复杂。在临床上可采用以下诊断思路（图 23-12）[7, 9, 38]：

1. 询问病史及主诉 询问患者及其父母是否存在下颌前突或反𬌗的家族史，了解其主诉。如果有近亲表现为严重的骨性Ⅲ类错𬌗畸形，则该患者有将来需要正颌手术治疗的可能性。

2. 口内检查 确定前牙覆𬌗覆盖情况。覆𬌗深的患者往往预后较好，而覆𬌗浅则预后不佳。如果患者表现为切牙正覆盖或切对切、下颌切牙舌倾，指示该患者为代偿性骨性Ⅲ类错𬌗。如果患者表现为反覆盖，进行下一步功能检查。

3. 功能检查 检查下颌是否存在功能性移位（CO-CR 不调），即息止颌位时下颌是否可以后退至切对切。如果可以，则属于假性Ⅲ类错𬌗，需早期矫治以为其生长提供有利条件。在解除 CO-CR 不调（可能需要借助去程序化𬌗垫[39]）之后，可以看出该患者本质上属于Ⅰ类错𬌗还是代偿性骨性Ⅲ类错𬌗。

4. 头影测量分析 定量记录Ⅲ类错𬌗的严重程度，分析其致病因素。曾祥龙等[40]经研究确定了手术与非手术治疗大致的界限：当上牙槽座点 - 鼻根点 - 下牙槽座点角（ANB）<-4°、颏颌前部骨组织面与下颌体底缘的交角（IDP-MP）<69°、联合变量（CV）<201°、下中切牙角（L1-MP）<82°、蝶鞍点 - 鼻根点 - 颏前点角（SNP）>83°时，预示正畸效果受限，需考虑外科正畸。Kerr 等[41]确立的 ANB 角和下切牙角手术治疗的界值分别为 -4° 和 83°。但有研究表明 Wits 值在区分掩饰治疗病例和手术病例时更具有决定性意义[39]。Ⅲ类掩饰治疗病例的平均 Wits 值为 -4.6±1.7mm，而Ⅲ类手术治疗病例的平均 Wits 值为 -12.2±4.3mm。Ngan 等[7]认为对于 Wits 绝对值大于 12mm 的患者，往往需要正颌手术来矫正骨性畸形；绝对值小于 4mm 的患者有可能通过正畸牙移动进行掩饰治疗；Wits 值绝对值 4mm 至 12mm 为临界区域，需要进一步的诊断分析，如进行 GTRV（growth treatment response vector）头影测量分析[8]等，综合其他因素，决定是选择掩饰治疗还是待生长结束后行手术治疗。

5. 此外还应该进行如下检查，辅助治疗方案的设计面高比、侧貌分析、生长潜力预测、生长型判断、牙弓宽度测量、对称性分析、颞下颌关节检查、口腔黏膜检查等等。

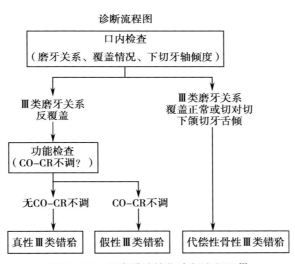

图 23-12 Ⅲ类错𬌗简化诊断流程图[9]

三、鉴别诊断要点

1. 功能性Ⅲ类错𬌗（假性Ⅲ类错𬌗） 主要由不良习惯引起，其反覆盖较轻，一般不会超过 2～3mm，磨牙近中关系，上、下颌骨形态正常，上下颌关系在休息位时正常，咬合位下颌前伸，面型基本正常，具有下颌功能性移位，牙尖交错位时前牙为反𬌗关系，而在息止颌位时下颌可后退至上、下前牙对刃关系。下颌功能性移位越大，治疗相对也就越容易，预后也就越好。X 线显示 SNA 正常、SNB 正常或偏大，ANB 正常或负值，下切牙唇倾度正常，上切牙舌倾或正常。此类畸形如不及时治疗可发展为骨性。

2. 牙性Ⅲ类错𬌗 往往由于替牙期障碍所引起，反覆盖较轻，磨牙轻度的近中关系，上、下颌形态正常，上、下颌关系无明显异常，面型基本正常，下颌可后退至切对切，X 线头影测量显示，SNA、SNB、ANB

基本正常，上切牙内倾，下切牙正常或唇倾，预后好。

3. 骨性Ⅲ类错𬌗（真性Ⅲ类错𬌗） 常常存在家族史。反覆盖重，多能超过 3mm，磨牙关系近中，下颌平面角较为陡峭，常为高下颌平面角、颏部明显前突，上颌前部或宽度发育不足，上、下颌关系明显不协调，下颌不能退至切对切。面型表现出明显的凹面型，X 线头影测量显示 SNA 减小，SNB 增大，ANB 负值，肯定存在切牙的代偿，表现为上前牙的唇向倾斜和下前牙的舌向倾斜，单纯正畸效果不好，需配合矫形或手术治疗。

第四节　Ⅲ类错𬌗的早期矫治

Ⅲ类错𬌗的矫治原则是早期矫治，消除病因，阻断畸形的进一步发展，争取相对理想的矫治效果。

一、早期矫治的意义

1. 防止不可逆的软、硬组织改变，如不干预，前牙反𬌗很可能导致下切牙的异常磨耗、代偿性倾斜、唇侧牙槽骨变薄以及牙龈退缩。

2. 改善骨性不调，提供有利的生长环境。下颌发育过度往往伴有下前牙牙性代偿。通过应用前牵面具或颏兜，早期矫治能改善骨性不调，减少过度的牙性代偿。

3. 改善咬合功能表现为前牙反𬌗的Ⅲ类错𬌗常常伴有下颌功能性前移。早期矫形治疗有利于解除 CO-CR 位不调，避免不利的生长型。

4. 降低Ⅱ期综合治疗的难度。对于轻、中度Ⅲ类错𬌗患者，早期正畸或矫形治疗有可能降低未来行正颌手术的必要性。即使最终仍需手术，早期矫治通过纠正上下颌宽度不调、最大程度激发上颌骨生长潜能，可减小正颌手术的幅度与范围。

5. 取得更理想的面部美观，有利于患儿的心理健康[42]。有研究表明，面具前牵治疗可以改善唇形态及面部美观[43]。

二、早期矫治的适应证与禁忌证

一般认为，当患者表现为下列有利因素时，可以考虑进行早期矫治[44]：①面型较好；②轻度骨性不调；③无下颌前突家族史；④存在下颌功能性移位；⑤低角；⑥髁突发育对称；⑦仍有生长潜力且预期配合度较好。但仍应告知患者及其家长，即使早期矫治取得成功、效果较好，未来需要手术的可能性依然存在。

当患者表现为下列不利因素时，可以推迟到生长发育结束后再行治疗：①面型较差；②严重骨性不调；③有家族史；④无下颌功能性移位；⑤高角；⑥髁突发育不对称；⑦配合度较差。

（一）乳牙期、替牙期Ⅲ类错𬌗的矫治

乳牙期大部分反𬌗以功能性或牙性为主，但也有相当部分的骨性Ⅲ类错𬌗，可以在早期做矫形治疗，也可等到成年后做正颌外科手术[45]。乳牙期矫治主要内容包括：纠正不良哺乳习惯，破除不良口腔习惯，防止下颌发生前伸；治疗扁桃体肥大，保持呼吸道通畅；以及替牙障碍的早期干预。矫治方法主要为阻断性矫治。

替牙期Ⅲ类错𬌗具有迫切性的矫治特点[2]。替牙期的前牙反𬌗仍属于反𬌗的早期阶段，即使是伴有上颌发育不足的病例也有不同程度的下颌功能性前伸因素，应该最大限度地加以利用。充分利用患者的生长潜力，促使发育不足的上颌向前生长，以治疗轻度的颌骨畸形，并减轻骨性不调的程度，对恒牙期畸形的治疗也有帮助。对于一些诊断明确、极为严重的骨性Ⅲ类错𬌗患者，则应详加考虑，一般会选择观察其生长发育的状况，暂时不做正畸治疗。

1. 阻断性矫治　主要矫治个别牙错位和下颌位置前移，破除不利的生长环境。

（1）咬撬法：个别牙反𬌗者，导致下颌功能性前移位，可通过咬撬法进行治疗，消除𬌗干扰。使用时将压舌板置于反𬌗牙的舌侧，上下牙咬合，以反𬌗牙牙龈发白为度。每日 3 次，每次 20 下即可。

（2）调磨牙尖：调磨磨耗不足的乳尖牙，消除其功能障碍，前牙反𬌗会自行纠正。

（3）𬌗垫舌簧活动矫治器（图23-13～图23-15）：唇向移动舌倾的上前牙或个别牙，去除咬合干扰，解除前牙反𬌗。双曲舌簧的弹簧平面置于反𬌗牙舌隆突上，与牙的长轴垂直，施以唇向力量。

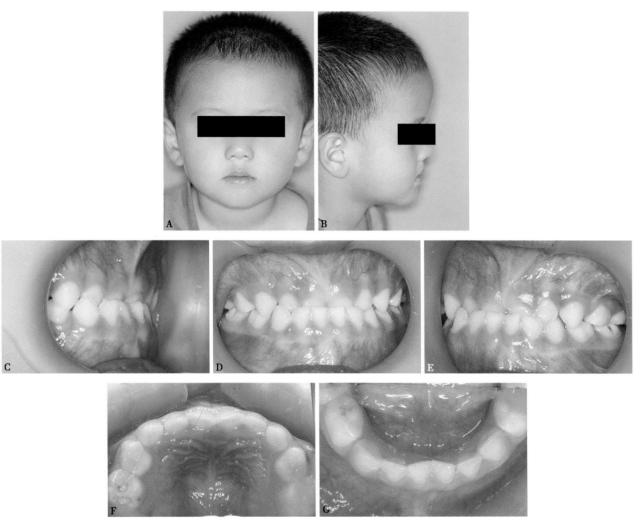

图23-13 治疗前面像及口内像

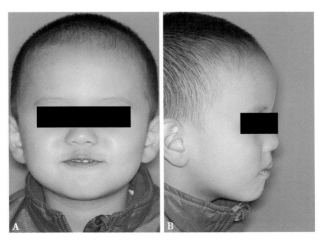

图23-14 𬌗垫舌簧治疗中面像、口内像，反𬌗已解除

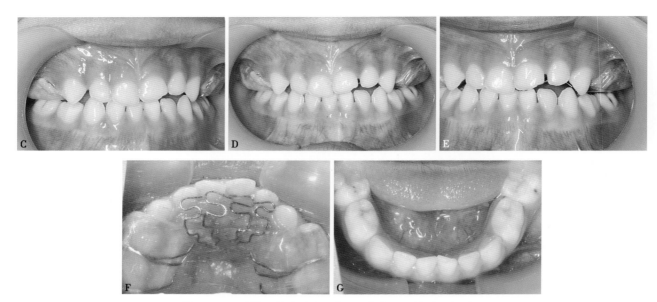

图 23-14 殆垫舌簧治疗中面像、口内像，反殆已解除（续）

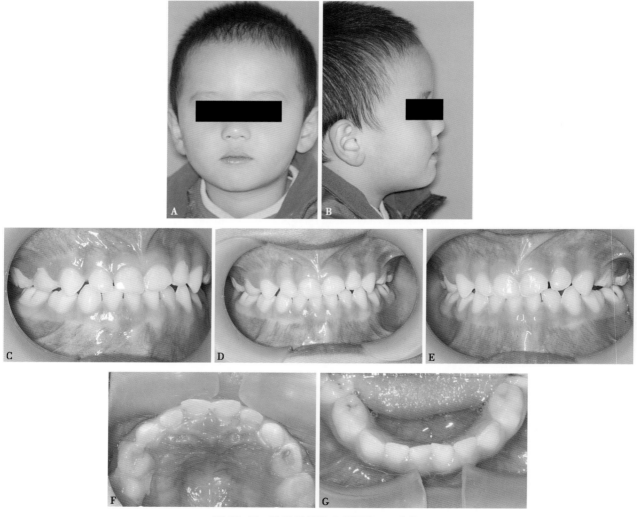

图 23-15 殆垫舌簧治疗后面像、口内像

（4）"2×4"矫治技术：对于上颌前牙舌向倾斜或直立所致的前牙反𬌗，下颌可以功能性后退，可采用上颌"2×4"固定矫治器。"2×4"矫治技术是 Mulligan 医师根据跳板原理和悬梁原理于 1982 年提出来的一种矫治技术，它是标准方丝弓矫治技术的一个衍生支，并且充分利用了 Begg 矫治技术"细丝"、"轻力"原则，形成了自身的特点[2]。"2×4"矫治技术在垂直向、水平向以及转矩的三向控制牙体的移动效果较好，有利于控制牙齿各方向移动，有效达到消除拥挤，排平、排齐牙列，关闭间隙的目的。较传统活动矫治器，"2×4"矫治技术复诊周期加长，矫治力持续，简单舒适，且可以辅助Ⅲ类牵引及中线牵引，达到调整磨牙关系和改正中线的目的，取得高质量的疗效。

2. 矫形治疗　矫形治疗仅适用于仍有生长潜力的患者，其方法的选择取决于患者的年龄及骨型。由于早期使用矫形治疗才可以获得较多的骨型改变，通常建议在替牙前期（恒切牙及恒第一磨牙萌出时）开始进行矫形治疗。应通过前述方法对患者的生长潜力进行预测；通过头影测量分析来评估Ⅲ类骨型的机制，是上颌的发育不足，下颌的发育过度，还是两者相结合。对矫形矫治器的选择一般基于患者的骨型。一般来说，上颌扩弓合并前方牵引适用于上颌发育不足者。此外，在矫形治疗阶段患者的配合十分重要。为了取得良好的矫治效果，患者应保持每天戴用矫形矫治器至少 14 个小时。

（1）颏兜：应用颏兜对骨性下颌前突进行矫形治疗已有 200 多年的历史，但近年来其局限性逐渐被多数研究所证实，其应用受到质疑。根据 Sugawara 等[46]的研究，应用颏兜矫治下颌发育过度的儿童时，其疗效局限于治疗期间，缺乏长期稳定性；术后追踪往往发现下颌骨发生补偿性生长（catch-up growth）导致复发。对于表现为明显下颌发育过度的患者，可能较为谨慎的办法是暂不矫治，待生长发育结束后进行正畸正颌联合治疗。

（2）上颌扩弓合并前方牵引：1944 年，Oppenheim[47] 提出下颌骨的生长和向前移位是无法控制的，并建议将上颌前移来平衡前突的下颌。1970 年 Haas[48] 的研究显示，上颌扩弓后会发生向前向下移位。之后多数研究证实，通过与上颌扩弓联用，前方牵引的疗效得到增强[9]（图 23-16）。可能的机制是上颌扩弓解除了上下颌锁结，激活了骨缝中的细胞反应，从而增强前牵的效果，缩短了治疗时间[49]。此外，扩弓还可以使牙列产生间隙，有利于前牙倾斜度的改善。

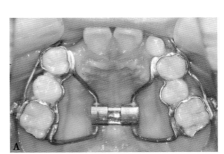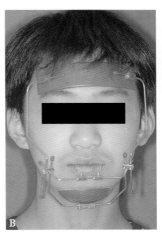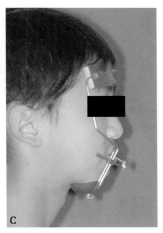

图 23-16　扩弓配合前方牵引示意图
A. 口内像　B、C. 面像

有研究显示，前方牵引疗法对乳牙期、替牙期以及恒牙早期患者均有一定的疗效；但开始于乳牙期或替牙早期的前方牵引治疗才能获得更多的上颌生长、前移[38]。因此，采用前方牵引矫治越早越好，一般认为 7～9 岁（上颌恒切牙萌出时）为最佳矫治时机。

临床上通常先进行上颌扩弓，再进行前方牵引。Beik 等[50] 的研究显示，与扩弓、牵引同时进行相比，先扩弓后牵引更有利于防止矫治后腭平面的逆时针旋转。扩弓方法一般是嘱患者家长每天对扩弓器加力 2 次（每次 0.25mm），持续 7～10 天。为了使腭平面的旋转最小化，通常前牵橡皮筋以与𬌗平面夹角 30°左右的方向，向前向下通过上颌尖牙区域，注意避免橡皮筋压迫口角引起患者的不适。对于前牙深覆𬌗的患者，可以适当逆时针旋转牵引方向，即使用与𬌗平面较为平行的牵引方向，以帮助减小覆𬌗。牵引力从300g 到 600g 不定，根据患者的年龄、畸形程度、戴用时间等制订。每天至少戴用 14 小时，治疗时间 6～9 个月，之后采用轻力保持牵引 6 个月左右。一般建议在覆盖正常后尽量适当过矫正，以为下颌的未来生长预留空间，防止复发。上颌扩弓加前方牵引矫治反𬌗见图 23-17～图 23-19。

由于传统的前方牵引治疗均以上颌牙列为支抗，间接对上颌骨施加前方牵引力，因此往往存在支抗丧失、上颌前牙唇倾、上颌磨牙前移与伸长等副作用[37, 51, 52]。近年来学者们对骨支抗与前方牵引的联用进行了大量的研究，取得了一定进展。根据相关研究，骨膜上支抗（onplant）、微钛板（miniplate）以及微种植钉（miniscrew）等作为支抗与前方牵引联合使用，均显示出较好的治疗效果，以及较少的副作用[53-55]（图 23-20）。

多数学者对前方牵引的治疗效果和稳定性表示肯定。根据 McNamara 等[56] 的研究，Ⅰ期前方牵引配合Ⅱ期固定矫治结束 5 年后，76% 的患者维持了正常覆𬌗覆盖；治疗组比对照组 A 点平均多前移 1.2mm，且下颌平均少生长 2.4mm（图 23-21～图 23-23）。此外，Hägg 等[52] 的长期追踪随机临床试验显示，前方牵引治疗 8 年后（平均年龄 17.5 岁，生长发育几乎停止），2/3 的患者疗效稳定，另外 1/3 的患者由于存在不利的生长型需要正颌手术治疗。因此 Baik[57] 等学者认为，前方牵引治疗的预后主要取决于术后下颌的发育。

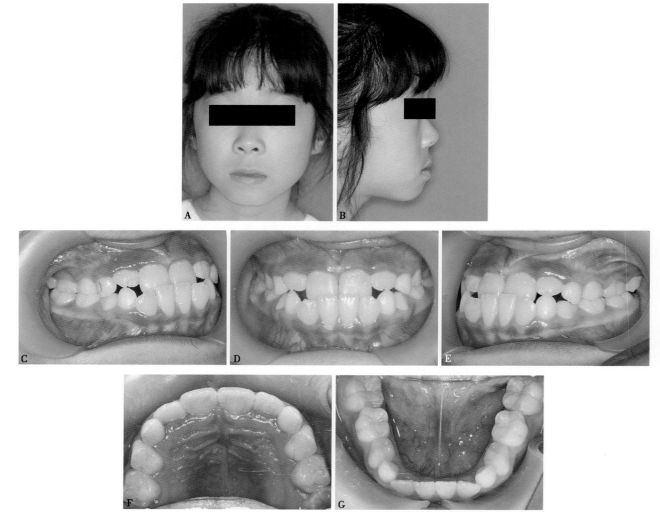

图 23-17　A、B. 治疗前面像：上颌发育不足　C～G. 治疗前口内像：前牙反𬌗

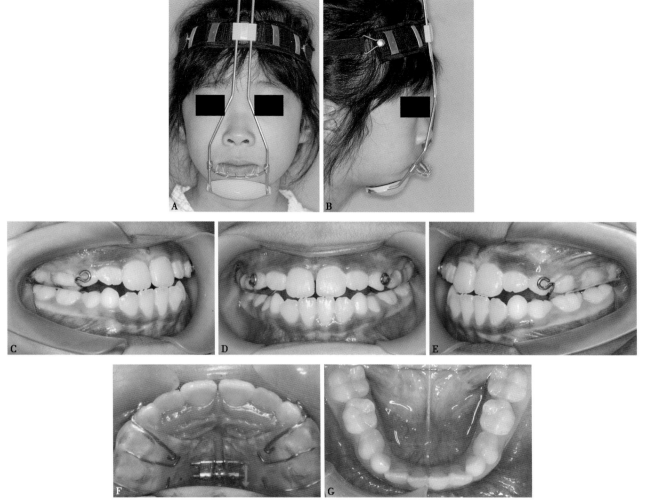

图 23-18　殆垫式扩弓前牵治疗中面像及口内像

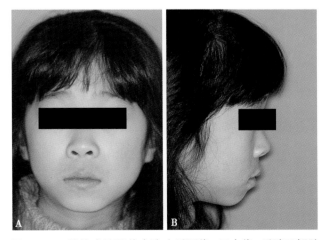

图 23-19　殆垫式扩弓前牵治疗后面像、口内像，反殆已解除

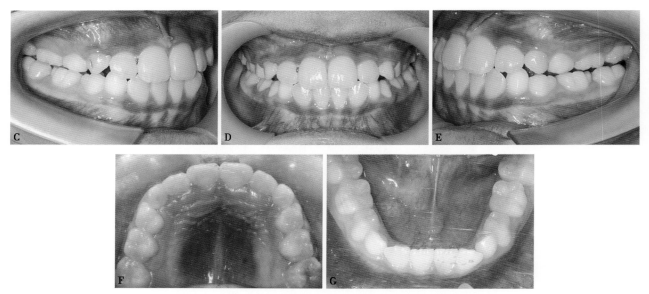

图 23-19　𬌗垫式扩弓前牵治疗后面像、口内像，反𬌗已解除（续）

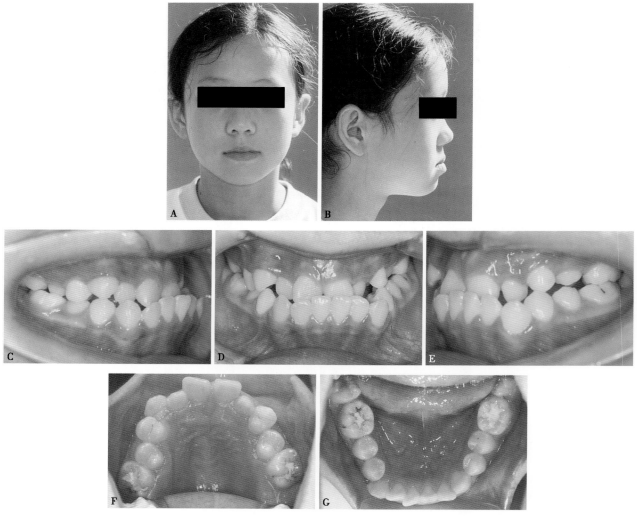

图 23-20　A、B. 治疗前面像：上颌发育不足　C～G. 治疗前口内像：几乎全牙弓反𬌗

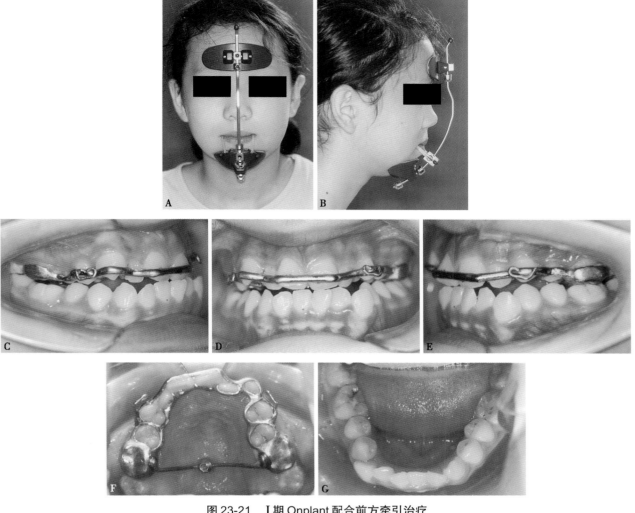

图 23-21　Ⅰ期 Onplant 配合前方牵引治疗
A、B. 面像　C～G. 口内像：前牙反𬌗基本解除

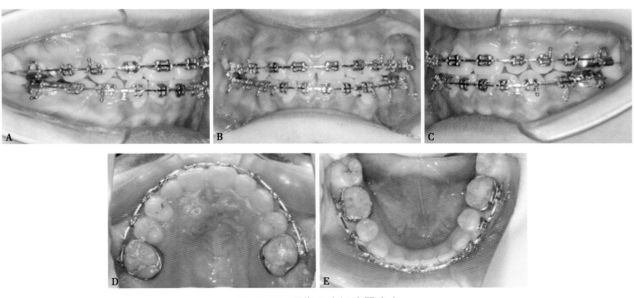

图 23-22　Ⅱ期固定矫治器治疗
A～E. 口内像

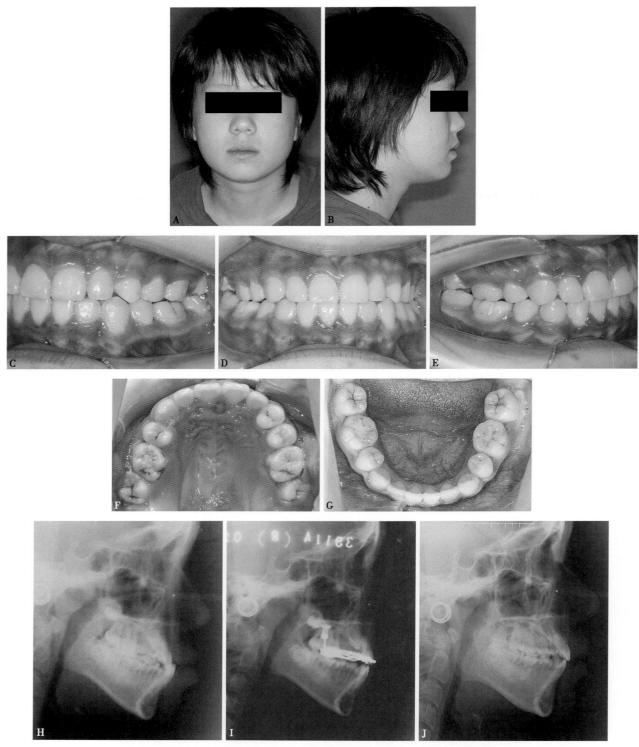

图 23-23　Onplant 种植体支抗前方牵引治疗前牙反𬌗及固定矫治结束后面像（A，B）及口内像（C～G），以及治疗前（H）、前牵引后（I）、全程治疗结束后（J）头颅侧位 X 线片

（3）FRⅢ型功能矫治器：FRⅢ型功能矫治器在临床的应用已有很长的时间，可用来矫治替牙期假性Ⅲ类错𬌗畸形。主要是利用咀嚼肌的力量及改变口周肌肉力量的平衡，促使上颌骨向前轻度生长、上前牙唇向倾斜、下前牙舌向倾斜，达到矫正前牙反𬌗的目的。对其疗效研究表明，使用 FRⅢ治疗后上前牙唇倾、下前牙舌倾，𬌗平面产生一定的顺时针旋转而腭平面无明显变化，下颌骨产生一定的向下、向后旋转，

患者前面高在治疗后增大且主要表现为前下面高增加，SNA 的角度有增加但不如前牵引矫治器明显[58]。矫治器戴用的时间 6～12 个月。

3. 暂不治疗　对于诊断明确，极为严重的骨性Ⅲ类错𬌗患者（Wits<−12mm，ANB<−4°，L1-MP<82°，前牙反覆盖极大者），应该观察其生长发育状况，暂时不做正畸治疗。

（二）恒牙早期Ⅲ类错𬌗的矫治

恒牙早期Ⅲ类错𬌗以牙性、骨性为主，可采用矫形治疗加掩饰治疗的方法进行矫治。矫形治疗主要是刺激上颌骨的发育，但效果不如乳牙列期及替牙前期。对于假性Ⅲ类及轻度骨性Ⅲ类错𬌗畸形，采用固定矫治器进行掩饰治疗，以牙代偿骨骼的不调。对于较为严重的骨性Ⅲ类错𬌗畸形，有可能需要成年后行正颌手术的，在此期可暂不治疗，观察其生长发育，待生长发育结束或接近结束时再行评估。

准确把握适应证，合理选择掩饰或手术治疗是此期的关键。除患者的骨性不调严重程度外，医师还应全面考虑患者的面型、切牙轴倾度、鼻唇角、前面高比、牙周状况、下颌的生长潜力以及咬合、美观等方面的治疗预期[57]。尤其要注意掩饰治疗的牙周界限。丁寅等[59]的CBCT研究显示，骨性Ⅲ类错𬌗患者的下切牙区牙槽骨有以下特点：与个别正常𬌗者相比，牙槽骨厚度更薄，根尖点距唇侧骨皮质较近，牙槽骨高度较低；下切牙越舌倾，根尖点越接近唇侧骨皮质，相应唇侧牙槽骨越薄，唇侧牙槽骨的附着高度越低，牙根的骨支持越少。这提示临床医师要充分了解患者下切牙区的牙周组织状况，考虑下切牙移动的方式和程度，尽量避免过度舌倾下切牙，否则将增加牙根暴露的风险。

1. 非拔牙矫治　大多数功能性Ⅲ类错𬌗能通过非拔牙的方法矫治。矫治原则为唇向移动上前牙，舌向移动下前牙，有时采用Ⅲ类颌间牵引，以矫正前牙反𬌗，调整磨牙关系和尖牙关系。成人功能性Ⅲ类错𬌗的矫治，以前牙𬌗关系为主，要求前牙达到正常覆𬌗覆盖关系，而磨牙只要能保证尖窝关系即可。对于轻度骨性Ⅲ类错𬌗、无牙列拥挤患者，也可采用非拔牙矫治，通过继续唇倾上前牙、舌倾下前牙来补偿颌骨的畸形。

2. 拔牙矫治　安氏Ⅲ类错𬌗病例在治疗时拔牙应慎重，因为不合理的拔牙会造成反𬌗面型的进一步加重导致矫治的失败。假性Ⅲ类错𬌗患者往往只根据牙列的拥挤度或上、下前牙的轴倾度来拔牙，所以并没有特殊的拔牙原则，治疗过程也同其他拔牙矫治无太大区别。对部分伴有中重度拥挤的Ⅲ类错𬌗患者，不拔牙矫治导致上前牙过度唇倾使得治疗后容易复发。通过拔牙矫治，解除牙列拥挤，代偿性移动上、下前牙，达到掩饰颌骨畸形的目的。拔牙的原则以下颌为准，对于上颌拥挤者，有时反𬌗矫治后究竟能提供多少间隙很难预测时，先纠正反𬌗后，依据前牙的覆𬌗覆盖、骨骼关系等来确定拔牙与否[60]。对于重度骨性Ⅲ类错𬌗患者，若患者不接受正颌外科手术时，也只能通过拔牙矫治，以牙齿移动来代偿颌骨的畸形。在安氏Ⅲ类错𬌗病例的拔牙矫正进程中，应特别注意上颌第一磨牙的支抗和下颌前牙的转矩，防止上颌第一磨牙的近中倾斜移动和下前牙的过度舌倾。

3. 多曲方丝弓技术　多曲方丝弓（multiloop edgewise arch wire，MEAW）技术是 Kim 医师于 20 世纪 60 年代末期在方丝弓技术的基础上创造、推广起来的高效固定矫治技术[61]。MEAW 主要引起牙齿的移动和变化使反𬌗得以矫正，对颌骨及软组织的影响不大。其优点在于多曲弓丝使托槽之间的弓丝距离增大，是持续性的轻力，形变率低，使每个牙齿在三维方向上调整且互不干扰，在后牙的后倾与短的Ⅲ类牵引及前牙的上、下颌间垂直牵引的协调作用下，并拔除下颌第三磨牙，后牙向远中竖直，为前牙的远中移动提供间隙。采用短Ⅲ类牵引及垂直牵引，可减少颞下颌关节及其他副反应。同矫治开𬌗一样，如不能保持持续的轻力、合适的牵引位置以及患者持之以恒的配合，不但不利于矫治，反而会加重错𬌗畸形。

参 考 文 献

1. 傅民魁. 口腔正畸学. 第6版. 北京：人民卫生出版社，2012

2. 曾祥龙. 现代口腔正畸学诊疗手册. 北京：北京医科大学出版社，2000

3. 陈扬熙. 口腔正畸学——基础、技术与临床. 北京：人民卫生出版社，2012

4. Guyer EC，Ellis ER，Mcnamara JJ，et al. Components of class Ⅲ malocclusion in juveniles and adolescents. Angle Orthod，1986，56（1）：7-30

5. 贺红. 安氏Ⅲ类错𬌗畸形矫治的研究进展. 中国实用口腔科杂志，2008，1（4）：205-208

6. Mitchell L. An Introduction to Orthodontics. 3rd ed. New York：Oxford University Press，2007

7. Ngan P，He H. Effective Maxillary Protraction for Class Ⅲ Patients // Nanda R，Kapila S. Current Therapy in Orthodontics. St. Louis：Mosby Elsevier，2010

8. Ngan P. Early Timely Treatment of Class Ⅲ Malocclusion. Seminars in Orthodontics，2005，11（3）：140-145

9. Ngan P，Hu AM，Fields HJ. Treatment of Class Ⅲ problems begins with differential diagnosis of anterior crossbites. Pediatr Dent，1997，19（6）：386-395

10. Moyers R. Handbook of orthodontics. Chicago：Year Book，1988

11. Rabie AB，Gu Y. Diagnostic criteria for pseudo-Class Ⅲ malocclusion. Am J Orthod Dentofacial Orthop，2000，117（1）：1-9

12. Ellis ER，Mcnamara JJ. Components of adult Class Ⅲ malocclusion. J Oral Maxillofac Surg，1984，42（5）：295-305

13. Baik HS，Han HK，Kim DJ，et al. Cephalometric characteristics of Korean Class Ⅲ surgical patients and their relationship to plans for surgical treatment. Int J Adult Orthodon Orthognath Surg，2000，15（2）：119-128

14. 陈嵘，郭涛，冯雪，等. 西北地区替牙期骨性Ⅲ类错𬌗构成分析. 口腔医学研究，2010，26（3）：408-410

15. Litton SF，Ackermann LV，Isaacson RJ，et al. A genetic study of Class 3 malocclusion. Am J Orthod，1970，58（6）：565-577

16. Nikopensius T，Saag M，Jagomagi T，et al. A missense mutation in DUSP6 is associated with Class Ⅲ malocclusion. J Dent Res，2013，92（10）：893-898

17. Xue F，Wong RW，Rabie A\B. Genes，genetics，and Class Ⅲ malocclusion. Orthod Craniofac Res，2010，13（2）：69-74

18. Jacobson A，Evans WG，Preston CB，et al. Mandibular prognathism. Am J Orthod，1974，66（2）：140-171

19. Proffit WR，Fields HJ，Sarver DM. Contemporary Orthodontics. 4th ed. St. Louis：Mosby Elsevier，2007

20. Bishara SE，Jakobsen JR. Longitudinal changes in three normal facial types. Am J Orthod，1985，88（6）：466-502

21. 徐芸. 口腔正畸学——现代原理与技术. 天津：天津科技翻译出版公司，1996

22. Melsen B，Melsen F. The postnatal development of the palatomaxillary region studied on human autopsy material. Am J Orthod，1982，82（4）：329-342

23. Bjork A. Variations in the growth pattern of the human mandible：longitudinal radiographic study by the implant method. J Dent Res，1963，42（1）Pt 2：400-411

24. Buschang PH，Santos-Pinto A，Demirjian A. Incremental growth charts for condylar growth between 6 and 16 years of age. Eur J Orthod，1999，21（2）：167-173

25. Miyajima K，Mcnamara JJ，Sana M，et al. An estimation of craniofacial growth in the untreated Class Ⅲ female with anterior crossbite. Am J Orthod Dentofacial Orthop，1997，112（4）：425-434

26. Baccetti T，Franchi L，Jr J A M. Growth in the Untreated Class Ⅲ Subject. Seminars in Orthodontics，2007，13（3）：130-142

27. Alexander AE，Mcnamara JJ，Franchi L，et al. Semilongitudinal cephalometric study of craniofacial growth in untreated Class Ⅲ malocclusion. Am J Orthod Dentofacial Orthop，2009，135（6）：700-701，700-701

28. Chen F，Terada K，Wu L，et al. Longitudinal evaluation of the intermaxillary relationship in Class Ⅲ malocclusions. Angle Orthod，2006，76（6）：955-961

29. Pan JY，Chou ST，Chang HP，et al. Morphometric analysis of the mandible in subjects with Class Ⅲ malocclusion. Kaohsiung J Med Sci，2006，22（7）：331-338

30. 赵祝，李东，宋镜明，等. 安氏Ⅲ类错𬌗患者下颌骨生长发育特点. 实用口腔医学杂志，2011，27（2）：222-225

31. Baccetti T，Franchi L，Jr. Mcnamara JA. The Cervical Vertebral Maturation（CVM）Method for the Assessment of Optimal Treatment Timing in Dentofacial Orthopedics. Seminars in Orthodontics，2005，11（3）：119-129

32. Thompson JR. The individuality of the patient in facial skeletal growth. Part 2. Am J Orthod Dentofacial Orthop，1994，105（2）：117-127

33. Williams S，Andersen CE. The morphology of the potential Class Ⅲ skeletal pattern in the growing child. Am J Orthod，1986，89（4）：302-311

34. Houston WJ. The current status of facial growth prediction：a review. Br J Orthod，1979，6（1）：11-17

35. Jarabak J，Fizzell J. Technique and treatemnt with lightwire edgewise appliance. St Louis：Mosby，1972

36. 熊晖，徐菁，贺红. 中国武汉地区 42 名正常𬌗 Jarabak 头影测量分析. 中华口腔正畸学杂志，2009，16（4）：199-202

37. Franchi L，Baccetti T，Mcnamara JA. Postpubertal assessment of treatment timing for maxillary expansion and protraction therapy followed by fixed appliances. Am J Orthod Dentofacial Orthop，2004，126（5）：555-568

38. Ngan P. Early treatment of Class Ⅲ malocclusion：is it worth the burden? Am J Orthod Dentofacial Orthop，2006，129（4 Suppl）：S82-S85

39. Stellzig-Eisenhauer A，Lux CJ，Schuster G. Treatment decision in adult patients with Class Ⅲ malocclusion：orthodontic therapy or orthognathic surgery? Am J Orthod Dentofacial Orthop，2002，122（1）：27-38

40. 曾祥龙，林久祥，黄金芳. 骨性前牙反𬌗正畸限度的初步探讨. 华西口腔医学杂志，1985，8（4）：233-237

41. Kerr WJ，Miller S，Dawber JE. Class Ⅲ malocclusion：surgery or orthodontics?. Br J Orthod，1992，19（1）：21-24

42. O'Brien K，Wright J，Conboy F，et al. Effectiveness of early orthodontic treatment with the Twin-block appliance：a multicenter，randomized，controlled trial. Part 2：Psychosocial effects. Am J Orthod Dentofacial Orthop，2003，124（5）：488-495

43. Ngan P，Hagg U，Yiu C，et al. Soft tissue and dentoskeletal profile changes associated with maxillary expansion and protraction headgear treatment. Am J Orthod Dentofacial Orthop，1996，109（1）：38-49

44. Campbell PM. The dilemma of Class Ⅲ treatment. Early or late? Angle Orthod，1983，53（3）：175-191

45. Ferro A，Nucci LP，Ferro F，et al. Long-term stability of skeletal Class Ⅲ patients treated with splints，Class Ⅲ elastics，and chincup. Am J Orthod Dentofacial Orthop，2003，123（4）：423-434

46. Sugawara J，Asano T，Endo N，et al. Long-term effects of chincap therapy on skeletal profile in mandibular prognathism. Am J Orthod Dentofacial Orthop，1990，98（2）：127-133

47. Oppenheim A. A possibility for physiologic orthodontic movement. Dent Rec（London），1945，65：278-280

48. Haas AJ. Palatal expansion：just the beginning of dentofacial orthopedics. Am J Orthod，1970，57（3）：219-255

49. Bell R A. A review of maxillary expansion in relation to rate of expansion and patient's age. Am J Orthod，1982，81（1）：32-37

50. Baik H S. Clinical results of the maxillary protraction in Korean children. Am J Orthod Dentofacial Orthop，1995，108（6）：583-592

51. Nartallo-Turley PE，Turley PK. Cephalometric effects of combined palatal expansion and facemask therapy on Class Ⅲ malocclusion. Angle Orthod，1998，68（3）：217-224

52. Hagg U，Tse A，Bendeus M，et al. Long-term follow-up of early treatment with reverse headgear. Eur J Orthod，2003，25（1）：95-102

53. Hong H，Ngan P，Han G，et al. Use of onplants as stable anchorage for facemask treatment：a case report. Angle Orthod，2005，75（3）：453-460

54. Cha B，Ngan PW. Skeletal Anchorage for Orthopedic Correction of Growing Class Ⅲ Patients. Seminars in Orthodontics，2011，17（2）：124-137

55. Ge YS，Liu J，Chen L，et al. Dentofacial effects of two facemask therapies for maxillary protraction. Angle Orthod，2012，82（6）：1083-1091

56. Westwood PV，Mcnamara JJ，Baccetti T，et al. Long-term effects of Class Ⅲ treatment with rapid maxillary expansion and facemask therapy followed by fixed appliances. Am J Orthod Dentofacial Orthop，2003，123（3）：306-320

57. Baik HS. Limitations in Orthopedic and Camouflage Treatment for Class Ⅲ Malocclusion. Seminars in Orthodontics，2007，13（3）：158-174

58. 吕超贤，王小霞，孙莹玉. FR-Ⅲ型功能调节器治疗儿童Ⅲ类错𬌗的疗效. 中日友好医院学报，2005，19（2）：84-86

59. 孙伯阳，王雷，王光，等. 成人骨性Ⅲ类错𬌗患者下切牙区牙槽骨形态特征的 CBCT 初步研究. 中华口腔正畸学杂志，2013，20（3）：140-144

60. 林珠，段银钟，丁寅. 口腔正畸治疗学. 西安：世界图书出版社，1997

61. Kim YH，Han UK，Lim DD，et al. Stability of anterior openbite correction with multiloop edgewise archwire therapy：A cephalometric follow-up study. Am J Orthod Dentofacial Orthop，2000，118（1）：43-54

第 24 章

正畸与 TMD 的风险及其防控
Risks and its Prevention of Orthodontic Treatment in TMD Patients

房兵* 江凌勇*
*上海交通大学第九人民医院

第一节 各类错𬌗畸形中 TMD 的发病情况以及构成比

颞下颌关节紊乱病（temporamandibular disorders，TMD）是口腔颌面部常见的疾病之一[1-3]，并不是单一疾病，而是一类有着相同或相似临床症状的一组疾病的总称，并且其病因尚未完全清楚，目前认为是一种多因素诱发的疾病。TMD 通常表现为颞下颌关节区及（或）咀嚼肌疼痛、下颌运动异常、功能障碍、关节弹响、破碎音及杂音等症状。颞下颌关节的结构正常与否与咬合功能关系密切，与正畸治疗也是密切相关，正日益受到口腔医师，包括口腔正畸医师的高度重视[4-5]。目前国内外对其流行病学，特别是针对正畸患者这一人群流行病学的研究还比较少，目前绝大多数研究表明正畸治疗与 TMD 的发生无关，既不会引起 TMD，也不会加重 TMD。然而确实有患者在正畸过程中出现关节不适等症状，但缺乏循证医学确切的验证，而且很多正畸患者选择就诊的年龄与颞下颌关节疾病高发的年龄重叠，即 20～30 岁之间，也为研究二者之间的相关性增加了很多的不确定性。因此，正畸治疗前充分认识 TMD 的发病情况和疾病类型，对正畸医师至关重要，而且治疗过程中也要密切关注颞下颌关节变化情况。

上海九院正颌正畸科通过 X 线片及关节核磁共振（MRI）等方法，对前来就诊的正畸患者颞下颌关节结构异常情况从多角度进行流行病学分析，分别探讨了颞下颌关节结构异常在正畸人群中的整体患病情况以及不同性别人群的患病情况，并进一步从矢状向、水平向及垂直向三个方向分析不同类型的错𬌗畸形与颞下颌关节结构异常的相关性。

MRI 能够清晰反映出多种颞下颌关节结构异常的情况，如关节盘 - 髁突位置关系、积液、骨质异常等，是国内外常用的检查颞下颌关节的方法之一[6]，辅以 X 线片的检查，可进行相关头影测量的数据分析，能够更全面地了解关节情况（图 24-1～图 24-3）。

结果显示 66.03% 的正畸就诊患者都伴有关节结构异常，但大多数患者没有临床症状，只是一种潜在的风险，但作为正畸医师必须清楚认识到这一点，并在治疗前与患者进行充分沟通，使其正确认识颞下颌关节疾病，并取得患者的充分理解，以便更好地开展正畸治疗。在颞下颌关节结构异常患者中，有将近70% 是双侧异常，因此临床上若患者本身伴有一侧关节弹响、疼痛等症状前来就诊，那么也需要高度警惕另一侧关节是否健康。左右两侧关节结构异常发生率基本一致，但类型略有差异：左侧关节结构异常患者中，患病率最高的是关节盘内移位，其次是关节腔积液，最低的是关节盘外移位；右侧关节结构异常患者中，患病率最高的是关节腔积液，其次是关节盘内移位，最低的是可复性盘前移位。性别对关节结构也有显著性影响，统计结果显示，女性患病率为 69.63%，而男性的患病率只有 58.16%，两者具有显著性差异，因此，临床上更要重视女性患者的关节问题。在男性患者中，左侧关节结构异常以盘内移和关节腔积液为主，盘前移、盘外移相对较少，右侧关节结构异常以关节腔积液为主，可复性盘前移、盘外移相对较少，可以看出双侧结构异常情况基本一致。在女性患者中，左侧关节结构异常以盘内移较为常见，可复性盘前移、盘外移相对较少,右侧关节结构异常以关节腔积液较为常见,可复性盘前移、盘外移相对较少。

就矢状向骨性错𬌗患者而言,骨性Ⅰ类患者关节结构异常比例为 60.71%,骨性Ⅱ类为 72.97%,骨性Ⅲ类为 64.04%,骨性Ⅱ类患者发病率最高,因此临床上需要警惕骨性Ⅱ类患者的关节问题。无论是骨性Ⅰ类、Ⅱ类还是Ⅲ类患者,左右两侧相比较,关节结构异常率基本一致,且都以双侧异常为主,但结构异常类型略有差异。骨性Ⅰ类患者中,左侧关节结构异常以盘内移较为常见,不可复性盘前移、盘外移相对较少,右侧关节结构异常以盘内移较为常见,可复性盘前移、盘外移相对较少。骨性Ⅱ类患者中,左侧关节结构异常以盘内移、不可复性盘前移较为常见,可复性盘前移、盘外移和关节腔积液相对较少,右侧关节

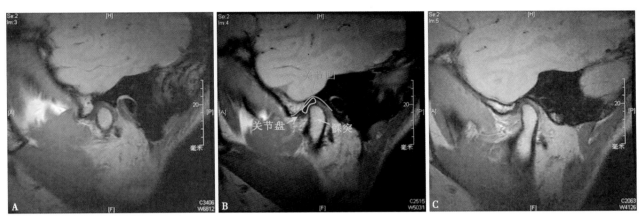

图 24-1 正常 TMJ 闭口侧位 MRI。关节盘位于髁突 11 点钟位置,未见前后向移位,未见骨质吸收及关节腔积液等异常情况

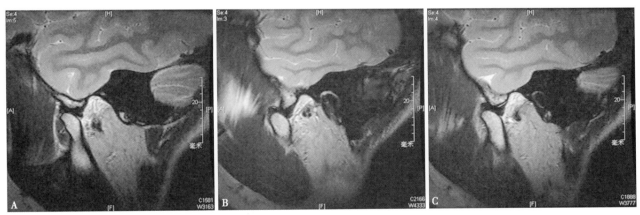

图 24-2 正常 TMJ 开口侧位 MRI。关节盘位于髁突顶部位置,未见骨质吸收及关节腔积液等异常情况,髁突活动度良好

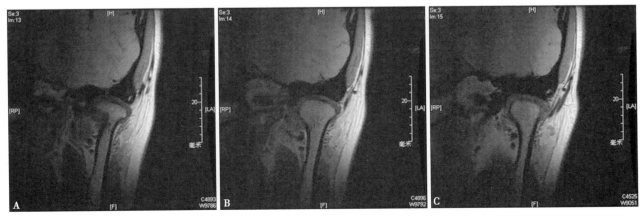

图 24-3 正常 TMJ 正位 MRI。关节盘位于髁突顶部位置,未见内外向移位,未见骨质吸收及关节腔积液等异常情况

结构异常以不可复性盘前移较为常见，可复性盘前移、盘外移相对较少。骨性Ⅲ类患者中，左侧关节结构异常以关节腔积液和盘内移较为常见，不可复性盘前移，盘外移相对较少，右侧关节结构异常以关节腔积液较为常见，可复性盘前移、不可复性盘前移相对较少。

而对于水平向骨性错𬌗，左侧偏斜患者关节结构异常比例为 78.18%，不偏患者关节结构异常比例为 60.87%，右侧偏斜患者关节结构异常比例为 85.19%，不偏患者显著低于偏斜患者，但左偏和右偏患者间无显著差异，因此临床上需要警惕面部偏斜患者的关节结构问题。无论是左偏、不偏还是右偏患者，关节结构异常都以双侧同时异常为主，但结构异常类型略有差异。下颌左偏患者中，左侧关节结构异常以关节腔积液较为常见，盘外移相对较少，右侧关节结构异常以关节腔积液较为常见，可复性盘前移、盘外移相对较少。下颌不偏患者中，左侧关节结构异常以盘内移较为常见，不可复性盘前移和盘外移相对较少，右侧关节结构异常以关节腔积液和盘内移较为常见，可复性盘前移、盘外移相对较少。下颌右偏患者中，左侧关节结构异常以盘内移较为常见，可复、不可复性盘前移相对较少，右侧关节结构异常以不可复性盘前移较为常见，可复性盘前移、盘内移相对较少。

对于垂直向骨性错𬌗，高角患者关节结构异常比例为 77.12%，均角患者关节结构异常比例为 56.88%，低角患者关节结构异常比例为 70.59%，高角患者关节结构异常发生率显著高于均角患者，因此临床上需要警惕高角患者的关节结构问题。无论是高角、均角还是低角患者，关节结构异常都以双侧同时异常为主，但结构异常类型略有差异。高角患者中，左侧关节结构异常以盘内移较为常见，盘外移相对较少，右侧关节结构异常以不可复性盘前移较为常见，可复性盘前移相对较少。均角患者中，左侧关节结构异常以盘内移和关节腔积液较为常见，不可复性盘前移相对较少，右侧关节结构异常以关节腔积液较为常见，可复性盘前移相对较少。低角患者中，左侧关节结构异常以关节腔积液较为常见，不可复性盘前移相对较少，右侧关节结构异常以关节腔积液较为常见，不可复性盘前移、盘外移相对较少。

第二节　错𬌗畸形伴 TMD 的治疗程序

颞下颌关节紊乱病（TMD）与错𬌗畸形的关系一直都有争论，有些学者认为错𬌗畸形是 TMD 发生的主要病因之一，而有些却认为错𬌗畸形并非导致 TMD 的主要病因。目前，TMD 与错𬌗畸形是否有关尚不清楚，没有达成一致的观点。

正畸医师不是颞下颌关节专科医师。我们认为不要试图用正畸手段或正畸 - 正颌联合的方法去治疗 TMD，或允诺患者可以在治疗错𬌗畸形同时治好颞下颌关节紊乱病。正畸治疗的出发点是基于错𬌗畸形需要正畸或颌面畸形需要正颌手术为主诉的患者，而不是以关节症状为主诉的患者。

故在制订相应的治疗程序之前我们要明确哪些是需要正畸医师治疗的，哪些是需要请关节专科医师治疗的，哪些是需要共同处理的。既有分工，又有协作，各司其职。正畸手段或正畸 - 正颌 - 颞下颌关节联合治疗中涉及正畸医师、正颌医师及关节医师。正畸医师主要负责正畸，其中包括术前术后正畸，共同参与手术方案的制订和面型预测。如是需要手术的患者还需要正颌医师负责实施手术，手术中对于髁突位移的控制是手术医师处理关节的关键步骤，关节医师主要负责关节问题的处理。以上分工是非常明确的，而难点在于治疗程序的制订和时间的交叉和先后。这就需要对所涉及的目前治疗手段，各种治疗手段可能取得的疗效及其限度都有深入地认识，哪些是属于有把握的，哪些又是需要观察处理的，哪些目前还是无能为力的。只有在此基础上才能制订一个合理的诊疗计划和时间列表，利于患者诊治，不至于耽误治疗时间。

鉴于该问题的复杂性，本章节主要聚焦在下列问题的探讨：TMD 患者正畸治疗过程中，TMD 本身对错𬌗畸形的正畸疗效及其长期稳定性的影响。

一、青少年错𬌗畸形伴 TMD 的治疗程序及预后

（一）青少年错𬌗畸形伴 TMD 的关节治疗目标

青少年错𬌗畸形伴 TMD 的关节治疗目标是尽可能建立正中关系位，保持或恢复生理性髁突 - 盘 - 关

节凹关系（图 24-4）。正常健康符合解剖生理要求的关节结构不仅是健康口颌系统的关键要素之一，也是关节治疗的最高目标。目前认为髁突就位于关节凹内，在解剖结构的最上位，居中，此时关节盘中份正对关节结节后斜面，髁突的关节前斜面、关节盘中带、关节结节后斜面密切接触，关节盘后带的后缘位于髁状突横嵴的上方，即称为髁突就位于正中关系（centric relation，CR），髁状突在此位置时下颌依此为轴（称为铰链轴）可作约 20mm 单纯的转动而无滑动（称为铰链运动）。功能𬌗要建立在此正中关系的基础上，离开正中关系单纯讲咬合则不能称为功能𬌗。

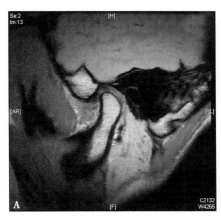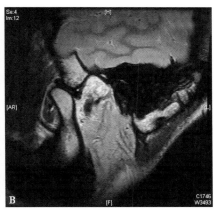

图 24-4　开、闭口位正常的髁突 - 关节盘 - 关节凹关系（MRI 检查）。矢状向闭口位（A），矢状向开口位（B）

（二）青少年错𬌗畸形伴 TMD 的关节治疗中建立或恢复生理性髁突 - 关节盘位置关系的原因

1. 青少年盘前移的危害性大　青少年处于生长发育期，髁突是生长活跃的生长区，此时若发生关节盘前移位，移位后髁突骨质吸收会影响下颌生长发育。很多研究认为下颌后缩的 Ⅱ 类患者可能就是基于此因素造成下颌发育不足，且移位发生越早、病程越长，下颌后缩趋势越明显。如果是单侧发生关节盘前移位，则患侧下颌升支垂直向高度不足，颏部向患侧偏斜，造成偏缩𬌗，且关节病变越重、病程越长，面型偏斜趋势越明显。下颌相对于上颌呈现差异性生长，所以青少年发生关节盘前移位对下颌骨的影响比成人影响更大。同时，也可能是造成正畸复发或成年后正畸正颌联合治疗不稳定的原因。

2. 青少年的改建能力活跃　青少年处于生长发育期，髁突又是生长活跃的生长区，如果越早恢复生理的髁突 - 盘 - 关节凹位置关系，对髁突骨质破坏所影响的下颌生长发育问题就越早停止，髁突作为生长区对下颌发育的作用越早恢复。通常下颌生长发育可以持续到 20 岁。

（三）青少年错𬌗畸形伴 TMD 的治疗程序及预后

1. 正畸前重点检查关节，明确诊断　收集颞下颌关节特别是 TMD 的病史，症状及体征，辅助检查包括 X 线片、核磁共振、肌电图及下颌运动仪检查等。病史中对于弹响发生时间的问诊及扣诊非常重要。而 MRI 可以非常清楚地直接显示关节盘的影像，优于造影，对关节无损伤，是目前用于观察关节软组织特别是关节盘的形态及位置最有用的手段。

2. 区别关节盘移位是可复性还是不可复性　这是决定诊疗程序的关键。通过 TMJ 区核磁共振检查，可以非常明确地诊断患者是可复性还是不可复性盘移位，在此基础之上，进一步结合患者的临床检查，确定哪些会对我们的治疗有影响。临床中还会碰到一类特殊患者，拥有明显关节症状但 MRI 检查却没有关节盘移位的患者，常常不纳入治疗程序，转诊关节专科对症处理或随访。

（1）如是可复性关节盘移位：如弹响发生在早期，病程不长，可以通过类似再定位咬合板（repositioning splint）的原理重新复位关节盘。

①寻找位置：医嘱患者小张口，逐步前伸，试探寻找，类似导下颌向前时的咬合重建，当下颌处于此新位置时第一次张口仍可听到弹响，而后反复张口弹响消失，用蜡𬌗记录此弹响消失的位置。如是单侧偏缩𬌗，方法类似，医嘱向健侧，寻找弹响消失的新位置。

②评价方法：通过重新拍摄 MRI，明确在蜡𬱖记录的新位置上髁突已重新捕捉到前移的关节盘，恢复正确的髁突-盘的相对关系。这一点是非常关键的，可确保形成正常髁突-盘关系，而不是进一步将前移的关节盘继续推向前，促进向不可复的恶向进展。

③选用矫治器：由于在此位置下，下颌一般处于前导的位置，故一般通过 Activator、Twin-Block 等功能矫治器来实现，即可以诱导盘复位，此类往往是下颌后缩病例，又可以导下颌向前（见病例一），一般戴用情况同功能矫治器类似，但建议在前 3～6 个月坚持全天戴用。

附：

病例一

16 岁男孩，主诉下颌后缩，前牙咬合深（图 24-5～图 24-11）。

诊断：下颌轻度后缩 + 双侧关节盘可复性前移位。

治疗：再定位复位髁突-关节盘关系 + 同期 Twin-Block 导下颌向前。

体会：探索可复性关节盘复位后髁突改建恢复建立正确的髁突-盘关系，促进髁突生长下颌升支高度增加及导下颌向前移，使 TMJ 治疗、功能矫治与咬合建立三者同期完成成为可能。

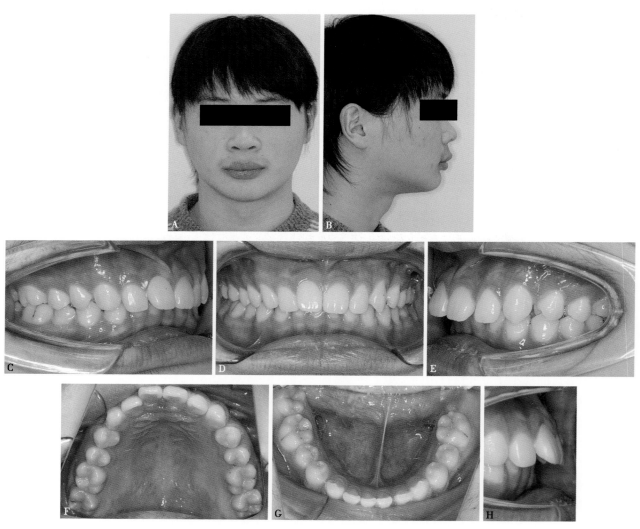

图 24-5　治疗前面像、口内像、X 线片及 MRI 记录

右侧矢状向闭（K）、开口位（L）、左侧矢状向闭（M）、开口位（N）MRI 结果，显示双侧可复性盘移位

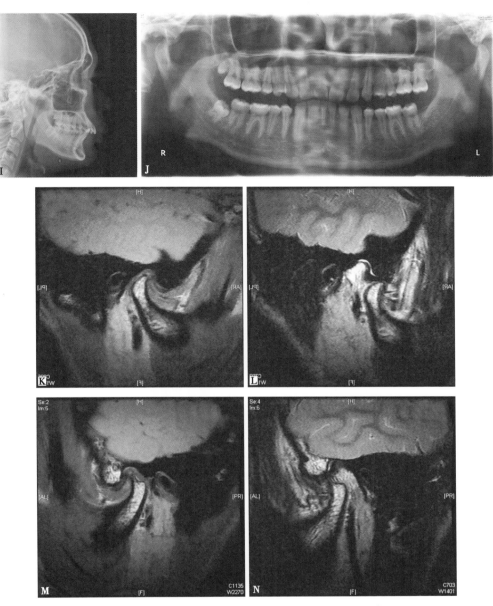

图 24-5　治疗前面像、口内像、X 线片及 MRI 记录（续）

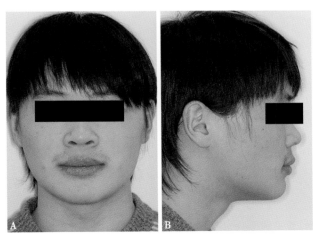

图 24-6　寻找新位置的蜡𬌗记录（A～E），以达到双侧咬蜡闭口时形
成正常的髁突与关节盘关系，重新拍摄闭口位 MRI 确认（F，G）

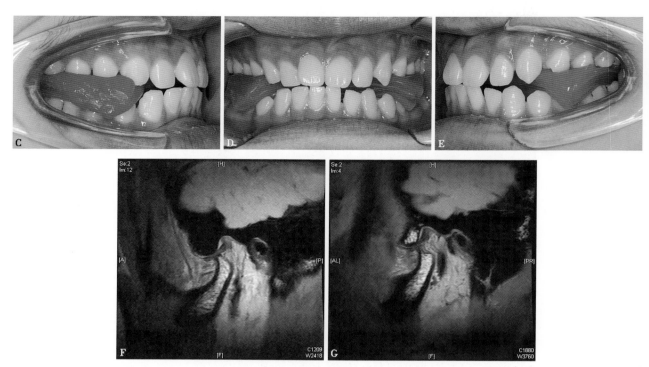

图 24-6　寻找新位置的蜡殆记录（A～E），以达到双侧咬蜡闭口时形成正常的髁突与关节盘关系，重新拍摄闭口位 MRI 确认（F，G）（续）

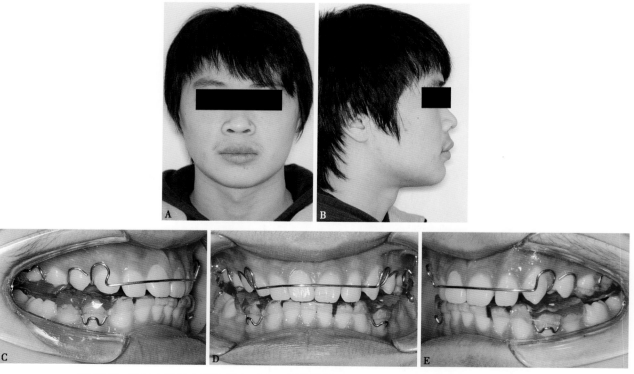

图 24-7　在以上位置上制作 Twin-Block 矫治器戴入（A～E），并拍摄闭、开口位时 MRI 影像

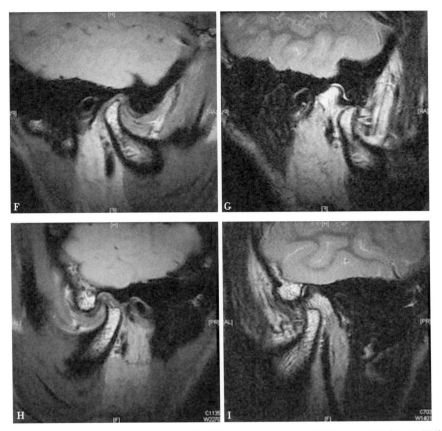

图 24-7　在以上位置上制作 Twin-Block 矫治器戴入（A～E），并拍摄闭、开口位时 MRI 影像（续）

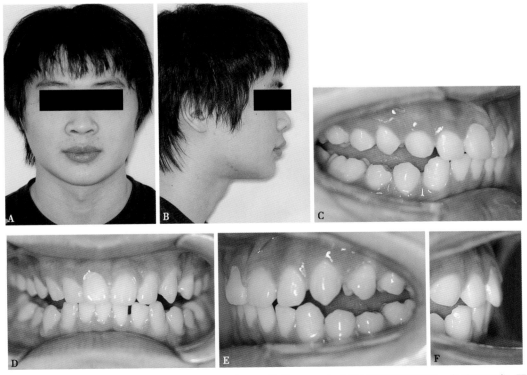

图 24-8　Twin-Block 复位半年后面像、口内像及 X 线片（A～H），MRI 显示双侧髁突 - 盘关系正常，髁突新骨生成（I～L）

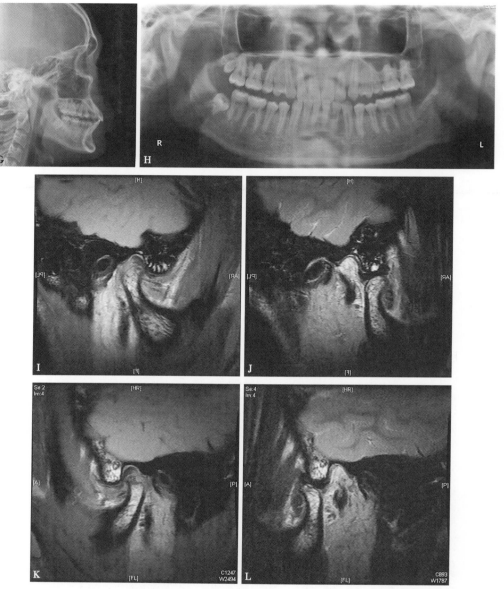

图 24-8　Twin-Block 复位半年后面像、口内像及 X 线片（A～H），MRI 显示双侧髁突 - 盘关系正常，髁突新骨生成（I～L）（续）

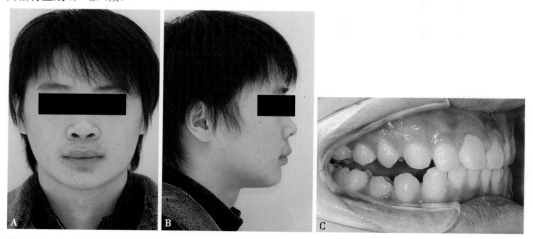

图 24-9　Twin-Block 复位 1 年后，上颌简易再定位𬌗板维持（G～I）。闭、开口位 MRI 结果显示双侧髁突 - 盘关系正常（J～M），髁突新骨矿化融合，可隐约看到与原骨质界面有一连接线

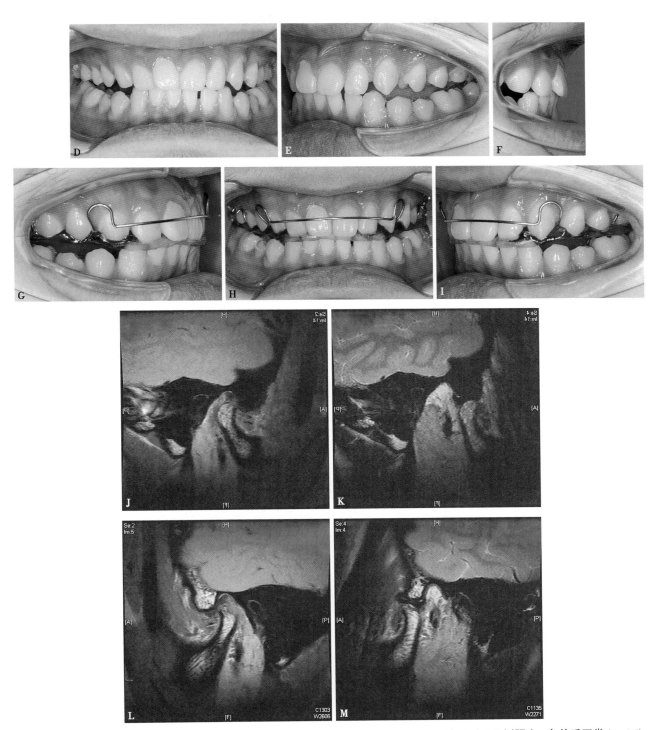

图 24-9　Twin-Block 复位 1 年后，上颌简易再定位𬌗板维持（G～I）。闭、开口位 MRI 结果显示双侧髁突 - 盘关系正常（J～M），髁突新骨矿化融合，可隐约看到与原骨质界面有一连接线（续）

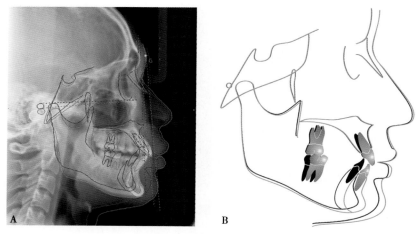

图 24-10　功能矫治前后重叠图，下颌前导后下颌骨长度增加

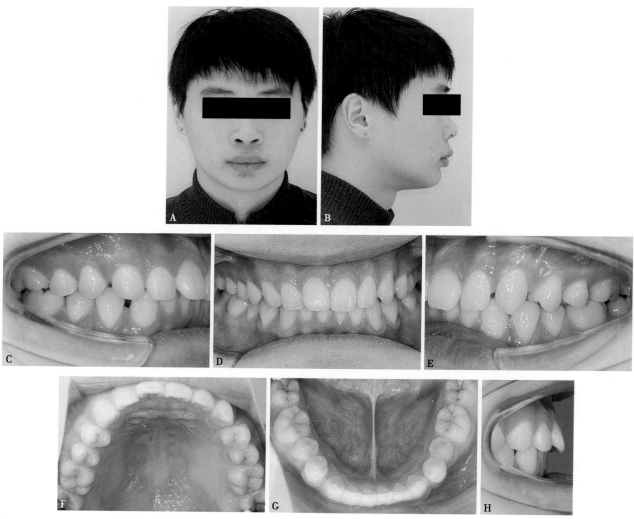

图 24-11　保持 2 年后，咬合自行调整（A～H），双侧关节维持良好的髁突 - 盘关系（I～L），闭口时，双侧关节盘后带位于髁突顶部；张口时，双侧关节盘中带位于髁突顶部

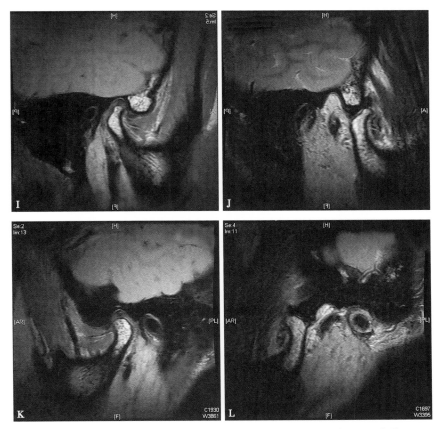

图 24-11　保持 2 年后，咬合自行调整（A～H），双侧关节维持良好的髁突 - 盘关系（I～L），
闭口时，双侧关节盘后带位于髁突顶部；张口时，双侧关节盘中带位于髁突顶部（续）

（2）如是不可复性关节盘移位：弹响往往发生在早期，病程较长，一般半年以上，无法通过再定位咬
合板（repositioning splint）重新复位关节盘或复位后失败者，我们通过关节镜手术复位关节盘。

①寻找位置：一般采用功能矫治导下颌向前时咬合重建的要求进行，双侧磨牙Ⅰ类关系，前牙浅覆盖
或接近切对切，后牙打开 3～5mm。如是一侧不可复性盘前移，一侧正常，可以在咬合重建时向健侧适当
过中线 1～2mm，而当另一侧是可复性盘前移时，则按张口弹响消失的方法用蜡粭来记录位置。

②评价方法：通过术后拍摄 MRI，明确是否恢复髁突 - 盘的相对关系。同时也可以观察到髁突新骨
的形成的情况。

③选用矫治器：一般也选用 Activator、Twin-Block 或 Herbst 固定功能矫治器来实现，即可以维持下颌
在此位置，在术后通过粭板增高关节区间隙，一方面让复位的关节盘稳定，另一方面，由于处于青春期，希
望通过髁突生长来实现改变基骨相对位置（见病例二）。戴用情况同功能矫治器类似，但建议在前 3～6 个
月坚持全天戴用。

附：

病例二

14 岁女孩，主诉下颌后缩（图 24-12～图 24-17）。

诊断：下颌后缩 + 双侧关节盘不可复性前移位。

治疗：关节镜关节盘复位 + 同期 Activator 导下颌向前。

体会：探索关节盘复位后髁突改建促进下颌升支高度恢复及下颌前移的治疗新途径的可能性，使
TMJ 治疗 + 颌骨调整 + 咬合建立三者同期完成成为可能。

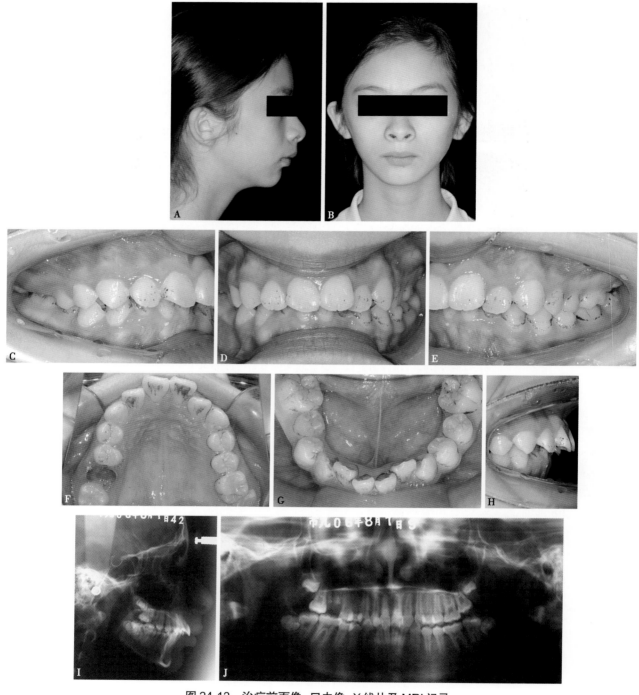

图24-12　治疗前面像、口内像、X线片及MRI记录

右侧矢状向闭（K）、开口位（L）、左侧矢状向闭（M）、开口位（N）MRI结果，显示双侧不可复性盘移位

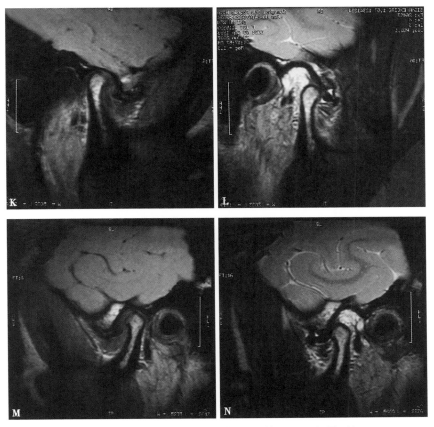

图 24-12 治疗前面像、口内像、X 线片及 MRI 记录（续）

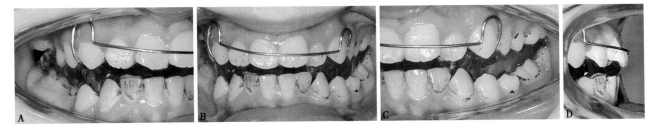

图 24-13 Activitor 矫治器戴入，同期行关节镜复位关节盘手术

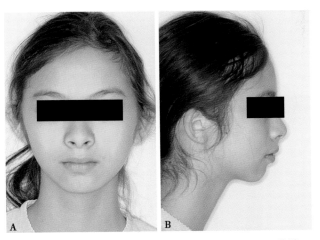

图 24-14 Activator 治疗 1 年后面像、口内像及 X 线片

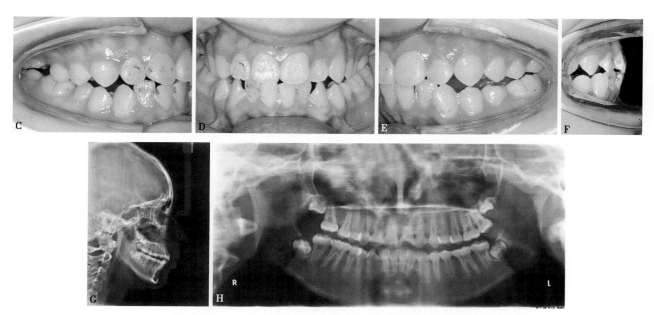

图 24-14　Activator 治疗 1 年后面像、口内像及 X 线片（续）

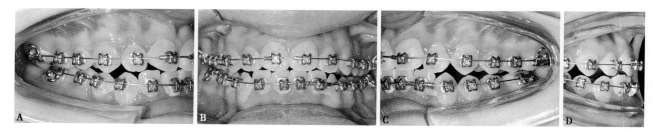

图 24-15　固定矫治器治疗中

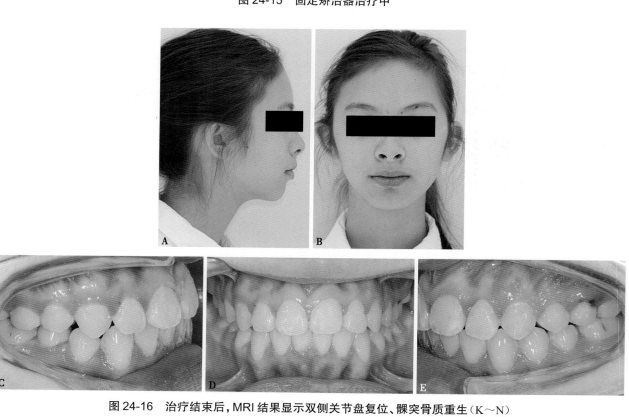

图 24-16　治疗结束后，MRI 结果显示双侧关节盘复位、髁突骨质重生（K～N）

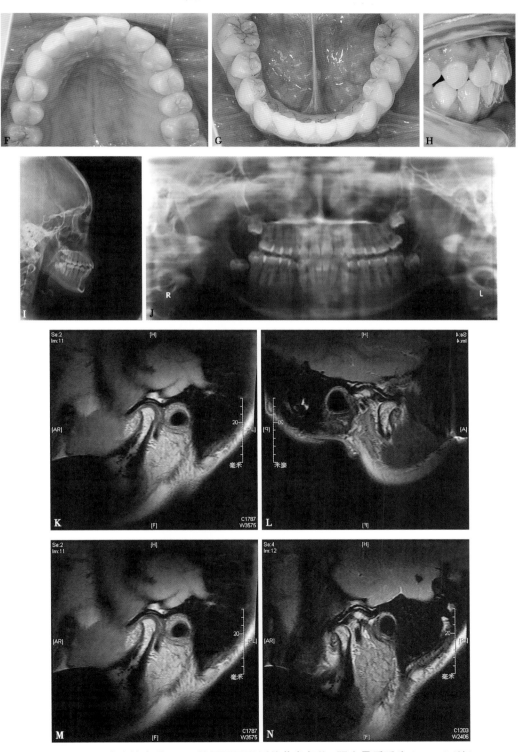

图 24-16　治疗结束后，MRI 结果显示双侧关节盘复位、髁突骨质重生（K～N）（续）

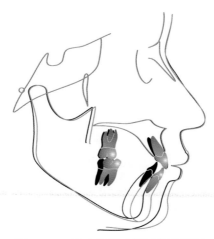

图 24-17 治疗前后头颅侧位重叠图

3. 后续治疗及预后　不管是可复性关节盘通过消除弹响定位𬌗垫治疗,还是不可复性关节盘通过关节镜手术复位。待盘复位后,均需要调改后牙𬌗垫逐渐建𬌗以稳定关节,此时需要让恢复的髁突 - 关节盘去适应改建与关节凹的关系,因为治疗前髁突常常相对于关节凹是在前位的,这就需要时间等待髁突和凹之间的相互改建,如契合则会稳定在新的位置上,如改建时间跟不上,则会复发一部分前导位置,但其关键是髁突带着盘一起与关节凹匹配最终也将会得到标准的髁突 - 关节盘 - 凹关系。

可复性前移病程过长,后方韧带松弛往往容易导致盘复发,所以早诊断早治疗是成功关键,成功率仍是较高的。就目前病例资料看来,短期疗效尚可,尚没有长期大量的统计资料。手术盘复位也有复发者,这也取决于关节盘前移的病程长短和受损的状况,但目前短期观察成功率在80%以上。

在青少年错𬌗畸形伴 TMD 的关节治疗程序中我们实际上都运用了正畸领域中青春期功能矫形的概念,而不同之处就在于认为关节的正常髁突 - 盘 - 凹关系在生长发育及治疗中发挥着重要作用,其中尤其是关节盘在髁突生长中发挥其作为活跃生长区的作用,当然其中的机制还需要动物实验及大样本多重的支持和验证。在治疗前应告知此次治疗的目标并获得理解非常重要,至于是否需要固定正畸可视患者需求而定。

二、成人错𬌗畸形伴 TMD 的治疗程序及预后

(一)成人错𬌗畸形伴 TMD 的关节治疗目标

成人往往或多或少存在关节问题,通过长期的磨合已形成固有的功能代偿和适应性;相对于儿童,成人对咬合的大幅度改变会相对敏感。不当的治疗会增加颞下颌关节疾病发生的危险性,如何维护并改善颞下颌关节功能是正畸领域的重要研究方向。在临床中对于很多 TMD 患者,常常盘移位,髁突骨质改变(图 24-18),其关节结构已有所破坏,不存在解剖上的正中关系,这就需要在临床中寻找一个可以重复的位置:不再追求髁突 - 盘 - 凹三者的关系,建立稳定的髁 - 凹关系才是治疗的目标。

(二)成人错𬌗畸形伴 TMD 的关节治疗中建立稳定的髁 - 凹关系为目标的原因

成人阶段发育已完成,髁突也已几乎停止生长,认为关节盘前移会影响下颌生长发育的危害性几乎降低到最小。关节髁突软骨适应改建能力也会发生作用,同时盘后区也会发生类盘样改变形成假关节盘。实际上,稳定的髁 - 凹关系可以代表一个稳定的下颌位置,是诊疗的出发点,也是保证治疗效果稳定,防止复发的重要前提。

(三)成人错𬌗畸形伴 TMD 的治疗程序及预后

1. 正畸前重点检查关节,明确诊断　同青少年一样,需要询问 TMD 的病史,症状及体征,辅助检查包括 X 线片、核磁共振、肌电图及下颌运动仪检查等。MRI 可以非常清楚地直接显示关节盘的影像,是目前用于观察关节软组织特别是关节盘的形态及位置最有用的手段。其中对于成人心理的认识也要做一诊断,这对于以后治疗进程的顺利推进及沟通协作非常重要。

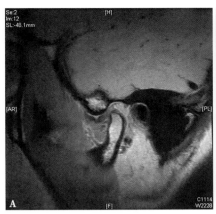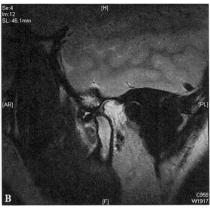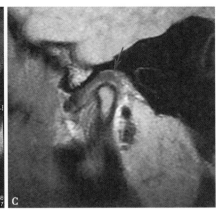

图 24-18　矢状向闭、开口位 MRI 显示不可复性盘前移（A，B），以及盘后区类盘样变（C）

2．区别是症状为主还是颌位不稳定为主是成人正畸或正畸 - 正颌 - 颞下颌关节联合治疗程序中的重要核心环节　即筛选出治疗前颌位不稳定的患者是决定诊疗程序的关键。

（1）如是症状为主，以关节科处理为主。目前关节治疗手段存在多样性及不确定性。倾向于保守治疗者可采用保守疗法，如理疗、肌松弛疗法、𬌗板等；倾向于手术治疗的可以采用关节镜等手术或开放性手术；也可以不作处理。治疗时机的选择也可多样，可以选择症状出现时转科相应介入处理。因为只要颌位基本稳定，不会影响正畸或正颌的直接疗效。

（2）如是颌位不稳定，目标是需要在临床中寻找一个可以重复的位置。目前采用功能性𬌗板（图 24-19），使肌肉去程序化，通过建立稳定的髁 - 凹关系，重新定位下颌来获得稳定的下颌位置，从而在正颌治疗疗效和稳定性中起关键作用。临床上的 X 线头影测量诊断分析、手术设计、面型预测、模型外科及手术过程中无一不涉及颞下颌关节特别是髁状突相对于关节窝位置。

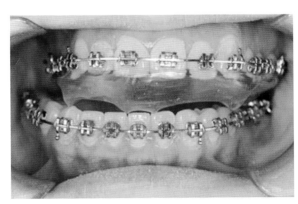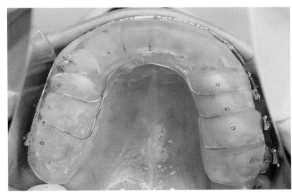

图 24-19　功能性𬌗板前面观、𬌗面观

①寻找位置：医嘱患者放松，右手拇指置于颏前部，示指和中指分别拖住双侧下颌体下缘，拇指加压，示指和中指上抬，通过手法诱导寻找在小张闭口运动中可以稳定的位置，运用咬合蜡记录，再面弓转移上𬌗架制作功能𬌗板，要求在全可调𬌗架上完成功能𬌗要求的调𬌗。在口内试戴后通过不断调改功能𬌗板使下颌处于稳定位置。

②评价方法：a. 关节量表评价 TMJ 临床症状；b. 临床手法检查下颌可控性及稳定性；c. 口内咬合记录变化；d. 髁突位移描记 MCD 测量髁突位移量；e. MRI 和 CBCT 影像学检查关节结构改建。从以上五个方面来评价功能𬌗板保守治疗修复颞下颌关节和稳定下颌位置的作用。其中髁突位移描记 MCD 的测量值要求至少重叠 3 次以上。

③选用矫治器：我们通过引入功能𬌗板保守治疗颞下颌关节。个人认为有多种𬌗板可以达到此效果，每个学派观点不一，但目标是一致的，即建立稳定的髁 - 凹关系，获得稳定的下颌位置。

3.目前上海九院的治疗程序　先稳定颌位(以此为基础进行诊断和设计),再进行正畸或正颌-正畸联合治疗(术中控制髁突位移),有关节症状对症择期相应处理,术后关节随诊。治疗程序的制订可以明确各自的分工、转诊的时间和步骤,才能完成真正的交叉治疗。对于没有颌位变化的,纳入常规矫治程序,不属于本章讨论的范围。下面选取明确由关节引发的颌骨畸型,特发性髁突吸收(idiopathic condylar resorption,ICR)引发的严重骨性Ⅱ类,目前治疗程序多样,下面就这一方面及上海九院的治疗探索作一简介(见病例三)。

(1)目前治疗方法与预后:特发性髁突吸收,其病因及发病机制不明,诊断明确[7-8]。目前在临床中其治疗模式多样,存在诸多争议,没有相对规范的程序可以参照。文献中的治疗方法大致可分为不涉及关节及涉及关节的两方面。可以明确的是,不涉及关节治疗的常规正颌手术或即使妥协的正颌手术设计已证实术后稳定性极差,多数病例需要二次甚至三次正颌手术,自体肋骨移植和全关节置换虽然效果明显,但由于涉及第二术区及异体材料置换褒贬不一,关节外科手术结合正颌手术疗效佳,但手术指征受到关节盘受损程度的限制[9-10]。

(2)髁突特发性吸收正颌治疗新模式的初探:本科室针对以上情况对结合颞下颌关节治疗的成人ICR正颌治疗模式进行探索研究。通过引入功能𬌗板保守治疗修复颞下颌关节——建立稳定的髁-凹关系;重新定位下颌——获得稳定的下颌位置以明确其在髁突特发性吸收正颌治疗疗效和稳定性中起关键作用,从而建立功能𬌗板+正颌手术治疗成人ICR病例的新模式。

在正颌手术前利用功能𬌗板进行为期6～9个月的关节保守治疗,通过关节量表评价TMJ临床症状、临床手法检查下颌可控性及稳定性、口内咬合记录变化、髁突位移描记MCD测量髁突位移量、MRI和CBCT影像学检查关节结构改建,这五个方面来评价功能𬌗板保守治疗修复颞下颌关节和稳定下颌位置的作用。随后均进行常规的正颌手术设计和手术治疗,术后每6个月随诊,通过咬合变化、脸型、骨型复发情况,开口度及下颌前伸和侧方功能运动等三个方面来评价功能关节治疗后ICR正颌治疗的疗效和稳定性。

附:

病例三

20岁女性,主诉:下颌后缩+前牙不能咬合(图24-20～图24-22)。

诊断:髁突特发性吸收。

治疗:功能𬌗板+正颌手术。

体会:通过引入功能𬌗板保守治疗修复颞下颌关节——建立稳定的髁-凹关系;重新定位下颌——获得稳定的下颌位置以明确其在髁突特发性吸收正颌治疗疗效和稳定性中起关键作用,从而建立功能𬌗板+正颌手术治疗成人ICR病例的新模式。

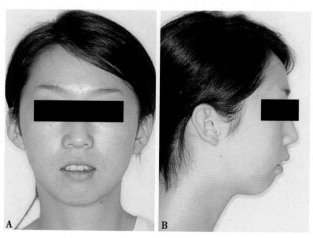

图 24-20　治疗前面像、口内像、X线片及MRI记录。右侧矢状向闭、开口位及冠状位MRI(K),左侧矢状向闭、开口位及冠状位MRI(L)

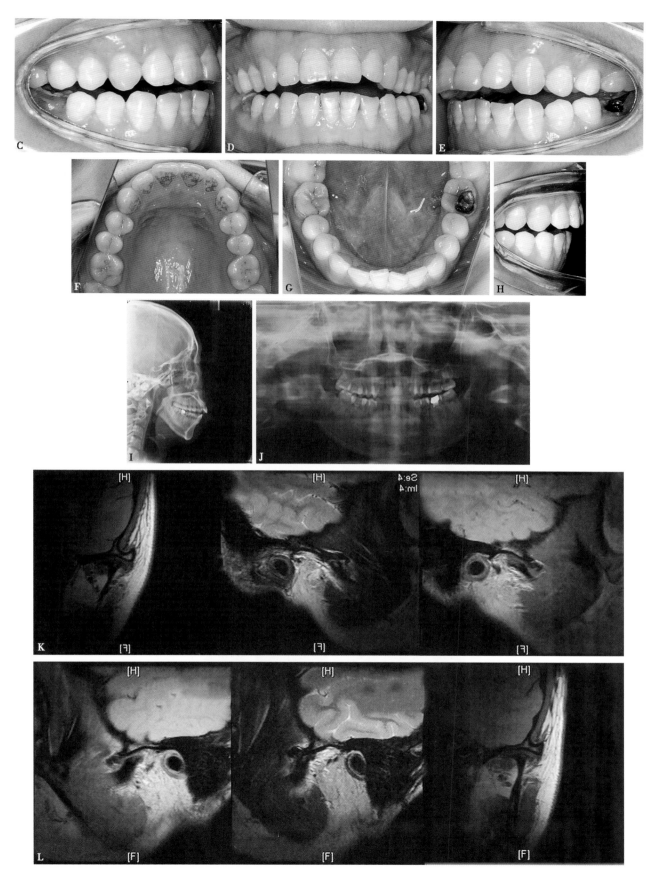

图 24-20　治疗前面像、口内像、X 线片及 MRI 记录。右侧矢状向闭、开口位及冠状位 MRI（K），左侧矢状向闭、开口位及冠状位 MRI（L）（续）

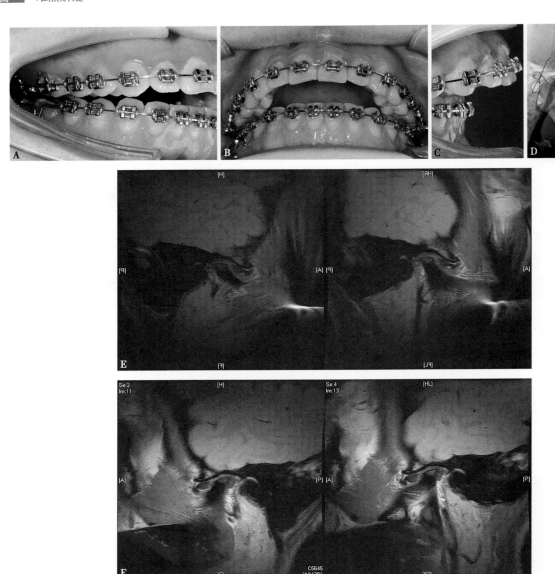

图 24-21　术前正畸功能殆板治疗完成口内像、侧位 X 线片后及开闭口位 MRI 影像

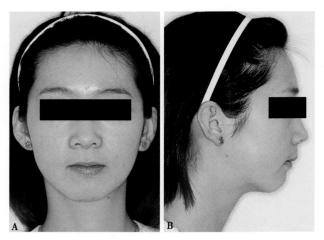

图 24-22　手术及术后正畸治疗后面像、口内像及头颅侧位
X 线片、重叠图及开闭口位 MRI

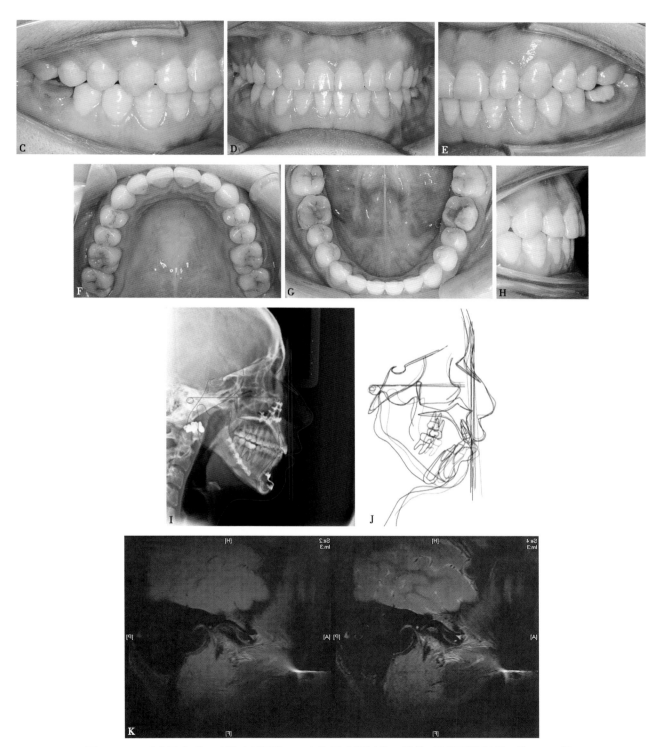

图 24-22　手术及术后正畸治疗后面像、口内像及头颅侧位 X 线片、重叠图及开闭口位 MRI（续）

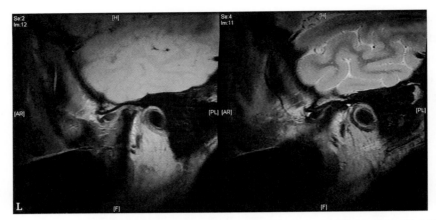

图 24-22 手术及术后正畸治疗后面像、口内像及头颅侧位 X 线片、重叠图及开闭口位 MRI（续）

（3）而自体肋骨移植和全关节置换可以作为以上方案失败后的备案。目前关节置换术适应证的选择主要聚焦在晚期骨关节病、关节手术失败、类风湿性关节炎、关节强直、髁突粉碎性骨折所致髁突缺损等。当然，手术治疗的选择在目前仍十分慎重。

4. 预后 常规正畸或正畸 - 正颌手术我们通过引入功能𬌗板保守治疗颞下颌关节建立稳定的髁 - 凹关系，获得稳定的下颌位置后没有数据。单对髁突特发性吸收正颌治疗新模式的初探这一方面，目前收集了近 40 例患者，完成了 10 例手术，通过最长 26 个月评价初步显示 ICR 常规正颌手术的疗效佳，稳定性好。初步明确功能𬌗板保守治疗颞下颌关节在 ICR 正颌治疗中起关键作用，功能𬌗板 + 正颌手术可能是一种治疗成人 ICR 病例的新模式。这还需要加大病例数量及延长随诊时间进一步观察稳定性。

我们希望通过联合治疗实现口颌系统功能的改善。而形态和功能的统一，是现代正颌外科的重要目标。其中对于颞下颌关节来说就是维持并恢复髁状突的生理位置，达到牙尖交错位（ICP）与正中关系位（CR）的协调一致，防止颞下颌关节疾病的产生及发展，同时对某些颞下颌关节疾患进行治疗。

目前就我们上海九院经验而言，青少年由于处于发育期，有生长潜力，尽可能建立正中关系位，保持或恢复生理性髁突 - 盘 - 凹关系。而成年人由于有适应性改建、病程长，因此在临床中寻找一个可以重复的位置、建立稳定的髁 - 凹关系，获得稳定的下颌位置才是治疗的目标。

由于 TMD 涉及因素较多及正畸和正颌外科治疗两者本身的复杂性，很难找出适于每个患者一成不变的治疗程序，治疗方案的设计选择应根据每个患者的具体情况，如 TMD 的症状及严重程度、颌位是否稳定、畸形类型程度、医师本人的治疗经验以及现具备的治疗手段和条件，制订出适合每个患者的个性具体治疗方案。

参 考 文 献

1. Badel T，Marotti M，Pavicin IS，et al. Temporomandibular disorders and occlusion. Acta Clin Croat，2012，51（3）：419-424

2. Weiler RM，Santos FM，Kulic MA，et al. Prevalence of signs and symptoms of temporomandibular dysfunction in female adolescent athletes and non-athletes. Int J Pediatr Otorhinolaryngol，2013，77（4）：519-524

3. Imanimoghaddam M，Heravi F，Madani AS，et al. Evaluation of the relationship between vertical facial height and the morphology of the temporomandibular joint in skeletal class 3 patients. J Calif Dent Assoc，2012，40（11）：871-874，876

4. Nelson G，Ahn HW，Jeong SH，et al. Three-dimensional retraction of anterior teeth with orthodontic miniplates in patients with temporomandibular disorder. Am J Orthod Dentofacial Orthop，2012，142（5）：720-726

5. Kuroda S，Kuroda Y，Tomita Y，et al. Long-term stability of conservative orthodontic treatment in a patient with rheumatoid arthritis and severe condylar resorption. Am J Orthod Dentofacial Orthop，2012，141（3）：352-362

6. Ma X，Fang B，Dai Q，et al. Temporomandibular joint changes after activator appliance therapy: a prospective magnetic resonance imaging study. J Craniofac Surg，2013，24（4）：1184-1189

7. Maria J Troulis，Fardad T Tayebaty，Maria Papadaki，et al. Condylectomy and Costochondral Graft Reconstruction for

Treatment of Active Idiopathic Condylar Resorption. Journal of Oral and Maxillofacial Surgery，2008，66（1）：65-72

8. Jeffrey C Posnick，Joseph J Fantuzzo. Idiopathic Condylar Resorption：Current Clinical Perspectives. Journal of Oral and Maxillofacial Surgery，2007，65（8）：1617-1623

9. Mercuri LG A. Rationale for total alloplastic temporomandibular joint reconstruction in the management of idiopathic/ progressive condylar resorption. J Oral Maxillofac Surg，2007，65（8）：1600-1609

10. Hoppenreijs TJ，Stoelinga PJ，Grace KL，et al. Long-term evaluation of patients with progressive condylar resorption following orthognathic surgery. Int J Oral Maxillofac Surg，1999，28（6）：411-418

第 25 章

正畸诊治中对牙根吸收的防控
Prevention and Control of Root Resorption in Orthodontics

白玉兴* 沙海亮*
*首都医科大学口腔医学院

第一节 正畸牙根吸收的发生率及危害 ||||||

一、正畸牙根吸收的概念及发生率

正畸牙根吸收的概念

1. 正畸牙根吸收的概念 正畸牙根吸收是正畸治疗的并发症,是一个牙根尖部牙骨质和牙本质丢失的病理过程(图 25-1)。

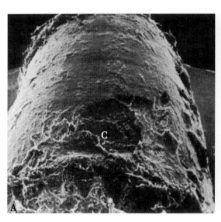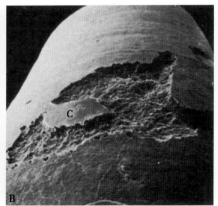

图 25-1　电镜下的牙根吸收
A. 电镜下牙根表面的吸收凹坑　B. 除去表面残余组织后的情况(摘自 Kvam E,
Scand J Dent Res 80: 297, 1972)

2. 正畸牙根吸收的分级 根据牙骨质和牙本质破坏、修复的程度不同,牙根吸收表现为以下三个等级[1]:第一等级(轻度)——牙根的表层吸收:只有表层牙骨质局限性吸收,吸收范围小,最终可以被邻近的组织完全修复。该过程类似于骨小梁的修复。正畸过程中基本上都存在表层吸收,表层吸收可以被完全修复,对正畸治疗的效果基本无影响。第二等级(中度)——根部牙本质吸收:正畸治疗中牙根部牙骨质与外层牙本质发生吸收,由类牙骨质进行修复。发生吸收和修复的牙根最后形态可能与原形态不一致。这种吸收在正畸治疗中较多见,通过 X 线片不易发现,但对正畸治疗的效果可能会有一定影响。第三等级(重度)——根尖周吸收:是根尖硬组织发生进行性吸收,使牙根明显缩短。很显然,中、重度牙根吸收是临床医师们不愿看到并需要重点防范的病症(图 25-2)。

3. 正畸牙根吸收的发病率 20 世纪 20 年代间,人们开始关注起正畸治疗的并发症——牙根吸收。Ketcham 发现,正常个体中牙根尖吸收的发生率仅为 1% 和 5%,而正畸患者的发生率则为 21%[2]。他的研究结果促使每一位正畸医师重新审视自己的日常工作,为如何实现美与健康的平衡努力探索。慢慢的,人们发现,虽然牙根吸收的总发病率比较高,大约为3%～100%[3],但会对患者产生不良后果的中、重度牙根吸收发生率相对较低,约为12%～17%[4]。研究中、重度牙根吸收的致病因素、病因以及防治对正畸临床具有重要的临床指导意义。

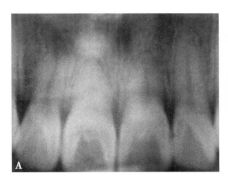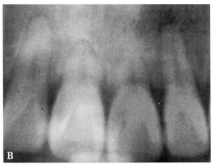

图25-2　治疗前后拍摄的根尖片显示了牙根长度的变化
A. 治疗前双侧上颌中切牙根　B. 治疗后双侧上颌中切牙出现重度牙根吸收

二、牙根吸收的危害性

轻度的牙根吸收不会对患者牙齿的长期稳定性产生影响,但是中、重度的牙根吸收会引起患者牙齿的早松、早掉,进而增加患者的痛苦、甚至引发医患纠纷。重度牙根吸收的危害性严重,被视为正畸领域中最难探究的临床难题之一。

第二节　正畸牙根吸收的发生机制

目前,牙根吸收的发生机制尚不完全清楚。一般认为,牙根吸收是由多种信号因子调控进而诱发牙根吸收细胞活动的一系列复杂过程。我们知道,牙根的包绕组织是由牙周膜和牙槽骨组成的;牙根的硬组织是由牙骨质和牙本质组成的,因此牙根吸收的发生与这些组织,尤其是牙周膜和牙骨质的变化密切相关(图25-3)。

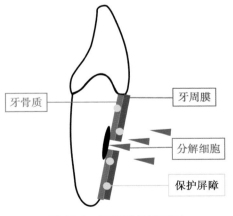

图25-3　牙根吸收示意图

一、牙周膜与牙根吸收

(一)正常牙周膜的牙根保护作用

牙周膜(periodontal ligament,PDL)包绕着牙根,使牙齿同周围的牙槽骨连接到一起,形成牙骨质屏障,在维持牙根的完整性方面起重要作用。

1. 牙周膜中的蛋白水解活性抑制剂　有研究发现保留牙周膜的再植牙，牙根吸收程度较低[5]，这可能是由于在牙周膜中存在一种低分子蛋白水解活性抑制剂的缘故[6]。

2. 牙周膜中的多细胞层　与牙骨质邻近的细胞层（由成骨细胞、成纤维细胞、成牙骨质细胞、上皮细胞及血管内皮细胞等细胞组成）具有抵抗牙骨质吸收的功能；该细胞层还可以修复牙骨质吸收陷窝，促进位于牙根吸收陷窝附近的正常牙周组织能形成新的牙骨质及牙周膜纤维，修复被破坏的组织部分。

3. 牙周膜中的上皮剩余　吸收组织周围的牙周上皮剩余也能够抵抗牙骨质吸收[7]。

（二）牙周膜与牙根吸收

1. 牙周膜中的破骨细胞　破骨细胞是牙槽骨吸收的主要细胞。

2. 牙周膜中的破牙骨质细胞　破牙骨质细胞是牙根吸收的主要细胞。破牙骨质细胞与破骨细胞的关系目前还存在争议[8]：有学者认为二者相似，而有学者则认为二者即为同一细胞。从形态学上看，两种细胞同为多形核巨细胞，有皱褶缘、透明带、高度空泡化的细胞质、丰富的线粒体等，但相比之下破牙骨质细胞比破骨细胞小，核少，透明区小，形成的吸收陷窝相应较小，这可能是骨组织较易吸收而牙根吸收较难的原因之一；从生物学行为特性上看，破骨细胞、破牙骨质细胞均通过 H^+- 腺嘌呤核苷三磷酸（adenosine-triphosphate，ATP）酶降低吸收陷窝的 pH 值，使硬组织脱矿，然后释放水解酶或溶酶体至吸收陷窝以降解胶原性、非胶原性有机质，只是吸收部位不同，前者是骨组织，后者是牙齿硬组织[9]。

二、牙骨质与牙根吸收

（一）正常牙骨质的牙根保护作用

1. 致密的牙骨质组织　牙骨质是覆盖于牙根表面的一层硬结缔组织，牙骨质的颈部 2/3 为无细胞牙骨质，根部 1/3 为细胞牙骨质。牙骨质的组织学结构与密质骨相似，但其硬度较骨和牙本质为低。与骨组织相比，由于牙骨质组织结构更致密，其更耐吸收，并且能及时较快进行修复。

2. 牙骨质的类牙骨质　牙骨质表面还覆盖一薄层未矿化的类牙骨质，其对压力较牙骨质有更强的抵抗力，对深层的牙骨质有保护作用。

3. 牙骨质的中间牙骨质　最近的研究证实在牙骨质与托姆斯颗粒层之间有一层中间牙骨质，是无结构层，其矿化程度较周围的牙骨质和牙本质高，功能是封闭敏感的牙本质小管，它可以阻止牙本质小管和牙周膜中有害物质的进出，对阻止炎症性牙根吸收的发展尤为重要。

（二）牙骨质与牙根吸收

矫治力作用下，压力侧局部组织发生变性、坏死。坏死组织的清除、邻近牙根表层组织的吸收，及机械力对牙根表层的直接损伤，均使其下方高度矿化的牙骨质暴露。当机械作用使牙骨质发生破坏而剥落，或者当覆盖在牙根表面的成层排列细胞出现断口时，破牙骨质细胞将形成细胞层覆盖在硬组织上进行牙硬组织吸收活动。破牙骨质细胞的皱褶缘分泌酸性物质，通过 H^+-ATP 酶使牙体组织的硬碳灰石晶体溶解、脱矿。同时，破牙骨质细胞以胞吐方式排出酸性水解酶，降解胶原性和非胶原性有机质，已被破坏的根面将吸引更多的破牙骨质细胞进行根吸收活动。至此牙骨质的矿物质和有机质降解，形成吸收陷窝。在吸收末期，破牙骨质细胞失去皱褶缘从吸收表面脱离，细胞凋亡或者转移至新的吸收部位。

三、牙根吸收的调控

从上文我们可以看出，在正常生理状态下，牙周膜以及牙根牙骨质具备良好的抵抗牙根吸收的能力。但是，当发生牙根吸收时，也恰恰是这两种组织发生了明显的变化，牙周膜中的破牙骨质细胞破坏了牙骨质的完整性。是什么因素使得牙周膜和牙骨质从预防牙根吸收的朋友变成了破坏牙根结构的敌人呢？

实际上是大量的细胞因子在调控着破牙骨质细胞的分化、成熟，调控着牙根吸收的发生、发展以及修复。

（一）核因子 -κB

受体活化因子配体 / 核因子 -κB 受体活化因子通路在牙根吸收中的作用核因子 -κB 受体活化因子配体（receptor activator of nuclear factor-κB ligand，RANKL）是肿瘤坏死因子（tumor necrosis factor，TNF）配体超家族成员，成骨细胞、基质细胞、肥大型软骨细胞及激活的 T 淋巴细胞表面均可表达 RANKL。核

因子 -κB 受体活化因子（receptor activator of nuclear factor-κB，RANK）是由破骨细胞的前体细胞、成熟破骨细胞表达一种肿瘤坏死因子受体超家族成员。骨保护蛋白（osteoprotegerin，OPG）是 TNFR 超家族成员，属于一种可溶性糖蛋白，广泛表达于多种组织细胞，是 RANK 的诱饵受体。牙周膜细胞表达 OPG-RANKL-RANK，调节破牙骨质细胞的形成。Yamaguchi 等 [10] 发现严重的牙根吸收组受压侧牙周膜细胞中有大量 RANKL 活动，而 OPG 生成减少。破牙骨质细胞增加是由受压侧的 RANKL 高度表达所介导的。这些结果表明，RANKL 可能参与了破牙骨质细胞的形成并促进了牙根吸收过程，而 OPG 则负性调节这一过程，OPG 和 RANKL 可能不仅对破牙骨质细胞的终末分化有调节作用，而且也影响其吸收功能。

（二）组织蛋白酶 K 与牙根吸收

组织蛋白酶 K（cathepsin K，CK）被认为是破骨活动中最主要、表达水平最高的蛋白分解酶，在骨组织吸收过程与其他蛋白分解酶共同参与有机质的降解 [11]。CK 在破骨细胞中的表达随细胞核的增多而增强。Ohba 等 [12] 发现，牙齿受力后，在牙周组织压力区即可检测到少量 CK mRNA 阳性表达的破骨细胞。故可以认为 CK mRNA 定位表达于破牙细胞或破骨细胞，直接参与根吸收或骨吸收活动。

（三）金属基质蛋白酶与牙根吸收

金属基质蛋白酶和金属蛋白酶组织抑制因子基质金属蛋白酶（matrix metalloproteinase，MMP）是一组结构及功能同源的蛋白酶超基因家族。免疫组化确定了 MT1-MMP 蛋白于破牙骨质细胞的位置 [13]。另外 MMP-3、MMP-2 等基质金属蛋白酶均对牙根吸收有作用。牙周膜破坏先于根吸收，且其胶原纤维的分解断裂是牙根吸收的关键因素之一。TIMP（tissue inhibitor of metalloproteinase）属于 MMP 特异性的天然抑制剂，是机体内存在的天然大分子蛋白质。MMP 及 TIMP 与牙周组织中胶原纤维的改建有关，从而在生理性和病理性牙根吸收中发挥作用。牙周膜成纤维细胞能产生 MMP 及 TIMP，在牙根吸收前，牙周膜组织的降解可能与局部 MMP 增加及 TIMP 产生减少有关。对于 MMP 的激活、调控机制及在牙骨质基质降解中的确切作用仍需进一步的研究。MMP 的抑制剂可通过抑制 MMP 的活性来抑制牙根吸收的发展，但在人类临床应用的效用和安全性还需进一步确定。

（四）白细胞介素与牙根吸收

白细胞介素（interleukin，IL）-1 是一种多功能的细胞激肽，主要由单核细胞和巨噬细胞产生，后来证明全身多种细胞都可以产生，如表皮细胞、成纤维细胞、骨细胞、破骨细胞等，主要有 α、β 两型，两者结构相似，生物活性也相似。IL-1 是目前最强的骨吸收因子，能诱导破骨细胞形成，增强其活性，促进骨吸收 [14]。

（五）其他因子

体外培养的破骨前体细胞在未经任何诱导的情况下表达抗酒石酸酸性磷酸酶（tartrate -resisitant acid phosphatase，TRAP），这种细胞被 RANKL 处理后变成 TRAP 阳性的破骨细胞，提示 TRAP 可能促使破骨细胞、破牙骨质细胞的成熟。降钙素是一种已知的破骨细胞性骨吸收抑制因子。降钙素受体通过蛋白激酶 A 抑制破牙骨质细胞的活动从而影响牙根吸收 [15]。

四、牙根吸收的修复

牙根吸收是由正畸治疗中某些因素引起的，在一系列细胞因子调控下，牙周膜内的破牙骨质细胞活动性增强导致牙周膜透明性变，牙根失去外层牙骨质的保护加速破牙骨质细胞吸收牙根。当透明性变组织形成，牙根吸收将会停止。紧接着牙周膜再生，透明性变区域会被巨噬细胞清除，牙齿得以继续移动。正畸治疗中的矫治力可能会直接破坏牙根表面，透明性变组织下的牙根表面吸收发生仅仅几天后，其周围的修复过程就已经开始进行了。文献数据表明，直到清除所有的透明性变组织或者矫治力减轻，牙根吸收过程才会完成（图 25-4）。

研究表明，矫治力超过 20～26gm/cm² 的理想范围，就会导致玻璃样变的发生，从而引发牙根吸收 [16]。但在大部分正畸牙齿移动的过程中，牙根的吸收和修复是在一不断循环发生的过程中，是正畸中不可避免的生理过程之一。如果控制得当，这种吸收和修复处于一种动态平衡的状态，就不会产生或者只会产生微量的牙根吸收，一旦修复的平衡被打破，就会产生临床上可观察到的牙根吸收，影响正畸治疗。

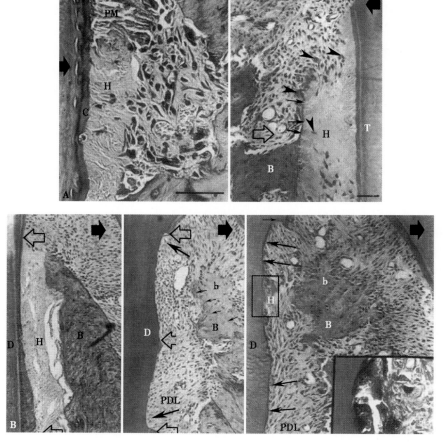

图 25-4　牙根吸收的病理组织片

A. 牙根表面的吸收凹坑形成的病理组织片　B. 牙根吸收修复时的病理组织片（摘自 Brudvik P，et al.Eur J Orthod 17：177，1995.）

第三节　牙根吸收的病因及临床提示

一、牙根吸收病因的传统分类（图 25-5）

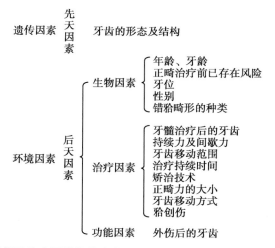

图 25-5　牙根吸收病因的传统分类（Naphtali B. Am J Orthod 103：109，1993）

正畸治疗过程引起牙根吸收的因素很多,这些因素主要分为遗传因素和环境因素。

(一)遗传因素

遗传因素是导致牙根吸收发生的一个重要因素。从临床实践中可知,乳牙或恒牙的牙根吸收都存在明显的个体差异[17]。Harries[18]做了大量双胞胎基因与牙根吸收的相关性研究,证实了基因对牙根吸收的发生发展产生很大影响;他们认为通过基因检测可以预测70%的牙根吸收。显然,牙根吸收的遗传易感性为多基因性质:IL-1B基因、TNFRSF11A基因和组织非特异性碱性磷酸酶(TNSALP)基因都可能表达出不同严重程度的牙根吸收[19];另外,将遗传因素从牙根吸收的治疗致病因素中分离出来非常困难,因此目前尚无特异性的基因监测指标可以用来预测哪位患者在正畸牙齿移动以后可能会出现严重的牙根外吸收。

(二)环境因素

1. 先天因素　先天因素主要指:牙根的形态及结构。圆钝或圆桶形牙根对吸收的抵抗力较强;而狭窄、斜形牙根则容易发生牙根吸收[20]。Sameshima[21]认为最严重的根吸收常见于上颌侧切牙和具有异常牙根形态的牙齿,可能与上颌侧切牙牙根形态窄长有关。

2. 后天因素

(1)生物因素:年龄牙龄、正畸治疗前已存在牙根吸收、牙位、性别、错𬌗畸形的种类。

①年龄牙龄:通常我们根据患者的年龄及牙龄来选择错𬌗畸形矫治的时机。其中,牙龄与牙根吸收的相关性更高。研究显示,青少年正畸患者中,矫治前第二磨牙未建𬌗者(ⅢC期)较第二磨牙已完全建𬌗者(ⅣA期)牙根吸收程度小。可能是因为,第二恒磨牙萌出期是颌面部增长的第三快速期,生长潜力较大,对外力刺激有较为良好的反应能力,牙根移动较为容易,根尖的吸收较少;而第二磨牙建𬌗后,牙颌系统生长发育已趋缓慢,细胞反应能力渐趋迟钝,牙根周围组织也逐渐成熟与稳定;同时,由于咀嚼力的增加,颌骨的密度也随之增加,此时移动牙相对不易,牙根吸收也相对明显[22]。许天民等[23]认为,根尖未发育完全的牙,其周围牙槽骨的发育也未完成,牙根较易被移动,而其牙根本身因为钙化程度低也不容易发生根吸收,正畸移动牙的矫正力量甚至有可能促进根尖未发育完全的牙根进一步生长。

②正畸治疗前已存在牙根吸收:通常这类牙根都存在狭窄、斜形的特点,因此更容易发生牙根吸收[19]。

③牙位:一般认为,最易发生牙根吸收的牙齿依次是上、下颌切牙,上颌第一磨牙,上颌第一和第二前磨牙,上颌尖牙,而下颌尖牙、第一和第二前磨牙和第一磨牙不易发生牙根吸收[24]。

④性别:研究表明,牙根吸收的严重程度与性别无显著性关系。

⑤错𬌗畸形的种类:尚无研究显示某一种类的错𬌗畸形更容易引发牙根吸收。这是因为,不同种类的错𬌗畸形存在不同的矫治方案,拔牙与否、牙齿的不同移动方式都可能引起不同的牙根反应。

(2)治疗因素:

①经过牙髓治疗后的牙齿抵抗牙根吸收的能力更强。牙髓治疗后的牙齿,其根尖的牙骨质、牙本质钙化增强,密度及硬度增高,更不易发生牙根吸收[25]。

②间歇力较持续力更不易引发牙根吸收。持续力比间歇力更易引起牙根吸收。Weiland[26]比较了超弹丝(持续力)与不锈钢丝(间歇力)在牙齿移动和牙根吸收上的差异,结果显示在牙根吸收陷窝深度上二者没有显著的组间差别,然而,超弹丝组的牙根吸收陷窝的周长、面积和体积是不锈钢丝组的1.4倍。姜若萍等[27]的研究也显示间歇施加外力可能更符合细胞在生物体内的生理状态,而长时间使组织细胞受到同样的力,可能不利于细胞发挥其生理功能,因而有可能加重牙根吸收。持续轻力很少引起牙根吸收;间歇重力会引起牙根吸收,但由于存在间歇期,所以牙根吸收与修复的动态平衡仍然可以保证牙根吸收不会严重;持续的重力则破坏了动态平衡,会导致严重的牙根吸收[28]。

③牙齿移动范围越大,牙根吸收越严重。

④治疗持续时间越长,出现牙根吸收的概率越高。研究证明,对牙齿进行短时间的移动,在玻璃样变组织的周围未见到牙骨质的吸收陷窝[29]。大部分研究表明,严重的牙根吸收几乎都与治疗时间过长有关[30]。固定矫治开始6~9个月,牙根吸收的发生率为34%,而到正畸治疗结束时检查,其发生率为56%。如果治疗开始半年内发现了较重的牙根吸收,那么大部分病例治疗完成时的牙根吸收非常严重[31]。Armstrong发现,在治疗第一年结束时,49%的患者表现出牙根吸收;在第二年结束时,该比例已上升至75%[32]。

⑤矫治技术与牙根吸收之间是否存在相关性？二者的相关性一直引起正畸医师的争议。有关牙根吸收与标准方丝弓、直丝弓矫治技术关系的研究发现，使用标准方丝弓矫治技术的患者，其中切牙的牙根吸收显著增加[33]；另外研究显示，一种使用热激活超弹性弓丝的技术，与使用不锈钢弓丝的标准方丝弓或直丝弓矫治技术相比，可以明显减少牙根吸收的发生[34]。

⑥正畸力量过大，容易引发牙根吸收发生。

⑦牙齿的压入移动引起的牙根吸收更严重。牙齿移动的类型有6种，即倾斜移动、整体移动、旋转移动、伸长移动、压低移动及转矩移动。很多研究提示，容易引起牙根吸收的牙移动方式包括，前牙长期倾斜移动、磨牙远中倾斜移动、体积小的牙齿长时间连续的整体移动、转矩移动和压低移动。如果以同等程度的弱而持久的矫治力作用于牙齿，倾斜移动所致牙根吸收的发生率及吸收程度较整体移动者重。在所有的移动类型中，多数学者认为转矩是最容易引起牙根吸收的移动方式。有研究[35]认为牙齿在垂直方向上的移动并不是引起牙根吸收的危险因素。亦有研究显示压低移动导致的牙根吸收量是伸长移动的4倍[36]。有学者[37]利用直丝弓配合𬌗平面导板矫治深覆𬌗时发现，平面导板对下前牙产生垂直向压低移动是引起牙根吸收的危险因素。在其他各方面都很好控制的情况下，切牙压低再加根舌向转矩是影响根尖吸收的最强因素，提示在进行牙齿压低时，力量应柔和，避免根尖应力高度集中而导致牙根吸收[38]。Reitan认为，牙齿整体移动时牙根表面的应力分散，而倾斜移动时的应力多集中在根尖；整体移动产生的牙根表面吸收更轻微[39]。多数学者认为，在所有的移动方式中，压入移动造成牙根吸收的危险性最大。牙齿在骨松质中的移动是安全的，如果牙齿移动中牙根接触到骨皮质，则极容易发生牙根吸收；因此，控制牙齿在骨松质范围内移动可极大避免牙根吸收的发生。

⑧𬌗创伤会加重牙根吸收的发生。

（3）功能因素：外伤后的牙齿更易发生牙根吸收。

（4）免疫因素：营养、内分泌与牙根吸收相关。Nishioka等[40]通过回顾性分析探讨发现牙根过度吸收和免疫系统因素之间存在关联。变态反应、牙根形态异常和哮喘是正畸牙移动过程中出现牙根过度吸收的高危因素。Verna等[41]通过建立大鼠模型，发现不同骨转换率对牙齿移动以及正畸所致牙根吸收发病率的影响不同。与正常或低骨转换状态相比，高骨转换（如甲状腺功能亢进症）可以增加牙移动量；低骨转换（如甲状腺功能减退症）可能会增加牙根吸收的风险。因此，对每一位患者都应记录可能影响骨代谢状态的病史；患者的骨转换率增加，可以缩短矫治复诊间隔，反之，则应延长复诊间隔，同时仔细评估可导致牙根吸收的危险因素。另外，食物中缺乏钙和维生素D也容易引发牙根的吸收[35]。

二、牙根吸收病因对正畸临床操作的提示

从对正畸牙根吸收的传统病因分析可以看出，可能引起牙根吸收的因素非常多，并且各因素之间相互关联，很难断定牙根吸收到底与何种因素相关，对正畸临床的指导性不强。在以上病因分析的基础上，我们将牙根吸收与正畸临床操作相结合，将牙根吸收的病因分为临床操作中可控和不可控的因素。

（一）不可控制的病因及临床提示

该类病因无法在临床上得到控制，但是了解这些因素与牙根吸收的相关性，可以帮助我们提前预防牙根吸收的发生并提示我们应该如何更好地个性化施加矫治力量。

1. 遗传

（1）结论：基因表达与牙根吸收的发生发展有相关性。

（2）提示：父母、同胞的正畸治疗史可为患者的牙根吸收预测提供参考。

2. 系统病史

（1）结论：过敏反应，内分泌代谢紊乱和牙根吸收密切相关。

（2）提示：患有哮喘、糖尿病及甲减等系统疾病的正畸患者需要提前告知其发生牙根吸收的高风险性，并且在治疗过程中密切关注牙根吸收。

3. 口腔病史

（1）结论：经过完善根管治疗的牙齿抵抗牙根吸收的能力更强。

（2）提示：虽然根治牙不易引起牙根吸收，但是可能由于其根尖部牙骨质、牙本质钙化增加，使得该牙移动减缓；应该使用轻、间歇力移动此类牙齿及其邻牙（图 25-6）。

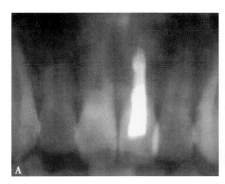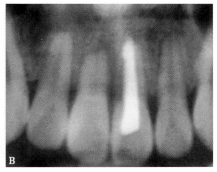

图 25-6　根治牙不易引起牙根吸收

A. 治疗前右侧上颌中切牙长度正常，左侧上颌中切牙为根治牙　B. 治疗后右侧上颌中切牙吸收，左侧上颌中切牙长度未见明显变化

4．年龄

（1）结论：牙根尚未完全形成者牙本质层较厚，抗吸收能力强，较宽的牙周膜具有衬垫作用，根尖发育容易发生变形而不易发生吸收。而成人组织改建的能力较差。倾斜移动易形成"双臂杠杆"，通常会造成根尖吸收和牙槽骨的破坏。

（2）提示：成人对正畸力反应较慢，牙根吸收的预警度高，起始阶段的用力需要非常小心，观察牙根的反应情况逐渐调整正畸力的大小。

5．牙根形态

（1）结论：狭窄、斜形牙根容易发生牙根吸收。

（2）提示：异形根是牙根吸收的高度预警因素，治疗中应格外关注，并进行监测（图 25-7，图 25-8）。

6．牙位

（1）结论：上颌牙齿比下颌牙齿更易发生牙根吸收。上颌切牙最易受累，其次是下颌切牙。后牙根吸收量及范围比前牙小。

（2）提示：上下颌切牙是正畸治疗中监测牙根吸收的重点牙位，可定期对其进行 X 线片检查；尽早发现可疑的牙根吸收。

（二）可控制的病因及临床提示

该类病因在临床上可以得到控制，了解这些因素与牙根吸收的相关性，可以帮助我们设计更加安全有效的矫治方案，控制矫治力量。

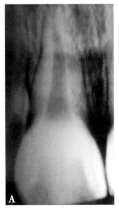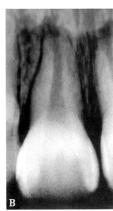

图 25-7　异形根是牙根吸收的高危因素

A. 治疗前右侧上颌中切牙根狭窄、倾斜

B. 治疗后右侧上颌中切牙中度牙根吸收

1．治疗时间

（1）结论：正畸治疗持续的时间越长，出现牙根吸收的概率越高。

（2）提示：正畸开始阶段监测牙根吸收对整个治疗后的结果具有很大的预测性。

2．正畸力的大小

（1）结论：持续轻力很少引起牙根吸收；间歇重力会引起牙根吸收，但由于存在间歇期，所以牙根吸收与修复的动态平衡仍然可以保证牙根吸收不会严重；持续的重力则破坏了动态平衡，会导致严重的牙根吸收。

（2）提示：追求持续轻力，保证间歇重力，避免持续重力。

3．牙移动的方式

（1）结论：在所有的移动方式中，压入移动造成牙根吸收的危险性最大；牙齿在骨松质中的移动是安

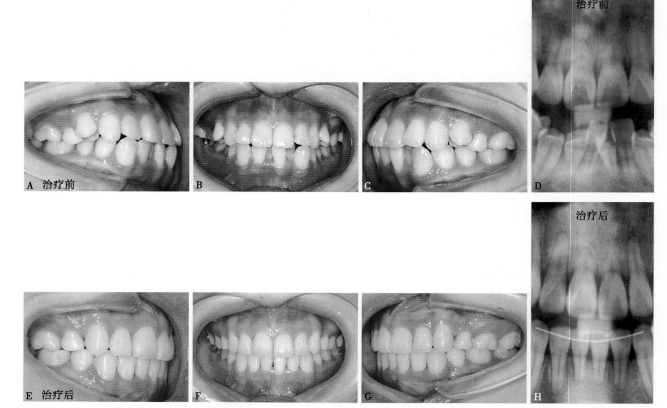

图25-8　牙根形态异常是牙根吸收的高度预警因素，而本例患者的正畸医师在患者有短根牙的情况下同时使用了颌内牵引＋颌间Ⅱ类牵引关闭间隙，19个月完成成人拔牙正畸治疗。牙齿移动速度过快，施加的矫治力过大，造成了牙根吸收

A～D. 示患者治疗前口内像及X线片　　E～H. 示患者治疗后口内像及X线片

全的，如果牙齿移动中牙根接触到骨皮质，则极容易发生牙根吸收；因此，控制牙齿在骨松质范围内移动可极大避免牙根吸收的发生（图25-9）。

（2）提示：应注意牙齿移动中的转矩控制，使牙齿尽可能在骨松质范围内移动。选择使用TMA丝既可以弯制第三序列弯曲来控制转矩，而产生的矫治力又更加柔和；对于某些对整体移动要求高的病例（譬如骨性Ⅱ类上切牙较直立者），关闭曲可提供更为柔和的转矩控制和无摩擦的矫治力（图25-10）。

4. 矫治器的种类

（1）结论：各方观点不同。

（2）提示：矫治器只是工具，关键在于应用工具的人。

综上所述，与牙根吸收相关的因素非常多，正畸医师不仅需要了解这些致病因素与牙根吸收的相关性，更需要在此基础上，在正畸治疗前即开始防范正畸牙根吸收的发生；在正畸治疗过程中，控制与牙根吸收相关的病因，防止牙根吸收进一步加重并进行早期干预；在正畸治疗后，我们有针对性地分析并总结患者牙根吸收的病因，在今后的工作中总结经验教训，降低重度牙根吸收的发生率。

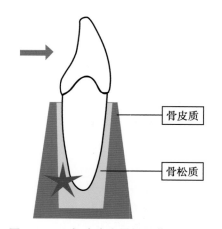

图25-9　牙根应当在骨松质范围内移动

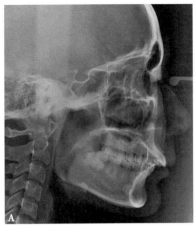
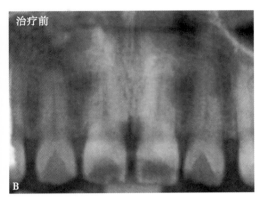
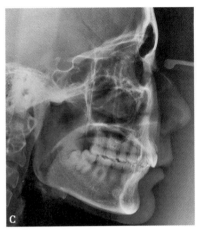
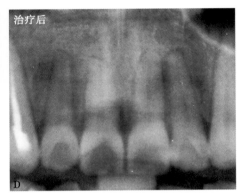

图 25-10　在短短 6 个月的治疗时间里关闭了 6mm 的散在间隙，牙齿移动过快而缺乏有效控制，尤其是未控制上颌前牙倾斜移动中的转矩，导致了明显的牙根吸收

A，B. 示患者治疗前　　C，D. 示患者治疗后

第四节　牙根吸收的诊断

对于任何一种疾病来说，精确诊断都是至关重要的。精确诊断可以让医师充分了解疾病的严重程度，进而明确病因，采取有效的治疗及干预措施。就牙根吸收而言，早期诊断牙根吸收显得尤为重要，可以及早去除导致牙根吸收的病因，及时调动牙根吸收的修复机制，防止重度牙根吸收的发生发展。

目前牙根吸收常用的诊断手段是影像学方法，随着生物免疫技术的不断发展，生化方法也开始应用于牙根吸收的诊断中。

一、牙根吸收的影像学诊断方法

由于牙根为骨组织和软组织所包绕，不能够直接观察和测量。长期以来，牙根吸收主要通过影像学方法进行诊断与评价。目前广泛使用的是曲面体层片、根尖片。在医疗条件比较完善的地区，CT 已经成为了诊断正畸牙根吸收的有力助手。

（一）曲面体层片在正畸牙根吸收诊断中的应用

1. 曲面体层片的优点　曲面体层摄影又称为全景片。全景片是应用窄缝及圆弧轨道体层摄影原理，通过一次成像，在一张胶片上获得摄有全部牙及周围组织总影像的一种简单、快捷的技术。由于其操作简便、检查范围广和低放射量，因而被广泛应用于临床[42]。曲面体层片可以评价颌骨的形态结构、病变以及畸形；牙齿的形态、数目、有无潜在的疾病和生长发育情况；全口牙周病患者的牙槽骨吸收程度等[43]。

2. 曲面体层片在正畸牙根吸收诊断中的应用 对正畸过程中出现的牙根吸收进行研究，不可能将其拔出后进行测量比较，只能通过对拍摄的曲面体层片中同一牙根治疗前、后的形态及长度变化进行牙根吸收的诊断与评估。常用的评价方法有以下几种：

（1）直接测量牙根吸收的量：拍摄牙根吸收前后的曲面体层片。分别测量同一牙齿牙根长度，二值相减得到牙根吸收的量。在许多对牙根吸收的 X 线研究中采取这种方法。这种方法直观，但其精确性与 X 线拍摄方法密切相关。Sameshima[44] 对 40 名患者的治疗前后根尖片和曲面断层进行对比，他使用直接测量牙根吸收的方法得出结论：曲面体层片中显示的牙根吸收情况远远不如根尖片的精确。建议临床医师如果曲面体层片上看不清牙根情况时，可以加拍根尖片（图 25-11）。

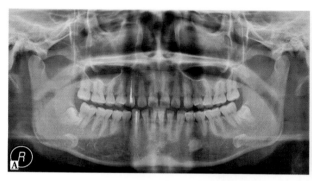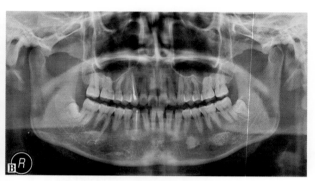

图 25-11 通过直接测量治疗前、后双侧上颌切牙长度可以诊断牙根吸收
A. 治疗前曲面体层片 B. 治疗后曲面体层片

（2）计算牙根吸收量占总根长的比例：拍摄牙根吸收前后的曲面体层片，分别测量牙根长度，用公式计算牙根吸收与牙齿总长的比例[45]。公式为 $(L1 - L2)/L1 \times 100\%$，L1 代表牙根吸收前的牙齿总长度，L2 代表牙根吸收后的牙齿总长度。计算牙根吸收的相对量以反映牙根吸收的严重程度，更加客观可靠。可以在一定程度上减少由于拍摄方法不同而引起的误差。

（3）按牙根吸收程度分级：拍摄牙根吸收前后的曲面体层片，由同一观察者分别目测同一牙齿长度、形态变化，对不同严重程度的牙根吸收进行分级。按等级分类的方法存在很大的主观性。McNab[46] 对曲面体层片的牙根吸收评价方法修改为：0 度 = 无牙根吸收；1 度 = 轻度吸收，根尖变圆钝；2 度 = 中度吸收，根尖吸变圆钝～根尖吸收至 1/3 根长；3 度 = 重度吸收，根尖吸收超过 1/3 根长。

姜若萍等人[47] 对 96 名进行固定矫治 12 个月以上的患者的曲面体层片进行分类：依据 Sharpe 的分类方法改良为：0 度 = 无可见的牙根吸收；1 度 = 轻度吸收，根尖变圆钝模糊或有毛边；2 度 = 中度吸收，锥形轮廓消失，根尖部可见窄的锯齿线，吸收超过 1/4 根长；3 度 = 重度吸收，根尖部消失，末端变平。可见明显的宽的锯齿线，吸收超过 1/4 根长。

3. 曲面体层片的缺点 曲面体层片由于其技术本身的缺陷，诊断牙根吸收的能力较弱[48]。曲面体层片影像总体清晰度差，脊椎影重叠，影像变形失真等[42,48]。由于多种因素会造成失真，模糊。一般影响 X 线影像失真的因素有焦点 - 胶片距离、人（物）体与胶片距离、人（物）体与胶片位置关系等。以往的研究已证明，人（物）体与胶片距离越近，且人（物）体与胶片平行的话，则影像变形失真越小[49,50]。

造成曲面体层片失真、模糊不清的原因有：

（1）曲面体层胶片 - 牙齿距离较远，焦点 - 牙齿距离较近，图像放大达 20% 以上[44]。

（2）患者站姿不准确及颏部未完全置于颏托正中，使被照牙弓与胶片之间的距离过大（或过小），以致被照区域的影像放大（或缩小）；患者颌弓相对于体层矢状面平行左移（或右移），则左侧颌骨牙列影像缩小（或放大）而右侧牙弓放大（或缩小）[49]。

（3）患者头部左右倾斜，如果患者牙弓与体层矢状面不平行且向左偏移，则左侧颌骨牙列影像重叠缩小，右侧影像拉长放大；矢状面与地平面不垂直，以致牙齿互相重叠，左右大小不对称[50]。

（4）硬腭在曲面体层片中形成水平线状高密度影，其亮度可覆盖两侧后磨牙区，从而影响上颌根尖区及上颌窦底部影像[51]。

（5）未按临床要求摆位，致使同一张片中上下颌骨牙列、颞下颌关节等结构显影模糊[48]。

（6）患者站立略偏后，颈部过度前伸，穿透颈椎处的 X 线增强，使颈椎与前牙区重叠或颈椎后位与下颌颏部重叠显影[48]。因此，仅凭曲面体层片很难获得牙槽骨和根尖的精确影像。

（二）根尖片在正畸牙根吸收诊断中的应用

1. 根尖片的优点　根尖片是将胶片置于口腔内，利用 X 线穿透人体不同密度组织所剩余的 X 线不同的原理，使胶片感光显影出特定牙齿全貌的技术。X 线根尖片是测量牙根长度及评价牙槽骨吸收情况的基本方法（图 25-12）。X 线根尖片投照技术分为两类：分角投照技术和平行长焦距投照技术[52]。

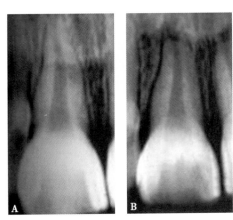

图 25-12　通过牙根长度、形态的变化可以诊断牙根吸收
A. 治疗前右侧上颌中切牙根尖片　B. 治疗后同一牙齿根尖片

（1）分角投照技术中由于 X 线与被检查牙齿的长轴倾斜一定的角度，在照片上就会产生一定的失真和变形，特别是在检查一些较后的部位时失真更加显著。例如磨牙𬌗面的显示，舌侧根的放大，颊侧根的缩短和不能准确反映颊舌侧牙槽间隔顶的高度以及颌窦、颧骨和牙根的重叠等[52]。因此，这种投照技术下对牙根吸收进行研究不是很准确。

（2）根尖片平行长焦距投照技术是使胶片放置的位置与被检查牙齿的长轴平行，X 线垂直于牙齿的长轴或胶片，并增加胶片焦点距离的一种投照方法。在影像上所显示的影像近似真实，这样就可避免用分角技术投照法所产生的影像失真或变形以及放大率不相等的弊病[52]。它可以对牙根吸收进行较精确地诊断。王铁梅等设计和制作了根尖片定位平行投照装置，并利用该装置及传统分角线法对研究对象目标牙分别投照，将获得的两组根尖片（分别为 58 对和 28 对）投照角度误差进行统计学处理。其结果是，采用标准牙片定位投照装置可明显提高根尖片图像的可重复性[53]。

因此，平行投照方法较分角投照方法在诊断和测量根尖吸收上更为精确。但由于我国口腔患者数量众多，而平行投照所用的咬合板需要消毒后方可再次使用，因此临床上大规模的推广存在一定的限制。

2. 根尖片在正畸牙根吸收诊断中的应用　与曲面体层片相比，X 线根尖片虽然也存在放大因素，但它通常不足 5%[44]。分别测量 X 线根尖片和曲面体层片中的移植牙的长度，X 线根尖片可以精确到 0.3mm，但曲面体层片却平均为 0.47～1.7mm 的长度差异[54]。另外，拍摄 X 线根尖片时不需要颏托支撑，胶片 - 被照物体距离短，没有其他组织结构的干扰，因而其失真率较小。并且不会因为患者的位置不正而造成图像的模糊。

（1）直接测量牙根吸收的量。拍摄牙根吸收前后的 X 线片，分别测量牙根长度，二值相减得到牙根吸收的量。在许多对牙根吸收的 X 线研究中采取这种方法。这种方法直观，但其精确性与 X 线拍摄方法密切相关。Sameshima[44] 对 40 名患者的治疗前后根尖片和曲面体层片进行对比，他使用直接测量牙根吸收的方法得出结论：曲面体层片中显示的牙根吸收情况远远不如根尖片的精确。建议临床医师在曲面体层片上看不清牙根情况时，可以加拍根尖片。

（2）计算牙根吸收量占总根长的比例（具体方法同曲面体层片部分）。

（3）按牙根吸收程度分级。国际常用的 Sharpe 分类方法[55]就是基于全口根尖片的影像学资料而来：0 度 = 无牙根吸收（0mm）；1 度 = 根尖变圆钝（1～2mm）；2 度 = 中度吸收，根尖变圆钝～根尖吸收至 1/4 根长（2～4mm）；3 度 = 重度吸收，根尖吸收超过 1/4 根长（大于等于 4mm）；另外，Heo[56]通过分析患者的根尖片，将牙根吸收分为 5 级：1 级 = 牙根吸收明显存在；2 级 = 可能存在；3 级 = 也许存在；4 级 = 可能不存在；5 级 = 明显不存在。

3. 曲面体层片和根尖片诊断牙根吸收的对比研究　Sameshima[44]将治疗前、后患者的曲面体层片和 X 线根尖片进行对比，比较二者诊断和测量牙根吸收精确程度的研究报道。结果表明：X 线根尖片可以获得牙槽骨和牙根的细节影像。在诊断和测量牙根吸收方面，曲面体层片不如 X 线根尖片精确。建议临床医师在拍摄曲面体层片的同时，可以加拍全口 X 线根尖片。

沙海亮[57]选取 64 颗因正畸需要拔除的牙齿，拔除前同期拍摄曲面体层片和根尖片。对两种 X 线片的影像长度和牙齿实际长度之间分别进行配对秩和检验。结果曲面体层片与根尖片影像长度和牙齿实际长度之间有显著性差异，而根尖片影像长度与牙齿实际长度之间无显著性差异。根尖片较曲面体层片能更加精确地反映牙齿的真实长度。Rohlin[58]认为，不同学历背景的观测者会对根尖片及曲面体层片影像的诊断结果产生影响：当观测者是放射学专家时，根尖片诊断的准确率要高于全景片；而当观测者是普通医师或牙髓病学者时，两种摄片方法的诊断准确率无显著差异。大多数学者认为：在使用曲面体层片评价牙根吸收量时，较差的成像清晰度、解剖结构的多处重叠以及观察者之间的诊断差异都使它的精确性受到了限制[59]。Sameshima[44]认为拍摄全口根尖片能够更好地诊断牙根吸收，但是很多患者和临床医师都对该方法的辐射损伤颇有顾虑。张刚等人[60]采用完整的人体骨架为框架、阻射能力接近人体的仿真体模作为试验目标，拍摄 14 张全口根尖片后，评价相应皮肤和器官的吸收剂量。实验结果指出，全口根尖片的辐射吸收剂量远小于国际放射防护组织的上限值，是安全可靠的。并且他建议可用 10 片法代替现有的 14 片法。

4. 根尖片的缺点　以上结果表明，根尖片较曲面体层片可以获得更加清晰准确的牙根影像。但是，根尖片也存在许多不足之处。第一，X 线根尖片仅是一个方位和一瞬间的 X 线影像，为建立立体概念，常需作互相垂直的两个方位摄影。第二，X 线根尖片摄影采用模拟技术，图像灰阶度分辨力低，不便用计算机处理，也不便于储存和传输，更谈不上异地医师同时观察一幅图像（如远程诊断或电话会诊），不便实现多人共享。第三，X 线根尖片摄影需要的曝光剂量相对较大，且 X 线摄影一旦完成，影像质量不能再改善，当质量达不到要求时往往需要重拍，给投照者和患者带来负担。第四，常规 X 线摄影沿用胶片 / 增感屏系统，成像后由胶片记录，需暗室冲洗。为了提高胶片的利用价值，影像科不得不建立片库来贮存数量庞大的胶片。第五，资料的查询速度慢，图像的传递需要大量时间、效率低，不能满足临床需要，如遇急诊问题就更严重。人们开始寻求更加精确、对医患双方损伤更小、更加便于存储及调用的方法[61]。

（三）数字化根尖片在正畸牙根吸收诊断中的应用

1. 数字化根尖片的优点　随着计算机技术的不断提高和计算机知识的不断普及，20 世纪 80 年代初人们把传统的 X 线摄影数字化，总的归于计算机 X 线摄影（CR，computer radiograph）或数字 X 线摄影系统（DR，digital radiograph）。CR 是以成像板（IP，image plate）为媒介，将 X 线信号记录于其上，再通过激光扫描等读取并将记录转换成电信号进行图像处理的一种结合了传统 X 线摄影技术与现代数字化技术的 X 线诊断系统[62]。CR 的优点是：使大小传统 X 线机免遭淘汰，而不像其他各类数字 X 线摄影（DR），需要添置特殊的设备，淘汰原有的设备。它提供的数据量大、分辨力高、数据获取速度快，可以及时调整图像的质量。由于使用数字化技术，其图像可以方便地存储，并可以快速地调用。在实现平片信息数字化的工作中，CR 系统是为主流的方式。数字成像技术将 X 线的剂量大大降低了，仅为 X 线根尖片辐射量的 20%[63, 64]（不同的数字成像系统辐射量有所不同）。并且许多学者研究认为数字成像技术的精确性比根尖片更好[65]。

首先，数字化根尖片可以在曝光后短时间内得到计算机图像，避免了显影剂、定影剂对操作人员的损害；再次，利用不断完善的图像处理软件如进行数字减影处理等可以获得更为精确的诊断结果，大大推进临床诊断的可靠性；另外，数字成像技术能够很便捷地对每一副图像进行归档存储以便于资料的调用和整理（图25-13）。

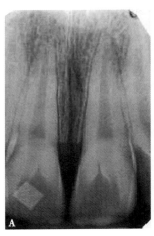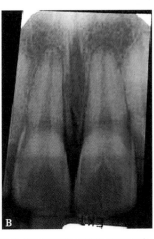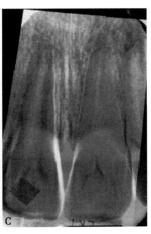

图25-13　数字化根尖片可以通过图像处理更加精确诊断牙根吸收

A. 治疗前数字化根尖片　B. 治疗后数字化根尖片　C. 经过图像处理后的治疗后数字化根尖片，右图中的牙根吸收情况显示得更加清晰

2. 数字化根尖片在正畸牙根吸收诊断中的应用　Reukers[65] 使用 SIDEXIS 数字化根尖片拍摄系统分别对体外及临床牙根吸收进行了研究。他认为数字重建是纠正不同投照角度误差的有效方法。但由于测量软件中对放大率的校正技术尚不成熟，仅能对牙根吸收进行相对比例的诊断。量化研究牙根吸收只有在对放大率进行精确的校正之后才能实现。Heo[56] 于 2001 年报道了他对体外模拟牙根吸收的最新影像学研究进展。他分别用传统 X 线照射技术和数字成像摄影技术（Digora 系统）拍摄并测量模拟牙根吸收。结果显示：数字成像技术在对牙根吸收的定量分析上较传统 X 线根尖片有很大的优势。但是，对于发生在牙根颊、舌面的牙根吸收仍很难用此方法诊断。沙海亮[66] 选取 20 颗上颌恒中切牙建立体外牙根吸收研究模型。模拟牙根吸收前、后的情况，分别从 6 个投照角度拍摄普通根尖片和数字化根尖片，分别统计数字化根尖片和普通根尖片反映牙齿实际长度和实际牙根吸收的差异。结果在同一 X 线投照角度下，数字化根尖片与普通根尖片的影像长度误差之间有显著性差异，牙根吸收误差之间无显著性差异。结论表明数字化根尖片下的牙齿影像长度比普通根尖片更接近实际的牙齿长度，数字化根尖片与普通根尖片在对牙根吸收的测量诊断上没有明显差别。

虽然学者们对于数字化根尖片在和传统根尖片在牙齿长度测量上的精确性差异上尚未形成一致的观点[67, 68, 69]，但是拍摄数字化根尖片确实将 X 线的剂量大大降低了[63, 71]，获得的资料更便于收集和整理。技术操作的易行性、患者的高接受度使得数字化根尖片在临床上获得了广泛的认可。

3. 数字化根尖片的缺点　虽然数字化根尖片在传统根尖片的基础上有了很多改良，但是数字化根尖片仍然存在诸多问题，比如：提供的是二维的影像，不论是使用传统的 X 线技术还是使用数字成像技术对牙根吸收进行研究，其主要不足就在于：对于发生在颊、舌面的牙根吸收很难进行诊断[56]。而 CT 恰恰可以弥补这个不足。与传统的 X 线技术相比，CT 摄片可以获得更加准确的信息，如：由于异位尖牙导致侧切牙的牙根吸收、牙根创伤的部位、移位或埋伏尖牙的确切方位等。

（四）CT 在牙根吸收诊断中的应用

1. CT 的优点　1972 年 CT 的出现使组织影像避免了相邻结构的重叠，提高了硬组织的清晰度，但 CT 的二维影像在临床应用上不够直观。1979 年，Herman 发表了关于人体器官计算机的三维重建。到 1985 年，三维 CT 技术逐渐走向成熟，并广泛应用于临床、科研。CT 图像是层面图像，常用的是横断面。三维重建是通过使用 CT 设备上图像的重建程序，重建冠状面和矢状面的层面图像，最终显示出整个器官的图像。20 世纪 90 年代末开始，锥状束 CT（conebeam computed tomogrraghic，CBCT）由于其更快的扫描速度、更高的分辨率以及较低的放射量广泛应用于临床。CBCT 应用于口腔颌面系统。与传统 CT 的扇形图像采集系统不同，CBCT 应用圆锥形二维平板探测器围绕被探测区域做 360° 旋转即获得完整数据，整个过程仅需 20～60 秒[71]。

CBCT 有着独特的优势：① CBCT 可以实现颅颌面部结构精准地三维重建，进一步实现三维头影测量以及诊断；②图像分辨高，能精确地反映颅颌面部复杂的解剖结构[72]；③ CBCT 体积小，费用低，放射剂量相对较小（只相当于全口牙片的放射量），操作分析都相对容易；④患者检查中可采取坐位使软组织因卧位造成的变形减至最低；⑤ CBCT 获得的三维图像可以使患者直观形象地了解自己的病情以及整个治疗计划，从而使医患之间的沟通达到最佳的效果[73]；⑥最后 CBCT 受周围组织上金属异物的影响较小，使口内有金属修复体的患者同样可以获得准确的检查结果。

2. CT 在正畸牙根吸收诊断中的应用　早在 1990 年 Peene[73] 就指出 CT 技术对牙根内、外吸收的诊断精确度高。Schmuth[74] 也认为与传统 X 线技术摄片相比，CT 能够有效诊断异位尖牙引起的中、侧切牙牙根吸收。但是照射 CT 的 X 线剂量仍然很高。Perda L[75] 利用螺旋 CT 技术对正畸牵引埋伏尖牙引起的切牙牙根吸收进行研究：CT 比曲面体层片更能精确显示发生在唇、腭侧的牙根吸收。Ericson[76, 77] 在异位尖牙萌出而造成侧切牙牙根吸收的 CT 影像方面进行了深入的研究，他对异位萌出的尖牙及其邻侧切牙拍摄 CT 连续横断片，再由于正畸需要将侧切牙拔除，将 CT 影像与实际牙齿进行对比，从而评价侧切牙牙根吸收 CT 影像的可靠性。三维重建 CT 图象显示：由于 CT 扫描厚度较大（2mm），重建吸收部位的形态与实际形态略有不同，但完全不影响精确的临床诊断。另外，Ericson 还对影响侧切牙牙根吸收的因素进行了研究：如：发生几率、性别、部位、施力大小等。Dudic 等[78] 选取 22 名正畸患者的 275 颗牙齿，分别同期拍摄曲面体层片和 CBCT。对两种方法下的牙齿影像进行对比分析后发现，6.5% 的牙根吸收在曲面体层片中未被发现。曲面体层片低估了正畸治疗后牙根吸收的发生比例，而 CBCT 能更为全面地分析牙根吸收的情况。Alqerban 等[79] 同样认为，CBCT 比曲面体层片更加精确，同时提出应使用最小放射量而减少不必要的射线暴露。另有学者[80] 比较了根尖片与 CBCT 后，也得到了类似的结果，即根尖片在探查牙根吸收方面的敏感性低于 CBCT。Ericson 等[81] 为研究阻生上颌尖牙以及邻近的侧切牙牙根吸收的发生率及程度，将侧切牙拔除，通过比较其 CT 影像、根尖片和组织学切片，发现 CT 影像所得的侧切牙牙根损伤结果与组织学切片结果基本一致。

他们认为在牙根吸收诊断方面，CT 的敏感度高于根尖片，大大提高了牙根吸收的检出率，牙根尖部发生的微小牙本质吸收也能被 CT 检测出来。陈飞等[82] 研究了采用 CBCT 分析微型种植钉支抗压低过长牙的三维治疗效果及发现牙根吸收情况的可行性，他们认为，CBCT 可从各个面来观察牙根吸收，敏感度更高，优于传统 CT 和 X 线二维影像（图 25-14）。

3. CT 的缺点　尽管 CBCT 在口腔正畸领域有独特的优势，但它在应用过程中仍有一些局限性：①与普通 X 线片相比较，有着较高的价格和放射性；②与传统 CT 相比较低的分辨率，软组织尤为明显；③探测头的探测范围较小，范围局限；④医师对 CBCT 操作技术以及图像分析的差异，因而人为误差较大[81, 82]。

由于在正畸治疗中，处于生长发育期的儿童占有相当大的比例，因此放射剂量的大小成为了影像学诊断设备选择的重要参考依据。Silva 等[82] 研究分析了常规正畸治疗中不同影像学诊断设备所产生的放射剂量，结果表明，传统 X 线平片的放射剂量最低，而对于三维图像来说，CBCT 的放射剂量低于多层 CT。Qu 等[83] 通过对不同放射剂量的 CBCT 对比后发现，放射剂量越高，获得的图像清晰度越高；但在实际应用中，应注意减少放射量以保证患者的健康安全，需要在放射剂量与图像清晰度之间找到平衡。

目前，CBCT 已经广泛应用于口腔正畸治疗的各个领域，但考虑到检查效果、放射剂量和费用等多个因素后，大多数学者认为，CBCT 不宜作为常规影像学检查手段，而仅适用于一些严重错𬌗畸形或存在严重并发症的情况下。美国正畸医师协会最近提出的提案也支持这一观点，提案指出"CBCT 应用于临床有其具体的适用条件，不应作为常规检查手段"[84] 放射学诊断在一定程度上会导致患者接受不必要的射线辐射，并且多数诊所和医院不具备 CT、CBCT 等可精确诊断牙根吸收的设备。因此，应用 CT 精确诊断牙根吸收受到一定限制。

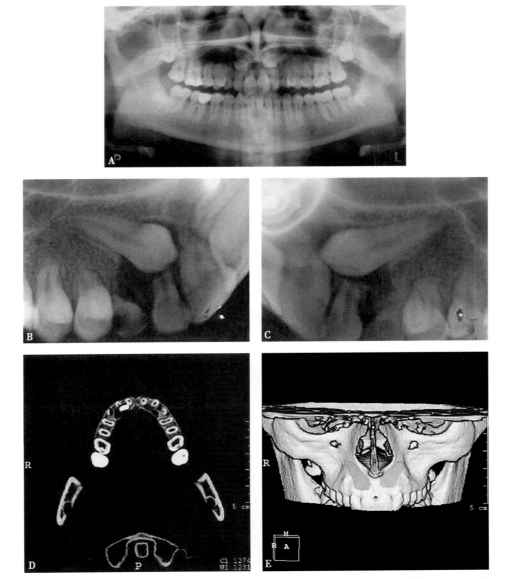

图 25-14　通过该图我们可以直观地理解曲面体层片（A）、根尖片（B、C）以及 CT（D、E）诊断患牙及其相邻牙齿吸收情况的可靠性差异

二、牙根吸收的生化诊断方法

显而易见，影像学方法存在许多不足之处。研究表明，影像学方法诊断出的牙根吸收显著滞后于实际牙根的不可逆病理性吸收[85]。另外，由于影像学方法存在辐射损伤，不可能使用该方法对牙根吸收的进展状况进行纵向观察，总结牙根吸收的发生规律[86]。

近年来学者希望能够通过一种更为敏感、安全、及时的新方法实现对牙根吸收的早期诊断、早期预防。无创性生化方法是近年来学者研究牙根吸收诊断方法的新方向[86, 87]。主要的实验方法是通过检测龈沟液中各种生物物质含量变化间接诊断牙根吸收。

基于龈沟液分析方法诊断正畸牙根吸收依据以下机制[87]：当牙齿受力的时候，牙根受力部位附近的牙周膜细胞穿入未矿化的前牙本质中，引发一系列反应导致牙根吸收的发生。牙根组织被特定的细胞分解和吸收，被分解的生物物质被释放到龈沟液中。通过生化手段检测出生物物质的含量，可以诊断牙根吸收的严重程度，破解牙根吸收的深层机制，实现在正畸治疗中加以有效干预。目前相关研究方法主要有蛋白免疫印迹法（Western Blot）、酶联免疫分析法（enzyme linked immunosorbent assay，ELISA）。

（一）蛋白免疫印迹法在正畸牙根吸收诊断中的应用

1. 蛋白免疫印迹法的优点　蛋白质印迹法也可以叫免疫印迹法，具有分析容量大、敏感度高、特异性强等优点，是检测蛋白质特性、表达与分布的一种最常用的方法。即将混杂的蛋白质经聚丙烯酰胺凝胶电泳分离后，转移至固相膜上，再用标记的抗体或二抗与之反应，以显示膜上特定的蛋白条带。

2. 蛋白免疫印迹法在正畸牙根吸收诊断中的应用　Kereshanan[88] 提取了治疗前与治疗 12 周后正畸患者的龈沟液，采用 Western blot 法发现其中牙本质涎蛋白（dentin sialoprotein，DSP）的含量增加，认为龈沟液中的 DSP 可以作为监控牙根吸收严重程度的特异性标记物。Cantarella[89] 选取 11 名正畸治疗中的患者，拔除第一前磨牙后远中移动尖牙。在此过程中，提取尖牙龈沟液，使用 Western blot 法探讨金属蛋白酶（MMP）与牙根吸收的相关性。研究结果显示，正畸力可以影响牙根压力侧以及张力侧的 MMP-1 和 MMP-2 的释放水平。庄丽[90] 选择 5 只 6 月龄的小型猪作为研究对象，以其下颌第一乳侧切牙作为实验牙，通过施加 300g 过大拉力建立动物模型。每周提取实验牙的龈沟液，并应用 Western blot 法检测龈沟液中 MMP-9 含量的改变，认为龈沟液中的 MMP-9 参与了正畸牙根吸收的发生过程。George[91] 选取 60 名正畸患者作为研究对象，其中 20 名患者尚未接受正畸治疗，设定为对照组；20 名患者通过影像学检测为中度牙根吸收组（牙根吸收量不超过 2mm）；20 名患者出现牙根吸收量超过 2mm 的设为重度牙根吸收组。分别提取以上 60 名患者上颌中、侧切牙的龈沟液，分别使用 Western blot 和 ELISA 法观察龈沟液中的破骨细胞分化因子 RANKL、骨保护素 OPG 的含量以及 RANKL/OPG 比值与牙根吸收的相关性。Western blot 检测结果显示，RANKL、OPG 以及 RANKL/OPG 均与牙根吸收的严重程度呈正相关。但是，由于 Western blot 无法对以上细胞因子进行定量检测，因此继而使用 ELISA 检测各细胞因子的含量，进行统计分析后得出，三组患者龈沟液中 RANKL 含量均有显著性差异，RANKL 在牙根吸收的发生过程中变化最显著。

3. 蛋白免疫印迹法的缺点　从 George[91] 的研究可以看出，Western blot 是一种定性及半定量的检测方法，无法实现对牙根吸收的精确定量检测。如果对大量的样本进行统计学分析，我们需要将样本的浓度定量后才能够实现。

（二）酶联免疫分析法在正畸牙根吸收诊断中的应用

1. 酶联免疫分析法的优点　与半定量的 Western blot 法相比，酶联免疫分析法（enzyme linked immunosorbent assay，ELISA）是一种精确的定量检测方法 [92, 93]。该方法使用分光光度仪测定可显色的"固相抗体 -DSPP- 酶标抗体"免疫复合物，进而间接测定 DSPP 含量。该方法既保持了酶催化反应的敏感性，又保持了抗原抗体反应的特异性，提高了检测的灵敏度 [86, 88]。

酶联免疫吸附剂测定，基本原理是：①使抗原或抗体结合到某种固相载体表面，并保持其免疫活性；②使抗原或抗体与某种酶连接成酶标抗原或抗体，这种酶标抗原或抗体既保留其免疫活性，又保留酶的活性。在测定时，把受检标本（测定其中的抗体或抗原）和酶标抗原或抗体按不同的步骤与固相载体表面的抗原或抗体起反应。用洗涤的方法使固相载体上形成的抗原抗体复合物与其他物质分开，最后结合在固相载体上的酶量与标本中受检物质的量成一定的比例。加入酶反应的底物后，底物被酶催化变为有色产物，产物的量与标本中受检物质的量直接相关，故可根据颜色反应的深浅刊物定性或定量分析。由于酶的催化频率很高，故可极大地放大反应效果，从而使测定方法达到很高的敏感度。

2. 酶联免疫分析法在正畸牙根吸收诊断中的应用　Mah[86] 分别提取未进行正畸治疗上颌恒中切牙、根吸收 1/2 乳磨牙和正畸治疗中轻度牙根吸收上颌恒中切牙龈沟液，使用酶联免疫吸附检测法（enzyme linked immunosorbent assay，ELISA）测定其中牙本质磷蛋白（dentin phosphoprotein，DPP）含量，结果显示龈沟液中的 DPP 含量与牙根吸收的严重程度呈正相关。Balducci[87] 使用 ELISA 法分别测定正畸治疗前、发生轻度牙根吸收及重度牙根吸收患者牙齿龈沟液中牙本质基质蛋白 1（DMP1）、牙本质涎磷蛋白（DSP）、DPP 含量变化，得出结论：DSP、DPP 可以作为检测正畸牙根吸收程度的标记物。Tyrovola 等 [94] 建立大鼠牙根吸收模型，分别使用 ELISA 检测其龈沟液和血清中 RANKL、OPG 的含量以及他们的比值，研究结果显示：血清中 RANKL 的初始含量与根吸收程度呈正相关，而龈沟液中 RANKL 的初始含量与根吸收呈负相关；血清中 OPG 的含量在严重的根吸收组出现明显下降；血清中 OPG 与 RANKL 初始含量的比值被证明是最有可能成为预测正畸牙根吸收程度的独立影响因子。张昀等 [95] 的类似研究也表明，大鼠龈沟液中 OPG 与 RANKL 含量的比值与力值大小及作用时间具有相关性，是可用于正畸牙根吸收的临床检测指标。Uematsu[96] 选取 12 名正在接受正畸治疗的患者，以远中移动的一侧上颌尖牙作为实验牙，对侧牙作为对照组。在进行正畸加力后的第 1、24 和 168 小时分别提取两组牙齿的龈沟液，使用 ELISA 检测方法检测龈沟液中各种细胞因子的浓度变化。白介素（interleukin, IL）IL-1beta、IL-6tumor 肿瘤坏死因子（necrosis factor-alpha）、表皮生长因子（epidermal growth factor）和微球蛋白（beta 2-microglobulin）在 24 小时后明显升高；然而对照组中这些细胞因子没有增高。研究认为，龈沟液中多种细胞因子的变化是与牙根吸收的严重程度呈正相关的。Ramos 等 [97] 为探讨正畸治疗前后人类牙本质提取物（human dentine extract, HDE）中血清免疫球蛋白 G（immunoglobulin G, IgG）和唾液分泌型免疫球蛋白 A（secretory immuno-globulin A, sIgA）水平变化与牙根吸收的关系，选择了 50 例正畸患者（试验组）与 50 例非正畸患者（对照组）进行研究，所有研究对象在治疗开始前（T0 期）与接受治疗 6 个月（T6 期）拍摄下颌中切牙的根尖片，并进行唾液以及血清取样使用 ELISA 检测以上物质的浓度。结果显示：T0 期唾液中抗 HDE sIgA 水平高的患者会在接受 6 个月的正畸治疗后出现中至重度的牙根吸收；血清中 IgG 水平与根吸收程度无关联，但有助于解释根吸收过程的免疫病理学机制。他们对抗 HDEsIgA 水平的回归性分析提示，这些自身抗体可能作为牙根吸收的重要标记物或危险因子。因此，在矫治之前对唾液 sIgA 水平进行检测也许有助于在正畸性牙根吸收发生前将易感者鉴别出来，有利于减少严重牙根吸收的发生。

3. 酶联免疫分析法的缺点　ELISA 法定量测定龈沟液中蛋白，方法原理简单，仪器价格便宜，可以目测得到结果，并且仪器的自动化程度高，是一种成熟的检测手段。但是，由于龈沟液样品量少，待测液中的有效成分更是稀有，很难保证酶联板的均一性和透光性，使用分光光度法限制了测定的精密度和检测限，容易出现假阴性结果。

（三）结论

与传统的影像学方法相比，ELISA 法具有卓越的优势：①敏感性高；②辐射损伤性小；③可以实现时时监控。使用生化诊断牙根吸收方法能够预测牙根吸收的易感人群、动态观察分析牙根吸收的规律性、评估正畸治疗的疗效等，在牙根吸收的临床诊断中具有良好的应用前景。但是无论是半定量的蛋白免疫印迹法，亦或是定量的酶联免疫分析法仍然存在很多不尽如人意的地方，等待着学者及临床医师去解决。

总体来说，牙根吸收诊断的发展方向是：①早期诊断；②三维诊断；③动态诊断。因此，影像学诊断方法及生化诊断方法都需要进一步提升及完善。

第五节　牙根吸收的预防措施

一、牙根吸收的临床预防措施

（一）正畸治疗前的牙根吸收预防措施

由于在正畸治疗前我们无法对患者牙根吸收反应的个体差异有所了解，因此所有的致病因素都应当考虑到。这个阶段我们应当通过详尽的病史采集，分析出针对患者个体的高危致病因素，进而合理设计矫治计划，最终以知情同意的形式实现对患者牙根吸收的风险告知及预防。

1. 病史采集　开始正畸治疗前，完整全面地采集相关病史资料对预防牙根吸收有重要的意义。前面我们对正畸牙根吸收的病因有了了解，牙根吸收与遗传、系统病史以及牙齿的治疗史、外伤史等都有着密不可分的关系，因此评价牙根吸收的风险首先应从患者的病史入手，从中提取与牙根吸收相关的致病因素，评估这些因素可能引发牙根吸收的风险和概率。

2. 高危因素分析　通过完整采集病史资料，我们需要分析出该患者的牙根吸收高危致病因素。例如，成人患者较青少年患者可能导致牙根吸收的可能性高；影像学资料可以了解患者是否存在牙根短、牙根形态异常等牙根吸收易患因素。

3. 合理设计治疗方案 了解了患者的牙根吸收易患因素后,我们应对患者进行个性化的矫治设计,以降低牙根吸收发生的风险。例如,矫治设计方案应当尽可能的简单,避免复杂的牙齿移动设计,并且尽可能缩短治疗时间、使用轻力、使治疗目标局限化(图 25-15)。

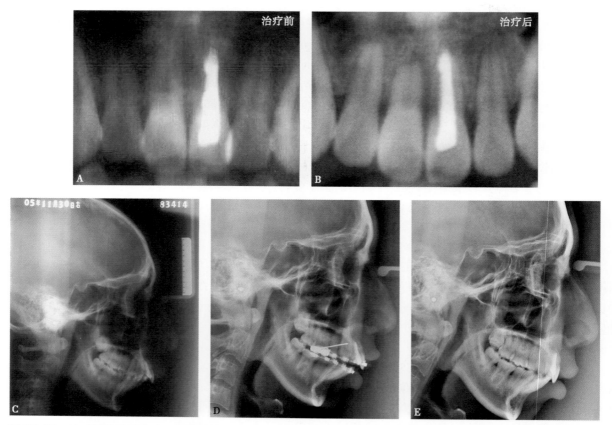

图 25-15 针对骨性畸形患者,如果设计通过牙齿的代偿进行掩饰性治疗时,应谨慎考虑,防止过度牙齿代偿的出现,否则会导致严重的牙根吸收

4. 知情同意 对患者的错𬌗畸形进行了全面的分析诊断并制订了个性化的矫治计划后,与患者签订知情同意书是不能忽略的步骤,其中有关患者可能的牙根吸收高危因素,以及牙根吸收发生的可能性、发生牙根吸收后可能采取的措施、牙根吸收导致的严重后果都需要向患者谈清楚。一份详尽的知情同意书固然在一定程度上维护了医务工作者的权益,但是正畸医师们更应该在临床实践中尽可能帮助患者减少牙根吸收的发生,减轻牙根吸收的严重程度。一份存在牙根吸收的病例,不能够称为一份成功的正畸治疗。

(二)正畸治疗中的牙根吸收预防措施

经过完整的病史资料采集和慎重的矫治计划制订,正畸医师们对该患者的某些牙根吸收致病因素进行了评估和预防。但是,在正畸治疗过程中,以上牙根吸收的致病因素是否真的得到了有效的控制及预防必须要通过一些手段来验证及监督。影像学与生化相结合的诊断方法可以让我们对牙根吸收的进展随时了解;合理地控制矫治力量、牙齿移动方式并尽可能缩短矫治时间是确保牙根吸收有效预防的临床手段;适当停止主动治疗、某些药物干预是防止牙根吸收进一步加重的干预措施。

1. 治疗 6 个月时进行影像学检查 由于影像学诊断方法的辐射损伤,我们不可能通过要求患者频繁拍摄 X 线片来了解牙根吸收的进展情况。正畸医师们在该方面达成的共识是:建议在患者治疗 6 个月时拍摄上下颌切牙根尖片。我们知道,上下颌切牙已经被证实对牙根吸收最具易感性,因此掌握了这些牙齿的牙根长度变化规律,我们对患者的牙根吸收个体特点就基本了解了。研究表明,如果此时没有从根尖片上发现牙根吸收的发生,那么到治疗结束时发生该患者出现严重牙根吸收的概率就很小。假如在治疗 6 个月时发生明显牙根吸收,那就意味着随着治疗的进行,发生进行性牙根吸收的风险较大。另外,如果使用分角投照方法拍摄根尖片,建议拍摄两次根尖片,以减少由于拍摄角度对牙根吸收诊断造成的干扰;当然,对于有条件的医院或诊所,使用平行投照方法拍摄根尖片会提高牙根吸收诊断的精确性。针对个别不易诊断的患牙,例如重叠严重或埋伏牙可以拍摄患牙CT以进一步明确诊断。

2. 使用生化检测方法时时监测牙根吸收进展 牙根吸收的生化诊断方法可以实现对牙根吸收的无创、连续诊断。具体方法是:使用吸潮纸尖提取患者高度怀疑牙根吸收的牙齿龈沟液,通过生化设备检测其中牙根吸收特异性蛋白的含量来间接诊断牙根吸收。生化检测结果与影像学检测结果可以相互佐证,两种诊断方法的结合使用可以让我们对牙根吸收连续监测,便于及时有效干预。

3. 适宜的正畸力控制 我们知道,过大的矫治力容易引发牙根吸收,因此在治疗过程中应尽量避免过大的矫治力。细丝轻力的治疗原则应当贯穿正畸治疗的始终。

4. 合理的牙齿移动方式 牙齿向唇侧的骨皮质侧移动时可能导致牙根吸收。因此,在治疗前根据头颅侧位片确定骨皮质的边缘十分重要。在上颌切牙回收过程中,如果牙槽嵴很窄,牙根吸收容易发生。上颌切牙回收过程中需要牙根腭向转矩移动,这种牙根运动应该在宽大的骨松质中进行,因此最好应在治疗开始时使用某种方法先压入前牙,让牙根在牙槽骨骨松质范围内移动(图25-16)。

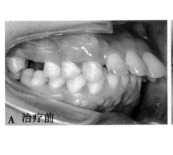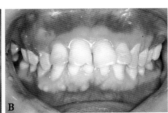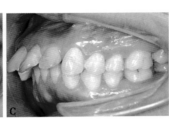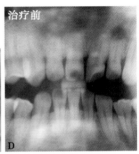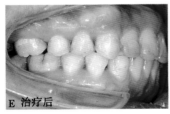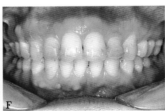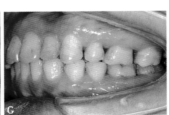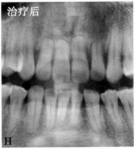

图25-16 上颌切牙回收过程中,由于牙根没在牙槽骨骨松质范围内移动,顶上唇侧骨皮质,导致左右上颌切牙出现牙根吸收
A~D. 示患者治疗前口内像及X线片 E~H. 示患者治疗后口内像及X线片

5. 适当的疗程控制 疗程越长越容易发生牙根吸收。因此,对于某些复杂病例或年龄较大的正畸患者,我们不必要过于执着于咬合关系的完美,毕竟保证患者牙列的完整性也是正畸医师们的治疗目标之一。

6. 已经发生牙根吸收的对策 如果患者治疗6个月拍摄的根尖片中诊断出牙根吸收,应当停止施力,启动吸收修复机制修复之后方能重新加力。组织学研究显示,矫治力去除后,牙根吸收处会产生吸收陷窝的修复。Brudvik和Rygh利用大鼠进行动物实验研究了修复过程,观察到在矫治力去除21天后发生吸收的牙根吸收表面有新矿化的牙骨质[98]。在人体实验中,Owman-Moll发现在56天后发现了不同程度的修复过程。

研究发现,对发生牙根吸收的患者停止主动性治疗2~3个月后,牙根吸收较持续治疗者显著减少[99]。因此,建议当发现明显的牙根吸收后,暂时中止现行治疗2~3个月。

另外,针对治疗6个月时出现明显牙根吸收的患者,每3个月应当对患牙拍摄一次根尖片,进一步检测牙根吸收的进展以便随时采取干预措施。

7. 某些药物可以防止或减少正畸所致牙根吸收的发生 使用药物控制牙根吸收是很有潜力的策略。

学者们发现四环素、甲状腺激素、类固醇、二磷酸盐可能在分子水平上预防和控制牙根吸收。低剂量的四环素类抗生素（及其化学修饰物）有抑制牙根吸收的作用，能显著降低牙根表面与牙根外吸收有关的破牙细胞、破骨细胞和单核细胞的数量[100]。Vázquez-Landaverde 等[101]通过动物实验证明甲状腺激素可减少矫治力所致的牙根吸收，无论是对正畸治疗中的患者还是对出现特发性牙根吸收病损的患者，应用低剂量的甲状腺激素都具有保护根面的作用。正畸治疗中低剂量（1mg/kg）的类固醇可以抑制牙根吸收[102]；应用低剂量类固醇可减少大鼠牙齿和牙周组织的生长激素受体和胰岛素样生长因子-Ⅰ受体的免疫反应性，从而抑制牙根吸收，而不抑制牙齿移动[103]。二磷酸盐能对破骨细胞活性产生负性影响，可以有效抑制骨吸收，对施力后的大鼠牙齿能够造成显著的剂量依赖性牙根吸收抑制作用[104]。

（三）正畸治疗后的牙根吸收预防措施

由于牙根吸收具有修复能力，大多数牙根吸收在去除矫治力后不会继续加重。一般来讲，轻至中度牙根吸收的牙齿不会影响功能，重度牙根吸收会导致牙齿早松、早掉。另外，牙槽骨的生理性丧失、牙周附着的病理性丧失、𬌗创伤等因素会加快牙根吸收牙齿的松动、脱落。因此，正畸治疗后仍然需要关注牙根吸收，预防牙根吸收牙齿过早脱落。

1. 治疗完成时的牙根检查　治疗后，必须通过影像学方法或生化方法明确患者治疗后的牙根吸收情况。如果发生了牙根吸收，应该告知患者和转诊牙医。如果只是轻到中度的牙根吸收，无需采取进一步的措施。如果牙根吸收的情况严重，并且残留牙根比牙冠长度还要短的话，就存在牙齿松动的危险。在这种情况下，进一步的随访和对患者进行健康指导是必要的。

2. 对重度牙根吸收牙齿的长期预后　Remington 等研究发现，即使牙齿出现重度牙根吸收，在治疗后数年似乎也能行使相当好的临床功能[105]。在1例病例报道中发现，患者上颌中切牙的牙根缩短非常严重，治疗后随诊33年，X线片、视诊和触诊检查都发现其可行使正常功能[106]。

有观点认为，牙根吸收未达原始根长的1/3不会降低牙齿的稳定性[107]，这可能是由于在牙根的牙槽嵴端2/3处牙周附着分布最密集[108]。但是，如果牙根长度过短，那么牙齿就容易早松、早掉，因为这类牙根长度的丧失使牙齿的阻力中心逐步向冠方移动，同样大小的咀嚼力就会产生更大的松动风险[109]。

除了牙根长度过短会导致患牙早松、早掉，其他因素也可能成为牙根吸收患牙松动的协同因素。例如，随着年龄的增长，牙槽骨的丧失会逐渐增加。Albandar 和 Abbas 发现，32岁以前，受试者很少发现牙槽骨丧失；从33~45岁，牙槽骨每年丧失0.2mm[110]；牙齿松动的协同因素还可能是由于菌斑引起的牙周组织破坏[111]。因此，正畸治疗后对患者的牙根吸收情况进行随诊，并及时去除、干预可能导致牙齿松动的协同因素，能够预防牙根吸收患牙出现严重后果。

总　　结

（1）正畸牙根吸收是一种动态平衡。

（2）要高度警惕外伤牙、异形根牙、有系统性疾病及有遗传易感性的患者。

（3）治疗设计尽量简单，控制疗程，尽可能避免复杂的牙齿移动设计。

（4）告知患者牙根吸收的风险性是正畸治疗前必须的步骤。

（5）治疗前及治疗6个月应对牙根吸收易感牙位拍摄根尖片。

（6）临床正畸力应尽量追求持续轻力，绝对避免持续重力。

（7）牙齿移动要在骨松质范围内，良好的转矩控制和整体移动非常重要。

（8）已发生牙根吸收的牙齿要及时停止治疗，观察2~3月，待牙根修复后继续治疗。

（9）早期、三维、动态的诊断方法是牙根吸收诊断的发展方向。

（10）药物控制可能是牙根吸收治疗的未来趋势。

参 考 文 献

1. Brezniak N，Wasserstein A. Orthodontically induced inflammatory root resorption. Part Ⅰ. The basic science aspects. Angle Orthod，2002，72（2）：175-179

2. Ketcham A. A preliminary report of an investigation of root resorption of permanent teeth. Int Orthod Oral Surg Oral Radiol，1927，13：97-127

3. Preoteasa CT，Ionescu E，Preoteasa E. Orthodontically inducedroot resorption correlated with morphological characteristics. Roman J Morphol Embryol，2009，50（2）：257-262

4. Ramanathan C，Hofman Z. Root resorption in relation to orthodontic tooth movement. Acta Medica（Hradec Kralove），2006，49（2）：91-95

5. Pohl Y，Wahl G，Filippi A. Results after replantationof avulsed permanent teeth. Ⅲ. Tooth loss and survivalanalysis. Dent Traumatol，2005，21（2）：102-110

6. Lindskog S，HammarstrÖm L. Evidence in favor of an anti-invasion factor in cementum or periodontal membrane of human teeth. Scand J Dent Res，1980，88（2）：161-163

7. Hasegawa N，Kawaguchi H，Ogawa T. Immunohistochemical characteristics of epithelial cell rests of Malassezduring cementum repair. J Periodontal Res，2003，38（1）：51-56

8. Sasaki T. Differentiation and functions of osteoclasts andodontoclasts in mineralized tissue resorption. MicroscRes Tech，2003，61（6）：483-495

9. Oshiro T，Shibasaki Y，Martin TJ. Immunolocalizationof vacuolar-type H+-ATPase, cathepsin K, matrixmetalloproteinase-9, and receptor activator of NF kappaBligand in odontoclasts during physiological root resorptionof human deciduous teeth. Anat Rec，2001，264（3）：305-311

10. Yamaguchi M，Aihara N，Kojima T. RANKL increasein compressed periodontal ligament cells from rootresorption. J Dent Res，2006，85（8）：751-756

11. Troen BR. The role of cathepsin K in normal bone resorption. Drug News Perspect，2004，17（1）：19-28

12. Ohba Y，Ohba T，Terai K，et al. Expression of cathepsinK mRNA during experimental tooth movement in ratas revealed by in situ hybridization. Arch Oral Biol，2000，45（1）：63-69

13. Linsuwanont-Santiwong B，Takagi Y，Ohya K. Expressionof MT1-MMP during deciduous tooth resorptionin odontoclasts. J Bone Miner Metab，2006，4（6）：447-453

14. Zhang D，Goetz W，Braumann B. Effect of solublereceptors to interleukin-1 and tumor necrosis factor alphaon experimentally induced root resorption in rats. J Periodontal Res，2003，38（3）：324-332

15. Takada K，Kajiya H，Fukushima H，et al. Calcitoninin human odontoclasts regulates root resorption activity viaprotein kinase A. J Bone Miner Metab，2004，22（1）：12-18

16. Hammarstrom L，Lindskogs S. General morphological aspects of resorption of teeth and alveolar bone. Int Endodont J，1985，18（2）：93-108

17. Brezniak N. Root resorption after orthodontic treatment. Part Ⅱ. Literaturereview. Am J Orthod Dentofacial Orthop，1993，103（2）：138-146

18. Harris EF，Kineret SE，Tolley EA. A heritable component for externalapical root resorption in patients treated orthodontically. Am JOrthod Dentofacial Orthop，1997，111（3）：301-309

19. Al-Qawasmi RA，Hartsfield JK Jr，Everett ET，et al. Root resorptionassociated with orthodontic force in inbred mice: genetic contributions. Eur J Orthod，2006，28（1）：13-19

20. Smale I，Artun J，Behbehani F，et al. Apical root resorption 6 monthsafter initiation of fixed orthodontic appliance therapy. Am J OrthodDentofacial Orthop，2005，128（1）：57-67

21. Sameshima GT，Sinclair PM. Predicting and preventing root resorption: Part I. Diagnostic factors. Am J Orthod Dentofacial Orthop，2001，119（5）：505-510

22. 林焱，钟萍萍，张端强. 青少年正畸治疗中影响牙根吸收的因素探讨. 上海口腔医学，2007，16（1）：24-27

23. 许天民，Baumrind S. 青少年正畸治疗与上中切牙牙根吸收的关系. 中华口腔医学杂志，2002，37（4）：265-268

24. Massler M，Malone A. Root resorption in human permanent teeth. Am J Orthod，1954，40：619-633

25. Nigul K，Jagomagi T. Factors related to apical root resorption ofmaxillary incisors in orthodontic patients stomatologija.

BalticDent Maxillofac J，2006，8（3）：76-79

26. Weiland F. Constant versus dissipating forces in orthodontics：theeffect on initial tooth movement and root resorption. Eur J Orthod，2003，25（4）：335-342

27. 姜若萍，张丁，傅民魁. 正畸治疗前后牙根吸收的临床研究. 口腔正畸学，2001，8（3）：108-110

28. Reitan K. Initial tissue behavior during apical root resorption. Angle Orthod，1974，44（1）：68-82

29. Levander E，Malmgren O. Evaluation of the risk of root resorption during orthodontic treatment：a study of upper incisors. Eur J Orthod，1988，10（1）：30-38

30. Linge L，Linge BO. Patient characteristics and treatment variables associated with apical root resorption during orthodontic treatment. Am J Orthod Dentofacial Orthop，1991，99（1）：35-43

31. Linge L，Linge BO. Long-term follow-up of maxillary incisors with severe apical root resorption. Eur J Orthod，2000，22（1）：85-92

32. Armstrong D，Kharbanda OP，Petocz P，et al. Root resorption after orthodontic treatment，Aust Orthod J，2006，22（2）：153-160

33. Mavragani M，Vergari A，Selliseth NJ，et al. A radiographic comparison of apical root resorption after orthodontic treatment woth a standard edgewise and a straight-wire edgewise technique. Eur J Orthod，2000，22（6）：665-674

34. Janson GR，De Luca，Canto G，et al. A radiographic comparison of apical resorption after appliance techniques. Am J Orthod Dentofacial Orthop，2000，118（3）：262-273

35. Brezniak N，Wasserstein A. Root resorption after orthodontic treatment：Literature review. Am J Orthod Dentofac Orthop，1993，103（2）：138-146

36. Han G，Huang S，Von den Hoff JW，et al. Root resorption after orthodontic intrusion and extrusion：an intraindividual study. AngleOrthod，2005，75（6）：912-918

37. 陈昕，贺红. 平面导板对正畸治疗中牙根吸收影响的临床研究. 口腔医学研究，2007，23（4）：454-455

38. 王宝红，周洪，邹敏，等. 片段弓治疗深覆𬌗前后根尖吸收的临床评价. 中国美容医学，2006，15（8）：962-964

39. Reitan K. Mechanism of apical root resorption. Trans Eur Orthod Soc，1972：363-379

40. Nishioka M，Ioi H，Nakata S，et al. Root resorption and immune system factors in the Japanese. Angle Orthod，2006，76（1）：103-108

41. Verna C，Dalstra M，Melsen B. Bone turnover rate in rats does notinfluence root resorption induced by orthodontic treatment. Eur JOrthod，2003，25（4）：359-363

42. 徐袁瑾，徐国芳. 曲面断层摄影的临床应用及评价. 上海口腔医学，2001，10（2）：173-175

43. Shaw R. Panoramic radiographs. Br Dent J，1996，180（1）：9

44. Sameshima GT，Asgarifar KO. Assessment of root resorption and root shape：peripical vs panoramic films. Angle Orthodontics，2001，71（3）：185-189

45. Heo MS，Lee SS，Lee KH，et al. Quantitative analysis of apical root resorption by means of digital subtraction radiography. Oral Surg Oral Med Oral Pathol Oral Radiol Endod，2001，91（3）：369-373

46. McNab S，Battistutta D，Taverne A，et al. External apical root resorption following orthodontic treatment. Angle Orthod，2000，70（3）：227-232

47. 姜若萍，张丁，傅民魁. 正畸治疗前后牙根吸收的临床研究. 口腔正畸学，2001，8（3）：108-110

48. 黄喆. 实用口腔颌面 X 线诊断学. 上海：上海医科大学出版社，1996

49. 孙琴洲，吉利，钟小龙. 全颌曲面体层片和根尖片测量线距准确性的对比研究. 临床口腔医学杂志，2010，26（2）：739-742

50. Kaffe I，Ardekian L，Gelerenter I，et al. Location of the mandibular foramen in panoramic radiographs. Oral J Surg Oral Med Oral Pathol，1994，78（5）：662-669

51. Thanyakarn C，Hansen K，Rohlin M，et al. Measurements of tooth length in panoramic radiographs. 1：the use of indicators. Dentomaxillofac Radiol，1992，21（1）：26-30

52. 邹兆菊. 口腔颌面 X 线诊断学. 第 2 版. 北京：人民卫生出版社，1995

53. 王铁梅，葛久禹. 用于牙周炎观察的标准牙片投照装置的研究. 江苏医学杂志，2000，26（3）：201-202

54. Gher ME，Richardson AC. The accuracy of dental radiographic techniques used for evaluation of implant fixture placemet. Int J Periodont Rest Dent，1995，15（3）：268-283

55. Sharpe W，Reed B，Subtelny JD，et al. Orthodongtics relapse，apical root resorption and crestal alveolar bone levels. Am J Orthod，1987，91（3）：252-258

56. Heo MS，Lee SS，Lee KH，et al. Quantitative analysis of apical root resorption by means of digital subtraction radiography. Oral Surg Oral Med Oral Pathol Oral Radiol Endod，2001，91（3）：369-373

57. 沙海亮，白玉兴，厉松. 曲面断层片和根尖片评价牙齿长度差异性的对比研究. 北京口腔医学，2009，17（6）：324-326

58. Rohlin M，Kullendorff B，Ahlqwist M，et al. Observer performance in the assessment of periapical pathology：a comparison of panoramic with periapical radiography. Dentomaxillofac Radiol，1991，20（3）：127-131

59. 于焕英，张晓明. 正畸炎性牙根吸收研究进展. 北京口腔医学，2008，16（1）：56-57

60. 张刚，奥村泰彦，山太英彦，等. 拍摄全口根尖片患者吸收 X 线剂量的研究. 中华口腔医学杂志，1999，34（1）：5-8

61. 王骏，陈堤. 图像存档与通信系统. 中华医院管理杂志，1997，13（5）：308-310

62. 胡冰，纪昌蓉，王松灵. 计算机 X 线摄影技术在口腔医学中的应用. 北京口腔医学，2000，8（1）：47-50

63. 赵燕平，吴运堂，张铁军，等. 根尖片数字成像系统在牙长度测量中的应用. 现代口腔医学杂志，1999，13（1）：55-56

64. 洪亮，谭红，胡涛. 应用直接数字成像技术诊断口腔内科常见疾病的可行性研究. 牙体牙髓牙周病学杂志，2000，10（5）：273-275

65. Reukers E，Sanderink G，Kuijpers-Jagtman AM，et al. Assessment of apical root resorption using digital reconstruction. Dentomaxillofac Radiol，1998，27（1）：25-29

66. 沙海亮，白玉兴，栗文成. 两种根尖片诊断牙根吸收的比较. 中华口腔医学杂志，2006，41（9）：542-543

67. Kravitz LH，Tyndall DA，Bagnell CP，et al. Assessment of external root resorption using digital subtraction radiography. J Endod，1992，18（6）：275-284

68. Hintze H，Wenzel A，Andreasen FM，et al. Digital subtraction radiography for assessment of simulated root resorption cavities. Performance of conventional and reverse contrast modes. Endod Dent Traumatol，1992，8（4）：149-154

69. Perona G，Wenzel A. Radiographic evaluation of the effect of orthodontic retraction on the root of the maxillary canine. Dentomaxillofac Radiol，1996，25（4）：179-185

70. 葛久禹，王铁梅，韩方凯，等. 牙科数字成像系统的特点及临床应用. 口腔材料器械杂志，1999，8（1）：23-25

71. Lou L，Lagravere MO，Compton S，et al. Accuracy ofmeasurements and reliability of landmark identificationwith computed tomography（CT）techniques in the maxillofacialarea：A systematic review. Oral Surg OralMed Oral Pathol Oral Radiol Endod，2007，104（3）：402-411

72. Fullmer JM，Scarfe WC，Kushner GM，et al. Cone beamcomputed tomographic findings in refractory chronic suppurativeosteomyelitis of the mandible. Br J Oral MaxillofacSurg，2007，45（5）：364-371

73. Palomo JM，Kau CH，Palomo LB，et al. Three-dimensionalcone beam computerized tomography in dentistry. Dent Today，2006，25（11）：130，132-135

74. Schmuth GP，Freisfeld M，Koster O，et al. The application of computerized tomography（CT）in cases of impacted maxillary canines. Eur J Orthod，1992，14：296-301

75. Preda L，La Fianza A，Di Maggio EM，et al. The use of spiral computed tomography in the localization of impacted maxillary canines. Dentomaxillofac Radiol，1997，26（4）：236-241

76. Ericson S，Kurol J. Incisor root resorptions due to ectopic maxillary canines imaged by computerized tomography：a comparative study in extracted teeth. Angle Orthod，2000，70（4）：276-283

77. Ericson S，Kurol J. Resorption of Incisors After Ectopic Eruption of Maxillary Canines：A CT Study. Angle Orthod，2000，70（6）：415-423

78. Dudic A，Giannopoulou C，Leuzinger M，et al. Detectionof apical root resorption after orthodontic treatment byusing panoramic radiography and cone-beam computedtomography of super -high resolution. Am J OrthodDentofacial Orthop，

2009，135（4）：434-437

79. Alqerban A，Jacobs R，Fieuws S，et al. Comparison of two conebeam computed tomographic systems versus panoramic imaging for localization of impacted maxillary canines and detection of root resorption. Eur J Orthod，2011，33（1）：93-102

80. Estrela C，Bueno MR，De Alencar AH，et al. Method to evaluate inflammatory root resorption by using cone beamcomputed tomography. J Endod，2009，35（11）：1491-1497

81. De Vos W，Casselman J，Swennen GR. Cone-beam computerizedtomography（CBCT）imaging of the oral and maxillofacial region：A systematic review of the literature. Int J Oral Maxillofac Surg，2009，38（6）：609-625

82. 陈飞，赵士芳，施洁珺. 微型种植钉压低过长牙的 CBCT 分析. 杭州：浙江大学医学院，2010

83. Qu XM，Li G，Ludlow JB，et al. Effective radiation doseof ProMax 3D cone-beam computerized tomography scannerwith different dental protocols. Oral Surg Oral MedOral Pathol Oral Radiol Endod，2010，110（6）：770-776

84. Merrett SJ，Drage NA，Durning P. Cone beam computedtomography：A useful tool in orthodontic diagnosis andtreatment planning. J Orthod，2009，36（3）：202-210

85. Andreasen F M，Sewerin I，Mandel U，et al. Radiographic assessment of simulated root resorption cavities. Endodontic Dental Traumatology，1987，3（1）：21-27

86. Mah J，Prasad N. Dentine phosphoproteins in gingival crevicular fluid during root resorption. European Journal of Orthodontics，2004，26（1）：25-30

87. Balducci L，Ramachandran A，Hao J，et al. Biological markers for evaluation of root resorption. Arch Oral Biol，2007，52（3）：203-208

88. Kereshanan S，Stephenson P，Waddington R. Identification of dentine sialoprotein in gingival crevicular fluid during physio-logical root resorption and orthodontic tooth movement. EurJ Orthod，2008，30（3）：307-314

89. Cantarella G，Cantarella R，Caltabiano M，et al. Levels of ma-trix metalloproteinases 1 and 2 in human gingival crevicular flu-id during initial tooth movement. Am J Orthod DentofacialOrthop，2006，130（5）：568.e11-16

90. 庄丽，白玉兴，李俊发. 龈沟液中基质金属蛋白酶 -9 含量与正畸牙根吸收相关性的实验研究. 北京口腔医学，2007，15（2）：65-69

91. George A，Evans CA. Detection of root resorption using dentinand bone markers. Orthod Craniofac Res，2009，12（3）：229-235

92. Engvall E. Quantitative enzyme immunoassay（ELISA）in microbiology. MedBiol，1977，55（4）：193-200

93. Clark MF，Adams AN. Characteristics of the microplate method of enzyme-linked immunosorbent assay for the detection of plant viruses. J Gen Virol，1977，34（3）：475-483

94. Tyrovola JB，Perrea D，Halazonetis DJ. et al. Relation of solu.ble RANKL and osteoprotegerin levels in blood and gingivalcrevicular fluid to the degree of root resorption after orthodontictooth movement. J Oral Sci，2010，52（2）：299-311

95. 张昀，杨磊，高巍然，等. 正畸远移尖牙方式与龈沟液 RANKL/OPG 表达比值的相关性研究. 白求恩军医学院学报，2011，9（1）：11-13

96. Uematsu S，Mogi M，Deguchi T. Interleukin（IL）-1 beta，IL-6，tumor necrosis factor-alpha，epidermal growth factor，and beta 2-microglobulin levels are elevated in gingival crevicular fluid during human orthodontic tooth movement. J Dent Res，1996，75（1）：562-567

97. Ramos Sde P，Ortolan GO，Dos Santos LM，et al. Anti-den.tine antibodies with root resorption during orthodontic treat.ment. Eur J Orthod，2011，33（5）：584-591

98. Brudvik P，Rygh P. Transition and determinants of orthodontic root resorption-repair sequence. Eur J Orthod，1995，17（3）：177-188

99. Owman-Moll P. Orthodontic Tooth Movement and Root Resorption with Specia Reference to Force Magnitude and Duration. A Clinical and Histological Investigation in Adolescents[thesis]. Gothenburg：Univ of Gothenburg，1995

100. Mavragani M，Brudvik P，Selvig KA. Orthodontically induced rootand alveolar bone resorption：inhibitory effect of systemic doxycyclineadministration in rats. Eur J Orthod，2005，27（3）：215-225

101. Vázquez-Landaverde LA，Rojas-Huidobro R，Alonso Gallegos-Corona M，et al. Periodontal 5'-deiodination on forced-

induced root resorption--the protective effect of thyroid hormone administration. Eur J Orthod, 2002, 24（4）: 363-369

102. Ong CK, Walsh LJ, Harbrow D, et al. Orthodontic tooth movement in the prednisolone treated rat. Angle Orthod, 2000, 70（2）: 118-125

103. Ong CKL, Joseph BK, Waters MJ, et al. Growth hormone receptor and IGF-I receptor immunoreactivity during orthodontic tooth movementin the prednisolone-treated rat. Angle Orthod, 2001, 71（16）: 486-493

104. Igarashi K, Adachi H, Mitani H, et al. Inhibitory effect of the topicaladministration of a bisphosphonate（risedronate）on root resorption incident to orthodontic tooth movement in rats. J Dent Res, 1996, 75（9）: 1644-1649

105. Remington DN, Joondeph DR, Artun J, et al. Long-term evaluation of root resorption occurring during orthodontic treatment. Am J Orthod Dentofacial Orthop, 1989, 96（1）: 43-46

106. Parker WS. Root resorption-Long-term outcome. Am J Orthod Orthop, 1997, 112（2）: 119-123

107. Lupo JE, Handelman CS, Sadowsky C. Prevalence and severity of apical root resorption and alveolar bone loss in orthodontically treated adults. Am J Orthod Dentofacial Orthop, 1996, 109（1）: 28-37

108. Henry JL, Weinmaam JP. The pattern of resorption and repair of human cementum. J AmDent Assoc, 1951, 42（3）: 270-290

109. Mohandesan H, Ravanmehr H, Valaei N. A radiographic analysis of external apical root resorption of maxillary incisors during active orthodontic treatment. Eur J Orthod, 2007, 29（2）: 134-139

110. Albandar JM, Abbas DK. Radiographic quantification of alveolar bone level changes, Comparison of 3 currently used methods. J Clin Periodontal, 1986, 13（9）: 810-813

111. Ericsson I, Lindhe J. Effect of longstanding jiggling on experimental marginal periodontitis in the beagle dog. J Clin Periodontal, 1982, 9（6）: 497-503